Cirurgia
Digestiva

Álvaro Antônio Bandeira Ferraz
Professor-Associado do Departamento de Cirurgia da Universidade Federal de Pernambuco
Professor Livre-Docente da USP de Ribeirão Preto
Chefe do Serviço de Cirurgia Geral do Hospital das Clínicas da
Universidade Federal de Pernambuco
Coordenador da Pós-Graduação em Cirurgia da Universidade Federal de Pernambuco
Pesquisador nível 2 do CNPq

Josemberg Marins Campos
Professor do Departamento de Cirurgia da Universidade Federal de Pernambuco
Mestrado e Doutorado pela Universidade Federal de Pernambuco
Coordenador da Disciplina de Cirurgia do Trauma da Universidade Federal de Pernambuco
Presidente da Sociedade Brasileira de Cirurgia Bariátrica e Metabólica

Euclides Dias Martins Filho
Professor do Departamento de Cirurgia da Universidade Federal de Pernambuco
Coordenador da Disciplina de Cirurgia Abdominal da Universidade Federal de Pernambuco
Mestrado e Doutorado pela Universidade Federal de Pernambuco
Membro Titular do Colégio Brasileiro de Cirurgia Digestiva
Membro Titular do Colégio Brasileiro de Cirurgiões

Luciana Teixeira de Siqueira
Professora do Departamento de Cirurgia da Universidade Federal de Pernambuco
Mestrado e Doutorado pela Universidade Federal de Pernambuco
Supervisora da Residência Médica em Cirurgia Geral do Hospital das Clínicas da
Universidade Federal de Pernambuco

Flávio Kreimer
Professor do Departamento de Cirurgia da Universidade Federal de Pernambuco
Mestrado e Doutorado pela Universidade Federal de Pernambuco
Pós-Doutorado pela Universidade Federal de Pernambuco
Preceptor da Residência Médica em Cirurgia do Hospital das Clínicas da
Universidade Federal de Pernambuco
Preceptor e Coordenador do Programa de Cirurgia Bariátrica do IMIP

Carlos Eduardo Soares de Macedo
Médico-Cirurgião do Hospital das Clínicas da Universidade Federal de Pernambuco
Mestrado em Cirurgia pela Universidade Federal de Pernambuco
Membro Titular do Colégio Brasileiro de Cirurgia Digestiva

Cirurgia Digestiva

Bases da Técnica Cirúrgica e Trauma

Álvaro Ferraz
Josemberg Campos
Euclides Martins
Luciana Siqueira
Flávio Kreimer
Carlos Eduardo Macedo

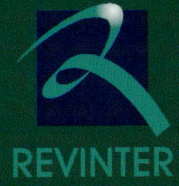

REVINTER

Cirurgia Digestiva – Bases da Técnica Cirúrgica e Trauma
Copyright © 2016 by Livraria e Editora Revinter Ltda.

ISBN 978-85-372-0661-4

Todos os direitos reservados.
É expressamente proibida a reprodução
deste livro, no seu todo ou em parte,
por quaisquer meios, sem o consentimento,
por escrito, da Editora.

Contato com o autor:
Álvaro Ferraz
alvaroabferraz@gmail.com

Josemberg Campos
josembergcampos@gmail.com

CIP-BRASIL. CATALOGAÇÃO NA PUBLICAÇÃO
SINDICATO NACIONAL DOS EDITORES DE LIVROS, RJ

C526

Cirurgia digestiva: bases da técnica cirúrgica e trauma/Álvaro Ferraz ... [et al.]. – 1. ed. – Rio de Janeiro: Revinter, 2016.
  il.

  Inclui bibliografia e índice
  prefácio
  ISBN 978-85-372-0661-4

  1. Aparelho digestivo – Cirurgia. 2. Aparelho digestivo – Doenças – Diagnóstico. 3. Aparelho digestivo – Doenças – Tratamento I. Ferraz, Álvaro. II. Título.

15-27713   CDD: 617.43
                  CDU: 617.43

A precisão das indicações, as reações adversas e as relações de dosagem para as drogas citadas nesta obra podem sofrer alterações. Solicitamos que o leitor reveja a farmacologia dos medicamentos aqui mencionados. A responsabilidade civil e criminal, perante terceiros e perante a Editora Revinter, sobre o conteúdo total desta obra, incluindo as ilustrações e autorizações/créditos correspondentes, é do(s) autor(es) da mesma.

Livraria e Editora REVINTER Ltda.
Rua do Matoso, 170 – Tijuca
20270-135 – Rio de Janeiro – RJ
Tel.: (21) 2563-9700 – Fax: (21) 2563-9701
livraria@revinter.com.br – www.revinter.com.br

APRESENTAÇÃO

Esta obra, constituída por 54 capítulos, atende a uma solicitação dos estudantes e cirurgiões em formação, agregando três principais campos do conhecimento cirúrgico em um só livro: Introdução à Cirurgia e Bases da Técnica Cirúrgica; Cirurgia Abdominal e Digestiva; Cirurgia do Trauma e Atendimento ao Politraumatizado. Desta forma, este livro é um material prático e de fácil acesso, com informações atualizadas, baseadas nos conhecimentos básicos e publicações científicas recentes, formulado para utilização de alunos de graduação e pós-graduação, além de profissionais e residentes de cirurgia e áreas associadas.

DEDICATÓRIA

Esta obra literária é dedicada ao Professor Emérito da Universidade Federal de Pernambuco, Dr. Edmundo Machado Ferraz, por toda a sua dedicação e contribuição na formação acadêmica e profissional de grande número de médicos graduados nesta Universidade; muitos seguiram a carreira de cirurgião, o que configura uma grande Escola de Cirurgia do Brasil.

Dedicamos também aos profissionais que trabalham de maneira coordenada e integrada nesta Universidade, esforçando-se para fornecer um atendimento de excelência à sociedade.

PREFÁCIO

O século XXI passará para a história como o século do conhecimento.

A produção, acúmulo e, sobretudo, a difusão da informação tomaram um desenvolvimento só comparável ao crescimento da globalização.

O professor universitário de grande conhecimento e erudição, dominador de várias áreas do saber, mudou as suas características e passou a concentrar o seu foco de conhecimento em um campo cada vez mais diminuto.

O tempo de estudo diminuiu, mas expandiram-se extraordinariamente o tempo de intercâmbio e a troca de informação, obrigando o pesquisador a conhecer os outros pesquisadores da mesma área para acompanhar o conhecimento que está sendo produzido em tempo real na bancada do Laboratório.

Este é o 12º livro editado por membros do Serviço de Cirurgia Geral do Hospital das Clínicas da UFPE; porém, tem características muito especiais.

Com a criação do Serviço de Cirurgia Geral no HC/UFPE, em 1990, iniciou-se o programa de Residência Médica em cinco anos (três de Cirurgia Geral e dois de Cirurgia Gastroenterológica), que se tornou um modelo de formação de cirurgiões gerais em nosso País e formou inúmeros médicos-residentes.

É de extraordinária importância que os alunos de graduação da nossa Universidade estudem em um livro baseado em nossa experiência, escrito por cirurgiões que pertenceram e/ou pertencem ao nosso Serviço, como residentes e membros do corpo clínico, consolidando um conhecimento adquirido por várias gerações de professores, particularmente dos dois que me antecederam, os Profs. Eduardo Wanderley Filho e Salomão Kelner.

Aí também se encontram a nossa doutrina de pensamento cirúrgico e a chancela das Escolas Cirúrgicas a que pertencemos.

O Serviço de Cirurgia Geral do Hospital das Clínicas tem sua origem na fusão das disciplinas de graduação do Curso Médico da UFPE de Cirurgia Abdominal e de Bases da Técnica Cirúrgica.

Em 27 de setembro de 1957, o Prof. Eduardo Wanderley Filho, professor da Disciplina de Técnica Operatória e Cirurgia Experimental, fundou e foi o primeiro Diretor do Núcleo de Cirurgia Experimental até a data de 27 de setembro de 1973, quando a Direção foi assumida pelo Prof. Salomão Kelner, que substituiu o Prof. Wanderley como Professor Titular da então Disciplina de Cirurgia Abdominal, acumulando a Coordenação da Disciplina de Bases da Técnica (BTCA), até 1983, tendo a coordenação de BTCA passado para o Prof. Paulo Rodrigues Ferreira.

Em 1983, com a transferência do Hospital para as novas instalações da Cidade Universitária, a assistência aos pacientes passou a ser exercida pelos Serviços que representavam as áreas afins das Disciplinas correspondentes.

Em 1987, fiz Concurso Público para Professor Titular de Bases da Técnica Cirúrgica e, em 1990, para Professor Titular de Cirurgia Abdominal, passando então os componentes das duas Disciplinas a integrarem um único Serviço para atendimento dos pacientes, o Serviço de Cirurgia Geral do Hospital das Clínicas da UFPE. Posteriormente, com a criação da Disciplina do Trauma, os membros do Serviço de Cirurgia Geral do Hospital das Clínicas da UFPE faziam parte destas três Disciplinas da Graduação.

Com a transformação da Residência Médica em Cirurgia para cinco anos (três de Cirurgia Geral e dois de Cirurgia Gastroenterológica), a consolidação das nossas linhas de Pesquisa de Esquistossomose Cirúrgica, Infecção e Cirurgia Bariátrica e Metabólica, o crescimento da Pós-Graduação em Cirurgia, especificamente na nossa área de concentração, e o estabelecimento do Núcleo de Cirurgia Experimental como o principal suporte da pesquisa, verificou-se um grande crescimento da nossa atividade assistencial, aumentando em muito a experiência cirúrgica do Corpo Clínico, além de propiciar excelente treinamento para os nossos residentes que passaram a formar massa crítica para a Pós-Graduação em Cirurgia e o desenvolvimento da pesquisa em nosso meio.

Neste livro, os autores procuraram concentrar-se em uma única obra, o conteúdo das três Disciplinas do Curso Médico que compõem o Serviço de Cirurgia Geral do Hospital das Clínicas da UFPE: Introdução à Cirurgia, Cirurgia Abdominal e a Disciplina do Trauma. Os alunos terão a facilidade de, em uma única obra, abranger o conteúdo destas três Disciplinas. Atende, portanto, uma antiga demanda do corpo discente, que tem grande dificuldade de encontrar em um livro todo o conteúdo destas disciplinas.

Estão, portanto, de parabéns os Drs. Álvaro Antônio Bandeira Ferraz, Josemberg Marins Campos, Euclides Dias Martins Filho, Luciana Teixeira de Siqueira, Flávio Kreimer e Carlos Eduardo Soares de Macedo, todos do Serviço de Cirurgia Geral, por mais esta iniciativa que dignifica o Hospital das Clínicas e a Universidade Federal de Pernambuco.

Edmundo Machado Ferraz

COLABORADORES

Agostinho Machado Júnior
Professor Auxiliar de Ginecologia da UFPE
Mestrado em Cirurgia pela UFPE
Tocoginecologista (TEGO) e Esterileuta

Allan Cezar Faria de Araújo
Doutorado em Cirurgia pela UFPR
Professor Adjunto do Curso de Medicina da
Universidade Estadual do Oeste do Paraná (Unioeste) – Cascavel, PR

Anderson Igor Pereira de Oliveira
Bolsista de Iniciação Científica do CNPq da UFPE

Andre Teixeira
Cirurgião Bariátrico e Preceptor do Orlando Health – Orlando – Flórida, EUA

André Westphalen
Mestrado em Ciência Cirúrgica Interdisciplinar pela EPM-UNIFESP
Professor do Curso de Medicina e Chefe do Serviço de Cirurgia Geral da Universidade Estadual do Oeste do Paraná (Unioeste) – Cascavel, PR

Antônio Moreira Mendes Filho
Aluno do Doutorado da Pós-Graduação em Cirurgia da UFPE
Mestrado em Cirurgia pela EPM-UNIFESP
Membro Titular e Especialista pelo Colégio Brasileiro de Cirurgia Digestiva (CBCD) e da
Sociedade Brasileira de Endoscopia Digestiva (SOBED)
Professor de Clínica Cirúrgica da FACID – Teresina, PI

Bruno Braz Garcia
Mestrando em Neuroengenharia no Instituto Internacional de Neurociências Edmond e Lily Safra (IIN-ELS)
Médico Graduado pela Universidade Federal da Paraíba (UFPB)

Camila Barbosa Lyra de Oliveira
Residência de Clínica Médica pelo Hospital Barão de Lucena – Recife, PE
Residência de Nefrologia pelo HC-UFPE

Camila Sommer
Residente de Cirurgia Geral na Unioeste – Cascavel, PR

Carlos Albuquerque Maranhão
Cirurgião Geral e Vascular pela UFPE
Membro Titular da SOBRICE – São Paulo, SP
Residência Médica em Angiorradiologia e Cirurgia Endovascular pelo HC-UFPE
Mestrando em Cirurgia Endovascular pela UFRGS/UNCISAL
Preceptor da Residência Médica em Angiorradiologia e Cirurgia Endovascular do HC-UFPE
Cirurgião Vascular do Hospital da Restauração – Recife, PE

Carlos Augusto de C. Mathias
Professor Adjunto Doutor do Departamento de Cirurgia do HC-UFPE

Carolina Talini
Residente de Cirurgia Geral na Unioeste – Cascavel, PR

César Freire de Melo Vasconcelos
Médico-Residente de Cirurgia Geral do HC-UFPE

Cinthia Barbosa de Andrade
Enfermeira do Grupo de Pesquisa do SCG/UFPE/CNPq
Mestranda da Pós-Graduação em Cirurgia pela UFPE
Membro COESAS da Sociedade Brasileira de Cirurgia Bariátrica e Metabólica (SBCBM)

Clarissa Guedes Noronha
Médica-Residente do Serviço de Cirurgia Geral do HC-UFPE

Daniell de Siqueira Araújo Lafayette
Bolsista de Iniciação Científica do CNPq da UFPE

Darley de Lima Ferreira Filho
Mestrado pela UFPE
Doutorando pelo Departamento de Cirurgia da UFPE
Chefe do Serviço de Mastologia do Hospital Barão de Lucena – Recife, PE

Colaboradores

Denissa Ferreira Gomes Mesquita
Cirurgiã do Serviço de Cirurgia Digestiva e
Transplante de Fígado do
Hospital Universitário Walter Cantídio – Fortaleza, CE

Diego Nunes de Albuquerque Oliveira
Cirurgião Geral
Residente de Cancerologia Cirúrgica do
Instituto de Medicina Integral Professor Fernando Figueira (IMIP) – Recife, PE

Edmundo Machado Ferraz
Professor Emérito do Departamento de Cirurgia da UFPE
Consultor do Programa de Cirurgia Segura da OPAS/OMS-ANVISA

Edmundo Pessoa de Almeida Lopes
Professor Adjunto da Disciplina de Gastroenterologia da UFPE
Coordenador do Grupo de Clínica Médica do Hospital Esperança – Recife, PE
Médico-Clínico do Serviço de Transplante de Fígado do HC-UFPE

Eduardo Cavalcanti Lapa Santos
Residência Médica em Cardiologia no Instituto do Coração (FMUSP)
Médico-Cardiologista do HC-UFPE

Eduardo Pachu
Residência em Cirurgia do Aparelho Digestivo no HC-UFPE
Endoscopia Terapêutica pela Neogastro – Recife, PE
Mestrado em Cirurgia pela UFPE
Titular da SBCBM

Eduardo Sávio Nascimento Godoy
Graduando em Medicina pela
Universidade Federal de Pernambuco (UFPE)
Membro do Grupo de Pesquisa do CNPq: Bases
Fisiopatológicas do Tratamento Cirúrgico da Obesidade Mórbida e da
Síndrome Metabólica – Departamento de Cirurgia da UFPE

Elaine Costa
Bolsista de Iniciação Cienífica do CNPq da UFPE

Fábio Luna Freire da Fonte
Residente do Serviço de Cirurgia Geral do HC-UFPE

Fábio Mesquita Moura
Especialização em Cirurgia Hepática e Transplante pelo
Hospital das Clínicas da FMUSP
Membro da *International Hepato-Pancreato-Biliary Association*
Membro da Associação Brasileira de Transplante de Órgãos

Felipe Augusto Cruz Lopes Miranda
Residência em Cirurgia Geral no Hospital da Restauração – Recife, PR
Residência em Oncologia Cirúrgica no Hospital AC Camargo – São Paulo, SP

Fernanda Barbosa de Andrade
Fisioterapeuta do Grupo de Pesquisa do CNPq/UFPE

Fernando Antônio Campelo Spencer Netto
Doutorado em Cirurgia pela UFPE
Professor do Curso de Medicina da
Universidade Estadual do Oeste do Paraná (Unioeste) – Cascavel, PR

Francisco Felippe de Araújo Rolim
Mestrando no Programa de Pós-Graduação em Cirurgia da UFPE
Titular da SBCBM

Gerardo Vasconcelos Mesquita
Mestrado e Doutorado em Cirurgia pela UFPE
Mestrado em Administração Hospitalar da Universidade de Madri – Espanha
Mestrado em Gestão Organizacional de Serviços de Saúde pelo
Convênio entre a UPE e a Universidade de Valência na Espanha
Especialista na Área de Acupuntura pela UFPE
Especialista em Medicina do Esporte pela UPE
Professor Adjunto do Centro de Ciências da Saúde da
Universidade Federal do Piauí – Teresina, PI
Professor da Faculdade de Saúde, Ciências Humanas e
Tecnológicas do Piauí

Gregório Guarnieri Panazzolo
Cirurgião Geral pela Universidade Federal de Pelotas, RS
Cirurgião Vascular pela Faculdade de Medicina de
Ribeirão Preto/USP-SP
Membro Titular da SOBRICE – São Paulo, SP
Residência Médica em Angiorradiologia e
Cirurgia Endovascular pelo HC-UFPE
Mestrando em Cirurgia Endovascular pela UFRGS/UNCISAL

Guilherme da Conti Oliveira Sousa
Residência em Cirurgia Geral pelo HC-UFPE
Residente em Cirurgia do Aparelho Digestivo do HC-UFPE

Guilhermino Nogueira Neto
Residência em Cirurgia Geral pelo HC-UFPE
Residente em Cirurgia do Aparelho Digestivo do HC-UFPE

Gustavo Fernandes
Supervisor do Serviço de Estômago e Esôfago do
Hospital Santa Marcelina – São Paulo, SP
Titular Especialista do Colégio Brasileiro de Cirurgia Digestiva

Gustavo Rêgo Coelho
Professor Adjunto do Departamento de Cirurgia da
Universidade Federal do Ceará
Cirurgião do Serviço de Cirurgia Digestiva e
Transplante de Fígado do Hospital Universitário Walter Cantídio – Fortaleza, CE

Helga Cristina Almeida Wahnon Alhinho Cahèté
Mestranda no Programa de Pós-Graduação em Cirurgia da UFPE
Pós-Graduação em Gestão em Saúde pela UNINASSAU
Médica do Grupo de Pesquisa UFPE/CNPq
Membro do Grupo de Pesquisa do SCG/UFPE/CNPq

Hérika Rafaella de Abreu
Médica-Residente do Serviço de Cirurgia Geral do HC-UFPE

Joacil Carlos da Silva
Mestrado e Doutorado em Neuropsiquiatria e Ciências do Comportamento, Área de Concentração em Neurociência Experimental, pela UFPE
Especialista em Neurocirurgia pela Associação Médica Brasileira (AMB)
Residência Médica em Neurocirurgia pelo Hospital da Restauração – Recife, PE
Neurocirurgião nos Serviços do HC-UFPE, Hospital Pelópidas Silveira (HPS), Hospital de Câncer de Pernambuco (HCP) e Hospital Esperança – Recife, PE

João Pedro Guerra Cavalcanti
Bolsista de Iniciação Científica do CNPq da UFPE

João Victor Tenório Cavalcanti de Aragão
Médico-Residente do 2º Ano do Serviço de Cirurgia Geral do Hospital das Clínicas da Universidade Federal de Pernambuco

Joaquim de Oliveira Borba Júnior
Especialista em Nefrologia pela Sociedade Brasileira de Nefrologia
Médico-Intensivista e Nefrologista do HC-UFPE

Jones Lima
Bolsista de Iniciação Científica do CNPq da UFPE

José Huygens Parente Garcia
Professor Titular do Departamento de Cirurgia da Universidade Federal do Ceará
Chefe do Serviço de Cirurgia Digestiva e Transplante de Fígado do Hospital Universitário Walter Cantídio – Fortaleza, CE

José Tarcísio Dias
Preceptor da Residência de Cirurgia do IMIP

Josimário João da Silva
Professor-Associado da Universidade Federal de Pernambuco no Departamento de Cirurgia
Cirurgião Bucomaxilofacial do Hospital da Restauração e do Departamento de Cirurgia Plástica Reconstrutora do Hospital de Câncer de Pernambuco (HCP) – Recife, PE
Membro da Diretoria da Sociedade Brasileira de Bioética – 2013/2015
Membro da Escola Superior de Ética Médica do Conselho Regional de Medicina de Pernambuco
Pós-Doutorando em Bioética pelo Centro Universitário São Camilo – São Paulo, SP

Jucier Furtado Araújo
Cirurgião Geral pelo HUOC/UPE
Cirurgião Vascular pelo HC-UFPE
Residência Médica em Angiorradiologia e Cirurgia Endovascular pelo HC-UFPE
Cirurgião Vascular do Programa de Transplante Renal do IMIP-PE
Preceptor Concursado da Residência Médica em Angiorradiologia e Cirurgia Endovascular do HC-UFPE
Cirurgião Vascular do HUOC/UPE

Juliana Cavalcanti de Siqueira
Ex-Residente do Serviço de Cirurgia Geral do HC-UFPE

Júlio Mizuta Jr
Preceptor da Residência em Ortopedia e Traumatologia do Hospital Universitário do Oeste do Paraná (HUOP) – Cascavel, PR

Kleber Calheiros Garcia
Ex-Residente de Cirurgia Geral do Hospital Barão de Lucena – Recife, PE
Cirurgião Geral do Hospital Miguel Arraes (HMAR) – Paulista, PE

Laécio Leitão Batista
Membro Titular do Colégio Brasileiro de Radiologia
Membro Titular e Fundador da SOBRICE – São Paulo, SP
Especialização em Radiologia Intervencionista pelo Hospital Beneficência Portuguesa – São Paulo, SP
Fellow do Hôpital Kremlin-Bicêtre – Paris, França
Doutorado pela UFPE
Chefe do Serviço e Supervisor da Residência Médica em Angiorradiologia e Cirurgia Endovascular do HC-UFPE
Radiologista Intervencionista do Programa de Transplante Hepático do Hospital Universitário Oswaldo Cruz – Recife, PE

Lincoln Saito Millan
Cirurgião Plástico Membro da SBCP
Assistente do Instituto do Câncer de São Paulo e do Hospital do Servidor Público Estadual do Estado de São Paulo

Luís Fernando L. Evangelista
Cirurgião do Aparelho Digestivo
Mestrado em Cirurgia pela UFPE

Luis Henrique Bezerra Cavalcanti Sette
Professor-Assistente da Disciplina de Nefrologia da UFPE
Residência em Nefrologia pela FMUSP

Lyz Bezerra Silva
Mestranda no Programa de Pós-Graduação em Cirurgia da UFPE
Membro do Grupo de Pesquisa do SCG/UFPE/CNPq
Professora Substituta do Departamento de Cirurgia da UFPE
Membro-Associado da SBCBM
Intercâmbio em Informática Médica e Pesquisa Científica pela University of Texas e Duke University, EUA
Residência Médica em Cirurgia Geral no Hospital Agamenon Magalhães – Recife, PE

Maíra Danielle Gomes de Souza
Mestranda do Programa de Pós-Graduação em Cirurgia da UFPE
Especialista em Saúde Coletiva pela Faculdade Redentor – Itaperuna, RJ
Enfermeira do Grupo de Pesquisa do SCG/UFPE/CNPq
Membro COESAS – SBCBM

Manoel Rodrigues de Andrade Neto
M.D., AsCBC
Instituto de Medicina Integral Professor Fernando Figueira (IMIP) – Recife, PE

Marcello Jorge de Castro Silveira
Professor Adjunto de Cirurgia Abdominal da UFPE
Doutorado em Cirurgia pela UFPE

Marcelo Gonçalves Sousa
Professor Adjunto do Departamento de Cirurgia da
Universidade Federal da Paraíba
Doutorado e Mestrado pela Universidade Federal de São Paulo
Coordenador do Serviço de Cirurgia Geral do
Hospital Universitário Lauro Wanderley (HULW) – João Pessoa, PB

Marcelo Moraes Valença
Mestrado em Ciências Biológicas (Fisiologia) pela UFPE
Doutorado em Ciências (Fisiologia Geral) pela
Faculdade de Medicina de Ribeirão Preto (FMRP)
Professor-Associado de Neurologia e Neurocirurgia do
Departamento de Neuropsiquiatria da UFPE

Marcelo Sette
Chefe da Equipe de Cirurgia de Transplante de Fígado do
Hospital Memorial São José – Recife, PE
Cirurgião da Unidade de Transplante da
Disciplina de Cirurgia Abdominal da UFPE

Márcio Rogério Carneiro de Carvalho
Mestrado em Cirurgia pela UFPE
Cirurgião do Hospital das Clínicas da UFPE e do
Hospital Getúlio Vargas – Recife, PE

Marco Antonio Pinto Kitamura
Membro Especialista da Sociedade Brasileira de Cirurgia Plástica
Preceptor do Serviço de Residência Médica em Cirurgia Plástica do
Instituto de Medicina Integral Professor Fernando Figueira (IMIP) –
Recife, PE

Marília Agostinho de Lima Gomes
Médica pela UFPE
Médica do Grupo de Pesquisa da UFPE/CNPq

Mário Rino Martins
Cirurgião Oncológico do Hospital de Câncer de Pernambuco –
Recife, PE
Mestrado em Cirurgia pela UFPE
Doutorando em Oncologia pelo *AC Camargo Cancer Center*, SP

Matheus Augusto Pinto Kitamura
Residência Médica em Neurocirurgia no
Hospital da Restauração – Recife, PE
Especialista em Neurocirurgia pela
Associação Médica Brasileira (AMB)
Mestrado em Neuropsiquiatria e
Ciências do Comportamento pela UFPE

Maysa Gabriela Simões Vasconcelos
Bolsista de Graduação Sanduíche no Exterior do CNPq
Graduanda em Medicina pela
Universidade Federal de Pernambuco (UFPE)

Miguel Arcanjo dos Santos Júnior
Mestrado e Doutorado em Cirurgia pela UFPE
Professor Adjunto do Departamento de Cirurgia do
Centro de Ciências da Saúde (CCS) da UFPE

Milton Ignacio Carvalho Tube
Mestrando do Programa de Pós-Graduação em Cirurgia da UFPE

Natália da Silva Lira
Professora Substituta da Disciplina de Introdução à Clínica e
Técnicas Cirúrgicas na UFPE
Médica-Cirurgiã Geral do Aparelho Digestivo

Orcina Fernandes Duarte Neta
Médica-Coloproctologista do Hospital das Clínicas da UFPE

Orlando Enedino da Silva Júnior
Residente do Serviço de Cirurgia Geral do HC-UFPE

Orlando Jorge Martins Torres
Professor Livre-Docente do Departamento de Cirurgia da
Universidade Federal do Maranhão (UFMA)
Mestrado e Doutorado em Clínica Cirúrgica pela
Universidade Federal do Paraná (UFPR)
Estágio no *Memorial Sloan Kettering Cancer Center* (New York, NY)
e *Thomas Earl Starzl Liver Transplantation Institute* (Pittsburgh, PA)
Professor-Associado e Coordenador da
Disciplina de Clínica Cirúrgica III (UFMA)

Paloma Campos Nunes
Residente do Segundo Ano de Cirurgia Geral da
Universidade Federal da Paraíba

Patrícia Sampaio Gadelha
Mestrado em Ciências da Saúde pela UFPE
Supervisora do Programa de Residência Médica em Endocrinologia
HC-UFPE

Paulo Cezar Galvão do Amaral
Professor Adjunto de Clínica Cirúrgica da
Escola Baiana de Medicina
Doutorado em Clínica Cirúrgica pela Fundação
Universidade Federal de Ciências da Saúde de Porto Alegre
Estágio no *Memorial Sloan Kettering Cancer Center* (New York, NY) e
Thomas Earl Starzl Liver Transplantation Institute (Pittsburgh, PA)
Coordenador do Serviço de Cirurgia Geral do
Hospital São Rafael – Salvador, BA

Priscila da Silva Lopes
Residente do Serviço de Cirurgia Geral do
Hospital das Clínicas da UFPE

Rafael Mourato
Residente do Segundo Ano de Cirurgia Geral da
Universidade Federal da Paraíba

Raquel Kelner Silveira
Doutorado de Cirurgia pela UFPE
Médica-Coloproctologista do Hospital Barão de Lucena – Recife, PE e
Instituto de Medicina Integral Professor Fernando Figueira (IMIP) –
Recife, PE
Membro Titular da Sociedade Brasileira de Coloproctologia

Rodrigo Kouji Kaneyasu Maranhão
Cirurgião Geral pelo Hospital das Clínicas de Pernambuco
Residente de Cirurgia Plástica do Serviço de Cirurgia Plástica
Dr. Wilson Rubens Andreoni – Hospital Heliópolis – São Paulo, SP

Rogério Luiz dos Santos
Titular da Sociedade Brasileira de Cirurgia Oncológica
Membro do Grupo Brasileiro de Melanoma
Residência em Oncologia Cirúrgica no Hospital AC Camargo (HACC) – São Paulo, SP
Titular do Colégio Brasileiro de Cirurgiões

Sérvio Fidney Brandão de Menezes Correia
Mestrado em Cirurgia pela UFPE
Cirurgião do Hospital Agamenon Magalhães – Recife, PE

Thales Paulo Batista
M.Sc., TCBC, TSBCO, TSBC
IMIP – Instituto de Medicina Integral Professor Fernando Figueira

Tiago Cavalcante Iwanaga
Mestrado em Cirurgia pela UFPE
Preceptor da Residência de Cirurgia – IMIP

Valéria Gonçalves de Albuquerque
Professora Adjunta da Disciplina de Doenças Infecciosas e Parasitárias da Faculdade de Ciências Médicas da UPE

Vandré Cabral Gomes Carneiro
Coordenador do Departamento de Cirurgia Pélvica do Hospital de Câncer de Pernambuco
Preceptor da Faculdade Pernambucana de Saúde e das Residências Médicas de Oncoginecologia, Cirurgia Oncológica, Cirurgia Geral e do Aparelho Digestivo do Instituto de Medicina Integral de Pernambuco

Victor Hugo Oliveira de Melo
Cirurgião Geral
Ex-Residente de Cirurgia Geral do SCG – HC-UFPE

Victor Souza
Preceptor da Residência em Ortopedia e Traumatologia da Universidade Estadual do Oeste do Paraná (Unioeste)
Professor de Medicina da Unioeste

Vinicius Gueiros Buenos Aires
Bolsista de Iniciação Cienífica do CNPq da UFPE

Walyson Silva Surimã
Médico-Assistente do Serviço de Oncologia Abdominal do Hospital Haroldo Juaçaba – Instituto de Câncer do Ceará
Médico-Assistente do Serviço de Oncologia Abdominal da Santa Casa de Misericórdia de Fortaleza
Especialista em Oncologia Cirúrgica pela Sociedade Brasileira de Cancerologia

Waryson Silva Surimã
Médico-Assistente e Preceptor da Residência Médica do Serviço de Coloproctologia do
Hospital Universitário Walter Cantídio – Fortaleza, CE
Médico-Colonoscopista do Hospital Geral de Fortaleza

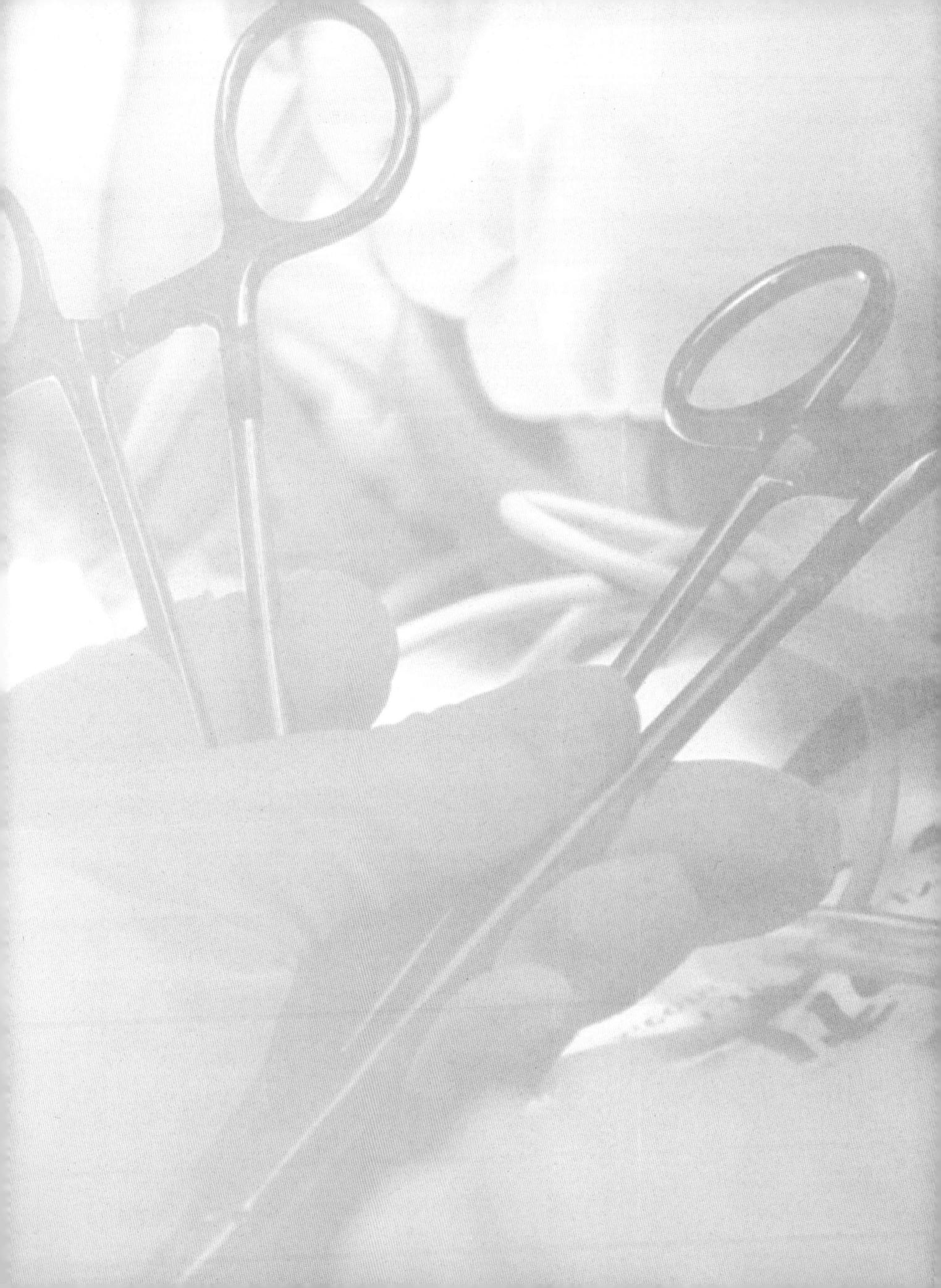

SUMÁRIO

PARTE I
Introdução à Cirurgia e Técnica Cirúrgica

1. Proteção Profissional em Cirurgia 3
   Carlos Eduardo Soares de Macedo ▪ Guilherme da Conti Oliveira Sousa

2. Assepsia e Antissepsia 7
   Natália da Silva Lira

3. Resposta Metabólica ao Trauma Cirúrgico 13
   Luciana Teixeira de Siqueira ▪ Álvaro Antônio Bandeira Ferraz

4. Distúrbios dos Equilíbrios Hidreletrolítico e Acidobásico 21
   Camila Barbosa Lyra de Oliveira ▪ Carlos Eduardo Soares de Macedo
   Luis Henrique Bezerra Cavalcanti Sette

5. Cuidados Pré-Operatórios 49
   Carlos Eduardo Soares de Macedo ▪ Eduardo Cavalcanti Lapa Santos
   Patrícia Sampaio Gadelha ▪ Joaquim de Oliveira Borba Júnior
   Guilherme da Conti Oliveira Sousa

6. Cuidados Pós-Operatórios 63
   Carlos Eduardo Soares de Macedo ▪ Gustavo Fernandes
   Guilherme da Conti Oliveira Sousa

7. Princípios Gerais do Uso de Antibióticos 71
   Álvaro Antônio Bandeira Ferraz ▪ Juliana Cavalcanti de Siqueira

8. Infecções em Cirurgia 81
   Álvaro Antônio Bandeira Ferraz ▪ Darley de Lima Ferreira Filho
   Edmundo Machado Ferraz

9. Cirurgião e Paciente Séptico – Atualizações e Tratamento com Base em Evidências 95
   Márcio Rogério Carneiro de Carvalho ▪ Sérvio Fidney Brandão de Menezes Correia
   Álvaro Antônio Bandeira Ferraz

10. Feridas e Curativos 103
    Carlos Eduardo Soares de Macedo ▪ Guilherme da Conti Oliveira Sousa

11. Queimaduras 109
    11-1. Prevenção e Tratamento 109
    Marco Antonio Pinto Kitamura ▪ Cinthia Barbosa de Andrade
    Josemberg Marins Campos

    11-2. Cuidados ao Paciente Queimado 121
    Rodrigo Kouji Kaneyasu Maranhão ▪ Lincoln Saito Millan
    Carlos Eduardo Soares de Macedo

12. Aspectos Nutricionais no Paciente Cirúrgico 131
    Marcelo Gonçalves Sousa ▪ Paloma Campos Nunes ▪ Rafael Mourato

13. Princípios Oncológicos em Cirurgia 139
    Felipe Augusto Cruz Lopes Miranda ▪ Priscila da Silva Lopes

14. Cirurgia Segura e seus Desafios 147
    Edmundo Machado Ferraz ▪ Álvaro Antônio Bandeira Ferraz
    Clarissa Guedes Noronha

15. Aplicação da Radiologia Intervencionista na Prática Médica 159
    Laércio Leitão Batista ▪ Carlos Albuquerque Maranhão ▪ Jucier Furtado Araújo
    Gregório Guarnieri Panazzolo

PARTE II
Cirurgia Abdominal

16. Abdome Agudo 171
    16-1. Avaliação Diagnóstica de Abdome Agudo 171
    César Freire de Melo Vasconcelos ▪ Luciana Teixeira de Siqueira

    16-2. Apendicite Aguda 176
    Flávio Kreimer ▪ Luís Fernando L. Evangelista
    João Victor Tenório Cavalcanti de Aragão

    16-3. Abdome Agudo Obstrutivo 183
    Luciana Teixeira de Siqueira ▪ Álvaro Antônio Bandeira Ferraz

    16-4. Colecistite Aguda 187
    Luciana Teixeira de Siqueira ▪ César Freire de Melo Vasconcelos
    Álvaro Antônio Bandeira Ferraz

17 Hipertensão Portal 193
Álvaro Antônio Bandeira Ferraz ■ Luciana Teixeira de Siqueira
Clarissa Guedes Noronha

18 Patologias Benignas do Esôfago 205
Guilherme da Conti Oliveira Sousa ■ Euclides Dias Martins Filho

19 Patologias Malignas do Esôfago 211
Mário Rino Martins ■ Kleber Calheiros Garcia ■ Euclides Dias Martins Filho

20 Patologias Malignas do Estômago 221
Thales Paulo Batista ■ Manoel Rodrigues de Andrade Neto

21 Tratamento Cirúrgico para Obesidade 235
Flávio Kreimer ■ Andre Teixeira ■ João Victor Tenório Cavalcanti de Aragão
Josemberg Marins Campos

22 Neoplasias de Intestino Delgado 243
Rogério Luiz dos Santos

23 Pancreatite Aguda 249
Álvaro Antônio Bandeira Ferraz ■ Clarissa Guedes Noronha

24 Pancreatite Crônica 263
Carlos Augusto de C. Mathias ■ Orlando Enedino da Silva Júnior
Fábio Luna Freire da Fonte

25 Neoplasias Periampulares 271
Carlos Eduardo Soares de Macedo ■ Euclides Dias Martins Filho

26 Doenças Benignas das Vias Biliares 277
Flávio Kreimer ■ João Victor Tenório Cavalcanti de Aragão
Eduardo Sávio Nascimento Godoy

27 Tumores dos Ductos Biliares 287
Carlos Augusto de C. Mathias

28 Câncer da Vesícula Biliar 291
Orlando Jorge Martins Torres ■ Álvaro Antônio Bandeira Ferraz
Paulo Cezar Galvão do Amaral

29 Tumores Hepáticos Benignos 307
Flávio Kreimer ■ João Victor Tenório Cavalcanti de Aragão

30 Patologias Malignas do Fígado 317
30-1. Carcinoma Hepatocelular 317
Edmundo Pessoa de Almeida Lopes ■ Valéria Gonçalves de Albuquerque
Marcelo Sette

30-2. Tumores Metastáticos do Fígado 324
Marcelo Sette ■ Edmundo Pessoa de Almeida Lopes

31 Doenças Benignas do Cólon 329
Raquel Kelner Silveira

32 Câncer Colorretal 339
Raquel Kelner Silveira ■ Marcello Jorge de Castro Silveira

33 Doenças Anorretais Benignas 361
Orcina Fernandes Duarte Neta

34 Patologias Malignas de Canal Anal e Margem Anal 375
Vandré Cabral Gomes Carneiro ■ Diego Nunes de Albuquerque Oliveira
Walyson Silva Surimã ■ Waryson Silva Surimã

35 Hérnias de Parede Abdominal 381
Flávio Kreimer ■ Tiago Cavalcante Iwanaga ■ José Tarcísio Dias

36 Patologias Cirúrgicas do Baço 389
Fábio Mesquita Moura ■ Victor Hugo Oliveira de Melo

37 Transplante de Fígado 395
José Huygens Parente Garcia ■ Gustavo Rêgo Coelho
Denissa Ferreira Gomes Mesquita

38 Tumores Estromais do Trato Gastrointestinal 407
Luciana Teixeira de Siqueira ■ Hérika Rafaella de Abreu
Clarissa Guedes Noronha

PARTE III
Trauma

39 Epidemiologia e Prevenção do Trauma 415
Maíra Danielle Gomes de Souza ■ Josemberg Marins Campos
Luciana Teixeira de Siqueira

40 Atendimento Inicial ao Politraumatizado 421
Josemberg Marins Campos ■ Maíra Danielle Gomes de Souza
Milton Ignacio Carvalho Tube ■ Lyz Bezerra Silva

41 Vias Aéreas — Manejo de Emergência 427
Lyz Bezerra Silva ■ Milton Ignacio Carvalho Tube
Helga Cristina Almeida Wahnon Alhinho Caheté ■ Josemberg Marins Campos

42 Choque 433
Josemberg Marins Campos ■ Milton Ignacio Carvalho Tube
Guilhermino Nogueira Neto ■ Helga Cristina Almeida Wahnon Alhinho Caheté

43 Trauma Torácico 441
Josemberg Marins Campos ■ Antônio Moreira Mendes Filho
Guilhermino Nogueira Neto ■ Fernanda Barbosa de Andrade

44 Trauma Abdominal 447
44-1. Lesão Intra-Abdominal — Como Diagnosticar 447
Carolina Talini ■ André Westphalen ■ Fernando Antônio Campelo Spencer Netto
Miguel Arcanjo dos Santos Júnior

44-2. Princípios do Controle do Dano no Trauma Abdominal ... 455
Camila Sommer ■ Allan Cezar Faria de Araújo
Fernando Antônio Campelo Spencer Netto

45 Trauma Musculoesquelético 461
Victor Souza ■ Jones Lima ■ Júlio Mizuta Jr ■ Gerardo Vasconcelos Mesquita
Fernando Antônio Campelo Spencer Netto

46 Traumatismo Cranioencefálico 469
Marcelo Moraes Valença ■ Laécio Leitão Batista ■ Matheus Augusto Pinto Kitamura
Joacil Carlos da Silva ■ Milton Ignacio Carvalho Tube

47 Trauma Raquimedular 477
Bruno Braz Garcia ■ Marcelo Moraes Valença ■ Cinthia Barbosa de Andrade

48 Trauma na Gestante 483
Agostinho Machado Júnior ■ Maíra Danielle Gomes de Souza
Maysa Gabriela Simões Vasconcelos ■ Josemberg Marins Campos
Lyz Bezerra Silva

49 Trauma Pediátrico 489
Josemberg Marins Campos ■ Marília Agostinho de Lima Gomes
Cinthia Barbosa de Andrade ■ Miguel Arcanjo dos Santos Júnior

50 Trauma no Idoso 499
Lyz Bezerra Silva ■ Eduardo Sávio Nascimento Godoy
Francisco Felippe de Araújo Rolim ■ Helga Cristina Almeida Wahnon Athinho Cahété

51 Trauma de Face 505
Josimário João da Silva ■ Cinthia Barbosa de Andrade
Eduardo Pachu

**52 Intubação Endotraqueal e Cricotireoidostomia —
Abordagem Prática** 511
Josemberg Marins Campos ■ Fernando Antônio Campelo Spencer Netto
Milton Ignacio Carvalho Tube ■ Daniell de Siqueira Araújo Lafayette

53 Drenagem Torácica — Abordagem Prática 517
Josemberg Marins Campos ■ Fernando Antônio Campelo Spencer Netto
Milton Ignacio Carvalho Tube ■ Vinicius Gueiros Buenos Aires
Anderson Igor Pereira de Oliveira

54 Dissecção Venosa — Abordagem Prática 523
Josemberg Marins Campos ■ Fernando Antônio Campelo Spencer Netto
Milton Ignacio Carvalho Tube ■ João Pedro Guerra Cavalcanti ■ Elaine Costa

Índice Remissivo 527

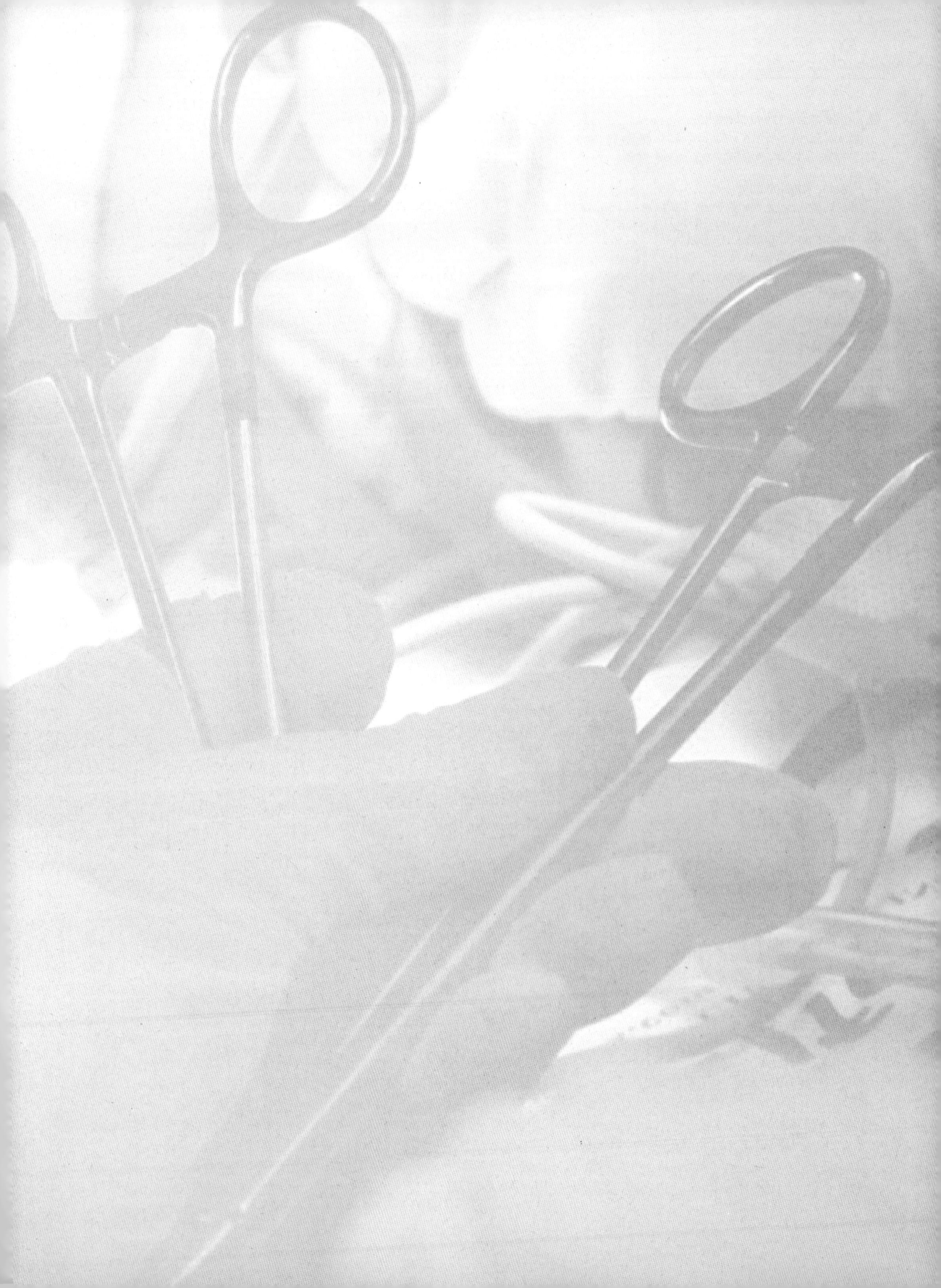

PARTE I

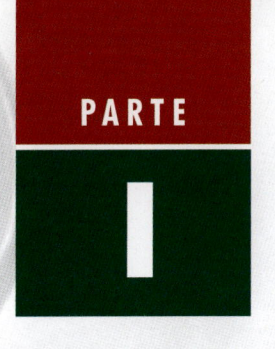

INTRODUÇÃO À CIRURGIA E TÉCNICA CIRÚRGICA

CAPÍTULO 1

PROTEÇÃO PROFISSIONAL EM CIRURGIA

Carlos Eduardo Soares de Macedo ■ Guilherme da Conti Oliveira Sousa

INTRODUÇÃO

Historicamente, os trabalhadores da área da saúde nunca foram considerados uma categoria profissional de alto risco para acidentes de trabalho. Medidas profiláticas e acompanhamento clínico-laboratorial de trabalhadores, expostos aos patógenos de transmissão sanguínea, só foram desenvolvidos e implementados a partir da epidemia de infecção pelo HIV/AIDS, no início da década de 1980.[1]

Evitar o acidente por exposição ocupacional é o principal caminho para prevenir a transmissão dos vírus das hepatites B e C e do vírus HIV. Entretanto, a imunização contra hepatite B e o atendimento adequado pós-exposição são componentes fundamentais para um programa completo de prevenção dessas infecções e elementos importantes para a segurança no trabalho.[1]

A falta de notificação destes acidentes é preocupante. Alguns trabalhos demonstram aproximadamente 50% de subnotificação das exposições.[2] Dados nacionais mostram altas taxas de abandono do tratamento dos profissionais que, inicialmente, notificaram seus acidentes. Um levantamento de um hospital público de ensino de São Paulo aponta para uma taxa de abandono de 45% em 326 acidentes notificados.[3]

Outro estudo nacional mostrou que, dentre os acidentes notificados, a maior parte corresponde a acidentes com perfurocortantes (92,5%), sendo os auxiliares de enfermagem o grupo profissional que apresenta maior percentual de notificações, com 39,5% do total.[4]

O manual do Ministério da Saúde considera como profissionais da saúde todos os trabalhadores do setor que atuam, direta ou indiretamente, em atividades onde há risco de exposição ao sangue e a outros materiais biológicos.[1]

Uma exposição com risco de transmissão para hepatites B, C ou HIV é definida como uma lesão percutânea ou contato de mucosa/pele não íntegra, com sangue, tecidos ou outros fluidos potencialmente infecciosos. Além do sangue, sêmen e secreções vaginais são considerados fluidos potencialmente infecciosos, embora não associados a exposições ocupacionais. Líquido cefalorraquidiano (LCR); fluido sinovial; líquidos pleural, peritoneal ou pericárdico e líquido amniótico são considerados potencialmente infectantes, embora o risco de transmissão por HBV, HCV ou HIV seja desconhecido. Fezes, secreções nasais, saliva, escarro, suor, lágrimas, urina ou vômitos não são considerados infecciosos, a menos que contenha sangue. No caso de mordidas humanas, devem ser consideradas como exposição de risco quando envolverem a presença de sangue, podendo ser avaliadas tanto pelo indivíduo que provocou a lesão, quanto por aquele que tenha sido exposto.[1,5]

PREVENÇÃO PRIMÁRIA

A prevenção da exposição ao sangue ou a outros materiais biológicos é a principal medida para que não ocorra contaminação por patógenos de transmissão sanguínea nos serviços de saúde. A implementação de medidas preventivas nos Estados Unidos promoveu a redução pela metade na incidência de lesões percutâneas.[6,7] As seguintes recomendações, com base no Manual do Ministério da Saúde, devem ser seguidas:[1]

- Uso rotineiro de barreiras de proteção (luvas, capotes, óculos de proteção ou protetores faciais), quando o contato mucocutâneo com sangue ou outros materiais biológicos puder ser previsto.
- Durante a realização de procedimentos que envolvam a manipulação de material perfurocortante, deve-se ter a máxima atenção durante a realização dos procedimentos e jamais utilizar os dedos como anteparo durante a realização de procedimentos que envolvam tais materiais.
- As agulhas não devem ser reencapadas, entortadas, quebradas ou retiradas da seringa com as mãos, tampouco utilizadas para fixar papéis.
- Todo material perfurocortante, mesmo que estéril, deve ser desprezado em recipientes resistentes à perfuração e com tampa.
- Os coletores específicos para descarte de material perfurocortante não devem ser preenchidos acima do limite de 2/3 de sua capacidade total e devem ser colocados sempre próximos ao local onde é realizado o procedimento.

- Utilização de métodos alternativos e de tecnologia em dispositivos e materiais médico-hospitalares, por exemplo: a substituição de materiais de vidro por plásticos; os dispositivos que permitam a realização de procedimentos sem a utilização de agulhas; a utilização de agulhas com mecanismos de segurança; a substituição dos bisturis por eletrocautérios.
- Disponibilidade e adequação dos equipamentos de proteção individual (EPI), incluindo luvas, protetores oculares ou faciais, protetores respiratórios, aventais e proteção para os membros inferiores.
- Luvas são indicadas sempre que houver possibilidade de contato com sangue, secreções e excreções, com mucosas ou com áreas de pele não íntegra (ferimentos, escaras, feridas cirúrgicas e outros). O uso de duas luvas reduz, de forma significativa, a contaminação das mãos com sangue e, portanto, tem sido recomendado em cirurgias com alto risco de exposições (p. ex., obstétricas, ortopédicas, torácicas).
- Máscaras, gorros e óculos de proteção são indicados durante a realização de procedimentos em que haja possibilidade de respingos de sangue e outros fluidos corpóreos, nas mucosas da boca, nariz e olhos do profissional.
- Capotes devem ser utilizados durante os procedimentos com possibilidade de contato com material biológico, inclusive em superfícies contaminadas.
- Calçados fechados e botas devem ser usados para proteção dos pés em locais úmidos ou com quantidade significativa de material infectante (p. ex., centros cirúrgicos, áreas de necropsia e outros). Pro-pés, habitualmente compostos por material permeável, usados com sandálias e sapatos abertos não permitem proteção adequada.
- Vacinação para hepatite B é recomendada para todos os profissionais da saúde, devem ser administradas três doses (0, 1 e 6 meses), com realização de dosagem do anti-HBS para documentar resposta vacinal (anti-HBS > 10 mUI/mL) um a 2 meses após a última dose, visto que, em torno de 10% dos vacinados, podem não apresentar resposta adequada.
- Caso não haja resposta vacinal, o esquema pode ser repetido, sendo importante também solicitar HBS-ag e anti-Hbc para afastar a presença de doença nestes casos. Na ausência de resposta vacinal após o total de 6 doses, não se recomenda nova aplicação da vacina.

PREVENÇÃO SECUNDÁRIA

Medidas Gerais

Após a ocorrência do acidente, o profissional deve manter a calma, interromper o procedimento que está realizando, proceder aos cuidados locais, conforme recomendado no parágrafo a seguir, acabar o procedimento já iniciado ou acionar outro profissional para substituí-lo e dar seguimento aos próximos passos.

Os cuidados locais consistem na lavagem do local exposto com água e sabão nos casos de exposição percutânea ou cutânea. Nas exposições de mucosas, deve-se lavar exaustivamente com água ou solução salina fisiológica. Não há evidência de que o uso de antissépticos ou a expressão do local do ferimento reduzam o risco de transmissão, entretanto, o uso de antisséptico não é contraindicado. Não se devem realizar procedimentos que aumentem a área exposta, como cortes e injeções locais. A utilização de soluções irritantes (éter, glutaraldeído, hipoclorito de sódio) também está contraindicada.[8]

Coletar sangue do paciente, depois de consentimento informado do mesmo, documentado em prontuário, para realização de sorologias, quando indicado.

Dirigir-se à CCIH do serviço de saúde ou a unidade local de referência para avaliação quanto à necessidade de realização de profilaxia e demais providências. Vale ressaltar que acidentes em unidades básicas, serviços pré-hospitalares ou em horas onde os setores de medicina do trabalho/CCIH estão fechados podem ser um problema, perante a ausência de preparo por parte dos profissionais dos serviços de urgência e da ausência de protocolos locais que garantam uma condução adequada, tal fato ocorre mesmo em países desenvolvidos, como os EUA.[9]

Registro do acidente em CAT (Comunicação de Acidente de Trabalho) e preenchimento da ficha de notificação do Sinan (Portaria nº 777).

MEDIDAS ESPECÍFICAS

Hepatite B

O HBV é altamente infectante, podendo ser transmitido mesmo na ausência de sangue visível, materiais contaminados persistem com vírus viável por, no mínimo, 1 semana.[5,10] O risco de desenvolver hepatite clínica ou evidência sorológica de infecção varia de acordo com o Hbs-ag do paciente-fonte, sendo de 30 e 60%, quando o Hbs-ag é positivo, e 3 e 30%, quando o Hbe-ag é negativo, respectivamente.[5,11]

A profilaxia secundária vai depender das situações vacinal e sorológica do profissional e do paciente infectado, conforme o Quadro 1-1.[1]

- Observações:
  - A imunoglobulina deve ser feita o quanto antes, de preferência nas primeiras 24 horas pós-exposição, tendo eficácia incerta após 7 dias.[1,6]
  - O Manual do MS-2004 recomenda o uso da imunoglobulina nos casos de sorologia desconhecida do paciente, quando o risco de infecção for alto, com base em dados da história clínica; o *guideline* do CDC, contudo, não faz tal distinção, recomendando que a conduta frente ao paciente com sorologia desconhecida seja igual a do infectado, tal abordagem parece mais justificada ante a segurança da

Quadro 1-1	Profilaxia secundária da hepatite B			
Situação vacinal e sorológica do profissional	Paciente Hbs-ag +	Paciente Hbs-ag -	Paciente desconhecido
Não vacinado	IGHAHB + iniciar vacinação	Iniciar vacinação	Iniciar vacinação
Vacinação incompleta	IGHAHB + completar vacinação	Completar vacinação	
Vacinado com resposta vacinal	Nenhuma	Nenhuma	Nenhuma
3 doses sem resposta vacinal	IGHAHB + 1 dose da vacina ou IGHAHB (2x)	Repetir vacinação (3 doses)	Repetir vacinação (3 doses)
6 doses sem resposta vacinal	IGHAHB (2x)	Nenhuma	IGHAHB (2x)
Resposta vacinal desconhecida	Dosar anti-HBS Proceder, conforme resultado	Dosar anti-HBS Proceder, conforme resultado	Dosar anti-HBS Proceder, conforme resultado

medicação, que possui raros efeitos adversos importantes, e uma eficácia de 75% na prevenção secundária.[1,6]

- O esquema de duas doses de imunoglobulina deve ser utilizado apenas nos pacientes com resposta vacinal inadequada após 6 doses, ou com alergia grave à vacina. A dose é de 0,06 mL/kg, via IM.[1,6]

HIV

O risco de transmissão do HIV após acidentes percutâneos é de 0,3%, caindo para 0,09% em caso de exposição de mucosas. Tal risco varia, dependendo da profundidade da lesão, presença de sangue no dispositivo, carga viral do paciente-fonte e uso de profilaxia pós-exposição.[12]

Dificuldades em determinar o grau de risco em acidentes individuais, problemas em definir a indicação do uso de duas ou três drogas, a alta incidência de efeitos adversos e toxicidades, associadas à profilaxia com drogas antigas e o manejo do profissional, cujo paciente-fonte tem sorologia desconhecida, associadas ao surgimento de novas drogas antirretrovirais, estimularam o CDC a publicar um novo *guideline* com as seguintes diretrizes:[7]

- Eliminar a recomendação de avaliar o risco da exposição para determinar o uso de duas ou três drogas no esquema profilático: em todos os casos a profilaxia deve ser iniciada o quanto antes, sempre que houver exposição ocupacional. O início da profilaxia após 72 horas deve ser avaliado caso a caso por especialista, visto que sua eficácia é indefinida.
- O regime deve conter três (ou mais) drogas e durar 4 semanas.
- O esquema-padrão é entricitabina 200 mg/dia + tenofovir 300 mg/dia + raltegravir 400 mg de 12/12 horas. Esquemas alternativos são descritos no Quadro 1-2. A avaliação de um especialista para definir a melhor opção é recomendada.
- Consulta com especialista para definir a melhor estratégia de manejo, indicação da profilaxia e seleção do melhor regime particularmente em pacientes-fonte HIV+ já em tratamento. Deve-se ressaltar que tal avaliação não deve retardar o início da profilaxia, a mesma pode ser descontinuada ou modificada posteriormente, se necessário.
- Testar o paciente-fonte com métodos rápidos, sem retardar o início da profilaxia. Caso a sorologia do paciente seja negativa, a mesma deve ser suspensa, e não há necessidade de exames adicionais. No caso de paciente-fonte desconhecido, a recomendação é avaliação do especialista quanto à necessidade da profilaxia, que será considerada caso a caso. Reforçamos que tal avaliação não deve retardar a dose inicial.
- Os profissionais devem ser aconselhados a usar medidas preventivas (uso de anticoncepcionais de barreira, evitar doação de sangue e tecidos, gravidez e, se possível, amamentação), com o objetivo de evitar transmissão secundária, particularmente nas primeiras 6-12 semanas pós-exposição.
- Uma consulta com especialista nas primeiras 72 horas deve ser realizada com o objetivo de tirar dúvidas, aumentar a aderência ao tratamento, avaliar possíveis modificações do regime para garantir tolerabilidade e aderência, além de identificar/manejar potenciais efeitos adversos das medicações

Quadro 1-2	Esquemas profiláticos alternativos
Combinar drogas de uma coluna da esquerda com uma coluna da direita, profissionais familiarizados com uso destes agentes devem ser consultados	
Raltegravir	Tenofovir DF + Entricitabina
Darunavir + Ritonavir	Tenofovir DF + Lamivudina
Etravirine	Zidovudina + Lamivudina
Rilpivirine	Zidovudina + Entricitabina
Atazanavir + Ritonavir	
Lopinavir + Ritonavir	

O esquema combinado em dose fixa abaixo também pode ser usado como alternativa: Elvitegravir + Cobicistat + Tenofovir DF + Entricitabina

utilizadas. Em alguns casos é necessário acompanhamento psicológico do profissional.

- O acompanhamento habitual é feito com sorologias no momento do acidente, com 6 semanas, 12 semanas e 6 meses. Caso um teste de 4ª geração para HIVag/ab seja utilizado, tal acompanhamento pode ser reduzido para basal, 6 semanas e 4 meses. Hemograma, testes de funções hepática e renal devem ser feitos no momento da exposição e 2 semanas após.

O manual do Ministério ainda contém as recomendações antigas, como estratificação de risco e escolha de regimes com duas ou três drogas.[1] Utilizamos as recomendações do *guideline* do CDC por acreditar que estão mais atualizadas e condizentes com os estudos mais recentes na área.

Hepatite C

A chance de soroconversão após acidentes percutâneos é de 1,8%, devendo-se, principalmente, a acidentes em agulhas com lúmen.[5,11]

Não existem medidas de prevenção secundária para hepatite C, a única recomendação nos casos onde o paciente-fonte é HCV+ ou desconhecido é a coleta de sorologias e ALT no momento do acidente e 4-6 meses após. Caso o teste seja o HCV RNA, o mesmo pode ser feito em 4-6 semanas.[1,5]

CONSIDERAÇÕES FINAIS

É importante ressaltar que nos limitamos às exposições ocupacionais relacionadas com os principais agentes de transmissão por patógenos transmitidos pelo sangue e fluidos corporais em razão de sua importância no ambiente de trabalho do cirurgião.

Embora não seja objetivo deste capítulo, influenza, tuberculose, infecções por MRSA, exposição à radiação, ruídos e gases anestésicos, desenvolvimento de doenças alérgicas (como dermatite de contato), distúrbios musculoesqueléticos e transtornos associados ao estresse (depressão, suicídio, abuso de drogas, síndrome de Burnout) são problemas ocupacionais importantes para os profissionais de saúde como um todo e, particularmente, para o cirurgião, com vários trabalhos na literatura, documentando sua relevância.[13-18]

CONCLUSÕES

Exposição a agentes infecciosos presentes no sangue e fluidos corporais por meio de acidentes ocupacionais é um problema relevante ao cirurgião. As medidas de prevenção primária são fundamentais e devem ser seguidas e estimuladas. O conhecimento da conduta adequada nos casos de acidentes permite a indicação precisa de medidas pós-exposição e ajuda a evitar maiores danos ao profissional e à sociedade.

REFERÊNCIAS BIBLIOGRÁFICAS

1. Rapparini C, Vitória MAV, Lara LTR. *Recomendações para o atendimento e acompanhamento de exposição ocupacional a material biológico: HIV e Hepatites B e C*. Brasília: Ministério da Saúde – Programa Nacional de DST/AIDS [Internet], 2004. Disponível em: <http://www.aids.gov.br/final/biblioteca/manual_exposicao/manual_acidentes.doc>
2. Henry K, Campbell S. Needlestick/sharps injuries and HIV exposure among health care workers: national estimates based on a survey of U.S. hospitals. *Minn Med* [S.l.] 1995;78(11):41-44.
3. Girianelli VR, Rietra RCP. Adesão ao programa de prevenção de acidente com material biológico. *Anais* Belo Horizonte: ABIH, 2002.
4. Spagnuolo RS, Baldo RCS, Guerrini IA. Análise epidemiológica dos acidentes com material biológico registrados no Centro de Referência em Saúde do Trabalhador – Londrina-PR. *Revista Brasileira Epidemiologia* 2008;11(2):315-23.
5. Centers for Diseases Control and Prevention – Updated U.S. Public Health Service guidelines for the management of occupational exposures to HBV, HCV, and HIV and recommendations for postexposure prophylaxis. *MMWR Morb Mortal Wkly Rep* 2001;50(RR-11):1-52.
6. US Department of Labor. *Occupational Health and Safety Administration*. Disponível em: <http://www.osha.gov>
7. University of Virginia Health System. International healthcare worker safety center. Disponível em: <http://www.healthsystem.virginia.edu/pub/epinet/home.html>
8. Schillie S, Murphy TV, Sawyer M *et al.* Centers for Disease Control and Prevention – CDC Guidance for evaluating health-care personnel for hepatitis b virus protection and for administering postexposure management. *MMWR* 2013 Dec. 20;62(10).
9. Kuhar DT, Henderson DK, Struble KA *et al.* Updated US public health service guidelines for the management of occupational exposures to human immunodeficiency virus and recommendations for postexposure prophylaxis. *Infect Control Hosp Epidemiol* 2013;34:875-92.
10. Bond WW, Favero MS, Petersen NJ *et al.* Survival of hepatitis B virus after drying and storage for one week. *Lancet* 1981;1:550-51.
11. Puro V, Petrosillo N, Ippolito G. Italian Study Group on occupational risk of HIV and other bloodborne infections. Risk of hepatitis C seroconversion after occupational exposure in health care workers. *Am J Infect Control* 1995;23:273-77.
12. Pereira GFM, Givisiez JM, Coelho RA *et al.* Ministério da Saúde-Secretaria de Vigilância em Saúde – Departamento de DST, Aids e Hepatites Virais – Boletim epidemiológico hepatites virais. Ano II nº 1. Disponível em: <http://www.aids.gov.br/sites/default/files/anexos/publicacao/2011/50073/boletim_hepatites2011_pdf_64874.pdf>
13. Werner BG, Grady GF. Accidental hepatitis-B-surface-antigen-positive inoculations: use of e antigen to estimate infectivity. *Ann Intern Med* 1982;97:367-69.
14. Cardo DM, Culver DH, Ciesielski CA *et al.* Centers for Disease Control and Prevention Needlestick Surveillance Group. A case-control study of HIV seroconversion in health care workers after percutaneous exposure. *N Engl J Med* 1997;337(21):1485-90.
15. Trajman A, Menzies D. Occupational respiratory infections. *Curr Opin Pulm Med* 2010 May;16(3):226-34.
16. Haamann F, Dulon M, Nienhaus A. MRSA as an occupational disease: a case series. *Int Arch Occup Environ Health* 2011 Mar.;84(3):259-66.
17. Hochberg MS, Berman RS, Kalet AL *et al.* The stress of residency: recognizing the signs of depression and suicide in you and your fellow residents. *Am J Surg.* 2013 Feb;205(2):141-6.
18. Van Den Berg-Dijkmeijer ML, Frings-Dresen MH, Sluiter JK. Risks and health effects in operating room personnel. *Work* 2011;39(3):331-44.

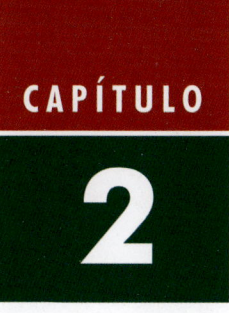

CAPÍTULO 2

ASSEPSIA E ANTISSEPSIA

Natália da Silva Lira

HISTÓRICO

Frente aos conhecimentos atuais sobre infecção em cirurgia, discutir sobre assepsia e antissepsia parece corriqueiro. Entretanto, na Idade Média, acreditava-se que as infecções eram causadas por demônios e espíritos malignos.

No século XIX, o médico húngaro, Ignaz Philipp Semmelweis, trabalhava em uma maternidade em Viena, que era dividida em duas alas: uma frequentada por médicos e estudantes, e outra em que os partos eram realizados por parteiras. Ele observou que a febre puerperal era mais comum na ala dos médicos e estudantes, que, por sua vez, também praticavam treinamentos em salas de autópsias. Mais tarde, após a morte do professor Kolletschka, que se contaminou com uma lâmina de bisturi durante uma autópsia, Semmelweis concluiu que a origem da febre puerperal e da enfermidade que acometera o professor poderia ser a mesma. Instituiu a partir de então que os médicos e estudantes deveriam lavar as mãos antes de realizar os partos, o que diminuiu os índices de infecção puerperal, de maneira significativa.[1]

No mesmo século, o cirurgião inglês, Joseph Lister, realizou estudos sobre infecção e cirurgia, sendo considerado o precursor da cirurgia antisséptica. Ele usava o ácido fênico como antisséptico em feridas e instrumentais cirúrgicos.[1]

A preocupação com a antissepsia crescendo, entre 1885 e 1890, quando foi adotado o uso de panos embebidos em álcool ou fenol para limpeza das mãos dos cirurgiões. Neste mesmo período, Johan Von Mickulicz (1850-1905) estabeleceu o uso de luvas esterilizadas a vapor com fenol. Entretanto, como as luvas usadas na época eram de tecido, necessitavam trocas frequentes porque se umedeciam. Até que, em 1890, no Hospital John Hopkins, o cirurgião, William Stewart Halsted (1852-1922), confeccionou luvas de borracha para sua instrumentadora, que era alérgica ao fenol. A partir de 1894, o uso destas luvas tornou-se obrigatório para todos os cirurgiões daquele hospital.[2]

CONCEITOS BÁSICOS

É sabido, desde a Primeira Guerra Mundial, que quanto maior o número de bactérias em uma ferida, maior a chance de infecção da mesma. Estudos, desenvolvidos no *United States Army Institute of Surgical Research*, mostraram que os soldados machucados na guerra, que apresentavam feridas com mais de 1.000.000 de unidades formadoras de colônia por grama de tecido, desenvolviam infecções. Aqueles que tinham contagem de bactérias inferior a $10/^5$ grama de tecido, raramente, apresentavam infecções.[3]

De forma semelhante às feridas incidentais dos soldados da guerra, as feridas cirúrgicas interferem nos mecanismos de defesa do organismo. A ruptura da integridade da pele ocasiona maior vulnerabilidade a infecções. Desse modo, as infecções em pacientes cirúrgicos podem ser prevenidas por práticas de assepsia e antissepsia, que visam à redução da quantidade de microrganismos no sítio cirúrgico, sejam eles de origem endógena (flora do paciente) ou exógena (flora do ambiente que o rodeia).

A **antissepsia** é a prática que visa eliminar ou inibir o crescimento de microrganismos da pele e das mucosas. Portanto, refere-se ao uso de soluções antissépticas sobre a pele ou mucosas de pacientes e sobre as mãos da equipe de saúde. **Assepsia**, por sua vez, é o conjunto de práticas que tornam livres de microrganismo os instrumentais que entrarão em contato com o paciente durante a intervenção cirúrgica.[4]

Desinfecção é o processo que elimina todos os microrganismos em forma vegetativa de superfícies inanimadas, por meios físicos ou químicos. Pode ser de baixo, médio ou alto nível. A desinfecção de alto nível é aquela capaz de destruir bactérias vegetativas (como *Escherichia, Pseudomonas*), micobactérias (como o bacilo da tuberculose), alguns esporos bacterianos (como *Clostridium, Bacillus*), fungos (como *Aspergillus, Stachybotrys*), vírus encapsulados (influenza, HIV) e vírus não encapsulados (como adenovírus, rotavírus, poliovírus, papilomavírus). A desinfecção de médio nível elimina bactérias vegetativas, micobactérias, fungos, vírus encapsulados e vírus não encapsulados. A desinfecção de baixo nível destrói apenas bactérias vegetativas, alguns fungos e vírus encapsulados.[5]

Esterilização, por sua vez, é o processo que elimina todas as formas viáveis de vida microbiana (inclusive os esporos) de um objeto inanimado. **Descontaminação** é o processo que reduz a quantidade de microrganismos de determinada superfície ou objeto. Para realizar a descontaminação de um material, é necessário realizar **limpeza**, que é a remoção da sujeira visível, com retirada de matéria orgânica e de agentes químicos. Este material pode ser encaminhado para posterior desinfecção ou esterilização.[6]

Germicidas são substâncias químicas que podem ser usados sobre superfícies animadas ou inanimadas. Já os **desinfetantes** são germicidas usados apenas sobre superfícies inanimadas, diferente dos **antissépticos**, que se usam sobre superfícies animadas.[4]

AGENTES ANTISSÉPTICOS

Para avaliar se um agente antisséptico é adequado, devem-se avaliar sua efetividade e sua segurança. A efetividade está relacionada com a rapidez do início de ação, a persistência da ação e com o espectro. Desse modo, a escolha dos antissépticos deve ser direcionada aos objetivos desejados, devendo-se conhecer os principais agentes antissépticos e suas características:[7]

▸ Álcoois

Sua ação antisséptica se dá pela desnaturação de proteínas, que necessita da diluição deste agente em água. As preparações mais usadas têm concentração entre 60 a 90%, sendo a preparação a 70% a mais comum. Os álcoois mais adequados são o etílico (etanol) e o isopropílico.

Os álcoois são bactericidas com ação adequada sobre bactérias Gram+ e Gram-. Têm uma boa ação sobre fungos, vírus e o bacilo da tuberculose. Têm a vantagem de apresentar um rápido início de ação, entretanto, com baixa persistência, decorrente da secagem rápida. Têm ação diminuída na presença de matéria orgânica e são voláteis e inflamáveis.

▸ Gluconato de Clorexidina

É o principal agente antisséptico usado na atualidade. É uma biguanida catiônica capaz de romper a parede celular e precipitar o conteúdo celular. Sua ação antisséptica depende do pH, devendo sua apresentação ser em pH alcalino.

Possui espectro sobre bactérias Gram+ maior do que sobre Gram-. Têm ação parcial sobre fungos e quase nula sobre vírus e bacilo da tuberculose. Não tem início de ação tão rápido quanto os álcoois, porém tem persistência do efeito antisséptico por até 6 horas.

As formulações mais usadas são em base aquosa, a base de álcool e em solução degermante. As preparações aquosas e as degermantes em geral têm 4% de clorexidina, e as alcoólicas 0,5% de clorexidina e 75% de álcool etílico. A preparação alcoólica tem a vantagem de um início de ação mais rápido e maior cobertura contra fungos.

A clorexidina tem a vantagem de ser pouco irritante, quando usada sobre a pele, e tem baixa absorção em pele e mucosas. Entretanto, é ototóxica, podendo causar surdez.

▸ Iodofórmios

Durante muitos anos, as tinturas de iodo foram usadas como antissépticos por eliminarem bactérias Gram-positivas, Gram-negativas, vírus, fungos, bacilo da tuberculose. Entretanto, estas formulações provocam acentuados efeitos irritantes sobre pele e mucosas, o que inviabiliza o seu emprego.

As atuais preparações com tensoativos de iodo (iodofórmios), como a polivinil-pirrolidona e semelhantes, conseguiram manter um bom espectro antimicrobiano, com menos efeitos irritantes.

Os iodofórmios penetram na parede celular, desencadeando oxidação e substituição do conteúdo celular por iodo livre. Têm início de ação mais lento que os álcoois e a clorexidina, sendo em média de 2 minutos. Sua ação residual (persistência) é mínima, uma vez que a secagem rápida diminua a disponibilidade de iodo livre. Perdem efetividade quando em contato com matéria orgânica, como sangue e fezes.

A preparação mais comum é a de Isodine-Povidona a 75%. Há ainda preparações à base de álcool isopropílico, com 70% do álcool e 0,7% de iodo livre, que tem a vantagem de um rápido início de ação.

Os iodofórmios podem ser absorvidos pela pele e por mucosas, podendo provocar acidose metabólica severa e hipotireoidismo em neonatos.

Além dos antissépticos citados anteriormente, existem outros que foram muito utilizados no passado, mas que caíram em desuso, em razão da baixa efetividade ou baixa segurança. Dentre eles podemos citar:[7]

▸ Hexaclorofeno

É um bifenol clorinado que, em altas concentrações, rompe a parede celular de bactérias. Em baixas concentrações é bacteriostático, inibindo sistemas enzimáticos. Tem boa ação contra Gram-positivos, porém não é adequado contra Gram-negativos, fungos, vírus e bacilo de Koch. Está em desuso porque é absorvido pela pele e por mucosas, provocando encefalopatia vacuolar em neonatos, edema cerebral e potencial efeito teratogênico.

▸ Cloroxilenol

Também conhecido como para-cloro-meta-xilenol (PCMX), é um fenol halogenado, capaz de romper a parede celular de microrganismos e inibir processos enzimáticos, porém com menor efetividade que a clorexidina e os iodofórmios. Tem baixo efeito residual.

◆ Amônios Quaternários

Agem inativando processos enzimáticos e provocando ruptura da parede celular. Teve seu uso descontinuado decorrente de elevados índices de infecções nosocomiais observados com o seu emprego.

◆ Tricloral

Usado em sabões comerciais, é capaz de romper parede celular de bactérias; porém não é adequado contra vírus e fungos.

◆ Acetona, Clorofórmio e Éter

Têm ação similar ao álcool etílico, porém provocam exfoliação e efeitos tóxicos.

◆ Solução de Dakin

Muito usada durante a Primeira Guerra Mundial, esta solução com hipoclorito de sódio caiu em desuso por causar lesões teciduais.

◆ Permanganato de Potássio

Proscrito em razão dos efeitos tóxicos.

◆ Sais Metálicos (Mercúrio Cromo)

Rapidamente inativados na presença de matéria orgânica; pouca ação contra *Pseudomonas*.

◆ Peróxido de Hidrogênio (Água Oxigenada)

Proscrito em decorrência da baixa efetividade.

◆ Violeta de Genciana

Boa atuação contra estafilococos, porém provoca manchas cutâneas.

AMBIENTE

Embora as infecções de sítio cirúrgico sejam provocadas na maioria das vezes por microrganismo da flora dos próprios pacientes, a flora do ambiente, também, pode ser responsável por este tipo de infecção. Desse modo, as salas de cirurgia devem ser ambientes limpos e seguros para o paciente e para a equipe de saúde. Assim, cuidados básicos, como um piso de fácil limpeza, o tamanho adequado da sala, para evitar contaminação do material, são primordiais.

Outro cuidado importante é a gestão do ar. Vírus, fungos e bactérias podem circular no ar ligados a partículas em suspensão. O controle dessas partículas deve ser feito com a restrição da quantidade de pessoas nas salas de cirurgia e, principalmente, seguindo as recomendações de controle do ar do CDC (*Centers of Disease Control and Prevention*):[8]

- O ar que entra nas salas de cirurgia deve ser filtrado, em um sistema que tenha uma efetividade de, no mínimo, 90%. Alguns sistemas avançados de filtragem filtram partículas de até 0,3 micras.
- O fluxo de ar deve ser originário do teto e seguir uma direção vertical até o nível do chão, onde o ar volta para o sistema de filtração. Este direcionamento do ar impede que grandes partículas fiquem em suspensão. Apenas partículas menores que 0,3 micras podem permanecem suspensas.
- As salas de cirurgia devem ter pressão positiva com relação às imediações (corredores), impedindo que partículas do ambiente externo contaminem o ar no interior das salas.
- Os sistemas de ventilação devem realizar, no mínimo, 15 trocas por hora.

O CDC faz recomendações também acerca da limpeza das salas de cirurgia. Orienta a lavagem do piso ou das paredes com desinfetante de baixo ou médio nível depois de cada cirurgia apenas quando houver sujeira visível, e a limpeza das salas ao final do dia. Em casos de surtos de infecção, quando as normas de assepsia e antissepsia e os cuidados médicos não apresentarem alterações, deve-se suspeitar de um controle inadequado de microrganismos do ambiente. Nestes casos, faz-se necessário realizar pesquisas com culturas do ambiente.[4]

PREPARAÇÃO DO SÍTIO CIRÚRGICO

Como já mencionado, os cuidados de assepsia e antissepsia visam diminuir a quantidade de microrganismos do meio externo e flora do paciente, seja ela normal ou patológica.

Com relação ao preparo do paciente, recomenda-se o banho pré-operatório com sabões antissépticos, como a clorexidina degermante, para diminuir a quantidade de bactérias da pele.[9]

Deve-se evitar a tricotomia, uma vez que provoca pequenas escoriações que podem desencadear processos inflamatórios e infecções. Caso a tricotomia seja indispensável, deve ser realizada apenas no local a ser incisado e de preferência com barbeadores elétricos que não causem abrasões na pele.[10]

Com relação ao preparo da pele do paciente na sala de cirurgia, devem-se empregar antissépticos adequados, iniciando o preparo no sítio planejado para a incisão e prosseguindo com a limpeza em círculos para áreas mais externas, de modo a realizar antissepsia em uma área ampla, maior que a da incisão. Preferencialmente deve ser usado um antisséptico degermante (sabão) e posteriormente uma preparação alcoólica ou aquosa, para posterior aposição de campos cirúrgicos estéreis.[10]

A equipe de cirurgia igualmente deve realizar a escovação das mãos com degermante e posterior uso de antisséptico em base alcoólica. O CDC recomenda que a escovação das mãos deve durar 5 minutos para o primeiro procedimento do dia e 3 minutos para os subsequentes. Para manejo de pacientes em consultas, recomenda-se a lavagem básica das mãos após cada exame.[11]

Ainda com o objetivo de diminuir a transferência de microrganismos da equipe de saúde para o paciente, recomenda-se o uso de vestimentas cirúrgicas (de Mayo) que devem ser trocadas quando estiverem sujas. Estas vestimentas também servem para proteger os profissionais. Sobre as vestimentas cirúrgicas, os cirurgiões e instrumentadores devem usar batas cirúrgicas estéreis, preferencialmente confeccionadas com material impermeável. A equipe cirúrgica deve usar ainda máscaras, que impedem a transmissão de microrganismos por perdigotos exalados pelos profissionais, e gorros, que diminuem a contaminação pela descamação da pele do couro cabeludo e da queda de cabelos. As sapatilhas e cobertores de calçado oferecem segurança aos profissionais, mas não diminuem os índices de infecção do sítio cirúrgico. Já as luvas cirúrgicas estéreis protegem tanto o paciente quanto a equipe cirúrgica. Sugere-se a troca das luvas a cada 2 horas, uma vez que frequentemente elas apresentam rupturas inadvertidas.[11]

LIMPEZA, DESINFECÇÃO E ESTERILIZAÇÃO

Para escolher quais cuidados de antissepsia empregar para os mais diversos instrumentos, utiliza-se, desde 1957, a classificação de Spaulding. Esta classificação orienta o nível mínimo de desinfecção a ser adotado de acordo com o risco associado ao emprego dos dispositivos médicos. Para tanto, classifica os artigos em críticos, semicríticos e não críticos.[12,13]

Artigos Críticos

São aqueles que entram em contato com cavidades ou tecidos estéreis. São considerados críticos porque em caso de contaminação, o risco de provocar infecções é elevado. Portanto, devem ser esterilizados. Por exemplo: lâminas de bisturi, cateteres, próteses, instrumental cirúrgico.

Artigos Semicríticos

Entram em contato com mucosas e com pele não íntegra. Estas áreas, em geral, são resistentes à contaminação com esporos bacterianos, mas não à contaminação a outras formas microbianas. Por isso, estes materiais devem ser submetidos à desinfecção de alto nível. Por exemplo: instrumentos para anestesia e para terapia respiratória

Artigos Não Críticos

São os que entram em contato com pele íntegra. Desinfecção de médio/baixo nível ou limpeza são suficientes para os cuidados com estes materiais.

Para um correto processo de desinfecção é necessário atentar para alguns fatores, como:[4,13]

- *Localização de microrganismos:* alguns materiais precisam ser desmontados para correta desinfecção, pois podem abrigar microrganismos em seu interior. É o caso de materiais de videocirurgia e de endoscopia, que muitas vezes são finos, longos e fenestrados.
- *Resistência dos microrganismos:* é importante estar atento ao espectro de ação do método ou agente degermante; deve-se, por exemplo, evitar o emprego de glutaraldeído para materiais contaminados por esporos bacterianos, uma vez que a eficácia deste produto contra esporos seja baixa.
- *Concentração dos agentes:* alguns agentes podem ter efeitos deletérios sobre os instrumentais quando em altas concentrações. Por outro lado, podem ter baixa efetividade em baixas concentrações. É o caso, por exemplo, dos compostos cloretados, que, quando em altas concentrações, são corrosivos de superfícies plásticas.
- *Fatores ambientais:* variações de temperatura, pH e umidade podem alterar os processos de desinfecção. O glutaraldeído, por exemplo, tem maior espectro de ação quando é alcalinizado.
- *Presença de matéria orgânica:* a presença de matéria orgânica pode inativar degermantes. É o que acontece com os iodóforos, que têm baixa eficácia quando aplicados sobre matéria orgânica.
- *Tempo de exposição:* cada método ou agente de desinfecção exige um tempo adequado para que seja efetivo. No caso do glutaraldeído, por exemplo, recomenda-se a imersão por cerca de 40 a 60 minutos para desinfecção de alto grau.
- *Biofilmes:* alguns microrganismos podem produzir biofilmes que são acúmulos de materiais celulares e extracelulares, intensamente aderidos a superfícies (como endoscópios, cateteres, lentes), que não são facilmente removíveis e aumentam a resistência bacteriana em até mil vezes.

A desinfecção pode ser realizada por meios químicos ou físicos. Dentre os meios físicos de desinfecção podemos citar:

- Radiação ultravioleta.
- Fervura.
- Pasteurização.

A desinfecção química é realizada por desinfetantes, que devem preferencialmente não ser corrosivos, para não danificar o material, e não ser voláteis, o que dificulta a manipulação e armazenagem. Os principais agentes desinfetantes são:[14]

- *Álcoois:* principalmente o álcool isopropílico e o etílico. São adequados para desinfecção de médio nível.
- *Cloro e compostos cloretados:* principalmente o hipoclorito de sódio. Têm a vantagem do rápido início de ação, entretanto,

são muito corrosivos e rapidamente inativados quando em contato com material orgânico. Atuam desnaturando proteínas, com ação desinfetante média ou baixa.

- *Formaldeído:* na concentração de 37% atua alquilando bases de purina. É um desinfetante de alto nível, porém pouco usado por ser considerado carcinogênico e bastante irritante.
- *Glutaraldeído:* é um desinfetante de alto nível, quando na concentração de 1%. Também produz alquilação de purinas. Não é corrosivo, porem pode causar irritação ocular.
- *Peróxido de hidrogênio:* utilizado como desinfetante de alto nível e como esterilizante, quando em maiores concentrações. Provoca ruptura da parede celular de microrganismos.

Quanto aos processos de esterilização, podemos fazer algumas considerações. Já discutimos a importância da limpeza dos instrumentos antes dos processos de esterilização. Com a limpeza, conseguem-se a remoção de matéria orgânica e a diminuição do número de microrganismos, o que facilita a esterilização. Outros fatores que também interferem no processo de esterilização são:[4]

- *Tempo:* qualquer fator que interfira negativamente no processo de esterilização, torna necessário que o tempo de exposição seja maior.
- *Temperatura:* quanto mais alta a temperatura, maior a efetividade de um processo de esterilização.
- *Umidade relativa:* quanto maior a umidade relativa, mais rápido e melhor o resultado final.
- *pH:* o pH ácido acelera a maioria dos processos de esterilização.

Os processos de esterilização ocorrem principalmente a calor ou a gás. A esterilização a calor pode ser por meio de:

- *Esterilização a vapor:* é o método mais usado em hospitais. O vapor quente e sob pressão consegue eliminar todos os tipos de microrganismos, em um período de tempo relativamente curto. Este processo é realizado dentro de autoclaves, que realizam a esterilização com temperaturas oscilando entre 121 e 132°C. As autoclaves têm ampla aplicabilidade, entretanto, o calor e a umidade podem danificar alguns tipos de materiais.
- *Esterilização com calor seco:* considera-se calor seco todo meio de esterilização com umidade relativa entre 0 e 99% (UR = 100% é considerado vapor). Como exemplo deste método, podemos citar as estufas. Em razão da menor umidade relativa, necessitam de mais altas temperaturas e maior tempo de exposição.
- *Esterilização a gás:* visa a uma boa efetividade, com menor dano aos materiais, por usar menor temperatura. Entretanto, os gases podem ser tóxicos ao pessoal. Os gases mais usados são:[4,15]

- *Óxido de etileno:* promove alquilação. É amplamente utilizado por poder ser empregado para a maioria dos equipamentos médicos. Entretanto, tem a desvantagem de um maior tempo de esterilização – em média de 6 a 8 horas – e de ser extremamente tóxico em casos de vazamento, provocando efeitos carcinogênicos, teratogênicos e danos dermatológicos.
- *Formaldeído:* é o esterilizador de eleição em unidades de segurança biológica e em sistemas avançados de filtração de ar (High-Efficiency Particulate Air: HEPA). Também tem a desvantagem de ser carcinogênico.

Há, ainda, outros métodos de esterilização, como o peróxido de hidrogênio em fase plasma – fase de vapor –, muito usado para materiais termossensíveis. O equipamento que o utiliza é conhecido como STERRAD®. É um método com poucos efeitos tóxicos. É também capaz de inativar príons, que geralmente são resistentes a grande parte dos processos de esterilização.[16]

Existe, ainda, a esterilização por radiações ionizantes, que é pouco usada em ambiente hospitalar pelo seu alto custo, apesar de ser muito efetiva e causar poucos danos ao material.

O ácido paracético tem sido muito utilizado para esterilização de equipamentos de endoscopia. Tem a vantagem de se decompor em água, ácido acético, oxigênio e peróxido de oxigênio. Atua desnaturando proteínas. Pode ser usado em forma líquida, gasosa ou plasma.[17]

Todos estes métodos de esterilização devem ser avaliados por indicadores de esterilização, que comprovam a efetividade da esterilização. Estes indicadores podem ser químicos, geralmente fornecidos pelos fabricantes dos equipamentos de esterilização, ou biológicos. Um dos indicadores biológicos mais usados é o de esporos do *Bacillus stearothermophilus*. Como os esporos são a forma microbiana mais resistente, considera-se que o processo de esterilização é adequado quando se consegue eliminá-los.[18]

REFERÊNCIAS BIBLIOGRÁFICAS

1. Loudon I. Ignaz Phillip Semmelweis' studies of death in childbirth. *J R Soc Med* 2013 Nov.;106(11):461-63.
2. Newsom SW. Pioneers in infection control-Joseph Lister. *J Hosp Infect*. 2003 Dec.;55(4):246-53.
3. Krizek TJ, Robson MC. Evolution of quantitative bacteriology in wound management. *Am J Surg* 1975 Nov.;130(5):579-84.
4. Rutala WA, Weber DJ. The Healthcare Infection Control Practices Advisory Committee (HICPAC)3. *Guideline for disinfection and sterilization in healthcare facilities*, 2008.
5. Spaulding EH. Chemical disinfection and antisepsis in the hospital. *J Hops Res* 1957;9:5-31.
6. Killen S, Mc Court M. Decontamination and sterilization. *Surgery – Oxford International* 2012;30(12):687-92.
7. Koburger T, Hübner NO, Braun M *et al*. Standardized comparison of antiseptic efficacy of triclosan, PVP-iodine, octenidine

dihydrochloride, polyhexanide and chlorhexidine digluconate. *J Antimicrob Chemother* 2010 Aug.;65(8):1712-19.
8. Sehulster L, Chinn RY, CDC, HICPAC. Guidelines for environmental infection control in health-care facilities. Recommendations of CDC and the Healthcare Infection Control Practices Advisory Committee (HICPAC). *MMWR Recomm Rep* 2003 June 6;52(RR-10):1-42.
9. Rauber JM, Carneiro M, Krummenauer EC *et al.* Preoperative chlorhexidine baths/showers: for or against? *Am J Infect Control* 2013 Dec.;41(12):1301.
10. Mangram AJ, Horan TC, Pearson ML *et al.* Guideline for prevention of surgical site infection, 1999. Centers for Disease Control and Prevention (CDC) Hospital Infection Control Practices Advisory Committee. *Am J Infect Control* 1999 Apr.;27(2):97-132; quiz 133-4; discussion 96. PubMed PMID: 10196487.
11. Boyce JM, Pittet D, Healthcare Infection Control Practices Advisory Committee; HICPAC/SHEA/APIC/IDSA Hand Hygiene Task Force. Guideline for Hand Hygiene in Health-Care Settings. Recommendations of the Healthcare Infection Control Practices Advisory Committee and the HICPAC/SHEA/APIC/IDSA Hand Hygiene Task Force. Society for Healthcare Epidemiology of America/Association for Professionals in Infection Control/Infectious Diseases Society of America. *MMWR Recomm Rep* 2002 Oct. 25;51(RR-16):1-45.
12. Spaulding EH. Chemical disinfection and antisepsis in the hospital. *J Hops Res* 1957;9:5-31.
13. Rutala WA, Weber DJ. Disinfection and sterilization: an overview. *Am J Infect Control* 2013 May;41(5 Suppl):S2-5.
14. Rutala WA, Weber DJ. Infection control: the role of disinfection and sterilization. *J Hosp Infect* 1999 Dec.;43(Suppl):S43-55.
15. Mendes GC, Brandão TR, Silva CL. Ethylene oxide sterilization of medical devices: a review. *Am J Infect Control* 2007 Nov.;35(9):574-81.
16. Rogez-Kreuz C, Yousfi R, Soufflet C *et al.* Inactivation of animal and human prions by hydrogen peroxide gas plasma sterilization. *Infect Control Hosp Epidemiol* 2009 Aug.;30(8):769-77.
17. Cleaning and disinfection of equipment for gastrointestinal endoscopy. Report of a Working Party of the British Society of Gastroenterology Endoscopy Committee. *Gut* 1998 Apr.;42(4):585-93.
18. Guizelini BP, Vandenberghe LP, Sella SR *et al.* Study of the influence of sporulation conditions on heat resistance of Geobacillus stearothermophilus used in the development of biological indicators for steam sterilization. *Arch Microbiol* 2012 Dec.;194(12):991-99.

CAPÍTULO 3

RESPOSTA METABÓLICA AO TRAUMA CIRÚRGICO

Luciana Teixeira de Siqueira ■ Álvaro Antônio Bandeira Ferraz

INTRODUÇÃO

O sistema imune se desenvolveu para responder e neutralizar microrganismos, bem como coordenar reparação tecidual. A resposta inflamatória à lesão ou à infecção envolve sinalização celular, migração celular e liberação de mediadores. Pequenas lesões ao hospedeiro instigam uma resposta inflamatória local que é transitória e, na maioria dos casos, benéfica. Grandes lesões ao hospedeiro podem propagar reações que podem se tornar amplificadas, resultando em inflamação sistêmica e respostas potencialmente deletérias.

As respostas neuroendócrina e metabólica ao estresse cirúrgico também têm o objetivo de melhorar as chances de sobrevida do paciente, em circunstâncias adversas ou durante uma lesão. As horas iniciais após lesão cirúrgica ou traumática são metabolicamente associadas a um gasto energético corporal total reduzido e à perda urinária de nitrogênio. Com adequada reidratação e estabilização do paciente lesado, segue-se uma repriorização do uso do substrato para preservar a função de órgãos vitais e para suportar a reparação do tecido lesado. Esta fase de recuperação também é caracterizada por funções que participam na restauração da homeostasia, como taxas metabólicas e consumo de oxigênio aumentados, preferência enzimática por substratos facilmente oxidáveis, como glicose, e estimulação do sistema imune.

Qualquer agressão cirúrgica desencadeia uma complexa resposta que envolve o eixo hipotálamo-hipofisário (sistema neuroendócrino) e o sistema imunológico em maior ou menor proporção. Esta resposta é caracterizada pela alteração da concentração plasmática de alguns hormônios, como ACTH, cortisol, glucagon, catecolaminas e interleucinas (IL-1, IL-6), além do fator de necrose tumoral. Vasopressina e ocitocina também são liberadas durante o estresse e trauma. Os resultados dessa sequência complexa, porém coordenada, de respostas ao trauma são a manutenção do fluxo sanguíneo, do aporte de oxigênio e da perfusão dos órgãos, com a mobilização e o uso de substratos para a cicatrização e a recuperação do organismo.

A resposta metabólica ao trauma (RMT) pode ser dividida em fases catabólica e anabólica. A primeira fase, a catabólica, caracterizada pelo consumo de massa proteica, ocorre logo após o início do trauma, fase imediata, que pode se estender, dependendo da idade, das condições clínicas e nutricionais do paciente e da extensão do trauma, até o início da fase anabólica. A segunda fase, a anabólica, segue até a recuperação do paciente. Ocorre um período de transição de uma fase para outra, de curta duração e sem grandes repercussões fisiológicas para o paciente.

O jejum prolongado, a extensão das lesões, o número de órgãos envolvidos, o tempo de exposição cirúrgica, a penetração ou não de uma cavidade, o planejamento ou não da cirurgia vão desencadear respostas biológicas ao trauma cirúrgico em diferentes proporções. Quanto maior a extensão do trauma, maiores serão as respostas neuroendócrinas, metabólicas e imunes, com consequentes distúrbios importantes da homeostase, lesivos e autodestrutivos ao organismo.

O planejamento cirúrgico para a melhor condição clínica e nutricional do paciente, técnicas minimamente invasivas, uso da anestesia pré, per e pós-operatória adequadas minimizam as respostas neuroendócrina, metabólica e imune ao estresse cirúrgico, diminuindo os danos ao paciente e facilitando sua recuperação.

Conhecendo esses eventos e suas manifestações clínicas e observando como o paciente responde, os cirurgiões poderão intervir para melhor controle dos danos ao paciente, no pré-operatório, durante o ato cirúrgico e no pós-operatório.

MECANISMOS DE ATIVAÇÃO DA RMT

As respostas neuroendócrina e metabólica ao estresse cirúrgico se iniciam no pré-operatório, em razão do jejum e da descarga de ansiedade, que causam um estímulo para liberação de catecolaminas. Somado a isto, a indução anestésica, a intubação traqueal, a dor e a lesão tecidual durante a incisão cirúrgica provocam um aumento de catecolaminas e ativam o eixo hipotálamo-hipofisário (aferência sensitiva – via medular).[1] O aumento da concentração plasmática de mediadores inflamatórios, resposta imunológica, também é responsável pela estimulação do eixo hipotálamo-hipofisário, um exemplo disso é a ativação deste eixo em cirurgias de membros desnervados.[2,3]

Ainda não é totalmente esclarecida a natureza dos mediadores imunológicos envolvidos nas respostas neuroendócrina e metabólica. Semelhante à cascata de coagulação, os imunomediadores são liberados a partir de um estímulo inicial, amplificando a resposta, e provocam a liberação de mediadores subsequentes.[4]

Os mediadores mais estudados são as interleucinas 1 (IL-1), interleucina 6 (IL-6) e o fator de necrose tumoral. Após o início da cirurgia, com o aumento da concentração das interleucinas e com ativação do eixo hipotálamo-hipofisário, há consequente ampliação da resposta hormonal ao estresse cirúrgico (via sanguínea).[5,6]

A relação entre o sistema imunológico e o eixo hipotálamo-hipofisário é bidirecional, pois a liberação de ACTH e cortisol inibe a liberação periférica de IL-1, IL-6 e TNF, que ativam a reposta neuroendócrina.

A intensidade da resposta neuroendócrina depende do número e da magnitude dos estímulos conduzidos por via neural ou sistêmica. Consequentemente, cirurgias de pequeno porte induzem respostas menores que as de médio e de grande portes.[7]

As aferências sensitivas associadas às IL-1, IL-6 e TNF atingem a região do hipotálamo, estimulando a produção de fatores liberadores do ADH e ocitocina. Os fatores liberadores hipotalâmicos, via sistema porta hipofisário, estimulam a secreção da adeno-hipófise, que libera uma série de hormônios, dentre eles o ACTH. Este promove a liberação de cortisol no córtex da suprarrenal. Os centros superiores do sistema nervoso simpático recebem aferência medular e, reflexivamente, aumentam o tônus simpático, liberando noradrenalina nos terminais nervosos, e estimulando a medula da suprarrenal a liberar adrenalina (Fig. 3-1).

RESPOSTA ENDÓCRINA E SEQUELAS METABÓLICAS

Homônimos Envolvidos e Fases da RMT

Principais Hormônios

O estímulo inicial induz a liberação de catecolaminas, estimulando o eixo hipotálamo-hipofisário a liberar o hormônio antidiurético (ADH). Age nos túbulos contorcidos distais e ductos coletores nos rins, reabsorvendo água livre. Em consequência, ocorre vasoconstrição esplâncnica em caso de hipovolemia e estímulo à gliconeogênese hepática. Após o segundo e quarto dias de pós-operatório, seus níveis retornam ao normal.

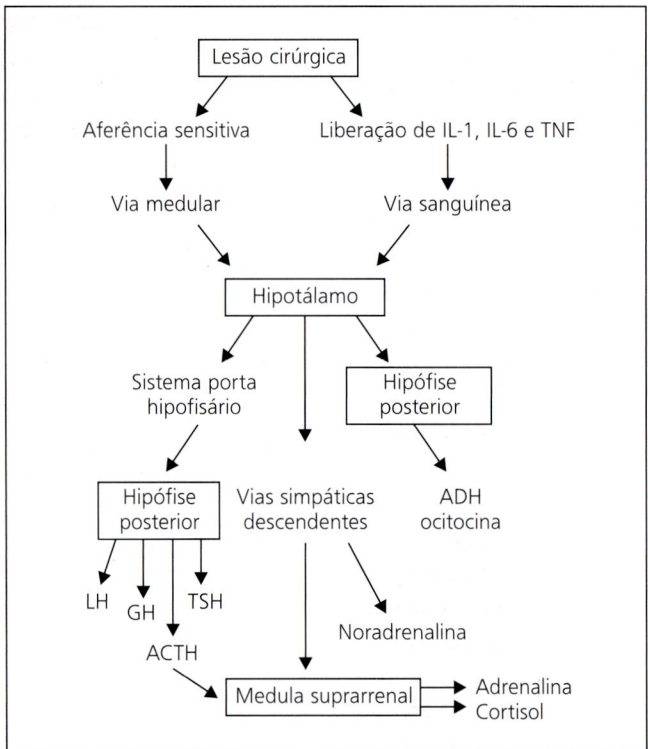

Fig. 3-1. Mecanismo de ativação da RMT.

O aumento da secreção de catecolaminas da medula suprarrenal e a liberação de norepinefrina nas terminações nervosas pré-sinápticas resultam da ativação hipotalâmica do sistema nervoso. Em cirurgias de grande porte, essa elevação pode permanecer por até 24 horas. Os sinais clínicos do aumento da atividade simpática são taquicardia e hipertensão. Do ponto de vista metabólico, aumentam os gastos energéticos. Ocorrem glicólise, glicogenólise e gliconeogênese hepáticas, aumento da degradação muscular, lipólise e inibição da secreção de insulina.

O ACTH (hormônio adrenocorticotrófico), produzido pela adeno-hipófise por estímulo hipotalâmico, estimula o córtex suprarrenal a secretar glicocorticoides, resultando no aumento rápido do cortisol circulante. O estresse cirúrgico é um dos mais potentes ativadores da secreção de ACTH e cortisol.[8] Após um trauma, o cortisol sobe rapidamente, até alcançar um valor máximo entre 4-6 horas. Na resposta neuroendócrina e metabólica ao estresse cirúrgico, observa-se a perda do mecanismo de retroalimentação negativa entre ACTH e cortisol, permanecendo com níveis elevados. A elevação dos níveis plasmáticos de cortisol também pode sofrer influência do procedimento anestésico. O cortisol estimula a quebra da proteína muscular, que passa a ser convertida no fígado em glicose (gliconeogênese). Inibe a utilização de glicose pelas células, produzindo hiperglicemia, e induz a lipólise. Os corticoides possuem ainda efeito anti-inflamatório, inibindo o acúmulo de macrófagos e neutrófilos em áreas de inflamação e interferindo na síntese de mediadores da inflamação.

O aumento do hormônio do crescimento (GH) e da prolactina também ocorre na reposta neuroendócrina ao trauma. O GH promove lipólise (quebra de triglicerídeos em ácidos graxos e glicerol), tem efeito anti-insulínico, inibindo a captação de glicose pelas células, e estimula a glicogenólise hepática (quebra do glicogênio em glicose). A prolactina tem pouca atividade metabólica.

O glucagon e a insulina são os hormônios pancreáticos que merecem destaque na resposta neuroendócrina ao trauma. O glucagon, produzido pelas células alfa, está elevado, promovendo a gliconeogênese hepática e a lipólise. A insulina, produzida pelas células beta, tem ações anabólicas, levando à captação de glicose pelas células e à síntese de glicogênio pelo fígado, inibindo os catabolismos proteico e lipídico. É encontrada em baixas concentrações depois da lesão, mesmo após estabelecimento da hiperglicemia característica dessa fase. Observa-se, ainda, a resistência no período pós-trauma.

Os hormônios tireoidianos estimulam o consumo de oxigênio na maioria dos tecidos metabolicamente ativos do organismo, aumentando a taxa metabólica e a produção de calor. Atuam, também, como estimulantes dos sistemas nervoso central e periférico e aumentam a absorção intestinal de glicose. Sua ação é relacionada com a das catecolaminas. Aumentam o número de receptores beta-adrenérgicos no coração, elevando a sensibilidade às catecolaminas.

Fases da RMT

Fase Catabólica

A primeira é a fase aguda ou de choque, que se inicia imediatamente ao estímulo e dura 24 a 48 horas, é marcada pelo aumento da disponibilização e consumo de energia pelo organismo.[9,10] Para suprir esse hipermetabolismo, ocorre a mobilização de substratos de energia do músculo esquelético e do tecido adiposo, mediado pelo sistema endócrino. Na fase catabólica, ocorre aumento de hormônios hipofisários, com efeitos secundários em órgãos-alvo, e ativação do sistema nervoso simpático.[8] Grandes quantidades de catecolaminas são rapidamente liberadas na corrente sanguínea, e mais lentamente ocorre aumento do ACTH, cortisol, glucagon, ADH, ocitocina, hormônios do crescimento, interleucinas e B-endorfinas.[4,11] Em consequência, a concentração plasmática de glicose aumenta depois da lesão ou do início da cirurgia, mediada pelo aumento de cortisol e catecolaminas (glicogenólise e gliconeogênese).

Nesta fase, ocorre a inibição da secreção de insulina, que provoca aumento da relação glucagon/insulina com consequente hiperglicemia, pois diminui a taxa periférica de consumo de glicose, e ocorre resistência insulínica.[11] Em geral, há certa proporcionalidade entre o grau e a intensidade da agressão e a duração da hiperglicemia, bem como dos catabolismos proteico e lipídico.[12,13] O cortisol também aumenta o catabolismo proteico, em reposta ao trauma cirúrgico. Existe um predomínio do consumo das proteínas do músculo esquelético, com relação às proteínas viscerais, para fornecer aminoácidos que serão usados no fígado na produção de glicose. Em consequência, observa-se perda de peso e de massa muscular em pacientes que sofrem traumas extensos. Essa perda é maior nos pacientes eutróficos com relação aos desnutridos.

A monitorização da perda proteica ocorre pelo aumento de excretas nitrogenados na urina e por sintomas clínicos de fadiga e atrofia muscular no pós-operatório, que são atenuados com retorno alimentar e exercícios físicos precoces.[14] Existem dois aminoácidos semiessenciais, alanina e glutamina, que são responsáveis por 60% das reservas nitrogenadas, na fase catabólica, transferida do músculo esquelético para os tecidos viscerais. Esses aminoácidos suportam a maior parte da gliconeogênese, e a glutamina também é usada como fonte de energia pelos enterócitos, pelas células do sistema imunológico, envolvidas na cicatrização tecidual. Em traumas significativos, há queda na concentração plasmática de glutamina.

Durante a resposta metabólica ao trauma, observa-se o consumo das reservas de gordura, armazenadas sob a forma de triglicerídeos, glicerol e ácidos graxos. A lipólise é aumentada pelas catecolaminas, pelo cortisol e GH. O glicerol é substrato para a gliconeogênese hepática, e os ácidos graxos podem ser oxidados no fígado ou músculo esquelético para a conversão em corpos cetônicos ou reesterificação. Nesta fase, o ADH promove a preservação dos líquidos corporais, que se mantém por 3 a 5 dias, dependendo da duração da agressão. A baixa perfusão tecidual estimula a produção de renina pelas células justaglomerulares renais. A renina é transformada no fígado em angiotensina, que também está aumentada pelos estímulos simpáticos, ambas atuam na suprarrenal, estimulando a produção e secreção de aldosterona, que age na reabsorção de sódio e água, pelo túbulo contorcido distal dos néfrons.[13] Essas alterações fisiológicas da fase catabólica visam a uma rápida resposta orgânica durante a fase aguda do trauma para minimizar o estresse cirúrgico e a manutenção da homeostase.

Fase Anabólica

Na segunda fase, anabólica, ocorre retorno ao estado de pré-lesão, com tendência à normalização dos hormônios. As concentrações das catecolaminas permanecem altas, porém menores que na fase inicial. A concentração plasmática de ACTH diminui no período pós-operatório, enquanto a do cortisol atinge seu pico nas primeiras 24 horas, o que indica maior sensibilidade do córtex suprarrenal ao ACTH plasmático.[11] A concentração de cortisol permanece alta, porém diminui progressivamente, durante todo o período de convalescência. Na segunda fase, a concentração de insulina volta ao normal, entretanto sua ação hipoglicemiante está prejudicada, pois ocorre aumento da resistência à sua ação periférica.[11] Clinicamente, pode ser observada a regressão do edema, com aumento da diurese e normalização da glicemia. Nesta fase, observam-se a cicatrização de feridas e o retorno aos anabolismos proteico, que podem durar até 5 semanas, e lipídico que podem durar até 6 meses, levando à ressíntese das perdas musculares à recuperação da força motora. A reintrodução da dieta oral, precocemente, e o estímulo ao exercício físico são importantes para estimular o anabolismo.[15]

Sequelas da RMT

Os hormônios catabolizantes promovem diversas alterações no organismo, como hipermetabolismo, aumento do consumo corporal de oxigênio, retenção de água e sódio, hipercoagulabilidade, aumento do tônus simpático, além de atuarem na modulação da resposta inflamatória. Todas estas alterações promovem a proteção do indivíduo pela sua capacidade de reação e adaptação ao trauma, garantindo a homeostase. Principalmente em pacientes críticos ou com comprometimento sistêmico, a exacerbação das respostas metabólica e neuroendócrina ao trauma pode levar ao aumento da morbimortalidade.[11]

As respostas neuroendócrina e metabólica podem também ser responsáveis por eventos adversos no período pós-operatório de grandes cirurgias. A elevação das catecolaminas leva ao aumento da contratilidade e frequência cardíaca no pós-operatório, acarreta maior consumo de oxigênio corporal e pelo miocárdio, tendendo à disfunção ou depressão respiratória, aumentando a probabilidade de complicações cardíacas e renais. A hiperglicemia no peroperatório pode intensificar lesão cerebral isquêmica.[11] A dor produz um estado de sofrimento e trauma psicológico, além de aumentar a incidência de complicações respiratórias.[16]

O aumento do cortisol leva a uma cicatrização mais lenta decorrente da imunossupressão. Fenômenos tromboembólicos e infarto agudo do miocárdio aumentam em razão do estado de hipercoagulabilidade. Níveis elevados de cortisol e catecolaminas no peroperatório também estão relacionados com a incidência de distúrbios psíquicos no período pós-operatório.[11]

A atenuação das respostas neuroendócrina e metabólica ao trauma cirúrgico poderá ser benéfica nos pacientes com alto risco de eventos adversos no peroperatório.

RESPOSTA IMUNOLÓGICA

Quando o organismo sofre uma agressão, haverá uma resposta inespecífica local, mediada por neutrófilos e macrófagos. Nessa fase inicial, ocorre a produção de citocinas, mediadores solúveis da inflamação que modulam a ação dos macrófagos e neutrófilos, células que recrutarão outros componentes do sistema imunológico. Inicialmente no período pós-operatório ocorre uma neutrofilia, decorrente da mobilização destas células que ficam agrupadas próximas ou aderidas às paredes dos vasos. Dependendo da magnitude do trauma e, consequentemente, de sua resposta, as alterações decorrentes poderão ser restritas aos tecidos lesados ou levar ao envolvimento sistêmico.[15]

As citocinas, grupo de proteínas de baixo peso molecular que incluem interleucinas e interferons, são produzidas pelos leucócitos, fibroblastos e células endoteliais, em resposta às lesões teciduais, e regulam a imunidade e a inflamação. Agem por meio do estímulo a receptores celulares, regulando sua ação e síntese proteica, exercem regulação da resposta ao trauma local e sistemicamente. A ferida operatória é local de grande produção dessas pequenas proteínas.

No momento inicial do trauma tecidual, há liberação de IL-1, TNF alfa, pelos macrófagos e, posteriormente, IL-6, que modulam alterações sistêmicas de resposta da fase aguda. De acordo com a função, as citocinas podem ser divididas em fatores de crescimento, quimiotáticos (levam à migração leucocitária), moduladores da função linfocitária e mediadores da resposta inflamatória. As citocinas pró-inflamatórias são inespecíficas em iniciar a resposta orgânica ao trauma.[15]

As principais citocinas pró-inflamatórias são fator de necrose tumoral (TNF), interleucinas 1 e 8 (IL-1, IL-8). A IL-6 é pró-inflamatória, mas apresenta efeito anti-inflamatório importante, é capaz de inibir os macrófagos de sintetizarem TNF e a IL-1. Entre os principais efeitos das citocinas pró-inflamatórias estão o aumento da síntese de moléculas de adesão endotelial, o aumento da migração e a ativação de neutrófilos, inflamação, febre, leucocitose, destruições tecidual e muscular. A IL-6 estimula produção de cortisol e aldosterona. As principais citocinas anti-inflamatórias são as antagonistas do receptor da IL-1 (IL-1ra), IL-4, IL-10, IL-11, IL-13 e o fator de crescimento transformador beta. Os principais efeitos anti-inflamatórios são inibição da produção de citocinas pró-inflamatórias, redução de lesões pulmonares, aumento da produção de fibroblastos.

O TNF pode causar lesão endotelial diretamente ou por sua interação com os neutrófilos que se tornam ativados após a exposição a citocinas pró-inflamatórias e aumentam sua capacidade funcional. TNF induz o aumento do catabolismo local, anorexia, ativação do eixo hipotálamo-suprarrenal. A IL-1 com o TNF, na fase inicial da resposta inflamatória, mediando a resposta da fase aguda, atuando como pirogênico e estimulando a secreção do ACTH pela hipófise. A IL-6 é detectada cerca de 30-60 minutos depois do trauma tecidual, atingindo sua concentração plasmática máxima em 4 horas. É um dos maiores estímulos à produção hepática das proteínas da fase aguda, havendo uma relação entre seus níveis e a mortalidade pós-lesão.[8,17]

As proteínas da fase aguda agem como mediadores da inflamação, antiproteases e no reparo tecidual. Incluem proteína C reativa (PCR), fibrinogênio, alfa-2 macroglobulina e outras. Nesta fase também ocorre queda na produção de outras proteínas hepáticas (albumina, transferrina).[8]

Outro produto da resposta imune ao trauma é o óxido nítrico (NO), vasodilatador de ações sistêmica e pulmonar, que inibe a agregação plaquetária e a adesão neutrofílica às células endoteliais. É sintetizado a partir da L-arginina, havendo um aumento de sua produção em situações de inflamação, levando à hipotensão. Alguns dos efeitos deletérios da produção excessiva de NO decorrem da formação associada de peroxinitrito, um produto da reação entre NO e superóxido. O peroxinitrito causa hiporreatividade vascular, disfunção plaquetária e de surfactante. Associadamente, radicais livres de oxigênio (sureróxido, peróxido de hidrogênio, radicais hidroxila) são lançados, agravando a lesão tecidual.[15]

ESTRATÉGIAS DE MODULAÇÃO

As respostas neuroendócrina e metabólica ao trauma são um processo fisiológico, e os seus limites nem sempre podem ser controlados. Quando possível, o seu controle é desejável. As cirurgias eletivas, minimamente invasivas, o ato anestésico e outros fatores diminuem as respostas neuroendócrina, metabólica e imunológica ao estresse cirúrgico, levando a uma recuperação mais precoce do organismo diante das alterações da homeostase. Dessa forma, uma série de estratégias vem sendo utilizada para minimizar esta resposta e antecipar a recuperação.[14]

ANESTESIA

Até o momento, nenhuma técnica anestésica, isolada, é capaz de bloquear totalmente as respostas neuroendócrina e metabólica. A tendência é associar a várias técnicas para obtenção de um melhor resultado.

O uso de AINES, antes do início da cirurgia, pode diminuir a liberação das interleucinas no peroperatório, com posterior atenuação da resposta neuroendócrina. Entretanto, o controle destas respostas neuroendócrina e metabólica com o uso de AINES ainda não está bem definido.[11]

No início da cirurgia, a repetida liberação de glutamato e substância P leva a um fenômeno, conhecido como hiperalgesia secundária, que corresponde à sensibilização da medula espinal a estímulos normalmente não dolorosos, que passam a se comportar como dolorosos. Dessa forma, a técnica de analgesia preemptiva pode influenciá-la.

A clonidina é um alfa-2 agonista de ação central que diminui o tônus do sistema nervoso simpático, promovendo sedação. Tem sido utilizada com frequência durante procedimentos anestésicos, com o objetivo de atenuar a resposta simpática ao estresse decorrente da intubação traqueal e da cirurgia.

A técnica de anestesia geral com anestésicos inalatórios não bloqueia as respostas neuroendócrina e metabólica, nem mesmo quando se utilizam altas concentrações de halogenado.

O provável local de ação dos opioides na inibição das respostas neuroendócrina e metabólica parece ser o hipotálamo. A presença de grande quantidade de receptores para os opioides nas regiões do hipotálamo e hipófise reforça essa hipótese. O próprio ACTH é derivado da proopiomielocortina que possui como metabólico a beta-endorfina, comprovando a ligação entre os opioides endógenos e o eixo hipotálamo-hipofisário.

A anestesia venosa total com propofol parece não diferir da anestesia com halogenados, apresentando-se ineficaz na inibição das respostas neuroendócrina e metabólica. Nem a cetamina e seus isômeros são capazes de bloqueá-la, o que seria esperado, pois a cetamina dissocia o hipotálamo dos centros superiores, e a resposta do organismo envolve o hipotálamo e a hipófise.

Sabe-se que o bloqueio das aferências sensitivas do campo cirúrgico promove atenuação das respostas neuroendócrina e metabólica, pois não permite que ocorra a propagação de estímulos para a região hipotalâmica. Em geral, os bloqueios peridurais e subaracnóideos com anestésico local, em cirurgias de membros inferiores ou abdominais abaixo da cicatriz umbilical, são capazes de atenuar as respostas neuroendócrina e metabólica. Entretanto, nas cirurgias torácicas e abdominais superiores, a anestesia peridural bloqueia somente de forma parcial o estresse cirúrgico.

Os opioides bloqueiam de forma parcial, por via peridural, as respostas neuroendócrina e metabólica e são menos eficazes que a peridural com anestésicos locais, visto que a manutenção de anestesia pós-operatória com morfina, através de cateter, seja menos eficaz em bloquear a resposta que a analgesia equipotente com anestésicos locais.

A analgesia com morfina por via subaracnóidea é mais efetiva no bloqueio da resposta que a analgesia por via sistêmica, quando doses equipotentes são utilizadas.

Durante a cirurgia cardíaca com circulação extracorpórea (CEC), as respostas neuroendócrina e metabólica são intensas. A ativação da resposta imune promove ativação das respostas neuroendócrina e metabólica e aumenta a possibilidade de lesão tecidual, sendo mais comum a lesão pulmonar.

Até o momento, nenhuma técnica anestésica foi eficaz para bloquear a ativação do sistema imunológico em cirurgias com CEC. A eficácia dos corticosteroides em atenuar a resposta imune à CEC permanece controversa.

CIRURGIA MINIMAMENTE INVASIVA

As cirurgias laparoscópicas causam menor lesão tecidual e, em consequência, causam menor resposta imunológica, menor aumento plasmático de citocinas inflamatórias e da PCR.

As concentrações dos marcadores, como o cortisol, as catecolaminas, a glicose e o GH, atingem picos menores nas laparoscopias, quando comparado às cirurgias abertas, e retornam mais rapidamente aos seus níveis basais. O mesmo se observa com a interleucina 6 (IL-6). Esses marcadores aparentemente também contribuem para a inibição da função imunológica.[18]

Estudos têm indicado que a laparoscopia está relacionada com uma melhor preservação da função imunológica, com manutenção do número de leucócitos, menor liberação de substâncias quimiotáticas pelos monócitos e neutrófilos, menor destruição de células mesoteliais, melhor preservação da imunidade celular e menor resposta inflamatória peritoneal.[19-21] Com isso, sugere-se que a laparoscopia está associada a uma menor alteração metabólica e imunológica do que a cirurgia aberta. Isto levaria a uma recuperação mais rápida do organismo e, consequentemente, menor morbidade e mortalidade.

NUTRIÇÃO E IMOBILIZAÇÃO PROLONGADA

A resposta orgânica ao trauma produz diversas alterações metabólicas, como aumento de proteínas de fase aguda positiva (proteína C-reativa, por exemplo), diminuição de proteínas de fase aguda negativa (albumina e pré-albumina, transferrina), edema, proteólise, lipólise e resistência periférica à insulina que leva à hiperglicemia. Toda essa repercussão altera o metabolismo basal, podendo levar ao aparecimento ou agravamento de desnutrição preexistente, queda da qualidade de imunidade do paciente e possibilidade de falha de cicatrização e aparecimento de infecções.[22]

Em cirurgias de grande porte, com expectativa de jejum prolongado, estratégias para manutenção nutricional devem ser planejadas. A via de acesso para suporte nutricional deverá ser a digestória, preferencialmente, mesmo que complementada pela via parenteral. A utilização precoce de dietas oral/enteral mantém o trofismo e reduz a permeabilidade intestinal à translocação bacteriana, com possível redução da incidência de complicações infecciosas.[23,24] A retroindução precoce da dieta e o estímulo ao exercício diminuem o catabolismo proteico e reduzem o tempo de passagem para a fase anabólica e favorecem a recuperação precoce.

O repouso no leito, mesmo isoladamente, leva ao catabolismo, caracterizado por fraqueza, atrofia muscular e balanço nitrogenado negativo. A mobilização no leito e o estímulo à atividade física diminuem a perda muscular por estímulo trófico.

CONCLUSÃO

As respostas neuroendócrina e metabólica ao trauma cirúrgico, quando exacerbadas, podem levar a consequências deletérias para o organismo que já foi agredido por uma cirurgia, exigindo grande reserva funcional dos principais sistemas orgânicos. Os pacientes com limitações funcionais ou com comorbidades graves apresentam maior tendência em desenvolver complicações, se as respostas neuroendócrina e metabólica não forem atenuada.

A intensidade das respostas neuroendócrina e metabólica tem correlação direta com a extensão e com o local da cirurgia. Por isso a importância da cirurgia videolaparoscópica, como forma de diminuir a lesão tecidual, de esta forma minimizar os estímulos para RMT.

É importante, também, o preparo nutricional do paciente, pois pacientes desnutridos, submetidos ao estresse cirúrgico, apresentam maior risco de complicações pós-operatórias e maior mortalidade.

Portanto, considerando os recursos e o conhecimento médico-científico atuais, o bloqueio ou a atenuação das respostas neuroendócrina e metabólica deve ser meta de todos os profissionais envolvidos no atendimento do paciente crítico submetido a estresse traumático ou cirúrgico.

REFERÊNCIAS BIBLIOGRÁFICAS

1. Tolson WW, Manson JW, Sachar EJ et al. Urinary catecholamine responses associated with hospital admission in normal human subjects. *J Phychosom Res* 1965;(8):365-372.
2. Kato M, Suzuki H, Murakami M et al. Elevated plasma levels of interleukin-6, interleukin-8, and granulocyte colony-stimulating factor during and after major abdominal surgery. *J Clin Anesth* 1997;9:293-298.
3. Naito Y, Tamai S, Shingu K et al. Responses of plasma adrenocorticotropic hormone, cortisol, and cytokines during and after upper abdominal surgery. *Anesthesiology* 1992;77:426-31.
4. Sheeran P, Hall GM. Cytokines in anaesthesia: Review Article. *Br J Anaesth* 1997;78:201-19.
5. Lee HY, Whiteside MB, Herkenham M. Area postrema removal abolishes stimulatory effects of intravenous interleukin-1beta on hypothalamic-pituitary-adrenal axis activity and c-fos mRNA in the hypothalamic paraventricular nucleus. *Brain Res Bull* 1998;46:495-503.
6. Turnbull AV, Rivier CL. Regulation of the hypothalamic-pituitary-adrenal axis by cytokines: actions and mechanisms of action. *Physiol Rev* 1999;79:1-71.
7. Chernow WR, Alexander R, Smallridge RC et al. Hormonal responses to graded surgical stress. *Arch Intern Med* 1987;147:1273-78.
8. Desborough JP. The stress response to trauma and surgery. *Br J Anaesth* 2000;85(1):109-17.
9. Cuthbertson DP. Post-Shock metabolic response. *Lancet* 1942;1:433-38.
10. Hill AG, Hill GL. Metabolic response to severe injury. *Br J Surg* 1998;85:884-90.
11. Stocche RM, Garcia LV, Klamt JG. Anesthesia and Neuroendocrine and Humoral Responses to Surgical Stress. *Rev Bras Anestesiol* 2001;51(1):59-69.
12. Plank LD, Hill GL. Sequential metabolic changes following induction of systemic inflammatory response in patients with severe sepsisor major blunt trauma. *World J Surg* 2000;24(6):630-38.
13. Stret SJ, Plank LD, Hill GL. Overview of modern management of patients with critical injury and sepsis. *World J Surg* 2000;24(6):655-63.

14. Wilmore DW. The effect of glutamine supplementation in patients following elective surgery and accidental injury. *J Nut* 2001;131:2543S-49S.
15. Mayers I, Johnson D. The nonspecific inflammatory response to injury. *Can J Anaesth* 1998;45:871-79.
16. Kusnecov AW, Rabin BS. Stressor-induced alterations of immune function: Mechanisms and issues. *International Arch Allerg Immunol*, 1994;105:107-21.
17. Hill AG. Initiators and propagators of the metabolic response to injury. *World J Surg* 2000;24(6):624-29.
18. Glaser F, Sannwald GA, Buhr HJ *et al.* General the endocrine response to elective cholecystectomy. *Am Surg* 1995;61:106-11.
19. Gitzelmann CA, Mendoza-Sagoan M, Talamini MA *et al.* Cell-mediated immune response is better preserved by laparoscopy than laparotomy. *Surgery* 2000;127:65-71.
20. Vittimberga FJ, Foley DP, Meyers WC *et al.* Laparoscopic surgery and the systemic immune response. *Ann Surg* 1998;227:326-34.
21. Redmond HP, Watson RWG, Houghton T *et al.* Immune function in patients undergoing open *vs.* laparoscopic cholecystectomy. *Arch Surg* 1994;129:1240-46.
22. Nascimento JEA, Campos AC, Borges A *et al.* Terapia Nutricional no Perioperatório. Projeto diretrizes. *Sociedade Brasileira de Nutrição Parenteral e Enteral Associação Brasileira de Nutrologia*, 2011.
23. Conolly AB, Vernon DR. Manipulations of the metabolic response for management of patientswhit severe surgical illness: revise. *World J Surg* 2000;24(6):696-704.
24. Khelet H, Wilmore DW. Multimodal strategies to improve surgical outcome. *Am J Surg* 2002;183:630-41.

CAPÍTULO 4

DISTÚRBIOS DOS EQUILÍBRIOS HIDRELETROLÍTICO E ACIDOBÁSICO

Camila Barbosa Lyra de Oliveira ▪ Carlos Eduardo Soares de Macedo ▪ Luis Henrique Bezerra Cavalcanti Sette

DISTÚRBIOS DO SÓDIO

O sódio é o cátion de maior concentração no líquido extracelular e o principal responsável pela osmolaridade plasmática. Em condições fisiológicas, a concentração de sódio no fluido extracelular varia de 135 a 145 mEq/L, e a osmolaridade plasmática de 280 a 290 mOsm/kg. A osmolaridade plasmática efetiva ou tonicidade representa o número de partículas osmoticamente ativas, sendo a ureia desconsiderada por atravessar livremente a membrana.[1-4]

$$\text{Osmolaridade plasmática efetiva} = 2 \times [Na] + \frac{\text{Glicose}}{18}$$

Os distúrbios do sódio estão diretamente relacionados com a quantidade de água corporal, controlada por dois mecanismos:

- *Osmorregulação:* a alteração da osmolaridade plasmática é detectada pelos osmorreceptores hipotalâmicos que regulam a liberação do hormônio antidiurético (ADH) e a sede. Quando a osmolaridade plasmática aumenta, ocorre aumento da liberação do ADH, aumentando a reabsorção de água livre e ativação do centro da sede. Em situações de diminuição da osmolaridade plasmática, ocorre inibição do ADH, aumentando a excreção renal de água livre, e da sede, diminuindo a água corporal.[1-4]
- *Regulação de volume:* a diminuição no volume plasmático é detectada por receptores do seio carotídeo que estimulam a liberação de ADH, aumentando a reabsorção de água livre. A sede é também estimulada pela depleção volêmica e pela angiotensina II.[1-4]

Hiponatremia

A hiponatremia é definida como uma concentração plasmática de sódio menor que 136 mEq/L, e apesar de frequentemente representar um estado de hipotonicidade plasmática, pode também estar associada à tonicidade plasmática normal ou alta.[5]

É o distúrbio eletrolítico mais comum em pacientes hospitalizados, com incidência que varia de 15 a 30%. Aproximadamente metade dos casos ocorre durante o internamento.[6]

A hiponatremia está associada a aumento no tempo de permanência hospitalar, maior necessidade de internamento em unidade de terapia intensiva, maior custo e maior mortalidade intra-hospitalar, seja seu diagnóstico antes ou durante o internamento. Em pacientes portadores de insuficiência cardíaca e cirrose hepática, o diagnóstico de hiponatremia representa fator de mau prognóstico, independente de hospitalização.[6]

Causas

As hiponatremias podem ser secundárias a dois mecanismos principais: diminuição da excreção renal ou entrada em excesso de água livre no fluido extracelular. As causas de pseudo-hiponatremia devem sempre ser afastadas (Quadro 4-1).[5]

A diminuição da excreção de água livre pode ocorrer na presença de diferentes estados volêmicos. Nos estados de hipovolemia, a ativação dos receptores de volume leva ao aumento da liberação de ADH e à ativação do centro da sede. Como consequência, ocorre aumento da quantidade de água livre no plasma e diluição do sódio. Já em pacientes hipervolêmicos, esses estímulos ocorrem em resposta à diminuição do volume circulante efetivo, um estado de hipovolemia relativa.

Na ausência de alterações da volemia, a hiponatremia pode ser secundária à secreção inapropriada de ADH (SIADH) ou a um reajuste dos osmorreceptores. A SIADH é caracterizada pela liberação não fisiológica do ADH pela neuro-hipófise ou pela produção do ADH por uma fonte ectópica. As causas mais comuns de SIADH incluem tumores malignos, infecções respiratórias, ventilação mecânica, doenças neurológicas, drogas e cirurgias de grande porte.[5-7]

Quadro 4-1 — Causas de hiponatremia

Diminuição na excreção renal de água livre

Hipovolemia
- Perda renal: diurético, diurese osmótica, diurese pós-obstrutiva, hipoaldosteronismo, necrose tubular aguda não oligúrica, nefropatia perdedora de sal
- Perda gastrointestinal: vômito, drenagem por sonda nasogástrica, fístula, diarreia
- Perda pela pele: queimadura, sudorese excessiva (maratonistas)
- Perda para o 3º espaço: trauma muscular, obstrução intestinal, peritonite, pancreatite
- Sangramento

Hipervolemia
- Insuficiência cardíaca congestiva
- Cirrose hepática
- Síndrome nefrótica
- Insuficiência renal
- Gravidez

Normovolemia
- SIADH
  - Neoplasias (sistema nervoso central, pulmão, mediastino)
  - Doenças do SNC (trauma, acidente vascular encefálico, hemorragia)
  - Drogas (ciclofosfamida, antidepressivos tricíclicos, opioides, haloperidol, fibrato)
  - Infecções pulmonares (tuberculose, pneumonia, abscesso)
  - Ventilação com pressão positiva
  - Pós-operatório
  - Dor de forte intensidade
  - Náusea grave
- Hipotireoidismo
- Insuficiência suprarrenal
- Uso de diuréticos tiazídicos

Entrada excessiva de água livre

Polidipsia primária
Potomania (doenças psiquiátricas, bebedores de cerveja)
Uso de soluções de irrigação em ressecções transuretrais, histeroscopias e laparoscopias (sorbitol, manitol e glicina)

Pseudo-hiponatremia

Hiperlipidemia
Hiperproteinemia
Hiperglicemia
Uso de manitol hipertônico
Uso de contraste radiográfico de alta osmolaridade

Pacientes politraumatizados ou no pós-operatório de grandes cirurgias tendem a produzir quantidades exageradas de ADH, sendo a hiponatremia comum na primeira semana pós-trauma. O aumento apropriado na produção e secreção de ADH ocorre, principalmente, por aumento da osmolaridade plasmática e hipovolemia, secundárias a sangramentos, aumento de perdas insensíveis, perda por terceiro espaço. No entanto, na resposta metabólica ao trauma, outros estímulos levam à secreção inapropriada do ADH, como hipóxia, hipercapnia, acidose, hipoglicemia, dor e náusea.[8]

O segundo mecanismo de hiponatremia é a entrada excessiva de água livre, que pode ocorrer por ingesta excessiva ou por uso de soluções de irrigação em grande quantidade durante procedimentos diagnósticos ou terapêuticos. No primeiro caso, a capacidade de excretar água é normal, porém a ingesta de água é tão volumosa, que ultrapassa os limites de excreção do rim, provocando o acúmulo de água livre e hiponatremia (polidipsia primária e potomania). Na hiponatremia por uso de soluções de irrigação, grande quantidade de soluções hipotônicas (glicina 1,5% e sorbitol 3%) ou isotônicas (manitol 5%) pode ser absorvida pela mucosa, resultando em hiponatremia dilucional. A absorção de 1.000 mL de fluido de irrigação de glicina, por exemplo, pode reduzir cerca de 10 mEq/L na concentração de sódio nas mulheres e de 6 a 8 mEq/L nos homens. Pode ocorrer após ressecções transuretrais de próstata ou bexiga, histeroscopia transcervical diagnóstica ou terapêutica, nefrolitotomia percutânea e outros procedimentos minimamente invasivos que utilizam soluções não eletrolíticas para irrigação/distensão. Os principais fatores de risco para maior absorção de fluidos de irrigação são: procedimentos com finalidade terapêutica ou com duração prolongada, infusão do fluido com alta pressão, uso de grandes volumes de solução e perfuração de vísceras.[9]

A pseudo-hiponatremia pode ocorrer por erro laboratorial, nas hiperglicemias, dislipidemias severas e hiperproteinemias.[7] Na hiperglicemia, o excesso de glicose no plasma provoca a saída de líquido do meio intracelular para o meio extracelular, diluindo o sódio plasmático. Após a correção da hiperglicemia, o sódio sérico retorna ao seu valor basal. A fórmula mais amplamente utilizada para corrigir o valor do sódio em estados de hiperglicemia utiliza o valor de 1,6 como fator de correção.[10]

$$\text{Sódio corrigido} = \text{Sódio medido} + \left[1{,}6 \times \frac{\text{glicose} - 100}{100}\right]$$

Estudo posterior mostrou que 2,4 seria o valor mais adequado para o fator de correção do sódio sérico. Além disso, foi evidenciado que a relação entre a elevação da glicose e a queda do sódio sérico não é linear, e que valores de glicose acima de 400 mg/dL necessitam de fator de correção de 4,0.[11]

Manifestações Clínicas

Os sintomas da hiponatremia ocorrem decorrente da entrada de água no interior nas células, movida pelo gradiente osmótico gerado pela queda da osmolaridade plasmática. A entrada de água nas células do sistema nervoso central provoca edema cerebral, principal responsável pelos sintomas da hiponatremia. A intensidade da apresentação clínica depende da gravidade e, principalmente, da velocidade da queda do sódio. Em situações de hiponatremia aguda, o paciente pode evoluir com manifestações neurológicas que podem variar desde náusea, vômito, cefaleia e letargia, até convulsão, coma e parada respiratória.[5-7]

Na hiponatremia crônica, as células do sistema nervoso eliminam partículas osmoticamente ativas com o objetivo de reduzir a osmolaridade intracelular, a entrada de água nas células e, consequentemente, o edema cerebral. A eliminação dessas partículas ocorre nas primeiras 24 horas e se completa em 2 a 3 dias.[5] Em razão da adaptação das células do sistema nervoso, pacientes com hiponatremia crônica podem ser assintomáticos, mesmo com concentração de sódio menor que 120 mEq/L. Quando presentes, os sintomas são inespecíficos e de instalação insidiosa, como: fadiga, náusea, letargia, distúrbios da marcha, perda da memória e confusão mental.[5-7]

Abordagem Prática

Na avaliação inicial de um paciente com hiponatremia, a primeira medida deve afastar causas de pseudo-hiponatremia. A história clínica e exame físico são de fundamental importância para se verificar doenças associadas, estado volêmico, lista de medicações utilizadas ou outros indícios que auxiliem no diagnóstico etiológico. A dosagem do sódio sérico, sódio urinário, osmolaridade sérica e osmolaridade urinária são de fundamental importância no diagnóstico diferencial das hiponatremias (Fig. 4-1).[2,3,7] Outros exames, como creatinina sérica, gasometria, potássio sérico e dosagens de hormônios, como cortisol, TSH e T4 livre, muitas vezes também são necessários.[4]

A medida da osmolaridade plasmática divide as causas de hiponatremia em dois grupos. Quando normal ou alta, pseudo-hiponatremia; e quando baixa, hiponatremias hipo-osmolares. Como a medida da osmolaridade sérica muitas vezes não está disponível, para afastar causas de pseudo-hiponatremia, devem-se utilizar dados clínicos e laboratoriais, como perfil lipídico, glicemia e proteínas totais e frações.

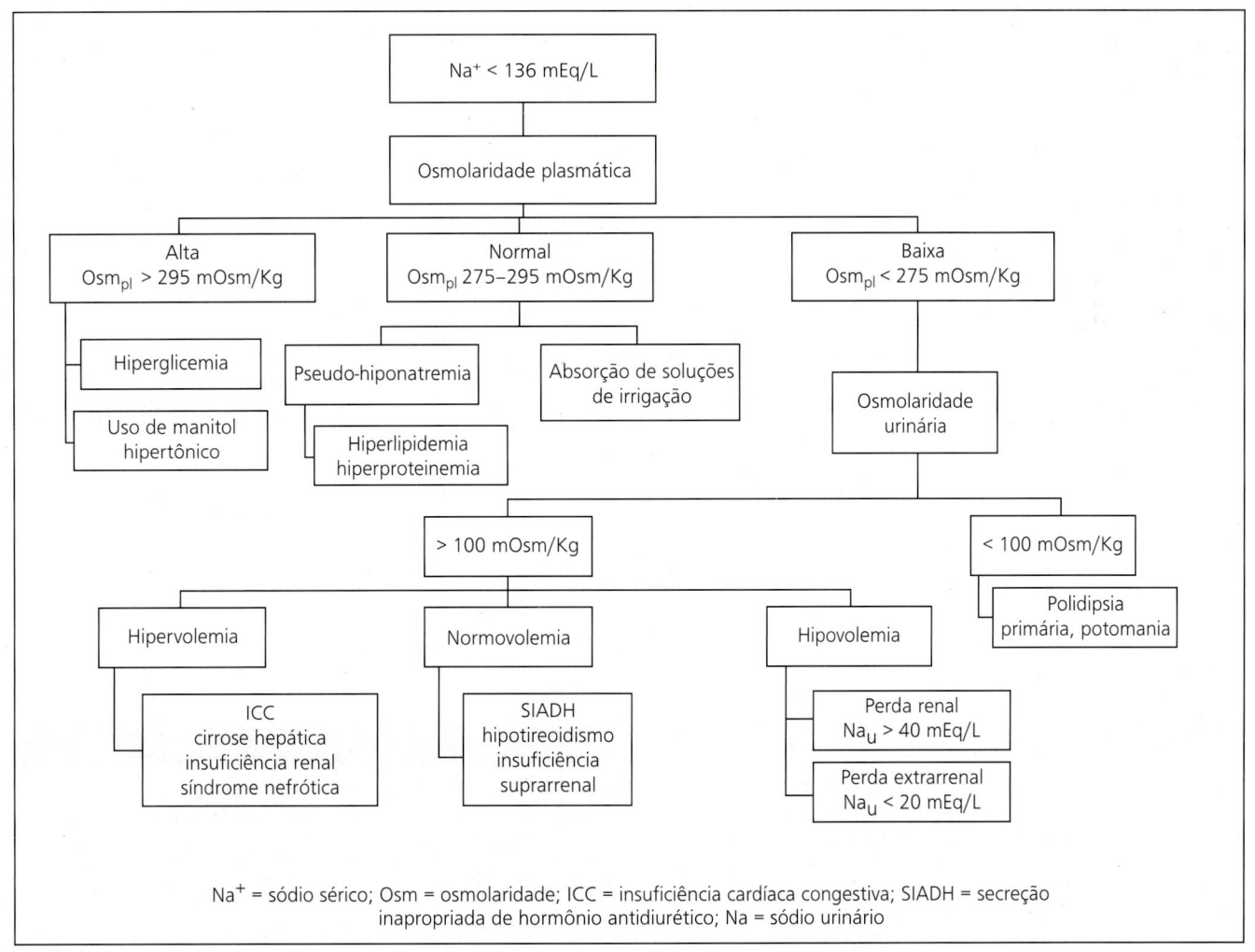

Fig. 4-1. Hiponatremia.

Afastadas as pseudo-hiponatremias, o próximo passo é a medida da osmolaridade urinária. Quando menor que 100 mOsm/kg, sugere polidipsia primária ou potomania, pacientes com capacidade normal de excretar água, porém com grande ingesta de água ou fluidos hipotônicos.

Casos de hiponatremia com urina concentrada (> 100 mOsm/kg) ocorrem na ausência de inibição do ADH ou em doenças renais. Nesses casos, o primeiro passo é avaliar o estado volêmico do paciente. Em pacientes hipovolêmicos, a dosagem de sódio urinário menor que 20 mEq/L sugere perdas não renais, e a dosagem de bicarbonato, potássio e cloro pode auxiliar no diagnóstico. Em pacientes com diarreia ou fístulas entéricas, por exemplo, acidose metabólica e hipocalemia podem estar associadas. Já em pacientes com vômitos frequentes ou drenagem excessiva por sonda nasogástrica, a alcalose metabólica, hipocalemia e hipocloremia são mais comuns. A dosagem de sódio urinário maior que 40 mEq/L em pacientes hipovolêmicos fala a favor de perdas renais (Quadro 4-2).

Condições de hiponatremia com hipervolemia estão associadas à diminuição do volume circulante efetivo, que estimula a produção de ADH e produz urina com osmolaridade alta (> 300 mOsm/kg) e sódio baixo (< 20 mEq/L) (Quadro 4-2). No entanto, a avaliação do sódio e da osmolaridade urinária nesses pacientes deve ser cautelosa, pois o uso de diuréticos leva ao aumento na excreção renal de sódio e de água livre, alterando esses parâmetros.

Na ausência de alterações da volemia, a investigação deve ser direcionada para a dosagem de hormônios tireoidianos e cortisol. Além disso, algumas drogas podem induzir hiponatremia por diminuírem a capacidade de excretar água livre por efeito direto nos túbulos coletores, como hidroclorotiazida, fluoxetina, sibutramina e carbamazepina.[6]

Na ausência de hipotireoidismo, insuficiência suprarrenal e drogas que diminuam diretamente a excreção de água livre, a pesquisa de SIADH deve ser realizada. O diagnóstico de SIADH é de exclusão, por isso, outras causas de hiponatremia devem ser sempre verificadas (Quadro 4-2).[6]

Além de hiponatremia, pacientes com SIADH apresentam concentrações séricas baixas de ácido úrico, ureia, renina e aldosterona. As frações de excreção de sódio e ácido úrico são elevadas, pressão arterial é normal, e não há edema periférico.[6]

Tratamento

O tratamento da hiponatremia vai depender da velocidade de instalação (aguda < 48 horas ou crônica > 48 horas), da concentração plasmática do sódio, da gravidade dos sintomas e da causa do distúrbio.[7]

As hiponatremias graves (Na^+ sérico < 120 mEq/L) e as de instalação aguda, em geral, manifestam-se com sintomas neurológicos e necessitam de correção. Pacientes com hiponatremia crônica, podem também apresentar reduções agudas da concentração de sódio e sintomas graves. A determinação do tempo de instalação nem sempre é fácil, sendo a concentração sérica do sódio e a gravidade dos sintomas muitas vezes os dados mais objetivos para guiar o tratamento.[5,7]

Tratamento de Hiponatremia Sintomática

A hiponatremia sintomática é uma emergência médica. A elevação na concentração do sódio deve ser calculada em 1-2 mEq/L/h por 3 horas (elevação máxima de 6 mEq/L), em pacientes com sintomas graves. Se os sintomas persistirem, podem-se corrigir mais 2 mEq/L em 1 hora.[7]

Nas hiponatremias sem sintomas graves, a correção pode ser realizada de forma mais lenta. O valor máximo de elevação do sódio sérico deve ser de 6 a 8 mEq/L em 24 horas, independente da gravidade dos sintomas. Se os sintomas neurológicos não melhorarem após um aumento de 6 mEq/L na concentração do sódio, devem-se pesquisar outras causas que justifiquem os mesmos. Em 48 horas, a elevação do sódio sérico não deve ultrapassar 18 mEq/L.[7]

Para evitar elevação maior que a esperada na concentração sérica de sódio, a quantidade a ser administrada pode ser calculada pelas fórmulas (Quadro 4-3).[5]

A fórmula do déficit de sódio vai calcular a quantidade em mEq para elevar sua concentração até o valor desejado. Já a de Androgué calcula quanto será a variação da concentração do sódio sérico para cada litro da solução administrada.

Quadro 4-2 Diagnóstico de SIADH

1. Osmolaridade sérica < 275 mOs/L
2. Osmolaridade urinária > 100 mOs/L (em geral > 300 mOs/L)
3. Sódio urinário > 40 mEq/L
4. Euvolemia
5. Funções renal, hepática, tireoidiana, cardíaca e suprarrenal normais
6. Ausência de diurético tiazídico

Quadro 4-3 Fórmulas para correção da hiponatremia

Déficit de sódio = (Na^+ desejado − Na^+ paciente) × água corporal total

Androgué ($\Delta Na/L$ de solução) = $\dfrac{Na^+ \text{ da solução} - Na^+ \text{ da paciente}}{\text{água corporal total} + 1}$

Solução	Concentração de sódio
Cloreto de sódio 5%	855 mEq/L
Cloreto de sódio 3%	513 mEq/L
Cloreto de sódio 0,9%	154 mEq/L
Ringer lactato	130 mEq/L

Água corporal total:
Homem jovem = peso (kg) × 0,6; Homem idoso = peso (kg) × 0,5.
Mulher jovem = peso (kg) × 0,5; Mulher idosa = peso (kg) × 0,45.

Outras abordagens mais simples já foram também propostas para o uso de solução salina hipertônica (cloreto de sódio [NaCl] 3%), como a infusão de 0,5 mL/kg/h para pacientes assintomáticos; 1 a 2 mL/kg/h para pacientes sintomáticos e até 4 mL/kg/h por uma ou duas horas para pacientes apresentando convulsão.[12] A infusão de *bolus* de 100 mL de NaCl 3% é capaz de aumentar o sódio sérico em 1 a 2 mEq/L e pode ser também realizada em pacientes sintomáticos.[13]

A solução de escolha é o NaCl 3%, porém, no Brasil, não existe a solução pronta para uso (Quadro 4-4).

A monitorização do sódio sérico deve ser rigorosa (2/2 horas em pacientes com sintomas graves), e o ajuste da infusão deve ser realizado, conforme necessário. Se ocorrer um aumento da concentração do sódio maior que 10 a 12 mEq/L, deve-se administrar desmopressina (DDAVP 1-2 μg intravenoso ou 4-5 μg subcutâneo) com infusão de soro glicosado 5% e monitorizar rigorosamente o sódio sérico.[7]

Em algumas condições, a retirada do fator causal associada à correção com NaCl 3% pode levar à diminuição rápida dos níveis circulantes de ADH, aumento rápido da excreção de água livre e elevação do sódio plasmático maior que a prevista pelas fórmulas. São exemplos, a hiponatremia secundária a medicações, como tiazídico e inibidores seletivos da receptação de serotonina, hipovolemia, dor, náusea ou a combinação deles. Nesses casos e em pacientes com hiponatremia grave (Na$^+$ < 120 mEq/L), a administração de DDAVP a cada 6 ou 8 horas em conjunto com NaCl 3% torna a correção mais segura.[14]

O tratamento de pacientes assintomáticos deve ser realizado pela correção da causa. Após descartar as pseudo-hiponatremias, a avaliação do estado volêmico do paciente guia o tratamento.

As hiponatremias hipovolêmicas são normalmente leves e assintomáticas. A correção da hiponatremia ocorre depois da reversão da hipovolemia com solução fisiológica 0,9%, e, na maioria das vezes, as fórmulas para cálculo de velocidade de correção não são necessárias. Uma exceção é a hiponatremia severa associada ao exercício, em que a correção com NaCl 3% é indicada.[6,14]

As hiponatremias hipervolêmicas devem ser tratadas com restrição hídrica (< 1 litro por dia) e uso de diuréticos de alça para aumentar a excreção de água livre. Os inibidores dos receptores V2 de vasopressina, os *vaptans*, são drogas capazes de aumentar a excreção de água livre. Seu uso em pacientes com insuficiência cardíaca resultou em aumento do sódio sérico e melhora dos sintomas, mas não modificou a mortalidade.[15,16]

Tratamento de Hiponatremia Secundária à SIADH

Pacientes assintomáticos devem ser tratados com restrição hídrica (< 1 litro por dia) e diuréticos de alça. Em pacientes com hiponatremia grave ou sintomática, a correção do sódio pode ser feita com NaCl 3% e diurético de alça.[7]

Por que a hiponatremia na SIADH pode piorar depois da infusão de NaCl 0,9%? Esse fenômeno é chamado de dessalinização e ocorre quando a osmolaridade urinária é maior que a osmolaridade da solução administrada (NaCl 0,9% = 308 mOsm/L), fazendo com que o paciente acumule água livre. Um paciente com osmolaridade urinária de 600 mOsm/L, por exemplo, se receber 1 litro de NaCl 0,9%, vai eliminar os 300 mOsm em 500 mL e vai reter 500 mL de água livre, piorando a hiponatremia. Dessa forma, para aumentar a concentração sérica do sódio em um paciente com SIADH, é necessário que a solução administrada apresente osmolaridade maior que a urinária.[6]

Hipernatremia

A hipernatremia é definida como o aumento do sódio sérico para valores acima de 145 mEq/L. Está sempre associado à hiperosmolaridade plasmática (Osm_{pl} > 295 mOsm/kg), com saída de líquido intracelular para o espaço extracelular e desidratação celular.[17]

O aumento da concentração plasmática do sódio é um distúrbio menos frequente que sua diminuição, graças ao potente estímulo à sede gerada pelos osmorreceptores, em consequência ao aumento da osmolaridade plasmática.[1] É mais comum em pacientes hospitalizados, principalmente em unidade de terapia intensiva, e representa um fator de risco independente para mortalidade, que, nesse grupo de pacientes, pode chegar a 40-70%, sendo explicada pela gravidade da doença de base que gerou o distúrbio.[18]

Causas

As hipernatremias podem ocorrer por perda de água não reposta ou por excesso de sódio (Quadro 4-5).[17] O principal mecanismo fisiopatológico é a não reposição de água em pacientes

Quadro 4-4 Como preparar 1 L de solução salina 3%

Solução inicial	Concentração de Na$^+$ na solução inicial	Volume da solução inicial	Volume de NaCl 20% a acrescentar	Concentração de sódio na solução final
Água destilada	0	850 mL	150 mL	510 mEq/L
Soro glicosado 5%	0	850 mL	150 mL	510 mEq/L
Soro fisiológico 0,9%	154 mEq/L	890 mL	110 mL	511 mEq/L

NaCl 20% = 3,4 mEq de sódio por mL.

Quadro 4-5 — Causas de hipernatremia

Perda de água sem reposição (diminuição do acesso à água ou da sede)

- Sudorese excessiva
- Queimadura
- Perda gastrointestinal
- *Diabetes insipidus* central:
  - Pós-hipofisectomia, pós-traumático, tumores supra e intraselares, aneurisma, trombose, síndrome de Sheehan, histiocitose, cisto, tuberculose, sarcoidose, meningite, encefalite, síndrome de Guillain-Barré, idiopático
- *Diabetes insipidus* nefrogênico:
  - Congênito, uropatia obstrutiva, anemia falciforme, doença cística medular, doença renal policística, pielonefrite, amiloidose, hipercalcemia, hipocalemia, drogas (lítio, foscarnet, demeclociclina)
- Diurese osmótica (hiperglicemia, ureia alta, manitol)
- Diurese pós-obstrutiva
- Fase poliúrica da necrose tubular aguda
- Diuréticos de alça
- Lesões hipotalâmicas com disfunção do centro da sede (Hipodipsia primária)

Uso de soluções hipertônicas

- Infusão de bicarbonato de sódio hipertônico
- Infusão de cloreto de sódio hipertônico
- Diálise hipertônica
- Dietas manipuladas hipertônicas
- Ingestão de cloreto de sódio
- Ingestão de água do mar
- Enema de salina hipertônica

---

com perdas renais ou extrarrenais, secundária à falta de acesso à água (idosos, crianças e pacientes críticos) ou à diminuição do estímulo da sede. A hipernatremia pode ser também secundária à infusão de solução salina hipertônica, porém esse mecanismo é menos comum.

Manifestações Clínicas

A hipernatremia aguda leva à diminuição do volume cerebral em razão da desidratação das células nervosas. A redução rápida do volume cerebral pode causar ruptura de veias cerebrais, levando à hemorragia subaracnóidea ou intracerebral e danos cerebrais irreversíveis. Hipernatremia aguda pode também provocar lesões cerebrais desmielinizantes, semelhantes às associadas à correção rápida de hiponatremia. As manifestações clínicas podem variar desde letargia, astenia e irritabilidade até convulsão e coma.[17]

Instalada a hipernatremia, as células nervosas se adaptam, aumentando a concentração de substâncias osmoticamente ativas no meio intracelular, na tentativa de manter o volume intracelular normal. Após cerca de 2 a 3 dias, as células nervosas estão adaptadas à hipernatremia, levando a um quadro menos sintomático.[17] Além disso, pacientes com hipernatremia crônica, em geral, são portadores de doenças neurológicas, o que dificulta a diferenciação dos sintomas referentes à hipernatremia e à doença de base.

Abordagem Prática

Na avaliação inicial da hipernatremia, o primeiro passo deve ser a avaliação do estado volêmico do paciente (Fig. 4-2).[7] Nas hipernatremias em pacientes hipovolêmicos, o sódio urinário vai ajudar na diferenciação entre causas renais e extrarrenais. A osmolaridade urinária vai ser importante para diferenciar o *diabetes insipidus* das outras causas de hipernatremia.

Tratamento

O tratamento adequado da hipernatremia depende da reversão do fator causador e da diminuição do nível sérico do sódio. O tratamento de diarreia, febre, hiperglicemia, hipercalcemia, hipocalemia ou a suspensão de medicações, como lítio, diuréticos ou laxantes, deve sempre ser realizado, pois podem representar tanto fatores causadores como perpetuadores da hipernatremia.[2-4]

Para a redução do sódio sérico, dois fatores são de fundamental importância: o estado volêmico e a velocidade de instalação do distúrbio. Nos pacientes hipovolêmicos, o principal objetivo é restaurar a volemia. Se houver instabilidade hemodinâmica, o tratamento com soro fisiológico (NaCl 0,9%) deve ser mantido até a reversão do quadro. Se não houver instabilidade, a solução de escolha para reposição de volume é a solução salina hipotônica (NaCl 0,45%).[7]

Os pacientes hipervolêmicos devem ser tratados com reposição oral ou parenteral de água, associada à remoção de sódio e água com diuréticos de alça. Em pacientes com insuficiência renal avançada, a correção da hipernatremia hipervolêmica muitas vezes só é possível com hemodiálise.

Em situações de estado volêmico normal, a hipernatremia deve ser tratada com reposição de água e/ou fluido hipotônico por via parenteral, associada ou não à via oral.

A estimativa da velocidade de infusão é o próximo passo no tratamento da hipernatremia e vai depender da velocidade de instalação do distúrbio. Em hipernatremias com evolução de horas, a rápida correção do déficit de água melhora o prognóstico, sem aumentar o risco de edema cerebral. A velocidade de correção nesses pacientes deverá ser de, no máximo, 1 mEq/L/h até a normalização do sódio sérico.[7] O volume calculado pelo déficit de água corporal total deve ser somado ao volume de líquidos perdidos durante o dia por perdas insensíveis, sondas, diurese ou fezes.[17]

Na hipernatremia crônica, a velocidade de correção não deve ultrapassar 6 a 8 mEq/L em 24 horas.[7] O volume calculado pelo déficit de água corporal total deve sempre ser somado

Na⁺ > 145 mEq/L

Estado volêmico

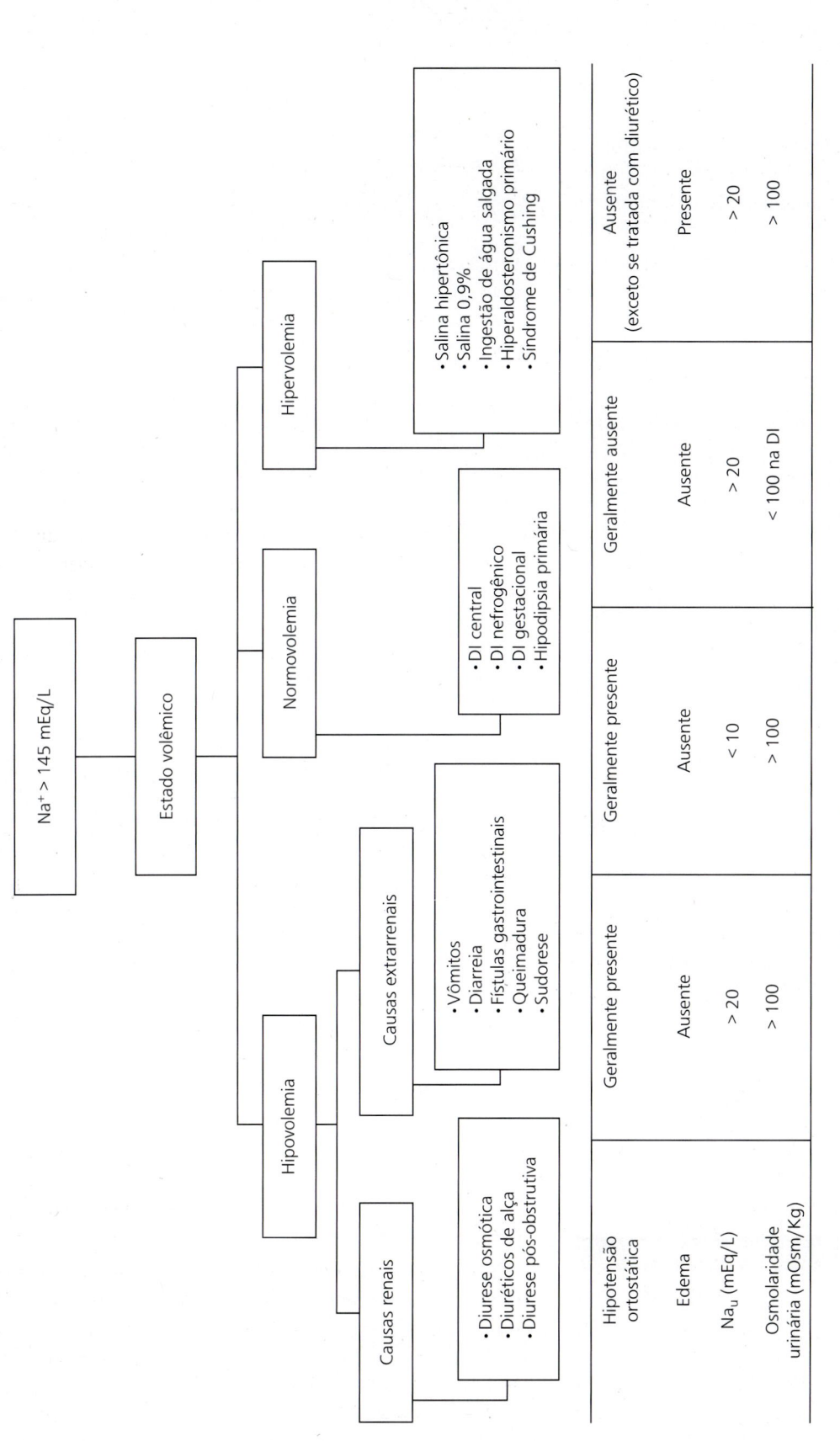

Hipovolemia

Causas renais:
- Diurese osmótica
- Diuréticos de alça
- Diurese pós-obstrutiva

Causas extrarrenais:
- Vômitos
- Diarreia
- Fístulas gastrointestinais
- Queimadura
- Sudorese

Normovolemia
- DI central
- DI nefrogênico
- DI gestacional
- Hipodipsia primária

Hipervolemia
- Salina hipertônica
- Salina 0,9%
- Ingestão de água salgada
- Hiperaldosteronismo primário
- Síndrome de Cushing

	Causas renais	Causas extrarrenais	Normovolemia	Hipervolemia
Hipotensão ortostática	Geralmente presente	Geralmente presente	Geralmente ausente	Ausente (exceto se tratada com diurético)
Edema	Ausente	Ausente	Ausente	Presente
Na$_U$ (mEq/L)	> 20	< 10	> 20	> 20
Osmolaridade urinária (mOsm/Kg)	> 100	> 100	< 100 na DI	> 100

Na⁺ = sódio plasmático; DI = diabetes *insipidus*; Na$_u$ = sódio urinário

Fig. 4-2. Hipernatremia.

ao volume de líquidos perdidos durante o dia por perdas insensíveis, sondas, diurese ou fezes.

O cálculo do déficit de água pode ser realizado por duas fórmulas, e a velocidade de infusão, pela fórmula de Androgué (Quadro 4-6).[17]

A via preferida para a administração de fluidos é a oral ou por sonda nasoenteral. Se não for possível, a via intravenosa deve ser utilizada. As soluções apropriadas são as hipotônicas, incluindo água pura, glicose 5%, NaCl 0,2% (1/4 da salina isotônica), NaCl 0,45% (metade da salina isotônica).[7]

DISTÚRBIOS DO POTÁSSIO

Hipocalemia

A hipocalemia é definida como uma concentração plasmática de potássio menor do que 3,5 mEq/L. É um distúrbio comum em pacientes hospitalizados, principalmente em unidade de terapia intensiva.[19]

Causas

As causas de hipocalemia podem ser divididas em quatro grupos de acordo com o mecanismo fisiopatológico: ingesta reduzida, desvio de potássio para o compartimento intracelular, perdas renais e perdas extrarrenais (Quadro 4-7).[19]

Manifestações Clínicas

As manifestações clínicas da hipocalemia dependem da duração e do grau de depleção do íon. Em geral, os sintomas começam a surgir em concentrações plasmáticas inferiores a 3 mEq/L. As principais manifestações são arritmias, anormalidades no eletrocardiograma (ECG), fraqueza muscular e rabdomiólise, mas alterações metabólicas e renais podem também estar presentes (Quadro 4-8).[2-4]

Abordagem Prática

Na avaliação inicial, o primeiro passo é descartar se a causa da hipocalemia é real ou secundária ao desvio do potássio para o compartimento intracelular com potássio corporal total normal (Quadro 4-7). Se a redistribuição corporal de potássio não for o motivo do distúrbio, o próximo passo é afastar a ingesta reduzida. Após a exclusão dessas causas, deve-se prosseguir a investigação com a dosagem de potássio em urina de 24 horas (Fig. 4-3).[2-4,7] A dosagem de potássio urinário em amostra iso-

---

Quadro 4-6 Fórmulas para correção da hipernatremia

Fórmula 1:

$$\text{Déficit de água corporal} = \text{Água corporal total} \times \left(\frac{Na^+ \text{atual}}{Na^+ \text{desejado}} - 1\right)$$

Fórmula 2:

Déficit de água = Água corporal total normal − Água corporal total atual

$$\text{Água corporal total} = \frac{\text{Água corporal total normal} \times Na^+ \text{desejado}}{Na^+ \text{atual}}$$

Fórmula de Androgué:

$$\Delta Na/L \text{ de solução} = \frac{Na^+ \text{do paciente} - Na^+ \text{da solução}}{\text{Água corporal total} + 1}$$

	Concentração de sódio
Glicose 5%	0
Cloreto de sódio 0,2%	34 mEq/L
Cloreto de sódio 0,45%	77 mEq/L
Cloreto de sódio 0,9%	154 mEq/L
Ringer lactato	130 mEq/L

Água corporal total:
Homem jovem = peso (kg) × 0,6; Homem idoso = peso (kg) × 0,5.
Mulher jovem = peso (kg) × 0,5; Mulher idosa = peso (kg) × 0,45.

Quadro 4-7 Causas de hipocalemia

Redução na ingestão
- Dieta com baixa quantidade de potássio
- Reposição de fluidos com pequena quantidade de potássio

Desvio do potássio para o intracelular
- Maior disponibilidade de insulina
- Alcalose metabólica
- Aumento da atividade adrenérgica
- Hipertireoidismo
- Estado anabólico: tratamento de anemia megaloblástica, uso de fatores de crescimento de granulócitos/macrófagos, nutrição parenteral
- Hipotermia
- Paralisia periódica hipocalêmica
- Intoxicação por bário, cloroquina, tolueno e teofilina

Perdas renais
- Drogas (diurético, penicilina, anfotericina B, lítio, cisplatina, aminoglicosídeos)
- Hiperaldosteronismo primário
- Síndromes hipertensivas hipocalêmicas (hipertensão maligna, hipertensão renovascular, tumores secretores de renina)
- Síndrome de Liddle
- Síndrome de Cushing
- Uso de costicosteroides
- Hiperplasia suprarrenal congênita
- Síndrome de Bartter
- Síndrome de Gitelman
- Acidose tubular renal tipos 1 e 2
- Hipomagnesemia
- Poliúria (diurese osmótica, pós-obstrutiva, fase poliúrica da NTA)

Perdas extrarrenais
- Gastrointestinal: diarreia, fístula entérica, adenoma viloso de cólon, abuso de laxantes, geofagia
- Pele: sudorese excessiva

Quadro 4-8	Manifestações clínicas de hipocalemia
Cardíacas	Achatamento do segmento ST, redução da onda T, surgimento da onda U, aumento da onda P e do intervalo PR, alargamento do QRS e arritmias
Neuromusculares	Fraqueza, paralisia muscular (inclusive do músculo diafragmático), rabdomiólise, íleo paralítico, retenção urinária
Metabólicas	Diminui síntese de glicogênio e a liberação de insulina
Renais	*Diabetes insipidus* nefrogênico

lada pode ser também utilizada, com ponto de corte de 15 mEq/L, se menor, a perda é extrarrenal, e se maior, a perda é renal.[20] Vale ressaltar que a dosagem urinária em amostra isolada deve sempre ser avaliada junto ao volume urinário, pois a poliúria e a oligúria podem gerar resultados que não representam o diagnóstico do paciente. Uma dosagem urinária de potássio de 30 mEq/L, por exemplo, fala a favor de perda renal de potássio, mas se o paciente urinou 500 mL decorrente de um quadro de diarreia, o potássio urinário, eliminado em 24 horas, é de 15 mEq, sugestivo de perda extrarrenal.

Outra forma de substituir a dosagem de potássio em urina de 24 horas é dosar a relação potássio/creatinina urinária. O ponto de corte utilizado é de 13 mEq/g de creatinina, quando a relação potássio/creatinina é menor, sugere-se, perda extrarrenal, e quando maior, a perda é renal.[21]

O cálculo do gradiente transtubular de potássio (TTKG) pode ser também útil para diferenciar causas renais de extrarrenais.[22]

$$TTKG = \frac{K^+_{urinário}}{K^+_{plasmático}} \times \frac{Osmolaridade_{plasmática}}{Osmolaridade_{urinária}}$$

Seu valor normal varia de 6 a 10, porém na hipocalemia por perdas extrarrenais, o rim diminui a excreção de potássio no néfron distal, e o TTKG deve diminuir para valores menores que 3. Para maior acurácia do cálculo, a osmolaridade urinária deve ser maior do que a osmolaridade plasmática.

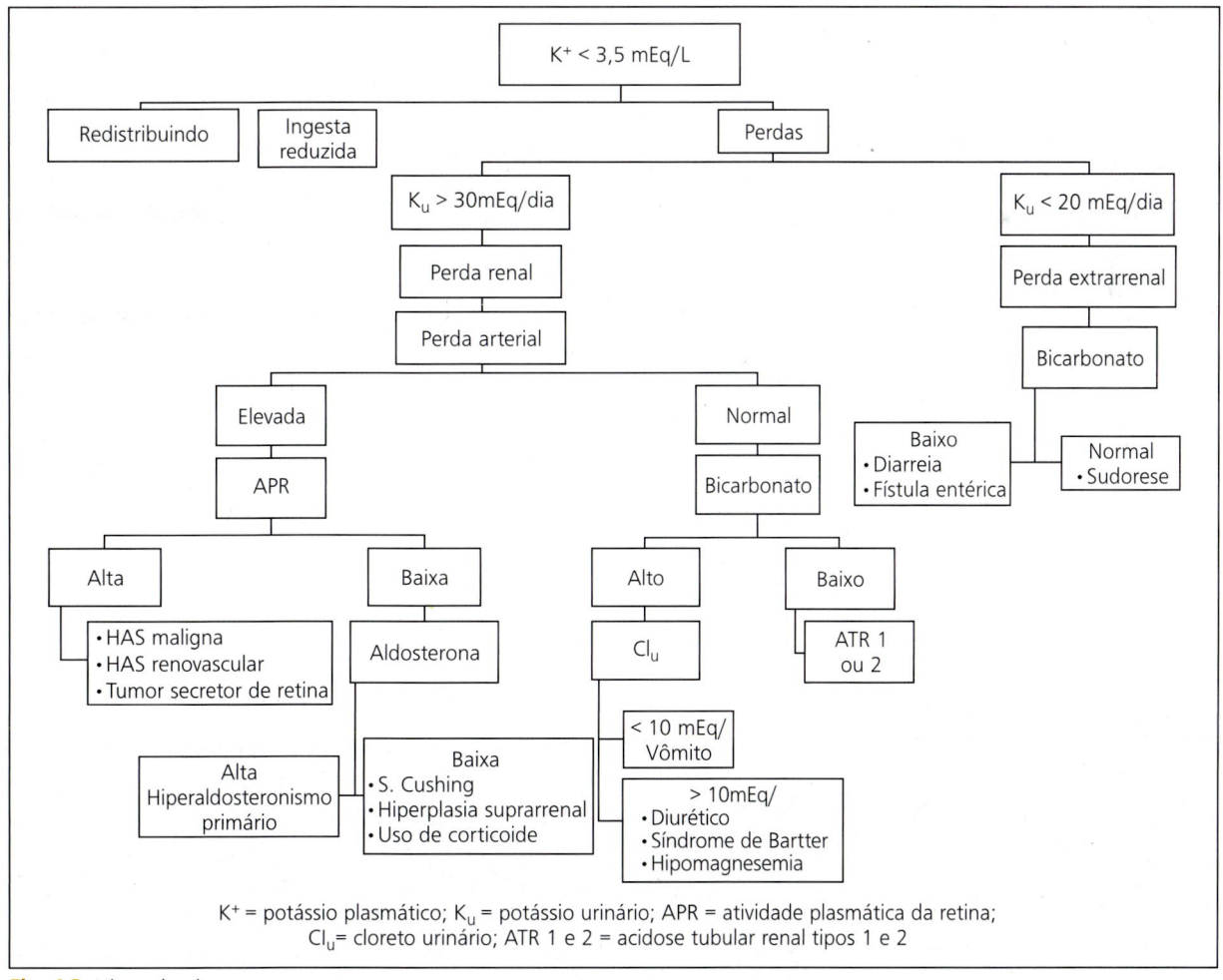

K⁺ = potássio plasmático; K_u = potássio urinário; APR = atividade plasmática da retina; Cl_u = cloreto urinário; ATR 1 e 2 = acidose tubular renal tipos 1 e 2

Fig. 4-3. Hipocalemia.

Tratamento

A reposição de potássio deve ser realizada para todos os pacientes com hipocalemia por déficit renal. Em casos de hipocalemia por desvio para o compartimento intracelular, deve-se tratar a causa base, exceto se o paciente evoluir com fraqueza muscular importante ou paralisia. Nesses casos, a administração de potássio venoso 10 mEq/h está indicada.[7]

A quantidade e a velocidade de administração vão depender da gravidade da hipocalemia. Em pacientes com concentração plasmática de potássio entre 3 e 3,5 mEq/L, a reposição de cloreto de potássio (KCl) deve ser realizada por via oral na dose de 40 a 80 mEq/dia.[7]

Em pacientes com potássio sérico inferior a 3 mEq/L, sintomáticos ou sem disponibilidade da via oral, a reposição deve ser realizada por via venosa. A solução de reposição consiste em salina 0,9 ou 0,45% associada a ampolas de KCl 10 ou 19,1% (Quadro 4-9). O uso de soluções com glicose não é recomendado, pois a glicose estimula a secreção de insulina que aumenta o transporte de potássio para o intracelular, piorando a hipocalemia.[7]

O déficit corporal de potássio varia de acordo com a gravidade da hipocalemia, e sua estimativa é importante para o tratamento correto. Uma queda de 0,27 mEq/L no potássio sérico representa uma redução de 100 mEq do potássio corporal total.[19]

A reposição pode ser realizada em veia periférica ou central. Em geral, uma solução com concentração de potássio de 20 a 60 mEq/L (máximo de 100 mEq/L) é considerada segura para ser infundida em veia periférica. Soluções com concentração maior podem provocar dor no local da infusão, flebite e esclerose da veia e devem ser administradas por veia central. A concentração máxima em veia central deve ser de 400 mEq/L.[22]

A velocidade de infusão deve ser de, no máximo, 10 mEq/h em veia periférica e 20 mEq/h em veia central. Em situações de risco de vida, a velocidade de infusão pode chegar a 40 mEq/h (Quadro 4-10).[22]

▶ Hipercalemia

A hipercalemia é definida como uma concentração de potássio maior que 5 mEq/L.[4] É um distúrbio comum e potencialmente letal, se não tratado.

Quadro 4-9 — Apresentações do cloreto de potássio

Via oral
- Xarope de KCl 6%: 15 mL (900 mg) = 12 mEq de K^+
- Drágea de liberação lenta (Slow K®): 1 drágea (600 mg) = 8 mEq de K^+

Via intravenosa
- KCl 10%: 1 ampola = 13 mEq de K^+
- KCl 19,1%: 1 ampola = 25 mEq de K^+

Quadro 4-10 — Infusão de cloreto de potássio

Concentração de K^+ no soro
- Veia periférica: 20 – 60 mEq/L (máxima: 100 mEq/L)
- Veia central: 100 – 120 mEq/L (máxima: 400 mEq/L)

Velocidade de infusão do K^+
- Veia periférica: 10 mEq/h
- Veia central: 20 mEq/h (máxima: 40 mEq/h)

Causa

As hipercalemias podem ser divididas em três grupos de acordo com o mecanismo fisiopatológico: sobrecarga de potássio pela ingestão ou infusão, redução da entrada ou aumento da saída do potássio das células e redução da excreção urinária (Quadro 4-11).[2-4]

Manifestações Clínicas

As manifestações mais graves da hipercalemia ocorrem, quando a concentração sérica de potássio está acima de 7 mEq/L ou em pacientes com níveis menores, porém com elevação rápida.[23,24]

Quadro 4-11 — Causas de hipercalemia

Sobrecarga de potássio
- Fontes exógenas: alimentos ricos em potássio, suplementação oral ou endovenosa, substituto do sal, sangue estocado

Redução da entrada de potássio nas células ou aumento da liberação pelas células
- Acidose metabólica
- Deficiência de insulina
- Estado catabólico
- Bloqueio β-adrenérgico
- Exercício extenuante
- Rabdomiólise
- Paralisia periódica hipercalêmica
- Lise tumoral
- Intoxicação digitálica
- Transfusão sanguínea
- Uso de bloqueadores neuromusculares (succinilcolina)
- Infusão de arginina

Redução da excreção renal
- Doença renal crônica
- Lesão renal aguda
- Alteração do sistema renina-angiotensina-aldosterona por drogas: inibidor da enzima conversora de angiotensina, bloqueador do receptor de angiotensina, antagonista da aldosterona, anti-inflamatórios não esteroides, inibidores de calcineurina, heparina)
- Hipoaldosteronismo primário
- Acidose tubular renal tipo IV
- Insuficiência suprarrenal
- Resistência à aldosterona
- Depleção do volume circulante efetivo

A elevação do potássio sérico diminui a diferença entre os potássios intracelular e extracelular, torna o potencial de repouso menos eletronegativo e facilita a despolarização celular. A despolarização persistente inativa os canais de sódio da membrana, diminuindo a excitabilidade da célula. As consequências para as células musculoesqueléticas e cardíacas são paralisia muscular, anormalidades na condução cardíaca e arritmias.[2-4]

As alterações eletrocardiográficas iniciais surgem quando a concentração de potássio está acima de 6,5 mEq/L e tende a piorar com o aumento dos níveis séricos. A primeira alteração eletrocardiográfica observada é a onda T alta e pontiaguda nas derivações precordiais, seguida de segmento ST deprimido, diminuição da amplitude da onda R, prolongamento do intervalo PR, achatamento da onda P e alargamento do complexo QRS, com prolongamento do intervalo QT.[2-4] Arritmias ventriculares e parada cardíaca podem ocorrer.

Fraqueza, adinamia e paralisia flácida ocorrem, em geral, com concentração plasmática de potássio maior que 8 mEq/L.

Abordagem Prática

O primeiro passo na investigação é afastar pseudo-hipercalemia por hemólise da amostra e redistribuição. Devem-se avaliar dieta, medicações utilizadas, doenças associadas, ECG e dosagem de ureia, creatinina, glicemia, pH e sódio.

O próximo passo é o cálculo do TTKG (valor normal de 6 a 10) (Fig. 4-4). Na hipercalemia, um valor acima de 10 representa uma atividade normal da aldosterona. Em pacientes com menor resposta à aldosterona, ocorre uma excreção renal inadequada de potássio. Quando o TTKG é inferior a 6, a administração de fludrocortisona 0,05 mg via oral é útil para diferenciar entre deficiência e resistência à aldosterona. Se após a administração de fludrocortisona, a excreção urinária de potássio aumentar, significa que o paciente tem deficiência de aldosterona. Em pacientes sem resposta, a resistência é a principal hipótese.[22]

Tratamento

O tratamento da hipercalemia vai depender da concentração plasmática do íon e da presença de alterações eletrocardiográficas. Dessa forma, o ECG é essencial para guiar o tratamento.

Pacientes com concentração sérica abaixo de 6,5 mEq/L e sem alterações eletrocardiográficas podem ser tratados com restrição de potássio na dieta e suspensão de drogas que diminuam sua excreção. O uso de diurético de alça e resina troca-

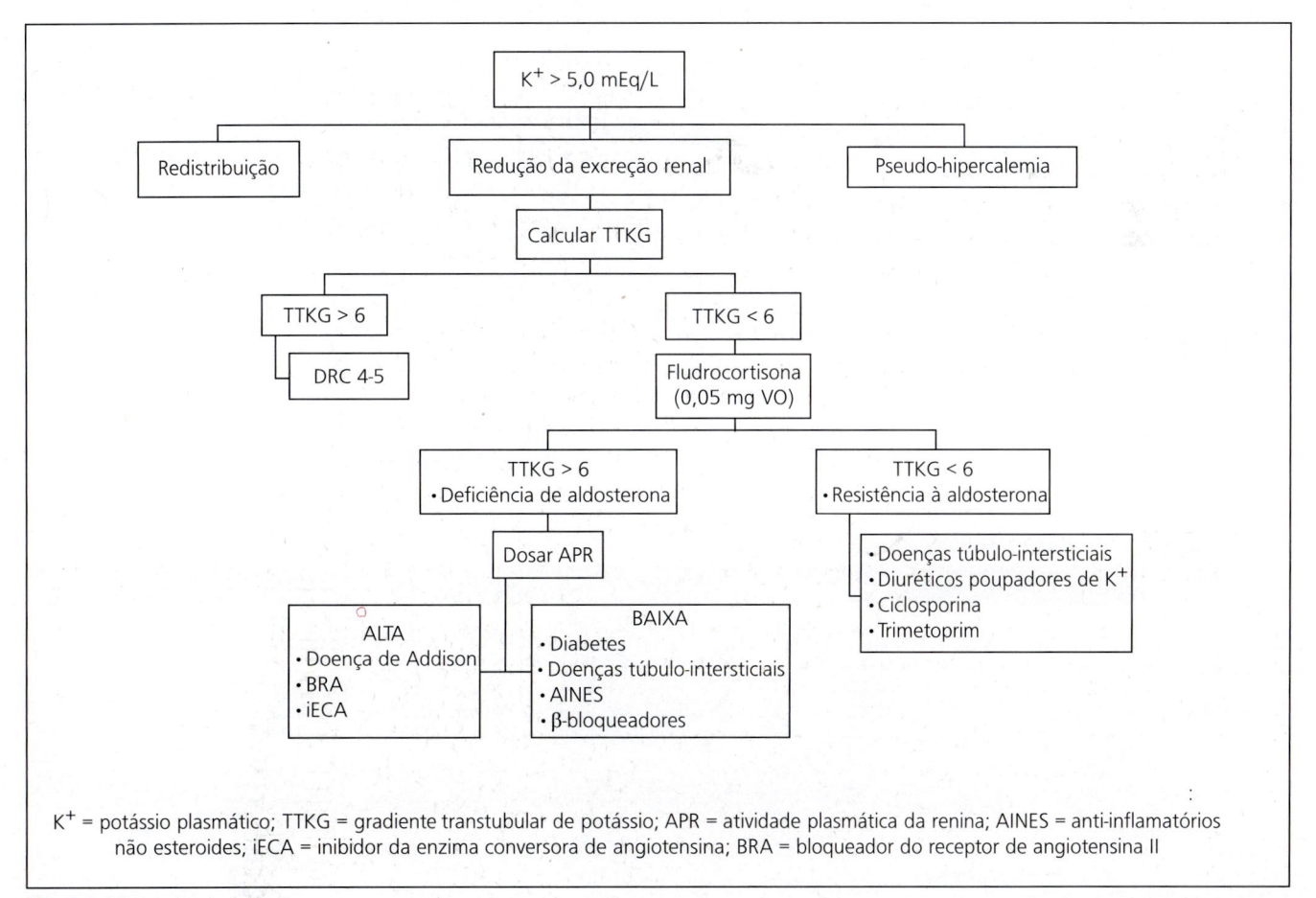

Fig. 4-4. Hipercalemia.

K^+ = potássio plasmático; TTKG = gradiente transtubular de potássio; APR = atividade plasmática da renina; AINES = anti-inflamatórios não esteroides; iECA = inibidor da enzima conversora de angiotensina; BRA = bloqueador do receptor de angiotensina II

dora de cátions pode ser uma opção para pacientes com valores entre 6 e 6,5 mEq/L.[7,24]

Na presença de alterações eletrocardiográficas ou concentração sérica superior a 6,5 mEq/L, o tratamento deve incluir três estratégias: antagonizar o efeito do excesso de potássio na membrana da célula muscular cardíaca com cálcio, aumentar a entrada de potássio no intracelular e remover o excesso de potássio corporal (Quadro 4-12).[7,24]

Monitorização cardíaca contínua e ECGs seriados são necessários em pacientes com hipercalemia que necessita de tratamento de ação rápida. O potássio sérico deve ser repetido após 1 a 2 horas do início da terapia, e o acompanhamento posterior dependerá da resposta ao tratamento inicial.

- *Cálcio:* a infusão de cálcio não influencia o valor sérico do potássio, mas deve ser a primeira droga administrada pelo seu efeito estabilizador de membrana. Em pacientes com alterações eletrocardiográficas, as doses devem ser repetidas para manter o ECG normal até a diminuição do potássio sérico. Quando a hipercalemia ocorre em pacientes tratados com drogas digitálicas, o cálcio deve ser administrado em soluções mais diluídas e em menor velocidade, pois pode precipitar intoxicação digitálica.
- *Insulina com glicose:* a insulina leva à diminuição da concentração plasmática de potássio por transporte deste íon para interior das células. A glicose deve ser administrada junto para evitar hipoglicemia, mas se a glicemia > 250 mg/dL, a insulina pode ser administrada sem glicose de forma segura. A solução diminui a concentração plasmática do potássio em cerca de 0,5 a 1,2 mEq/L.
- *Agonistas β–adrenérgicos:* a via inalatória é a de escolha e é capaz de reduzir a concentração de potássio plasmático em 0,5 a 1 mEq/L. Não devem ser usados como monoterapia e, quando associados à glicose-insulina, podem reduzir a concentração plasmática do potássio em 1,2 a 1,5 mEq/L.

As resinas de troca eliminam potássio do organismo através da troca com o cálcio ou sódio no lúmen intestinal, e cada grama da resina é capaz de remover 1 mEq de potássio. Pacientes no pós-operatório, com íleo adinâmico, em uso de opioides ou com obstrução intestinal alta ou baixa não devem usar resinas trocadoras pelo alto risco de necrose intestinal.

Os diuréticos de alça podem ser utilizados, porém seu uso deve ser cauteloso para evitar hipovolemia, e o bicarbonato está indicado em pacientes com acidose. A diálise deve ser considerada em pacientes com hipercalemia grave, sem resposta às terapias anteriores. É o método mais rápido para a correção do potássio, sendo preferido em casos de hipercalemia aguda grave. A diálise peritoneal é também efetiva, mas a remoção é mais lenta.

DISTÚRBIOS DO CÁLCIO

Hipocalcemia

A hipocalcemia é definida pela concentração sérica de cálcio iônico inferior a 4,2 mg/dL ou cálcio total inferior a 8,5 mg/dL.[7] Se a dosagem de cálcio iônico não for disponível, deve-se sempre realizar a correção do cálcio total, de acordo com a concentração plasmática de albumina.

Causa

A hipocalcemia ocorre, principalmente, decorrente de uma menor produção de PTH e por alterações no metabolismo de vitamina D (Quadro 4-13).[2-4] A formação de complexos com o fosfato pode também causar hipocalcemia, quando ocorrem de forma rápida. Pacientes graves podem também apresentar quadros de hipocalcemia, muitas vezes, multifatorial.

Os distúrbios do magnésio podem causar hipocalcemia por reduzir a secreção ou causar resistência ao PTH. A hipomagnesemia reduz a liberação de PTH, geralmente, em valores de magnésio plasmático inferiores a 1 mg/dL. O excesso de magnésio pode ativar os receptores sensíveis ao cálcio (CaSR) das paratireoides e diminuir a produção e secreção de PTH, e ocorre em concentrações séricas superiores a 6 mg/dL.[25]

A hipocalcemia é um distúrbio frequente em pacientes internados em unidades de terapia intensiva e é considerado um

Quadro 4-12 Tratamento da hipercalemia

Tratamento	Dose habitual	Duração
Gluconato de cálcio 10%	1 ou 2 ampolas + SF 0,9% 100 IV em 2 a 5 min	0,5-1 hora
Insulina com glicose	Insulina regular 10 UI + glicose 50% 100 mL IV em 30 min	4-6 horas
Salbutamol e fenoterol	NBZ: 40 gotas + SF 0,9% 3 mL + O_2 6 L/min em 10 min	2 horas
Bicarbonato de sódio 8,4%	50-100 mL IV em 30 min	2 horas
Poliestirenossulfato de cálcio 30 g	1 envelope + manitol 10% 100 mL VO ou VR	4 horas
Furosemida 40 mg	20 a 40 mg IV	6 horas

Fenoterol e Salbutamol = 5 mg/mL (20 gotas).
SF = soro fisiológico; IV = intravenoso; NBZ = nebulização; VO = via oral; VR = via retal.

Quadro 4-13 — Causas de hipocalcemia

PTH baixo (hipoparatireoidismo)
- Desenvolvimento deficiente das paratireoides
- Doença poliglandular autoimune
- Hipocalcemia familiar com hipercalciúria
- Remoção cirúrgica (paratireoidectomia, tireoidectomia, dissecção cervical radical)
- Infiltração (doença granulomatosa, sobrecarga de ferro, metástase)
- Irradiação cervical
- Fome óssea (após paratireoidectomia)
- HIV

PTH alto (hiperparatireoidismo secundário em resposta à hipocalcemia)
- Alterações no metabolismo da vitamina D
- Resistência ao PTH: pseudo-hipoparatireoidismo, hipomagnesemia
- Doença renal crônica
- Perda de potássio por deposição tecidual ou formação de complexos
  - Hiperfosfatemia
  - Síndrome de lise tumoral
  - Pancreatite aguda
  - Metástase osteoblástica
  - Alcalose respiratória aguda
  - Sepse ou doença aguda grave
  - Transfusão maciça de sangue, contendo citrato

Drogas
- Anticonvulsivantes, inibidores da reabsorção óssea (bifosfonatos, calcitonina, denosumab), heparina, protamina, colchicina, cinacalcete
- Quelantes de cálcio (EDTA, citrato, fosfato)

Distúrbios do magnésio
- Hipomagnesemia/hipermagnesemia

PTH = paratormônio; DRC = doença renal crônica.

Quadro 4-14 — Manifestações clínicas da hipocalcemia

Hipocalcemia aguda
- Neuromusculares: parestesias (perioral e extremidades), espasmos musculares, sinal de Trousseau, sinal de Chvostek, laringospasmo, broncospasmo, convulsão
- Cardiovasculares: intervalo QT prolongado, bloqueio atrioventricular, arritmias ventriculares, hipotensão, insuficiência cardíaca
- Papiledema

Hipocalcemia crônica
- Neurológicos: síndrome extrapiramidal, parkinsonismo, demência
- Outros: catarata, pele seca, unhas quebradiças, perda de cabelo

Abordagem Prática

O primeiro passo no diagnóstico etiológico das hipocalcemias é corrigir o cálcio total pela concentração plasmática de albumina.

$$\text{Cálcio total corrigido} = \text{Cálcio total medido} + (4 - \text{albumina}) \times 0{,}8$$

O segundo passo é afastar alterações na concentração de magnésio. Se presentes, realizar reposição, tratar causa base e reavaliar calcemia. A partir desse ponto, deve-se prosseguir investigação com dosagem de fósforo, PTH e vitamina D para melhor abordagem diagnóstica (Fig. 4-5).[7]

A pesquisa de medicações, doenças renal e hepática crônicas, doenças disabsortivas e desnutrição deve ser realizada na avaliação inicial, para afastar causas mais comuns de hipocalcemia.

Tratamento

A hipocalcemia deve ser rapidamente revertida em pacientes com cálcio plasmático total inferior a 7,5 mg/dL ou com sintomas neuromusculares. A droga de escolha é o gluconato de cálcio 10% na dose de 1 a 2 g (1 g de gluconato de cálcio 10% = 90 mg de cálcio elementar) via venosa, diluído em 50 mL de glicose 5%, salina ou água, em um período de 10 a 20 minutos. Em seguida, a reposição deve ser mantida com 0,5 a 1,5 mg/kg de cálcio elementar por hora, até a elevação do cálcio plasmático total para valores acima de 8 mg/dL. A solução de manutenção é feita com 11 ampolas de gluconato de cálcio 10% (990 mg de cálcio elementar) e 880 mL de salina, glicose 5% ou água destilada.[7,26]

Alguns cuidados devem ser tomados na infusão do cálcio: soluções com cálcio não podem ser infundidas no mesmo acesso venoso que soluções contendo bicarbonato e fósforo pelo risco de formar cristais insolúveis; soluções muito concentradas podem provocar flebite; e pacientes em uso de drogas digitálicas

marcador de gravidade. Sua incidência pode chegar a 80 a 90% em pacientes críticos ou no pós-operatório de grandes cirurgias. A etiologia parece ser a combinação da hipomagnesemia e citocinas inflamatórias, levando a menor secreção de PTH, menor produção de calcitriol e resistência ao PTH.[25]

Manifestações Clínicas

Os sintomas da hipocalcemia variam de acordo com a gravidade e duração do distúrbio. A diminuição do cálcio plasmático provoca um aumento na excitabilidade da membrana celular, fazendo com que um único estímulo provoque despolarizações repetidas e de alta frequência. Os principais sintomas são neuromusculares e cardiovasculares (Quadro 4-14).[2-4]

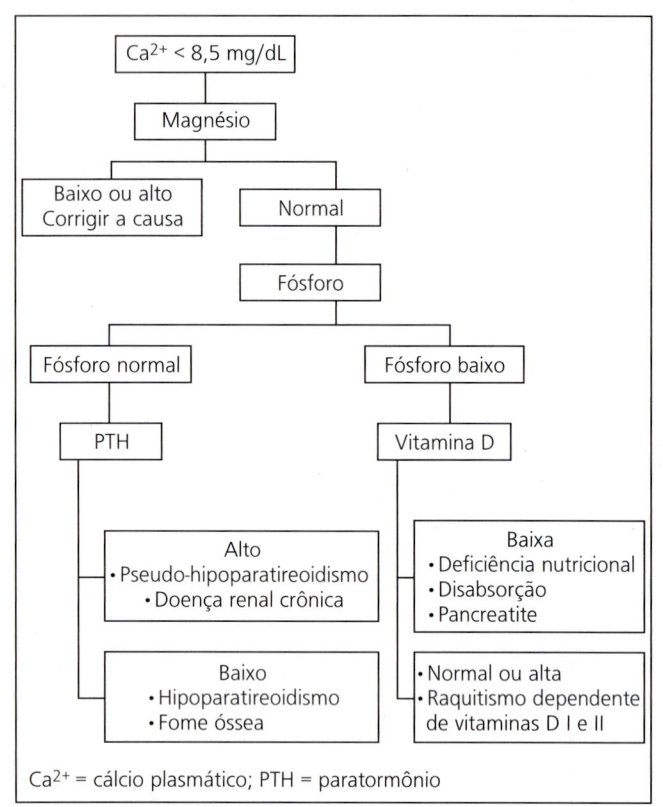

Fig. 4-5. Hipocalcemia.

Ca^{2+} = cálcio plasmático; PTH = paratormônio

Fluxograma: $Ca^{2+} < 8,5$ mg/dL → Magnésio → (Baixo ou alto: Corrigir a causa) ou (Normal → Fósforo → Fósforo normal → PTH → Alto: Pseudo-hipoparatireoidismo, Doença renal crônica; Baixo: Hipoparatireoidismo, Fome óssea) ou (Fósforo baixo → Vitamina D → Baixa: Deficiência nutricional, Disabsorção, Pancreatite; Normal ou alta: Raquitismo dependente de vitaminas D I e II).

Quadro 4-15 — Causas de hipercalcemia

PTH-mediadas
- Hiperparatireoidismo primário: adenoma de paratireoide, neoplasia endócrina múltipla 1ª e 2ª, carcinoma de paratireoide, glândulas ectópicas
- Hipercalcemia hipocalciúrica familiar
- Hiperparatireoidismo terciário

PTH-independente
- Hipercalcemia da malignidade
- Intoxicação por vitamina D
- Doenças granulomatosas crônicas: tuberculose, sarcoidose, histoplasmose
- Medicações: diuréticos tiazídico, carbonato de lítio, intoxicação por vitamina A
- Hipertireoidismo/acromegalia/feocromocitoma/insuficiência suprarrenal
- Imobilização
- Nutrição parenteral
- Síndrome leite-álcali

PTH = paratormônio.

---

apresentam maior risco de intoxicação digitálica com a infusão de cálcio, por isso a infusão deve ser realizada em maior intervalo de tempo e em solução menos concentrada.[7,26]

Pacientes com hipocalcemia assintomática devem realizar suplementação oral de cálcio e vitamina D, se necessário. O cálcio pode ser iniciado na dose de 1 a 2 g de cálcio elementar ao dia, com carbonato de cálcio 500 mg (200 mg de cálcio elementar) ou acetato de cálcio 350 mg (87,5 mg de cálcio elementar). Pacientes com deficiência de vitamina D ou com hipoparatireoidismo necessitam de suplementação da vitamina.[7,26]

Hipercalcemia

Hipercalcemia é definida por concentração de cálcio total superior a 10,5 mg/dL ou cálcio ionizado maior que 5,2 mg/dL.[4] É um distúrbio relativamente comum, e pode ser diagnosticado em exames de rotina de pacientes assintomáticos ou com sintomas inespecíficos.

Causas

A hipercalcemia pode ser secundária à elevação do PTH ou independente dele (Quadro 4-15). Os mecanismos fisiopatológicos são reabsorção óssea acelerada, aumento da absorção gastrointestinal e diminuição da excreção renal. Hiperparatireoidismo primário e neoplasia maligna representam 90% das causas de hipercalcemia.[27]

Hiperparatireoidismo primário é a principal causa de hipercalcemia em pacientes ambulatoriais. A apresentação clássica é uma pequena elevação da concentração plasmática do cálcio (em geral, cálcio total menor que 11 mg/dL) em pacientes assintomáticos. O diagnóstico, em geral, é feito através de exames de rotina ou durante a investigação de nefrolitíase, hipercalciúria ou osteoporose. Cerca de 85% dos pacientes com hiperparatireoidismo primário tem adenoma simples de paratireoide como causa.[7] Neoplasias endócrinas múltiplas, carcinoma de paratireoide e glândulas ectópicas são causas mais raras.[27]

A hipercalcemia pode estar presente em 20 a 30% dos pacientes com câncer na apresentação inicial ou durante sua evolução e, quando presente, é sinal de mau prognóstico.[28] Pode ocorrer em neoplasias sólidas ou hematológicas, sendo os tumores de mama, pulmão e mieloma múltiplo os mais comuns. Em pacientes internados, as neoplasias malignas são as causas mais comuns de hipercalcemia. Os principais mecanismos são: hipercalcemia humoral da malignidade (80% dos casos) ocorre pela produção de um peptídeo PTH-símile (PTH_{rp}); metástases osteolíticas (20% dos casos); produção de 1,25-di-hidroxivitamina D (< 1% dos casos) ocorre por aumento da produção de vitamina D pelo tecido linfoide em pacientes com linfoma; e secreção ectópica de PTH (< 1% dos casos) ocorre pela produção de PTH pelo tumor.[28]

Manifestações Clínicas

As manifestações da hipercalcemia podem variar desde quadros assintomáticos até quadros mais graves com confusão mental, fraqueza muscular e coma (Quadro 4-16). Pacientes com cálcio

Quadro 4-16	Manifestações clínicas da hipercalcemia
Renais	Nefrolitíase, nefrocalcinose, acidose tubular renal, *diabetes insipidus* nefrogênico, insuficiências renais aguda e crônica
Gastrointestinais	Anorexia, náuseas, vômito, constipação, pancreatite, úlcera péptica
Musculoesqueléticas	Fraqueza muscular, dor óssea, osteopenia, osteoporose
Neurológicas	Diminuição da concentração, confusão mental, letargia, estupor, coma
Cardiovasculares	Encurtamento do intervalo QT, bloqueio atrioventricular, hipertensão

total plasmático inferior a 12 mg/dL são, em geral, assintomáticos. Valores entre 12 e 14 mg/dL podem ser bem tolerados, se forem de evolução crônica, mas, se forem de evolução aguda, provocam poliúria, polidipsia, desidratação, anorexia, náusea, fraqueza muscular e confusão mental. Em pacientes com hipercalcemia grave (cálcio total superior a 14 mg/dL), as manifestações neurológicas e cardiovasculares graves predominam.[2-4]

Abordagem Prática

O primeiro passo é a dosagem do PTH para diferenciar entre as causas de hipercalcemia mediadas e as não mediadas pelo PTH (Fig. 4-6). Valores elevados ou normais sugerem hiperparatireoidismo primário. A dosagem do cálcio na urina de 24 horas é utilizada para diferenciar o hipoparatireoidismo primário (cálcio urinário > 200 mg/24 horas) da hipercalcemia hipocalciúrica familiar (cálcio urinário < 100 mg/24 horas), sendo o primeiro muito mais frequente.[7]

Valores de PTH inferiores a 20 pg/mL ocorrem nas hipercalcemias não mediadas pelo PTH. Nesses casos, as dosagens de PTH_{rp}, 25-hidroxivitamina D e 1,25-di-hidroxivitamina D auxiliarão no diagnóstico etiológico.

Tratamento

Pacientes com cálcio total inferior a 14 mg/dL, assintomáticos ou pouco sintomáticos, não precisam de tratamento imediato. Nestes casos, devem-se evitar fatores que possam piorar a hipercalcemia, como medicações (carbonato de cálcio, vitamina D, carbonato de lítio, hidroclorotiazida), depleção volêmica, repouso prolongado na cama, inatividade e dieta rica em cálcio (mais que 1 grama por dia) e tratar a causa da hipercalcemia.[7]

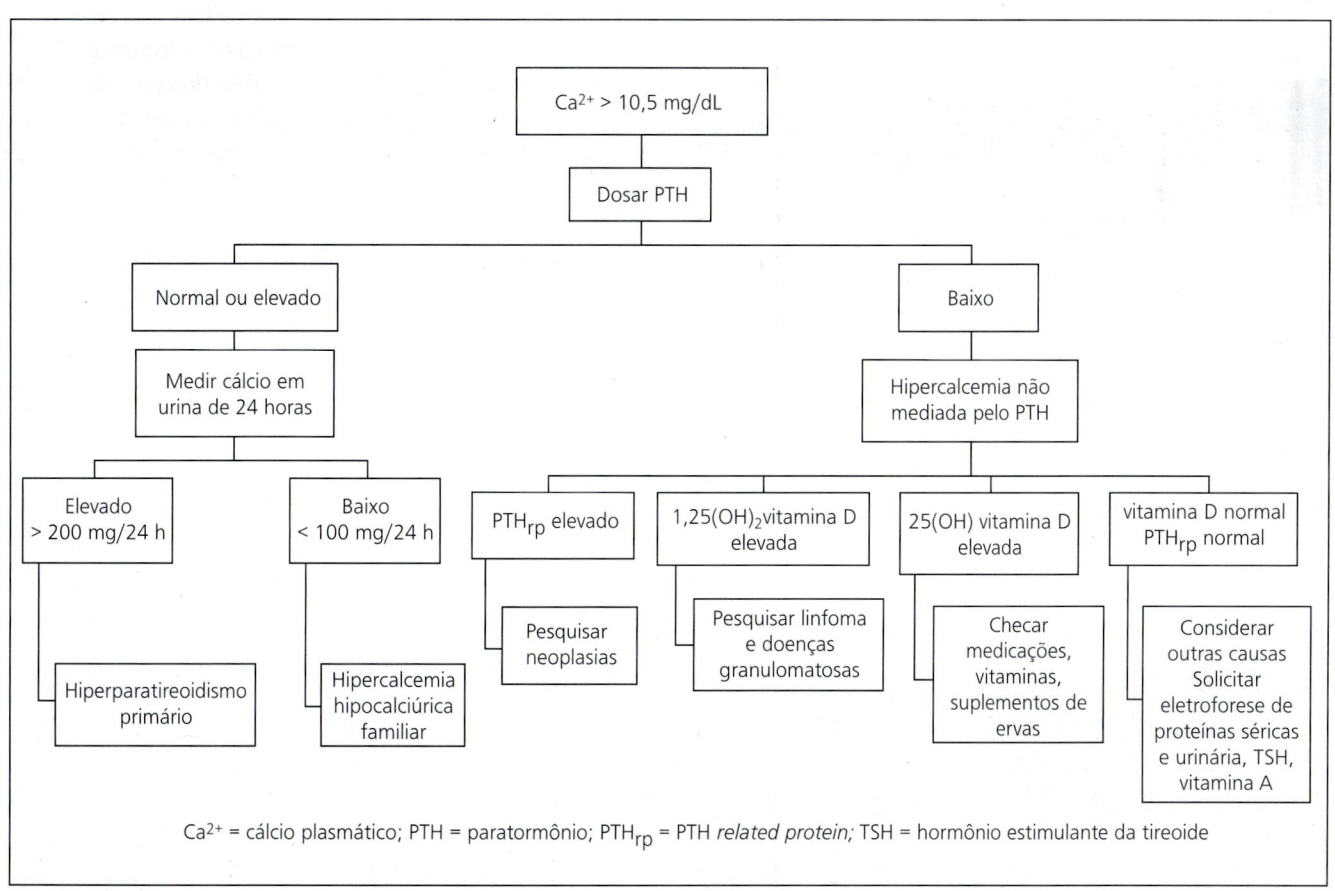

Fig. 4-6. Hipercalcemia.

Fluxograma: Ca^{2+} > 10,5 mg/dL → Dosar PTH.
- Normal ou elevado → Medir cálcio em urina de 24 horas:
  - Elevado > 200 mg/24 h → Hiperparatireoidismo primário
  - Baixo < 100 mg/24 h → Hipercalcemia hipocalciúrica familiar
- Baixo → Hipercalcemia não mediada pelo PTH:
  - PTH_{rp} elevado → Pesquisar neoplasias
  - 1,25(OH)₂ vitamina D elevada → Pesquisar linfoma e doenças granulomatosas
  - 25(OH) vitamina D elevada → Checar medicações, vitaminas, suplementos de ervas
  - vitamina D normal, PTH_{rp} normal → Considerar outras causas. Solicitar eletroforese de proteínas séricas e urinária, TSH, vitamina A

Ca^{2+} = cálcio plasmático; PTH = paratormônio; PTH_{rp} = PTH *related protein*; TSH = hormônio estimulante da tireoide

Pacientes com cálcio total superior a 14 mg/dL ou sintomáticos necessitam de tratamentos imediato e mais agressivo. A terapia inicial consiste na administração simultânea de solução salina e bifosfonatos, com ou sem calcitonina (Quadro 4-17).[7,28]

A salina isotônica deve ser iniciada na velocidade de 200 a 300 mL/hora, e o débito urinário deve ser mantido em 100 a 150 mL/hora. A infusão deve ser suspensa, se o paciente apresentar sinais de hipervolemia, e nesses casos, pode-se lançar mão do uso de diuréticos de alça.

A calcitonina é uma alternativa a ser utilizada no tratamento inicial decorrente de seu rápido início de ação, segurança e pouca toxicidade. É capaz de reduzir a concentração de cálcio total em 1 a 2 mg/dL, porém seu efeito tem duração limitada de 48 horas.

Os bifosfonatos podem ser utilizados no tratamento de hipercalcemia por qualquer etiologia. A duração de ação é de 14 a 21 dias, mas, em casos selecionados, a dose pode ser repetida após 1 semana. Os bifosfonatos de escolha no tratamento da hipercalcemia são o pamidronato e o zoledronato.[29] Pacientes com creatinina sérica superior a 3 mg/dL ou *clearance* de creatinina inferior a 30 mL/min/1,73 m² foram excluídos dos estudos clínicos, e se o uso dos bifosfonatos for necessário, pode ser realizado na dose de 60 mg e com duração da infusão de 4 a 6 horas.[30]

Os glicocorticoides atuam diminuindo a produção de calcitriol e são utilizados em pacientes com hipercalcemia por esse mecanismo.

A hemodiálise com banho pobre em cálcio ou diálise peritoneal deve ser considerada em pacientes com insuficiência renal avançada e insuficiência cardíaca, que não toleram volume. Pacientes com cálcio plasmático superior a 18 mg/dL e sintomas neurológicos podem também ser tratados com hemodiálise, junto a outras medidas.

DISTÚRBIOS DO FÓSFORO

Hipofosfatemia

É definida pela concentração sérica de fósforo inferior a 2,5 mg/dL e pode ser classificada em leve (2 a 2,5 mg/dL), moderada (1 a 1,9 mg/dL) e grave (< 1 mg/dL). A hipofosfatemia não é comum em pacientes ambulatoriais, mas pode ser observada em, aproximadamente, 5% dos pacientes hospitalizados, e em até 50% dos pacientes com sepse grave e trauma.[31]

Causas

A hipofosfatemia pode ocorrer por diminuição da absorção intestinal, redistribuição interna (mais comum) ou por maior excreção renal (Quadro 4-18).[4]

Manifestações Clínicas

Em geral, sintomas da hipofosfatemia surgem com concentração de fósforo sérico inferior a 1 mg/dL, sendo as principais manifestações as musculoesqueléticas, hematológicas e cardiopulmonares (Quadro 4-19).[32]

Quadro 4-17 Tratamento de hipercalcemia

Intervenção	Posologia	Início de ação	Duração
Soro fisiológico	200-300 mL/hora IV	Imediato	Duração da infusão
Calcitonina	4 UI/kg SC ou IM 12/12 horas Máximo: 8 UI/kg de 6/6 horas por 48 horas	4-6 horas	48 horas
Bifosfonatos • Pamidronato • Zolendronato	60-90 mg IV em 2-4 horas 4-8 mg IV em 15 min	24-72 horas	2-4 semanas
Glicocorticoides • Prednisona	1 mg/kg/dia	2-5 dias	Dias a semanas
Furosemida*	20-40 mg IV de 6/6 horas	30-60 min	Duração da terapia
Nitrato de gálio	100-200 mg/m² IV em infusão contínua, por 5 dias	3-5 dias	2 semanas

*Usar apenas em pacientes com sinais de hipervolemia.
IV = intravenoso; SC = subcutâneo; IM = intramuscular.

Quadro 4-18 Causas de hipofosfatemia

Diminuição da absorção intestinal
- Ingesta inadequada: desnutrição, alcoolismo, jejum prolongado
- Restrição de fósforo na dieta: uso crônico de quelantes
- Anormalidades do metabolismo de vitamina D
- Síndrome de má absorção intestinal

Redistribuição interna
- Síndrome de realimentação
- Alcalose respiratória
- Tratamento de cetoacidose diabética
- Leucemia aguda
- Síndrome do osso faminto
- Drogas: glicose, insulina, epinefrina, β_2-agonista, estrógenos, esteroides

Aumento da excreção urinária
- Hiperparatireoidismo
- Síndrome de Fanconi
- Raquitismo hipofosfatêmico
- Osteomalacia oncogênica
- Drogas fosfatúricas: diuréticos, corticoides, broncodilatadores

Quadro 4-19.	Manifestações clínicas de hipofosfatemia
Musculares	Fraqueza muscular (miopatia proximal ou generalizada), mialgia, rabdomiólise, disfagia, íleo adinâmico
Hematológicas	Hemólise, disfunção dos granulócitos (diminuição da fagocitose e quimiotaxia), plaquetopenia
Cardiovasculares	Insuficiência cardíaca congestiva (baixo débito), arritmia
Pulmonares	Insuficiência respiratória, dificuldade de desmame da ventilação mecânica
Neuropsiquiátricas	Irritabilidade, confusão mental, estupor, coma, parestesias, convulsão

Em geral, para o paciente apresentar um quadro grave sintomático, mais de um mecanismo para hipofosfatemia está presente. É o caso do alcoolismo crônico (baixa ingesta, menor absorção intestinal e perda urinária) e a cetoacidose diabética, associada à hiperventilação.

Abordagem Prática

O primeiro passo para o diagnóstico da etiologia da hipofosfatemia é estabelecer, na história e no exame físico, possíveis fatores responsáveis pelo distúrbio, além de verificar medicações, dieta e soluções utilizadas. As dosagens de cálcio, magnésio e fosfatase alcalina plasmáticos e dosagem urinária de creatinina e fósforo, para o cálculo da fração de excreção de fosfato (FE_{PO_4}), são úteis para guiar o diagnóstico (Fig. 4-7).[7]

Tratamento

O tratamento da hipofosfatemia varia de acordo com a concentração sérica do fósforo e a gravidade dos sintomas. Pacientes com hipofosfatemia leve (fósforo sérico 2 a 2,5 mg/dL) são assintomáticos e não necessitam de reposição de fosfato.[7,32] A hipofosfatemia moderada (fósforo sérico 1 a 2 mg/dL) assintomática deve ser tratada com reposição por via oral de 2 a 3 g de fósforo por dia ou 15 mg/kg divididos em 3 ou 4 doses.[7,32]

A hipofosfatemia grave (fósforo sérico < 1 mg/dL) ou sintomática (hemólise, rabdomiólise, encefalopatia metabólica, insuficiência respiratória, dificuldade de desmame de ventilação mecânica, insuficiência cardíaca) deve ser tratada com reposição venosa, na dose de 2,5 a 5 mg/kg (0,08 a 0,16 mMol/kg) de fósforo em 2 a 6 horas.[7,32] A monitorização da concentração sérica do fósforo deve ser feita a cada 6 horas. A reposição venosa de fosfato pode também ser realizada por protocolo com base no peso (Quadros 4-20 e 4-21).[33]

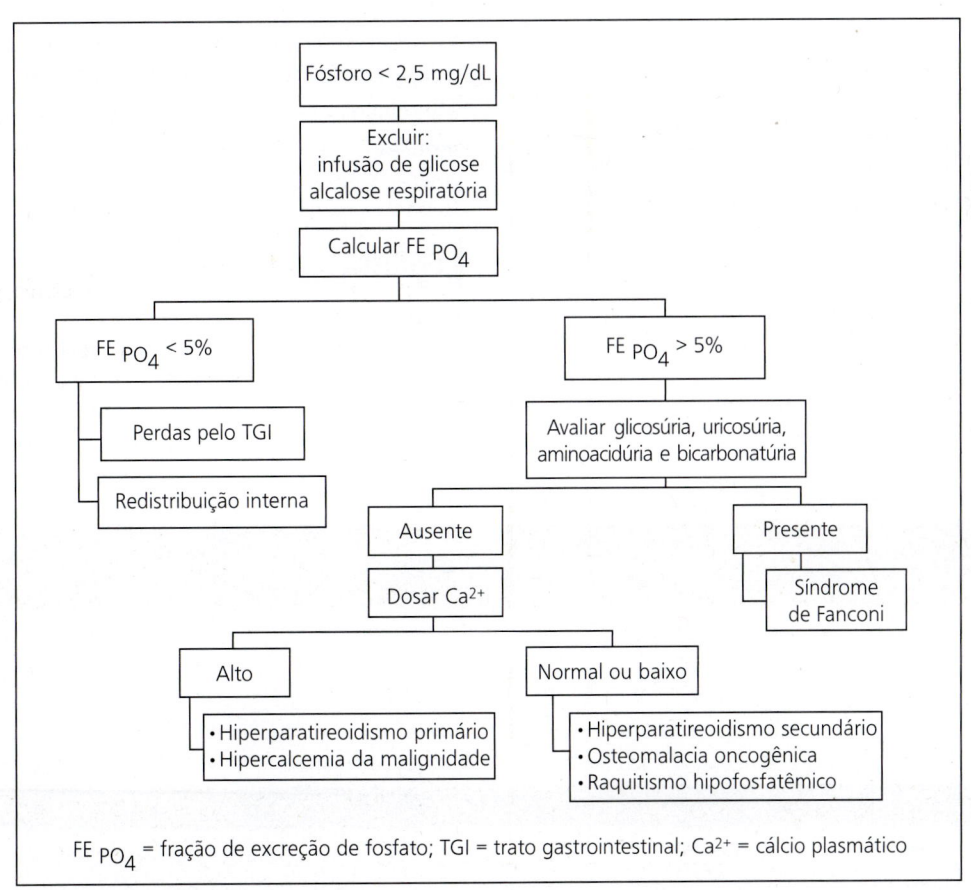

Fig. 4-7. Hipofosfatemia.

Quadro 4-20 — Protocolo de reposição intravenosa de fósforo (mMol)

Fósforo sérico	40-60 kg	61-80 kg	81-120 kg
< 1 mg/dL	30	40	50
1-1,7 mg/dL	20	30	40
1,8-2,2 mg/dL	10	15	20

Hiperfosfatemia

Hiperfosfatemia é definida pela concentração sérica de fósforo superior a 4,5 mg/dL.[4] Os rins são os principais reguladores do balanço do fósforo e são capazes de manter níveis normais mesmo após ingesta de grandes quantidades de fósforo.

Causas

As causas de hiperfosfatemia são decorrentes do aumento da ingesta, aumento da absorção intestinal, diminuição da excreção renal ou redistribuição para o meio extracelular.[7] Sempre é importante pesquisar causas de pseudo-hiperfosfatemia (Quadro 4-22).

Manifestações Clínicas

As manifestações agudas da hiperfosfatemia são consequência da hipocalcemia aguda, levando à tetania, parestesias, arritmias e, até, coma. A deposição aguda de fosfato de cálcio no rim pode levar à insuficiência renal. A hiperfosfatemia crônica leva a calcificações vascular e de tecidos moles.[4]

Tratamento

O tratamento da hiperfosfatemia dependerá do fator causal e da velocidade de instalação, e visa à diminuição da ingesta e absorção de fósforo e o aumento na excreção renal. Em pacientes com hiperfosfatemia aguda, a infusão de solução salina pode ser o suficiente para aumentar a excreção renal de fósforo. A acetazolamida aumenta a excreção renal de fósforo e pode também ser utilizada para aumentar a fosfatúria. Pacientes com hiperfosfatemia aguda, associada à hipocalcemia assintomática e insuficiência renal, podem necessitar de hemodiálise para correção do distúrbio. Em pacientes com doença renal crônica em tratamento conservador, o tratamento da hiperfosfatemia deve ser feito com restrição de fósforo na dieta e uso de quelantes à base de cálcio. Pacientes portadores de doença renal crônica em hemodiálise devem ser tratados com dieta, quelantes (sais de cálcio ou sevelamer) e intensificação da diálise (aumentar o tempo e/ou o número de sessões).[7]

Quadro 4-22 — Causa de hiperfosfatemia

Aumento da ingestão e absorção intestinais
- Aumento da ingesta de fósforo
- Administração de fosfato (laxantes, soluções para preparo de cólon)
- Intoxicação pela vitamina D

Redistribuição para o extracelular
- Síndrome de lise tumoral
- Rabdomiólise
- Anemia hemolítica
- Hipertermia
- Hepatite fulminante

Diminuição da excreção renal
- Diminuição da filtração glomerular: insuficiências suprarrenais aguda e crônica
- Aumento da reabsorção tubular: hipoparatireoidismo, acromegalia, intoxicação por vitamina D, pseudo-hipoparatireoidismo, bifosfonato, calcinose tumoral

Pseudo-hiperfosfatemia
- Paraproteinemias
- Hiperlipidemia
- Refrigeração prolongada

DISTÚRBIOS DO MAGNÉSIO

Hipomagnesemia

A hipomagnesemia é definida por concentração plasmática inferior a 1,7 mg/dL e pode ocorrer em cerca de 12% dos pacientes internados. Em unidade de terapia intensiva sua incidência

Quadro 4-21 — Preparações para reposição de fósforos oral e venoso

Preparação	Fósforo	Sódio	Potássio
Oral			
Neutra-Phos	250 mg/pacote	7,1 mEq/pacote	7,1 mEq/pacote
Netra-Phos-K	250 mg/cápsula	0	14,2 mEq/cápsula
Phospho-soda	150 mg/mL	4,8 mEq/mL	0
K-Phos Original	150 mg/comprimido	0	3,7 mEq/comprimido
K-Phos Neutro	250 mg/comprimido	13 mEq/comprimido	1,1 mEq/comprimido
Venoso			
Fosfato de potássio (2 mEq/mL)	1,1 mMol/mL 62,5 mg/mL	0	2 mEq/mL

pode chegar de 60 a 65% em razão da dieta, do uso de diuréticos e aminoglicosídeos, além de hipoalbuminemia.[34]

Causas

As causas de hipomagnesemia podem ser secundárias a perdas gastrointestinais, renais ou por redistribuição (Quadro 4-23).[34]

Manifestações Clínicas

A hipomagnesemia leve à moderada é, em geral, assintomática. Concentrações inferiores a 1 mg/dL geralmente estão associadas a outros distúrbios eletrolíticos, ficando difícil a diferenciação dos sintomas.[35]

As principais manifestações são decorrentes da hiperexcitabilidade neuromuscular, provocando tremor, tetania, fraqueza muscular, ataxia, mioclonias e convulsão. Os sinais de Trousseau e Chvostek podem também estar presentes, sendo o segundo o mais encontrado.[35]

As manifestações cardiovasculares incluem: alargamento do QRS e onda T apiculada em hipomagnesemias moderadas; alargamento do intervalo PR, achatamento da onda T, arritmias atriais e ventriculares nas hipomagnesemias severas (magnésio sérico < 1 mg/dL). O risco de intoxicação digitálica é maior em pacientes com hipomagnesemia.[35]

Abordagem Prática

O diagnóstico de hipomagnesemia deve ser sempre buscado em pacientes com diarreia crônica, uso prolongado de diuréticos, hipocalemia refratária, hipercalcemia e arritmias.

Quadro 4-23 Causas de hipomagnesemia

Perdas gastrointestinais
- Diarreia crônica
- Pancreatite aguda
- Síndrome de má absorção intestinal
- Síndrome do intestino curto
- Fístula e drenagem intestinal
- Uso de inibidores da bomba de próton
- Alcoolismo

Perdas renais
- Diuréticos (tiazídico e de alça)
- Drogas (aminoglicosídeos, anfotericina B, cisplatina)
- Expansão volêmica
- Hipercalcemia
- Hipocalemia
- Diurese pós-obstrutiva
- Doenças túbulo-intersticiais
- Alcoolismo

Redistribuição interna
- Síndrome do osso faminto
- Síndrome de realimentação
- Alcalose metabólica

Diagnosticada a hipomagnesemia, sua causa deve ser buscada pela história, exame físico e exames complementares. O primeiro passo é diferenciar entre perda renal ou não renal (trato gastrointestinal e redistribuição), pelo cálculo da fração de excreção de magnésio (FE_{Mg}) em urina de 24 horas. Se não for possível a sua coleta, a urina em amostra única pode ser utilizada.

Quando a FE_{Mg} é superior a 5%, significa que o paciente está perdendo magnésio pela urina, e quando inferior a 5%, a hipomagnesemia é consequência de perda pelo trato gastrointestinal ou por redistribuição.[7]

Tratamento

Pacientes com magnésio sérico superior a 1 mg/dL e assintomáticos não precisam receber reposição de magnésio. Nos casos com sintomas sem gravidade (parestesias, fraqueza muscular, tremor), a reposição deve ser feita com sulfato de magnésio, por via intravenosa, na dose de 2 a 4 g/dia, se magnésio sérico entre 1 e 1,6 mg/dL, e 4 a 8 g/dia, se menor que 1 mg/dL.[7,35]

Em pacientes com hipomagnesemia de evolução aguda e sintomas graves, o tratamento inicial é a infusão intravenosa de 1 a 2 g de sulfato de magnésio em 2 a 15 minutos. Após infusão inicial, os pacientes devem ser mantidos com 4 a 8 g por dia de sulfato de magnésio intravenoso. Em todos os casos, o magnésio sérico deve ser monitorizado, e sua reposição deve ser mantida até 1 a 2 dias após a normalização sérica.[7,35]

▶ Hipermagnesemia

A hipermagnesemia é definida pela concentração sérica de magnésio superior a 2,5 mg/dL. É um distúrbio pouco frequente na prática clínica.[4]

Causas

A hipermagnesemia ocorre por diminuição da excreção ou por aporte de magnésio superior à capacidade de eliminação (Quadro 4-24).[36]

Manifestações Clínicas

As manifestações da hipermagnesemia dependem do nível sérico. Concentrações inferiores a 3,6 mg/dL, raramente, causam sintomas, porém, quando atingem níveis superiores a 5 mg/dL os mesmos começam a surgir.

Quadro 4-24 Causas de hipermagnesemia

Diminuição da excreção
- Insuficiências suprarrenais aguda e crônica
- Hipercalcemia hipocalciúrica familiar
- Diuréticos poupadores de potássio

Aporte excessivo
- Uso abusivo de laxantes
- Uso parenteral em pacientes com pré-eclâmpsia ou eclâmpsia

As principais manifestações neuromusculares são diminuição dos reflexos profundos, letargia, confusão mental, paralisia muscular, hipoventilação e midríase. O paciente, também pode evoluir com bradicardia, hipotensão e alterações eletrocardiográficas (prolongamento do intervalo PR e QT, alargamento do complexo QRS, bloqueio atrioventricular, parada cardíaca).[4]

Tratamento

O tratamento da hipermagnesemia varia de acordo com a função renal e sintomas. Pacientes com sintomas devem receber gluconato de cálcio 1 a 2 g (100 a 200 mg de cálcio elementar), intravenoso, em 5 a 10 minutos, para antagonizar os efeitos tóxicos do magnésio.[7] Quando a função renal é normal, a tendência é que o magnésio retorne ao valor normal após suspensão da infusão. Em pacientes com disfunção renal aguda ou crônica, o uso de diurético pode auxiliar na eliminação de magnésio e correção dos níveis séricos. Pacientes com disfunção renal importante, sem resposta aos diuréticos ou anúricos, devem ser tratados com diálise. A hemodiálise é capaz de reduzir a concentração plasmática do magnésio para níveis não tóxicos de forma rápida, em 2 a 4 horas. A diálise peritoneal pode também ser utilizada, mas a correção ocorre de forma mais lenta.[36]

DISTÚRBIOS DO EQUILÍBRIO ACIDOBÁSICO

Para que haja o funcionamento adequado das funções celulares, deve haver perfeito equilíbrio entre a produção e excreção de íons hidrogênio do organismo. Este balanço entre a produção contínua de metabólitos ácidos, decorrente do metabolismo celular, deve ser acompanhado pelo sistema tampão intra e extracelular em conjunto com as regulações respiratória e renal.[4]

No ambiente cirúrgico, são frequentes os distúrbios acidobásicos (DAB) decorrentes, muitas vezes, da complexidade e gravidade destes pacientes. Pacientes com fístulas entéricas e pancreáticas apresentam quadros de acidemia graves, assim como pacientes vítimas de intoxicações exógenas. Alcalose metabólica pode ser ocasionada por vômitos excessivos (p. ex.: síndrome pilórica) ou sonda nasogástrica aberta, assim como, decorrente da presença de adenoma viloso dos cólons. Distúrbios respiratórios são frequentes nos pacientes vítimas de trauma torácico, distensão abdominal ou depois de uso de anestésicos sedativos.

Muitas vezes, a presença de DAB é fundamental no auxílio da etiologia do abdome agudo (acidemias graves e hiperlactatemia nos casos de isquemia mesentérica) e auxilia na indicação de exames diagnósticos mais precisos, além de refletir acometimento sistêmico e gravidade da patologia cirúrgica.

Portanto, torna-se fundamental o reconhecimento exato e precoce do DAB pelo cirurgião, a fim de evitar consequências graves aos pacientes.

Regulação da Homeostase Acidobásica

Todos os dias são produzidos no organismo CO_2 (decorrente do metabolismo das gorduras e carboidratos). Este é eliminado pelos pulmões e, assim, denomina-se ácido volátil. Outros ácidos, porém, são produzidos em decorrência da catabolização de aminoácidos (ácidos fosfórico e sulfúrico) ou da oxidação incompleta da glicose e são denominados de ácidos não voláteis ou fixos, que apresentam eliminação, eminentemente renal. Dessa forma, para manutenção do equilíbrio acidobásico e pH constantes, necessita-se de adequado funcionamento dos rins (eliminação de ácidos fixos) e dos pulmões (eliminação de ácidos voláteis).[7,37]

O primeiro mecanismo de controle dos DABs são os sistemas-tampão presentes nos organismos. Eles podem se dividir em intra e extracelulares. O mais importante tampão orgânico é o intracelular composto por fósforo inorgânico, proteínas, bicarbonato e hemoglobina. Os tampões extracelulares principais são: bicarbonato, proteínas (especialmente a albumina) e fosfato. O mais importante é o sistema bicarbonato, em que o pH extracelular é controlado pela eliminação e recuperação de bicarbonato pelos rins, e eliminação de CO_2 pelos pulmões.[7,37]

$$CO_2 + H_2O \leftrightarrow H_2CO_2 \leftrightarrow H + HCO_3$$

Outra linha de proteção contra os DABs é o controle da concentração por meio da compensação ventilatória em resposta à alteração nas concentrações de H^+. Na presença de elevação da $[H^+]$, ocorrerá hiperventilação alveolar e redução na pCO_2.

A compensação respiratória de um distúrbio metabólico é rápida, enquanto a resposta metabólica completa para distúrbio respiratório dura de 3 a 5 dias. Dessa forma, não se separa a compensação respiratória de distúrbios metabólicos em fases aguda e crônica. Entretanto, a compensação metabólica de distúrbio respiratório apresenta fase aguda, que depende exclusivamente do sistema tampão, e uma fase crônica, que depende da excreção renal de ácido.[38]

Assim, o mecanismo duradouro do equilíbrio AB (EAB) é desempenhado pelos rins. Os mecanismos renais envolvidos na manutenção do EAB são: reabsorção tubular de HCO_3^- filtrado e excreção de íons H^+; excreção de ácidos fixos e de NH_4^+.

Portanto, o excesso de H^+ proveniente do metabolismo é corrigido via tamponamento extracelular por bicarbonato (imediato), tamponamento respiratório por redução do CO_2 (minutos a horas), tamponamento intracelular (2-4 horas) e aumento da excreção renal de H^+ (horas a dias).[4,38]

Distúrbios Clínicos do Equilíbrio Acidobásico

Clinicamente, existem quatro tipos de distúrbios primários: acidose metabólica, alcalose metabólica, acidose respiratória e alcalose respiratória. Os valores dos gasimétricos de cada distúrbio primário e a alteração secundária compensatória são descritos no Quadro 4-25. Antes de analisar o DAB é essencial saber a terminologia envolvida, demonstrada no Quadro 4-26.[7,37]

Resposta Metabólica Compensatória (Distúrbios Simples e Mistos)

O distúrbio simples corresponde à presença de distúrbio primário com resposta compensatória adequada. Já em casos de distúrbios mistos, a resposta compensatória é inadequada, surgindo, portanto, dois distúrbios primários. Por exemplo: paciente com cetoacidose por desnutrição no contexto de neoplasia esofágica avançada. Ocorrerá acréscimo de cetoácidos na circulação em decorrência da desnutrição (baixa ingesta e alto catabolismo), que reduzirá o bicarbonato sérico e o pH. Dessa forma, em horas, o mecanismo compensatório seria de hiperventilação com consequente diminuição da PCO_2. Supondo que o HCO_3^- encontrado foi de 10 mEq/L e que a PCO_2 encontrada foi de 15 mmHg. Como saber se o distúrbio está sendo corretamente corrigido? Aplicando-se as fórmulas das respostas compensatórias esperadas, vemos que, PCO_2 esperada = $(1,5 \times BIC + 8) \pm 2$. Dessa forma, a PCO_2 esperada seria entre 21 e 25 mmHg (Quadro 4-27). Neste caso, há alcalose respiratória associada, e posteriormente foi diagnosticada pneumonia aspirativa como causa da hiperventilação.

Acidose Metabólica e Conceito de Ânion GAP (Hiato Aniônico)

O conceito de eletroneutralidade é a base do entendimento do Ânion GAP (AG). Dessa forma, o número de cátions deve ser igual ao de ânions para se manter a eletroneutralidade dos fluidos. Ou seja, a soma de todos os cátions circulantes: Na, Ca, K, Mg e proteínas catiônicas deve ser igual aos ânions: cloro, bicarbonato, proteínas aniônicas, fósforo inorgânico, sulfato e ânions orgânicos.[38-40]

$$Na^+ + K^+ + Ca^{++} + Mg^{++} + Proteínas^+ = Cl^- + HCO_3^-$$
$$+ Proteínas^- + HPO_4^{-2}/HPO_4 + SO_4^{-2} + OA$$

Normalmente, os ânions não medidos superam os cátions não medidos e, dessa forma, cria-se o hiato iônico ou ânion GAP.

Em razão da baixa concentração no plasma dos cátions (K, Ca, Mg e proteínas aniônicas) e ânions (sulfato, fósforo e pro-

Quadro 4-26 Terminologia

Acidemia	Elevação sanguínea da [H⁺]
Alcalemia	Elevação sanguínea da [H⁺]
Acidose	Processo em que há tendência a diminuir o pH, em que ocorre excesso de ácido ou falta de base, mas o pH pode estar normal, quando há associação dos distúrbios
Alcalose	Processo em que há tendência a aumentar o pH, em que ocorre falta de ácido ou excesso de base, mas o pH pode estar normal, quando há associação dos distúrbios
Normocapnia	PCO_2 arterial normal (40 mmHg)
Hipocapnia	Diminuição do PCO_2 arterial
Hipercapnia	Aumento do PCO_2 arterial
Normobicarbonatemia	Concentração sérica normal de bicarbonato (24 mEq/L)
Hipobicarbonatemia	Diminuição do bicarbonato sérico
Hiperbicarbonatemia	Aumento do bicarbonato sérico
Distúrbio primário	Anormalidade tanto do bicarbonato sérico quanto da PCO_2 que resulta de alteração primária de função metabólica ou acréscimo ou perda nos líquidos corporais
Distúrbio secundário	Resposta secundária ou compensatória que age para minimizar as alterações no pH decorrentes de distúrbio primário
DAB simples	Presença de distúrbio primário com resposta compensatória apropriada
DABs mistos	Ocorrência simultânea de dois ou mais distúrbios primários

teínas aniônicas), omite-se a presença deles para facilitação do cálculo do AG (Fig. 4-8).

O AG deve ser corrigido pela albumina sérica, uma vez que ela constitua grande parte dos ânions não mensuráveis. Dessa forma, estados que levam à hipoalbuminemia, como desnutrição, síndrome nefrótica e cirrose hepática, podem ocasionar no cálculo equivocado do AG. Para corrigir basta calcular que em cada grama de albumina abaixo de 4 g/dL, deve-se reduzir

Quadro 4-25 Distúrbio acidobásico primário e sua resposta compensatória

DAB	pH	Distúrbio primário	Distúrbio secundário	Mecanismo da compensação
Acidose metabólica	< 7,35	↓ HCO_3^-	↓ PCO_2	Hiperventilação
Alcalose metabólica	> 7,45	↑ HCO_3^-	↑ PCO_2	Hipoventilação
Acidose respiratória	< 7,35	↑ PCO_2	↑ HCO_3^-	Aumenta reabsorção de HCO_3^-
Alcalose respiratória	> 7,45	↓ PCO_2	↓ HCO_3^-	Diminui reabsorção de HCO_3^-

Quadro 4-27 — Resposta compensatória esperada em distúrbios simples

Fórmulas para distúrbios metabólicos	
Acidose metabólica	$PCO_2 = [(1,5 \times BIC) + 8] \pm 2$
Alcalose metabólica	$\Delta PCO_2 = 0,6 \times \Delta BIC$

Fórmulas para distúrbios respiratórios	
• **Agudos**	
– Acidose	$\Delta BIC = 0,1 \times \Delta PCO_2$
– Alcalose	$\Delta BIC = 0,2 \times \Delta PCO_2$
• **Crônicos**	
– Alcalose	$\Delta BIC = 0,4 \times \Delta PCO_2$
– Acidose	$\Delta BIC = 0,5 \times \Delta PCO_2$

o AG em 2,5 mEq/dL, denominado AG normatizado pela albumina. Da mesma forma, aumento em cátions não medidos, como no caso de mieloma múltiplo, IgG também reduz o AG, uma vez que a mesma apresente carga positiva.

No Quadro 4-28 encontram-se as principais causas de acidose metabólica com relação ao AG.

De maneira complementar ao raciocínio do AG, tem-se o conceito do delta/delta, ou seja, delta de AG e delta de BIC. Nos casos de acidose metabólica, temos diminuição do bicarbonato, isto só pode ocorrer, se houver elevação do cloro ou do AG. Em alguns casos, podemos ter a presença das duas acidemias associadas, por exemplo: paciente com doença renal crônica, diabético com cetoacidose e diarreia. Nestes casos, lança-se mão do cálculo do delta/delta, que deseja responder à seguinte pergunta: A variação da concentração sérica de bicarbonato pode ser explicada pela variação do AG ou não? Em outras palavras, a acidose metabólica pode ser explicada apenas por um distúrbio que gere acidose ou existe a presença de mais de um deles?

- **Δ AG/D BIC = 1-2:** toda a variação do BIC é explicada pela variação do AG (acidose com AG aumentado isoladamente).

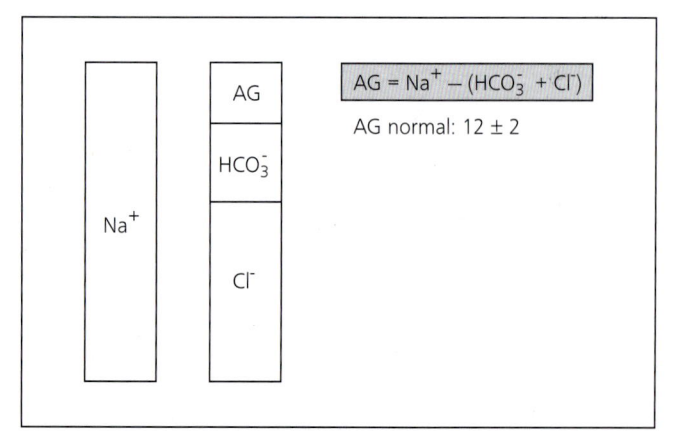

Fig. 4-8. Ânion GAP.

- **Δ AG/D BIC > 2:** a variação do AG é 2 vezes maior do que a do BIC. Dessa forma, além de acidose metabólica por elevação de AG, outro distúrbio está aumentando o BIC, ou seja, temos a presença de alcalose metabólica associada.
- **Δ AG/D BIC < 1:** a variação do BIC é maior que a do AG. Ou seja, há dois tipos de acidose (AG elevado e AG normal).

Obs.: Na doença renal crônica, a incapacidade de excretar ácidos e de regenerar bicarbonato permite que a acidemia possa ser classificada em AG normal ou aumentado.

Como coletar adequadamente a gasometria (Quadro 4-29)?

1. Amostra de sangue arterial é fundamental para correta avaliação dos distúrbios do equilíbrio acidobase.
2. Local da coleta preferível: artéria radial, precedida pela manobra de Alen para avaliar patência do arco palmar.
3. Aspira-se, inicialmente, heparina (1 mL), que deve percorrer toda a seringa, a seguir despreza-se o conteúdo, mantendo-se cerca de 0,1 mL de heparina.
4. Anestesia-se o local da punção com lidocaína 2%.
5. Punciona-se com agulha fina (insulina em caso de punção radial), ângulo de 30-45 graus.
6. Posteriormente, aspira-se 2-3 mL de sangue.
7. Homogeiniza-se a amostra e analisa-se, no máximo, entre 5-10 minutos.

$$\text{Osmolaridade estimada} = 2 \times [Na^+] + \frac{Ureia}{6} + \frac{Glicose}{18}$$

GAP osmolar: Osmolaridade medida − estimada

$$\frac{\Delta AG}{\Delta BIC} = \frac{AG\ encontrado - 10}{24 - BIC\ encontrado}$$

Sangue venoso: pH (0,05 menor) BIC (igual), PCO_2 (6 mmHg maior) PO_2 (50% menor).

Avaliação Inicial aos Pacientes com Acidose Metabólica

A abordagem inicial deve contemplar a história clínica do paciente, assim como exame físico minucioso. No contexto cirúrgico, deve-se atentar para presença de sonda, fístulas, quadros sépticos, peritoneostomia, derivações intestinais e/ou urinárias, curativos extensos, insuficiência renal e nutrição parenteral, que auxiliam no raciocínio clínico diferencial.[7,39]

Deve-se seguir o passo a passo para a abordagem sistemática do paciente, conforme elucidado a seguir:

1. Coleta de eletrólitos e gasometria em um mesmo momento clínico.
   A) Gasometria arterial.
   B) Sódio, potássio e cloro.
   C) Glicemia.
   D) Creatinina.

Quadro 4-28 — Causas de acidose metabólica

Ânion GAP normal		Ânion GAP elevado	
Perdas GI de BIC	Diarreia	Produção ácida aumentada	Insuficiência renal
	Fístula ou drenagem intestinal do intestino delgado		Cetoacidose (diabética, láctica, alcoólica)
	Derivação ureteral (ureterossigmoidostomia)		Acidose láctica (L e D-lactato)
	Resina de troca iônica (colestiramina)		Intoxicações (metanol, etilenoglicol, aspirina, acetaminofen, tolueno)
	Ingestão de cloreto de cálcio ou de magnésio	Incapacidade de excreção de ácido	Lesão renal aguda
Perda renal de BIC	Acidose tubular renal		Doença renal crônica
	Diuréticos poupadores de K		
	Inibidores da anidrase carbônica		
Outros	Recuperação de cetoacidose (diminuição da síntese de BIC, menor disponibilidade de cetonas)		
	Dilucional (aumento de Cl decorrente da administração de NaCl 0,9%)		
	Doença renal crônica estágios 4 e 5 (diminuição da excreção de NH3)		

E) Cetoácidos na urina ou sangue.
F) Lactato.
2. Determinar qual o distúrbio primário (espelhando-se sempre no pH, BIC, PCO$_2$ e BE).
3. Determinar se distúrbio é misto ou simples (avaliar compensação esperada).
4. Calcular o ânion GAP.
5. Calcular delta/delta (apenas se ânion GAP estiver elevado).

Após esta sequência, deve-se avaliar se o distúrbio encontrado é compatível, e sugerir tratamentos geral e específico para a acidose.

Quadro 4-29 — Gasometria

Variável	Valores normais
pH	7,35-7,45
PO$_2$	> 80 mmHg
PCO$_2$	35-45 mmHg
[HCO$_3^-$]	22-26
BE	0 ± 2
Saturação de O$_2$	> 95%
Cloro	95-105
Δ AG/Δ BIC	10 ± 2
Delta/Delta	1-2
Osmolaridade estimada	290 ± 5 mOsm/kg de H$_2$O
GAP osmolar	Até 10 mOsm/kg de H$_2$O

Tratamento

O tratamento da acidose metabólica dependerá eminentemente de sua causa, dessa forma a caracterização adequada do tipo de acidose deve ser praticada para evitar falhas terapêuticas. De maneira geral, as acidoses hiperclorêmicas (ânion GAP normal) devem ser tratadas com reposição de bicarbonato (oral ou venoso). A indicação de tratamento com bicarbonato em acidoses metabólicas com elevação de ânion GAP é cercada de controvérsias e, na prática, só deve ser feita em condições ameaçadoras à vida, como arritmias e diminuição do nível de consciência. Vale lembrar que a acidose leve acarreta vantagem fisiológica por facilitar a liberação de O$_2$ da hemoglobina na periferia. No entanto, quando o pH sérico encontra-se abaixo de 7,10, existe diminuição da resistência periférica e da contratilidade miocárdica, e, dessa forma, deve-se considerar o tratamento com bicarbonato venoso.[39,40]

Alguns tópicos devem ser lembrados para evitar efeitos iatrogênicos na administração do bicarbonato entre eles:

1. Acidose respiratória associada (incapacidade de liberar ácidos voláteis), uma vez que a infusão de bicarbonato aumenta o pCO$_2$ sérico e pode ter efeito contrário, ou seja, manutenção ou queda do pH.
2. Hipocalemia (pode ser acentuada).
3. Hipocalcemia aguda (mobilização do cálcio ionizado para proteínas).
4. Hipervolemia e hipernatremia (sobrecarga de sódio e água).
5. Acidemia intracelular.

Geralmente, considera-se a dose de bicarbonato a ser infundida com base no déficit de bicarbonato total: 0,3 × peso ×

BE. Não se deve repor este déficit completamente e sim cerca de 1/3 em 1 a 2 horas, de acordo com a gravidade do paciente e reavaliar efeito após.[38-40]

Alcalose Metabólica

Alcalose metabólica (AM) é um distúrbio comum e corresponde a cerca de metade dos DHEs. O que não deve ser surpresa, uma vez que vômitos, uso de diuréticos e uso de sonda gástrica sejam comuns no ambiente hospitalar. A taxa de mortalidade pode chegar a 45%, quando pH > 7,55, e até 80%, quando maior do que 7,65.[41] Define-se como elevação primária do HCO_3 sérico (> 32 mEq/L) com pH > 7,45 e tem como resposta compensatória esperada hipoventilação com elevação do pCO_2 arterial.[7]

As principais causas são por perda gastrointestinal ou renal de ácido, redistribuição intracelular de hidrogênio, administração de álcali ou por contração do volume extracelular (Quadro 4-30).[42]

Em geral, é assintomática, mas pode evoluir com manifestações graves, quando o pH > 7,6 ou quando outros distúrbios estão associados (hipocalemia, hipocalcemia, hipercapnia). As manifestações são neuromusculares (fraqueza, cãibra, letargia, confusão metal e coma) e miocárdicas (arritmias e diminuição do limiar anginoso por diminuição da oferta de oxigênio para os tecidos).[43]

O tratamento consiste em identificar e tratar o fator desencadeador do distúrbio. Em pacientes com perdas gastrointestinais ou contração do volume extracelular, o tratamento consiste em administração de fluidos, de preferência solução salina, por ser rica em cloro, bem como correção adequada dos demais distúrbios hidreletrolíticos. Se a alcalose for secundária ao excesso de mineralocorticoides, o tratamento deve ser direcionado para a doença de base. Diuréticos antagonistas da aldosterona e inibidores da anidrase carbônica (promovem bicarbonatúria) podem ser utilizados em casos selecionados. Em pacientes com alcalose grave (pH > 7,55 ou $HCO_3^- > 50$ mEq/L), sem resposta às medidas anteriores ou com manifestações graves, a reposição de ácido clorídrico ou cloreto de amônio está indicada (não disponível no Brasil). A hemodiálise com baixa concentração de bicarbonato no banho é uma opção nos casos graves refratários.[41,44]

Alcalose Respiratória

A alcalose respiratória é um distúrbio comum em pacientes cirúrgicos e em unidades de terapia intensiva, tendo como principais causas dor, ansiedade, doenças agudas, como pneumonia, asma, tromboembolismo, edema pulmonar, intoxicação por salicilatos ou volume-minuto elevado nos pacientes em ventilação mecânica.[7] O Quadro 4-31 mostra as causas mais importantes de alcalose respiratória:[45]

Manifestações Clínicas

A redução súbita do CO_2 desencadeia parestesias de extremidades, dormência perioral, formigamentos nas mãos, boca e sensação de aperto no tórax. Cefaleia, perda da lucidez, confusão e desorientação são também comuns. Casos graves podem precipitar arritmias cardíacas e convulsões. Tais sintomas são relacionados com efeitos metabólicos, cardiovasculares e no sistema nervoso central, como vasoconstrição cerebral, redução do fluxo sanguíneo miocárdico e aumento na produção de lactato e corpos cetônicos.[7] Achados do exame físico são inespecíficos, habitualmente relacionados com a causa da alcalose, como alterações de ausculta nos distúrbios pulmonares ou sinais neurológicos nos distúrbios do sistema nervoso.

Quadro 4-30 Causas de alcalose metabólica

- **Perda de ácido pelo trato gastrointestinal**
  - Vômito
  - Drenagem nasogástrica
- **Perda renal de ácidos**
  - Uso de diuréticos de alça e tiazídico
  - Hipercalcemia
  - Alcalose pós-hipercapnia
  - Hiperaldosteronismo primário
- **Redistribuição intracelular de hidrogênio**
  - Hipocalemia
- **Administração de bicarbonato ou citrato**
- **Contração do volume extracelular**

Quadro 4-31 Causas de alcalose respiratória

- **Associadas ao sistema nervoso central**
  - Dor, síndrome da hiperventilação, ansiedade, distúrbio do pânico, psicose, febre, acidente vascular encefálico, meningite, encefalite, tumores, trauma
- **Associadas a distúrbios pulmonares**
  - DPOC, doença pulmonar intersticial, aspiração, pneumonia, edema pulmonar, asma, tromboembolismo, pneumo/hemotórax, broncoaspiração
- **Miscelânea**
  - Sepse, anemia grave, insuficiência hepática, insuficiência cardíaca congestiva, fase de recuperação da acidose metabólica, ventilação mecânica
- **Associadas à hipóxia**
  - Altas altitudes, *shunt*s direita-esquerda
- **Associadas a medicações**
  - Progesterona, metilxantinas, salicilatos, catecolaminas, nicotina
- **Associadas ao sistema endócrino**
  - Gravidez, hipertireoidismo

Os achados da gasometria e sua definição já foram discutidos, outros dados de exames complementares merecem citação:[7]

- Níveis séricos persistentemente reduzidos de cálcio, sódio, potássio e fosfato sugerem acidose respiratória crônica.
- Hemograma pode sugerir sepse (leucocitose/leucopenia), anemia ou hipóxia crônica (aumento no hematócrito).
- Exames de funções hepática, tireoidiana e dosagem sérica de beta-HCG podem ser solicitados, se tais condições são prováveis causas da alcalose.

O surgimento de alcalose respiratória no pós-operatório deve-se, normalmente, à dor, no entanto, outras causas devem sempre estar em mente, particularmente as complicações infecciosas e pulmonares. Um alerta é o tromboembolismo pulmonar, que pode se apresentar apenas com dispneia e alcalose metabólica, sendo muito importante a suspeição clínica. Deve-se ter muito cuidado para não atribuir a alcalose a distúrbios de ansiedade e negligenciar um diagnóstico de um distúrbio mais grave e, às vezes, fatal.

Tratamento

O tratamento da alcalose respiratória consiste em abordar a doença de base. Não há indicação de tratamento de emergência, exceto em casos muito graves, com pH > 7,5, pois, como a mesma ocorre em resposta a um estímulo, seu tratamento é ineficaz, se este não for controlado.[7,45]

Nos pacientes em ventilação mecânica, deve-se diminuir o volume corrente e avaliar se a sedação e analgesia estão adequadas. A correção da $PaCO_2$ para valores "normais" em pacientes com distúrbio crônico desencadeia acidose metabólica, em razão do mecanismo compensatório renal de queda nos níveis de bicarbonato. Além de tranquilizar o paciente quanto à natureza benigna do processo, respiração em saco plástico e uso de sedativos leves podem ser indicados nos casos de síndrome de ansiedade-hiperventilação.[45]

Acidose Respiratória

A acidose respiratória é um distúrbio acidobásico secundário à hipoventilação alveolar, com consequente aumento na $PaCO_2$. Distúrbios pulmonares habitualmente não produzem acidose respiratória, exceto nas fases mais tardias da doença ou na presença de fadiga respiratória.[46]

O Quadro 4-32 mostra as principais causas de acidose respiratória:[7]

Manifestações Clínicas

Frequentemente, as manifestações clínicas da acidose metabólica são aquelas da doença de base. A gravidade e o tempo de instalação da hipercapnia estão diretamente relacionados com os sintomas, portanto, hipercapnia leve à moderada de instalação insidiosa habitualmente é oligossintomática.[47]

Os sintomas relacionados com o sistema nervoso central são predominantes e secundários a aumento da pressão intracraniana e aumento do fluxo cerebral decorrentes da vasodilatação: náuseas, vômitos, ansiedade, cefaleia, confusão, convulsões e coma.[7]

Sinais ao exame físico também estão, em sua maioria, associados à causa da acidose.[7,47] Por exemplo, baqueteamento digital, cianose periférica e alterações da ausculta pulmonar em pacientes com DPOC, sinais neurológicos nos distúrbios do sistema nervoso e hipo/hipertonia nos distúrbios da musculatura.

Em pacientes cirúrgicos, a apresentação clínica e o tempo decorrido pós-cirurgia são importantes como auxílio na determinação da causa do processo: no pós-operatório imediato, deve-se lembrar do efeito de drogas anestésicas, como potenciais depressores respiratórios. Nas situações de trauma é fundamental a avaliação precoce da obstrução de vias aéreas, enquanto, nos demais casos, a acidose respiratória normalmente resulta de fadiga respiratória secundária à sepse e/ou complicações pulmonares, que devem ser investigadas e tratadas o mais precocemente possível.

Tratamento

O tratamento da acidose respiratória é dirigido à correção da causa ou do distúrbio fisiopatológico subjacente. Pacientes com distúrbios crônicos devem ser conduzidos com cautela, visto que a "normalização" da $PaCO_2$ pode resultar em alcalose metabólica e até convulsões.[47]

Portanto, o uso de broncodilatadores, diuréticos, naloxona e outras medicações direcionadas ao tratamento da doença de base devem ser usados, caso necessário. Oxigenoterapia é útil na maioria dos casos, particularmente na presença de fa-

---

Quadro 4-32 Causas de acidose respiratória

- **Depressão do centro respiratório medular**
  - Apneia do sono central, parada cardíaca, acidente vascular encefálico, trauma, uso de anestésicos, sedativos e opioides
- **Disfunção da musculatura respiratória**
  - Lesão medular alta, crise miastênica, síndrome de Guillain-Barré, tétano, estado epiléptico, botulismo e uso de bloqueadores neuromusculares ou aminoglicosídeos
- **Obstrução de vias aéreas**
  - Apneia do sono obstrutiva, broncospasmo, laringospasmo, aspiração, trauma
- **Distúrbios ventilatórios**
  - Tórax instável, pneumo/hemotórax, síndrome do desconforto respiratório do adulto, DPOC, edema pulmonar, asma grave, tromboembolismo, pneumonia, hiperalimentação em pacientes em ventilação mecânica

lência respiratória, em que sua administração é mais importante que reduzir a hipercapnia, contudo, deve-se ter cautela em pacientes com DPOC, nos quais a administração de O_2 pode piorar a hipercapnia. Em decorrência disto, recomendam-se níveis de O_2 nos limites inferiores da normalidade (saturação O_2 88-90% e PaO_2 60-70 mmHg).[7,47]

Ventilação não invasiva pode ser indicada, particularmente nos pacientes com apneia do sono, DPOC e distúrbios neuromusculares, desde que não apresentem apneia, rebaixamento no nível de consciência ou instabilidade hemodinâmica, situações em que estão indicadas a intubação e a ventilação mecânica assistida.[7,47] Vale ressaltar que, na presença de sinais de insuficiência respiratória, o julgamento clínico do momento adequado da necessidade de intubação é o mais importante, ou seja, não é necessário aguardar determinado nível de PaO_2 ou $PaCO_2$, sendo bastante a presença de insuficiência respiratória grave refratária a medidas não invasivas.

CONCLUSÕES

Os distúrbios hidreletrolíticos e acidobásicos são frequentes e causados por uma grande variedade de doenças e processos fisiopatológicos. O entendimento da sua homeostase é fundamental na prática clínica, visto que direciona o médico para a correta solicitação e interpretação de exames complementares, culminando no diagnóstico adequado da doença.

Seu tratamento consiste, na maior parte das vezes, na devida abordagem da doença de base, associada a medidas emergenciais para controle de sintomas agudos graves, o que reforça, ainda mais, a necessidade de uma avaliação clínica sistemática que esclareça a causa do processo. Distúrbios graves, refratários ao tratamento inicial ou em pacientes com disfunção renal, devem ser sempre avaliados pelo nefrologista em razão da possibilidade de tratamento com diálise para correção.

REFERÊNCIAS BIBLIOGRÁFICAS

1. Rennke HG, Denker BM. *Fisiopatologia renal: princípios básicos*. 2 ed. São Paulo: Livraria Médica Paulista, 2009.
2. Taal MW, Chertow GM, Marsden PA *et al. Brenner & Rector's the kidney*. 9th ed. Philadelfia: Elsevier Saunders, 2012.
3. Floege J, Johnson R, Feehally J. *Comprehensive clinical nephrology*. 4th ed. Saint Louis: Elsevier Saunders, 2010.
4. Riella Miguel C. *Princípios da nefrologia e distúrbios hidroeletrolíticos*. 5 ed. Rio de Janeiro: Guanabara Koogan, 2010.
5. Adrogué HJ, Madias NE. Hyponatremia. *N Engl J Med* 2000;342:1581-89.
6. Rocha PN, Hiponatremia: conceitos básicos e abordagem prática. *J Bras Nefrol*. 2011;33(2):148-60.
7. Reddi AS. *Fluid, electrolyte and acid-base: disorders clinical evaluation and management*. New York: Springer, 2014
8. Melo REVA, Vitor CMA, Silva MBL *et al*. Resposta hormonal no paciente politraumatizado. *IJD* 2005;4:31-36.
9. Silva Jr JM, Barros MA, Chahda MA *et al*. Fatores de risco para complicações perioperatórias em cirurgias endoscópicas com irrigação. *Rev Bras Anestesiol* 2013;63(4):327-33.
10. Katz MA. Hyperglycemia-induced hyponatremia – Calculation of expected serum sodium depression. *N Engl J Med* 1973;289:843-44.
11. Hillier TA, Abbott RD, Barrett EJ. Hyponatremia: evaluating the correction factor for hyperglycemia. *Am J Med* 1999;106:399-403.
12. Ellison DH, Berl T. Clinical practice. The syndrome of inappropriate antidiuresis. *N Engl J Med* 2007;356:2064-72.
13. Moritz ML, Ayus JC. 100 cc 3% sodium chloride bolus: a novel treatment for hyponatremic encephalopathy. *Metab Brain Dis* 2010;25:91-96.
14. Sterns RH, Hix JK, Silver S. Treating profound hyponatremia: a strategy for controlled correction. *Am J Kidney Dis* 2010;56:774-79.
15. Gheorghiade M, Konstam MA, Burnett JC *et al*. Short-term clinical effects of tolvaptan, an oral vasopressin antagonist, in patients hospitalized for heart failure: the EVEREST Clinical Status Trials. *JAMA* 2007;297:1332-43.
16. Konstam MA, Gheorghiade M, Burnett Jr JC *et al*. Efficacy of Vasopressin Antagonism in Heart Failure Outcome Study With Tolvaptan (EVEREST) Investigators. Effects of oral tolvaptan in patients hospitalized for worsening heart failure: the EVEREST Outcome Trial. *JAMA* 2007;297:1319-31.
17. Adrogué HJ, Madias NE. Hypernatremia. *N Engl J Med* 2000;342:1493-99.
18. Lindner G, Funk GC, Schwarz C *et al*. Hypernatremia in the critically ill is an independent risk factor for mortality. *Am J Kidney Dis* 2007;50(6):952.
19. Gennari FJ. Hypokalemia. *N Engl J Med* 1998;339:451-58.
20. Groeneveld JH, Sijpkens YW, Lin SH *et al*. An approach to the patient with severe hypokalaemia: the potassium quiz. *QJM* 2005;98(4):305.
21. Lin SH, Lin YF, Chen DT *et al*. Laboratory tests to determine the cause of hypokalemia and paralysis. *Arch Intern Med* 2004;164(14):1561.
22. Choi MJ, Ziyadeh FN. The utility of the transtubular potassium gradient in the evaluation of hyperkalemia. *J Am Soc Nephrol* 2008;19:424-26.
23. Mount DB. Clinical manifestations and treatment of hypokalemia. *UpToDate* 2014;22.2. Disponível em: <http://www.uptodate.com/online>
24. Weisberg LS. Management of severe hyperkalemia. *Crit Care Med* 2008;36(12):3246-51
25. Goltzman D. Etiology of hypocalcemia in adults. *UpToDate* 2014;22.2. Disponível em: <http://www.uptodate.com/online>
26. Goltzman D. Treatment of hypocalcemia. *UpToDate* 2014;22.2. Disponível em: <http://www.uptodate.com/online>
27. Shane E. Etiology of hipercalcemia. *UpToDate* 2014;22.2. Disponível em: <http://www.uptodate.com/online>
28. Stewart AF. Clinical practice. Hypercalcemia associated with cancer. *N Engl J Med* 2005;352(4):373.
29. Hillner BE, Ingle JN, Chlebowski RT *et al*. American Society of Clinical Oncology 2003 update on the role of bisphosphonates and bone health issues in women with breast cancer. *J Clin Oncol* 2003;21:4042-57.
30. Machado CE, Flombaum CD. Safety of pamidronate in patients with renal failure and hypercalcemia. *Clin Nephrol* 1996;45:175-79.
31. Yu ASL, Stubbs JR. Causes of hypophosphatemia. *UpToDate* 2014;22.2. Disponível em: <http://www.uptodate.com/online>
32. Brunelli SM, Goldfarb S. Hypophosphatemia: Clinical consequences and management. *J Am Soc Nephrol* 2007;18:1999-2003.
33. Taylor BE, Huey WY, Buchman TG *et al*. Treatment of hypophosphatemia using a protocol based on patient weight and serum phosphorus level in a surgical intensive care unit. *J Am Coll Surg* 2004;98:198-204.

34. Yu ASL. Causes of hypomagnesemia. *UpToDate* 2014;22.2. Disponível em: <http://www.uptodate.com/online>
35. Martin KJ, Gonzalez EA, Slatopolsky E. Clinical consequences and management of hypomagnesemia. *J Am Soc Nephrol* 2008;19:1-5.
36. Yu ASL, Gupta A. Causes and treatment of hipermagnesemia. *UpToDate* 2014;22.2. Disponível em: <http://www.uptodate.com/online>
37. Rose BD, Post TW. Clinical physiology of acid-base and electrolyte disorders. 5th ed. New York: McGraw-Hill, 2001. p. 583.
38. Martins HS, Brandão Neto RA, Scalabrini Neto A et al. *Emergências clínicas: abordagem prática*. 5 ed. São Paulo: Manole, 2010. p. 425-39.
39. Emmett M. Approach to the adult with metabolic acidosis. *UpToDate* 2014;22.2. Disponiível em: <http://www.uptodate.com/online>
40. Kraut JA, Madias NE. Differential diagnosis of nongap metabolic acidosis: value of a systematic approach. *Clin J Am Soc Nephrol* 2012;7:671-79.
41. Galla JH. Metabolic alkalosis. *J Am Soc Nephrol* 2000;11(2):369.
42. Emmett M. Causes of metabolic alkalosis. *UpToDate* 2014;22.2. Disponível em: <http://www.uptodate.com/online>
43. Emmett M. Clinical manifestations and evaluation of metabolic alkalosis. *UpToDate* 2014;22.2. Disponível em: <http://www. uptodate.com/online>
44. Mehta A, Emmett M. Treatment of metabolic alkalosis. *UpToDate* 2014;22.2. Disponível em: http://www.uptodate.com/online
45. Byrd RP Jr. *Respiratori alcalosis* [Internet]. United States of America: East Tennessee State University, Department of Internal Medicine, Division of Pulmonary Diseases and Critical Care Medicine. Atualizado em: 18 Mar. 2013. Citado em: 9 Mar. 2014. Disponível em: <http://emedicine.medscape.com/article/301680-overview>
46. Murray J, Nadel J. Hypoventilation syndromes. In: *Textbook of respiratory medicine*. 4th ed. Philadelphia, Pa: WB Saunders, 2005. p. 2075-80, vol. 2.
47. Byrd Jr RP. *Respiratori acidosis* [Internet]. United States of America: East Tennessee State University, Department of Internal Medicine, Division of Pulmonary Diseases and Critical Care Medicine. Atualizado em: 4 Abr 2013. Citado em: 9 Mar 2014. Disponível em: <http://emedicine.medscape.com/article/301574-overview>

CAPÍTULO 5

CUIDADOS PRÉ-OPERATÓRIOS

Carlos Eduardo Soares de Macedo ■ Eduardo Cavalcanti Lapa Santos ■ Patrícia Sampaio Gadelha
Joaquim de Oliveira Borba Júnior ■ Guilherme da Conti Oliveira Sousa

INTRODUÇÃO

A avaliação pré-operatória se inicia na primeira consulta do paciente, por uma anamnese e exame físico adequados, direcionados não apenas à queixa específica do paciente, mas também à sua saúde de forma integral.

Qualquer procedimento cirúrgico tem riscos inerentes, que conferem uma morbidade e, em alguns casos, uma mortalidade significativa, portanto, uma melhor estimativa destes riscos pode ser conseguida pelos passos que iremos descrever adiante, cabendo posteriormente ao cirurgião analisar se os benefícios do procedimento justificam os riscos e, dessa forma, oferecer uma proposta de tratamento acertada ao paciente.

Uma avaliação adequada permite estabelecer medidas preventivas que visem a minimizar tais riscos e, também, aumentar o grau de vigilância intra e pós-operatória com relação às possíveis complicações mais frequentes.

Da mesma forma, deve-se antever a necessidade de recursos humanos e materiais que serão necessários para a adequada realização do procedimento, por exemplo, a necessidade de reserva de hemoderivados, grampeadores cirúrgicos, cânula de intubação seletiva, dentre outros, devem ser providenciados e reservados com antecedência.

Nessa fase, estabelece-se a relação médico-paciente, quando o cirurgião poderá entender as expectativas do paciente e familiares e procurará manter uma relação de confiança que será fundamental para definição do tratamento e condução no período pós-operatório.

AVALIAÇÃO DO RISCO CARDIOVASCULAR

O sistema cardiovascular é o mais sobrecarregado durante a cirurgia, sendo os eventos cardiovasculares, como o infarto agudo do miocárdio, a principal causa de morte no período perioperatório. A frase "liberado pelo cardiologista para cirurgia" deve ser evitada, sendo mais apropriado definir se o risco cardiológico do paciente é baixo, intermediário ou alto e quais as possíveis medidas que podem ser tomadas para minimizá-lo.[1,2]

Na avaliação pré-operatória, devem-se solicitar os exames gerais de forma racional, pedindo somente aqueles que poderão definir melhor os riscos do paciente.[1-3] A solicitação desnecessária de exames não alterará as condutas ou tampouco protegerá o médico do ponto de vista legal.[4] O Quadro 5-1 descreve indicações de exames complementares de acordo com a II Diretriz de Avaliação Perioperatória da Sociedade Brasileira de Cardiologia.[2]

RISCO INTRÍNSECO DA CIRURGIA

Os procedimentos cirúrgicos não cardíacos podem ser classificados, como de risco alto, intermediário ou baixo, de acordo com a probabilidade de desenvolver eventos cardíacos (morte ou infarto agudo do miocárdio não fatal) no período perioperatório (Quadro 5-2).[1]

ESTRATIFICAÇÃO DE RISCO

Existem várias formas de se estimar o risco cardiológico perioperatório de um paciente. Os dois algoritmos mais usados na prática clínica são o de Lee e o do *American College of Physicians* (ACP) (Quadros 5-3 e 5-4).[2,5]

Após estratificar-se o risco do paciente, define-se a conduta perioperatória cardiovascular (Quadro 5-5).[2]

Pacientes de risco moderado ou maior devem ter o pós-operatório realizado em UTI ou semi-UTI, com a realização de ECG e troponina diários nos 3 primeiros dias. A maioria dos IAM perioperatórios ocorre durante os 3 primeiros dias de pós-operatório, sendo, na maior parte dos casos, assintomáticos.

No caso de cirurgia de emergência, a operação deverá ser realizada independente da estratificação de risco cardiovascular do paciente. Salvo esta exceção, pacientes com condições car-

Quadro 5-1 — Indicações de exames complementares

Exame	Indicação
Creatinina	• Idade > 40 anos • Portadores de nefropatia, DM, HAS, insuficiência hepática ou insuficiência cardíaca na ausência de exame prévio nos últimos 12 meses • Intervenções de médio e grande portes
Glicemia de jejum	• Idade > 40 anos • DM
Hemograma	• Suspeita clínica de anemia • Intervenções de médio a grande portes
Coagulograma	• Anticoagulação • Insuficiência hepática • Distúrbios da coagulação • Intervenções de médio ou grande portes
Eletrocardiograma	• Idade > 40 anos • DM • Suspeita clínica de doença cardiovascular
Radiografia de tórax	• Idade > 40 anos • Suspeita clínica de anormalidades relacionadas com o tórax • Intervenções de médio a grande portes
Ecocardiograma	• Sopro sistólico sugestivo de estenose aórtica • IC com último exame > 12 meses • Dispneia sem causa definida • Pré-operatório de transplante hepático

díacas agudas (angina instável, IAM há menos de 1 mês, IC descompensada, valvopatia importante sintomática, bradiarritmia ou taquiarritmia grave) não devem ser submetidos a procedimentos cirúrgicos, devendo o mesmo ser postergado até compensação da cardiopatia.

Quadro 5-2 — Classificação dos riscos dos procedimentos cirúrgicos não cardíacos

Risco	Procedimentos
Baixo risco (< 1% de eventos cardíacos)	• Procedimentos endoscópicos ou odontológicos, cirurgia de catarata, mama ou cirurgia ambulatorial
Risco intermediário (1-5% de eventos cardíacos)	• Todos os procedimentos que não se enquadram nem em baixo nem em alto risco (p. ex., cirurgias abdominais, torácicas, ortopédicas etc.)
Alto risco (> 5% de eventos cardíacos)	• Cirurgias vasculares arteriais com exceção de endarterectomia de carótida • Cirurgias de urgência ou emergência

Quadro 5-3 — Algoritmo com base no trabalho de Lee

Fatores de risco
- Cirurgia intraperitoneal, intratorácica ou vascular suprainguinal
- Doença arterial coronária (ondas Q no ECG, e/ou sintomas de isquemia, e/ou teste não invasivo para isquemia alterada, e/ou uso de nitrato)
- Insuficiência cardíaca congestiva (quadro clínico sugestivo, e/ou radiografia de tórax com congestão pulmonar)
- Doença cerebrovascular
- Diabetes *melittus* em uso de insulinoterapia
- Creatinina pré-operatória > 2 mg/Dl

Estratificação de risco cardiovascular perioperatório
- Até um fator de risco presente – baixo risco
- Dois ou mais fatores de risco sem angina ou ICC limitante – risco intermediário
- Dois ou mais fatores de risco, mas com angina ou ICC classe funcional 3 ou 4 – risco alto

Quadro 5-4 — Algoritmo do *American College of Physicians*

Avaliar a pontuação abaixo
- Infarto agudo do miocárdio há < 6 meses (10 pontos)
- Infarto agudo do miocárdio há > 6 meses (5 pontos)
- Angina classe III (10 pontos)
- Angina classe IV (20 pontos)
- Edema agudo de pulmão na última semana (10 pontos)
- Edema agudo de pulmão há mais de 1 semana (5 pontos)
- Estenose aórtica importante (20 pontos)
- ECG com ritmo não sinusal ou com extrassístoles supraventriculares (5 pontos)
- ECG com > 5 extrassístoles ventriculares (5 pontos)
- PaO_2 < 60, $PaCO_2$ > 50, K < 3, U > 50, Cr > 3 ou restrito ao leito (5 pontos)
- Idade > 70 anos (5 pontos)
- Cirurgia de emergência (10 pontos)

Estratificação de risco cardiovascular perioperatório
- Se > 20 pontos – alto risco
- Se < 20 pontos – avaliar as seguintes variáveis
  – Idade > 70 anos
  – História de angina
  – Diabetes *melittus*
  – Ondas Q no ECG
  – História de ICC
  – História de infarto
  – Alterações isquêmicas de ST no ECG
  – Hipertensão arterial com hipertrofia ventricular esquerda
- Se até 1 variável presente – risco cardiovascular perioperatório baixo
- Se 2 ou mais variáveis presentes – risco cardiovascular perioperatório intermediário

Quadro 5-5 — Conduta perioperatória cardiovascular

Risco	Conduta preconizada
Baixo	• Intervenção cirúrgica sem necessidade de procedimentos adicionais
Moderado	• No caso de cirurgia vascular arterial – realizar prova não invasiva de isquemia, caso isto vá alterar a conduta (recomendação 2 A) • No caso de cirurgias de médio risco – realizar prova não invasiva de isquemia, caso isto vá alterar a conduta (recomendação 2 B)
Alto	• Sempre que possível, adiar a operação até estabilizar a condição cardíaca. Se a natureza do risco for isquêmica, fazer cateterismo

Quadro 5-6 — Estratégias para redução do risco cardiovascular perioperatório

Estratégia	Recomendações
Betabloqueadores	• Uso prévio da medicação – grau de recomendação I • Isquemia miocárdica (detectada por testes não invasivos ou por sintoma de angina) pacientes que irão se submeter a procedimentos cirúrgicos – grau de recomendação I • Candidatos a operações vasculares arteriais que possuem risco cardíaco moderado – grau de recomendação IIa
AAS	• Ver tópico sobre antitrombóticos
Estatinas	• Uso prévio da medicação, cirurgias vasculares arteriais e pacientes sabidamente coronariopatas
Normotermia	• Temperatura corporal abaixo de 35°C durante a cirurgia aumenta o risco de IAM e infecções. Assim, preconiza-se a normotermia durante o ato cirúrgico
Revascularização percutânea/cirúrgica pré-operatória	• As indicações são as mesmas do paciente em geral (angina estável e lesão de tronco de coronária esquerda, doença trivascular com FE < 50%)
Manter Hb > 9, caso o paciente seja coronariano	• A despeito da falta de evidências, recomenda-se manter o nível de hb um pouco mais alto em pacientes coronariopatas

Pacientes que foram submetidos a alguma forma de avaliação funcional nos últimos 2 anos (p. ex., teste ergométrico, cintilografia com dipiridamol etc.) e que não tiveram alteração da sintomatologia desde então podem ir à cirurgia sem necessidade de repetição do exame. Isto também se aplica a pacientes que tiveram revascularização cirúrgica completa realizada há mais de 6 meses e menos de 5 anos e que estão estáveis clinicamente.

REDUÇÃO DO RISCO CARDIOVASCULAR

As estratégias para redução do risco cardiovascular perioperatório estão sumarizadas no Quadro 5-6.[2]

Com relação a tais recomendações, as seguintes observações devem ser feitas:[2]

- Os betabloqueadores avaliados em trabalhos são o atenolol, o bisoprolol e o metoprolol. Recomenda-se iniciar pelo menos 1 semana antes da cirurgia, almejando-se uma FC entre 55 e 65 bpm e evitar hipotensão (PAS < 100 mmHg). A droga deve ser mantida por, pelo menos, 1 mês depois do procedimento.
- Após procedimentos de revascularização (cirúrgica ou percutânea), deve-se atentar para os intervalos mínimos que se deve aguardar para a realização de cirurgias não cardíacas, que variam de 7 dias a 1 ano a depender do tipo de revascularização realizada.
- Com relação à hipertensão, níveis de PAS < 180 mmHg e de PAD < 110 mmHg não contraindicam procedimentos eletivos. Caso a PA esteja em níveis maiores do que estes, recomenda-se um melhor controle antes da cirurgia. Deve-se continuar com todos os anti-hipertensivos do paciente mesmo no dia da cirurgia. A ingestão de comprimidos com pequeno volume de água não atrapalha o jejum necessário antes do procedimento.
- Estenoses valvares são mal toleradas no período perioperatório e, se sintomáticas, devem ser corrigidas antes de procedimentos eletivos. Já regurgitações valvares não costumam trazer grandes malefícios desde que bem controladas clinicamente.
- Pacientes que colocaram marca-passo definitivo nos últimos 60 dias devem ter procedimentos eletivos postergados, uma vez que haja risco de episódio de bacteriemia com consequente infecção do sítio de implantação do MCP.

PERIOPERATÓRIO PULMONAR

A incidência de complicações pulmonares é bastante variável na literatura, em razão da heterogeneidade da população estudada, bem como da própria definição de complicação respiratória. Em um estudo de revisão, sua incidência média foi estimada em 6,8%.[6]

Fatores de risco relevantes são: idade > 50 anos, DPOC, insuficiência cardíaca, tabagismo (< 2 meses), hipertensão pulmonar, dependência funcional, ASA > 2, apneia do sono, saturação de oxigênio baixa, hipoalbuminemia (< 3 g/dL), tipo de cirurgia (torácica, abdome superior, neurocirurgia, cabeça e pescoço, aneurisma de aorta abdominal), tempo de cirurgia maior que 3 horas, anestesia geral e uso de bloqueadores neuromusculares de longa duração. Asma compensada não aumenta o risco de complicações pulmonares. Não há estudos em adultos que mostrem que IVAS aumente o risco, embora seja prudente evitar cirurgias eletivas nesta situação. Obesidade mostrou-se como fator de risco independente em apenas um de oito estudos.[6-10]

Com relação aos exames pré-operatórios, a espirometria deve ser solicitada nas seguintes situações: DPOC ou asma não estratificados; cirurgia de ressecção pulmonar; dispneia de causa incerta, para tentar definir diagnóstico. Não deve ser solicitada de rotina, e seus resultados não podem ser usados isoladamente para contraindicar a cirurgia, visto que os resultados do exame não são bons preditores de complicação.[11,12]

Gasometria arterial não deve ser solicitada como medida para estratificar risco, embora hipercapnia e hipoxemia estejam associadas a aumento de complicações, ambas apresentam-se em contextos clínicos que definem melhor o prognóstico (como ASA e DPOC).[6-11]

A avaliação do risco pulmonar pode ser realizada por escores de estimativa de risco, que utilizam os fatores de risco para tentar quantificar a probabilidade de complicações pós-operatórias.

O índice de Canet usa sete fatores de risco, tendo como vantagens a simplicidade de cálculo e a desvantagem de incluir complicações menores de pouca relevância clínica (Quadro 5-7).[12,13]

O de Azorullah tem como objetivo predizer a probabilidade de falência respiratória (uso de ventilação mecânica > 48 horas), sendo de cálculo mais complexo e de utilidade incerta em pacientes jovens e mulheres (Quadros 5-8 e 5-9).[14]

Outros autores publicaram índices para predizer falência respiratória e pneumonia, os mesmos precisam utilizar um *software* para cálculo decorrente de sua complexidade, mas os mesmos podem ser baixados ou acessados livremente *online*.[15-18]

Quadro 5-7 Índice de risco de Canet

Fatores	Pontos
Idade: 51-80/> 80	3/16
Sat O$_2$ preop% – 91-95/< 91	8/24
Infecção respiratória no último mês	17
Hemoglobina < 11	11
Incisão: abdome superior/tórax	15/24
Duração horas: 2-3/> 3	16/23
Cirurgia de emergência	8
Taxa de complicação pulmonar	
Risco	Complicação pulmonar (%)
Baixo (< 26)	1,6
Intermediário (26-44)	13,3
Alto (> 44)	42,1

Quadro 5-8 Índice de probabilidade de risco de falência respiratória

Procedimentos – Pontos	Grau funcional – Pontos
Operação de aneurisma de aorta abdominal – 15	Dependente – 10
Operação torácica – 14	Dependência parcial – 6
Operação abdominal alta – 10	
Operação de cabeça e pescoço – 8	
Neurocirurgia – 8	
Operação vascular arterial – 3	
Anestesia geral – 4	
Operação de emergência – 3	
Transfusão mais de 4 concentrados de hemácias – 3	
Disfunção orgânica – Pontos	**Idade – Pontos**
Diminuição de 10% do peso nos últimos 6 meses – 7	≥ 80 anos – 17
Doença pulmonar obstrutiva crônica (DPOC) – 5	70-79 anos – 13
Acidente vascular encefálico (AVE) – 4	60-69 anos – 9
Diminuição do nível de consciência – 4	50-59 anos – 4
Ureia < 16 mg/dL – 4	
Ureia 44 a 60 mg/dL – 2	
Ureia > 60 mg/dL – 3	
Uso de corticoide crônico – 3	
	Hábitos – Pontos
	Tabagismo – 3
	Etilismo > 2 doses/dia – 2

Estratégias para Reduzir Complicações Pulmonares

- Cessar o tabagismo antes da cirurgia, preferencialmente 8 semanas antes, mas qualquer período parece ser melhor que não interromper, inclusive com benefícios em complicações não respiratórias.[19]
- DPOC e asma devem ser compensadas antes da cirurgia, com objetivo de operar o paciente no melhor estado funcional possível, sendo importante a avaliação do especialista que conduz o caso do paciente no período pré-operatório.

Quadro 5-9 Estratificação de risco pulmonar

Pontos	Classe	Risco pulmonar	% complicações
0-15	I	Baixo	0,24%
16-25	II	Baixo	1,19%
26-40	III	Intermediário	4%
41-55	IV	Alto	9,4%
> 55	V	Alto	15,8%

Não se recomenda o uso de antibióticos, exceto na presença de sinais de infecção. Neste caso, a cirurgia deve ser suspensa até o término do tratamento e retorno do escarro ao seu padrão basal.[20]

- Fisioterapia respiratória antes e depois da cirurgia deve ser recomendada em pacientes de alto risco, podendo reduzir complicações (pneumonia e atelectasia) e permanência hospitalar, embora revisão sistemática, avaliando intervenções pós-cirurgia, não tenha encontrado evidências de benefício.[21-25]
- Se possível, evitar anestesia geral e bloqueadores musculares de longa duração, como o pancurônio, visto que ambos são fatores de risco pulmonar, dando preferência a bloqueios e agentes de curta duração, como o atracúrio.
- Considerar estratégias cirúrgicas alternativas, particularmente em pacientes de alto risco, lembrando que o tipo e a duração da cirurgia são fatores de risco importantes.
- Estratégias de ventilação pulmonar protetora (volume corrente 6-8 mL/kg, PEEP 6-8 cm H_2O e manobras de recrutamento a cada 30 minutos) podem ser benéficas, particularmente em cirurgia abdominal.[23]
- Uso de CPAP, bloqueios intercostais, cirurgia laparoscópica, anestesia epidural e evitar SNG de rotina após cirurgia abdominal também parecem ser benéficos e devem ser usados sempre que possível, particularmente nos pacientes de alto risco.

RISCO HEPÁTICO

Procedimentos cirúrgicos em pacientes cirróticos estão associados à alta morbimortalidade, a estratificação de risco pré-operatório pode ser difícil, em alguns casos o diagnóstico é feito durante a cirurgia. Mesmo nos pacientes com cirrose diagnosticada, sua gravidade pode ser estimada de forma incorreta, visto que muitas ferramentas que utilizamos são imprecisas.[26]

A classificação de CHILD é útil para prever mortalidade perioperatória. Sua pontuação emprega cinco critérios (dois clínicos e três laboratoriais) para a doença hepática. Cada critério é pontuado entre 1-3, com 3 indicando a condição mais grave, conforme apresentado no Quadro 5-10.

Na colangite esclerosante primária e cirrose biliar primária, os valores de referência de bilirrubina são alterados para refletir o fato de que estas doenças apresentam níveis altos de bilirrubina conjugada. Nestas doenças, o limite superior para 1 ponto é de 4 mg/dL, e o limite superior para 2 pontos é de 10 mg/dL.

Interpretação

A doença hepática crônica é classificada em Child-Pugh classes A, B e C, empregando-se a pontuação somada anteriormente. Mesmo com a introdução de modernas técnicas cirúrgicas e anestésicas, tais estimativas parecem não ter se alterado significativamente (Quadro 5-11).[27,28]

O escore MELD ou **Modelo para Doença Hepática Terminal**, do inglês *Model for End-Stage Liver Disease*, é um sistema de pontuação para avaliar a gravidade da doença hepática crônica, sendo um preditor de mortalidade; também utilizado para priorizar a alocação dos pacientes para transplantes hepáticos, tendo como vantagens uma menor subjetividade e uma melhor precisão com relação ao CHILD, sendo um bom preditor de mortalidade, particularmente após 7 dias, com valores superiores a 8-10, indicando aumento do risco.[29,30] Esse sistema de classificação utiliza os valores do paciente de bilirrubina sérica, creatinina sérica e índice internacional normalizado (INR). É calculado de acordo com a seguinte fórmula:

$$MELD = 3,78[Ln \text{ bilirrubina sérica (mg/dL)}] + 11,2[Ln \text{ INR}] + 9,57[Ln \text{ creatinina sérica (mg/dL)}] + 6,43$$

Obs.: Ln = Logaritmo natural

Na interpretação da escala MELD em pacientes hospitalizados, a mortalidade em 3 meses é de acordo com a pontuação (Quadro 5-12).

Outras variáveis que podem influenciar o prognóstico são: classificação da ASA *(American Society Anesthesiology)*, cirurgia de emergência, necessidade de hemotransfusão, sódio sérico menor do que 130 mmol/L e cirurgia gastrointestinal.[30,31]

A presença de hipertensão porta é comumente associada à maior risco cirúrgico, inclusive com alguns autores sugerindo uso do TIPS como medida para reduzi-la antes da cirurgia; no

Quadro 5-10 Classificação de CHILD para doença hepática

Critério	1 ponto	2 pontos	3 pontos
Bilirrubina total (mg/dL)	< 2	2-3	> 3
Albumina sérica (g/dL)	> 3,5	2,8-3,5	< 2,8
TP (s)/INR	1-3/< 1,7	4-10/1,71-2,20	> 10/> 2,20
Ascite	Nenhuma	Leve	Severa
Encefalopatia hepática	Nenhuma	Graus I-II (ou suprimida com medicação)	Graus III-IV (ou refratária)

Quadro 5-11 Classificação Child-Pugh da doença hepática crônica

Pontos	Classe	Sobrevida em 1 ano	Sobrevida em 2 anos
5-6	A	100%	85%
7-9	B	81%	57%
10-15	C	45%	35%

entanto, seu papel como fator de risco independente é questionado por outros, especialmente em ressecções hepáticas.[32-34]

Assim, na avaliação pré-operatória de pacientes com hepatopatia crônica, devem ser avaliados o CHILD e o MELD, o estado nutricional e a presença de hipertensão porta, preferencialmente por um profissional experiente na condução deste tipo de paciente.[26]

Cirurgias eletivas devem ser contraindicadas na presença de hepatite viral aguda, hepatite alcoólica aguda e hepatopatia crônica CHILD C, principalmente se associada à coagulopatia grave, insuficiência renal aguda ou insuficiência cardíaca.[26,32,35] Nos demais casos, o risco-benefício deve ser pesado, por exemplo, cirurgias abdominais de grande porte, como duodenopancreatectomia, são frequentemente realizadas em pacientes com função hepática preservada e sem hipertensão porta.[36]

Com base em opinião de especialistas e recomendações clássicas, deve-se avaliar a presença de coagulopatia e repor vitamina K, associada a plasma fresco, se necessário, para manter o tempo de protrombina dentro de 3 segundos do normal; transfundir plaquetas, se necessário, de acordo com o tipo de cirurgia (frequentemente > 50.000 plaquetas/mm³). A desmopressina (DDAVP) pode ser associada às outras medidas, se sangramento.[37,38]

Uma revisão sistemática mostrou a possibilidade de redução de sangramento e transfusões em estudos com uso de aprotinina, fator VII a recombinante, ácido trenexâmico, pressão venosa central baixa e tromboelastografia, em cirróticos submetidos a transplante, contudo, a qualidade dos estudos não permite conclusões definitivas.[39]

A ascite deve ser tratada de forma agressiva com restrição de sódio, diuréticos e paracentese de grande volume, inclusive a mesma pode ser esvaziada no intraoperatório, tendo sempre cuidado em razão da possibilidade de causar disfunção renal e precipitar episódios de encefalopatia hepática.[40]

Avaliar e prevenir encefalopatia hepática: evitar sedativos, constipação, distúrbios hidreletrolíticos, alcalose, sepse, uremia, hipóxia e sangramento. Embora não haja evidências de que terapia profilática para evitar encefalopatia beneficie tais pacientes.[40]

Desnutrição está associada a aumento de necessidade de hemoderivados e permanência hospitalar, recomenda-se avaliação por equipe de nutrição antes da cirurgia, embora não haja evidências no momento que intervenções nutricionais alterem o prognóstico.[41]

Convém evitar uso de drogas hepatotóxicas, como paracetamol, ácido acetilsalicílico, diclofenaco, halotano, isoniazida, oxacilina, metildopa, fenitoína, clorpromazina, estatinas.

RISCO METABÓLICO

Este tópico apresenta um resumo das principais recomendações a serem seguidas nos pacientes portadores de diabetes *melittus*, bem como nos usuários crônicos de corticoide, com risco de insuficiência suprarrenal.[42-44]

Diabetes *Melittus*

- Hemoglobina glicada (HbA1C) acima de 8% está associada a maior tempo de internação hospitalar em pós-operatório de cirurgias eletivas. Assim, pacientes diabéticos devem ter HbA1C entre 6 e 8% no pré-operatório. Pacientes com glicemia > 200 mg/dL devem ter suas cirurgias adiadas até melhor controle glicêmico.
- Os pacientes, que fazem uso de insulina, devem receber a sua dose usual de insulina NPH ou análogos de longa ação (glargina, detemir) no dia anterior à cirurgia, e na noite anterior devem ter sua insulina reduzida em 75% da dose, se ficarão em jejum.
- No dia na cirurgia, enquanto o paciente estiver de jejum, as insulinas prandiais (regular, lispro, aspart e gluilisina) devem ser suspensas, e a insulina basal (NPH, glargina, detemir) deve ser administrada com redução de 25-50% da dose a depender do horário da cirurgia. Os hipoglicemiantes orais e medicamentos injetáveis que não sejam insulina devem ser suspensos no dia da cirurgia. Preferencialmente, o paciente diabético deve ser agendado para os primeiros horários cirúrgicos do dia para prevenir incursões glicêmicas.
- Dar preferência para uso de insulina SC para correção de hiperglicemia antes de pequenos procedimentos cirúrgicos ambulatoriais e insulina regular em BIC para controle glicêmico em cirurgias de maior porte.
- No intraoperatório, o alvo glicêmico é entre 100-180 mg/dL. Monitorizar HGT 2/2 horas, se paciente se encontra nesse

Quadro 5-12 Escala MELD em pacientes hospitalizados

MELD	Mortalidade%
> 40	100%
30-39	83%
20-29	76%
10-19	27%
< 10	4%

alvo ou de 1/1 hora, se paciente descontrolado em uso de bomba de infusão contínua (BIC) de insulina. Esquemas de uso de insulina em BIC variam dentre as instituições, mas em geral iniciam-se com 0,015 U/kg/h de insulina rápida com ajustes a cada hora de acordo com protocolo local. Enquanto paciente estiver em jejum e em uso de BIC de insulina, deve-se fornecer aporte de solução glicosada a 5% 100 mL/ hora.
- Durante o pré e pós-operatório deve-se manter o paciente diabético sempre com doses de insulina basal associados à insulina prandial ou a insulinas SC para correção de acordo com uma escala predefinida, entretanto, nunca se deve deixar o paciente apenas com esquemas de insulina, conforme correção.
- No pós-operatório de pacientes diabéticos tipo 2, assim que se restabeleça a alimentação oral, sem disfunções renais ou hepáticas, os hipoglicemiantes previamente em uso podem voltar a ser utilizados.

Suprarrenais

- Todo paciente que faz uso de qualquer dose de corticoides acima de 2 semanas, corre o risco de apresentar insuficiência suprarrenal relativa em um momento de maior demanda metabólica, como é o estresse cirúrgico.
- Pacientes em uso de doses de corticoides, que se submeterão a pequenos procedimentos ambulatoriais, devem ter suas doses dobradas no dia da cirurgia e mantidas por 2-3 dias.
- Em casos de cirurgias de grande porte, os pacientes deverão receber 100 mg de hidrocortisona na indução anestésica e a seguir 50 mg de 6/6 horas no 1º dia até que ocorra estabilidade clínica. A partir do momento que voltar a se alimentar, pode ter sua dose prévia de corticoide via oral dobrada e retomada aos valores habituais após alta hospitalar.

RISCO RENAL

A disfunção renal perioperatória é importante causa de aumento de morbimortalidade. Com o aumento da expectativa de vida, pacientes mais idosos e com maior número de comorbidades estão sendo submetidos a procedimentos cirúrgicos de alto risco, o que tornam as práticas da proteção orgânica possíveis modificadoras de prognóstico a curto e longo prazos.[45]

A disfunção renal afeta tanto indivíduos com função renal preservada antes da cirurgia como aqueles com algum grau de comprometimento prévio. Múltiplos fatores podem estar envolvidos no desenvolvimento da lesão renal aguda (LRA), os principais são as condições às quais o paciente se submete durante o procedimento cirúrgico e a presença de condições prévias que ofereçam maior risco.[46-48]

A LRA pode ser definida baseando-se em um dos critérios descritos a seguir:[49]

- Aumento da creatinina sérica ≥ 0,3 mg/dL (≥ 26 μmol/litro) dentro de 48 horas com relação à basal.
- Aumento da creatinina sérica ≥ 50% (1,5 vez a partir de um valor referência previamente conhecido).
- Débito urinário < 0,5 mL/kg/h por mais de 6 horas consecutivas.

A presença de LRA está associada a maior tempo de permanência na UTI, maior permanência hospitalar e aumento de mortalidade. Por isto, estratégias de proteção renal são essenciais e devem ser adotadas de rotina.[50]

Os principais fatores de risco para LRA estão descritos no Quadro 5-13.[46-51]

Atenção especial deve ser dada à população idosa, que está mais propensa a apresentar disfunção renal pós-operatória em razão, especialmente, de três fatores: diminuição da função renal decorrente da idade, presença de comorbidades que se somam para o prejuízo da função renal e uso de diversos medicamentos.[52,53]

Pacientes submetidos à cirurgia cardíaca e de grande porte também estão mais propensos ao desenvolvimento de LRA em razão, principalmente, do risco maior de sangramentos, hipovolemia, circulação extracorpórea > 3 horas, liberação de citocinas (cirurgia, translocação), complexo heparina-protamina (ativação de citocinas), hipovolemia, hipotensão, vasodilatação induzida por anestésicos, disfunção miocárdica e hemólise.[45]

Para prevenção de LRA nos pacientes cirúrgicos recomendam-se:[45]

- Otimizar função renal pré operatória – evitar procedimentos cirúrgicos em momentos de agudização da doença renal crônica.

Quadro 5-13 Fatores de risco para LRA

Idade > 75 anos
Doença renal crônica prévia em estágio 3 (RFG < 60 mL/min/1,73 m^2)
Doença hepática
Diabetes *melittus*
Insuficiência cardíaca (fração de ejeção menor que 35%)
Doença aterosclerótica vascular periférica
Revascularização do miocárdio
Rabdomiólise
Uso de anti-inflamatórios não esteroides
Hipotensão, sepse, hipovolemia
Administração de contrastes (pouco importante em indivíduos sem lesão renal prévia)
Predisposição genética
Indução anestésica

- Identificar o paciente com fatores de risco para LRA perioperatória.
- Reposição hídrica adequada (medida de maior impacto) com base na:
  - Perda hídrica com jejum: 2 mL/kg/hora.
  - Perdas insensíveis: 4-6 mL/kg/hora.
  - Perdas cirúrgicas:
    - Pequeno porte 4-6 mL/kg/hora.
    - Médio porte 6-10 mL/kg/hora.
    - Grande porte 10-15 mL/kg/hora.
- Evitar uso de drogas nefrotóxicas (AINES, inibidores de ECA, aminoglicosídeos), incluindo exames contrastados.
- Avaliação rigorosa de volemia pela monitorização hemodinâmica, exame físico e pressão venosa central – A avaliação da PVC como indicador de volemia deve ser realizada pela resposta à infusão de líquidos, de modo seriado. A ausência de aumentos na PVC de até 3 mmHg, após prova de volume padronizada, quase sempre é garantia de bom desempenho cardíaco e de espaço para reposição volêmica.[54]
- Manter pressão arterial média perioperatória adequada – manter PAM no limite de 65 mmHg, no entanto, a individualização é necessária, tanto para valores inferiores guiados por índices de perfusão tecidual ($SvO_2 > 70\%$) quanto para valores superiores nos pacientes com doença vascular.[55]
- Uso de inotrópicos, quando necessário, para evitar baixo débito e hipoperfusão renal.
- Evitar uso rotineiro de diuréticos, bem como de dopamina.

RISCO DE TROMBOSE VENOSA PROFUNDA (TVP)

Neste item, descreveremos as medidas de profilaxia recomendadas para pacientes cirúrgicos (geral, urológicos, vasculares, ginecológicos, bariátricos e cirurgia plástica/reconstrutora) visto que compõem o cotidiano do cirurgião geral. Demais intervenções (neurocirurgia, ortopedia, trauma) possuem padrões de risco um pouco diferente, com recomendações específicas de profilaxia.[56,57]

A indicação da melhor estratégia de prevenção de TVP depende da avaliação dos riscos do paciente de desenvolver trombose com relação aos riscos de sangramento. O *guideline* da ACCP recomenda uma estratificação de risco com base nos escores de Rogers e Caprini, subdividindo os pacientes em quatro grupos, sumarizados no Quadro 5-14, adaptada da mesma fonte, excluindo os estudos em populações de cirurgia plástica.[56,58,59]

As porcentagens de risco expressam a probabilidade de ocorrência de tromboembolismo venoso sintomático. O problema dessa classificação reside na relativa complexidade de cálculo dos escores (que podem sem encontrados no *guideline* ACCP), bem como considerações com relação à generalização destes dados para o nosso meio.[56] Os autores descrevem também fatores associados a complicações hemorrágicas maiores, que definem pacientes em alto risco de sangramento, o Quadro 5-15 adaptado do *guideline* resume tais fatores.

Quadro 5-14 Estratificação de risco (Rogers e Caprini)

Risco%	Rogers	Caprini
Muito baixo (0-0,1%)	< 7	0
Baixo (0,4-0,6%)	7-10	1-2
Moderado (1-1,5%)	10	3-4
Alto (1,9%)	–	> 4

As medidas profiláticas podem ser divididas em mecânicas e farmacológicas. No caso das medidas mecânicas, temos o uso de meias-elásticas e a compressão pneumática intermitente. A deambulação precoce pode ser considerada como forma de profilaxia e recomendada em todos os casos, sempre que possível.

Dentre as medidas farmacológicas, o uso de heparina de baixo peso molecular (HBPM) ou heparina não fracionada (HNF) são recomendados quando há indicação de profilaxia medicamentosa com um grau de recomendação igual. As seguintes doses podem ser usadas: enoxaparina SC 40 mg/d, tinzaparina SC 4.500 UI/dia, dalteparina SC 5.000 UI/d, HNF 5.000 UI SC 8/8 horas.

O Quadro 5-16 sumariza as recomendações, considerando-se a estratificação de risco de TVP e o risco de sangramento.

Os pacientes de alto risco com câncer, além das medidas acima, devem receber profilaxia estendida com HBPM pós-alta, por 4 semanas.

Fondaparinux SC 2,5 mg/dia ou aspirina 160 mg/dia devem ser usados como profilaxia farmacológica em pacientes de risco alto com contraindicação ao uso de HNF e HBPM, seguindo-se as demais recomendações do Quadro 5-16.

Quadro 5-15 Fatores de risco associados a complicações hemorrágicas maiores

Fatores de risco gerais
- Sangramento ativo, sangramento prévio importante, distúrbio de coagulação não tratado, insuficiência renal ou hepática grave, trombocitopenia, acidente vascular encefálico, hipertensão arterial sistêmica descompensada, punção peridural ou raquianestesia nas últimas 4 horas ou dentro das próximas 12, uso concomitante de anticoagulantes, antiplaquetários ou trombolíticos

Fatores de risco procedimento-específicos
- Cirurgia abdominal, ressecção hepática, cirurgia cardíaca, cirurgia torácica

Procedimentos em que o sangramento pode ter consequências graves
- Neurocirurgia e procedimentos de reconstrução com retalhos livres

Quadro 5-16	Estratificação do risco de sangramento	
	Alto risco sangramento –	Alto risco sangramento +
Risco muito baixo	Nenhuma medida	
Risco baixo	Profilaxia mecânica, preferencialmente PCI	
Risco moderado	HNF, HBPM ou PCI	PCI
Risco alto	HNF ou HBPM + ME ou PCI	PCI, adicionar medidas farmacológicas quando o risco de sangramento diminuir

Recomenda-se que cada instituição tenha seu protocolo por escrito de prevenção de TVP em pacientes cirúrgicos.

A profilaxia mecânica tem também contraindicações: lesões de pele (úlceras, dermatites), doença vascular periférica, revascularização de membros inferiores, fratura com imobilização de membros. Em tais casos, a profilaxia isolada do membro não afetado não deve ser considerada como medida profilática única.

A maioria dos estudos iniciou HBPM ou HNF 2 horas antes da cirurgia, embora no caso da HBPM o início com 12 horas de antecedência parece ter a mesma eficácia com menores riscos.

Embora não haja consenso quanto à melhor estratégia de profilaxia no obeso mórbido submetido à cirurgia bariátrica, principalmente no que se relaciona com as doses e a duração da profilaxia, preferimos seguir as doses usuais citadas anteriormente e utilizando a profilaxia estendida de forma individualizada.

MANEJO DE TERAPIA ANTITROMBÓTICA NO PERIOPERATÓRIO

O manejo de pacientes em uso de anticoagulação depende da avaliação do risco de trombose *versus* o risco de sangramento de cada paciente.[60] O Quadro 5-17, adaptado do *guideline* da ACCP, estratifica os riscos (alto, moderado e baixo) de acordo com a indicação do uso do anticoagulante (válvula cardíaca metálica – VCM, fibrilação atrial – FA e trombose venosa prévia – TVP), visto que os fatores de risco diferem de acordo com a patologia de base, no caso da FA, o principal fator de risco e a pontuação na escala CHADS2.

Procedimentos que podem ser realizados sem suspensão da varfarina (INR entre 2 e 3) em razão do baixo risco de sangramento são a cirurgia de catarata e alguns procedimentos dermatológicos menores (excisão de lesões pré-malignas, *nevus*, ceratose actínica).

Para procedimentos dentários menores (higiene, extração simples, restauração, procedimento endodôntico e procedimentos protéticos), recomenda-se suspender a varfarina 2-3 dias antes ou associar agentes pró-hemostáticos (antifibrinolíticos e suturas).

Alto risco: suspender varfarina 5 dias antes do procedimento, quando INR < 2 iniciar HBPM ou HNF em dose plena. Proceder a cirurgia com INR < 1,5, caso o mesmo se encontre > 1,5 na véspera da cirurgia, usar vitamina K oral, 1 mg. Parar HNF 4 horas antes da cirurgia, se HBPM parar 24 horas antes. Reiniciar a varfarina associada à heparina na dose pré-operatória 12-24 horas após a cirurgia e quando houver adequada hemostasia, nos procedimentos com alto risco de sangramento, reiniciar heparina após 48-72 horas. Suspender heparina quando INR > 2.

Baixo risco: suspender varfarina 5 dias antes do procedimento. Proceder a cirurgia com INR < 1,5, caso o mesmo se encontre > 1,5 na véspera da cirurgia, usar vitamina K oral, 1 mg. Usar HNF ou HBPM no pós-operatório, se indicado. Reiniciar varfarina 12-24 horas após a cirurgia e quando houver adequada hemostasia.

Risco intermediário: ambas as condutas acima são aceitáveis, devendo-se avaliar a situação individualmente.

No caso dos novos anticoagulantes (rivaroxaban, dabigatram e apixaban), as recomendações do Quadro 5-18 podem ser utilizadas, sendo os fatores mais importantes a função renal do paciente e se o risco de sangramento do procedimento for alto ou não.[61]

Após a cirurgia, o anticoagulante deve ser reiniciado nas primeiras 24 horas em procedimentos com baixo risco de sangramento e após 48-72 horas, quando o risco for moderado ou alto. No último caso, considerar reiniciar metade da dose do anticoagulante nas primeiras 24 horas, se o risco de trombose também for alto.[61]

Atentar para o fato de não haver necessidade de heparinização durante o período de suspensão do anticoagulante de-

Quadro 5-17	Estratificação dos riscos de acordo com a indicação do uso de anticoagulação		
Risco	VCM	FA	TVP
Alto	Qualquer prótese mitral, AVE ou AIT < 6 meses, prótese aórtica tipo bola-gaiola ou disco basculante	CHADS2- 5 ou 6, AVE ou AIT nos últimos 3 meses, valvopatia reumática	TVP < 3 meses, trombofilia grave
Moderado	Prótese aórtica de duplo folheto e presença de FA, AVE ou AIT prévios, HAS, DM, ICC ou > 75 anos	CHADS2- 3 ou 4	TVP 3-12 meses, trombofilia não grave, TVP recorrente, câncer em atividade
Baixo	Prótese aórtica apenas	CHADS2- 1 ou 2	TVP > 12 meses

Quadro 5-18 Suspensão de anticoagulante de acordo com o risco

Medicação (dose)/*clearence* creatinina	Baixo risco de sangramento	Alto risco de sangramento
Rivaroxaban 20 mg/d		
> 50 mL/min	Suspender 1 dia antes	Suspender 2 dias antes
30-50 mL/min	Suspender 1 dia antes	Suspender 2 dias antes
< 30 mL/min	Suspender 2 dias antes	Suspender 3 dias antes
Dabigatram 300 mg/d		
> 50 mL/min	Suspender 1 dia antes	Suspender 2 dias antes
30-50 mL/min	Suspender 2 dias antes	Suspender 3-4 dias antes
Apixaban 10 mg/d		
> 50 mL/min	Suspender 1 dia antes	Suspender 2 dias antes
30-50 mL/min	Suspender 2 dias antes	Suspender 3 dias antes

corrente de seu rápido *clearance* e rápido inicio de ação, exceção pode ser feita nos casos em que a anticoagulação oral não pode ser reiniciada (íleo paralítico).

Com relação aos antiplaquetários, as seguintes recomendações são feitas:[60,62]

Usuários de AAS como prevenção primária devem suspender a droga 7-10 dias antes da cirurgia.

Procedimentos menores (catarata e pequenos procedimentos dentários ou dermatológicos) e nos demais procedimentos em que se considere um risco elevado de eventos cardiovasculares, o AAS deve ser mantido.

Caso o risco de eventos cardiovasculares seja baixo, e o procedimento não seja menor, o AAS deve ser suspenso 7-10 dias antes da cirurgia.

Pacientes com *stents* coronários, em uso de dois agentes antiplaquetários, devem evitar a realização de cirurgia eletiva por um período mínimo de 6 semanas no caso de *stents* metálicos e 6 meses no caso de *stents* farmacológicos. Caso a cirurgia não possa ser postergada, os *guidelines* recomendam manter a medicação, contudo, quando o risco de sangramento não permitir, pode-se manter apenas o AAS e suspender a outra droga 5-7 dias antes da cirurgia.

O acima exposto se aplica aos casos eletivos. Nos casos nos quais a cirurgia deve ser realizada de emergência em pacientes usuários de varfarina ou novos anticoagulantes, devem-se usar medidas para reverter a anticoagulação a depender da urgência do procedimento:[63]

Caso o procedimento possa ser postergado por mais de 24 horas, recomenda-se suspender a droga e fazer a monitorização laboratorial pertinente, caso a droga seja a varfarina, usar vitamina k com dose com base no INR.

Procedimento de urgência (1-24 horas), além das medidas acima, indica-se carvão ativado no caso de ingesta de anticoagulantes novos há menos de 2 horas, repetindo 6 horas após a ingesta, se a droga for apixaban ou rivaroxaban. Hemodiálise prolongada está indicada, apenas se a droga usada for dabigatran. No caso da varfarina, uso de vitamina k ev com checagem do INR após. Lembrando que tais pacientes podem evoluir com alterações clínicas súbitas que indiquem uma necessidade mais precoce de intervenção cirúrgica, sendo necessário reservar suplementos de fatores de coagulação e se programar para seu eventual uso.

Procedimentos de emergência (< 1 hora), além das medidas do parágrafo anterior, considerar o uso de suplementos de fatores de coagulação.

STATUS FISIOLÓGICO

Uma forma adicional de avaliar os riscos de um procedimento cirúrgico pode ser feita pelo uso de escalas de *performance status* e, recentemente, o uso de escores de fragilidade. As primeiras são amplamente utilizadas em oncologia como uma tentativa de quantificar o bem-estar geral dos pacientes, fazendo parte de vários *guidelines* e tendo valor em determinar a possibilidade de intervenções terapêuticas, como cirurgia ou quimioterapia, ou a adoção de medidas paliativas.

A mais utilizada é do ECOG *(Eastern Cooperative Oncology Group)* (Quadro 5-19). De forma geral, pacientes com ECOG > 2 são considerados inaptos a tratamentos mais agressivos, como cirurgia com potencial curativo ou quimioterapia, e tratados com medidas sintomáticas e/ou paliativas.

Fragilidade pode ser definida como a ausência de reserva fisiológica vista em múltiplos órgãos e sistemas, quantificada por vários escores e parâmetros, no entanto, a própria definição de fragilidade e sua forma mais adequada de mensuração ainda não estão definidas na literatura.[64]

Vários estudos mostram associação entre fragilidade e aumento de morbidade, mortalidade, permanência hospitalar e institucionalização pós-alta, contudo, a definição de fragilidade é bastante heterogênea, variando desde o uso de medidas únicas, como a força de preensão, até a utilização de complexos escores, envolvendo medidas clínicas e laboratoriais.[65-69]

Quadro 5-19 — Escalas de performance *status* ECOG

Grau	ECOG
0	Totalmente ativo, sem restrições de atividades
1	Restrição a atividades físicas, mas deambulando e apto a realizar atividades laborais leves
2	Incapaz de realizar atividades laborais, mas deambulando e com autocuidado presente
3	Autocuidado limitado, > 50% restrito ao leito ou cadeira durante o período que está acordado
4	Restrito ao leito, incapaz de realizar autocuidado
5	Morte

A Sociedade Americana de Geriatria e o Colégio Americano de Cirurgia publicaram um *guideline* que aborda a avaliação pré-operatória em pacientes idosos, sendo uma referência útil que aborda fatores fundamentais no manejo de uma população cada vez mais prevalente no cotidiano do cirurgião.[70]

Tais instrumentos auxiliam o cirurgião, à medida que tentam quantificar o grau de reserva fisiológica do paciente, auxiliando-o na tomada de decisão.

ASPECTOS ÉTICOS

O adequado processo de esclarecimento do paciente e, de acordo com o consentimento deste, dos familiares é fundamental durante o pré-operatório. As dúvidas quanto à doença e às opções de tratamento devem sem dirimidas de forma ampla, utilizando uma linguagem acessível ao paciente.

A utilização do termo de consentimento informado é recomendável e constitui uma forma de documentar que houve um processo de esclarecimento no período que antecede a cirurgia. Seu objetivo não é evitar eventuais processos judiciais ou isentar o médico de responsabilidade quanto ao procedimento realizado, no entanto, desde que, realizado de forma correta, promove a autonomia do paciente, fortalece a relação médico-paciente e previne supostas alegações posteriores de que não houve esclarecimento, por parte da equipe, ao paciente e familiares, quanto ao procedimento cirúrgico.

A maioria das instituições e várias sociedades médicas possuem modelos de termo de consentimento que podem ser utilizados na prática clínica, ressaltando novamente que o mesmo não é um simples documento que o paciente deve assinar, mas uma legitimação de um adequado esclarecimento pré-operatório.

Dessa forma, os diferentes modelos devem ser adaptados à situação real e de entendimento do paciente, ressaltando os aspectos mais importantes com relação aos riscos e necessidade da intervenção.

Outro ponto relevante é a segunda opinião, um direito do paciente presente no código de ética médica. Após a sua proposta terapêutica o médico deve deixar o paciente livre para buscar uma segunda opinião sobre o caso, isto pode ser particularmente importante, quando não há consenso quanto à melhor forma de tratamento ou quando as consequências do mesmo são relevantes, como a necessidade de amputação ou colostomia definitiva.

CONSIDERAÇÕES FINAIS

A indicação de antibioticoprofilaxia, assepsia e antissepsia e aspectos nutricionais pode ser encontrada em seus respectivos capítulos, sendo fundamental a sua leitura.

O uso de preparo de cólon pré-operatório não é mais recomendado de rotina, com evidências bem estabelecidas de que seu uso não traz benefício ao paciente.[71] Pode ser utilizado quando for necessária a palpação do cólon em busca de lesões intraluminais ou para realização de colonoscopia intraoperatória.

Fica a critério do cirurgião a solicitação de avaliações complementares de outros especialistas, de acordo com o que já foi exposto acima e com as particularidades do caso em questão.

A escolha de uma técnica cirúrgica ou proposta terapêutica menos eficaz, mas que se adeque melhor à condição clínica do paciente, deve ser sempre levada em questão, por exemplo, um paciente idoso e diabético, com alto risco cardíaco, ECOG de 2, com colelitíase e pancreatite biliar pode se beneficiar realizando uma CPRE + papilotomia em vez de um procedimento cirúrgico.

CONCLUSÃO

Uma avaliação clínica bem conduzida é fundamental na avaliação pré-operatória; sendo os exames complementares e avaliações adicionais solicitados de forma criteriosa. O cirurgião dispõe de vários escores e parâmetros que o auxiliam na melhor definição do risco cirúrgico do paciente. Assim, o procedimento cirúrgico indicado é resultado da melhor evidência científica disponível associada às preferências do paciente e do cirurgião.

REFERÊNCIAS BIBLIOGRÁFICAS

1. Fleischer LA, Beckman JA, Brown KA *et al.* ACC/AHA 2007 guidelines on perioperative cardiovascular evaluation and care for noncardiac surgery: a report of the American College of Cardiology/American Heart Association Task Force on Practice Guidelines (Writing Committee to Revise the 2002 Guidelines on Perioperative Cardiovascular Evaluation for Noncardiac Surgery)

developed in collaboration with the American Society of Echocardiography, American Society of Nuclear Cardiology, Heart Rhythm Society, Society of Cardiovascular Anesthesiologists, Society for Cardiovascular Angiography and Interventions, Society for Vascular Medicine and Biology, and Society for Vascular Surgery. *J Am Coll Cardiol* 2007;50:e159.
2. Gualandro DM, YU PC, Marques AC et al. II Diretriz de avaliação perioperatória da sociedade brasileira de cardiologia. *Arq Bras Cardiol* 2011;96(3 Supl 1):1-68.
3. Preoperative tests. The use of routine preoperative tests for elective surgery. Evidence, methods&guidance. National Collaborating Center for Acute Care, 2003. Disponível em: <http://www.nice.org.uk/nicemedia/live/10920/29090/29090.pdf. London, NICE Guidelines 2003>
4. Chung F, Yuan H, Yin L et al. Elimination of preoperative testing in ambulatory surgery. *Anesth Analg* 2009;108(2):467-75.
5. Lee TH, Marcantonio ER, Mangione CM et al. Derivation and prospective validation of a simple index for prediction of cardiac risk of major noncardiac surgery. *Circulation* 1999;100(10):1043-49.
6. Smetana GW, Lawrence VA, Cornell JE. American College of Physicians. Preoperative pulmonary risk stratification for noncardiothoracic surgery: systematic review for the American College of Physicians. *Ann Intern Med* 2006;144:581.
7. Warner DO, Warner MA, Barnes RD et al. Perioperative respiratory complications in patients with asthma. *Anesthesiology* 1996;85:460.
8. Gupta RM, Parvizi J, Hanssen AD et al. Postoperative complications in patients with obstructive sleep apnea syndrome undergoing hip or knee replacement: a case-control study. *Mayo Clin Proc* 2001;76:897.
9. Memtsoudis SG, Ma Y, Chiu YL et al. Perioperative mortality in patients with pulmonary hypertension undergoing major joint replacement. *Anesth Analg* 2010;111:1110.
10. Rodgers A, Walker N, Schug S et al. Reduction of postoperative mortality and morbidity with epidural or spinal anaesthesia: results from overview of randomised trials. *BMJ* 2000;321:1493.
11. Brooks-Brunn JA. Predictors of postoperative pulmonary complications following abdominal surgery. *Chest* 1997;111:564.
12. Qaseem A, Snow V, Fitterman N et al. Risk assessment for and strategies to reduce perioperative pulmonary complications for patients undergoing noncardiothoracic surgery: a guideline from the American College of Physicians. *Ann Intern Med* 2006;144:575.
13. Canet J, Gallart L, Gomar C et al. Prediction of postoperative pulmonary complications in a population-based surgical cohort. *Anesthesiology* 2010;113:1338.
14. Johnson RG, Arozullah AM, Neumayer L et al. Multivariable predictors of postoperative respiratory failure after general and vascular surgery: results from the patient safety in surgery study. *J Am Coll Surg* 2007 June;204(6):1188-98.
15. Gupta H, Gupta PK, Fang X et al. Development and validation of a risk calculator predicting postoperative respiratory failure. *Chest* 2011;140:1207.
16. Gupta H, Gupta PK, Schuller D et al. Development and validation of a risk calculator for predicting postoperative pneumonia. *Mayo Clin Proc* 2013;88:1241.
17. Disponível em: <http://www.surgicalriskcalculator.com/prf-risk-calculator>
18. Disponível em: <http://www.surgicalriskcalculator.com/postoperative-pneumonia-risk-calculator>
19. Mills E, Eyawo O, Lockhart I et al. Smoking cessation reduces postoperative complications: a systematic review and meta-analysis. *Am J Med* 2011;124:144.
20. Celli BR. Perioperative respiratory care of the patient undergoing upper abdominal surgery. *Clin Chest Med* 1993;14:253.
21. Hulzebos EH, Smit Y, Helders PP et al. Preoperative physical therapy for elective cardiac surgery patients. *Cochrane Database Syst Rev* 2012;11:CD010118.
22. Valkenet K, van de Port IG, Dronkers JJ et al. The effects of preoperative exercise therapy on postoperative outcome: a systematic review. *Clin Rehabil* 2011;25:99.
23. Futier E, Constantin JM, Paugam-Burtz C et al. IMPROVE Study Group. A trial of intraoperative low-tidal-volume ventilation in abdominal surgery. *N Engl J Med* 2013 Aug. 1;369(5):428-37.
24. Thomas JA, McIntosh JM. Are incentive spirometry, intermittent positive pressure breathing, and deep breathing exercises effective in the prevention of postoperative pulmonary complications after upper abdominal surgery? A systematic overview and meta-analysis. *Phys Ther* 1994;74:3.
25. Guimarães Michele MF, El Dib Regina, Smith Andrew F et al. Incentive spirometry for prevention of postoperative pulmonary complications in upper abdominal surgery. Cochrane Database of Systematic Reviews. In: *The Cochrane Library* 2009; 8(3):CD006058.
26. Nicoll A. Surgical risk in patients with cirrhosis. *J Gastroenterol Hepatol* 2012 Oct.;27(10):1569-75.
27. Garrison RN, Cryer HM, Howard DA et al. Clarification of isk factors for abdominal operations in patients with hepatic cirrhosis. *Ann Surg* 1984;199:648-55.
28. Mansour A, Watson W, Shayani V et al. Abdominal operations in patients with cirrhosis: still a major surgical challenge. *Surgery* 1997;122:730-35. discussion 5-6.
29. Befeler AS, Palmer DE, Hoffman M et al. The safety of intra-abdominal surgery in patients with cirrhosis: model for end-stage liver disease score is superior to Child-Turcotte-Pugh classification in predicting outcome. *Arch Surg* 2005;140:650-54.
30. Teh SH, Nagorney DM, Stevens SR et al. Risk factors for mortality after surgery in patients with cirrhosis. *Gastroenterology* 2007;132:1261-69.
31. Neeff H, Mariaskin D, Spangenberg HC et al. Perioperative mortality after non-hepatic general surgery in patients with liver cirrhosis: an analysis of 138 operations in the 2000s using child and MELD scores. *J Gastrointest Surg* 2011;15:1-11.
32. Friedman LS. Surgery in the patient with liver disease. *Trans Am Clin Climatol Assoc* 2010;121:192-204.
33. Gil A, Martínez-Regueira F, Hernández-Lizoain JL et al. The role of transjugular intrahepatic portosystemic shunt prior to abdominal tumoral surgery in cirrhotic patients with portal hypertension. *Eur J Surg Oncol* 2004 Feb.;30(1):46-52.
34. Cucchetti A, Ercolani G, Vivarelli M et al. Is portal hypertension a contraindication to hepatic resection? *Ann Surg* 2009 Dec.;250(6):922-28.
35. Powell-Jackson P, Greenway B, Williams R. Adverse effects of exploratory laparotomy in patients with unsuspected liver disease. *Br J Surg* 1982 Aug.;69(8):449-51.
36. El Nakeeb A, Sultan AM, Salah T et al. Impact of cirrhosis on surgical outcome after pancreaticoduodenectomy. *World J Gastroenterol* 2013 Nov. 7;19(41):7129-37.
37. Maze M. Anesthesia and the liver. In: Miller RD. (Ed.). *Anesthesia*. 4th ed. Edinburgh: Churchill Livingstone, 1994. p. 1969-80.
38. Burroughs AK, Matthews K, Qadiri M et al. Desmopressin and bleeding time in patients with cirrhosis. *Br Med J* 1985;291:1377-81.
39. Selvan GK, Theodora P, Hynek P et al. Methods to decrease blood loss and transfusion requirements for liver transplantation. Cochrane Database of Systematic Reviews. *Cochrane Library* Issue 11, Art. No. CD009052.
40. Friedman LS. The risk of surgery in patients with liver disease. *Hepatology* 1999 June;29(6):1617-23.

41. Stephenson GR, Moretti EW, El-Moalem H *et al*. Malnutrition in liver transplant patients: preoperative subjective global assessment is predictive of outcome after liver transplantation. *Transplantation* 2001 Aug. 27;72(4):666-70.
42. Underwood P, Askari R, Hurwitz S *et al*. Preoperative A1C and clinical outcomes in patients with diabetes mellitus undergoing major non-cardiac surgical procedures. *Diabetes Care* 2013 Oct. 29.
43. Pichardo-Lowden A, Gabbay RA. Management of hyperglycemia during the perioperative period. *Curr Diab Rep* 2012 Feb.;12(1):108-18.
44. Vilar L *et al. Endocrinologia clínica*. 5 ed. Rio de Janeiro: Guanabara Koogan, 2013.
45. Santos LM, Hajjar LA, Galas FRB *et al*. Proteção renal na unidade de terapia intensiva cirúrgica. *RBTI* 2006;18(3):282-91.
46. Zacharias M, Conlon NP, Herbison GP *et al*. Interventions for protecting renal function in the perioperative period (Review). *Cochrane Library* 2008;4.
47. Perez-Valdivieso JR, Monedero P, Vives M *et al*. Cardiac-surgery associated acute kidney injury requiring renal replacement therapy. A Spanish retrospective case-cohort study. *BMC Nephrology* 2009;10:1-10.
48. Kolli H, Rajagopalam S, Patel N *et al*. Mild acute kidney injury is associated with increased mortality after cardiac surgery in patients with eGFR<60 mL/min/1.73 m2. *Renal Failure* 2010;32:1066-72.
49. Metha RL, Kellum JA, Sha SV *et al*. Acute kidney injury network: report of an initiative to improve outcomes in acute kidney injury. *Critical Care* 2007;11:1-8.
50. De Pontes HT, Pontes JE, Cosso FSM. Considerações sobre a função renal no período perioperatório. *Cadernos UNIFOA* 2013;(8):73-79.
51. Hoefield R, Power A, Williams N *et al*. Preventing acute kidney injury: identifying risk and reducing injury. *Br J Hosp Med* 2011;72(9):492-96.
52. Azevedo VLF, Silveira MAS, Santos JN *et al*. Postoperative renal function evaluation, through RIFLE criteria, of elderly patients Who underwent femur fracture surgery under spinal anesthesia. *Renal Failure* 2008;30:485-90.
53. Modig S, Lannering C, Östgren CJ *et al*. The assessment of renal function in relation the use of drugs in elderly in nursing homes; a cohort study. *BMC Geriatrics* 2011;11:1-6.
54. Dias FS, Rezende E, Mendes CL *et al*. Consenso Brasileiro de Monitorização e Suporte hemodinâmico Parte II: monitorização hemodinâmica básica e cateter de artéria pulmonar *Rev Bras Ter Intensiva*, São Paulo 2006 Jan./Mar.;18(1).
55. Reisbeck M, Astiz ME. Arterial pressure, vasopressors and septic shock: higher is not necessarily better. *Crit Care Med* 2005;33:906-7.
56. Gould MK, Garcia DA, Wren SM *et al*. American College of Chest Physicians. Prevention of VTE in nonorthopedic surgical patients: antithrombotic therapy and prevention of thrombosis. 9th ed. American College of Chest Physicians Evidence-Based Clinical Practice Guidelines. *Chest* 2012 Feb.;141(2 Suppl):e227S-77S. doi: 10.1378/chest.11-2297. Erratum in: *Chest* 2012 May;141(5):1369.
57. Falck-Ytter Y, Francis CW, Johanson NA *et al*. American College of Chest Physicians. Prevention of VTE in orthopedic surgery patients: antithrombotic therapy and prevention of thrombosis. 9th ed. American College of Chest Physicians Evidence-Based Clinical Practice Guidelines. *Chest* 2012 Feb.;141(2 Suppl):e278S-325S.
58. Rogers Jr SO, Kilaru RK, Hosokawa P *et al*. Multivariable predictors of postoperative venous thromboembolic events after general and vascular surgery: results from the patient safety in surgery study. *J Am Coll Surg* 2007;204(6):1211-21.
59. Caprini JA. Thrombosis risk assessment as a guide to quality patient care. *Dis Mon* 2005;51(2-3):70-78.
60. Douketis JD, Spyropoulos AC, Spencer FA *et al*. American College of Chest Physicians. Perioperative management of antithrombotic therapy: antithrombotic therapy and prevention of thrombosis. 9th ed. American College of Chest Physicians Evidence-Based Clinical Practice Guidelines. *Chest* 2012 Feb.;141(2 Suppl):e326S-50S.
61. Spyropoulos AC, Douketis JD. How I treat anticoagulated patients undergoing na elective procedure or surgery. *Blood* 2012 Oct. 11;120(15):2954-62.
62. Schlitt A, Jámbor C, Spannagl M *et al*. The perioperative management of treatment with anticoagulants and platelet aggregation inhibitors. *Dtsch Arztebl Int* 2013 Aug.;110(31-32):525-32.
63. Nutescu EA, Dager WE, Kalus JS *et al*. Management of bleeding and reversal strategies for oral anticoagulants: clinical practice considerations. *Am J Health Syst Pharm* 2013 Nov. 1;70(21):1914-29.
64. Partridge JS, Harari D, Dhesi JK. Frailty in the older surgical patient: a review. *Age Ageing* 2012 Mar.;41(2):142-47.
65. Afilalo J, Eisenberg MJ, Morin JF *et al*. Gait speed as an incremental predictor of mortality and major morbidity in elderly patients undergoing cardiac surgery. *J Am Coll Cardiol* 2010;56:1668-76.
66. Dasgupta M, Rolfson DB, Stolee P *et al*. Frailty is associated with postoperative complications in older adults with medical problems. *Arch Gerontol Geriatr* 2009;48:78-83.
67. Makary MA, Segev DL, Pronovost PJ *et al*. Frailty as a predictor of surgical outcomes in older patients. *J Am Coll Surg* 2010;210:901-8.
68. Lee DH, Buth KJ, Martin BJ *et al*. Frail patients are at increased risk for mortality and prolonged institutional care after cardiac surgery. *Circulation* 2010;121:973-78.
69. Robinson TN, Eiseman B, Wallace JI *et al*. Redefining geriatric preoperative assessment using frailty, disability and comorbidity. *Ann Surg* 2009;250:449-55.
70. Chow WB, Rosenthal RA, Merkow RP *et al*. American College of Surgeons National Surgical Quality Improvement Program; American Geriatrics Society. Optimal preoperative assessment of the geriatric surgical patient: a best practices guideline from the American College of Surgeons National Surgical Quality Improvement Program and the American Geriatrics Society. *J Am Coll Surg* 2012 Oct.;215(4):453-66.
71. Guenaga Katia F, Matos Delcio, Wille-Jørgensen Peer. Mechanical bowel preparation for elective colorectal surgery. Cochrane Database of Systematic Reviews. *Cochrane Library* 2011; 7(9):CD001544.

CAPÍTULO 6

CUIDADOS PÓS-OPERATÓRIOS

Carlos Eduardo Soares de Macedo ■ Gustavo Fernandes ■ Guilherme da Conti Oliveira Sousa

INTRODUÇÃO

O período pós-operatório se inicia após o término do ato cirúrgico, embora o bom manejo pós-operatório se inicie antes do procedimento, com uma avaliação pré-operatória adequada; também é fundamental o conhecimento do pós-operatório "normal", com suas múltiplas alterações induzidas pelo trauma cirúrgico, originando a resposta metabólica ao trauma, temas abordados em capítulos anteriores.

A seguir, descreveremos condutas gerais recomendadas no pós-operatório, bem como o manejo inicial das principais complicações associadas à cirurgia e, por fim, orientações quanto à alta e ao acompanhamento dos pacientes.

PÓS-OPERATÓRIO HABITUAL

A avaliação pós-operatória se constitui de três etapas: exame do paciente, evolução e prescrição.

No exame, devem-se avaliar as queixas do paciente e as alterações no exame físico, com particular atenção para os sistemas cardiovascular, respiratório e renal, além das alterações específicas de cada procedimento cirúrgico. Um exame bem feito permite ao cirurgião o diagnóstico precoce de complicações e a decisão terapêutica adequada.

A evolução consiste no registro dos dados clínicos e complementares no prontuário médico, devendo ser clara, concisa e objetiva. Como sugestão, recomenda-se o seguinte modelo apresentado no Quadro 6-1.

A prescrição médica, com suas recomendações e medicações que deverão ser administradas, é produto de uma avaliação pré-operatória correta, associada ao bom manejo pós-operatório. Deve constar dos seguintes subitens:

▶ Dieta

Orientações quanto à introdução de dieta e ao suporte nutricional estão descritas em capítulo próprio. Devem constar neste item o tipo de dieta, a via de administração e a velocidade de infusão, quando necessária, nos casos de dietas enteral e parenteral.

Quadro 6-1 Dados para avaliar a evolução do paciente

Cabeçalho	Identificar o dia de pós-operatório e a intervenção cirúrgica realizada
Dados de enfermagem	Registrar dados relevantes relacionados com o balanço hídrico, sinais vitais e outras monitorizações presentes
Dados de anamnese	Transcrever queixas do paciente e sua evolução com relação aos dias anteriores
Dados do exame físico	Completo e minucioso, englobando todos os sistemas com ênfase na área de abordagem cirúrgica
Exames complementares	Resultados dos exames previamente solicitados
Impressão diagnóstica	Avaliação global com relação à evolução do paciente
Conduta	Orientações, solicitação de exames e alterações na prescrição médica

▶ Manejo de Fluidos

Analisar a necessidade de hidratação, a idade, a condição clínica do paciente e, principalmente, as funções cardíaca e renal. Pacientes jovens e sem comorbidades podem ser hidratados de maneira mais vigorosa, enquanto pacientes idosos ou cardiopatas devem ser hidratados de maneira cautelosa.

A hidratação pode ser monitorizada pela pressão venosa central, pulso, pressão arterial, enchimento capilar e débito urinário; sendo também com base na estimativa de déficit de fluidos, *status* do volume intravascular, perda de fluido e necessidades basais.[1]

A reposição hídrica pode ser feita de maneira enteral (melhor e mais segura) ou intravascular. A reposição intravascular pode ser feita por gotejamento ou por bomba de infusão, quando há necessidade de uma reposição rigorosamente monitorizada.

O balanço hídrico pode ser positivo ou negativo e é com base nas perdas sensíveis (tudo que pode ser medido, como débito de sondas, drenos, débito urinário) ou insensíveis (transpiração, respiração, febre). Chega-se ao balanço após a diferença entre a entrada e saída dos fluidos administrados, sendo que o mesmo deve estar sempre próximo de zero. O Quadro 6-2 descreve o balanço hídrico de um adulto de 70 kg em condições normais.[2]

Possuímos dois tipos de soluções para hidratar o paciente: cristaloides e coloides, com algumas opções dentro de cada grupo. Nos cristaloides, temos o soro fisiológico a 0,9% e o Ringer Lactato. Dentre os coloides, temos uma grande variedade de soluções que possibilitam uma menor quantidade de volume infundido. A hiper-hidratação deve ser evitada a todo custo, pois os trabalhos mostram que não há benefício da mesma.[3] A hidratação basal deve ser mantida entre 20-30 mL/kg/dia, e o melhor parâmetro de avaliação é a diurese, que deve estar entre 0,5-1 mL/kg/h.

Analgesia

A dor é um sintoma subjetivo e multifatorial; por exemplo, idosos e mulheres necessitam de menor analgesia pós-operatória.[4] Condições psicológicas, o tipo de cirurgia e a evolução dos dias de pós-operatório também têm relação com a intensidade da dor. De modo que a prevenção da dor inicia-se antes da cirurgia, esclarecendo e orientando o paciente, bem como utilizando acessos menos invasivos.

Um plano de tratamento de dor deve ser elaborado para o paciente que será submetido à cirurgia. O anestesista tem grande participação nessa etapa, escolhendo a modalidade anestésica mais indicada para o tipo de cirurgia a ser realizada.[5]

Há um arsenal de medicamentos para controle da dor no pós-operatório. Os mais utilizados são os analgésicos simples (dipirona e paracetamol), os anti-inflamatórios não esteroides (AINES) e os derivados de opioides (tramadol, oxicodona, morfina).

De forma geral, utiliza-se uma combinação de analgésicos simples + AINES em procedimentos de pequeno porte, acrescentando um opioide ao esquema nos casos de procedimentos de médio ou grande porte. Tal prescrição deve ser revista diariamente quanto à necessidade de introdução ou suspensão de analgésicos. Principalmente nos primeiros dias após a cirurgia o uso de analgésicos deve ser fixo e sob demanda, com o objetivo de evitar o surgimento da dor (analgesia preemptiva).

Como na prescrição de qualquer medicação, deve-se estar atento às interações medicamentosas, efeitos colaterais e adversos dos analgésicos. Os AINES, por exemplo, devem ser evitados em pacientes renais crônicos, idosos, com antecedente doença ulcerosa péptica ou tabagistas. No caso dos opioides, um sintoma frequente é a constipação, inclusive podendo induzir ou agravar o íleo paralítico pós-operatório, sendo frequentemente necessário o uso de laxantes.

O uso de crioterapia local no pós-operatório é uma medida simples e que pode ser utilizada em cirurgias ortopédicas, ginecológicas, herniorrafias, inclusive, podendo reduzir a dor e o uso de analgésicos em cirurgias abdominais de grande porte.[6]

Antieméticos

Os antieméticos devem ser prescritos rotineiramente, principalmente no pós-operatório imediato, uma vez que náuseas e vômitos sejam muito frequentes depois de o paciente ter sido submetido à anestesia geral, bem como a administração de diversos medicamentos analgésicos, como derivados de opioides (p. ex., cloridrato de tramadol), e antibióticos podem induzir vômitos.

Antibióticos

Orientações quanto ao uso de antibióticos profiláticos e terapêuticos encontram-se em outros capítulos, ressaltamos a necessidade de avaliar diariamente a indicação de manutenção dos mesmos de acordo com a evolução clínica e resultados de culturas, bem como eventuais ajustes da dose de acordo com a função renal.

Profilaxia TVP

As recomendações quanto ao uso de medidas profiláticas para TVP/TEP encontram-se em outra seção deste livro. Deve-se ter o cuidado de checar diariamente na prescrição, se tais recomendações estão adequadamente prescritas, a necessidade de suspensão ou o ajuste de medidas decorrente de efeitos adversos (sangramento, reações alérgicas), alterações na função renal, distúrbios de coagulação, bem como checar a aderência às medidas mecânicas (uso adequado de meias, compressão pneumática intermitente e deambulação precoce).

Medicações Específicas

O uso de medicações para diferentes patologias é variável, aumentando, obviamente, com a idade e a presença de comorbidades. Recomenda-se checar durante a avaliação pré-operatória as medicações em uso e traçar um plano de manejo perioperatório, de preferência com recomendações por escrito ao paciente.

Quadro 6-2 Balanço hídrico diário normal do adulto de 70 kg

Entrada (mL/24 horas)		Perdas (mL/24 horas)	
Alimentos líquidos	700-1.500	Rins	800-1.500
Alimentos sólidos	600-700	Pulmões	200-300
Água da oxidação	200-300	Pele	400-500
		Fezes	100-200
Total	1.500-2.500	Total	1.500-2.500

Em razão da grande variedade de medicações disponíveis, não será objetivo do presente capítulo abordar todas, e sim fazer um resumo das principais, com ênfase nas comorbidades mais frequentes. Para uma revisão mais completa, além das referências tradicionais, há *sites* com recomendações e tabelas, que podem ser úteis no cotidiano, que foram utilizados para as seguintes recomendações.[7]

Anti-hipertensivos de uma forma geral devem ser mantidos em sua dose habitual, podendo ser administrados até 2 horas antes do procedimento cirúrgico, com um pequeno volume de água, com exceção de diuréticos e inibidores da enzima conversora de angiotensina (ECA), que devem ser suspensos um dia antes. Durante e após a cirurgia podem ser utilizados de forma parenteral (quando houver apresentação disponível), devendo ser reintroduzidos via oral tão logo o paciente possa ingerir líquidos.

Broncodilatadores (beta 2 agonistas e atropínicos) devem ser mantidos em todo o período perioperatório, inclusive no dia da cirurgia, com especial atenção ao uso concomitante de corticoides, abordado no capítulo de pré-operatório.

Pacientes com hipotireoidismo devem manter o uso de tiroxina em doses usuais, inclusive no dia da cirurgia, decorrente de sua longa meia-vida (7 dias), a suspensão por curtos intervalos não é relevante, devendo ser reintroduzidos via oral tão logo o paciente possa ingerir líquidos.

No caso dos anticoncepcionais orais, não há consenso quanto a seu manejo, sendo aceitável a conduta de manter a medicação e, neste caso, fazer a profilaxia de TVP no período perioperatório ou suspender 1 mês antes da cirurgia e substituí-lo por outro método anticonceptivo.

Com relação aos anticonvulsivantes, depende do tipo de medicação utilizada, quando fenitoína ou fenobarbital devem ser mantidos em sua dose habitual, podendo ser administrados até 2 horas antes do procedimento cirúrgico, com um pequeno volume de água, durante e após a cirurgia devem ser utilizados de forma parenteral, sendo reintroduzidos via oral tão logo o paciente possa ingerir líquidos. No entanto, carbamazepina e ácido valproico não possuem apresentação venosa, o que leva à necessidade de substituição das mesmas no período perioperatório (desde o dia anterior a cirurgia até o reinício de dieta oral) por fenitoína ou fenobarbital.

Antidepressivos, antipsicóticos e ansiolíticos devem ser mantidos no período perioperatório com exceção dos inibidores da monoamina oxidase (IMAO), que devem ser suspensos 15 dias antes.

Drenos, Cateteres e Sondas

Em teoria, o que chamamos de sondas (nasogástrica, enteral ou vesical) são, na verdade, cateteres, visto que possuem lúmen, característica ausente nas sondas propriamente ditas. No entanto, aqui manteremos essa terminologia em razão do seu uso disseminado no cotidiano.

Sonda Nasogástrica

A sonda nasogástrica é habitualmente utilizada em cirurgias do trato gastrointestinal alto, em pós-operatório de abdome agudo obstrutivo ou na possibilidade de íleo paralítico prolongado. As justificativas tradicionais para seu uso são: abreviar o retorno da função gastrointestinal, reduzir o risco de broncoaspiração e complicações pulmonares, reduzir a distensão gástrica e o desconforto associado à mesma, proteger anastomoses intestinais e prevenir deiscências.

Revisão sistemática sobre seu uso rotineiro em cirurgias abdominais não encontrou evidências de melhora em nenhum dos itens supracitados, recomendando uso seletivo, como quando necessário para alívio de sintomas associados à distensão gástrica.[7]

Tem contraindicação de inserção às cegas em: distúrbios maxilofaciais, trauma facial, tumores esofágicos/fístulas, laringectomias, cirurgias de cabeça e pescoço, paciente coagulopata sabidamente portador de varizes de esôfago, traqueostomias.

Sonda Nasoenteral

A sondagem nasoenteral deve ser realizada quando o paciente precisa de via alimentadora e está impossibilitado de se alimentar por via oral. Isto acontece em situações, como quadro neurológico grave, fístulas do trato gastrointestinal alto, pacientes com desnutrição grave, neoplasia avançada e garantir via alimentadora em pós-operatório de cirurgias de cabeça e pescoço e esofágicas. A sonda utilizada é a sonda de Duboff. Em geral, recomenda-se seu uso por até 4 semanas, devendo considerar-se gastrostomia ou jejunostomia, quando necessária por períodos mais prolongados.[8,9] Tem como contraindicações as mesmas da sonda nasogástrica.

Sonda Vesical de Demora

A sondagem vesical de demora é realizada com a sonda de Foley e tem indicação nos casos de obstrução crônica, disfunção vesical (bexiga neurogênica), drenagem após cirurgias urológicas/pélvicas, medida de diurese em pacientes graves e controle rigoroso de diurese.[9-11] Essa sondagem deve ser realizada de maneira completamente asséptica. Deve-se reduzir seu uso ao estritamente necessário com o objetivo de reduzir a incidência de infecções do trato urinário.

Sonda Vesical Simples

A sondagem vesical simples tem lugar quando se necessita coletar exame de urina, alívio de retenção urinária aguda, determinação de resíduo miccional, instilação intravesical de medicações e quando se faz necessária exploração da uretra.

A complicação mais temida nos dois tipos de sondagem é a infecção do trato urinário. Entre outras complicações temos: falso trajeto, traumatismo uretral, dor e, mais tardiamente, estenose de uretra.[9-11]

Drenos

Os drenos cavitários são utilizados desde a história antiga, contudo, somente a partir do século XIX seu uso se tornou habitual. Por definição, o dreno de cavidade tem por objetivo estabelecer ou criar um trajeto artificial, de menor resistência, ao longo do qual exsudatos ou secreções possam atingir o meio externo, através de um caminho mais curto a ser percorrido. Eles são utilizados para observar anastomoses, sangramentos, drenar secreções hostis na cavidade, como pus, sangue, bile, secreções entéricas ou provenientes de fístulas do trato gastrointestinal. Podem ser colocados em cavidades (peritônio, pleura, meninge etc.), subcutânea, muscular ou subaponeurótica.

Existem diversos tipos de drenos, que obedecem algum tipo de característica física. Os drenos laminares drenam por capilaridade e têm como vantagens acomodar-se às vísceras, serem menos reativos, causando menor reação inflamatória e de fácil manipulação. Já os drenos tubulares drenam por gravidade, possuem uma maior reação inflamatória e menor resistência, porém pode-se observar na luz a característica das secreções, bem como possuem capacidade de drenar secreções mais espessas ou com grumos.[12,13]

As drenagens podem ser abertas ou fechadas. As fechadas normalmente são acopladas a dispositivos de pressão negativa e contínua.

A inserção e o manejo do dreno requerem alguns cuidados:

- Abertura adequada da parede abdominal, de acordo com o dreno a ser introduzido, sendo necessário, às vezes, um tamanho superior a duas polpas digitais.
- Nunca exteriorizar o dreno pela incisão, pelo maior risco de infecção.
- Posicionar o dreno para que haja ação da gravidade, evitando a chamada drenagem "em chaminé", onde há dificuldade na adequada evacuação de secreções, no caso dos drenos tubulares abertos.
- O dreno não deve cruzar vasos ou alças intestinais, bem como evitar contato com linhas de suturas e anastomoses em razão do risco de erosão destas estruturas pelo dreno.
- Fixá-los à pele com fios de sutura, prevenindo a retirada inadvertida.
- Acoplá-los a coletores para observar aspecto da drenagem e seu débito.
- Deve ser tracionado antes de sua retirada completa, para que haja mobilização de secreção cavitária residual.

O tempo de permanência varia muito e depende do motivo para o qual o mesmo foi colocado. Para vigiar sangramentos, normalmente 24-48 horas, para observar anastomoses o tempo é o de maior risco das fístulas (habitualmente 7 dias). Nos casos de fístulas ou coleções, o tempo é indeterminado, devendo permanecer até a resolução das mesmas.

A retirada dos drenos deve ser realizada gradualmente. Primeiramente, devem-se tracioná-los na tentativa de mobilização de secreção residual, sendo retirados definitivamente no dia seguinte, se mantiverem o bom aspecto (volume e aspecto da drenagem).

As complicações de drenagens incluem: infecção no local do dreno e da cavidade drenada, hérnia pela incisão do dreno, fístulas digestivas, sangramentos por erosão vascular, fragmentação e retração do mesmo para a cavidade.

A despeito de seu uso frequente a drenagem profilática necessita de estudos que comprovem seu benefício, por exemplo, revisões sistemáticas não encontraram vantagens da mesma em casos eletivos e não complicados de colecistectomia aberta ou laparoscópica, cirurgia colorretal, ressecções hepáticas, gastrectomias ou linfadenectomia retroperitoneal.[11-16]

Contudo, tais dados devem ser analisados com cautela e quanto maior a possibilidade de coleções/sangramentos pós-operatórios, maior também a probabilidade de benefício da drenagem. Um estudo randomizado multicêntrico comparando drenagem ou não após duodenopancreatectomia foi interrompido precocemente em razão do elevado índice de complicações no grupo não drenado.[16]

Fisioterapia

A fisioterapia respiratória utiliza técnicas capazes de melhorar a mecânica respiratória, a reexpansão pulmonar e a higiene brônquica. Frequentemente, é utilizada na prevenção e no tratamento de complicações pós-operatórias, como retenção de secreções, atelectasias e pneumonia. A duração e frequência da fisioterapia respiratória para pacientes cirúrgicos são variadas, dependendo das necessidades individuais, preferência terapêutica e prática institucional.[17]

Curativo

As orientações sobre o correto manejo de feridas com curativos foram abordadas em seção específica deste livro. Consideramos fundamental que o cirurgião avalie diariamente a ferida operatória, especialmente nos casos complexos (infecção de ferida, peritoneostomias), evitando delegar tal função a outros profissionais.

Monitorização e Cuidados

Neste item devem constar a necessidade e frequência de sinais vitais, HGT, mudança de decúbito, aferição e cuidados com drenos, bem como qualquer outro cuidado de enfermagem que se considere necessário ao paciente em questão.

COMPLICAÇÕES PÓS-OPERATÓRIAS

O objetivo deste tópico não é servir como guias diagnóstico e terapêutico de todas as complicações pós-cirúrgicas e sim ressaltar pontos que achamos relevantes no cotidiano, principalmente quanto às complicações gerais mais frequentes e aos dados importantes sobre seu manejo.

Febre Pós-Operatória

As causas de febre no período pós-operatório variam significativamente com o tempo decorrido do procedimento. Quando presente nos primeiros 4 dias após o procedimento, habitualmente se devem a causas não infecciosas, no entanto, a partir do 5º dia a presença de infecção clinicamente relevante é mais provável.[18] Embora a febre no período pós-operatório precoce seja classicamente atribuída à atelectasia, estudos clínicos não mostraram tal associação, de forma que a incidência de atelectasia aumentou, enquanto a incidência de febre diminuiu a cada dia pós-operatório.[19]

Atribui-se a febre nesse período à resposta metabólica ao trauma cirúrgico, particularmente com a liberação de IL-6, embora reações a medicações e transfusões, processo infeccioso prévio, trauma, insuficiência suprarrenal e infecção necrosante de partes moles (INPM) também possam estar implicados:[20]

INPM deve ser suspeitada na presença de dor desproporcional aos achados do exame físico, eritema, edema, bolhas e drenagem de secreção de odor fétido pela ferida. Na suspeita clínica, deve-se abrir a ferida operatória para avaliar o aspecto dos tecidos, particularmente a fáscia, visto que o desbridamento cirúrgico precoce está associado a melhores resultados.

Embolia pulmonar (TEP) pode apresentar-se com febre associada, geralmente baixa (raramente > 38,3°) e de curta duração, com pico no início do quadro e durando até 1 semana.

Vazamentos anastomóticos frequentemente não são causa de febre nos primeiros dias de pós-operatório, mas devem ser lembrados na presença de sinais de sepse, particularmente grave, associados à dor abdominal e/ou íleo metabólico. A partir do 5º dia, deve-se ter um índice de suspeição elevado quanto a sua presença que pode se apresentar como peritonite, fístula ou abscesso, como descreveremos a seguir.

Insuficiência suprarrenal é uma causa infrequente de febre no pós-operatório precoce, cuja principal causa é a supressão do eixo hipofisário pelo uso de corticoides.

O manejo da febre pós-operatória, portanto, vai depender dos níveis de temperatura e do período de instalação depois da cirurgia, bem como dos demais sinais e sintomas associados. Não se recomenda rastrear rotineiramente a causa da febre nos primeiros 3-4 dias, visto que os exames solicitados (radiografias, laboratório e culturas) adicionam pouco ou nada ao exame clínico, e a causa da febre em sua grande maioria não é infecciosa.[21] O contrário pode ser dito no caso de febre a partir do 5º dia, quando se deve procurar com cuidado a presença de um provável foco infeccioso, com a solicitação de exames de acordo com os achados clínicos do paciente.[18]

Complicações da Ferida

Os cuidados usuais com a ferida cirúrgica e curativos podem ser vistos em capítulo próprio. As complicações mais frequentes do sítio cirúrgico são: infecção, hematoma, deiscência de sutura, granulomas e evisceração.

A infecção é a complicação mais frequente e depende do tipo de cirurgia realizada (limpa, potencialmente contaminada, contaminada ou infectada), podendo chegar a 10% dos casos.[22] O tratamento dessa complicação baseia-se em limpeza mecânica da ferida, drenagem da secreção e curativos. Antibióticos tópicos têm pouco efeito. O antibiótico sistêmico somente deve ser iniciado, quando o paciente também apresentar manifestação sistêmica de infecção (febre, leucocitose) ou celulite local importante (> 5 cm).

Hematomas ocorrem em razão do sangramento dos vasos do subcutâneo ou em cirurgias com grande descolamento de tecidos. Apenas em caso de grandes hematomas faz-se necessária a drenagem do mesmo para evitar outras complicações da ferida, como deiscência e infecção.[22]

Os seromas acontecem em razão do espaço morto da dissecção do subcutâneo e é de origem linfática/plasmática. Deve-se tratar essa complicação com drenagem entre os pontos ou por punção com agulha fina.[22]

A deiscência da pele pode acontecer com ou sem a evisceração. Isto depende de diversos fatores, como idade do paciente, infecção de parede, obesos, desnutridos, falha da técnica cirúrgica, aumento da pressão intra-abdominal, condição pulmonar do paciente (DPOC). O exame físico mostra afastamento das bordas, aponeuroses falha e palpável, alças intestinais sob a pele e curativo com secreção tipo água de carne. A deiscência pode ser completa ou incompleta. Na deiscência completa, temos a evisceração com evidência de alças ou conteúdo intra-abdominal, o que deve ser prontamente corrigido cirurgicamente, se isso não for possível no momento esse conteúdo deve ser coberto com compressas úmidas com soro fisiológico, e a cavidade abdominal deve ser revisada. Na deiscência incompleta, temos a opção de correção cirúrgica imediata ou em um segundo tempo depois de formada a hérnia incisional.[22]

Os granulomas ou reação de corpo estranho ocorrem em razão da formação de tecido de granulação em torno de fios de sutura. Ao exame físico vemos um pequeno orifício com saída de secreção seropurulenta. A melhor conduta é a retirada do corpo estranho, e isto pode ser feito de maneira tardia após a cicatrização da parede abdominal e da cicatriz cirúrgica.[22]

Complicações Respiratórias

Complicações pulmonares pós-operatórias são frequentes e estão associadas a altos custos e longa permanência hospitalar.[23] As estratégias para estratificação de riscos e medidas visando à redução destas complicações foram abordadas no capítulo de pré-operatório.

A presença de dispneia, tosse, febre, alterações na ausculta ou piora do estado geral devem alertar para a possibilidade de eventuais complicações respiratórias. Os dados clínicos associados à radiografia de tórax, exames laboratoriais e gasometria são suficientes para diagnosticar a maior parte dos casos.

Pneumonia deve ser lembrada na presença de infiltrado progressivo ou novo na radiografia de tórax associado a sinais clínicos, como febre, escarro purulento, leucocitose e hipóxia. Seu diagnóstico é difícil decorrente de pouca especificidade do quadro clínico e exames complementares. Lembrar que os casos ocorridos após 48 horas da admissão são considerados como pneumonia hospitalar. Culturas de secreção devem ser obtidas sempre que possível, e antibioticoterapia de amplo espectro, seguindo as recomendações dos *guidelines* específicos, deve ser iniciada.[24]

Insuficiência respiratória aguda no pós-operatório pode ser causada por ausência de proteção da via aérea, falência de oxigenação ou de ventilação. No período pós-operatório, é fundamental avaliar se a via aérea do paciente está protegida, pois déficits neurológicos, ausência de reflexo de tosse ou edema de laringe podem estar presentes e determinar um evento muito grave em poucos instantes. Falência respiratória hipóxica é definida por $PaO_2 < 60$ mmHg, comumente associada à hipocapnia e tendo como causas distúrbios de ventilação/perfusão pulmonar ou distúrbios de difusão, exemplos são o TEP, edema agudo pulmonar, SDRA e pneumonia grave. No caso da falência hipercápnica, observa-se $PaCO_2 > 50$ mmHg, comumente associada à hipóxia e tendo múltiplas causas, desde distúrbios no SNC, uso de medicações, trauma de parede torácica, fadiga da musculatura respiratória até a presença de obstrução da via aérea ou tubo orotraqueal. Em todos os casos, deve-se considerar a necessidade de intubação precoce, e os pacientes devem ser encaminhados à UTI para monitorização.[25]

Embolia pulmonar é uma complicação pouco frequente e potencialmente fatal, secundária à migração de um trombo para o sistema arterial pulmonar. Seus fatores de risco e estratégias de prevenção estão ligados à TVP e foram abordados em capítulo prévio. Sua variabilidade de sintomas dificulta o diagnóstico, sendo mais frequentes dispneia e dor torácica. Hipoxemia, alterações inespecíficas no ECG e na radiografia de tórax associadas a fatores de risco de TVP/TEP indicam a realização de angiotomografia de tórax, embora já existam modelos de predição de TEP que podem ser utilizados para auxiliar nesta decisão, como o de Wells. A ausência de sinais de TEP na tomografia exclui o seu diagnóstico, e a especificidade do exame também é alta.[26]

A presença de atelectasia pós-operatória é frequente, mas comumente causa pouco ou nenhum sintoma, sendo tratada com fisioterapia respiratória. Outras complicações que merecem menção são os pneumo/hemotórax secundários a procedimentos intervencionistas (punção venosa central, toracocentese, barotrauma), que podem necessitar de drenagem torácica em caráter de emergência.

Vale ressaltar que pacientes com sepse abdominal ou de outro foco cirúrgico podem se apresentar com dispneia secundária à acidose metabólica ou SDRA, e deve-se ter cuidado para não negligenciar a causa primária.

Cardiovasculares

Isquemia coronariana frequentemente se apresenta de forma atípica, com apenas 50% dos pacientes apresentando dor torácica, conforme citado no Capítulo de Pré-Operatório, pacientes de maior risco devem ser monitorizados com ECG e enzimas seriadas. Insuficiência cardíaca congestiva após a cirurgia normalmente é um evento precoce, manifestando-se habitualmente nas primeiras horas, sendo a administração excessiva de fluidos uma causa importante.

Hipo ou hipertensão pode ocorrer por vários motivos, desde um quadro hipertensivo mal compensado no período perioperatório, até a perda de sangue na cirurgia e a administração excessiva de fluidos. Ocorre mais frequentemente no período transoperatório e pós-operatório imediato, devendo ser prontamente reconhecido e tratado pelo anestesiologista e intensivista.

Renais

O tratamento dos distúrbios hidreletrolíticos, bem como as medidas de proteção renal estão descritas em outros capítulos. Especificamente nos procedimentos de grande porte, nos pacientes com algum grau de disfunção renal prévia e na presença de perdas de volume importantes (dreno, SNG, fístulas), deve-se manter uma vigilância maior com relação ao desenvolvimento de complicações renais, com controle diário do balanço hídrico e avaliação da função renal e ionograma.

ALTA HOSPITALAR

Critérios

O tempo de internação varia de acordo com o procedimento cirúrgico e os protocolos de cada instituição. De uma forma geral, os pacientes têm condições de alta quando a equipe considera que os cuidados dispensados ao paciente podem ser realizados fora do ambiente hospitalar, ou seja, sem necessidade de uso de medicações parenterais, com boa aceitação da dieta e com comorbidades adequadamente compensadas.

É fundamental avaliar a condição socioeconômica do paciente, capacidade de acesso ao sistema de saúde em caso de intercorrências pós-cirúrgicas e disponibilidade de serviços de menor complexidade (UBS, hospitais de menor complexidade) que eventualmente possam exercer papel no cuidado do paciente depois da alta.

A alta deve ser dada assim que possível, visando minimizar os custos ao sistema de saúde, os riscos associados à própria internação (como colonização bacteriana, institucionalização...) e promover o retorno do paciente a suas atividades prévias.

Resumo de Alta

No momento da alta, é fundamental a confecção do resumo de alta, um documento por escrito com informações quanto à internação e orientações pós-alta. A continuidade no cuidado do paciente pode ser prejudicada decorrente de déficits de comunicação entre os serviços terciários e as unidades básicas. O uso de documentos digitados e feitos a partir de modelos preestabelecidos pode auxiliar o processo.[27]

Sugerimos um modelo adaptado às recomendações da JCI (*Joint Comission International*) descrito no Quadro 6-3.

Demais orientações podem ser dadas a critério da equipe assistente, lembrando que o resumo de alta, como o próprio nome já denota, deve ser claro e conciso, visando facilitar o entendimento do paciente e de outros profissionais que darão seguimento ao caso, sem, obviamente, omitir informações relevantes.

Tal documento pode ter, inclusive, importância médico-legal, devendo idealmente ser feito em duas vias, com cópia no prontuário, minimizando posteriores alegações de que eventuais complicações ocorreram por falta de orientação adequada.

SEGUIMENTO

O período pós-operatório não acaba depois da alta, não sendo incomum a necessidade de seguimento ambulatorial e possibilidade de complicações tardias por um longo período de tempo ou por toda a vida, em razão da natureza do procedimento cirúrgico e/ou evolução da doença.

Quadro 6-3 Sugestão de dados para a preparação do resumo da alta

- Identificação do paciente
- Motivo da admissão, diagnósticos e comorbidades
- Achados clínicos: descrição dos achados relevantes de admissão e exames complementares que motivaram a internação do paciente
- Procedimentos diagnósticos e terapêuticos realizados: ressalta-se a descrição do procedimento cirúrgico e seus achados intraoperatórios, bem como evolução clínica, intercorrências e reintervenções
- Condições de alta: estado geral, aceitação de dieta e uso de sondas ou drenos, presença de limitações funcionais
- Orientações: medicações a serem tomadas em casa, restrição a atividades físicas, cuidados com a ferida cirúrgica e, caso presentes, drenos e sondas. Registrar a data e o local de retorno ambulatorial, a necessidade de resgatar o exame histopatológico, quando houver, e qual a conduta na presença de alguma intercorrência pós-operatória (citar as mais relevantes ao caso)

CONCLUSÃO

Um pós-operatório ideal depende diretamente de uma avaliação pré-operatória adequada, de um intraoperatório bem conduzido pelas equipes cirúrgica e anestésica e de uma boa avaliação desde o período pós-operatório imediato; a experiência e o conhecimento técnico são indispensáveis tanto para a condução habitual como para o diagnóstico precoce de eventuais complicações e seu devido tratamento, promovendo resultados satisfatórios para o paciente.

REFERÊNCIAS BIBLIOGRÁFICAS

1. Impact of goal-directed perioperative fluid management in high-risk surgical procedures: a literature review. Trinoson CD1, Gold ME2. *AANA J* 2013 Oct.;81(5):357-68.
2. Ceneviva R, Vicente YAMVA. Equilíbrio hidroeletrolítico e hidratação no paciente cirúrgico. *Medicina,* Ribeirão Preto 2008;41(3):287-300.
3. Lobo DN, Bostock KA, Neal KR *et al.* Effect of salt and water balance on recovery of gastrointestinal function after elective colonic resection: a randomised controlled trial. *Lancet* 2002;359:1812-18.
4. Vieira ZEG. O paciente cirurgico e a anesthesia. In: *Controle clinico do paciente cirurgico.* 6 ed. São Paulo: Atheneu, 1992.
5. Practice Guidelines for Acute Pain Management in the Perioperative Setting. *Anesthesiology* 2012 Feb.;116:248-73.
6. Watkins AA, Johnson TV, Shrewsberry AB *et al.* Ice packs reduce postoperative midline incision pain and narcotic use: a randomized controlled trial. *J Am Coll Surg* 2014 May 23.
7. <http://emedicine. medscape.com/article/ 284801-overview#a1>
8. Consenso Brasileiro de Náuseas e Vômitos. Cuidados Paliativos. *Rev Bras Cuidados Paliativos* 2011;3(3 Supl 2).
9. Van Buren G, Bloomston M, Hughes SJ *et al.* A Randomized Prospective Multicenter Trial of Pancreaticoduodenectomy With and Without Routine Intraperitoneal Drainage. *Ann Surg* 2013 Dec. 26.
10. Cesaretti IUR, Saad SS. Drenos laminares e tubulares em cirurgia abdominal: fundamentos básicos e assistência. *Acta Paul Enf* 2002 Jul./Set.;5(3).
11. Lens LL. Cateterismo vesical: cuidados, complicações e medidas preventivas. *Arq Cat Med* 2006;35(1):82-91.
12. Gurusamy Kurinchi Selvan, Samraj Kumarakrishnan. Routine abdominal drainage for uncomplicated open cholecystectomy. Cochrane Database of Systematic Reviews. *Cochrane Library* 2007; 18(2):CD006003.
13. Gurusamy Kurinchi Selvan, Koti Rahul, Davidson Brian R. Routine abdominal drainage versus no abdominal drainage for uncomplicated laparoscopic cholecystectomy. Cochrane Database of Systematic Reviews. *Cochrane Library* 2013; 3(9)CD006004.
14. de Jesus EC, Karliczek A, Matos D *et al.* Prophylactic anastomotic drainage for colorectal surgery. Cochrane Database of Systematic Reviews. *Cochrane Library* 2004; 18(4):CD002100.
15. Gurusamy Kurinchi Selvan, Samraj Kumarakrishnan, Davidson Brian R. Routine abdominal drainage for uncomplicated liver resection. Cochrane Database of Systematic Reviews. *Cochrane Library* 2007; 18(3):CD006232.
16. Charoenkwan Kittipat, Kietpeerakool Chumnan. Retroperitoneal drainage versus no drainage after pelvic lymphadenectomy for the prevention of lymphocyst formation in patients with gynaecological

malignancies. Cochrane Database of Systematic Reviews. *Cochrane Library* 2014;4(6):CD 007387.

17. Cavenaghi S, Ferreira LL, Marino LHC *et al*. Fisioterapia respiratória no pré e pós-operatório de cirurgia de revascularização do miocárdio. *Rev Bras Cir Cardiovasc* 2011;26(3):455-61. ISSN 0102-7638. Disponível em: <http://dx.doi.org/10.5935/1678-9741.20110022>

18. Dellinger EP. Approach to the patient with postoperative fever. In: Gorbach S, Bartlett J, Blacklow N. (Eds.). *Infectious diseases*. Philadelphia: Lippincott Williams & Wilkins, 2004. p. 817-23.

19. Engoren M. Lack of association between atelectasis and fever. *Chest* 1995;107:81-84.

20. Pile JC. Evaluating postoperative fever: a focused approach. *Cleve Clin J Med* 2006;73(Suppl 1):S62-66.

21. Lesperance R, Lehman R, Lesperance K *et al*. Early postoperative fever and the "routine" fever work-up: results of a prospective study. *J Surg Res* 2011 Nov.;171(1):245-50.

22. Milne J, Vowden P, Fumarola S *et al*. Postoperative incision management. *Wounds* 2012 Nov.;8(4):1-4.

23. Dimick JB, Chen SL, Taheri PA *et al*. Hospital costs associated with surgical complications: a report from the private-sector National Surgical Quality Improvement Program. *J Am Coll Surg* 2004;199:531.

24. Diretrizes brasileiras para tratamento das pneumonias adquiridas no hospital e das associadas à ventilação mecânica. *J Bras Pneumo* 2007 Apr.;33(Suppl 1):s1-s30. Citado em: 2014 Jan. 23. Disponível em: <http://www.scielo.br/scielo.php?script=sci_arttext&pid=S1806 37132007000700001&lng=en.http://dx.doi.org/10.1590/S1806-3 7132007000700001>

25. Sachdev G, Napolitano LM. Postoperative pulmonary complications: pneumonia and acute respiratory failure. *Surg Clin North Am* 2012 Apr.;92(2):321-44, ix. doi: 10.1016/j.suc.2012.01.013. Review.

26. Tapson VF. Advances in the diagnosis and treatment of acute pulmonaryembolism. *F1000 Med Rep* 2012;4:9.

27. Kripalani S, LeFevre F, Phillips CO *et al*.Deficits in communication and information transfer between hospital-based and primary care physicians: implications for patient safety and continuity of care. *JAMA* 2007 Feb. 28;297(8):831-41. Review.

CAPÍTULO 7

PRINCÍPIOS GERAIS DO USO DE ANTIBIÓTICOS

Álvaro Antônio Bandeira Ferraz ■ Juliana Cavalcanti de Siqueira

INTRODUÇÃO

O uso correto de antibióticos constitui um dos pilares fundamentais no tratamento e na prevenção das infecções cirúrgicas.

O Brasil tem sido o paraíso da prescrição indevida de antibióticos com a comercialização de antimicrobianos, em associações às mais esdrúxulas e injustificáveis, do ponto de vista científico. Indicações inadequadas em escolha de droga, tempo de utilização, custo e morbidade para o paciente são frequentes, proporcionando, ainda, a seleção de cepas bacterianas resistentes a esquemas antimicrobianos erroneamente concebidos.[1]

Diversos trabalhos surgiram na literatura, procurando estimular a racionalização e o controle da prescrição do uso de antimicrobianos no âmbito hospitalar.[2-5] É sabido que cerca de 30% das infecções hospitalares são preveníveis.[6] A literatura é vasta no registro de vantagens econômicas existentes no estabelecimento, por parte da Instituição, de um programa de controle da infecção hospitalar com um grupo profissional selecionado para lidar com o problema. Dentre as infecções hospitalares, a infecção do sítio cirúrgico destaca-se por sua importância, custo, morbidade e mortalidade. É a infecção do sítio cirúrgico, ainda, a de maior dificuldade de registro, pois frequentemente manifesta-se de forma clínica, em grande número de casos, após a alta hospitalar. A filosofia de controle de infecção encontra-se perfeitamente definida e discutida em trabalhos anteriores.[7,8]

A indicação do uso de antibióticos precisa ser bem avaliada, pois nem sempre a presença de sinais clínicos e laboratoriais de um quadro infeccioso significa necessidade de prescrição de antibióticos. Antibióticos estão indicados para tratamento e prevenção de infecções bacterianas (com raríssimas exceções).[9]

Na escolha do antibiótico precisa-se conhecer sua suscetibilidade e os conhecimentos farmacológicos da droga para uma escolha correta e precisa.

A escolha do antibiótico, geralmente, é causa de discussão, pois inúmeras são as publicações, atestando a eficiência dos mais diversos procedimentos.

Espectro

O espectro do antibiótico a ser escolhido está relacionado com a bactéria infectante. A presença de microrganismos é o denominador comum de todo processo infeccioso, e considerando que a maioria das infecções é causada por microrganismos pertencentes à flora normal do corpo humano, o conhecimento dessa flora é passo fundamental na escolha correta do antibiótico. Escolher um antibiótico que se relacione com a flora bacteriana a ser encontrada e que não vá de encontro ao perfil de sensibilidade bacteriológica identificado no hospital é fundamental para o uso correto. Dados da cultura de secreções nos fornecem não só a etiologia da infecção, mas também nos permite construir um banco de dados do perfil bacteriológico de determinadas infecções em nosso ambiente de trabalho. Nem sempre a mesma infecção terá o mesmo agente etiológico. O agente etiológico mais frequente de uma infecção de sítio cirúrgico no Hospital das Clínicas da UFPE nem sempre será o mesmo do Hospital das Clínicas da USP ou de um Hospital americano. Esse conhecimento precisa ter e ser constantemente atualizado. A coloração de Gram é uma ferramenta fundamental na seleção de um antibiótico para uma infecção vigente na presença de secreção. Seu resultado orienta na escolha do antibiótico, pois fornece dados morfológicos do agente etiológico, restringindo, deste modo, o universo microbiano, enquanto se aguarda o resultado definitivo. A coloração de Gram é realizada em cerca de 15 minutos de manuseio. Nos casos da profilaxia, o conhecimento da epidemiologia hospitalar relacionando a bactéria com os procedimentos cirúrgicos do hospital é o dado mais importante na escolha correta do antibiótico profilático. Desse modo, precisa-se conhecer em cada Hospital qual o principal agente etiológico da infecção do sítio cirúrgico, para determinada cirurgia, e assim fazer a escolha adequada do antibiótico profilático. No Quadro 7-1 encontra-se uma relação dos principais agentes bacterianos relacionados com o sítio cirúrgico e alguns esquemas antimicrobianos sugeridos. No entanto, vale salientar que, de acordo com o local em que se está trabalhando, estes dados podem mudar. Alguns tipos de infecção também apresentam uma epidemiologia

Quadro 7-1	Agentes etiológicos relacionados com o sítio da cirurgia e com os esquemas antimicrobianos recomendados	
Tipo de cirurgia	**Patógenos**	**Esquemas recomendados**
Cabeça e pescoço sem incluir boca e laringe	Flora nasal – *Staphylococcus, Streptococcus pyogenes, Streptococcus pneumoniae, Moraxella* e *Haemophilus species*	Cefazolina Cefuroxima
Cabeça e pescoço, incluindo boca e laringe	Flora normal da boca, *Streptococcus* (aeróbicos e anaeróbicos), *Staphylococcus aureus, Peptostreptococcus, Neisseria* e numerosos anaeróbicos Gram-negativos, incluindo *Porphyromonas (Bacteroides), Prevotella (Bacteroides), Fusobacterium* e *Veillonella*	Ampicilina-sulbactam Cefazolina + Metronidazol
Cardíaca	*Staphylococcus epidermidis, Staphylococcus aureus, Corynebacterium,* bacilos Gram-negativos	Cefazolina Cefuroxima
Vascular	*Staphylococcus aureus* (predominante), e bacilos Gram-negativos, coagulase-negative *Staphylococci* e *Enterococci*	Cefazolina Cefuroxima
Neurocirurgia	*Staphylococcus* é responsável por 75-80% das infecções de ferida, bactérias Gram-negativas 1-20%	Cefazolina Cefuroxima
Ortopedia, prótese total de quadril e outras articulações	*Staphylococcus aureus* e *Epidermidis* e vários *Streptococci*, incluindo *Enterococcus*, causam > 66% das infecções de ferida. Bactérias aeróbicas Gram-negativas *(E. coli* e *Proteus mirabilis), Diphtheroids* e anaeróbios, como as *Peptostreptococci*, também são isolados	Cefazolina Cefuroxima
Ortopedia, procedimentos limpos	*Staphylococcus*	Cefazolina Cefuroxima
Procedimentos urológicos	*E. coli* e outras bactérias Gram-negativas e *Enterococci*	Cefazolina Ampicilina Ciprofloxacina
Operação cesariana	*Staphylococcus, Streptococci, Enterococci, Lactobacilli, Diph theroids, E. coli, Peptostrepto cocci, Prevotella (Bacteroides), Porphyromonas (Bacteroides)* e *Fusobacterium species*	Cefazolina
Histerectomia vaginal e abdominal	*Staphylococcus, Streptococci, Enterococci, Lactobacilli, Diph theroids, E. coli, Peptostrepto cocci, Prevotella (Bacteroides), Porphyromonas (Bacteroides),* e *Fusobacterium species*	Cefazolina Ampicilina-sulbactan Cefoxitina
Cirurgia plástica estética	*Staphylococcus*	Cefazolina

mais usual, que podem também variar de acordo com o Hospital, tipo de paciente, patologias associadas, local da infecção e da história clínica. No Quadro 7-2, relacionam-se os principais agentes etiológicos com as principais infecções tegumentares. Em algumas situações, porém, a flora bacteriana normal do paciente pode estar alterada. Pacientes imunocomprometidos (usuários de corticoide, transplantados, desnutridos, dependentes de drogas e álcool, portadores de neoplasias malignas etc.), que apresentem alteração na acidez gástrica e na motilidade intestinal, pacientes internados por longos períodos e pacientes em uso de antibióticos de largo espectro são exemplos de situações clínicas que podem alterar a flora bacteriana normal do paciente. Nestas situações, bactérias Gram-negativas e fungos podem se proliferar e habitar lugares antes não colonizados. Dessa forma, também, devemos ser capazes de reconhecer estas situações e adequar o nosso esquema antimicrobiano.

Toxidade

A maioria dos medicamentos têm efeitos secundários que podem limitar o seu uso, e os antibióticos estão descritos em vários tipos de toxidade, dependendo do próprio antibiótico, associações a outras drogas, dose e situações clínicas do paciente. Nefrotoxicidade (aminoglicosídeos, vancomicina), neurotoxicidade (antibióticos betalactâmicos), aplasia medular (cloranfenicol), agranulocitose (sulfas e macrolídeos), hepatotoxicidade (tuberculostáticos e macrolídeos) são alguns dos efeitos causados pelos antibióticos.[9] A toxidade da droga deve ser considerada no momento da profilaxia. É por este motivo que, assim como a Organização Mundial de Saúde, Condon e Page, Ferraz não recomendamos o uso de aminoglicosídeos como agentes profiláticos.[1,2,4,5,7] Nos pacientes alérgicos às cefalosporinas, deve-se optar pela substituição por outras drogas.

Risco de Alterar a Flora Bacteriana

Esta é a principal condição que favorece a resistência bacteriana. O papel de um CCIH neste ponto é primordial para estimular o uso de antibióticos de primeira linha na profilaxia, e de esquemas adequados, sempre que possível com base nos resultados das culturas, nos casos terapêuticos.

Quadro 7-2 — Agentes etiológicos relacionados com as principais infecções tegumentares

Tipo de cirurgia	Patógenos
Impetigo	*Staphylococcus aureus* (predominante) e *Streptococcus pyogenes*
Foliculite	*Staphylococcus aureus* (predominante) e Gram-negativos (tratamentos de acne e após tratamento de corticoide)
Furúnculo	*Staphylococcus aureus*
Abscesso	*Staphylococcus aureus*
Erisipela	*Streptococcus pyogenes*
Celulite	*Staphylococcus aureus* (predominante) e *Streptococcus pyogenes*
Fascite necrosante	Flora aeróbia e anaeróbia mista, *Clostridium sp*
Sind. Fournier	Flora aeróbia e anaeróbia mista, *Clostridium sp*
Gangrena gasosa	*Clostridium sp, C. perfringens, C. septicus, C. histolyticum*
Miosite	*Staphylococcus aureus*

Farmacocinética

Conhecer a farmacocinética da droga é essencial para a correta utilização do antimicrobiano. No uso profilático, procuram-se níveis máximos de antimicrobianos no momento da agressão cirúrgica (incisão). Deve-se administrar o antibiótico o mais próximo possível do momento da incisão.[2,10] Para as operações cesarianas, a profilaxia deve ser postergada até o clampeamento do cordão.[10] Por causa da curta duração da administração da droga profilática, recomenda-se a utilização de doses máximas, dentro do perfil de segurança de cada antibiótico (por exemplo: cefazolina, cefoxitina e cefotetan – 1-2 g). O intervalo para repetição de doses durante o procedimento cirúrgico deve ser de 1 a 2 vezes a meia-vida da droga, de forma a serem mantidos níveis sistêmicos máximos de antimicrobianos durante o ato cirúrgico.[2,4,10] A forma de atuação dos antibióticos, também, é importante na hora de sua escolha. Antibióticos bacteriostáticos inibem o crescimento bacteriano, e a morte dos microrganismos depende dos fatores imunes do hospedeiro. Os agentes bactericidas determinam a morte bacteriana.[9] Em muitos casos, porém, há necessidade de se associarem antimicrobianos. Nessas ocasiões, deve-se ter em mente a farmacocinética das drogas, para que efeitos antagônicos sejam evitados. Sinergismo ocorre, quando a fusão de duas ou mais drogas apresenta efeito superior a cada uma isoladamente. A associação de penicilina ou cefalosporinas com um aminoglicosídeo é um exemplo de sinergismo. Não se devem associar, portanto, antibióticos bactericidas com bacteriostáticos. Esta é uma associação antagônica (por exemplo: cefalosporinas + cloranfenicol). Alguns exemplos de situações clínicas em que a combinação antimicrobiana está indicada é a presença de cepas bacterianas desconhecidas, neutropenia febril, infecções polimicrobianas e infecções em diferentes sítios (p. ex., infecção intra-abdominal com pneumonia). Dados, como a concentração inibitória mínima, meia-vida, metabolização, vias de excreção e dose inicial, devem ser levados em consideração. No Quadro 7-3, descrevem-se as principais características de alguns antibióticos que se precisa conhecer antes da sua prescrição. A farmacodinâmica se refere às concentrações da droga com sua atividade antimicrobiana. A sensibilidade dos microrganismos aos antimicrobianos é representada pela concentração inibitória mínima (CIM) de cada microrganismo para cada antimicrobiano, que corresponde à menor concentração do antimicrobiano capaz de inibir o desenvolvimento da bactéria. A partir destes dados podem-se classificar os antibióticos em tempos dependentes e concentração/dose-dependentes. Os tempos dependentes são aqueles que têm sua ação regida pelo tempo de exposição das bactérias às suas concentrações séricas e teciduais. A ação destes antimicrobianos independe dos níveis séricos que atingem, mas dependem do tempo que permanecem acima da concentração inibitória mínima para esse microrganismo. A meta deste grupo de antimicrobianos é manter a concentração sérica do antibiótico acima da CIM. Penicilinas, cefalosporinas, carbapenêmicos, clindamicina e macrolídeos fazem parte deste grupo de antibióticos. Para este grupo de antibióticos se propõe a infusão contínua.[9,11] Os antimicrobianos concentração/dose-dependentes são aqueles que exibem propriedades de destruição de bactérias em função da concentração, ou seja, quanto maior a concentração da droga, mais efetiva e rápida é sua ação. Não se pode, entretanto, esquecer que doses altas podem causar toxidade ao paciente. O melhor indicador para se determinar a sua dose é o pico de concentração da droga com relação à CIM. Aminoglicosídeos e quinolonas fazem parte deste grupo. No Quadro 7-4 exemplificam-se alguns níveis de CIM relacionados com antibióticos e algumas bactérias.

Duração

A duração da antibioticoprofilaxia não deve exceder 24-48 horas, devendo preferencialmente cobrir apenas o período do procedimento cirúrgico.[2,4,7] O antibiótico é ineficaz quando iniciado 3 horas após o início da cirurgia.[2] Estudos têm demonstrado que a profilaxia antimicrobiana de curta duração (menos de 48 horas), ou pré-operatória, é tão efetiva quanto a administração por tempo prolongado, sendo evidentes as desvantagens da maior exposição à toxidade das drogas e efeitos sobre a microflora normal, que favorecem o crescimento de microrganismo de maior resistência.[2] A antibioticoprofilaxia peroperatória não faz prevenção de infecção respiratória ou urinária. Com relação ao uso de antibiótico curativo, a exposição excessiva à droga é um dos principais fatores de proliferação de resistência

Quadro 7-3 Características farmacocinéticas de alguns antibióticos

Antibiótico	Uso oral	Uso parenteral	Adesão proteica	Vida média	Excreção	Intervalo doses
Penicilina	SIM	NÃO	60%	40 min	R	4-6 horas
Penicilina procaínica	NÃO	IM	50%		R	12 horas
Penicilina benzatínica	NÃO	IM	50%		R	21 dias
Penicilina cristalina	NÃO	IM	50%	40 min	R	6 horas
Ampicilina	SIM	IM, IV	18%	1/2-1 hora	R-B	6 horas
Amoxicilina	SIM	IM, IV	17%	1 hora	R	8 horas
Meticilina	NÃO	IM, IV	37%	1/2 hora	R	4-6 horas
Oxacilina	SIM	IM, IV	87%	25 min	R	6 horas
Carbenicilina	NÃO	IV	50%	45 min	R	4 horas
Ticarcilina	NÃO	IV	45%	45 min	R	4-6 horas
Azlocilina	NÃO	IV	28%	75 min	R	4-6 horas
Mezlocilina	NÃO	IV	30%	50 min	R-B	4-6 horas
Piperacilina	NÃO	IV	20%	1 hora	R	4-6 horas
Cefatolina	NÃO	IV	70%	27 min	R	4-6 horas
Cefazolina	NÃO	IV	84%	94 min	R	6-8 horas
Cefalexina	SIM	NÃO	12%	60 min	R	6 horas
Cefuroxima	NÃO	IV	20%	70 min	R	8 horas
Cefmetazol	NÃO	IV	85%	45 min	R	6-8 horas
Cefoxitin	NÃO	VI	50%	45 min	R	4-6 horas
Cefaclor	SIM	NÃO	20%		R	8 horas
Cefotaxime	NÃO	IV	40%	60 min	R	4-6 horas
Ceftizoxine	NÃO	IV	30%	70 min		8-12 horas
Ceftriaxona	NÃO	IV	97%	7-8 horas	R-B	12-24 horas
Moxalactam	NÃO	IV	40%	2 horas	R-F	8-12 horas
Cefoperazona	NÃO	IV	90%	2 horas	B-R	6-8 horas
Ceftazidime	NÃO	IV	10%	2 horas	R	8-12 horas
Cefzulodina	NÃO	IV	30%	2 horas	R	6 horas
Azotreonam	NÃO	IV, IM	59%	1 hora	R	6-12 horas
Imipinem	NÃO	IM	25%	1 hora	R	6-8 horas
Sulbactam	NÃO	IV, IM	20%	1 hora	R	6 horas
Clavulanato	SIM	NÃO	20%	75 min	R	8 horas
Estreptomicina	NÃO	IV, IM	34%	2 1/2 horas	R	12 horas
Tetraciclina	SIM	NÃO	40%	8-9 horas	R	6-12 horas
Metaciclina	SIM	NÃO		1 hora	R	6-12 horas
Doxiciclina	SIM	NÃO	96%	15 horas	R	12-24 horas
Eritromicina	SIM	SIM	60%	2 horas	B-F	8 horas
Cloranfemicol	SIM	SIM	50%	3 horas	R	6 horas

Quadro 7-3 — Características farmacocinéticas de alguns antibióticos *(Cont.)*

Antibiótico	Uso oral	Uso parenteral	Adesão proteica	Vida média	Excreção	Intervalo doses
Lincomicida	SIM	IM, IV	30%	5 horas	R	6 horas
Clindamicina	SIM	IV	84%	2 3/4 horas	R	6 horas
Polimixina B	SIM	IM	0%	4 horas	R	24 horas
Nitrofurantoina	SIM	NÃO	0%	30 min	R	6 horas
Sulfamicina	SIM		70%	8 horas	R	4-8 horas
Sulfadiazina	SIM	NÃO	70%	24-48 horas	R	12 horas
Trimetoprim-Sulfa	SIM	SIM	45-60%	15 horas	R	12 horas
Sulfassalazina	SIM	SIM	70%		B-F	8 horas
Metronidazol	SIM	NÃO	< 10%	7 horas	R	8 horas
Vancomicina	SIM	IV	< 10%	6 horas	R	6 horas
Rifampicina	SIM		80%	3 horas	R	12 horas
Ácido nalidíxico	SIM	NÃO	93%	90 min	R	6-8 horas
Norfloxacina	SIM	NÃO	15%	3 horas	R	12 horas
Ciprofloxacina	SIM	NÃO	< 30%	3 1/2 horas	R	12 horas

bacteriana. Ao mesmo tempo, que exposição insuficiente pode determinar a reinstalação do quadro infeccioso e também ao aparecimento de resistência. Após a remoção do foco infeccioso, a antibioticoterapia deverá ser mantida até que o paciente apresente: normalização do leucograma por mais de 48 horas; ausência de picos febris por mais de 48 horas; ausência de anorexia e nível de consciência reestabelecido.[7]

Custo

O custo da profilaxia não deve ser o fator primordial a ditar a escolha do antibiótico, no entanto, em esquema com eficácia similar, o custo deve ser considerado.

Os antibióticos são prescritos com a finalidade profilática ou curativa de um processo infeccioso.

- *Profilático:* quando se deseja prevenir uma infecção por um agente conhecido ou fortemente suspeito, em um paciente que se encontre em risco de contrair a infecção.
- *Curativo:* quando o antibiótico for prescrito para uma situação em que o processo infeccioso estiver estabelecido.

ANTIBIOTICOPROFILAXIA

O uso de antibióticos profiláticos sistêmicos tem continuado a constituir uma questão controvertida entre os cirurgiões, em sua maior parte por causa de uma falta de compreensão dos princípios básicos envolvidos. Pouca dúvida existe de que a administração de doses terapêuticas de agentes antimicrobianos é capaz de prevenir a infecção em feridas experimentais contaminadas por bactérias específicas e altamente sensíveis, havendo evidências de que pode atenuar ou prevenir a infecção que se desenvolva em algumas situações clínicas. A decisão de usar antibioticoterapia profilática, no entanto, deve ser com base no peso da evidência de possível benefício com relação ao peso da evidência de possíveis efeitos adversos. A utilização inadequada do antibiótico profilático eleva o índice de infecção e induz um custo desnecessário.[2,4,5,8]

Indicações

A utilização de antibiótico profilático nas cirurgias limpas ou potencialmente contaminadas não diminui a taxa de infecção da ferida cirúrgica.[1,4] Nesse tipo de cirurgia, os benefícios da antibioticoprofilaxia não se sobrepõem aos riscos, não sendo, portanto, recomendada a sua utilização.[12-15]

É importante considerar, no entanto, que algumas cirurgias limpas não se comportam como tal e cursam com uma alta taxa de infecção de ferida. Dentre estas cirurgias, destacam-se as hernioplastias incisionais e as esplenectomias de pacientes esquistossomóticos.[1,3] Nesses tipos de cirurgias, passamos a utilizar antibioticoprofilaxia, de preferência com cefazolina, apenas durante a cirurgia.

Os critérios de indicação de antibiótico são os seguintes:

1. Nas cirurgias limpas e potencialmente contaminadas em que o risco da infecção da ferida cirúrgica é de até 5 ou 10%, respectivamente, não há indicação do uso de antibiótico.

Quadro 7-4 — CIM relacionadas com antibióticos e algumas bactérias

		Tempo (hora) sobre a CIM					
		S. aureus		E. Coli		P. aeruginosa	
Antibiótico (dose)	Vida média (hora)	CIM 90* (μg/mL)	% T > CIM	CIM 90* (μg/mL)	% T > CIM	CIM 90* (μg/mL)	% T > CIM
Cefazolina (1 g)	1,5	1	(7,8)	16	(1,8)	> 32	–
Cefotaxima (1 g)	1	4	(4,2)	0,12	(9,2)	> 32	–
Ceftriaxona (1 g)	7	4	(13,3)	0,25	(41)	> 32	–
Cefepime (1 g)	2	4	(8,6)	0,06	(21)	16	(4,6)
Ceftazidime (1 g)	2	16	(3,8)	0,25	(16)	16	(3,8)
Ceftizoxima (1 g)	1,5	16	(3,2)	0,25	(11,5)	> 32	–
Ampicilina (2 g)	1	–	–	3	(3,6)	–	–
Nafcilina (2 g)	0,5	0,25	(3)	–	–	–	–
Oxacilina (2 g)	0,4	0,2	(2,45)	–	–	–	–
Ticarcilina (2 g)	1,2			6	(4,76)	32	(1,9)
Piperacilina (2 g)	1	–	–	8	(3,6)	16	(2,6)
Imipenem (5 g)	1	0,03	(10)	0,1	(8,5)	4	(3,4)
Meropenem (1 g)	10	0,03	(7,2)	0,03	(9,7)	2	(4,6)

*CIM 90 = concentração inibitória mínima capaz de conter 90% das cepas.

Contudo, nas seguintes situações, recomenda-se a profilaxia (dose única, de preferência):

- Pacientes acima de 70 anos.
- Desnutridos.
- Imunodeprimidos.
- Urgências.
- Implante de próteses.
- Esplenectomia (hipertensão porta esquistossomótica).[1,3]
- Hernioplastia incisional.[1,3]
- Pacientes portadores de: doença reumática, diabetes descompensado, obesidade mórbida, hérnias multirecidivadas, imunossupressão, radioterapia prévia, uremia, hepatopatias e pneumopatias.

2. O uso de antimicrobiano ficaria, então, reservado às cirurgias contaminadas ou sujas, cujo risco de infecção é de 10 e 30%, respectivamente. Contudo, não indicamos uso de antibióticos em cirurgias proctológicas orificiais (contaminadas ou infectadas) e em pacientes clinicamente estáveis, submetidos a drenagens de abscesso, único, bem definido, mesmo de localização intraperitoneal.

3. Outra exceção é a cirurgia eletiva conservadora do estômago (vagotomia com ou sem drenagem) em pacientes com úlcera duodenal. Nesses casos, a hiperacidez gástrica, que normalmente acompanha este tipo de paciente, diminui de maneira significativa a densidade bacteriana, resultando em menores índices de taxas pós-operatórias.[10]

Princípios da Antibioticoprofilaxia

Com base nesses princípios é que o Serviço de Cirurgia Geral do Hospital das Clínicas da UFPE utiliza antibióticos de primeira linha na profilaxia.

A droga de escolha para profilaxia é a cefazolina, que propicia cobertura antimicrobiana para cirurgias de até 3 horas de duração, podendo ser prolongada quando exceder esse período. O Quadro 7-5 apresenta a recomendação de antibioticoprofilaxia padronizada pela CCIH do HC-UFPE.[1]

A preferência pela cefazolina se dá pela sua meia-vida de 2 horas, o que permite cobertura adequada durante 3 horas de operação, e por excelente ação sobre as principais bactérias de interesse cirúrgico, sendo necessária repicagem de dose após 3 horas. A cefazolina é a droga de escolha, recomendada por estudos de consenso da Organização Mundial de Saúde (OMS) da *Surgical Infection Society* – EUA e da Sociedade Americana de Doenças Infecciosas (IDSA).[4,5,10]

A cefalotina apresenta um efeito similar, mas sua meia-vida curta nos obriga a aumentar o número de doses, a cada hora, elevando o custo. A cefalotina deve ser priorizada como droga de primeira linha para tratamento prolongado de infecções nas enfermarias clínicas ou cirúrgicas, reservando-se a cefazolina prioritariamente para profilaxia, como recomenda o estudo multicêntrico, realizado por Page *et al.* para a *Surgical Infection Society*, em 1993.[4] Consideram, ainda, Page *et al.*, nesse trabalho, que a cobertura antimicrobiana limitada ao período intraoperatório é um dos mais significativos conhecimentos atuais

Quadro 7-5 — Uso de antimicrobianos no Serviço de Cirurgia Geral do HC – UFPE

- Cirurgia de esôfago: cefazolina + metronidazol
- Cirurgia de estômago: cefazolina
- Cirurgia de fígado e vias biliares:
  – sem estase/infecção – cefazolina
  – com estase/infecção – cefazolina + metronidazol
- Cirurgia de cólon ou delgado: ciprofloxacina + metronidazol

sobre antibioticoterapia e que estender o curso da terapia para cobrir linhas, tubos e cateteres não é desejável. Consideram os autores que a cobertura antimicrobiana limitada ao período intraoperatório é um procedimento eficiente para cirurgias do sistema digestório, ortopédicas, ginecológicas e operações cesarianas. Daschner et al., representando a OMS, e Page et al. contraindicam o uso de aminoglicosídeos como drogas de primeira escolha para profilaxia, assim como as cefalosporinas de terceira geração.[2-5]

Em 1988, um estudo prospectivo e randomizado em pacientes operados no Serviço de Cirurgia Geral do HC da UFPE não encontrou diferença nas taxas de infecção entre pacientes operados e submetidos à antibioticoprofilaxia em dose única com cefalosporinas de terceira geração e um grupo de pacientes com 3 doses de cefalosporinas de primeira geração.[16]

Procuramos evitar a utilização do cloranfenicol, em razão da possibilidade de ocorrer aplasia medular (1:30.000), contudo, sua excelente ação bacteriostática e seu baixo custo tornaram-no muito difundido em países do Terceiro Mundo.[2] Esta complicação não é dose-dependente, podendo ocorrer em até 5 anos após a utilização. Predominando com o uso oral, tem sua toxidade aumentada com o uso da cimetidina e é fatal em quase 50% dos casos, quando ocorre aplasia medular.[2,8] Nossa preferência é pelo metronidazol que, além de boa ação anaerobicida, praticamente, não apresenta efeitos adversos.

As cirurgias de cólon cursam com elevadas taxas de infecção, quando não é utilizada a profilaxia antimicrobiana.[10,12,17] Neste tipo de cirurgia pode ser utilizada a administração oral e/ou parenteral. Ambos os esquemas são eficazes, desde que se tenha feito cobertura antimicrobiana para enterobactérias e *Bacteroides fragilis*.[10] Utilizamos um preparo mecânico dos cólons e o uso parenteral do antibiótico profilático.

Apesar de algumas publicações de consenso não recomendarem a utilização da cefazolina na profilaxia da cirurgia colônica, o Serviço de Cirurgia do HC da UFPE utiliza esse esquema desde 1992, tendo, durante esse período, apresentado níveis de complicações infecciosas dentro dos limites aceitáveis da literatura.[10] Recomendamos, atualmente, a associação de ciprofloxacina + metronidazol, mas reconhecemos que a Cefazolina + metronidazol é também um esquema que deva ser considerado.

O fato de existirem inúmeras espécies de *Enterococcus* na flora colorretal não justifica a profilaxia específica para esse microrganismo. Estudos comparativos de esquemas profiláticos, em que foram incluídas drogas específicas para *Enterococcus*, não se mostraram superiores aos esquemas que não o fizeram.[10] Os esquemas específicos para *Enterococcus* só são recomendados para a profilaxia da endocardite bacteriana e naqueles pacientes de risco elevado.[10]

ANTIBIOTICOTERAPIA[18-21]

A utilização de antibióticos no tratamento de quadros infecciosos nunca foi contestada. A utilização do antibiótico de maneira curativa quase sempre se dará em conjunto com outras medidas terapêuticas que ajudarão no combate à doença.

A determinação da existência da infecção bacteriana, no entanto, é a exigência fundamental para se indicar o antibiótico de maneira curativa.

Em cirurgia, a antibioticoterapia curativa deve estar sempre atrelada a resultados de cultura e antibiograma. No entanto, em algumas situações não há tempo para se esperar o resultado destes exames. A realização do teste de Gram dará informações importantes quando do início de uma antibioticoterapia empírica.

Nos casos de peritonite, em que se faz necessário o início imediato de um esquema antibiótico, utilizamos critérios clínicos – flora esperada, para iniciar o esquema. É essencial a coleta de material para cultura durante a cirurgia. Qualquer troca de esquema antimicrobiano deve ser realizada com base nos resultados das culturas e antibiograma.

Ainda com relação à utilização de antibióticos em quadros graves, em que o paciente já se encontra utilizando vários esquemas, e a captura de bactérias patógenas nem sempre é possível, o conhecimento do perfil bacteriano do Hospital ou Unidade poderá fornecer informações preciosas no manuseio clínico deste caso.

O médico deve estar consciente do problema da infecção nosocomial em seu hospital. Deve conhecer o perfil bacteriano do ambiente e o perfil antimicrobiano das principais bactérias patógenas do hospital. Estas informações poderão dar o embasamento necessário para uma escolha correta de uma antibioticoterapia empírica.

RESISTÊNCIA BACTERIANA

Podemos definir a resistência bacteriana como a capacidade das bactérias de se multiplicarem mesmo na presença de antimicrobianos em doses terapêuticas. Quando um microrganismo se torna resistente, isto significa que o antibiótico não terá efeito contra ele, prolongando a doença, com maior risco de morte e disseminação da mesma.

Diariamente, milhares de antibióticos são usados para tratamento de pacientes, na agricultura e em animais de criação. Como consequência deste uso indiscriminado, são selecionadas cepas multirresistentes através de um processo darwiniano de adaptação e seleção natural.[22] O crescimento bacteriano é impressionante, a inoculação de uma única bactéria em um meio de cultura produz, após 12 horas, cerca de 10^9 células/mL.[22] Os antibióticos não são agentes mutagênicos, não são capazes de trazer uma nova característica para as bactérias. Entretanto, eles exercem uma pressão seletiva, ocasionando a morte de bactérias sensíveis, a sobrevivência e replicação das bactérias resistentes.[23]

A resistência bacteriana é um grande problema de saúde pública. Apesar do seu crescimento mundial, os investimentos em novos antimicrobianos pela indústria farmacêutica não é prioridade, visto seu alto custo e baixa lucratividade.[22] Depois de mais de 50 anos da descoberta da penicilina, o mundo enfrenta o aumento da incidência de infecções emergentes e reemergentes de patógenos multirresistentes com poucas opções terapêuticas eficientes em razão dessa pandemia da resistência.[24]

Mecanismos de Resistência

Os mecanismos de resistência podem ser intrínsecos, característicos da bactéria, ou adquiridos. A forma adquirida acontece através da mutação genética de cromossomas ou da transferência horizontal de genes. As mutações podem ser espontâneas ou induzidas. As mutações são alterações que ocorrem durante a replicação do material genético, podem ser induzidas por radiação, agentes alquilantes, espécies reativas de oxigênio. Se forem benéficas para a bactéria, como no caso da resistência, tenderá a se perpetuar para gerações futuras através da replicação. A transferência horizontal de genes é a aquisição de material genético, através de plasmídeos, podendo ser entre bactérias da mesma espécie ou espécies diferentes. Os plasmídeos contêm genes de resistência que codificam enzimas que inativam os antibióticos ou reduzem a permeabilidade da célula. A transferência horizontal pode ocorrer por transformação, transdução ou conjugação e por transposição.[23,25]

Transferência Horizontal por Transformação

Na transformação, a bactéria engloba material de DNA do meio extracelular. Este mecanismo é encontrado nos *Streptococcus pneumoniae*, *Haemophilus influenzae*, *Neisseria gonorrhoeae*, *Neisseria meningitidis*, *Bacillus subtilis* e *Staphylococcus sp*. Esta capacidade de englobar material genético no meio e sofrer transformação é denominada de competência.[23,25]

Transferência Horizontal por Transdução

A transdução ocorre pelo envolvimento de bacteriófagos, que são vírus que infectam as bactérias e servem como vetores para a transferência de DNA. Os fagos transportam material genético de bactérias que sofreram lise, mantendo sua integridade e os genes de resistência. Acontece somente entre bactérias da mesma espécie. A transdução explica a rápida propagação das beta-lactamases nos *Staphylococcus aureus*.[23,25]

Transferência Horizontal por Conjugação

Na conjugação, duas bactérias entram em contato, e através de uma fímbria ou pilus sexual é transferido DNA da doadora para a receptora como forma de plasmídeos. Os plasmídeos contêm material genético extracromossômico. Os plasmídeos F de fertilidade ou conjugativos são responsáveis pela habilidade da bactéria conjugar, os plasmídeos R contêm os genes da resistência, transforma a bactéria receptora em resistente e permite que ela se transforme em bactéria doadora, pois junto com os genes da resistência são transferidos os plasmídeos F, favorecendo a replicação de forma geométrica. Este mecanismo é encontrado na *Escherichia coli* e *Enterococcus faecalis*.[23,25]

Transferência Horizontal por Transposição

Na transposição ocorre a transferência de transpósons, que são segmentos curtos de DNA, presente em alguns tipos de bactéria. Os transpósons podem conter genes de resistência aos antibióticos, e se unem a replícons para adquirirem a capacidade de autorreplicação. Os transpósons se incorporam aos plasmídeos, cromossomas, bacteriófagos e ao genoma, caracterizando promiscuidade gênica celular. A transposição é o mecanismo encontrado em bactérias resistentes à ampicilina e no *Enterococcus faecalis*, que contém o gene da resistência à tetraciclina.[23,25]

Tipos de Resistência

A resistência pode ser intrínseca ou adquirida. A resistência intrínseca ou natural é uma característica enzimática ou estrutural da bactéria que é resistente ao antibiótico. É transmitida apenas verticalmente à prole. Faz parte da herança genética do microrganismo.[23,25,26]

A resistência adquirida ou não natural ocorre quando há o aparecimento de uma nova característica na espécie bacteriana, ausente em seus genitores, tornando-a não sensível à droga em questão. É resultado de alterações estruturais e/ou bioquímicas da célula bacteriana, que normalmente não perde sua viabilidade e patogenicidade. Essas alterações podem ser divididas em quatro grandes grupos: a alteração da permeabilidade, alteração do local de ação do antibiótico, bomba de efluxo e mecanismo enzimático.[23,25,26]

Alteração da Permeabilidade

A permeabilidade da membrana é essencial para que o antibiótico atue adequadamente. Este mecanismo de resistência é caracterizado pela alteração da camada externa da bactéria, sejam elas estruturais, do número, da seletividade ou da quantidade das porinas. Antibióticos, como os betalactâmicos, fluoroquinolonas, tetraciclinas e aminoglicosídeos, penetram nas células através de porinas, e qualquer modificação nestas estruturas ocasiona resistência e diminuição da sua concentração no interior da célula bacteriana.[25-27]

Alteração do Local de Ação do Antibiótico

Ocorre pela alteração na estrutura do peptidoglicano, interferência na síntese de proteínas ou de DNA, que acarreta diminuição ou ausência de afinidade do antibiótico ao seu local de ligação. É o mecanismo observado em betalactâmicos, glicopeptídeos, fluoroquinolonas, macrolídeos e vancomicina.[25-27]

Bombas de Efluxo

São proteínas que se acoplam à membrana externa, muitas vezes nas porinas, que reduzem a concentração do antibiótico dentro da célula e promovem extração ativa do mesmo, reduzindo seu efeito. Afetam todas as classes de antibióticos, podendo conferir resistência a diversos tipos de antimicrobianos de uma única vez. Este mecanismo é responsável pela resistência às fluoroquinolonas em *E. coli*, em *S. aureus*, *Haemophilus influenzae* e em espécies de *Pseudomonas*.[25-27]

Mecanismo Enzimático

Este mecanismo ocorre pela produção de enzimas, desenvolvidas pelas bactérias que promovem a degradação ou inativação dos antibióticos, através de reações químicas, como hidrólise, reações de oxidorredução ou transferência de grupos pela acetilação, fosforilação e adenilação. As enzimas responsáveis são heterogêneas, codificadas por diversos genes, e a produção de medicamentos inibidores destas proteínas pode ser uma grande arma contra a resistência.[25-27]

O Quadro 7-6 apresenta os principais antibióticos e seus mecanismos de resistência.

▶ Prevenção da Resistência

Diante do crescimento exponencial da resistência bacteriana, do seu risco para a sociedade, aumento de custos para tratamento das doenças e morbimortalidade; estratégias devem ser adotadas tanto pela comunidade científica, quanto pela população em geral como medida para o seu controle.[23,28] Em termos gerais, a prevenção da resistência depende de:

- Desenvolvimento de novas drogas, com novos alvos e mecanismos de ação, diferentes dos já padronizados, além de modificação físico-química de antibacterianos preexistentes e associação de drogas, como os betalactâmicos com os inibidores de betalactamases.

- Produção de vacinas contra bactérias multirresistentes, como o pneumococo.

Quadro 7-6 Principais antibióticos e mecanismo de resistência bacteriana

Tipo de antibiótico	Mecanismo de resistência
Cefalosporinas	Betalactamases de amplo espectro, cefalosporinases cromossômicas
Inibidores de betalactamases	Hiperprodutores de betalactamases, novas betalactamases resistentes aos inibidores, cefalosporinases cromossômicas
Carbapenêmicos	Metaloenzimas zinco e outras betalactamases
Vancomicina, teicoplamina	Precursores de parede celular, modificados com afinidade diminuída pela vancomicina
Quinolonas	Alterações na DNA topoisomerase, alteração da permeabilidade
Trimetoprima-sulfametoxazol	Enzimas resistentes à síntese de folatos
Eritromicina, novos macrolídeos	Metilação do ribossomo bacteriano, produzindo resistência aos macrolídeos e clindamicina
Aminoglicosídeos	Enzimas modificadoras dos aminoglicosídeos

Traduzido de Resistência Bacteriana. Carlos H. Lerma, M.D. Capítulo 6.[26]

- Desenvolvimento de normas de controle e prevenção da infecção.
- Controle de infecção hospitalar e conhecimento do perfil de resistência dos hospitais.
- Uso racional de antimicrobianos, a partir do treinamento de profissionais para diagnóstico e manejo corretos das infecções.
- Dispensação de antibióticos somente com receita médica.[23,28-30]

REFERÊNCIAS BIBLIOGRÁFICAS

1. Ferraz EM. *Infecção da ferida na cirurgia do aparelho digestivo.* Tese Prof. Titular, Departamento de Cirurgia da Universidade Federal de Pernambuco. Recife, 1990.
2. Condon RE, Wittmann DH. The use of antibiotics in general surgery. *Curr Prob Surg* 1991;12:807-907.
3. Ferraz EM, Bacelar TS, Aguiar JLA *et al.* Wound infection rates in clean surgery: a potentially misleading risk classification. *Inf Control Hosp Epi* 1992;13(8):457-62.
4. Page CP, Bohnmem JMA, Fletcher R *et al.* Antimicrobial prophylaxis for surgical wound. *Curr Prob Surg* 1993;128:79-88.
5. Daschener F, Kunin CM, Wittmann DH *et al.* WHO symposium: use and abuse of antibiotics worldwide. *Infection* 1989;17(1):46-57.
6. Condon RE, Haley RW, Lee JT *et al.* Does infection control control infection? *Arch Surg* 1988;123:250-56.
7. Ferraz EM. Controle de infecção hospitalar. Resultados de um estudo prospectivo de dez anos em um Hospital Universitário. Tese Prof. Titular Departamento de Cirurgia da Universidade Federal de Pernambuco. Recife, 1987. 176 p.

8. Kunin CM. Evaluation of antibiotic usage: a compreensive look at alternative approaches. *Rev Infec Dis* 1981;3:745-53.
9. Quintero GA, Nieto JA, Lerna CH. *Infeccion in cirurgia*. Colômbia: 3M, 2006.
10. Anlicoara R, Ferraz AA, da P Coelho K *et al*. Antibiotic prophylaxis in bariatric surgery with continuous infusion of cefazolin: determination of concentration in adipose tissue. *Obes Surg* 2014 Sept.;24(9):1487-91.
11. Baum ML, Anish DS, Chalmers TC. A survey of clinical trials of antibiotic prophylaxis in colon surgery: evidence against further of no-treatment controls. *N Engl J Med* 1981;305:795-99.
12. Gross PA, Barret TL, Dellinger EP *et al*. Padrão de qualidade para profilaxia antimicrobiana em procedimentos cirúrgicos. *Infect Control Hosp Epid* 1994;15(3):182-88.
13. Ergina PL, Goold S, Meakins JL. Antibiotic prophylaxis for herniorrhaphy and breast surgery. *N Eng J Med* 1984;322:1884.
14. Hopkins CC. Antibiotic prophylaxis in clean surgery. Peripheral vascular surgery, noncardiovascular thoracic surgery, herniorrhaphy and mastectomy. *Rev Infec Dis* 1991;13(Suppl 10):S869-73.
15. Platt R, Zaleznik DF, Hopkins CC. Perioperative antibiotic prophylaxis for herniorrhaphy and breast surgery. *N Engl J Med* 1990;322:253-60.
16. Ferraz EM, Bacelar TS, Ferreira Filho HA *et al*. Estudo prospectivo e randomizado do uso profilático da ceftriaxona ou cefalotina em cirurgia geral. *Folha Médica* 1988;8:53-57.
17. Solla JA, Rothenberger DA. Preoperative bowel preparation: a survey of colon and rectal surgeons. *Dis Colon Rectum* 1990;154-59.
18. Mendelson P, Vianna AL, Barbosa H. Antibióticos em cirurgia. In: Ferraz EM. *Manual de controle de infecção em cirurgia do Colégio Brasileiro de Cirurgiões*. São Paulo: Pedagógica Universitária, 1982.
19. Marangoni DV, Ferraz EM. Antibioticoprofilaxia. In: Zanon U, Neves J. *Infecções hospitalares. Prevenção, diagnóstico e tratamento*. Rio de Janeiro: Medsi Médica e Científica, 1982.
20. Ferraz EM. *Manual de controle de infecção em cirurgia do Colégio Brasileiro de Cirurgiões*. São Paulo: Pedagógica Universitária, 1982.
21. Wittmann DH, Schein M, Condon RE. Management of secondary peritonitis. *Ann Surg* 1996;224(1):18-30.
22. Salmond GPC, Welch M. Antibiotic resistance: adaptive evolution. *Lancet* 2008 Dec.
23. Del Fiol FS, Mattos-Filho TR. Groppo FC. Resistência bacteriana. *Rev Bras Med* 2000;57(10):1129-40.
24. Dan IA, Diarmaid H. Antibiotic resistance and its cost:is it possible to reverse resistance? *Nature Reviews. Microbiology* 2010 Abr.;8:260-71.
25. Baptista MGFM. *Mecanismos de resistência aos antibióticos*. Tese de mestrado. Universidade Lusófona de Humanidades e Tecnologia. Faculdade de Ciências e Tecnologias da Saúde. Lisboa, 2013.
26. Lerma CH. Resistência bacteriana. In. Quintero GA, Nieto JA, Lerna CH. *Infeccion in Cirurgia*. Colômbia: 3M, 2006, Cap. 6.
27. Silva Sánchez *et al*. Resistência a antibióticos. *Rev Latino-Americana Microbilogia* 2006;48(2):105-12.
28. Dias M, Monteiro MS, Menezes MF. Antibióticos e resistência bacteriana velhas questões, novos desafios. Cadernos Otorrinolaringologia. Clínica, investigação e inovação, Dez. 2010. p. 1-17.
29. Wannmacher L. Uso indiscriminado de antibióticos e resistência microbiana: uma guerra perdida? Brasília. 2004 Mar.;1(4).
30. Santos NQ. A resistência bacteriana no contexto da infecção hospitalar. *Texto Contexto Enfermagem* 2004;13(n. esp):64-67.

CAPÍTULO 8

INFECÇÕES EM CIRURGIA

Álvaro Antônio Bandeira Ferraz ▪ Darley de Lima Ferreira Filho ▪ Edmundo Machado Ferraz

INTRODUÇÃO

Desde a primeira cirurgia, realizada há cerca de 10.000 anos, que a infecção passou a acompanhar os procedimentos cirúrgicos.[1] Porém, só com os dados do papiro de Edwin Smith, decifrado de inscrições datadas de cerca de 3.000 a. C., é que se tem a primeira informação concreta sobre infecção cirúrgica.[4] No relato do tratamento de uma ferida infectada de mama foi utilizada uma solução à base de sais de cobre. Mas foi a partir do século XIII, com a invenção da pólvora até a primeira metade do século XIX, que a cirurgia teve na infecção seu maior vilão. Os pacientes das enfermarias cirúrgicas conviviam com a presença de fezes e pus pelo chão, além do que as esponjas utilizadas para a limpeza das feridas eram passadas de um paciente para o outro.[1] Os curativos eram reutilizados, e o ar fétido dos hospitais tornava o ambiente insuportável. Era a época do "pus saudável". Nos anfiteatros cirúrgicos, frequentemente alguns dos presentes eram convidados a "tocar" a ferida com objetivos educacionais.[2]

Os cirurgiões passavam das salas de necropsia para os anfiteatros cirúrgicos sem lavar as mãos, e os fios de seda eram retirados dos bolsos dos assistentes presentes. A serragem recobria o chão das salas de cirurgia com o objetivo de absorver sangue e pus, do mesmo modo que nos açougues.[3]

No final do século, porém, este panorama obscuro começou a ser mudado, principalmente com a difusão das ideias de William Morton, Ignaz Semmelweis, Louis Pasteur e Joseph Lister. Além do controle da dor, após o advento da anestesia, outros tabus cirúrgicos começaram a ser quebrados. Pasteur elucidou o verdadeiro mecanismo da fermentação, colocando um ponto final na teoria da geração espontânea de organismos. Com base nesses conhecimentos, Lister começou, em 1825, a pôr em prática seus estudos em antissepsia. Sem conhecer os estudos de Pasteur e Lister, Semmelweis iniciou, em 1847, a maior contribuição na profilaxia das infecções cirúrgicas. Conseguiu uma taxa de mortalidade de 1,33% no setor de obstetrícia do Hospital Geral de Viena com a adoção de medidas simples de profilaxia, como lavar as mãos após o exame de pacientes ou manipulação de cadáveres. Mas nem com isso deixou de ser criticado e duramente combatido pelos colegas da época.[7,36,59]

A base científica que Semmelweis necessitava para comprovar suas observações foi dada por Lister, que, com base nas observações de Pasteur, rapidamente fez a analogia entre a supuração da ferida cirúrgica e a fermentação descrita por Pasteur.[36] Novamente a história se repetiu. Os postulados de Lister não foram imediatamente aceitos pela comunidade médica. Foram necessários alguns anos para que seus estudos começassem a ser reproduzidos em outros centros e que Robert Kock publicasse uma monografia intitulada *The cause of infection in wounds*, demonstrando a patogenicidade de microrganismos piogênicos, e que cada organismo tem características próprias que proporcionam diferentes quadros clínicos.

Outro marco na história da infecção foi a introdução dos antimicrobianos: a utilização da sulfanamida, em 1935, por Domagk e da penicilina, por Fleming, em 1941.[52] O advento dos antibióticos criou a falsa impressão de que o problema da infecção estaria resolvido. Foi preciso surgir bactérias resistentes para que esta visão otimista do problema da infecção fosse logo revista. E se não bastasse a utilização indiscriminada dos antibióticos, gerou-se um agravamento no problema da resistência bacteriana. Bactérias mais resistentes e de maior patogenicidade foram selecionadas, gerando um problema sério no manuseio dos problemas infecciosos.[22]

Infecção cirúrgica está relacionada diretamente com o ato cirúrgico ou com as medidas com ele relacionadas.[8] Muito frequentemente, este tipo de infecção só se manifestará após a alta do paciente, sendo necessário conhecimento do tipo de infecção e seu período de incubação para a sua correta identificação.

TIPOS DE INFECÇÃO

A infecção pós-operatória constitui um dos maiores riscos para os pacientes hospitalizados, aumentando a morbimortalidade, prolongando a permanência hospitalar e elevando substancialmente o custo. A maior incidência de infecção nos pacientes cirúrgicos é representada pela infecção do sítio cirúrgico. As principais infecções cirúrgicas abordadas neste capítulo serão: infecção do sítio cirúrgico, infecção urinária, infecção respiratória, infecção relacionada com cateteres venosos, septicemia, abscesso abdominal e peritonite.[4]

Infecção do Sítio Cirúrgico

As infecções em sítio cirúrgico (ISC) são as maiores fontes de morbidade e mortalidade entre os pacientes submetidos a cirurgias.[6] Estima-se que as ISC prolonguem o tempo de internação em média mais de 7 dias e, consequentemente, o custo do procedimento. Sua incidência pode variar, sendo em média de 1 a 5% para as cirurgias consideradas "limpas". Segundo Dennis *et al.*, 2005,[15] as ISC correspondem a, aproximadamente, 38% do total das infecções hospitalares em pacientes cirúrgicos e 16% do total de infecções hospitalares.[3] Isto representa a segunda causa de infecção hospitalar adquirida nos Estados Unidos com, aproximadamente, 500.000 infecções por ano.[7,44]

A infecção do sítio cirúrgico talvez seja a de maior importância nas infecções cirúrgicas, por sua elevada incidência, além de um custo e morbidade consideráveis. É também a infecção do sítio cirúrgico a que apresenta a maior dificuldade de registro, pois, frequentemente, manifesta-se após a alta hospitalar. As taxas de infecção do sítio cirúrgico, principalmente em cirurgias limpas, podem representar um acurado indicador do problema da infecção hospitalar em uma instituição.[24] A partir de 2007, com a introdução do Programa de Cirurgia Segura pela Organização Mundial da Saúde (OMS) e Universidade de Harvard, a infecção do sítio cirúrgico passou a ser considerada um indicador epidemiológico a ser controlado no século XXI. É estimado que uma redução de 25% até 2020 acarretará uma importante diminuição da morbidade, mortalidade e no custo final dos pacientes cirúrgicos.[24]

É de extrema importância realizar a prevenção no sítio cirúrgico, como recomendação no pré-operatório, medidas como tratar infecção comunitária, limitar tricotomia ao sítio cirúrgico, ter controle da glicemia no diabético, parar de fumar 30 dias antes da cirurgia, fazer antibiótico profilático com indicação correta e diminuir o tempo de hospitalização pré-operatório.[11,14,17,57,60]

A ferida cirúrgica pode ser classificada, de acordo com o grau de contaminação, como limpa, potencialmente contaminada, contaminada e infectada.

- *Limpas:* sítio cirúrgico sem sinais de inflamação, sem abertura dos tratos respiratório, alimentar, genital e urinário. O fechamento deve ser primário com drenagem, quando necessária, fechada. São as feridas não traumáticas, sem processo inflamatório em que não houve a quebra dos princípios de antissepsia e de técnica cirúrgica.
- *Potencialmente contaminadas:* são aquelas em que os tratos gastrointestinais, urinários ou respiratórios foram penetrados, no entanto, a contaminação não foi significativa. São ainda consideradas potencialmente contaminadas, aquelas feridas em que houve pequenas infrações da técnica cirúrgica ou aquelas em áreas de difícil antissepsia.
- *Contaminadas:* feridas abertas acidentalmente ou cirurgias com quebra importante de técnica asséptica ou abertura dos tratos gastrointestinal, respiratório ou urinário. Cirurgias que entram no trato urinário com urina infecciosa ou trato biliar com bile ou cirurgias onde é achado tecido inflamatório agudo não purulento. Feridas traumáticas com menos de 6 horas, presença de processos inflamatórios sem a presença de pus.
- *Infectadas:* lesões traumáticas com mais de 6 horas, com tecido desvitalizado, corpo estranho, contaminação fecaloide, ou ainda na presença de secreção purulenta.

Esta classificação das cirurgias facilita o manuseio e os programas de auditorias dentro das comissões de controle de infecção; no entanto, tem sido muito criticada. Cirurgias consideradas limpas nem sempre se comportam como tal, ou mais ainda, cirurgias potencialmente contaminadas ou contaminadas que se comportam como cirurgias limpas. Em 1992, Ferraz *et al.*[21] publicaram estudo realizado no Hospital das Clínicas da UFPE em que quatro cirurgias limpas apresentavam taxas de infecção completamente diferentes e, como tal, não deveriam ser enquadradas em um mesmo grupo de risco para a infecção. A incidência da infecção de ferida em cirurgias de hérnia incisional pode se situar acima do 10% se não foi utilizado antibioticoprofilaxia, assim como as esplenectomias em pacientes esquistossomóticos. Nos pacientes esquistossomóticos que se submeteram à esplenectomia simples, a incidência de infecção de ferida foi de 27% quando não utilizado antibiótico e de 6% quando utilizado antibiótico de maneira profilática. Porém, as demais cirurgias limpas devem apresentar índices abaixo de 3%. A infecção do sítio cirúrgico também é classificada de acordo com o grau de severidade em: incisão superficial, incisão profunda, órgãos e espaços.[56]

1. **Incisional superficial:** envolve apenas a pele e tecidos subcutâneos da incisão e ocorre nos primeiros 30 dias pós-operatórios. O diagnóstico é feito pela drenagem de secreção purulenta, com ou sem confirmação laboratorial, da incisão superficial, ou pela detecção de microrganismos isolados de cultura de fluidos ou tecidos da incisão superficial, obtida com técnica asséptica.
2. **Incisional profunda:** ocorre nos primeiros 30 dias pós-operatórios, se não houver implante ou próteses e envolve tecidos moles e profundos (fáscia e músculos) da incisão. Se houver implantes ou próteses, pode ocorrer no período de até 1 ano.
3. **Órgãos e espaços:** envolve órgãos e espaços outros que não a incisão que foi aberta ou manipulada durante a cirurgia.

Nem sempre uma taxa elevada de infecção significa descaso com o problema. Pode significar clientela de alto risco a contrair infecção ou ainda uma metodologia apurada. É na infecção de ferida onde se determina o grau de acurabilidade dos programas de controle de infecção: pois seu diagnóstico difícil e quase sempre extra-hospitalar necessita de um sistema de busca ativa aos casos de infecção, com identificação dos fatores de risco e implementação de um ambulatório de egressos, controlado pela comissão de controle de infecção hospitalar (CCIH).[24]

Infecção Urinária

A infecção urinária é definida como sendo a presença de mais de 100.000 colônias de bactérias por cada mL, associada à presença de queixas urinárias. São comuns em mulheres jovens previamente saudáveis, acontecendo algumas vezes em até 35% das mulheres entre 20 e 40 anos de idade.[37] Os casos em que forem cultivadas bactérias do tipo *Escherichia coli (70 a 95%), Proteus mirabilis, Staphilococcus* coagulase negativo, *Streptococcus faecalis, Klebisiella sp., Pseudomonas sp.* e *Acinetobacter*, em um número acima de 10.000/mL, devem ser considerados como positivos.[50] A infecção urinária tem uma estreita relação com a utilização e a duração do cateter vesical. O mecanismo da infecção em biomateriais, em que a bactéria primariamente coloniza a superfície do biomaterial para só depois causar a infecção propriamente dita, explica esta relação. Aproximadamente 5 a 8% dos pacientes cateterizados adquirem infecção urinária por dia, levando a um percentual cumulativo de 40 a 50% após 10 dias de cateterismo.

O Quadro 8-1 resume algumas das medidas recomendadas para a prevenção da infecção urinária relacionada com a sonda vesical.[37]

Infecção Respiratória

A infecção respiratória pós-operatória pode ser dividida em três grupos distintos:

Quadro 8-1 Recomendações para prevenção da infecção associada à sonda vesical

Recomendações	CDC 1981	NHS 2001	NHS 2007
Documentar a inserção da sonda	Não avaliado	Sim	Sim
Garantir inserção por pessoal treinado	Sim	Sim	Sim
Treinar paciente e familiares	Não avaliado	Não avaliado	Sim
Lavagem das mãos	Sim	Sim	Sim
Avaliar a indicação da sonda	Sim	Sim	Sim
Avaliar métodos alternativos	Sim	Sim	Sim
Reavaliar periodicamente a indicação	Não avaliado	Sim	Sim
Escolher o material do cateter	Não avaliado	Sem resolução	Sem resolução
Usar menor calibre possível	Sim	Sim	Sim
Usar técnica asséptica/material estéril	Sim	Sim	Sim
Usar técnicas de barreira para inserção	Sim	Não avaliado	Não avaliado
Limpeza asséptica do meato	Sim	Não	Não
Usar sistema fechado	Sim	Sim	Sim
Obter amostra asséptica de urina	Sim	Sim	Sim
Substituir o sistema, se contaminado	Sim	Não avaliado	Não avaliado
Não trocar rotineiramente a sonda	Sim	Sim	Sim
Fazer rotineiramente a higiene do meato	Sim	Sim	Sim
Evitar irrigações	Sim	Sim	Sim
Coorte de pacientes	Sim	Sim	Sim
Garanta adesão com treinamentos	Não avaliado	Não avaliado	Não avaliado
Garanta adesão com controle	Não avaliado	Não avaliado	Não avaliado
Garanta adesão com retirada da sonda	Não avaliado	Não avaliado	Não avaliado
Monitorizar as taxas de infecção e bacteriemia	Não avaliado	Não avaliado	Não avaliado

- *Infecções altas:* as traqueobronquites, bronquites e bronquiolites são caracterizadas por tosse produtiva, acompanhada ou não de febre, broncospasmo, roncos e sibilos à ausculta. Não deve haver evidência clínica ou radiológica de pneumonia.[56]
- *Pneumonias:* a pneumonia é a terceira causa mais comum de infecção hospitalar pós-operatória, e está associada a uma elevada mortalidade. A pneumonia apresenta-se como tosse produtiva, acompanhada de febre e alterações radiológicas. A confirmação bacteriológica é importante no manuseio deste tipo de infecção. Sua incidência situa-se entre 1,5 e 3%.[23] Este tipo de infecção está sujeito a grandes reduções, se estabelecidos critérios rigorosos pela CCIH no manuseio desses pacientes, principalmente durante o ato operatório.
- *Abscessos pulmonares ou empiema:* é definido como coleção purulenta quer no pulmão, quer na cavidade pleural. É acompanhado de quadros graves e elevada mortalidade.

As taxas de pneumonias associadas à ventilação mecânica oscilam entre 1-4 casos por 1.000 dias de ventilação, mas podem ser superiores a 10 casos por 1.000 dias de ventilação em algumas unidades neonatais e em populações de pacientes cirúrgicos.[56]

Dentre as estratégias para a prevenção e diminuição das taxas de pneumonias associadas à ventilação mecânica destacam-se:[56]

1. Medidas gerais (avaliar indicação de intubação e extubação, educação e vigilância epidemiológicas).
2. Estratégias para prevenir a aspiração.
3. Estratégias para reduzir a colonização do trato digestório.
4. Estratégias para minimizar a contaminação dos equipamentos de ventilação.

Septicemia

A rigor, a septicemia é definida como a presença de mais de dois picos febris em um período de 24 horas, acompanhados de hipotensão e oligúria.[50] A confirmação bacteriológica pela identificação da bactéria ou de seus produtos (endo e exotoxinas, antígenos ou anticorpos) nem sempre é possível. Nestes casos, um alto índice de suspeição se faz necessário no intuito de se baixar a mortalidade.

Abscesso Abdominal e Peritonite

Abscesso abdominal e peritonite são coleções purulentas intra-abdominais bem definidas ou difusas. Geralmente, este tipo de infecção é decorrente de processos inflamatórios de órgãos abdominais. O quadro clínico das peritonites normalmente é evidente, senão quanto à etiologia, mas principalmente quanto aos achados do exame físico, com sinais claros de irritação peritoneal. Já os abscessos podem evoluir com poucos ou até nenhum dado propedêutico, sendo necessário auxílio de exames complementares de imagem para fechar diagnóstico.[46]

Infecção por Cateteres Venosos

Os cateteres venosos têm sua indicação na forma superficial ou profunda, isto vai depender do porte da cirurgia a ser realizada. A superficial tem sua indicação nas cirurgias eletivas de pequeno ou médio porte. A profunda teria sua indicação em cirurgias de grande porte, que permita uma rápida reposição das perdas e monitorização hemodinâmica.[58] Esses procedimentos acarretam complicações, como formação de hematoma local, celulite, tromboflebite, punção ou transecção de nervo e embolização do cateter. A infecção é a complicação mais grave associada aos cateteres.[12] De uma forma geral, ela ocorre em, aproximadamente, 19% dos pacientes com uso deste dispositivo, sendo 7% infecções locais e 12% casos de bacteriemia associados ao cateter. As principais bactérias encontradas são o *Staphylococcus aureus*, seguida por bacilos Gram-negativos e pelo *Staphylococcus coagulase negativo*.[5,35,40]

ETIOLOGIA

Normalmente, o agente etiológico são bactérias oriundas da pele, orofaringe e trato gastrointestinal, mas que ocasionalmente causam as infecções.

Os principais agentes etiológicos dependem de acordo com o sítio da localização da infecção, porém os mais comuns são, principalmente, o *Staphylococcus aureus* e o *Streptococcus pyogenes*, que habitam a pele e a nasofaringe.[55] Porém, dependendo do local da cirurgia e da flora bacteriana que os habitam, estes agentes etiológicos podem variar (Quadro 8-2).

Quadro 8-2 Microrganismos mais frequentes de acordo com a localização

Pele	*Staphylococcus aureus, Streptococcus pyogenes, Candida albicans, Pseudomonas* e *Proteus* (queimados)
Boca	*Staphylococcus aureus, Streptococcus pyogenes, Candida albicans,* vírus, *Fusobacterium fusiforme, Bacterioides, Neisseria meningitis*
Pulmão	*Staphylococcus aureus, Streptococcus pyogenes,* vírus, *Diplococcus pneumonia* e *Mycoplasma pneumoniae, Haemophylus influenzae*
Digestório	Enterobactérias, *Staphylococcus aureus, Candida sp.*
Urinário	*Escherichia coli, Streptococcus faecalis, Klebisiella sp., Proteus sp., Pseudomonas sp., Staphylococcus aureus, Candida sp.*
Útero e anexos	Enterobactérias, *Clostridium sp., Neisseria gonorrhoeae, Mycobacterium tuberculosis*
Linfáticos	*Staphylococcus aureus, Streptococcus pyogenes, Pasteurella, Mycobacterium sp.*

É importante ter em mente que a incidência desses agentes etiológicos pode variar de hospital para hospital e, nesse caso, uma *Comissão de Controle de Infecção Hospitalar* eficiente determinará que tipo de bactéria é mais frequente em cada tipo de infecção.

RESPOSTA ORGÂNICA À INFECÇÃO

Resumidamente, poderíamos determinar que a infecção é o produto de três componentes: 1) microrganismo infectante; 2) meio através do qual a infecção se desenvolverá e 3) os mecanismos de defesa do paciente. Muita atenção foi dispensada aos dois primeiros componentes da infecção: a bactéria e o meio. Muitos progressos foram realizados no intuito de se conseguir um ambiente totalmente estéril. Técnicas modernas de assepsia, antissepsia e antibioticoterapia foram introduzidas, mas novamente não conseguiram acabar com o fantasma da infecção. Atualmente, os esforços têm-se concentrado nos estudos dos mecanismos de defesa do acidente.

Após a contaminação do organismo, um complexo mecanismo de defesa é ativado.

A resposta inicial à contaminação bacteriana é caracterizada por hiperemia, exsudação e aumento do influxo de células fagocitárias. Contudo, a absorção destas bactérias pelos vasos linfáticos começa antes mesmo de qualquer ativação das células fagocitárias.[30] Em menos de 6 minutos, após a injeção intraperitoneal de bactérias, foi evidenciada sua presença nos linfáticos.[29] Esta absorção é restrita à face peritoneal do diafragma.[3]

A ativação dos mecanismos de defesas celular e humoral são os próximos passos na defesa à agressão bacteriana. Um intenso fluxo de células fagocitárias migra para o local da contaminação. Inicialmente, predominam os macrófagos, mas em questão de horas o número de neutrófilos é superior.

O processo inflamatório desencadeado resulta em degranulação de mastócitos e liberação de histamina e outras substâncias vasoativas, aumentando a permeabilidade capilar e a migração de células polimorfonucleares. Estas células fagocitárias, além da fagocitose, atuam como mediadoras na liberação do fator de necrose tumoral e na ativação do complemento.[9] Apesar de a intensa reação inflamatória inicial ser protetora, a maior defesa que o organismo lança mão é a ativação do complemento pela célula lesionada, conduzindo à quimiotaxia com afluxo de polimorfonucleares, e permitindo a opsonização e fagocitose dos microrganismos.[26]

Os macrófagos, que têm importante papel fagocitário, atuam, também, como mediadores de uma série de fenômenos locais e sistêmicos. O número de mediadores envolvidos nas reações locais e sistêmicas cresce a cada dia; no entanto, os de maior importância são os derivados do ácido aracdônico (prostaglandinas e leucotrienos), fator de crescimento e as citocinas.

Horizontes estão se abrindo quanto à ação desses mediadores, principalmente quando em níveis deficientes ou em excesso, abrindo-se uma nova janela na estratégia de manuseio desse tipo de infecção.

O último mecanismo que o organismo utiliza contra a infecção é tentar localizá-la. Após a atuação das substâncias vasoativas e o aumento da permeabilidade capilar, surge um exsudato, rico em proteínas, contendo fibrinogênio. Este material, junto à tromboplastina e à protombina, liberadas pelas células danificadas, forma a fibrina.[38] A fibrina tende a isolar a bactéria do resto do organismo, prevenindo, assim, a disseminação da infecção, formando um abscesso.

As alterações sistêmicas e metabólicas que ocorrem depois da contaminação bacteriana não diferem das reações ocorridas em resposta ao trauma. Ou seja, liberação de catecolaminas, aumento da secreção de hormônio adrenocortical, com secreção de aldosterona e ADH.

As alterações sistêmicas da infecção, particularmente a ação das citocinas e da biologia celular em resposta à infecção e à sepse, merecem um capítulo à parte pela sua magnitude e complexidade.

Outro tópico bastante controverso e que merece uma análise cuidadosa é o papel do trato gastrointestinal, particularmente o superior, na gênese, manutenção e tratamento dos pacientes infectados. Quando, em 1988, Marshall *et al.*[43] chamaram a atenção para o fato de que a flora bacteriana isolada de um paciente em insuficiência de múltiplos órgãos e sistemas (IMOS) era a mesma do trato gastrointestinal superior, estavam levantando a hipótese de que o trato gastrointestinal superior funcionaria, na IMOS, como um abscesso não drenado. Esta afirmação foi questionada em sua publicação de 1993.[42] Apesar de comprovada a translocação bacteriana, não se conseguiu identificar qual o real valor desse fenômeno.

À luz dos conhecimentos atuais, pode-se afirmar que o intestino convive, em condições normais, em uma relação simbiótica com a microflora, estabelecendo uma barreira de proteção aos microrganismos patogênicos. Quando esta relação é quebrada, ocorre uma translocação desses patógenos através da parede do intestino.[46] O que não foi determinado é qual a repercussão clínica deste evento e se ele é causa ou efeito da IMOS.

Outro tópico que vem despertando grande interesse na resposta orgânica à infecção é o *status* imunológico do paciente. No paciente cirúrgico, os mecanismos de defesa do organismo podem estar deprimidos como resultado do trauma cirúrgico (perda de sangue, trauma tecidual, contaminação) e da patologia associada ao trauma (idoso, diabetes, neoplasias, desnutrição). Contudo, para melhor entender o papel imunológico dos organismos, precisam-se compreender os diversos tipos de barreiras à infecção. Estas barreiras são:[18]

- *Barreiras mecânicas:* as barreiras mecânicas do organismo são o meio básico de proteção que separa os microrganismos do corpo estéril.
- *Imunidade humoral:* após a contaminação, um dos mecanismos de defesa do organismo é a imunidade humoral. Anticorpos aderem aos microrganismos ou às suas toxinas, causando alterações estruturais, ativando o sistema complemento. Primariamente a IgG, IgM, nos fluidos orgânicos, e a IgA secretória, nas superfícies mucosas, atuam dessa maneira. Exposições prévias a um antígeno específico desencadeiam a produção de anticorpos bastante específicos com ação protetora mais eficaz.[18]
- *Imunidade celular:* a imunidade celular é a forma de atuação dos macrófagos, neutrófilos e linfócitos, em conjunto com a imunidade celular.[18]
- *Atividade das citocinas:* após o trauma e a contaminação, os macrófagos são ativados e liberam citocinas. As citocinas possuem ação ainda duvidosa. Apesar de importante ação mediando os mecanismos de defesa do organismo, as citocinas encontram-se elevadas em pacientes que foram a óbito decorrente de infecção sistêmica por Gram-negativos.[18] As principais citocinas produzidas após uma infecção são: TNF (fator de necrose tumoral), interleucinas 1, 6 e 8, e o gama-interferon. O TNF está associado a uma alta mortalidade em animais de experimentação. Sua administração simula os efeitos fisiopatológicos da injeção de endotoxinas e, quando administrado em altas doses, é letal. A interleucina 1 é encontrada em níveis elevados depois da inoculação de bactérias em animais, assim como o seu bloqueio está relacionado com uma diminuição da mortalidade. Já as interleucinas 6 e 8 possuem poucos efeitos sistêmicos quando administradas em modelos de experimentação. Seus níveis estão elevados nos processos infecciosos. Quando da administração de gama-interferon, há uma nítida elevação da mortalidade em modelos experimentais.

A identificação de pacientes imunocomprometidos possibilita uma ação mais direcionada à alteração imunológica pelos diversos tipos de imunoterapia, reduzindo, assim, as complicações infecciosas pós-operatórias.

FATORES DE RISCO

A dosagem de imunoglobulinas, citocinas e da imunidade celular poderia indicar os pacientes com fortes probabilidades de desenvolverem infecção pós-operatória. Contudo, o custo elevado torna este procedimento impraticável. Porém, inúmeras têm sido as publicações, sugerindo possíveis fatores de risco ao desenvolvimento de infecção.

Dentre as várias dezenas de índices de fatores de risco ao desenvolvimento da infecção, quatro índices têm-se destacado.

O primeiro índice utilizado e talvez o de maior divulgação foi o projeto SENIC. Hooton et al.,[31] em 1981, publicaram o resultado de uma análise multicêntrica de 58.498 pacientes operados, em 1970, identificando fatores de risco, para desenvolver um índice de avaliação. Analisando dez fatores de risco, os autores analisaram estatisticamente por intermédio do sistema CHAID *(chi-square automatic interaction detection)*. Os fatores de risco utilizados foram: idade, sexo, duração da cirurgia, cirurgia abdominal, infecção prévia, imunossupressão, permanência pré-operatória e risco intrínseco da cirurgia e da patologia de base. Aplicou-se, então, este índice em 59.352 pacientes operados no período de 1975 a 1976. Conseguiram prever 73% das infecções.

Em 1985, Haley et al.,[28] tentando simplificar esta metodologia e analisando os mesmos dados do projeto SENIC, reduziram para quatro os fatores de risco e os analisaram utilizando um sistema logístico de regressão múltipla. Utilizando esta metodologia, Haley et al.[28] previram 69% das infecções pós-operatórias. Os quatro fatores de risco foram o grau de contaminação (se a cirurgia for contaminada ou infectada), operação abdominal, operação prolongada (mais de 2 horas) e, caso o paciente possua mais de três diagnósticos (Quadro 8-3).

Em 1987, Christou et al.[10] também propuseram uma metodologia de avaliação prognóstica da infecção. Na sua proposta eram analisados, por um sistema logístico de regressão múltipla, o grau de contaminação da cirurgia, albumina sérica, idade, teste de sensibilidade cutânea retardada e a duração da cirurgia. Os autores não quantificaram o risco de o paciente ter infecção. O objetivo foi determinar valores que, somados, determinariam as chances de o paciente vir a ser infectado depois do ato cirúrgico. A equação final seria:

$$P = I - \{ J + \exp[-3,49 + 1,05 \text{ (albumina em g/L)} + 0,17 \text{ (escore DTH)} + 0,02 \text{ (idade)} - 0,27 \text{ (contaminação da cirurgia)} + 0,11 \text{ (duração da cirurgia)}]\}$$

onde:

Escore DTH = expressão logarítmica da reação cutânea ao teste de hipersensibilidade.

Contaminação da cirurgia = limpa = 1, pol. cont. = 2, cont. = 3 e infectada = 4.

Exp. = exponencial.

P = risco de infecção.

Outro índice é o sistema NISS, publicado, em 1991, por Culver et al.[13] No sistema NISS é utilizada a duração da cirurgia relacionada com procedimentos específicos, tipo de ferida e o sistema ASA de avaliação pré-operatória.

No Quadro 8-3, expomos o risco de infecção de acordo com os índices do SENIC e do sistema NISS.[13,28]

Quadro 8-3 — Distribuição do risco de infecção, de acordo com os índices do projeto SENIC, de Haley et al. e do sistema NISS

Projeto SENIC				
Número de fatores	Limpa	Pot. contaminada	Contaminada	Infectada
1	0,6	0,2	–	–
2	1,2	0,6	–	–
3	1,2	1,3	–	4,7
4	2,4	3	5,6	–
5	4	3,8	4,9	6,3
6	6,4	6,4	9,9	8,7
7	8,5	10,6	9,5	10,5
8	9,4	14,3	12,6	14,7
9	14,5	19,9	18,7	24,6
10	20,4	26,3	29,2	30

Haley et al.				
Número de fatores	Limpa	Pot. contaminada	Contaminada	Infectada
0	1,1	0,6		–
1	3,9	2,8	4,5	6,7
2	8,4	8,4	8,3	10,9
3	15,8	17,7	11	18,8
4	–	–	23,9	27,4

Sistema NISS				
Número de fatores	Limpa	Pot. contaminada	Contaminada	Infectada
0	1	2,1	–	–
1	2,3	4	3,4	3,1
2	5,4	9,5	6,8	8,1
3		–	13,2	12,8

FATORES PREDISPONENTES

Os fatores predisponentes à infecção dizem respeito, basicamente, a duas variáveis:

- Bactéria.
- Hospedeiro.

Bactéria

A virulência e o número de bactérias contaminantes são dois dos mais importantes fatores que determinam uma infecção. As características de cada bactéria é um ponto primordial no manuseio da infecção. As bactérias podem produzir exotoxinas *(Clostridium, Staphylococcus, Streptococcus)* ou endotoxinas (enterobactérias), podem-se esporular *(Clostridium)* ou se encapsular *(Klebisiella, Pneumococcus)* ou ainda produzir proteínas que comprometam diretamente a ação de certos antibióticos. Assim como um certo número de bactérias se faz necessário para que uma infecção se desenvolva, quanto maior a virulência da bactéria, menor o número necessário para a implantação de uma infecção.[28] Um número de bactérias em torno de 1.000/mL de fluido orgânico não é considerado o suficiente para causar alterações clínicas ao paciente; contudo, quando este número excede a 10.000 bactérias/mL, representa uma condição de risco de vida.[30] Uma maneira simples e eficaz de se prevenir um aumento da virulência das bactérias que convivem no organismo é reduzir o período de internamento pré-operatório, pois, sabidamente, o convívio do paciente com uma flora bacteriana altamente selecionada aumenta a colonização principalmente com bacilos aeróbicos Gram-negativos.[16]

Hospedeiro

Outro ponto não menos importante no desenvolvimento de uma infecção é a condição de defesa do hospedeiro. Mesmo virulenta e em número suficiente, a bactéria pode não ter condições de proliferar, pois os mecanismos de defesa do organismo tornaram o meio impróprio ao seu desenvolvimento.[32] Algumas condições favorecem a contaminação e a infecção.

Os fatores de risco referentes ao hospedeiro são:

- *Diabetes melittus:* um controle glicêmico adequado no pré-operatório e no intraoperatório é recomendável; o controle glicêmico no pós-operatório facilita a cicatrização e diminui o tempo de internação.
- *Tabagismo:* o paciente deve ser orientado no pré-operatório a parar de fumar ou diminuir o uso de qualquer forma de consumo de tabaco.
- *Obesidade:* dificulta a cicatrização e a concentração tecidual adequada do antibiótico profilático.
- *Perda rápida e recente de peso:* pode ser um fator de risco principalmente por estar associada à desnutrição.
- *Desnutrição:* se possível postergar a cirurgia para que o paciente melhore o estado nutricional, a albumina pode ser um bom marcador para controle.
- Idade avançada.
- *Imunossupressão:* secundária ao uso de corticoide ou outros imunossupressores ou a doença de base, contudo, não existe consenso sobre a eficácia em reduzir a imunossupressão para realização de procedimentos para controle de ISC.
- *Infecções de sítios distantes:* devem ser pesquisadas e tratadas no pré-operatório.

Os fatores de risco relacionados com a assistência pré-operatória são:

- *Tempo de internação pré-operatório:* principalmente se o paciente estiver em Unidade de Terapia Intensiva. A internação pré-operatória prolongada favorece a substituição da flora endógena do paciente, aumentando o risco de aquisição de microrganismos multirresistentes.
- *Tricotomia extensa:* principalmente se os pelos forem raspados, pois este procedimento produz microlesões que aumentam a colonização da pele e dificultam a antissepsia da mesma. Quanto mais precoce a tricotomia, maior o risco.[21,24]

Os fatores relacionados com o intraoperatório são:[21]

- *Tempo intraoperatório prolongado:* por aumentar o risco de contaminação da ferida, aumentar a lesão tecidual, aumentar a imunossupressão por perda de sangue, diminuir o efeito do antibiótico profilático quando não repicado e aumentar o número de suturas e uso do cautério.
- *Técnica cirúrgica:* como manipulação intensa, abertura inadvertida de víscera, controle inadequado de sangramento, espaço morto, quantidade de tecido desvitalizado.
- *Uso de drenos:* por permitir a migração retrógrada de bactérias da flora da pele.

DIAGNÓSTICO

O diagnóstico da infecção cirúrgica é eminentemente clínico. Alguns dados, porém, podem confirmar ou afastar a hipótese inicial. Vale salientar que nenhum dado clínico ou laboratorial, por si só, dá o diagnóstico de infecção. Com relação ao quadro clínico alguns achados são sugestivos de infecção, entre eles, a anorexia, alterações da temperatura (febre vespertina, febre alta, calafrios), náuseas e vômitos, taquicardia, batimentos de asa do nariz, distensão abdominal e oligúria. Os dados laboratoriais que podem indicar uma infecção são a leucocitose, baixa de plaquetas, baixa do Ht e da Hb, elevação do lactato sérico e da glicemia, diminuição da albumina. Outro dado que é primordial no diagnóstico da infecção, mas nem sempre é possível, é o isolamento da bactéria, quer no sangue, urina, ferida, nos biomateriais (sondas vesicais e cateteres vasculares) ou de secreções. Pode-se lançar mão, ainda, dos meios radiológicos e de imagem, que poderão dar subsídios indiretos ou até mesmo fazer o diagnóstico do processo infeccioso.[27]

PREVENÇÃO

A prevenção da infecção é o maior objetivo de uma comissão de controle de infecção hospitalar.[24]

São três as principais estratégias para reduzir e prevenir a infecção:

- Diminuir o montante e o tipo de contaminação.
- Melhorar as condições da ferida.
- Melhorar as defesas do hospedeiro.

O custo crescente da assistência médica tem alertado a maioria dos administradores hospitalares. A infecção pós-operatória eleva a permanência hospitalar, a utilização de drogas, o número de exames laboratoriais e os procedimentos invasivos, elevando, sobremaneira, o custo total do tratamento. Alexânder, em 1973,[29] avaliou o custo da infecção hospitalar nos Estados Unidos. O custo unitário da infecção de ferida foi de US$7.000. Como a taxa de infecção de ferida naquele ano foi de 7,4%, o custo total do tratamento da infecção de ferida foi de US$ 9,4 bilhões. Já a infecção urinária, que representa cerca de 40% das infecções hospitalares, contribui com apenas 15% das despesas hospitalares, enquanto as infecções respiratória e da ferida cirúrgica, que somam 46% das infecções hospitalares, são responsáveis por 77% dos custos finais com a infecção.

A criação e o funcionamento de uma comissão de controle de infecção hospitalar (CCIH) representaram um progresso na organização da estrutura hospitalar. A necessidade de reduzir e controlar as taxas de infecção gera a aplicação de medidas preventivas, educacionais e de controle epidemiológico, que visam, através de um processo de conscientização coletiva, a tornar a infecção aceitável, dentro de determinados limites.

É sabido que 30% das infecções hospitalares são preveníveis.[29] A literatura é vasta sobre a vantagem econômica de uma instituição estabelecer um programa de controle de infecção hospitalar com um grupo profissional selecionado para lidar com o problema.

O programa de controle de infecção hospitalar baseia-se em dois grandes pilares:[24]

- Montagem de um sistema de vigilância epidemiológica que forneça informações precisas, com um processo de busca ativa aos casos de infecção.
- Processo de educação da comunidade do hospital, na tentativa de se influenciar comportamentos, estabelecer normas e procedimentos, e modificar os resultados inicialmente obtidos.

A formação de uma CCIH precisa fundamentalmente da vontade política e apoio administrativo, até mesmo por conta dos primeiros conflitos que se geram. Ao identificar maus procedimentos, técnicas e condutas, a CCIH contraria chefias importantes, estabelecendo, com isto, um choque, que muito frequentemente rompe para o lado da CCIH.

Tão importante quanto a criação de uma CCIH é a escolha das pessoas que vão integrá-la. Altemeier[48] considerava que, para se controlar infecção, eram necessários três "M": *"m"oney* (dinheiro), *"m"anpower* (capacidade) e *"m"otive* (motivação). Ferraz[23] considera que dentro de uma realidade brasileira é perfeitamente possível se estabelecer um controle de infecção com apenas dois dos três "M" de Altemeier, ou seja, motivação e capacidade. Até os administradores de hospitais se convencerem de que tanto maior será o retorno, quanto maior for o investimento da CCIH. Cabe a CCIH produzir resultados e obter uma atitude de apoio da administração, enfrentando os choques e os interesses contrariados, com argumentos técnicos seguros e eficientes. Outro papel não menos importante dentro de uma CCIH é a escolha dos componentes que trabalharão em regime de dedicação exclusiva. Deverá ter a coragem de apurar resultados, verificar normas, técnicas e procedimentos realizados.

Em nossa experiência, destacamos algumas medidas que influenciaram na redução das taxas de infecção. Dentre estas medidas, destacam-se: redução no período de internação pré-operatório, adoção do banho pré-operatório, com especial atenção à lavagem da cabeça e da região a ser operada. Reduziu-se a tricotomia, que ficou restrita às cirurgias inguinais, perineais ou em pacientes extremamente pilosos, e, mesmo assim, realiza-se 1 hora antes da cirurgia ou preferencialmente no Centro Cirúrgico, imediatamente antes da operação, com máquina depilatória, em vez de lâmina de barbear. Exame físico rigoroso pré-operatório, na busca de infecções comunitárias.[32] Restringiram-se aos casos de absoluta necessidade os procedimentos invasivos (sondagem vesical, cateterismo e dissecção de veia). Intensificaram-se os processos de educação da comunidade hospitalar, além de fornecer, por meio de relatórios, os indicadores de infecção do hospital, relacionando os índices de infecção de ferida com o cirurgião, e os casos de infecção respiratória com o anestesista. Se a técnica cirúrgica adequada é o elemento fundamental na prevenção da infecção da ferida, a divulgação da relação infecção/cirurgião é um importante instrumento de educação da comunidade hospitalar. O CDC recomenda, nos Estados Unidos, a prática dessa relação para todos os hospitais americanos. O preparo dos cólons também foi objeto de atenção por parte dos componentes da CCIH. Recentemente, várias publicações têm questionado a necessidade da realização do preparo do cólon. É necessário que se uniformize o processo de preparo dos cólons. Outro ponto bastante controvertido é o preparo das mãos das equipes cirúrgicas. No HC da UFPE é recomendado o uso de uma solução de clorexidina, por um período de até 5 minutos. O manuseio dos curativos também contribui para menor incidência de infecção. No Serviço de Cirurgia Geral do HC da UFPE, mantemos o curativo por 24 horas após o término da cirurgia, visto que após este período a impermeabilidade da ferida à contaminação exógena já ocorreu, de acordo com estudo prospectivo e randomizado realizado no HC da UFPE.[49]

Por último, deixamos o ponto mais controverso da atuação de uma CCIH, que é a determinação de uma política para a utilização de antibióticos. Um controle rigoroso na utilização de antibióticos, estimulando na profilaxia o uso de primeira linha e determinando o perfil antimicrobiano da flora hospitalar, é essencial nas suas atribuições.

Com base nos últimos estudos realizados, o *Centers for Disease Control* de Atlanta, publicou, em 1999, as medidas preventivas de infecções cirúrgicas de acordo com o grau de efetividade. Esta categorização tem sido utilizada nos *Guidelines* do CDC e é descrita como segue:[39]

O CDC classifica suas recomendações de acordo com as seguintes categorias:

- *Categoria IA:* são medidas fortemente recomendadas para implementação e fortemente suportadas por estudos experimentais, clínicos ou epidemiológicos bem desenhados.
- *Categoria IB:* são medidas fortemente recomendadas para implementação e suportadas por alguns estudos experimentais, clínicos ou epidemiológicos e com forte razão teórica.
- *Categoria IC:* são medidas determinadas por regulamentações, normas ou padrões governamentais.
- *Categoria II:* são medidas sugeridas para implementação e são suportadas por estudos clínicos ou epidemiológicos indicativos e com uma razão teórica.

As recomendações do CDC com os níveis de evidências IA, IB e II para prevenção de ISC são:

- Pré-operatórias:
   1. Preparo do paciente.
   2. Mãos e antebraços da equipe cirúrgica.
   3. Pessoal infectado ou colonizado.
   4. Profilaxia antimicrobiana.

- Preparo do paciente:
    1. Infecções remotas ao sítio cirúrgico: identificar e tratar antes de realizar uma cirurgia eletiva. IA
    2. Não realizar tricotomia, exceto se houver interferência mecânica. Se for necessária realizar a tricotomia imediatamente antes da cirurgia, preferentemente com barbeador elétrico. IA
    3. Controlar os níveis de glicose em pacientes diabéticos, especialmente evitando hiperglicemia perioperatória. IA
    4. Encorajar que o paciente pare de fumar, no mínimo, 30 dias antes da cirurgia. IB
    5. Recomendar banho de chuveiro com agente antisséptico na noite anterior à cirurgia. IB
    6. Limpar e lavar amplamente o sítio cirúrgico para remover contaminação grosseira antes da antissepsia pré operatória. IB
    7. Aplique o antisséptico em movimentos concêntricos, movendo para a periferia em extensão suficiente para abranger o sítio cirúrgico e áreas adjacentes. II
    8. Providencie que a estadia pré operatória seja tão curta quanto possível. II
    9. Não há indicações para descontinuar o uso de esteroides. *Não resolvido*
    10. Não há recomendações para melhorar o estado nutricional antes da cirurgia como meio de evitar infecções. *Não resolvido*
    11. Não há recomendações para aplicar mupirocina para descontaminar narinas antes da cirurgia. *Não resolvido*
    12. Não há recomendações de medidas para aumentar espaço de oxigenação cirúrgica. *Não resolvido*
- Mãos e antebraços da equipe cirúrgica:
    1. Manter unhas curtas e não usar unhas postiças. IB
    2. Realizar a fricção pré-operatória por, no mínimo, 2 a 5 minutos com antisséptico apropriado. Aplicar a partir das mãos, antebraços e cotovelos. IB
    3. Manter as mãos elevadas após a escovação, com cotovelos flexionados de forma a que a água escorra a partir dos dedos em direção aos cotovelos. Secar com toalha estéril e colocar luvas esterilizadas. IB
    4. Limpe embaixo das unhas antes do primeiro procedimento do dia. II
    5. Não use joias. II
- Pessoal infectado ou colonizado:
    1. Encorajar a notificação de seus próprios sinais de infecção ao supervisor ou Serviço de Medicina Ocupacional. IB
    2. Desenvolver rotinas escritas sobre medidas e responsabilidades, quando houver infecções transmissíveis ao pessoal de saúde. IB
    3. Obter culturas e excluir pessoal cirúrgico do trabalho, enquanto houver lesão ativa com drenagem até que esteja curada. IB
    4. Não excluir do trabalho pessoal colonizado com *S. aureus ou Streptococccus do grupo A*, exceto em caso de surtos específicos. IB
- Profilaxia antimicrobiana:
    1. Administrar antimicrobianos profiláticos apenas quando indicado e selecioná-los com base na eficácia contra os patógenos mais comuns para os tipos específicos de cirurgias. IA
    2. Administrar por via endovenosa a dose inicial do agente antimicrobiano, calculando o tempo, de forma que a concentração bactericida estará em nível sérico e em tecidos no momento em que for realizada a incisão. Mantê-la em níveis terapêuticos até o final do procedimento cirúrgico. IA
    3. Para cesarianas de alto risco, administrar a antibioticoprofilaxia imediatamente após clampeamento do cordão umbilical.
    4. Não usar Vancomicina rotineiramente como quimioprofilaxia.
- Transoperatório:
    1. Ventilação.
    2. Limpeza e desinfecção de superfícies.
    3. Esterilização de materiais.
    4. Roupas cirúrgicas e coberturas.
    5. Antissepsia e técnica cirúrgica.
- Ventilação:
    1. Manter ventilação com pressão positiva com relação aos corredores e às áreas adjacentes. IB
    2. Manter um mínimo de 15 trocas de ar por hora de, pelo menos, três trocas de ar fresco. IB
    3. Filtrar todo o ar recirculado e fresco através de filtros apropriados. IB
    4. Introduzir todo o ar através do teto e exaurir perto do piso. IB
    5. Não usar luz ultravioleta para prevenção de infecção cirúrgica. IB
    6. Manter portas fechadas, exceto as necessárias para passagem de pessoas materiais e equipamentos. IB
    7. Considerar a possibilidade de realizar cirurgias ortopédicas com implantes em salas com ar ultrafiltrado. II
    8. Limitar o número de pessoas na sala cirúrgica às necessárias para a realização do procedimento. II
- Limpeza e desinfecção de superfícies:
    1. Quando houver sujeira visível ou contaminação com sangue ou outros fluidos corporais de superfícies e equipamentos, utilizar solução germicida para limpar a área afetada antes da próxima cirurgia. IB

2. Não realizar limpeza especial ou fechar sala cirúrgica após cirurgias contaminadas ou infectadas. IB
3. Não utilizar coxins nas entradas de salas cirúrgicas. IB
4. Lavar o piso após a última cirurgia do dia com solução germicida. II
5. Não há recomendações para desinfecção de superfícies sem presença de contaminação visível. *Não resolvido*

- Esterilização de materiais:
  1. Esterilizar instrumental cirúrgico de acordo com normas publicadas. IB
  2. Utilizar ciclo de esterilização *flash* apenas para itens que serão utilizados imediatamente ou contaminados inadvertidamente. Não usar por razões de conveniência, para economizar tempo. IB

- Roupas cirúrgicas e coberturas:
  1. Colocar máscara cirúrgica que cubra o nariz e a boca ao entrar na sala cirúrgica, se uma cirurgia está em andamento ou por começar ou se instrumentos esterilizados estão expostos. IB
  2. Colocar touca e/ou cobertura que cubra os cabelos e barba quando entrar na sala cirúrgica. IB
  3. Vestir luvas estéreis sendo um membro da equipe cirúrgica. Colocar luvas após o avental estéril. IB
  4. Use aventais e coberturas impermeáveis. IB
  5. Mude as roupas cirúrgicas que estão visivelmente contaminadas, sujas e/ou com sangue. IB
  6. Não há recomendações de como e onde lavar roupas cirúrgicas ou restringir ao centro cirúrgico. *Não resolvido*

- Antissepsia e técnica cirúrgica:
  1. Utilizar os princípios de assepsia ao instalar cateteres intravasculares ou para anestesia. IA
  2. Montar equipamento estéril e soluções imediatamente antes do uso. II
  3. Manusear delicadamente, mantendo hemostasia efetiva, minimizando tecido desvitalizado e corpos estranhos (suturas, tecidos desvitalizados) e erradicando o espaço morto no sítio cirúrgico. IB
  4. Preferir fechamento por primeira intenção ou deixar cicatrizar por segunda intenção, se o cirurgião considera que o sítio cirúrgico está altamente contaminado (classe III ou IV). IB
  5. Usar sistema de drenagem fechado, se for necessário o uso de dreno. Colocar o dreno distante do local da cirurgia e removê-lo tão cedo quanto possível. IB

- Pós-operatório:
  1. Cuidados com a Incisão no pós-operatório.
  2. Vigilância.

- Cuidados com a incisão no pós-operatório:
  1. Proteger com curativo estéril por 24 a 48 horas pós-operatório as incisões fechadas por primeira intenção. IB
  2. Lavar as mãos antes e depois de trocar os curativos e com qualquer contato com o sítio cirúrgico. IB
  3. Quando necessário trocar o curativo, usar técnica asséptica. II
  4. Educar o paciente e a família sobre cuidados com a incisão, sinais de infecção e necessidade de notificar estes sinais. II

- Vigilância:
  1. Usar as definições do *Centers for Disease Control*, sem modificações, para identificar infecções cirúrgicas em pacientes internados e ambulatoriais. IB
  2. Para pacientes internados, utilizar observação prospectiva direta ou indireta ou a combinação de ambas durante a hospitalização. IB
  3. Quando realizar vigilância pós-alta para detectar infecções em determinadas cirurgias e utilizar métodos que combinam recursos disponíveis e necessidade de determinados dados. II
  4. Realizar a classificação do potencial de contaminação ao final da cirurgia que deve ser atribuída por um cirurgião. II
  5. Para cada paciente que foi escolhido para vigilância registre as variáveis associadas ao risco aumentado de infecção (risco de contaminação, classificação de gravidade pelo anestesista e duração da cirurgia). IB
  6. Calcular periodicamente as taxas de infecção estratificadas pelas variáveis associadas ao risco aumentado de infecção. IB
  7. Reportar as taxas estratificadas aos cirurgiões. O formato da frequência será determinado pelo objetivo do programa local. IB

USO DE NOVAS TECNOLOGIAS NO TRATAMENTO DA INFECÇÃO

Métodos Diagnósticos

Atualmente, além da cultura do antibiograma podem-se identificar as bactérias por componentes moleculares, através dos testes de FISH *(Fluorescent in situ hibridization)* PCR *(polimerase chain reaction)* e *Microarray technology*. No exame de FISH, utilizam-se *probes* que identificam marcadores específicos de cada patógeno. O *Staphylococcus aureus* foi identificado em 2,5 horas, tendo 99% de convergência com o método tradicional. Apresenta uma ampla escala com identificação de 81% dos patógenos. O PCR tem um custo mais elevado, pois ele utiliza a amplificação de material genético microbiano.[34,41,53] Como vantagens, apresenta uma acurácia acima de 95% na identificação da MRSA, direciona uma terapia mais específica, com isso reduz o uso de Vancomicina, identifica padrão de resistência, e foi capaz de mudar a terapia em 25% dos casos, demonstrando ser um exame de valor na identificação de 11 tipos de fungos em cerca de 4 horas.[51] O MICRORRAY visa estudar a análise de DNA e RNA de forma automatizada, onde busca a identificação, o comportamento *in vivo* do patógeno (resistência e virulência) e serve para orientação do tratamento.[47]

No entanto, estas metodologias não tiveram uma grande aceitação ainda, em razão do alto custo, quando comparado aos outros métodos de cultura habituais.

▶ Vacinas

É um método efetivo na prevenção das infecções, no entanto, com relação à infecção bacteriana decorrente da grande variedade de antígenos de superfície, torna o seu desenvolvimento e difusão difíceis. Dois testes foram realizados com *S. aureus* e *Streptococcus*. No estudo com *S. aureus*, a vacina não reduziu a incidência de bacteriemia em renais crônicos. Com relação ao *Streptococcus grupo A*, houve uma redução de 50% dos casos de infecção e 50% de óbitos, este estudo encontra-se em fase inicial.[45,54]

▶ Tecnologias da Impregnação

Um dos principais mecanismos da infecção em biomateriais é a adesão da bactéria na superfície do biomaterial. O objetivo deste método é evitar a adesão das bactérias na superfície destes biomateriais. Com relação à infecção do sítio cirúrgico, sabe-se que cerca de 2/3 das infecções estão diretamente relacionados com a incisão. Fleck *et al.*, em 2007, utilizaram fio de sutura em cirurgia cardíaca e quando comparou um grupo com fechamento convencional a outro com fios com impregnação (triclosan), demonstrou que o grupo com impregnação não teve infecção.[25] Atualmente, a sutura realizada com agente antibacteriano tem demonstrado algumas vantagens, como: atinge um fator significativo de risco, não altera as propriedades da sutura, o fio torna a sutura neutra fora da equação bacteriana, protege a sutura das bactérias mais frequentes, beneficia o paciente e o hospital. O principal agente agregante em fios de sutura é o Triclosan, que é compatível com vicryl, monocryl e PDS.[19] Atualmente, alguns outros dispositivos aprovados pelo FDA são:

- Roupas com antisséptico (impregnação com 2% clorexidina).
- Dispositivos urológicos (cateter de Foley hidrogel/prata, *stent* uretral com triclosan, prótese com antibiótico).
- Cateteres venosos centrais (*cuff* com clorexidina, prata e prata sulfadiazina).
- Cateter peritoneal (prata).
- Cateter vascular (prata/antibióticos).
- Dispositivos ortopédicos (pinos de fixação externa com prata, impregnação com antibióticos).

▶ Infecção Latente

A hipótese apresentada é que a infecção prévia do sítio cirúrgico é um forte determinante para o desenvolvimento de uma nova infecção do sítio cirúrgico. Em 1989, Houck *et al.* chamaram atenção para um fator de risco antes ignorado. Ferraz também chamou atenção para a história prévia de infecção do sítio cirúrgico. É relatado uma taxa de 41% de infecção do sítio cirúrgico em pacientes com história pregressa de infecção e de 12% de pacientes sem história pregressa de infecção, mesmo depois da completa cicatrização da pele e a total ausência de sinais de infecção cutânea.[20,33] Desse modo, chama-se atenção no desenvolvimento de novas medidas de prevenção especialmente em pacientes com história prévia de infecção do sítio cirúrgico. Este grupo de pacientes pode representar um importante fator de risco ao desenvolvimento de novos episódios infecciosos.

▶ Sistema VAC

O sistema VAC de tratamento de infecções complexas, utilizando um sistema de pressão negativa com o objetivo de estimular cicatrização e a granulação da ferida operatória, aumentando a vasodilatação no local e diminuindo o edema, tem ganhado grande aceitação. É uma tecnologia segura, eficaz, mas que ainda encontra limitação quanto a seu custo de utilização.

REFERÊNCIAS BIBLIOGRÁFICAS

1. Alexander JW. The contributions of infection control to a century of surgical progress. *Ann Surg* 1985;(4):423-28.
2. Mangram AJ, Horan TC, Pearson ML *et al.* Guideline for prevention of surgical site infection. *Infect Control Hosp Epidemiol* 1999;20(4):247-78.
3. Allen L. The Peritoneal Stoma. *Anat Rec* 1936;67:89.
4. Altemeier W A, Rurke JF, Pruitt BA *et al. Manual on control of infection in surgical patients of the American College of Surgeons.* Phyladelphia. JP Lippicott, 1976.
5. Aoki EE, Pizzolitto AC, Garcia LB. Staphylococus Aureus biofilms on central venoso haemodalysis catheters. *Braz J Microbiol* 2005;36:342-46.
6. Barie PS, achempati SR. Surgical Site Infections. *Surg Clin North Am* 2005 Dec.;85(6):1115-35.
7. Breasted JH. *The Edwin Smith surgical papyrus.* Chicago: University of Chicago, 1930.
8. Burke JP. Infection control: a problem for patient safety. *N Engl J Med* 2003;348(7):651-56.
9. Christou NV, Mannick JA, West MA *et al.* Lymphocyte-macrophage interactions in the response to surgical infections. *Arch Surg* 1987;122:239.
10. Christou NV, Nohr CW, Meakins JL. Assessing operative site infection in surgical patients. *Arch Surg* 1987;122:165.
11. Condon RE, Wittman DH. The use of antibiotics in general surgery. *Curr Prob Surg* 1991;12:807-907.
12. Coramari JT, Barreti P, Giannini M. Acessos vasculares para hemodiálise. In: Maffei FHA. *Doenças vasculares periféricas.* Rio de Janeiro: Medsi:2002. p. 1724-36.
13. Culver DH, Horan TC, Gaynes RP. National nosocomial infection surveillance system: surgical wound infection rates by wound class, operation and risk index in US hospitals, 1986-1990. *Am J Med* 1991;91(Suppl 3B):152.
14. Daschner F, Kunin CM, Wittman DH *et al.* WHO Symposium: use and abuse of antibiotics worlwide. *Infection* 1989;17(1):46-57.
15. Stevens DL, Bisno AL, Chambers HF *et al.* Practice guidelines for the diagnosis and management of skin and soft-tissue infections. *Clin Infect Dis* 2005;41:1373-406.
16. Dohmen PM. Antibiotic resistance in common pathogens reinforces the need to minimize surgical site infections. *J Hosp Infect* 2008 Nov.;70(Suppl 2):1520.

17. Fry DE. Surgical site infection: pathogenesis and prevention. *Clin Update Medscape* <http://www.medscape.com/viewprogram/2220>
18. Dunn DL. Immunomodulation. In. Meakins JL. *Surgical infections: diagnosis and treatment.* New York: Scientific American, 1994. p. 475-91.
19. Edmiston CE, Koli O, Raham MB et al. Perioperative antibiotic prophylaxis in the gastric bypass patient: do we achieve therapeutics levels? *Surgery* 2005;138(4):573-79.
20. Ferraz AAB, Ferraz EM. Infecção latente do sítio cirúrgico: hipótese ou realidade? *Rev Col Bras Cir* 2003;30(2):148-52.
21. Ferraz EM, Bacelar TS, Aguiar JLA, Ferraz AAB, Pagnossin G, Batista JEM. Wound infection rates in clean surgery: a potencially misleading risk classification. *Infection Control Hosp Epidem* 1992;13(8):457-62.
22. Ferraz EM. *Controle de infecção hospitalar: resultados de um estudo prospectivo de dez anos em um hospital universitário.* Tese de Prof. titular da disciplina de bases da técnica cirúrgica do Departamento de Cirurgia da UFPE. Recife, 1987.
23. Ferraz EM. *Infecção da ferida na cirurgia do aparelho digestivo.* Tese de Prof. Titular da Disciplina de Cirurgia Abdominal, do Departamento de Cirurgia da UFPE. Recife, 1990.
24. Ferraz EM. Manual de controle de infecção em cirurgia. São Paulo: Pedagógica, 1982.
25. Fleck T, tadier S et al. Triclosan coated sutures for the reduction of sternal wound infections? A retrospective observacional analysis. *Cardiovasc Thoracic Surg* 2011 Sept.;13(3):2969.
26. Fry DE. Phatophysiology of peritonitis. In: Fry DE. *Peritonitis.* New York: Futura, 1993. p. 1-18.
27. Garner JS. CDC Guideline for prevention of surgical wound infections, 1985. *Infection Control* 1986;7(3):193-200.
28. Haley RW, Culver DH, Morgan WM et al. Identifying patients at high risk of surgical wound infection: a simple multivariate index of patient susceptibility and wound contamination. *Am J Epidemiol* 1985;121:206.
29. Hau T, Hoffmann R, Simmons RL. Mechanisms of the adjuvant effect of hemoglobin in experimental peritonitis. I. In vivo inhibition of peritoneal Lellkocitosis. *Surgery* 1978;83:223.
30. Hau T. Bacteria, toxin, and the peritoneum. *World J Surg* 1990;14:167-75.
31. Hooton TM, Haley RW, Culver DH et al. The joint association of mutiple risk factors with the occurrence of nosocomial infection. *Am J Med* 1981;70:960.
32. Horan TC, Gaynes RP, Martone WJ et al. CDC Definitions of nosocomial surgical site infections: a modification of CDC definitions of surgical wound infections. *Infect Control Hosp Epidemiol* 1992;13:606-8.
33. Houck JP, Ypins EB, Afh IJ et al. Repair of incisional hérnia. *Surg Gynecol Obstet* 1989;169(5):397-99.
34. Lau T, Castle PE, Sadorra M et al. Evaluation of a prototype real time pcr assay of carcinogenic human papillomavirus (HPV) detection and simultaneous hpv genotype 16(hpv16) and hpv 18 genotyping. *J Clin Microbiol* 2009 Oct.;47(10):3344-47.
35. Lentina JR, Baddour LM, Ray M et al. Staphylocucus aureus and other bactiremias in hemodialysis patients: antibiotic therapy and surgical removal of access site. *Infection* 2000;28:355-60.
36. Lister 1. New method of treating compound fracture, abscess etc.. *Lancet* 1867;16:326-29,.
37. Lo E, Nicolle L, Classen D et al. Strategies to prevent catheter associated urinary tract infections in acute care hospitals. *Infect Control Hosp Epidemiol* 2008;29:`S41-50.
38. Majno G, Palade GE. Studies on inflammation: I the effect of histamine and serotonine on vascular permeability. An electron microscopie study. *J Biophys Biochem Cytol* 1961;11:571.
39. Mangram AJ, Horan TC, Pearson ML et al. CDC Guideline for prevention of surgical site infection, 1999. *Infect Control Hosp Epidemiol* 1999;20(4):227-80.
40. Marcondes CRR, Biojone CR, Herri J et al. Complicações precoces e tardias em acesso venoso central. Análise de 66 implantes. *Acta Cir Bras* 2000;15(Suppl 2):32-38.
41. Marlowe EM, Gibson L, Hogan J et al. Application of a Rrna probe matrix for rapid identification of bacteria and fungi from routine blood cultures. *J Clin Microbiol* 2003 Mar.;41(3):1266-69.
42. Marshall JC, Christou NV, Meakins JL. The gastrointestinal tract. The undrained Abscess of mutiple organ failure. *Ann Surg* 1993;218(2):II 1119.
43. Marshall JC, Christou NV, Meakins JL. The microbiology of mutiple organ failure: the proximal GI tract as an occult reservoir of pathogenesis. *Arch Surg* 1988;123:309-15.
44. National Nosocomial Infections Surveillance (NNIS) report, ata summary from October 1986-April 1996, issued May 1996. A report from the National Nosocomial Infections Surveillance (NNIS) System. *Am J Infect Control* 1996;24(5):380-88.
45. O`Laughlin DM, Cook J. Analysis of methicillin resistant Staphylococcus aureus in a high school wrestler. *Clin Infect Dis* 2009 Nov.-Dec.;21(6)337-44.
46. Offenbartl K, Bengmark S. Intraabdominal infections and gut origin sepsis. *World J Surg* 1990;14:191-95.
47. Oliveira MM, Da Silva Rocha A, Cardoso M et al. Rapid detection of resistence against rimfampicin in isolates of mycobacterium tuberculosis from braziliam patients using a reverse phase hybridization assay. *J Clinic Microbiol* 2003 June;53(3)335-42.
48. Page CP, Bohnem JMA, Fletcher R et al. Antimicrobial prophilaxis for surgical wound. *Curr Surg* 1993;128:79-88.
49. Pagnossin G, Ferraz AAB, Wanderley GJP et al. Curativo no pós-operatório de cirurgia geral. *Rev Col Bras Cir* 1992;19(3):116-19.
50. Peel ALG. Definition of infection. In: Taylor EW. *Infection in surgical practice.* New York: Oxford Medical, 1992. p. 82-87.
51. Peters G, Becker K, Laham NA et al. Fourier transform infrared spectroscopic analysis is a powerful tool for studying the dynamic changes in Staphhylococcus aureus small colony variants. *J Clin Microbiol* 2006 Sept.;44(9):3274-78.
52. Pollock AV. A brief history oftopical antimicrobials in wounds. *Surgical Infection* 1989;2:14-16.
53. Ruimy R, Dos Santos M, Best F. Accuracy and potential usefulness of tríplex realtime PCR for improving antibiotic treatment of patients with blod cultures showing clustered gram + cocci na direct smears. *J Clin Microbiol* 2008 June;46(6)2045-51.
54. Shienefield H, Black S, Fattom A et al. Use of a Staphylococcus aureus conjugal vaccine in patients receiving hemodialysis. *N Eng J Med* 2002 Feb. 14;346(7):491-96.
55. Sievert DM, Ricks PM, Edwards JR et al. Antimicrobial-resistant pathogens associated with healthcare-associated infections sumary of data reported to the national health care safety networr at the centers for disease control and prevention, 2009-2010. *Infec Control Hosp Epidemiol* 2013 Jan.;34(1):1-14.
56. Surgical Infection Society – Latin America. *Estratégias para prevenção da infecção associada ao atendimento na saúde.* 2010.
57. Upperman JS, Sheridan RL, Marshall J. Pediatric surgical site and soft tissue infections. *Pediatr Crit Care Med* 2005;6(3S):S36-41.
58. Walosker N, Carnevale FC. Acesso venoso centrais. In: Carnevale FC. *Radiologia intervencionista e cirurgia vascular.* Rio de Janeiro: Revinter, 2006. p. 328-34.
59. Whipple AO. História da cirurgia. In: Christopher Davis. *Clínica cirúrgica.* Loyal Davis. 7th ed. Rio de Janeiro: Guanabara Koogan, 1961.
60. Wong ES. Surgical site infections. In: Mayhall CG. *Hospital epidemiology and infection control.* 3rd ed. Philadelphia: Lippincott Williams, 2004. p. 287-31.

CAPÍTULO 9

CIRURGIÃO E PACIENTE SÉPTICO – ATUALIZAÇÕES E TRATAMENTO COM BASE EM EVIDÊNCIAS

Márcio Rogério Carneiro de Carvalho ■ Sérvio Fidney Brandão de Menezes Correia ■ Álvaro Antônio Bandeira Ferraz

INTRODUÇÃO E EPIDEMIOLOGIA

A sepse representa atualmente um dos maiores desafios da prática médica, em virtude de sua incidência e de sua expressiva mortalidade. Originalmente utilizada por Hipócrates (460-370 a.C.), conforme pode-se evidenciar em seus escritos, o termo Sepse deriva do grego *sipsis* (significado: "tornar podre") e foi posteriormente abordado por outros ícones da história da medicina em seus trabalhos, como Pasteur, Joseph Lister e Semmelweis.

Em 1991, um consenso internacional, realizado na cidade de Chicago, delineou os conceitos ainda vigentes de sepse com posterior revisão, em 2003, quando se acrescentaram alguns ajustes relacionados com a definição de SIRS (síndrome da resposta inflamatória sistêmica) (Quadro 9-1).[1,2]

Atualmente, sepse representa uma patologia de relevância na saúde pública, com sua incidência estimada em 750.000 novos casos/ano nos Estados Unidos da América e algo em torno de 19 milhões de casos/ano em todo o mundo, dos quais, aproximadamente 50% necessitarão de suporte em terapia intensiva (UTI), o que já representa 10% de todos os casos admitidos em UTI americanas.[3] No Brasil, Sales Júnior *et al.* desenvolveram um painel epidemiológico, em 75 unidades de terapia intensivas, evidenciando em acompanhamento de 28 dias, mortalidade global de 46,6% (sepse – 16,7%; sepse grave – 34,4% e choque séptico – 65,3%), tendo como principais focos de infecção, o trato respiratório (69%) e a sepse de origem abdominal (23,1%).[4]

O desenvolvimento da sepse e suas complicações estão intimamente relacionados com predisposição (genéticas e adquiridas) do paciente em desenvolver determinada infecção e com virulência do microrganismo em questão. Sabidamente, algumas comorbidades, quando presentes, colocam o paciente em situação de risco para a sepse grave, como DPOC, imunodeficiência nata ou adquirida, insuficiências hepática e renal e presença de neoplasia. Quanto à predileção por raça, idade e sexo, a literatura ainda diverge, embora algumas casuísticas tenham notado incidência pouco aumentada em homens da raça negra e adultos jovens.[3,5] Quanto aos principais sítios de infecção relacionados com progressão para quadro séptico, temos a pneu-

Quadro 9-1 Conceitos

Termos	Conceitos
Colonização	Presença de microrganismos em um determinado local, sem que esteja ocorrendo dano ao hospedeiro
Infecção	Presença de determinado agente infeccioso causador de dano ao hospedeiro (há resposta inflamatória relacionada com o microrganismo)
Bacteriemia	Ocorrência de bactérias viáveis no sangue, podendo ser de caráter transitória
Síndrome de resposta inflamatória sistêmica (SIRS)	Resposta inespecífica do organismo a uma variedade de situações que geram inflamação, entre elas a infecção. Para sua caracterização, são necessárias duas das seguintes condições: 1. Temperatura > 38°C ou < 36°C 2. Frequência cardíaca > 90 bpm 3. Frequência respiratória > 20 irpm ou $PaCO_2$ < 32 mmHg 4. Leucócitos > 12.000/mm^3 ou < 4.000/mm^3 ou > 10% de bastões
Sepse	SIRS desencadeada por infecção bacteriana, viral, fúngica ou parasitária
Sepse grave	Sepse + disfunção orgânica (renal, cardiopulmonar, hepática ou outras)
Choque séptico	Sepse + hipoperfusão tecidual por hipotensão (pressão arterial sistólica < 90 mmHg ou uma redução de 40 mmHg da pressão "basal") refratária à reposição volêmica, associada à hiperlactatemia

Adaptado de Levy MM et al.[2]

monia, como principal causa (aproximadamente 50% dos casos), seguida por infecções intra-abdominais e urinária.[3] Interessante notar que a hemocultura está positiva apenas em 1/3 dos pacientes sépticos. Quando se associa à coleta de múltiplos materiais para cultura (hemocultura, urocultura, secreção traqueal, ferida operatória e outras possíveis fontes de infecção), consegue-se uma positividade em 67% dos casos.[3,6]

Quanto aos patógenos relacionados, um estudo epidemiológico com coleta de dados, entre os anos de 1979 e 2000, evidenciou que as infecções em pacientes sépticos tinham como principais causadores as bactérias Gram-positivas, com predominância do Estafilococos *aureus* e *Estreptococos pneumoniae*, enquanto entre os germes Gram-negativos predominavam a *Klebsiella sp* e *Pseudomonas aeruginosa*.[7,8] Entretanto, em 2009, Vincent JL *et al.* evidenciaram em um estudo envolvendo 75 países e 14 mil pacientes com diagnóstico de sepse grave, internados em unidades de terapia intensiva, positividade nas culturas para Gram-negativo em 62%, Gram-positivo em 47% e fungos em 19% dos casos.[9]

FISIOPATOLOGIA E APRESENTAÇÃO CLÍNICA

A ocorrência da sepse depende de uma equação multivariável que engloba as características do microrganismo invasor e a sua interação com o hospedeiro. Tal equação envolve variáveis complexas, sendo observadas a etiologia do patógeno causador, sua carga e virulência e a capacidade e características da resposta anti-inflamatória compensatória do hospedeiro, que inclui, além de fatores genéticos, a própria idade, presença de lesões orgânicas preexistentes ou secundárias, agravadas ou não pela infecção, e doenças coexistentes. A resposta do hospedeiro pode ser variável durante o período de infecção, em níveis locais, regionais ou sistêmicos, e mecanismos pró-inflamatórios e anti-inflamatórios podem contribuir para o controle da infecção e recuperação dos tecidos lesados, mas podem também ser responsáveis por lesões em outros tecidos.[10-13]

INTERAÇÃO PATÓGENO/HOSPEDEIRO E A RESPOSTA IMUNE INATA

O conhecimento sobre os agentes patogênicos tem sido aprofundado nas últimas décadas, o que tem fornecido subsídios para entendimento dos mecanismos de ativação do sistema imunológico e sua interação com os receptores de reconhecimento de padrão (RRP). Estes RRPs identificam os padrões moleculares relacionados com o patógeno (PMRP), resultando no aumento da regulação do gene inflamatório, sua transcrição e iniciação da imunidade inata.[14] Os mesmos receptores também detectam moléculas endógenas liberadas a partir de células lesionadas, os chamados padrões moleculares associados a danos ou *alarmins*, como proteína de alta mobilidade do grupo B1, proteínas S100 e RNA extracelular, DNA e histonas.[15] *Alarmins* também são liberados na ausência dos patógenos, ou seja, em ferimentos estéreis, como trauma, dando origem ao conceito de que a patogênese da falência de múltiplos órgãos em sepse não é fundamentalmente diferente daquela em doença crítica não infecciosa.

Os PMRPs se ligam aos RRPs existentes na superfície dos monócitos, macrófagos, neutrófilos e células dendríticas, atuando no primeiro momento da resposta imune inata. As endotoxinas de bactérias Gram-negativas, formadas principalmente por lipopolissacarídeos, ligam-se a receptores CD14 e TLR4, representantes da família *Toll-like*, através de uma proteína plasmática ligadora de lipopolissacarídeos. Outras moléculas da família *Toll-like* também têm sido estudadas, como a TLR2, TLR3, TLR5 e a TLR9. Após esse primeiro momento de reconhecimento, sucede-se toda a cadeia de ativação celular e produção de fatores inflamatórios.

MECANISMOS ANTI-INFLAMATÓRIOS E IMUNOSSUPRESSÃO

Com a ligação dos PMRPs aos RRPs ocorre ativação leucocitária com ativação do sistema complemento e de fatores de coagulação, além de gerar morte celular, o que promove um aumento dos fatores pró-inflamatórios e, consequentemente, perpetuação da inflamação. Neste momento, é fundamental a ação dos mecanismos de regulação anti-inflamatórios que atenuem os efeitos nocivos da resposta inflamatória.[13] O mecanismo neuroendócrino ocorre por meio do nervo vago que leva o estímulo ao baço, através do plexo celíaco e do nervo esplênico, acarretando liberação de noradrenalina e através do fígado e intestinos com liberação de acetilcolina. Associados ao cortisol e a catecolaminas, produzidas pelas suprarrenais, estimulam a produção de citocinas e a inibição de fatores pró-inflamatórios.[16]

EFEITOS SOBRE O SISTEMA DE COAGULAÇÃO

A sepse grave está frequentemente relacionada com alterações dos mecanismos de coagulação sanguínea, levando a um estado de hipercoagulabilidade. A expressão do fator tecidual, mediado por proteínas exógenas e citocinas pró-inflamatórias, impulsiona a deposição de fibrina, associado à inibição de mecanismos anticoagulantes endógenos, incluindo o sistema de proteína C e a antitrombina III, com inibição do sistema fibrinolítico, gerando depósito de fibrina na microvasculatura e, por fim, consumo plaquetário. Tal situação pode acarretar o cenário de coagulação intravascular disseminada, tendo um papel decisivo na sepse grave e sendo um importante fator de prognóstico. O consumo de fibrina e plaquetas aumenta exponencialmente o risco de aparecimento de hemorragias de grande vulto.[17,18]

DISFUNÇÃO ORGÂNICA

A progressão da sepse pode acarretar múltiplas disfunções orgânicas com mecanismos fisiopatológicos ainda parcialmente elucidados. A queda da oxigenação tecidual parece desempenhar um papel fundamental na gênese da disfunção orgânica. O processo inflamatório pode causar disfunção do endotélio vascular, acompanhado de morte celular e perda da integridade da barreira, ocasionando extravasamento de líquidos intravasculares e edema intersticial, hipovolemia e hipotensão, além dos distúrbios de coagulação já mencionados. Ademais, o estresse oxidativo causa dano mitocondrial que prejudica a utilização do oxigênio intracelular, além de levar à liberação de *alarmins* no ambiente extracelular, que causam a ativação de neutrófilos e mais lesão tecidual.[19,20] Na sepse, podemos também ter a liberação de hormônios contra insulínicos, como o glucagon e as catecolaminas, que levam a um estado de hipercatabolismo, com maior consumo de oxigênio, gliconeogênese, glicogenólise e aumento do catabolismo proteico. O conjunto desses mecanismos leva à hipóxia tecidual, acidose láctica e morte celular.[21]

DIAGNÓSTICO

O diagnóstico da sepse é atribuído por dados colhidos no exame físico e por meio de achados laboratoriais pouco específicos (Quadro 9-2). Exames de imagem, como ultrassonografias, ecocardiograma, radiografias e tomografias, podem contribuir na identificação do foco etiológico e orientar a proposta terapêutica, enquanto se aguardam os resultados das culturas e a identificação do agente. Tais informações são de crucial importância para o estabelecimento de tratamento adequado.

No acompanhamento do paciente em vigência de sepse, também pode-se também fazer uso de escores para avaliar gravidade e prognóstico, entre eles, os mais utilizados são, o APACHE II *(Acute Physiologic Chronic Health Evaluation)* e o SOFA *(Sequential Organ Failure Assessment)*, além do uso crescente de biomarcadores inflamatórios, cada vez mais relacionados com avaliações prognósticas.[22]

TRATAMENTO

Similar ao paciente vítima de politraumatismo, infarto agudo do miocárdio e acidente vascular encefálico, o paciente séptico necessita de abordagem terapêutica rápida e objetiva, a fim de diminuir o seu risco de desfecho letal.[23]

Em virtude da complexidade do seu tratamento, a sobrevida aumenta nos pacientes acompanhados por equipe multidisciplinar com experiência na condução desse tipo de paciente, associado ao manejo inicial em unidade de terapia intensiva.

Quadro 9-2 — Critérios diagnósticos de sepse*

Características gerais
- Febre (> 38,3°C) ou hipotermia (< 36°C)
- Frequência cardíaca > 90 bpm ou > 2 DP acima do valor normal para a idade
- Frequência respiratória: taquipneia
- Alteração do sensório
- Edema importante ou BH positivo (> 20 mL/kg/24 horas)
- Hiperglicemia (excluída a possibilidade de diabetes *melittus*): glicemia > 120 mg/dL

Caracterísiticas inflamatórias
- Leucocitose (LT > 12.000 células/mm^3) ou leucopenia (LT < 4.000 células/mm^3) ou número normal de leucócitos com mais de 10% de formas imaturas
- Proteína C reativa plasmática > 2 DP acima do valor normal
- Procalcitonina plasmática > 2 DP acima do valor normal

Características hemodinâmicas
- Hipotensão arterial – PAS < 90 mmHg, PAM < 70 mmHg ou redução da PAS > 40 mmHg em adolescentes; ou PAS/PAM < 2 DP abaixo do normal para a idade
- Elevação da saturação de oxigênio venoso misto: > 70%**
- Elevação do índice cardíaco > 3,5 litros/min**

Características de perfusão tecidual
- Hiperlactatemia (> 1 mmol/L)
- Enchimento capilar lentificado

Características de disfunção orgânica
- Hipoxemia arterial (PaO$_2$/FiO$_2$ < 300)
- Oligúria aguda (diurese < 0,5 mL/kg/h) e creatinina sérica > 0,5 mg/dL
- Coagulopatia: INR > 1,5 ou TTP > 60 s ou plaquetopenia (< 100.000/mm^3)
- Íleo paralítico (ausência de ruídos hidroaéreos)
- Bilirrubinas: hiperbilirrubinemia (BT > 4 mg/dL)

BH = balanço hídrico; BPM = batimentos por minuto; BT = bilirrubina total; DP = desvio-padrão; FiO$_2$ = fração inspirada de oxigênio; INR = *international normalized ratio;* LT = leucometria total; PAm = pressão arterial média; PAO$_2$ = pressão parcial de oxigênio no sangue arterial; PAS = pressão arterial sistólica; TGI = trato gastrintestinal; TTP = tempo de tromboplastina parcial.
*Para caracterização da sepse, é necessária a presença de um destes critérios em associação à infecção documentada ou suspeitada.
**Parâmetros não válidos para crianças.
Adaptado de Levy MM *et al.*[2]

A partir de 2004, a comunidade médica teve acesso às diretrizes do projeto *Surviving Sepsis Campaign*, desenvolvidas por profissionais engajados na pesquisa e no tratamento da sepse em vários centros de excelência em todo mundo. Esses pesquisadores eram divididos em áreas específicas para buscar na literatura médica atual artigos científicos que abordassem os mais variados aspectos do tratamento da sepse, como reposição volêmica, antibioticoterapia, controle do foco infeccioso, suporte respiratório, controle glicêmico e outros, sempre ajustando a conduta para o nível de evidência e o grau de recomendação com base no GRADE *(Grades of Recommendation Assessment, Development and Evaluation)* (Quadro 9-3).[24]

Atualmente, estamos na terceira revisão do *Surviving Sepsis Campaign*, publicado em fevereiro de 2013, que faz poucos reajustes das edições anteriores, como uma tolerância maior aos níveis glicêmicos e que por ser a base da atual abordagem da sepse, também servirá de base para o tópico de tratamento deste capítulo (Quadro 9-4).[23]

É oportuno, na elaboração deste capítulo, enfatizar ao médico assistente que, entre as várias preocupações de ajuste de parâmetros e condutas que o mesmo deve ter, este nunca pode perder, como objetivo inicial principal, o "tripé da sobrevida" do paciente séptico: hidratação venosa adequada, antibioticoterapia empírica precoce e de amplo espectro e controle do foco infeccioso.

HIDRATAÇÃO VENOSA ADEQUADA

O suporte cardiorrespiratório inicia-se com uma reposição volêmica inicial adequada. A estratégia atual de reposição volêmica no paciente séptico tem como base um artigo publicado no *New England Journal of Medicine*, em 2001 (EGDT, do inglês, *early goal directed therapy*), mostrando que a hidratação venosa vigorosa inicial (primeiras 6 h) com cristaloides tinha uma redução de 15,9% na mortalidade global em acompanhamento de 28 dias.[25]

Quadro 9-3 — GRADE *(Grades of Recommendation Assessment, Development and Evaluation)*

Números (força da recomendação)	Conceitos
1	Recomendado
2	Sugerido
Letras (nível de evidência)	
A	ALTO
B	MODERADO
C	BAIXO
D	MUITO BAIXO

Dessa forma, recomenda-se hidratação venosa inicial com solução cristaloide (soro ringer lactato ou SF 0,9%) com volume de 30 mL/kg de peso, associado a novas expansões volêmicas, se necessárias, tendo como objetivo nas primeiras 6 horas do atendimento, as seguintes metas:

1. Pressão arterial média (PAM) > 65 mmHg.
2. Pressão venosa central (PVC) entre 8-12 mmHg.
3. Saturação de oxigênio venosa central > 70% ou saturação de oxigênio venosa mista > 65%.
4. Diurese > 0,5 mL/kg/hora.

Após publicação de algumas pesquisas sobre a hiperlactatemia (> 4 mmol/L) na sepse e a demonstração do benefício na sobrevida com a sua correção (36-ssg), postulou-se outra meta na abordagem inicial.

Quadro 9-4 — Proposta de antibioticoterapia empírica para infecções intra-abdominais

Origem	Condição clínica	Risco de ESBL	Esquema antibioticoterápico
Comunitária não biliar	Estáveis	Sem fator de risco para ESBL	Amoxicilina/Clavulanato ou Ciprofloxacina + Metronidazol
		Com fator de risco para ESBL	Ertapenem ou Tigeciclina
Comunitária não biliar	Críticos (sepse grave)	Sem fator de risco para ESBL	Piperacilina/Tazobactan
		Com fator de risco para ESBL	Meronem ou Imipenem +/− Fluconazol
Comunitária biliar	Estáveis	Sem fator de risco para ESBL	Amoxicilina/Clavulanato ou Ciprofloxacina + Metronidazol
		Com fator de risco para ESBL	Tigeciclina
Comunitária biliar	Críticos (sepse grave)	Sem fator de risco para ESBL	Piperacilina/Tazobactan
		Com fator de risco para ESBL	Piperacilina/Tazobactan +/− Fluconazol
Hospitalar	Estáveis	–	Piperacilina/Tazobactan + Tigeciclina + Fluconazol
	Críticos (sepse grave)	–	Piperacilina/Tazobactan + Tigeciclina + Equinocandina Ou Carbapenêmico + Glicopeptídeo + Equinocandina

Adaptado de *Sartelli M et al.*[28]
ESBL = betalactomase de espectro estendido.

5. Normalização dos níveis de lactato em pacientes com hiperlactatemia (≥ 4 mmol) como marcador de hipoperfusão tecidual.

Se após a hidratação venosa das primeiras 6 horas, o paciente evidenciar sinais de ajuste da sua volemia (melhora da frequência cardíaca, PVC = 8-12 mmHg, diurese > 0,5 mL/kg/h) e houver manutenção de níveis baixos da saturação de oxigênio venosa central ou venosa mista, deve-se iniciar infusão de dobutamina (dose máxima de 20 mcg/kg/min) ou hemotransfusão de concentrados de hemácias para manter hematócrito > 30%, a fim de melhorar a condição de perfusão tecidual. Nos pacientes que não conseguem manter PAM > 65 mmHg, a despeito de reposição volêmica inicial, está indicado a administração de solução de noradrenalina (vasopressor de escolha na sepse), que deve ser administrada em bomba de infusão contínua, preferencialmente por acesso venoso central e cuja dose será ajustada conforme a evolução clínica do paciente, sempre tendo como objetivo manter a PAM > 65 mmHg, a fim de permitir adequada pressão de perfusão tecidual.

ANTIBIOTICOTERAPIA

A antibioticoterapia representa um dos pilares fundamentais da abordagem do paciente séptico, tendo como preceitos o início precoce (até 1 hora da admissão), administração endovenosa e cobertura empírica de amplo espectro.

Estudos recentes mostraram aumento significativo na sobrevida quando do início precoce da cobertura antimicrobiana adequada (aumento na mortalidade de 7,6%/hora nos casos de retardo da antibioticoterapia).[26] A recomendação atual é que essa cobertura seja inicialmente realizada de forma empírica, utilizando um ou mais antimicrobianos (preferência dentre outros, em neutropênicos com sepse grave), com intuito de cobertura para amplo espectro, por meio de drogas de reconhecida penetração nos tecidos relacionados com o conhecido (ou suspeitado) foco séptico. Tão logo sejam identificados o patógeno e sua sensibilidade ao antibiograma, deve-se fazer o reescalonamento para antibioticoterapia de espectro restrito, o que deve acontecer nos primeiros 3 a 5 dias de tratamento, e que está relacionado com a redução de custos, toxicidade e seleção de bactérias multidroga resistentes.

O tempo de antibioticoterapia é algo controverso, embora este deverá levar em consideração muitos aspectos, como neutropenia, infecção fúngica ou viral, bacteriemia por *S. aureus*, imunodeficiência, controle do foco séptico, tipo de patógeno relacionado, evoluções clínica e laboratorial entre outros. A sugestão atual é de duração de 7 a 10 dias nos casos com evolução clínica favorável. Em pacientes com candidemia sistêmica, a cobertura antifúngica deve ser mantida até 14 dias depois da última hemocultura negativa para *Candida sp*.[27]

O acompanhamento da evolução desses pacientes, associado aos resultados de exames laboratoriais e culturas (> 50% de falso negativo), pode, durante a condução do caso, ser determinante para a mudança do esquema de antimicrobianos, ajuste de doses ou acréscimo de novas drogas, como antifúngicos em pacientes de alto risco.

Por se tratar de um livro voltado ao público de cirurgiões gerais e do sistema digestório, e do contato bem estabelecido destes com a condução de pacientes com sepse de foco abdominal, merece destacar que, em 2013, a *World Society of Emergency Surgery (WSES)* publicou um *guideline* sobre a conduta em infecções intra-abdominais.[28]

Os preceitos iniciais do tratamento do paciente com sepse de foco abdominal seguem as orientações determinadas pelo *Surviving Sepsis Campaign*. Quanto ao esquema de antibioticoterapia proposta, a *WSES* propõe, de forma objetiva e com base em evidências, determinados esquemas de antibioticoterapia empírica, levando em consideração as seguintes situações: origem comunitária × origem hospitalar; foco biliar × foco não biliar; pacientes estáveis × pacientes críticos e presença ou ausência de risco para germes produtores de betalactamase de espectro estendido (ESBL).

CONTROLE DO FOCO INFECCIOSO

O princípio básico do controle do foco infeccioso passa inicialmente por determinar, por exames de imagem e/ou laboratorial, o local específico responsável pela sepse. Cabe, nessa ocasião, definir em quais situações uma abordagem dirigida ao foco infeccioso é possível e muitas vezes imperativa, como, por exemplo, em casos de abdome agudo (apendicite aguda, diverticulite aguda, isquemia mesentérica, colecistite aguda e outros) com peritonite difusa ou localizada associada. Nesses casos, a abordagem cirúrgica do foco infeccioso deve ser realizada em até 12 horas da admissão hospitalar após estabilização clínica inicial (reposição volêmica, oxigenoterapia suplementar, início de antibioticoterapia, reposição de hemoderivados, se necessário). Os pacientes gravemente enfermos, instáveis hemodinamicamente e cujo estresse anestésico-cirúrgico seja considerado impeditivo ao procedimento, devem ser, sempre que possível, submetidos à abordagem do foco infeccioso, através de punção guiada por método de imagem (geralmente, ultrassonografia à beira do leito da UTI em virtude da instabilidade clínica), tendo como exemplo a colecistostomia percutânea, drenagem percutânea de abscessos cavitário e hepático (Fig. 9-1).

Nos pacientes portadores de pancreatite aguda severa com necrose infectada, um recente estudo multicêntrico, controlado e randomizado, mostrou significativa diminuição de mortalidade nos pacientes que tiveram a abordagem do foco infeccioso retardada até a 3ª semana de evolução da necrose com uso apenas de antibioticoterapia (carbapenêmicos). Essa con-

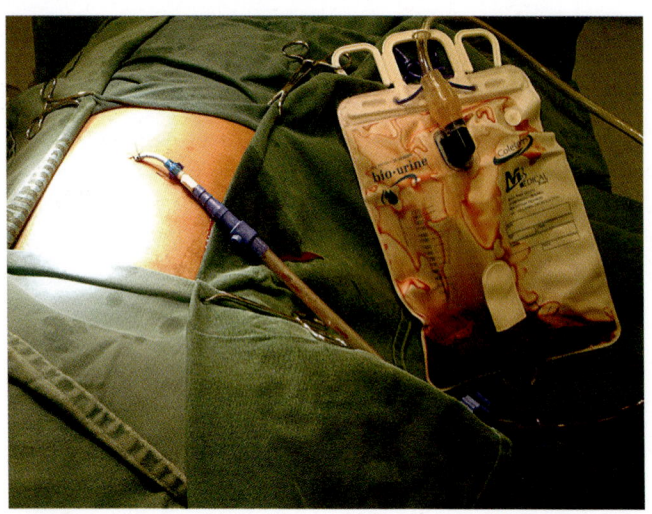

Fig. 9-1. Drenagem percutânea guiada por USG de abscesso hepático.

duta tem por objetivo permitir consolidação estrutural da parede da área de necrose. Nesses casos, a abordagem do foco infeccioso, sempre que possível, após o período citado anteriormente, deveria ser realizada por métodos menos invasivos, como punções única ou múltiplas guiadas por USG (ultrassonografia) ou TC (tomografia computadorizada) e/ou abordagem endoscópica, nos casos acessíveis (abaulamento gástrico). Após essa abordagem inicial da necrose pancreática infectada, caso ainda não tivesse um controle adequado do foco infeccioso, seria indicado desbridamento cirúrgico por retroperitonioscopia e, em último caso, a necrosectomia laparotômica clássica (Fig. 9-2).[29] Importante lembrar que em muitos hospitais do Brasil, a abordagem por esses métodos menos invasivos não fazem parte do arsenal de conduta disponível ao médico assistente, ou até mesmo o cirurgião consultor não tem experiência com essa via de abordagem (retroperitonioscopia), e nesse caso o risco-benefício deve ser considerado, muito provavelmente direcionando-o à abordagem do foco infeccioso por necrosectomia clássica, nos casos com indicação de abordagem do foco infeccioso.

Já há algum tempo se discute a proposta das relaparostomias programadas e as laparostomias (peritoniostomia) para controle do foco infeccioso na peritonite severa. Os trabalhos disponíveis sobre o tema apresentam conclusões divergentes, embora atualmente tem-se adotado uma postura de indicação de reoperações por demanda, ou seja, a critério da evolução clínica do paciente, com exceção das peritonites fecais difusas. Lamme *et al.* (2004), realizando estudo retrospectivo comparativo entre relaparostomias programadas e por demanda em 278 pacientes com peritonite difusa, apresentando APACHE II semelhantes, identificaram menor mortalidade nos pacientes submetidos à relaparostomias por demanda (21,8 *vs.* 36%; p = 0,016).[30] Na revisão de 2013, a WSES comenta que o "abdome aberto" pode ser uma estratégia justificável em pacientes com peritonite grave (Figs. 9-3 e 9-4).[28] Nos últimos anos, ganhou destaque a estratégia de peritoniostomia com sistema de pressão negativa associado (VAC *assisted system*), para os casos com contaminação grosseira da cavidade abdominal, com necessidade clássica de múltiplas abordagens abdominais para controle do foco infeccioso.

Outra grande discussão refere-se à possibilidade de abordagem do foco infeccioso abdominal pela via laparoscópica. Admite-se, atualmente, que muitas situações de infecção intra-abdominal podem e devem ter sua abordagem cirúrgica pela via laparoscópica (apendicite, colecistite, úlcera péptica perfurada, diverticulite), em virtude das muitas vantagens associadas a esses métodos, como retorno precoce às atividades laborativas, menor sangramento, menor dor no pós-operatório, melhor efeito estético e menor repercussão sistêmica associada ao trama

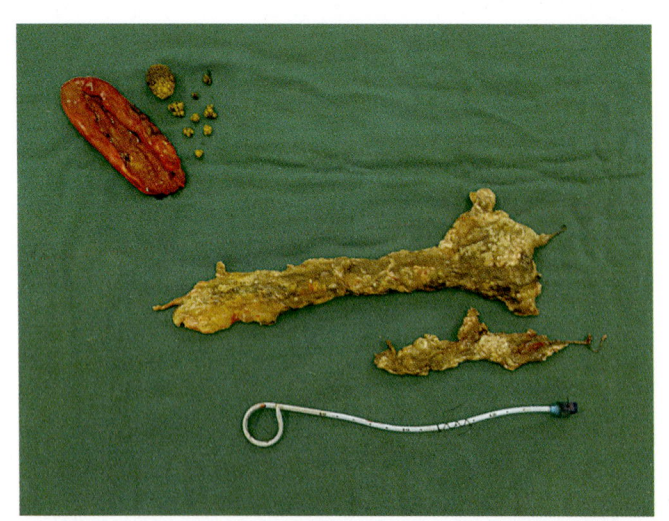

Fig. 9-2. Extensa necrosectomia pancreática (+ colecistectomia) pós-falha de tratamento percutâneo para controle da necrose infectada. Paciente portadora de pancreatite biliar severa.

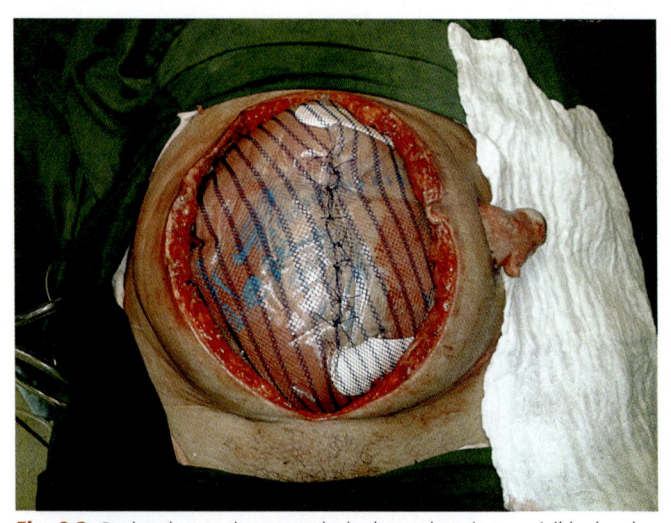

Fig. 9-3. Peritoniostomia com tela (coletor de urina estéril isolando alças intestinais do contato com a tela) – tratamento de sepse abdominal por diverticulite perfurada Hinchey IV.

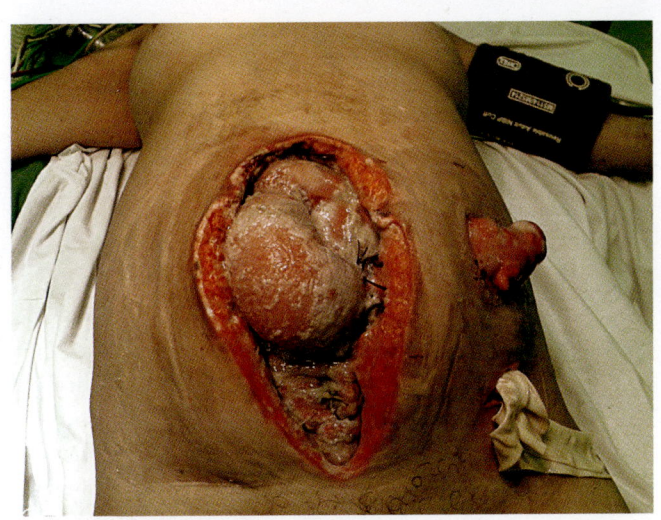

Fig. 9-4. Sepse abdominal pós-sigmoidectomia à Hartmann para diverticulite Hinchey IV.

anestésico-cirúrgico. Entretanto, parece consenso que para a realização de procedimentos laparoscópicos em pacientes com infecção intra-abdominal, o cirurgião deve estar habituado a abordagens laparoscópicas mais avançadas e estar incluso em um centro com material adequado disponível.

Em 2009, Katsuno *et al.*, comparando a abordagem laparoscópica *versus* convencional, para o tratamento cirúrgico da apendicite aguda complicada em estudo prospectivo com 230 pacientes elegíveis, evidenciaram que a abordagem laparoscópica apresentava menores taxas de complicações pós-operatórias (32,1 *vs.* 12,8%; p < 0,05) e tempo de internamento hospitalar (média = 10,6 dias *vs.* 8,1 dias; p < 0,05), desde que realizado por profissionais tecnicamente habilitados.[31] Para os pacientes com sepse grave e/ou apresentando instabilidade hemodinâmica, para os quais o tempo cirúrgico é fator determinante no prognóstico, talvez seja mais razoável indicar o controle do foco cirúrgico por via laparotômica clássica.

REFERÊNCIAS BIBLIOGRÁFICAS

1. Bone RC, Sibbald WJ, Sprung CL. The ACCP-SCCM Consensus Conference on sepsis and organ failure. *Chest* 1992;101:1481-83.
2. Levy MM, Fink MP, Marshall JC *et al.* 2001 SCCM/ESICM/ACCP/ATS/SIS Inter national Sepsis Definitions Conference. *Crit Care Med* 2003;31:1250-56.
3. Angus DC, Linde-Zwirble WT, Lidick- er J *et al.* Epidemiology of severe sepsis in the Unit- ed States: analysis of incidence, outcome, and associated costs of care. *Crit Care Med* 2001;29:1303-10.
4. Sales Jr JAL, David CM, Hatum R *et al.* Sepse Brasil: estudo epidemiológico da sepse em unidades de terapia intensiva brasileiras. *Rev Bras Ter Intensiva* 2006;18(1):9-17.
5. Mayr FB, Yende S, Linde-Zwirble WT, *et al.* Infection rate and acute organ dys- function risk as explanations for racial differences in severe sepsis. *JAMA* 2010;303:2495-503.
6. Vincent JL, Rello J, Marshall J *et al.* International study of the prevalence and outcomes of infection in intensive care units. *JAMA* 2009;302:2323-29.
7. Ranieri VM, Thompson BT, Barie PS *et al.* Drotrecogin alfa (activated) in adults with septic shock. *N Engl J Med* 2012;366:2055-64.
8. Opal SM, Garber GE, LaRosa SP *et al.* Systemic host responses in severe sepsis analyzed by causative microorganism and treatment effects of drotrecogin alfa (ac- tivated). *Clin Infect Dis* 2003;37:50-58.
9. Vincent JL, Rello J, Marshall J *et al.* International study of the prevalence and outcomes of infection in intensive care units. *JAMA* 2009;302:2323-29.
10. Ranieri VM, Thompson BT, Barie PS *et al.* Drotrecogin alfa (activated) in adults with septic shock. *N Engl J Med* 2012;366:2055-64.
11. Opal SM, Garber GE, LaRosa SP *et al.* Systemic host responses in severe sepsis analyzed by causative microorganism and treatment effects of drotrecogin alfa (ac- tivated). *Clin Infect Dis* 2003;37:50-58.
12. Vincent JL, Rello J, Marshall J *et al.* International study of the prevalence and outcomes of infection in intensive care units. *JAMA* 2009;302:2323-29.
13. van der Poll T, Opal SM. Host-pathogen interactions in sepsis. *Lancet Infect Dis* 2008;8:32-43.
14. Flohé SB, Agrawal H, Schmitz D *et al.* Dendritic cells during polymicrobial sepsis rapidly mature but fail to initiate a protective Th1-type immune response. *J Leukoc Biol* 2006;79(3):473-81.
15. Chan JK, Roth J, Oppenheim JJ *et al.* Alarmins: awaiting a clinical response. *J Clin Invest* 2012;122:2711-19.
16. Andersson U, Tracey KJ. Reflex principles of immunological homeostasis. *Annu Rev Immunol* 2012;30:313-35.
17. Levi M, van der Poll T. Inflammation and coagulation. *Crit Care Med* 2010;38(Suppl):S26-S34.
18. Lobo SM, Lobo FRM. Markers and mediators of inflammatory response in infection and sepsis. *Rev Bras Ter Intensiva* 2007;19(2):210-15.
19. Goldenberg NM, Steinberg BE, Slutsky AS *et al.* Broken barriers: a new take on sepsis pathogenesis. *Sci Transl Med* 2011;3:88ps25.
20. Zhang Q, Raoof M, Chen Y *et al.* Circulating mitochondrial DAMPs cause inflammatory responses to injury. *Nature* 2010;464:104-7.
21. Vincent JL, Moreno R, Takala J *et al.* The SOFA (Sepsis-related Organ Failure Assessment) score to describe organ dysfunction/failure. On behalf of the Working Group on Sepsis-Related Problems of the European Society of Intensive Care Medicine. *Intensive Care Med* 1996;22(7):707-10.
22. Bozza FA, Salluh JI, Japiassu AM *et al.* Cytokine profiles as markers of disease severity in sepsis: a multiplex analysis. *Crit Care* 2007;11(2):R49.
23. Dellinger RP, Levy MM, Rhodes A *et al.* Surviving Sepsis Campaign: interna tional guidelines for management of se vere sepsis and septic shock: 2012. *Crit Care Med* 2013;41:580-637.
24. Dellinger RP, Levy MM, Rhodes A *et al.* Surviving sepsis campaign guidelines for managemen of severe sepsis and septic shock. *Intensive Care Med* 2004;30:536-55.
25. Rivers E, Nguyen B, Havstad S *et al.* Early Goal- Directed Therapy Collaborative Group. Early goal-directed therapy in the treatment of severe sepsis and septic shock. *N Engl J Med* 2001;345(19):1368-77.
26. Kumar A *et al.* Duration of hypotension before initiation of effective antimicrobial therapy is the critical determinant of survival in human septic shock. *Crit Care Med* 2006 June;34:1589-96.

27. Papas PG *et al.* Clinical practice guidelines for the management candidiasis: 2009 Update by the infectious diseases society of America. *Clin Infect Dis* 2009;48(5):503-35.
28. Sartelli M *et al.* WSES guidelines for management of intra-abdominal infections. *World J Emerg Surg* 2013;8(1):3.
29. Van Santvoort HC, Besselink MG, Bakker OJ *et al.* Dutch pancreatitis Study Group: a step-up approach or open necrosectomy for necrotizing pancreatitis. *N Engl J Med* 2010;362:1491-502.
30. Lamme B, Boermeester MA, Belt EJ *et al.* Mortality and morbidity of planned relaparotomy versus relaparotomy on demand for secondary peritonitis. Br J *Surg* 2004;91:1046-54.
31. Katsuno G, Nagakari K, Yoshikawa S *et al.* Laparoscopic appendectomy for complicated appendicitis: a comparison with open appendectomy. *World J Surg* 2009 Feb.;33(2):208-14.

CAPÍTULO 10

FERIDAS E CURATIVOS

Carlos Eduardo Soares de Macedo ■ Guilherme da Conti Oliveira Sousa

INTRODUÇÃO

A grande diversidade de feridas e suas complicações precoces e tardias sempre dificultaram a padronização dos seus cuidados. Diagnóstico precoce, correta escolha do tratamento inicial e manutenção de cuidados adequados, é o mais importante passo para uma favorável resolução do quadro. Neste capítulo serão abordados conceitos sobre os diferentes tipos de feridas quanto ao tempo de acometimento, agudas e crônicas, e a apresentação das principais etiologias das feridas crônicas e seu manejo terapêutico.

FERIDAS AGUDAS

Nesta seção será analisado o manejo das lesões provocadas por agentes mecânicos; queimaduras serão abordadas em capítulo específico. Tais lesões costumam ser observadas nos serviços de urgência, ante à necessidade de avaliação precoce e disponibilidade de equipamentos e pessoal.

A avaliação do paciente vítima de trauma segue as recomendações gerais descritas na seção de trauma. Exceto nos casos de hemorragia importante, em que há necessidade de compressão imediata do local, as feridas normalmente são avaliadas no exame secundário.

Os objetivos primários do cuidado à ferida são garantir um fechamento adequado, reduzir o risco de infecção e minimizar a formação de cicatrizes.[1] Na anamnese, devemos ressaltar: grau de contaminação da ferida, alterações funcionais depois do trauma, comorbidades, uso de medicações, alergias e antecedente de vacinação antitetânica. No exame físico devem-se avaliar: localização, extensão, profundidade, dano tecidual e presença de corpos estranhos. A lesão, associada de estruturas vasculares, nervosas, tendíneas ou ósseas, demanda a solicitação de parecer das devidas especialidades.[2]

Fechamento primário das lesões é a primeira opção, sendo o tempo de lesão um fator importante. De forma geral, recomenda-se o fechamento primário de lesões em extremidades até 6-10 horas depois do trauma, podendo-se estender para 12 horas em face, contudo, tais limites não são absolutos, e o julgamento clínico, levando em consideração os diversos fatores de risco para infecção, definirá o período de tempo mais adequado para cada paciente.[2]

Para uma adequada avaliação e manejo da ferida, muitas vezes é necessário o uso de anestésicos locais, sendo os mais usados a lidocaína 1% ou a bupivacaína (0,25%). A adição de bicarbonato de sódio (1 mL/9 mL do anestésico), o uso de solução próxima à temperatura corporal e a injeção lenta por meio de agulha 27-30 Gauge, reduz a dor associada ao procedimento.[3]

A adição de epinefrina aumenta o tempo de duração do anestésico e sua dose limite, no entanto, deve ser evitada em extremidades, como dedos, pênis e nariz. A dose limite de lidocaína é de 4,5 mg/kg, aumentando para 7 mg/kg na presença do vasoconstritor.[2]

A limpeza de feridas se inicia com uso de gase úmida, aplicada no local com pressão adequada e retirada a seguir, objetivando remover corpos estranhos e *debris*. Irrigação da ferida, frequentemente com seringas com pressão em torno de 8-12 psi e 50 a 100 mL de volume por cm de laceração, é recomendada.[4] O uso de soluções antissépticas, como PVPI, clorexidina e peróxido de hidrogênio, não deve ser utilizado no leito da ferida, pois seu efeito tóxico pode interferir no processo de cicatrização. Água da torneira de boa qualidade (potável) pode ser utilizada em vez de solução salina para limpeza das feridas agudas, quando necessário.[5]

Desbridamento local com objetivo de remover tecidos desvitalizados e regularizar as bordas deve ser feito, quando necessário, usando bisturi ou tesoura. O uso de antibiótico, como profilaxia de infecção, não é recomendado, exceto no caso de mordedura humana, onde um estudo mostrou evidência de benefício, ou em mordidas de cachorros, quando a lesão ocorrer em mãos.[6,4]

O fechamento é tradicionalmente realizado com fio monofilamentar, como o náilon, obedecendo aos princípios de hemostasia e síntese detalhados em capítulo específico. O uso de adesivos teciduais em lesões traumáticas simples de pele é alternativa aceitável, quando comparada ao fechamento-padrão, oferecendo os benefícios de menor tempo de procedimento e dor, mas com aumento no índice de deiscência e custos.[7] Grampeadores podem ser utilizados em áreas, onde o efeito estético é menos considerado, como o couro cabeludo.[8]

Nos casos em que o risco de infecção for julgado elevado decorrente do grau de contaminação, fatores do paciente, tempo de lesão ou outros, pode-se optar pelo fechamento primário retardado ou por terceira intenção, no qual, após os cuidados locais descritos anteriormente, a ferida é mantida aberta com uso de curativos e reavaliada em 3-5 dias. Na ausência de sinais de infecção pode-se realizar, então, o fechamento. Casos com grande perda de substância ou com sinais de infecção podem ser mantidos para cicatrizar por segunda intenção.[8]

A profilaxia de tétano deve seguir as normas do Ministério da Saúde presentes no Quadro 10-1.

O uso de curativos após o fechamento primário deve ser mantido nas primeiras 24 horas, mantendo um ambiente úmido local, o uso de curativo oclusivo após esse período pode ser usado de acordo com a preferência do paciente, mas não há evidência de benefício.[8-12] Com base em literatura de cirurgia plástica e dermatologia recomenda-se também o uso de protetores solares por um período de 3-6 meses, iniciando-se após o período de epitelização, frequentemente 3 dias.[8]

No caso de feridas cirúrgicas após fechamento primário, não há evidências de que determinado tipo de curativo seja melhor que o outro, nem de que haja benefício com relação a deixar a ferida exposta. O uso de curativos nesta situação deve ser guiado principalmente pelo manejo de exsudatos e custos.[13]

A retirada dos pontos deve ser feita entre 5-14 dias, variando com o grau de tensão e localização da ferida, bem como fatores do paciente, como uso de imunossupressores e diabetes.[12]

O uso de curativos simples com gazes em feridas cirúrgicas em processo de cicatrização por segunda intenção deve ser visto com cuidado, pois pode estar associado à maior dor e desconforto para o paciente. Alguns estudos mostram menos dor com uso de curativos de esponja, alginato e hidrocoloides, mas o grau de evidência é baixo.[9]

Após o atendimento de urgência, o paciente deve ser orientado quanto à profilaxia do tétano, curativos, retirada de pontos e retorno para reavaliação precoce, caso apresente sinais de infecção da ferida (eritema, aumento de volume e temperatura local e dor).

FERIDAS CRÔNICAS

Feridas crônicas são aquelas que não apresentam resolução a despeito do correto tratamento local e sistêmico após 8 semanas. O conceito de preparação do leito da ferida, objetivando a otimização da cicatrização por segunda intenção de lesões crônicas abertas, publicado em 2003, tem sido um guia prático na avaliação e no manejo destes pacientes.[5]

O uso do acrônimo TIME (Tissue, Infection, Moisture, Edge) é utilizado desde então visando sistematizar a avaliação e

Quadro 10-1 Profilaxia de tétano

História de imunização com o toxoide tetânico (DPT, dT, DT, TT) – Tipo de ferimento	Menos de 3 doses ou ignorada	3 ou mais doses
FERIMENTO LEVE NÃO CONTAMINADO	APLICAR O TOXOIDE TETÂNICO Se menor de 7 anos, aplicar DPT, completando 3 doses, com intervalos de 2 meses Se tiver 7 anos ou mais, aplicar toxoide tetânico (TT) ou dupla (dT), completando 3 doses, com intervalo de 2 meses	Só aplicar o toxoide tetânico, se decorridos mais de 10 anos da última dose
	NÃO APLICAR O SORO ANTITETÂNICO (SAT)	NÃO APLICAR O SORO ANTITETÂNICO (SAT)
TODOS OS OUTROS FERIMENTOS	APLICAR TOXOIDE TETÂNICO Se menor de 7 anos, aplicar DPT, completando 3 doses, com intervalo de 2 meses Se tiver 7 anos ou mais, aplicar o toxoide tetânico (TT) ou dupla (dT), completando 3 doses, com intervalo de 2 meses APLICAR O SORO ANTITETÂNICO (SAT)	Só aplicar o toxoide tetânico se decorridos mais de 10 anos da última dose
	OU IMUNOGLOBULINA ANTITETÂNICA (IGAT) Administrar 5.000 unidades, por via intramuscular, após teste intradérmico de sensibilidade ou usar imunoglobulina antitetânica (IGAT), via intramuscular, 250 unidades (com título de 1:400, ou dosagem equivalente com outro título	–

intervenções aplicadas, com novos métodos incorporados na última década, mas mantendo os princípios iniciais:[7]

- *Manejo dos tecidos:* limpeza da ferida. Tecidos não viáveis, biofilmes, necrose, corpo estranho e exsudatos precisam ser desbridados para garantir um leito adequado.
- *Infecção ou inflamação:* descolonização e inibição da infecção.
- *Umidificação:* manter um ambiente com umidade adequada.
- *Borda de epitelização:* avaliar a presença de alteração na borda epitelial e pele adjacente.

Apesar da enorme quantidade e variedade de produtos no mercado, atuando em diferentes fases do processo de cicatrização e/ou fases da estratégia TIME, o grau de evidência para recomendar o uso de um ou outro produto (ou usar nada) é baixo ou inexistente, em razão da ausência de ensaios clínicos adequados nesta área.

Descreveremos as intervenções que consideramos mais úteis no cotidiano, bem como as poucas recomendações com base em evidências disponíveis no momento.

A avaliação inicial da lesão crônica deve determinar a etiologia da úlcera (arterial, venosa, de pressão, pé diabético, mista...), fatores locais (estratégia TIME) e fatores sistêmicos (comorbidades, desnutrição, imunossupressão) associados à doença. Tal avaliação deve ser seguida de medidas adequadas direcionadas às doenças de base (p. ex., compensar o diabetes, revascularização arterial, suporte nutricional...), cujos detalhes fogem ao objetivo do presente capítulo.

Diferentes curativos podem ser utilizados no tratamento das feridas, como exemplificado no Quadro 10-2.

ÚLCERAS VENOSAS

O uso de meias elásticas de alta compressão está associado a melhores taxas de cicatrização, sistemas de dois componentes, sendo um deles elástico, tem melhores resultados que aqueles com um só componente.[13]

Não há evidências de que o tipo de curativo aplicado sob o sistema de compressão melhore as taxas de cicatrização. O uso de hidrocoloides é semelhante ao curativo simples de baixa aderência com relação à cicatrização. Com relação aos outros

Quadro 10-2 Tratamento das feridas crônicas

Tipos	Características	Indicações	Contraindicações
Filme de poliuretano	Cobertura estéril, composta por filme transparente impermeável a líquidos e bactérias. Em razão de sua transparência, permite a inspeção contínua da ferida ou a visualização da inserção de cateteres. É hipoalergênico	Feridas superficiais minimamente exsudativas, proteção de feridas cirúrgicas sem complicações, fixação de cateteres	Feridas infectadas ou exsudativas
Alginato	Derivado da parede celular de certas algas marinhas	Feridas exsudativas, infectadas ou não, áreas doadoras de pele; queimaduras, feridas com leito hemorrágico, feridas cavitárias	Feridas secas ou com muito pouco exsudato
Hidrocoloide	Interage com o exsudato para formar um gel. Esse gel cria um meio úmido na superfície da ferida, que estimula a síntese do colágeno e acelera o crescimento e a migração das células epiteliais. O gel evita a aderência à ferida e proporciona alívio da dor, por manter úmida as terminações nervosas	Feridas com volume pequeno ou moderado de exsudação	Ferida infectada
Hidrogel	Reduzem significativamente a dor, dando uma sensação refrescante, em razão de sua elevada umidade que evita a desidratação das terminações nervosas	Feridas com perda tecidual parcial ou profunda, feridas com tecido necrótico, áreas doadoras de pele, queimaduras de primeiro e segundo graus, dermoabrasões e úlceras	Feridas exsudativas
Carvão ativado	Cobertura estéril, composta de tecido de carvão ativado impregnado com prata, envolvido externamente por invólucro de tecido não poroso	Feridas infectadas ou não, deiscências cirúrgicas, úlceras vasculogênicas, feridas fúngicas, neoplásicas, úlceras por pressão e aquelas com drenagem de exsudato moderado ou abundante	Feridas secas e recobertas por escara

produtos utilizados (alginato, esponjas...), não há dados suficientes para gerar conclusões. Decisões quanto ao tipo de curativo devem-se fundamentar em custos, manejo do exsudato e preferências da equipe e do paciente.[14]

Dois estudos clínicos mostraram melhora da dor em úlceras venosas com uso de curativos do tipo espuma com ibuprofeno, contudo, a presença de exsudato na ferida é fundamental uma vez que a liberação do composto ativo dependa disto. Caso seja necessário desbridamento da úlcera, o uso de creme anestésico local (EMLA 5%) reduz a dor pós-procedimento.[15]

Não há evidências, até o momento, de que o uso de ultrassonografia terapêutica, terapia a *laser*, zinco oral ou terapia eletromagnética tenham eficácia no tratamento de úlceras venosas.[16-19]

O uso de enxertos de pele artificial de dupla camada, associado à compressão, tem melhores índices de cicatrização, quando comparados ao curativo simples com compressão. Para outros tipos de enxerto, ainda não há evidência quanto ao benefício.[19]

O uso de pentoxifilina 400 mg 3 vezes/dia melhora a cicatrização, tendo efeito independentemente do uso de medidas compressivas. A maioria dos efeitos adversos é gastrointestinal e tolerada pelos pacientes.[20]

O uso de antibióticos tópicos deve ser recomendado apenas na presença de sinais de infecção, enquanto o uso de antissépticos e antibióticos sistêmicos necessita de mais estudos para definir seu valor.[21]

PÉ DIABÉTICO

Dentre as medidas redutoras de pressão, o uso de moldes não removíveis se mostraram mais eficazes em promover a cicatrização das feridas.[22]

O uso de hidrogel aumenta as taxas de cicatrização, quando comparado a curativos comuns com gaze, sendo a única estratégia de desbridamento com evidência científica comprovada até o momento.[23]

Não há estudos adequados avaliando o uso de agentes tópicos ou curativos contendo prata, não sendo possível determinar seu real valor, a despeito do uso frequente destes produtos.[24]

O uso de curativos a vácuo, particularmente após desbridamento, em pacientes com pé diabético infectado, pode estar associado a melhores taxas de cicatrização, no entanto, em razão de problemas metodológicos dos estudos avaliados, fortes recomendações de seu uso ainda não podem ser feitas.[25]

O uso de oxigenoterapia hiperbárica mostra melhora na cicatrização em 6 semanas, contudo, tais efeitos desaparecem em acompanhamento de 1 ano e não parece haver benefício com relação à prevenção de amputações. Além disto, limitações metodológicas não permitem recomendar o uso da mesma na prática clínica.[26]

Embora não haja evidências de melhores ou piores resultados com alginatos, hidrocoloides ou curativos do tipo esponja, os mesmos podem ser utilizados de acordo com as características de cada produto, como manejo de exsudatos, custos e necessidade de trocas.[27,28]

ÚLCERAS ARTERIAIS

Não há estudos adequados avaliando a eficácia de diferentes agentes tópicos ou curativos no tratamento de úlceras arteriais. Não sendo possível fazer recomendações quanto ao uso destes agentes.[29]

Apesar de alguns resultados positivos com relação à melhora da dor, cicatrização e amputações com uso de prostanoides, sua efetividade e segurança a longo prazo não podem ser determinadas com os estudos até o momento, o que limita a sua recomendação nestes casos.[30]

O tratamento da obstrução arterial responsável pela lesão é o foco principal do tratamento, visando salvar o membro, no entanto, foge aos objetivos deste capítulo.

ÚLCERAS DE PRESSÃO

Não há evidências de benefício com uso de ultrassonografia terapêutica, terapia eletromagnética, diferentes soluções de limpeza ou intervenções nutricionais na cicatrização de úlceras de pressão.[31-37]

Da mesma forma, o uso de superfícies de suporte especiais (cama, colchões ou travesseiros) necessita de estudos adequados, mostrando sua eficácia.[38] A mobilização no leito, apesar de usada rotineiramente, nunca foi avaliada em ensaios clínicos, quanto à sua indicação, técnicas ou frequência.[39]

A despeito da falta de estudos clínicos, recomenda-se capacitação da equipe de enfermagem para prevenção de úlceras de pressão, tendo como foco principal a mobilização e as superfícies de suporte. Decisões quanto ao tipo de curativo a ser utilizado devem-se fundamentar em custos, manejo do exsudato e preferências da equipe e do paciente.

CONCLUSÕES

O manejo dos diferentes tipos de feridas constitui um extenso capítulo, envolvendo, em alguns casos, múltiplas intervenções e equipes multidisciplinares. Há necessidade de mais estudos para se definir uma melhor abordagem e uniformização dos planos terapêuticos locais e sistêmicos, com base em evidências confiáveis.

REFERÊNCIAS BIBLIOGRÁFICAS

1. Lee CK, Hansen SL. Management of acute wounds. *Clin Plast Surg* 2007;34:685-96.
2. Medeiros LM, Saconato H. Antibiotic prophylaxis for mammalian bites. Cochrane Database of Systematic Reviews. *Cochrane Library* 2001:CD001738.
3. Farion KJ, Russell KF, Osmond MH *et al*. Tissue adhesives for traumatic lacerations in children and adults. Cochrane Database of Systematic Reviews. *Cochrane Library* 2002;11:CD003326.
4. Kujath P, Michelsen A. Wounds – From physiology to wound dressing. *Dtsch Arztebl Int* 2008 Mar.;105(13):239-48.
5. Percival NJ. Classification of wounds and their management. *Surgery* 2002;20(5):114-17.
6. Dumville JC, Walter CJ, Sharp CA *et al*. Dressings for the prevention of surgical site infection. Cochrane Database of Systematic Reviews. *Cochrane Library* 2011;11:CD003091.
7. Leaper DJ, Schultz G, Carville K *et al*. Extending the TIME concept: what have we learned in the past 10 years? *Int Wound J* 2012;9(Suppl 2):1-19.
8. Nicks BA, Ayello EA, Woo K *et al*. Acute wound management: revisiting the approach to assessment, irrigation, and closure considerations. *Int J Emerg Med* 2010 Aug. 27;3(4):399-407.
9. Scarfone RJ, Jasani M, Gracely EJ. Pain of local anesthetics: rate of administration and buffering. *Ann Emerg Med* 1998;31(1):36-40.
10. Chisholm CD, Cordell WH, Rogers K *et al*. Comparison of a new pressurized saline canister versus syringe irrigation for laceration cleansing in the emergency department. *Ann Emerg Med* 1992;21(11):1364-67.
11. Fernandez R, Griffiths R. Water for wound cleansing. Cochrane Database of Systematic Reviews. *Cochrane Library* 2012;11:CD003861.
12. Vermeulen H, Ubbink DT, Goossens A *et al*. Dressings and topical agents for surgical wounds healing by secondary intention. Cochrane Database of Systematic Reviews. *Cochrane Library* 2004;11:CD003554.
13. Lewis J, Lipp A. Pressure-relieving interventions for treating diabetic foot ulcers. Cochrane Database of Systematic Reviews. *Cochrane Library* 2013;11:CD002302.
14. O'Meara S, Cullum N, Nelson EA *et al*. Compression for venous leg ulcers. Cochrane Database of Systematic Reviews. *Cochrane Library* 2012;11:CD000265.
15. Briggs M, Nelson EA, Martyn-St JM. Topical agents or dressings for pain in venous leg ulcers. Cochrane Database of Systematic Reviews. *Cochrane Library* 2003;11:CD001177.
16. Palfreyman SSJ, Nelson EA, Lochiel R *et al*. Dressings for healing venous leg ulcers. Cochrane Database of Systematic Reviews. *Cochrane Library* 2014;11:CD001103.
17. Cullum N, Al-Kurdi D, Bell-Syer SEM. Therapeutic ultrasound for venous leg ulcers. Cochrane Database of Systematic Reviews. *Cochrane Library* 2010;11:CD001180.
18. Aziz Z, Cullum N, Flemming K. Electromagnetic therapy for treating venous leg ulcers. Cochrane Database of Systematic Reviews. *Cochrane Library* 2012;11:CD002933.
19. Jones JE, Nelson EA, Al-Hity A. Skin grafting for venous leg ulcers. Cochrane Database of Systematic Reviews. *Cochrane Library* 2013;11:CD001737.
20. Jull AB, Arroll B, Parag V *et al*. Pentoxifylline for treating venous leg ulcers. Cochrane Database of Systematic Reviews. *Cochrane Library* 2012;11:CD001733.
21. O'Meara S, Al-Kurdi D, Ologun Y *et al*. Antibiotics and antiseptics for venous leg ulcers. Cochrane Database of Systematic Reviews. *Cochrane Library* 2008;11:CD003557.
22. Schultz GS, Sibbald RG, Falanga V *et al*. Wound bed preparation: a systematic approach to wound management. *Wound Repair Regen* 2003;11:1-28.
23. Edwards J, Stapley S. Debridement of diabetic foot ulcers. Cochrane Database of Systematic Reviews. *Cochrane Library* 2010;11:CD003556.
24. Bergin S, Wraight P. Silver based wound dressings and topical agents for treating diabetic foot ulcers. Cochrane Database of Systematic Reviews. *Cochrane Library* 2006;11:CD005082.
25. Dumville JC, Hinchliffe RJ, Cullum N *et al*. Negative pressure wound therapy for treating foot wounds in people with diabetes mellitus. Cochrane Database of Systematic Reviews. *Cochrane Library* 2013;11:CD010318.
26. Kranke P, Bennett MH, Martyn-St JM *et al*. Hyperbaric oxygen therapy for chronic wounds. Cochrane Database of Systematic Reviews. *Cochrane Library* 2012;11:CD004123.
27. Dumville JC, Deshpande S, O'Meara S *et al*. Hydrocolloid dressings for healing diabetic foot ulcers. Cochrane Database of Systematic Reviews. *Cochrane Library* 2013;11:CD009099.
28. Dumville JC, Deshpande S, O'Meara S *et al*. Foam dressings for healing diabetic foot ulcers. Cochrane Database of Systematic Reviews. *Cochrane Library* 2011;11:CD009111.
29. Nelson EA, Bradley MD. Dressings and topical agents for arterial leg ulcers. Cochrane Database of Systematic Reviews. *Cochrane Library* 2007;11:CD001836.
30. Ruffolo AJ, Romano M, Ciapponi A. Prostanoids for critical limb ischaemia. Cochrane Database of Systematic Reviews. *Cochrane Library* 2010;11:CD006544.
31. Akbari SA, Flemming K, Cullum NA *et al*. Therapeutic ultrasound for pressure ulcers. Cochrane Database of Systematic Reviews. *Cochrane Library* 2006;11:CD001275.
32. Langer G, Knerr A, Kuss O *et al*. Nutritional interventions for preventing and treating pressure ulcers. Cochrane Database of Systematic Reviews. *Cochrane Library* 2003;11:CD003216.
33. Moore ZEH, Cowman Seamus. Repositioning for treating pressure ulcers. Cochrane Database of Systematic Reviews. *Cochrane Library* 2012;11:CD006898.
34. Flemming K, Cullum NA. Laser therapy for venous leg ulcers. Cochrane Database of Systematic Reviews. *Cochrane Library* 2000;11:CD001182.
35. Wilkinson EAJ. Oral zinc for arterial and venous leg ulcers. Cochrane Database of Systematic Reviews. *Cochrane Library* 2000;11:CD001273.
36. Dumville JC, O'Meara S, Deshpande S *et al*. Alginate dressings for healing diabetic foot ulcers. Cochrane Database of Systematic Reviews. *Cochrane Library* 2013;11:CD009110.
37. Aziz Z, Flemming K. Electromagnetic therapy for treating pressure ulcers. Cochrane Database of Systematic Reviews. *Cochrane Library* 2012;11:CD002930.
38. Moore ZEH, Cowman S. Wound cleansing for pressure ulcers. Cochrane Database of Systematic Reviews. *Cochrane Library* 2013;11:CD004983.
39. McInnes E, Dumville JC, Jammali-Blasi A *et al*. Support surfaces for treating pressure ulcers. Cochrane Database of Systematic Reviews. *Cochrane Library* 2012;11:CD009490.

CAPÍTULO 11

QUEIMADURAS

11-1. PREVENÇÃO E TRATAMENTO

Marco Antonio Pinto Kitamura ▪ Cinthia Barbosa de Andrade ▪ Josemberg Marins Campos

INTRODUÇÃO

As queimaduras são lesões que causam trauma grave, decorrentes do efeito do calor sobre o tecido cutâneo, provocando destruição das integridades capilar e vascular; é frequente nos centros hospitalares e podem ser causadas por estímulos térmicos, químicos ou elétricos. Apesar disso, vem-se tornando um problema social, econômico e de saúde pública.[1-3]

Segundo a Sociedade Brasileira de Queimaduras (SBQ), contabiliza em torno de 1.000.000 de acidentes por queimaduras ao ano no país. Destes, cerca de 100.000 requerem atendimento hospitalar, e 2.500 morrem decorrente das complicações. No mundo, segundo a Organização Mundial de Saúde (OMS), calcula-se que ocorrem 300.000 óbitos por ano, envolvendo principalmente mulheres, jovens e a população de baixa renda. Este tipo de lesão está entre as principais causas de morbimortalidade por trauma.[2,4]

Apesar dos novos avanços na medicina para melhorar o prognóstico e diminuir a mortalidade dos pacientes queimados, é necessário que durante a internação os cuidados sejam realizados por profissionais capacitados, usando equipamentos adequados. Além disso, deve ser aplicado protocolo de tratamento específico a essas vítimas.[5]

A educação de crianças é fundamental para a prevenção de queimaduras, sendo preconizadas orientações para se evitarem situações de risco em ambiente doméstico. Assim, deve-se incluir em currículos escolares o ensino de prevenção de acidentes, além de campanhas voltadas para a população adulta e fora da escola.[6]

Objetiva-se definir e apresentar os tipos de queimaduras, além das condutas realizadas para estabilização e tratamento do paciente queimado e com lesões provocadas pelo frio.

- Tipos de queimaduras (Quadros 11-1 e 11-2):
  - Queimaduras térmicas.
  - Queimaduras químicas.
  - Queimaduras elétricas.
  - Queimaduras por radiação.
  - Queimaduras por atrito.
  - Queimaduras por frio.

CLASSIFICAÇÃO

As queimaduras são classificadas de acordo com as causas, profundidade, extensão e gravidade.[7]

Quanto à Profundidade

Este aspecto clínico é fundamental para conduzir o tratamento desde a fase inicial do atendimento até a chegada do paciente no centro de queimados (Quadro 11-3).[7]

- *Primeiro grau:* são queimaduras leves e superficiais, envolvendo somente a epiderme; no local ocorre vermelhidão, edema e dor (Fig. 11-1).[7]
- *Segundo grau:* destruição parcial ou total da epiderme e derme. As lesões se manifestam com dor mais intensa, aspecto avermelhado, ocorrendo habitualmente bolhas e superfície úmida. Neste caso, a recuperação é mais lenta, podendo deixar cicatriz e mancha no local (Fig. 11-2).[7]
- *Terceiro grau:* há destruição total da epiderme e de toda a derme, envolvendo também o tecido subcutâneo em extensão variável e terminações nervosas. Com isso, as lesões são esbranquiçadas ou carbonizadas, com redução da elasticidade e indolor. Pode ser grave e até fatal, dependendo da porcentagem da área corpórea atingida. No futuro, algumas cicatrizes podem ser foco de carcinoma de pele, sendo assim necessário o acompanhamento destas lesões (Figs. 11-3 e 11-4).[7]

Quadro 11-1	Tipos de queimaduras – Dados do Hospital da Restauração, Unidade de Queimados, 2009
Tipo	Número de casos
Choque elétrico	189 (7%)
Animais (p. ex., caravela, água-viva, lagartas)	18 (0,7%)
Irradiação solar	24 (0,9%)
Eletricidade (fios de alta tensão)	74 (2,7%)
Gás de cozinha	60 (2,2%)
Combustíveis (álcool, gasolina)	212 (7,9%)
Líquido aquecido (óleo, café etc.)	1.323 (49%)
Química	39 (1,5%)
Fogos de artifício	109 (4%)
Ferro quente, escape de moto	234 (8,7%)
Tentativa de suicídio	12 (0,4%)
Outras queimaduras*	398 (14,5%)
TOTAL	2.692

*Pacientes chegam à emergência bastante agitados e não informam a causa da queimadura.

Quadro 11-2	Tipos de queimaduras – Dados do Hospital da Restauração, Unidade de Queimados, 2010
Tipo	Número de casos
Choque elétrico	195 (5,9%)
Animais (p. ex., caravela, água-viva, lagartas)	421 (12,7%)
Irradiação solar	28 (0,8%)
Eletricidade (fios de alta tensão)	128 (3,8%)
Gás de cozinha	63 (1,9%)
Combustíveis (álcool, gasolina)	202 (6,1%)
Líquido aquecido (óleo, café etc..)	1.423 (43%)
Química	41 (1,2%)
Fogos de artifício	136 (4,1%)
Ferro quente, escape de moto	245 (7,4%)
Tentativa de suicídio	6 (0,18%)
Outras queimaduras*	421 (12,7%)
TOTAL	3.309

*Pacientes chegam à emergência bastante agitados e não informam a causa da queimadura.

Quanto à Extensão da Área Queimada

A porcentagem da área atingida deve ser medida para definir a gravidade da lesão e o tratamento. As lesões de primeiro grau não são computadas no cálculo da superfície corporal queimada (SCQ), pois não causam repercussões hemodinâmicas. Quanto às de terceiro grau, recomendam-se avaliações até 48 horas do trauma inicial para determinação final da SCQ. Há vários métodos usados para cálculo da (SCQ), sendo a Tabela de Lund - Browder e Regra dos Nove os dois métodos mais utilizados.[7,8]

Tabela de Lund-Browder

É a medida mais precisa e bastante utilizada em centros especializados. Devem-se levar em consideração as diferenças de proporção entre as várias regiões do corpo e de idade, permitindo a estimativa da área queimada (Quadro 11-4).[8]

Regra dos Nove

É o método mais utilizado nos serviços de emergência, por ser prático, rápido e de fácil memorização, o resultado obtido é aproximado, mas é o suficiente para a condução do paciente. O corpo do adulto é dividido em várias regiões anatômicas que representam 9%, ou um múltiplo da superfície corporal total: 9% para a cabeça; 9% para cada membro superior; 18% para cada membro inferior e para cada face do tronco, exceto a genitália que é 1%.

Na criança, a área de superfície corporal (ASC) é diferente daquela do adulto. O cálculo da cabeça é igual a 19% menos a idade e, nos membros inferiores, adiciona-se a idade a 13%. A maioria dos autores, para simplificar, considera o cálculo da cabeça como 18%, e cada um dos membros inferiores como 14% (Fig. 11-5).[7-9]

Quanto à Gravidade

É determinada principalmente pela extensão e pelo grau de profundidade das lesões cutâneas, conforme descrito a seguir (Quadro 11-5):[8]

- Outros fatores que determinam a gravidade:
  - Profundidade.
  - Extensão.
  - Envolver áreas críticas (mãos, pés, face e genitália).
  - Idade da vítima (crianças e idosos têm maior risco).
  - Presença de lesão pulmonar por inalação.
  - Existência de lesões associadas (outros traumatismos).
  - Doenças associadas (diabetes *melittus*, insuficiência renal etc.)

TRATAMENTO

A abordagem terapêutica envolve profissionais de várias áreas, como anestesiologia, clínica medica, cirurgia plástica, terapia intensiva, enfermagem, psicologia, nutrição, fisioterapia, assistente social, fonoaudiologia, terapia ocupacional entre outros. Esta interação possibilita o cuidado integral à vítima.[6]

Quadro 11-3 — Classificação das queimaduras quanto à profundidade

	Queimaduras de primeiro grau	Queimaduras de segundo grau		Queimaduras de terceiro grau
	Grau	Superficial	Profunda	
Causa	• Sol • Labareda menor	• Líquidos quentes • Labareda ou chamas • Exposição breve a substâncias químicas diluídas	• Líquidos quentes • Labareda ou chamas • Exposição prolongada a substâncias químicas diluídas	• Chamas • Escaldadura por imersão • Eletricidade de alta voltagem • Exposição a substâncias químicas concentradas • Objetos quentes
Coloração	• Rósea	• Rósea ou vermelho brilhante	• Vermelho escuro ou branco amarelado mosqueado	• Branco perolado ou carbonizado • Transparente ou como emplasto
Superfície	• Seca ou com pequenas vesículas	• Bolhas grandes • Exsudato abundante	• Bolhas menores, às vezes rotas • Ligeiramente úmida	• Seca com epiderme não viável aderente • Vasos trombosados
Sensibilidade	• Dolorosa	• Dolorosa	• Diminuição da sensação de agulhamento • Sensação de pressão profunda intacta	• Anestesia • Sensação de pressão profunda diminuída
Textura	• Suave, com edema mínimo e posterior esfoliação superficial	• Espessada por edema, mas flexível	• Edema moderado com menor elasticidade	• Inelástica e coriácea
Cicatrização	2-3 dias	5-21 dias	> 3 semanas	Nenhuma

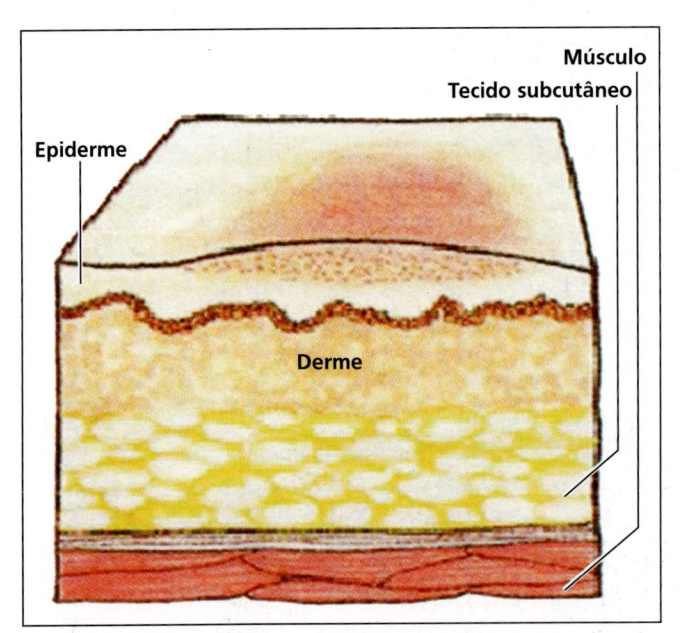

Fig. 11-1. Imagem ilustrativa de queimadura de primeiro grau. SIATE/CBPR, 2011.

Avaliação Inicial

Durante a admissão de um paciente com queimadura em unidade de trauma, a primeira conduta é a avaliação preconizada pelo ATLS *(Advanced Trauma Life Support)*, seguindo a sequência do ABCDE descrita a seguir:[8]

A) *Airway* (vias aéreas).
B) *Breathing* (respiração).
C) Circulação.
D) Dano neurológico.
E) Expor e examinar.

Este deve ser um momento de rápida avaliação e conduta para evitar piora do quadro clínico, complicações e morte.

Avaliação Secundária

Após a estabilização e reanimação inicial do paciente, alguns itens devem ser investigados para uma completa elucidação das condições do dano físico ocorrido:[8]

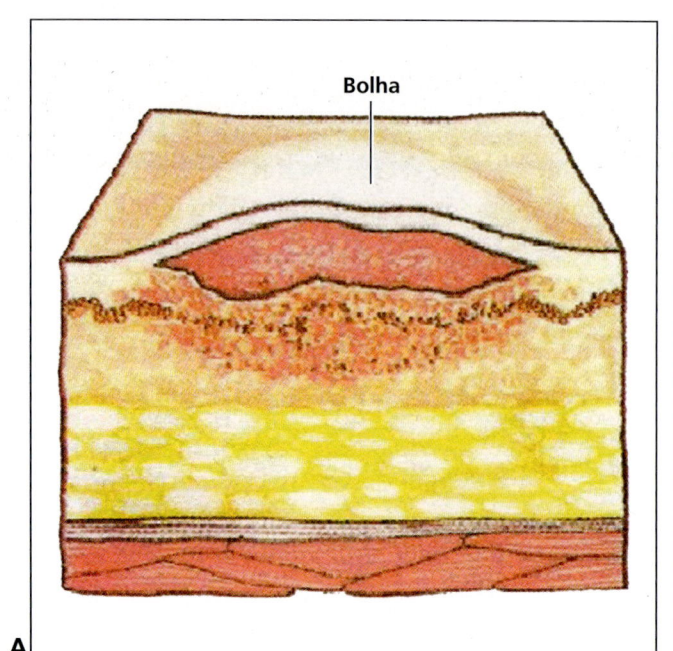

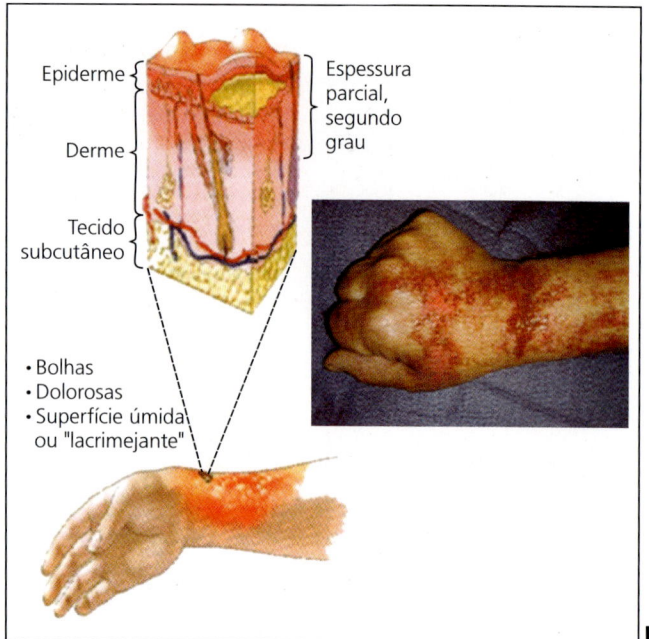

Fig. 11-2. (**A**) Imagem esquemática de queimadura superficial ou de segundo grau. ATLS, ACS, 2008. (**B**) Imagem ilustrativa de queimadura de segundo grau. SIATE/CBPR, 2011.

- *Circunstâncias da lesão:* ambiente onde ocorreu, causa da queimadura, possibilidade de inalação de fumaça ou uso de substâncias e trauma associado.
- *História clínica ou anamnese:* doenças associadas, alergias, uso de drogas, condição socioeconômica-profissional e calendário vacinal.

A abreviatura A R D E U é um método mnemônico utilizado de forma eficiente e rápida, conforme descrito a seguir:

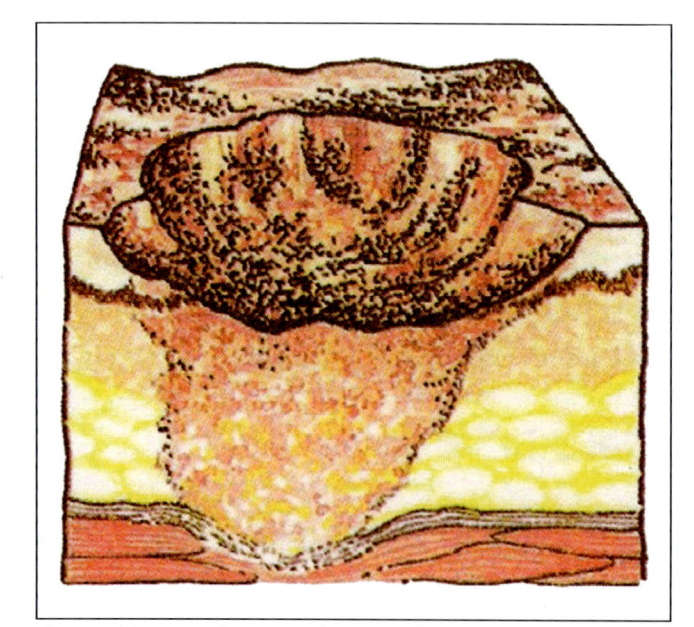

Fig. 11-3. Imagem ilustrativa de queimadura de terceiro grau. SIATE/CBPR, 2011.

A Alergias?
R Remédios?
D Doenças prévias e atuais, gravidez?
E Eventos ocorridos relacionados com a lesão?
U Última refeição e bebida?

▶ **Medidas Imediatas[9,10]**

- Controlar as vias aéreas.
- Parar o processo da queimadura.
- Retirar objetos para não propagar o processo.
- Obter acesso venoso.

▶ **Medidas de Suporte**

Devem ser individualizadas de acordo com a identificação de cada problema, e estão inseridas nas avaliações inicial e secundária, de acordo com as prioridades já citadas anteriormente.[9]

▶ **Controle de Vias Aéreas e Respiratória**

Lesão por Inalação

Apresenta mortalidade de até 77% dos pacientes acometidos, considerando a reação inflamatória das vias aéreas após a inalação de gases tóxicos e produtos incompletos da combustão. A ocorrência da chama direta aparece principalmente no ambiente de trabalho e envolve a face, na maioria dos casos, sendo mais profunda e capaz de causar danos por inalação de fumaça.[8,11]

- Alguns sinais e sintomas que levam à suspeita clínica de lesão inalatória:

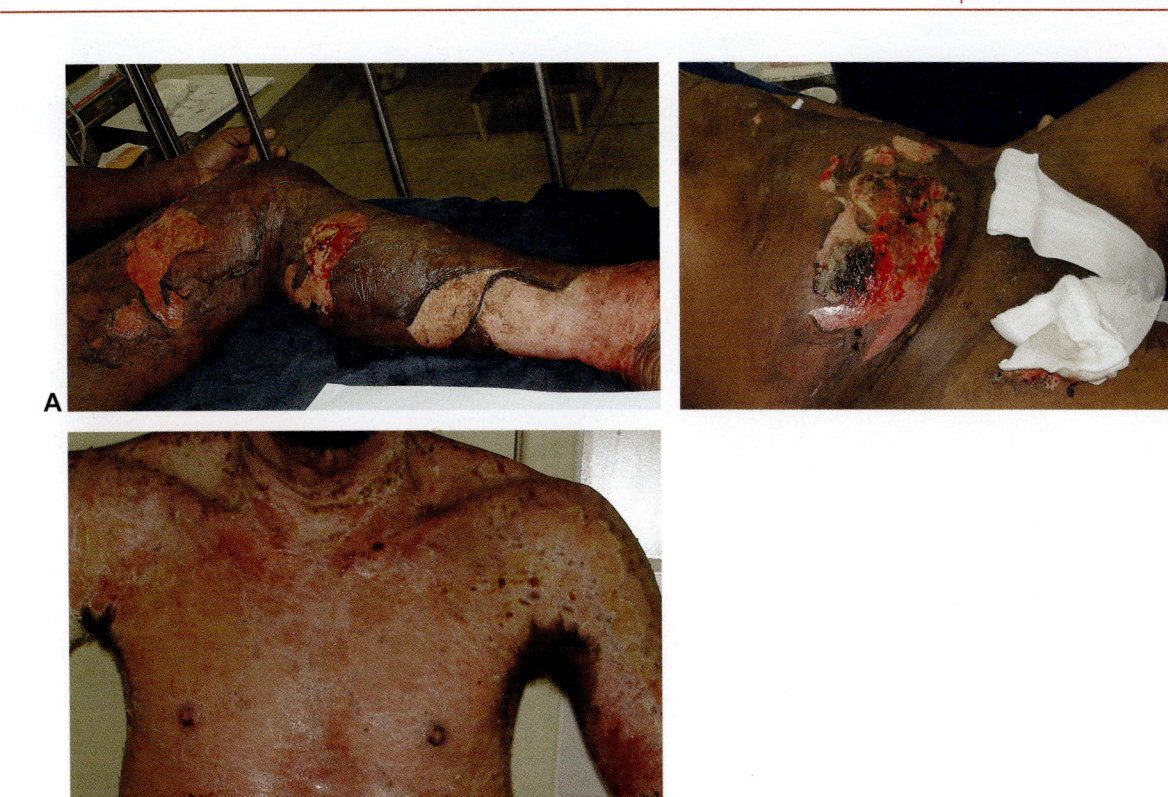

Fig. 11-4. (**A-C**) Pacientes vítimas de queimaduras de terceiro grau localizado na região torácica, membros superiores e inferiores, abdominal e genitália. Barreto MGP. Unidade Queimados – Hosp. Restauração, 2006.

Quadro 11-4 — Regra de Lund-Browder

Área	< 1 ano	1-4	5-9	10-16	Adulto	2º grau	3º grau	Total
Cabeça	19	17	13	11	7			
Pescoço	2	2	2	2	2			
Tórax anterior	13	13	13	13	13			
Tórax posterior	13	13	13	13	13			
Nádegas	5	5	5	5	5			
Genitália	1	1	1	1	1			
Braços (D e E)	8	8	8	8	8			
Antebraços (D e E)	6	6	6	6	6			
Mãos (D e E)	5	5	5	5	5			
Coxa D	5,5	6,5	8	8,5	9,5			
Coxa E	5,5	6,5	8	8,5	9,5			
Perna D	5	5	5,5	6	7			
Perna E	5	5	5,5	6	7			
Pé D	3,5	3,5	3,5	3,5	3,5			
Pé E	3,5	3,5	3,5	3,5	3,5			

Quadro 11-5	Gravidade das queimaduras segundo sua extensão e gravidade		
Gravidade	Superfície corporal queimada	Repercussão hemodinâmica	Tratamento
Leve	1º grau: qualquer extensão	Inexistente	Ambulatorial
	2º grau: < 10%		
	3º grau: < 2%		
Moderada	2º grau: entre 10 e 20%	Leve ou risco potencial	Ambulatorial com acompanhamento diário
	3º grau: entre 3 e 5%		
Grave	2º grau: > 20%	Severa	Internamento em centro especializado
	3º grau: > 5%		

- Queimadura de face.
- Vibrissas chamuscadas.
- Escarro abundante e com fuligem.
- Conjuntivite e lacrimejamento.
- Desorientação e coma.
- Estridor laríngeo e desconforto respiratório.
- Tosse produtiva e rouquidão.
- Dispneia e sibilos.

Conduta

A permeabilidade da via aérea e da função ventilatória deve ser mantida para uma adequada oxigenação tecidual. Outras medidas indicadas são: retirada de corpos estranhos, aspiração de secreções, oferta suplementar de oxigênio, intubação endotraqueal e traqueostomia. Durante essas manobras deve-se manter a estabilidade da coluna cervical.[8,11]

Controles Circulatório e Hemodinâmico

Acesso Venoso

Acesso periférico em pele não queimada, com jelcos de maiores calibres (18 a 14 G). O acesso intraósseo pode ser considerado em crianças menores de 6 anos. O acesso central deve ser reservado para situações de não urgência.[8]

Tratamento do Choque

Conhecida como ressuscitação volêmica. Em caso de desequilíbrio hemodinâmico, iniciar com 2.000 mL de Ringer lactato (solução isotônica) aberto. Conforme conduta a seguir:

- Seguir a fórmula de consenso de Parkland para reposição inicial:

$$2\text{-}4 \text{ (mL)} \times \text{peso corporal (kg)} \times \text{superfície corporal queimada (SCQ) (\%)}$$

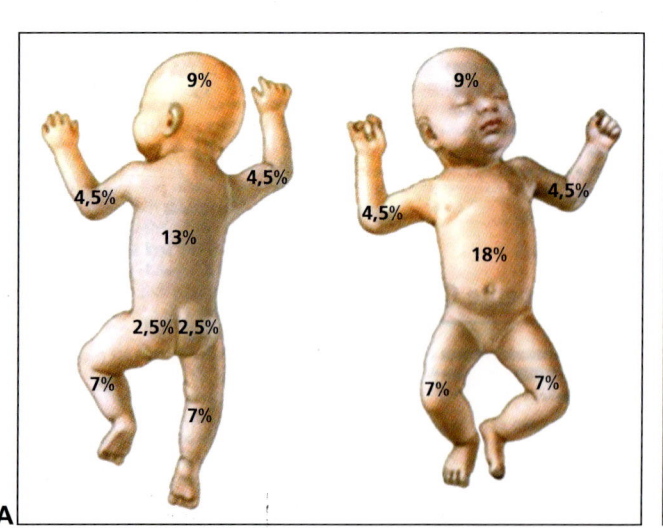

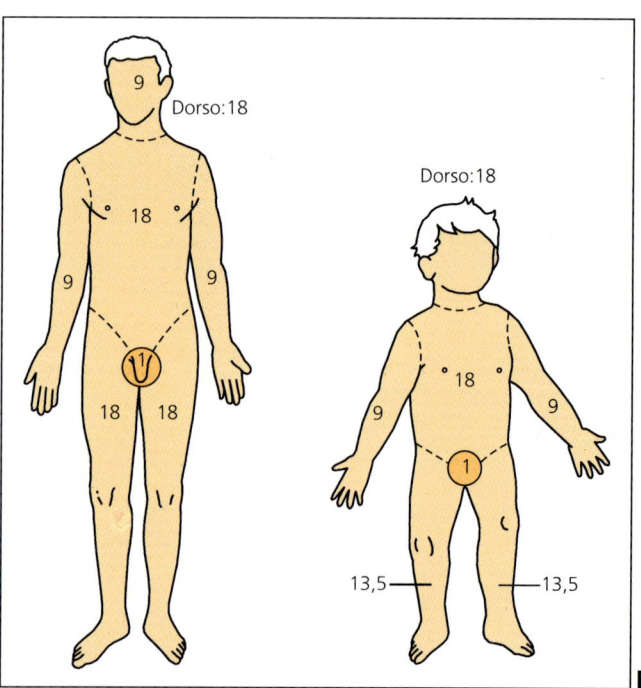

Fig. 11-5. Regra dos nove. (**A**) Na criança. ATLS, ACS, 2008. (**B**) No adulto. SIATE/CBPR, 2011.

- Calcular o volume para as 24 horas, dividindo da seguinte forma: 50% devem ser infundidos nas primeiras 8 horas do momento inicial da queimadura e 50% nas próximas 16 horas.
- Os indivíduos chocados e com áreas lesionadas graves podem ser beneficiados com o uso de soro fisiológico (solução hipertônica) a 7,5% de NaCl:
  ◊ 35 mL/NaCl a 20% + 65 mL de sf a 0,9% = 100 mL de NaCl a 7,5%.
  ◊ Infundir: 4 mL/kg de peso (dose única) em 30 minutos seguidos de rg na quantidade necessária para manter o du em torno de 30 a 50 mL/h.[8]

Manutenção Volêmica e Eletrolítica

Esta é a fase de controles volêmico e de monitorização renal. Após as primeiras 24 horas e estabilização, devem-se realizar novos cálculos de reposição hídrica, com base na volemia e diurese do paciente. A passagem da sonda vesical de demora é indicada em caso de lesões causadas por eletricidade, que atinge região perineal, ou em casos de indivíduos graves (> 20% SCQ). Um débito urinário de 30-50 mL/hora é considerado satisfatório em adultos, e 1 mL/kg/hora em crianças.[8]

- Alterações de eletrólitos mais achados:
  - *Hipernatremia:* a mais comum das alterações; indica reposição insuficiente e desidratação.
  - *Hipercalemia:* por lesão tecidual e hemólise; observar se há acidose associada.
  - *Hipocalcemia:* é relativa, causada pela perda proteica (albumina); sua fração ionizável está normal.
  - *Hiponatremia:* indica reposição excessiva de líquido com reposição insuficiente de sódio.

Coloides, como a albumina, podem ser utilizados nesta fase, na tentativa de melhorar o intenso edema ocasionado pelo extravasamento de líquidos para o terceiro espaço nas horas iniciais.

Deve ser usado nas seguintes situações: após 24 horas da lesão térmica e em quantidade para manter a volemia e o débito urinário de 30 a 50 mL/h. Esta estratégia (infusão do coloide × débito urinário) deve ser considerada, durante, no mínimo, 72 horas, que é o período necessário para reestabilização volêmica. O controle da infusão deve ser por meio de dois fatores: nível sérico de albumina (acima de 3,5 g/dL) e presença de edema. Deve-se avaliar diariamente o paciente quanto à hipoalbuminemia, no grande queimado (85% de SCQ) chega-se a utilizar 172 frascos-ampolas de albumina. Manter um adequado aporte proteico para evitar que o organismo metabolize a albumina venosa como fonte de energia.[8]

TRATAMENTO EM ÁREAS ESPECIAIS

- *Olhos:* irrigação vigorosa, pomada oftálmica antibiótica e vedação ocular.
- *Orelhas:* utilizar curativos por exposição e evitar a pressão excessiva para prevenir a condrite.
- *Mãos:* devem ficar elevadas por 24 a 48 horas após a queimadura, para diminuir o edema. Podendo esses pacientes, necessitar de internação para observação.
- *Pés:* geralmente são dolorosos e devem ficar elevados, quando o paciente não estiver andando ou exercitando-se.
- *Períneo:* essas queimaduras costumam exigir hospitalização, pelo alto risco de complicações, como infecção ou obstrução urinária.[10]

Controle da Dor

Analgésicos simples muitas vezes não são suficientes, e uma sucessão de drogas analgésicas e sedativas poderá ser utilizada. Mais comumente, em pacientes graves, utilizam-se derivados da morfina por via intravenosa.[8]

Sonda Gástrica

A sonda nasogástrica (SNG) deve ser mantida em pacientes com queimaduras de maior gravidade (> 20% SCQ) e nos que estão sujeitos à ocorrência de distensão gasosa, gastroparesia e estase intestinal, além de gastrite, úlcera gástrica por estresse, náuseas e vômitos.[8]

A introdução de sonda nasoenteral (SNE) para suporte nutricional geralmente é necessária, além do uso de drogas protetoras gástricas e antieméticos, como inibidor da bomba de prótons.[8]

Prevenção de Síndrome Compartimental

É fundamental a realização de constante monitorização dos pulsos periféricos, com avaliação de perfusão tecidual nos membros, avaliação do padrão respiratório e para lesões em tronco. A escarotomia é o procedimento ideal nessas situações. Em tronco, são realizadas incisões nos tecidos cutâneo e subcutâneo, nas linhas axilares anteriores, podendo-se estender ao abdome e rebordo costal. Nas lesões de extremidades, após a identificação de sinais sugestivos de má perfusão, como frio, cianose, parestesias e ausência de pulso, além de incisões nas faces laterais e mediais dos membros. Dessa forma, são realizadas fasciotomias em toda a extensão da área queimada, evitando o trajeto de nervos, tendões ou vasos. A ultrassonografia Doppler é o método mais eficaz para avaliação da circulação.[8]

CRITÉRIOS DE TRANSFERÊNCIA PARA UNIDADE DE TRATAMENTO DE QUEIMADOS

Para transferência do paciente ao centro de queimados, alguns critérios e procedimentos devem ser seguidos. A Associação Americana de Queimaduras descreve a seguir as lesões que geralmente necessitam transferência para o centro de queimados.[9]

- Queimaduras químicas importantes.
- Lesões por inalação.
- Queimaduras de espessuras parcial e total que comprometem mais que 10% da superfície corporal total (SCT), em indivíduos com idade < 10 anos ou > 50 anos.
- De espessuras parcial e total, comprometendo mais de 20% da SCT em outras faixas etárias.
- De espessura total de mais de 5% da STC, em qualquer grupo etário.
- Queimaduras de espessuras parcial e total, envolvendo a face, olhos, mãos, pés, orelhas, além das genitálias e períneo, ou comprometendo a pele sobre as articulações principais.
- Lesões elétricas bastante graves, incluindo as por raios.
- Qualquer paciente queimado, em que o trauma paralelo aumente o risco de morbidade ou mortalidade, o tratamento inicialmente pode ser em centros de trauma, após a estabilidade, deve ser transferido.
- Queimaduras em pacientes com doenças prévias.
- Crianças com queimaduras, atendidas em hospitais sem equipamentos ou pessoal qualificado para os cuidados necessários, devem ser transferidas.
- Queimaduras em pacientes que necessitarão de suporte especial, como reabilitação prolongada, tanto do ponto de vista emocional, como social, além das suspeitas de negligência ou abuso de crianças.

A transferência de qualquer indivíduo deve ser planejada com o médico do centro de queimados. Todas as condutas realizadas antes da transferência e informações que sejam consideradas importantes devem ser registradas em folha adequada e enviada junto ao paciente.[9]

Cuidados Locais

Estas medidas devem manter a perfusão tissular e a proteção dos tecidos viáveis, além de se prevenirem infecção e novo trauma. Isto promove a cicatrização, mantendo a mobilidade e o funcionamento da parte afetada.[10,12]

- Medidas gerais iniciais:
  - Remover roupas, contaminantes e medicamentos nas áreas da queimadura.
  - Limpar o local, usando sabão líquido, neutro ou glicerinado e lavar bastante com água corrente.
  - Nunca aplicar agentes neutralizantes, em razão da reação exotérmica.
  - Aplicar compressas úmidas com soro fisiológico até alívio da dor.
  - Verificar queimaduras de vias aéreas superiores, principalmente em pacientes com queimaduras de face e lesões de córnea.
  - Resfriar agentes aderentes, como piche, com água corrente, mas não tentar a remoção imediata.
  - Avaliar e atualizar a profilaxia do tétano.
  - Realizar curativos com tópico de escolha, seguido de curativo estéril, de acordo com a rotina do serviço.

Nas lesões causadas por substâncias químicas, deve-se irrigar abundantemente com água corrente de baixo fluxo, após retirar o excesso do agente químico em pó, por um período mínimo de 20 a 30 minutos.[10]

TRATAMENTO LOCAL DA QUEIMADURA/CURATIVO

As queimaduras sempre foram consideradas contaminadas, pelo fato do contato com sujidades do local de ocorrência do dano, pela presença de colonização imediata por microrganismos e pela rápida proliferação em decorrência da grande quantidade de tecido desvitalizado. Por isso, há necessidade de técnicas minuciosas de limpeza das feridas e desbridamento de tecidos não viáveis e demais condições que propiciem um ambiente ideal de reparação tecidual.[12,13]

O tratamento local da queimadura tem como objetivo limpeza da ferida, remover o tecido desvitalizado, controlar o crescimento bacteriano e estimular a epitelização, ou preparar o leito receptor para realizar a autoenxertia com sucesso.[12,13]

O tópico mais eficaz para o controle da infecção local é a sulfadiazina de prata, para alívio da dor, alguns laboratórios associam à lidocaína 1%, a vitamina A tem a função de estimular a epitelização. Existem telas com prata, que funcionam como bacteriostático, mas os testes *in vitro* têm demonstrado que a prata inibe o crescimento dos ceratinócitos. Os tópicos desbridantes vêm sendo testados há muitos anos, primeiro com a papaína, a colagenase e, ultimamente, a bromelina, extraída do ananás.[12,13]

- Curativos mais utilizados e comercializados atualmente:
  - Sulfadiazina de prata a 1%.
  - Adaptic.
  - Actsorb plus.
  - Curativos com colagenase.

A limpeza da lesão deve ser realizada, utilizando-se água corrente ou solução fisiológica aquecida. Com isso, são removidas as sujidades e tecidos desvitalizados soltos do leito da ferida. Para tanto, devem ser utilizados materiais macios, como esponjas e gazes, desde que não haja prejuízo de tecidos viáveis.[12,13]

▶ **Protocolo de Tratamento Local**
- Aplicar sulfadiazina de prata nas primeiras 48-72 horas.
- Aplicar tópico desbridante químico até a remoção do tecido necrosado.
- Aplicar tópico que estimule a epitelização.

Já existem tópicos contendo fatores de crescimento que vão reduzir metade do tempo para ocorrer a epitelização (regranex, epifast, invitrix), porém não são amplamente difundidos no mercado decorrente do elevado custo.

▶ **Curativos Úmidos**

Realizados com nove camadas de gazes embebidas em solução fisiológica, a troca deve ser realizada a cada 2 horas pela enfermagem treinada. Atualmente, aplicam-se nas regiões facial e genital, mantendo analgesia efetiva, durante as horas de sono, em vez das trocas, aplicar uma infusão contínua com bomba infusora para manter úmida a máscara.

▶ **Películas de Proteção**

Após o controle bacteriano e a remoção do tecido necrótico, as películas de proteção têm a função de criar um microclima que estimule a epitelização. De aspecto transparente, que permite o acompanhamento da ferida, não devendo ser retirada até que a lesão esteja totalmente epitelizada.[12,13]

▶ **Curativo Oclusivo**

Está indicado em todas as áreas do corpo, exceto o rosto e genitais. É o tratamento mais utilizado em todo o mundo, apresentando várias vantagens e baixo custo. Existe no mercado uma grande variedade de curativos absorventes (actisorb, DuoDERM, hyalogran). Manter o paciente aquecido e permitir um microclima de umidade que favoreça o crescimento das células epiteliais, evitando a penetração de germes e dos raios ultravioleta. A frequência das trocas ditará o tempo de eficácia do tópico local.[12,13]

QUEIMADURAS ELÉTRICAS

Lesão causada por corrente elétrica que passa pelos tecidos, acometendo, geralmente, crianças e adultos jovens, contribui em 1,7 a 20% de todos os tipos de queimaduras. A voltagem e a amperagem são importantes para determinar a extensão e a profundidade da lesão tecidual.[8,14,15]

As lesões causadas pela alta tensão têm morbidade grave, resultando, muitas vezes, em amputações e reconstruções extensas, envolvendo procedimentos múltiplos e complexos.[8,14,15]

▶ **Tratamento**

Como em qualquer outro tipo de queimadura, inicia com o ABCDE. As funções vitais do paciente são avaliadas, e o tratamento emergencial é iniciado, conforme necessidade.[8]

Avaliação da Lesão

É importante a obtenção da história do trauma, lesões associadas ao evento, investigação sobre perda da consciência ou parada cardíaca. No exame físico, identificar todos os locais de contato, examinar cuidadosamente mãos e pés e estimular a superfície corporal queimada.

Ressuscitação Volêmica

As lesões por eletricidade são frequentemente associadas a danos ao músculo adjacente, uma quantidade indeterminada de líquido, além do frequentemente estimado 2-4 mL/kg/% queimadura, será geralmente necessária reposição líquida com solução de Ringer lactato durante as primeiras 24 horas pós-lesão.[8,14,15]

A monitorização urinária e a identificação de pigmentos, como urina de coloração avermelhada, que é indicativo de hemoglobinúria ou mioglobinúria. O débito urinário deve ser mantido entre 75-100 mL/h, até seu clareamento. A mioglobina ou a hemoglobina são expelidas mais rapidamente na urina, se o pH for alcalino. É indicada a administração do bicarbonato de sódio (50 meq/L de Ringer lactato) intravenoso para manter um pH sanguíneo levemente alcalino, assegurando o mesmo para o pH urinário. Se mesmo com a reposição volêmica, a produção de urina e a presença de pigmento não reagirem, a infusão de manitol deve ser considerada.

Uma vez que a urina esteja totalmente livre de pigmento, a velocidade de infusão intravenosa pode ser ajustada para manter uma produção urinária de 30-50 mL/h.[8,14,15]

Monitorização Eletrocardiográfica

Na admissão do paciente, o registro eletrocardiográfico deve ser realizado. Arritmias severas podem aparecer mesmo depois que um ritmo cardíaco estável seja alcançado. Deve-se realizar uma monitorização cardíaca contínua durante as primeiras 24 horas depois da lesão.

Manutenção da Circulação Periférica

Devem ser avaliados, de hora em hora, a cor da pele, sensibilidade, preenchimento capilar e os pulsos periféricos. Todos os objetos, como anéis, relógios e outras joias, devem ser removidos para prevenção de um efeito "torniquete" que pode causar isquemia vascular distal.

Controle Pós-Tratamento Inicial

Após estabilização dos sinais vitais, é necessário internamento em unidade especializada. Entre os próximos passos do tratamento estão desbridamentos cirúrgicos para eliminar todo tecido necrótico; antibioticoterapia de amplo espectro; tratamento da ferida com enxertos ou retalhos; início das reabilitações física, psicológica e ocupacional.[14,15]

Entre 8 e 10 dias após a ocorrência do incidente, a avaliação completa da lesão tecidual e da necrose vascular resultante de corrente elétrica é mais bem realizada. Os sinais que indicam a amputação são lesão tecidual profunda (membro não viável) ou foco séptico. Estes são caracterizados com edema, alterações isquêmicas, perda motora ou sensorial, queimadura de terceiro grau através do trajeto da lesão sem evidência de queimadura por chamas na mesma área, deformidade em flexão persistente e foco infeccioso.[14,15]

QUEIMADURAS QUÍMICAS

As queimaduras químicas ocorrem por contato da pele com substâncias cáusticas. Normalmente, as queimaduras por álcalis são mais sérias que as causadas por ácidos, porque aqueles penetram mais profundamente nos tecidos. São influenciadas pela duração do contato, concentração e pela quantidade do agente químico. O profissional deve se proteger durante o procedimento.[7,9]

Tratamento Básico

- Remover por escovação o pó seco, antes do início da irrigação.
- Irrigar a área queimada para remoção de toda substância cáustica, que continua a reagir, enquanto permanece em contato com os tecidos. Queimaduras por álcalis necessitam de irrigação mais prolongada.
- Iniciar irrigação copiosa imediatamente, somente com água corrente ou soro fisiológico; não usar substâncias neutralizantes, pois a reação com estes produtos, por si só, produz calor e causa maior lesão tecidual.
- Retirar roupas e sapatos da vítima, enquanto proceder à irrigação, porque pode haver acúmulo de líquido com uma concentração de substância cáustica suficiente para produzir queimaduras.
- Irrigar de forma constante, nas primeiras 8 horas, as queimaduras dos olhos por álcalis, para facilitar, pode-se fixar uma cânula de pequeno calibre no sulco palpebral.
- Evitar que o líquido da irrigação escorra por áreas não queimadas.

QUEIMADURAS CAUSADAS PELO FRIO: EFEITOS TECIDUAIS LOCAIS

A gravidade das lesões por frio resulta da temperatura, duração da exposição, das condições ambientais, do grau de proteção que as roupas proporcionaram e do estado de saúde do paciente. Temperaturas mais baixas, exposição prolongada, umidade, imobilização, presença de doença vascular periférica e de feridas abertas são causas que aumentam a gravidade da lesão.[9]

Existem três tipos de lesões por frio, conforme descritas a seguir.

Crestadura ou "Frostnip"

É a forma mais leve de lesão causada pelo frio, suas características são dor, palidez e diminuição da sensibilidade da área afetada. Reversível com o aquecimento e não causa perda tecidual.

Congelamento

É causado pela formação de cristais de gelo dentro das células e por oclusão microvascular que resulta em anóxia tecidual, levando à lesão dos tecidos. Na maioria dos casos a parte afetada apresenta-se inicialmente endurecida, fria, esbranquiçada e anestesiada, com a evolução do tratamento, a aparência da lesão evolui para melhora.[9]

Tratamento de Lesões por Congelamento

O tratamento dessas lesões tem o objetivo de preservar os tecidos danificados, impedindo a infecção e evitando a abertura de vesículas não infectadas. Os tecidos afetados necessitam de proteção com tenda ou por outro dispositivo, desde que não exerça pressão sobre eles.[9]

- Manter a ferida limpa e não manipular as bolhas não infectadas, mantendo-as intactas por 7 a 10 dias, com intuito de oferecer curativo biológico estéril, capaz de favorecer a epitelização subjacente.
- Evitar atividade física intensa e cigarros.
- Antibioticoterapia por via sistêmica deve ser reservada para infecções já instaladas.

Lesões Não Congelantes

É consequente do comprometimento do endotélio microvascular, estase e a oclusão vascular. O termo trincheira ou imersão descreve um tipo de lesão não congelante que acomete o pé ou a mão, resultante da exposição crônica a ambiente úmido e a temperaturas pouco acima do ponto de congelamento, ou seja, 1,6 a 10°C. O tecido afetado no início tem características frias e anestesiadas, evoluindo para a hiperemia em 24 a 48 horas. A hiperemia leva a uma sensação intensa e dolorosa de queimação e de disestesia, assim como edema, formação de bolhas, vermelhidão, ulcerações e equimoses, além do aparecimento de complicações de infecção local.[9]

As exposições crônica e repetida a frio úmido ou seco causam frieira ou pérnio, que é uma manifestação dermatológica mais comum em pescadores ou alpinistas. Ocorre em superfícies cutâneas mal protegidas ou cronicamente expostas a intempéries. Caracteriza-se por lesões cutâneas (pápulas, placas, máculas ou nódulos) pruriginosas e purpúreas. Com a prolongada exposição, surgem lesões hemorrágicas ou ulceradas que avançam para formação de cicatrizes, fibrose ou de atrofia.[9]

Tratamento de Lesões Não Congelantes

- Iniciar o tratamento imediato.
- O reaquecimento não é indicado, caso exista risco de um novo congelamento.
- Substituir roupas úmidas e apertadas por cobertores aquecidos.
- Ingerir líquidos quentes por via oral.
- Colocar a parte afetada em água circulante a 40°C, até o retorno da coloração rosada e perfusão, leva em média de 20 a 30 minutos.
- O ambiente hospitalar é o melhor local para os procedimentos específicos.
- Evitar esfregar ou massagear a área.
- O reaquecimento é doloroso, necessitando de analgésicos adequados e monitorização cardíaca.

QUEIMADURAS CAUSADAS PELO FRIO: HIPOTERMIA SISTÊMICA

Hipotermia é o estado em que a temperatura central do indivíduo cai abaixo de 35°C. Esta queda de temperatura central pode ser rápida, como no caso de imersão em água gelada, ou lenta, no caso de exposição a ambientes mais temperados. As crianças e os idosos são mais suscetíveis a esta condição, o idoso tem a incapacidade de aumentar sua produção de calor e em diminuir a perda do mesmo por vasoconstrição, nas crianças é decorrente de maior SCT (superfície corporal total) relativa e por disporem de fontes limitadas de energia.[9]

Sinais de Hipotermia

- Diminuição da temperatura central propriamente dita.
- Diminuição do nível de consciência é o achado mais comum.
- O paciente é frio ao toque e parece cinza e cianótico.
- Os sinais vitais, como frequência de pulso, respiratória e a pressão sanguínea, podem variar e podem levar à ausência de atividades respiratória e cardíaca.

Tratamento da Hipotermia

- Seguir a sequência do ABCDE.
- Iniciar reanimação cardiopulmonar e estabelecimento do acesso venoso.
- Prevenir perdas de calor, remover o paciente do ambiente frio e trocar a roupa úmida e fria por cobertores quentes.
- Administrar oxigênio através de máscara com reservatório a 100%.
- Monitorizar a frequência cardíaca.
- Tratar o paciente em unidade de cuidado intensivo, sempre que possível.
- Pesquisar criteriosamente doenças associadas, como diabetes e sepse, além de investigar a ingestão de álcool, drogas e se existem lesões ocultas.
- Tratar as doenças imediatamente.
- Realizar exames laboratoriais para que as anormalidades sejam tratadas adequadamente.

A tentativa de reaquecer ativamente o paciente não deve atrasar a transferência para a unidade de cuidados intensivos.

CONSIDERAÇÕES FINAIS

- Segundo a Organização Mundial de Saúde (OMS), no mundo ocorrem 300.000 óbitos por queimaduras ao ano, envolvendo principalmente mulheres, jovens e a população de baixa renda.
- A prevenção com campanhas públicas, elaboração de informativos ou manuais de prevenção em escolas e cuidados básicos no convívio domiciliar são formas eficientes, evitando um problema de saúdes pública, social e econômica.
- Avaliar a extensão e o tratamento da lesão por meio da Tabela de Lund & Browder e Regra dos Nove é crucial.
- A lesão de terceiro grau é a mais grave e necessita de um acompanhamento a longo prazo, pois algumas cicatrizes podem ser foco de carcinoma de pele.
- O tratamento do paciente queimado deve ser realizado por equipe multidisciplinar especializada.
- As condutas devem sempre seguir a prioridade da manutenção da vida.

REFERÊNCIAS BIBLIOGRÁFICAS

1. Silva KP, Caparróz MR, Torquato JA. Prevalência de complicações respiratórias em pacientes com queimaduras internados num hospital público estadual de São Paulo. *Rev Bras Queimaduras* 2010;9(4):130-35.
2. Lacerda LA, Carneiro AC, Oliveira AF *et al*. Estudo epidemiológico da Unidade de Tratamento de Queimaduras da Universidade Federal de São Paulo. *Rev Bras Queimaduras* 2010;9(3):82-88.
3. Albuquerque MLL, Silva GPF, Diniz DMSM *et al*. Análise dos pacientes queimados com sequelas motoras em um hospital de referência na cidade de Fortaleza-CE. *Rev Bras Queimaduras* 2010;9(3):89-94.
4. Henrique DM, Silva LD, Costa ACR *et al*. Controle de infecção no centro de tratamento de queimados: revisão de literatura. *Rev Bras Queimaduras* 2013;12(4):230-34.
5. Iurk LK, Oliveira AF, Gragnani A *et al*. Evidências no tratamento de queimaduras. *Rev Bras Queimaduras* 2010;9(3):95-99.
6. Tavares CS, Hora EC. Caracterização das vítimas de queimaduras em seguimento ambulatorial. *Rev Bras Queimaduras* 2011;10(4):119-23.
7. Junior A. Queimaduras e emergências por frio ambiental. Manual de atendimento Pré-hospitalar do corpo de bombeiros do estado do Paraná – (SIATE/CBPR): Curitiba. 2006. p. 280-90. Acesso em: 24 Ago. 2014. Disponível em: <http://www.florencepalmares.com/index/v2/material/Manual_de_Atendimento_Pre-Hospitalar.pdf>

8. Filho EDM, Kreimer F, Martins ACA et al. *Clínica cirúrgica: serviço de cirurgia geral do Instituto de Medicina Integral Professor Fernando Figueira: Queimados.* Rio de Janeiro: Med Book, 2011. p. 99-111.
9. Colégio Americano de Cirurgiões – Comitê de Trauma. *Suporte avançado de vida no trauma para médicos* (ATLS®). 8. ed. 2008.
10. Sociedade Brasileira de Cirurgia Plástica. *Queimaduras: diagnóstico e tratamento inicial.* Associação Médica Brasileira e Conselho Federal de Medicina. Projeto Diretrizes 2008. p. 1-14
11. Spinelli J, Rezegue L, Fiorin R et al. Lesão inalatória grave: tratamento precoce e reversão do quadro. Relato de caso e revisão de literatura. *Rev Bras Queimaduras* 2010;9(1):31-34.
12. Rossi LA, Menezez MAJ, Gonçalves N et al. Cuidados locais com as feridas das queimaduras. *Rev Bras Queimaduras* 2010;9(2):54-59.
13. Bolgiani AN, Serra MCVF. Atualização no tratamento local das queimaduras. *Rev Bras Queimaduras* 2010;9(2):38-44.
14. Miranda RE, Paccanaro RC, Pinheiro LF et al. Trauma elétrico: análise de 5 anos. *Rev Bras Queimaduras* 2009;8(2):65-69.
15. Leonardi DF, Laporte GA, Tostes FM. Amputação de membro por queimadura elétrica de alta voltagem. *Rev Bras Queimaduras* 2011;10(1):27-29.

11-2. CUIDADOS AO PACIENTE QUEIMADO

Rodrigo Kouji Kaneyasu Maranhão ■ Lincoln Saito Millan ■ Carlos Eduardo Soares de Macedo

INTRODUÇÃO

O presente capítulo tem como objetivo orientar os profissionais que eventualmente se deparam com o cuidado do paciente queimado especialmente nas situações de urgência e emergência.

Não pretendemos esgotar o assunto nem fornecer informações muito detalhadas sobre o tratamento final e acompanhamento a longo prazo. Em vez disso, pretendemos dar subsídios para que cirurgiões gerais identifiquem os tipos de queimaduras e iniciem o tratamento adequado, encaminhando para tratamento especializado, quando necessário.

Iniciaremos com fundamentos de histologia e fisiologia da queimadura, percorrendo os passos necessários para avaliação e tratamento inicial dos queimados até o seu tratamento final.

INCIDÊNCIA

Nos EUA, as queimaduras foram responsáveis por 450 mil atendimentos e 40 mil internações em 2013.[1] No Brasil, não há estatísticas confiáveis sobre a incidência de queimaduras, uma vez que o sistema de saúde não organizado acaba dando diversos destinos para esses pacientes. Estatísticas mais confiáveis podem ser obtidas nos casos que necessitam de internação, visto que a maioria delas é coberta pelo SUS (Sistema Único de Saúde) e exige o preenchimento de "AIHs" (Autorização de Internação Hospitalar). Aproximadamente metade dos casos envolve crianças (até 12 anos) em ambiente domiciliar.[2] Em adultos jovens, a circunstância mais importante é a laboral.[3]

Os prejuízos decorrentes de queimaduras e suas sequelas são praticamente incalculáveis, pois incluem, além do custo hospitalar, uma série de fatores, como gastos com atendimentos ambulatoriais, reabilitação e dias de trabalho perdidos ou até aposentadorias por invalidez.

HISTOLOGIA

Responsável pelo revestimento externo, a pele é classicamente dividida em duas camadas principais: epiderme e derme. Na derme profunda, localizam-se os anexos epidérmicos que são fundamentais no processo de cicatrização. O conhecimento da localização dessas estruturas é fundamental para a compreensão da história natural das queimaduras de diversas profundidades e a necessidade de abordagem cirúrgica das queimaduras profundas.

FISIOLOGIA DA QUEIMADURA

A queimadura térmica pode ocorrer a partir de temperaturas a partir de 44°C, a depender do tempo de contato. Existe uma relação inversa entre o tempo de contato e a temperatura necessária para a ocorrência de queimadura. Por esse motivo, pacientes neuropatas (p. ex., diabéticos) podem apresentar queimaduras após contato prolongado com temperaturas relativamente mais baixas e aparentemente inofensivas.

As queimaduras por agentes químicos e elétricos são situações especiais. Vão depender muito do agente (álcali ou ácido) ou da voltagem e corrente envolvidos na ocorrência.

IDENTIFICAÇÃO DA PROFUNDIDADE DA QUEIMADURA

- *Primeiro grau:* acomete apenas a epiderme. Clinicamente, ocorrem apenas, hiperemia e dor (Fig. 11-6).
- *Segundo grau superficial:* acomete epiderme e derme superficiais. Clinicamente, observam-se bolhas, hiperemia e dor (Fig. 11-7).
- *Segundo grau profundo:* acomete epiderme, dermes superficial e profunda. Ocorrem dor, hiperemias e as bolhas, quando desbridadas, expõem tecido esbranquiçado doloroso (Fig. 11-8).
- *Terceiro grau:* acomete todas as camadas da pele e pode atingir também tecidos mais profundos (subcutâneo, fáscia, músculos e ossos). Apresenta-se com aspecto duro, inelástico, nacarado, sem sensibilidade no local e com presença de vasos trombosados (Fig. 11-9).

A literatura americana abandonou recentemente a denominação quarto grau. Essa se referia a queimaduras que se aprofundavam além do subcutâneo, chegando à camada muscular ou até osso.

ATENDIMENTO INICIAL

Atendimento Pré-Hospitalar

O contato com o agente causador da queimadura deve ser cessado imediatamente, em seguida, o esfriamento da temperatura da pele queimada deve ser promovido, preferencialmente, com água corrente e em temperatura ambiente. Antes do transporte para o hospital, as queimaduras devem ser cobertas com curativo úmido (um pano limpo molhado pode ser usado), e as eventuais bolhas não devem ser rompidas.

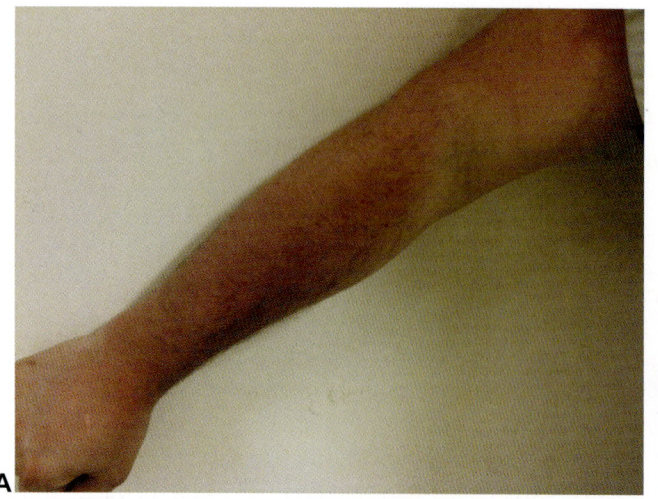

Fig. 11-6. (**A** e **B**) Queimadura de primeiro grau.

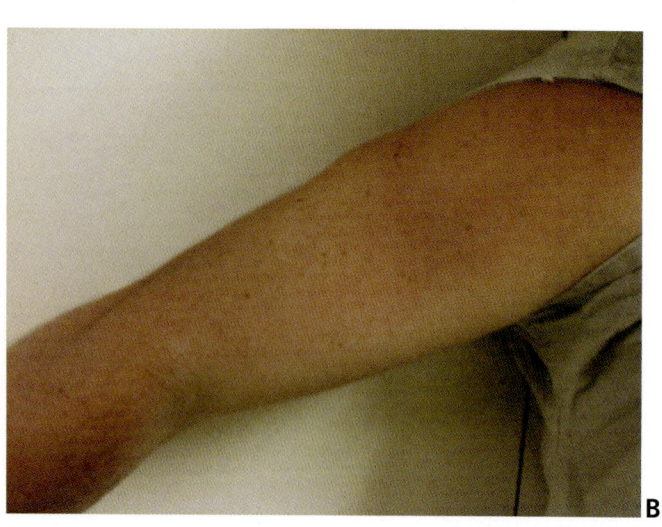

Fig. 11-7. Queimadura de segundo grau superficial.

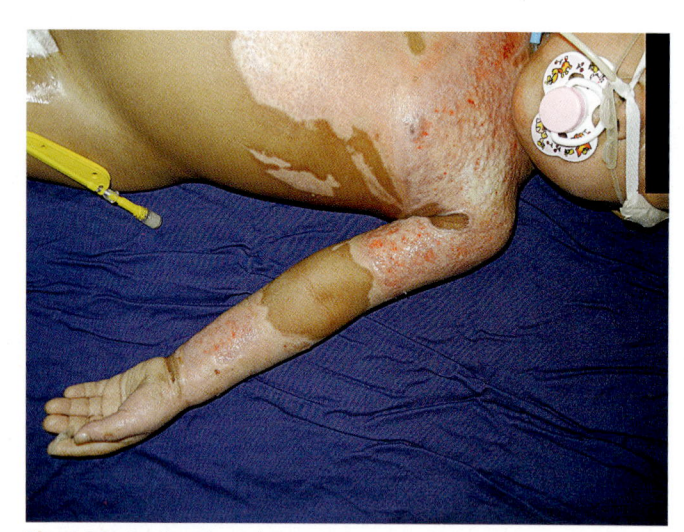

Fig. 11-8. Queimadura de segundo grau profundo.

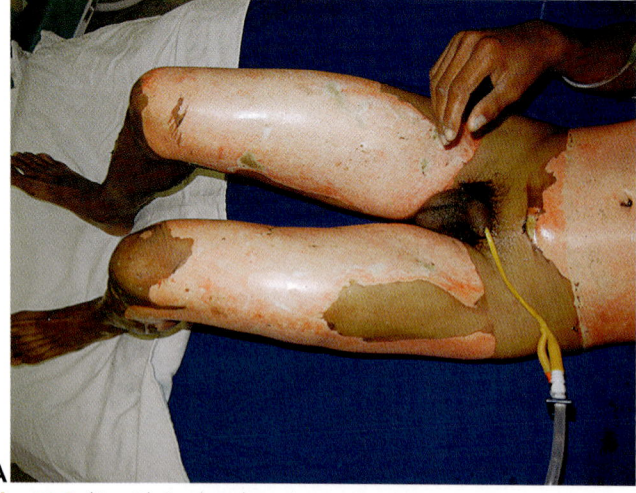

Fig. 11-9. (**A** e **B**) Queimadura de terceiro grau.

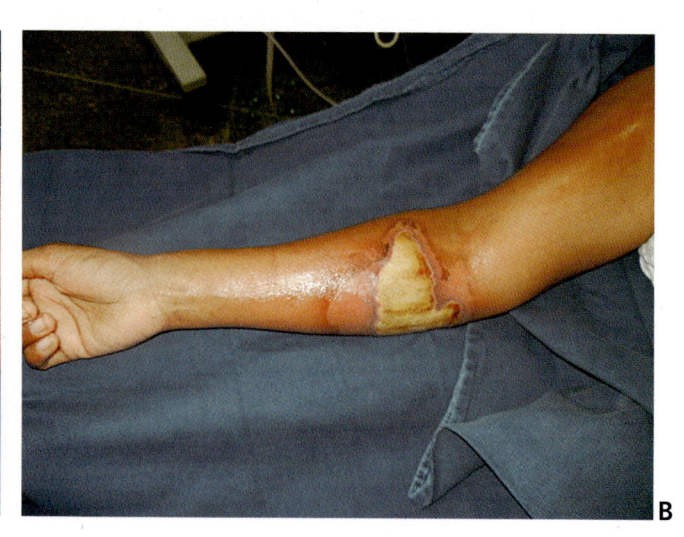

Atendimento Hospitalar

O atendimento inicial deve sempre priorizar os fatores mais urgentes e ameaçadores à vida do paciente. O ATLS *(Advanced Trauma Life Support)*, do Colégio Americano de Cirurgiões, define que devemos primeiramente abordar a via aérea (A) e ventilação (B), estabilizar hemodinamicamente (C) o paciente e, então, partir para a avaliação neurológica (D) e de extensão da queimadura (E). Essa abordagem é fundamental, visto que o paciente queimado pode possuir outras lesões, cujo tratamento deva ser priorizado, por exemplo, um trauma craniano grave secundário à queda depois de uma queimadura elétrica ou um choque hemorrágico secundário à fratura esplênica por desaceleração após uma explosão. Uma descrição mais detalhada do ATLS pode ser encontrada na seção de trauma.

AVALIAÇÃO DA PORCENTAGEM CORPÓREA QUEIMADA

A superfície corpórea queimada (SCQ), expressa em porcentagem, é medida inicial importante para se ter noção da gravidade da queimadura. Deve-se levar em consideração toda a área acometida por queimaduras a partir de segundo grau.

Existem diversas maneiras de se estimar a superfície corpórea queimada. Seguem as duas mais utilizadas.[4]

Método de Lund-Browder

É considerado o método mais preciso. Pode ser utilizado em pacientes de todas as idades, pois leva em consideração a mudança da distribuição da superfície corpórea de acordo com o crescimento. Cabeça, coxas e pernas têm pesos diferentes de acordo com a idade da criança (Quadro 11-6).

Regra dos Nove

Pode também ser aplicada em adultos e crianças de uma maneira rápida. Porém, não é muito precisa (Quadro 11-7 e Fig. 11-10).

A partir da superfície corporal queimada, os pacientes podem ser divididos em pequenos queimados (aqueles com queimaduras de 1º e 2º graus com até 10% de SCQ), médios queimados (queimaduras de 1º e 2º graus entre 10 e 25% de SCQ, queimaduras de 3º grau com até 10% SCQ, ou queimadura de mão e/ou pé) e grandes queimados (queimaduras de 1º e 2º graus com SCQ maior que 25%, queimaduras de 3º grau com mais de 10% de SCQ ou no períneo, ou queimadu-

Quadro 11-6 — SCQ no método de Lund-Browder

	< 1 ano	1 ano	5 anos	10 anos	15 anos	Adulto
A) Cabeça anterior	9,5%	8,5%	6,5%	5,5%	4,5%	3,5%
A) Cabeça posterior	9,5%	8,5%	6,5%	5,5%	4,5%	3,5%
Pescoço anterior	1%	1%	1%	1%	1%	1%
Pescoço posterior	1%	1%	1%	1%	1%	1%
Braço anterior	2%	2%	2%	2%	2%	2%
Braço posterior	2%	2%	2%	2%	2%	2%
Antebraço anterior	1,5%	1,5%	1,5%	1,5%	1,5%	1,5%
Antebraço posterior	1,5%	1,5%	1,5%	1,5%	1,5%	1,5%
Mão anterior	1,5%	1,5%	1,5%	1,5%	1,5%	1,5%
Mão posterior	1,5%	1,5%	1,5%	1,5%	1,5%	1,5%
Tronco anterior	13%	13%	13%	13%	13%	13%
Tronco posterior	13%	13%	13%	13%	13%	13%
Glúteo direito	2,5%	2,5%	2,5%	2,5%	2,5%	2,5%
Glúteo esquerdo	2,5%	2,5%	2,5%	2,5%	2,5%	2,5%
B) Coxa anterior	2,75%	3,25%	4%	4,5%	4,5%	4,5%
B) Coxa posterior	2,75%	3,25%	4%	4,5%	4,5%	4,5%
C) Perna anterior	2,5%	2,5%	2,75%	3%	3,25%	3,5%
C) Perna posterior	2,5%	2,5%	2,75%	3%	3,25%	3,5%
Pé anterior	1,75%	1,75%	1,75%	1,75%	1,75%	1,75%
Pé posterior	1,75%	1,75%	1,75%	1,75%	1,75%	1,75%

Quadro 11-7 — SCQ no método da Regra dos Nove

	Criança	Adulto
Cabeça	18%	9%
Tronco anterior	18%	18%
Tronco posterior	18%	18%
Cada membro superior	9%	9%
Períneo	–	1%
Cada membro inferior	14%	18%

ra de qualquer extensão associada à lesão inalatória, politrauma, traumatismo craniano, trauma elétrico, choque, insuficiências renal, cardíaca ou hepática, quadros infecciosos graves, síndrome compartimental, doenças consumptivas, distúrbios da coagulação, embolia pulmonar ou infarto do miocárdio).

HIDRATAÇÃO

É sabido que, com a perda da barreira protetora que é a pele, o paciente queimado necessita de uma hidratação vigorosa. Antes da padronização desse procedimento, insuficiência renal era a principal causa de mortalidade desses pacientes.

Existem algumas fórmulas para o seu cálculo, que são utilizadas em pacientes com queimaduras a partir de 20% da SCQ:

1. **Fórmula de Parkland:** 4 mL/kg/% SCQ – volume a ser infundido em 24 horas (metade deverá ser infundida nas primeiras 8 horas após a queimadura).[5]

2. **Brooke hospital:** 2 a 3 mL/kg/% SCQ – volume a ser infundido em 24 horas: (metade deverá ser infundida nas primeiras 8 horas após a queimadura).[6]

Há uma preferência para o Ringer lactato, porém não é bem estabelecida a vantagem dessa solução sobre o soro fisiológico. O uso de coloides continua controverso.[7]

Independentemente da fórmula adotada para a hidratação vigorosa do paciente, deve-se sempre monitorizar a perfusão tecidual. O parâmetro objetivo mais adequado para isso é o débito urinário. Um débito urinário de 0,5 mL/kg/h deve ser atingido em pacientes maiores que 12 anos e 1 mL/kg/h nos pacientes mais novos que essa idade.

É muito importante que essa monitorização seja feita rigorosamente, pois recentes estudos mostram evidências que até a fórmula de Parkland, que oferece mais volume, em algumas situações, pode não ser suficiente para uma boa perfusão periférica.[8]

Deve-se também considerar a possibilidade de ressuscitação excessiva, que pode levar à lesão pulmonar aguda, síndrome compartimental e falência de múltiplos órgãos e sistemas.[9]

A ressuscitação, portanto, deve ser bastante cuidadosa, e novos estudos nesta área são necessários para estabelecer o melhor tipo de reposição e os alvos do tratamento.

SITUAÇÕES ESPECIAIS

1. **Queimadura elétrica:** nesse caso, a superfície corpórea queimada visível não pode ser utilizada como parâmetro para a expansão volêmica. Recomenda-se monitorizar o fluxo urinário por meio de sondagem vesical de demora e man-

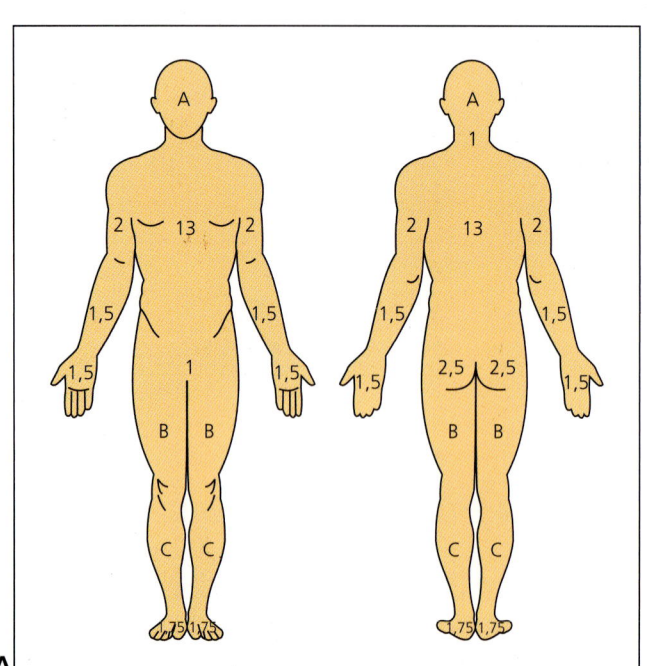

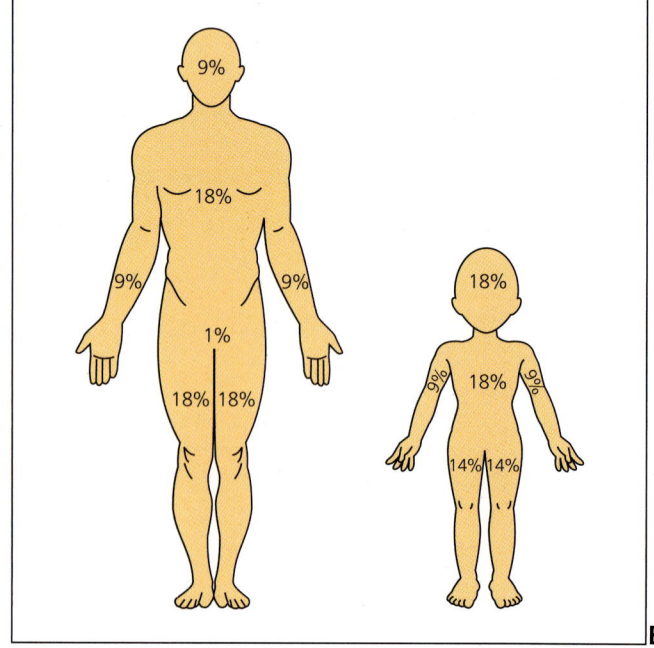

Fig. 11-10. (A e B) Aplicação da Regra dos Nove em adultos e crianças.

ter um débito maior que 1 mL/kg/h mesmo em pacientes adultos.

2. **Queimadura de via aérea:** esse tipo de queimadura é especialmente ameaçador à vida, pois pode, em pouco tempo, edemaciar as vias aéreas superiores e promover um edema que dificulta ou impede a intubação orotraqueal.

Incêndio em ambientes fechados, queimaduras em vibrissas, escarros com fuligem, rouquidão ou edema em orofaringe podem ser sinais de queimaduras de vias aéreas. Apesar de o diagnóstico ser feito por broncoscopia, dependendo do nível de suspeição, é recomendável estabelecer uma via aérea definitiva com intubação orotraqueal precocemente. Isto porque depois de pouco tempo, decorrente da progressão da inflamação e hidratação vigorosa, o edema pode-se instalar rapidamente.

CRITÉRIOS DE INTERNAÇÃO/ENCAMINHAMENTO PARA O ESPECIALISTA

Os seguintes pacientes, listados no Quadro 11-8, devem ser encaminhados para avaliação em Unidade de Queimados:[10]

O Quadro 11-9 lista as indicações de internação em Unidades de Queimados.[10]

Quadro 11-8 — Critérios para encaminhamento para avaliação em Unidade de Queimados[10]

Queimaduras de segundo grau com área corporal atingida superior a 10%	Queimaduras que envolvam face, mão, pé, genitália, períneo, pescoço ou grande articulação (axila, cotovelo, punho, coxofemoral, joelho ou tornozelo)
Queimaduras de terceiro grau	Traumas elétricos
Queimaduras químicas	Suspeita de lesão de via aérea
Pacientes com comorbidades associadas	Pacientes com trauma associado

Quadro 11-9 — Indicações de internação em Unidades de Queimados[10]

Queimadura de terceiro grau, atingindo mais de 2% da superfície corporal em menores de 12 anos e mais de 5% de superfície corporal em maiores de 12 anos	Lesão de segundo grau, atingindo área superior a 10% em menores de 12 anos e superior a 15% em maiores de 12 anos
Queimaduras de face ou pé ou mão ou pescoço	Queimaduras de região perineal ou genitália
Queimadura circunferencial de extremidade ou do tórax	Traumas elétricos
Pacientes com suspeita de lesões de vias aéreas	Traumas ou comorbidades associadas

Quadro 11-10 — Critérios para internação em Unidade de Terapia Intensiva[10]

Superfície corporal queimada igual ou maior que 20%, em menores de 12 anos	Pacientes queimados, na fase aguda, com superfície corporal queimada igual ou maior que 30%, em maiores de 12 anos
Pacientes com suspeita de lesões de vias aéreas	Traumas elétricos

Sempre levando em consideração o estado geral do paciente, os casos apresentados no Quadro 11-10 devem ser considerados para internação em Unidade de Terapia Intensiva.[10]

ABORDAGEM CIRÚRGICA DE URGÊNCIA

Diante de queimadura de terceiro grau circunferencial de um membro ou de grande extensão no tórax, pode ser necessária a execução de escarotomia mesmo antes da transferência para um centro de queimados. A demora na execução pode comprometer a perfusão do membro ou causar distúrbio ventilatório restritivo no paciente (Fig. 11-11).

No caso de traumas elétricos, pode ser necessário fasciotomia aos primeiros sinais de síndrome compartimental.

TRATAMENTO CIRÚRGICO DEFINITIVO

O tratamento definitivo, realizado no centro de queimados, consiste em, basicamente, desbridamento do tecido desvitalizado e enxertia com pele parcial (Fig. 11-12).[11]

Ele deve ser iniciado o mais precocemente possível, assim que as condições clínicas do paciente permitirem. As queimaduras de segundo grau profundo e de terceiro grau têm indicação cirúrgica. A falha em executar esse tipo de tratamento pode resultar em uma deterioração do estado clínico do paciente (por liberação de fatores inflamatórios, por exemplo) e uma cicatrização por segunda intenção e suas sequelas (hipertrofia, contraturas etc.).

TRATAMENTO AMBULATORIAL/CUIDADOS LOCAIS

Os pacientes que não se enquadram nos critérios de encaminhamento para um Centro de Queimados, normalmente, não necessitarão de abordagem cirúrgica. Nesses casos, cuidados locais e curativos serão fundamentais para a proteção da pele queimada e o conforto do paciente até a completa recuperação.

- *Queimaduras de primeiro grau:* devem-se prescrever analgésicos e promover a hidratação da pele acometida até a sua regeneração.
- *Queimaduras de segundo grau superficial:* analgesia, desbridamento das bolhas e curativo não aderente para a proteção da pele até a restauração. Diversos produtos comerciais estão à disposição, a principal diferença entre eles é o conforto do

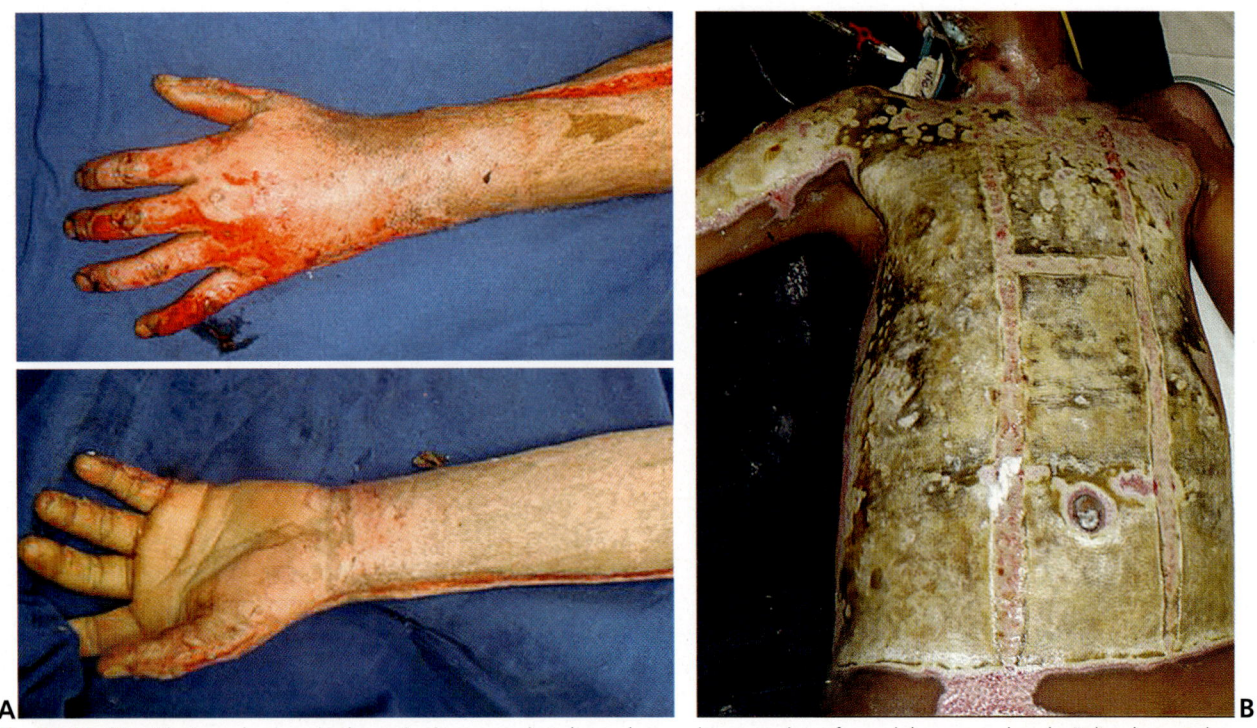

Fig. 11-11. (**A** e **B**) Risco de cirurgia de urgência em queimaduras de terceiro grau circunferencial em membro (mão) e de grande extensão no tórax.

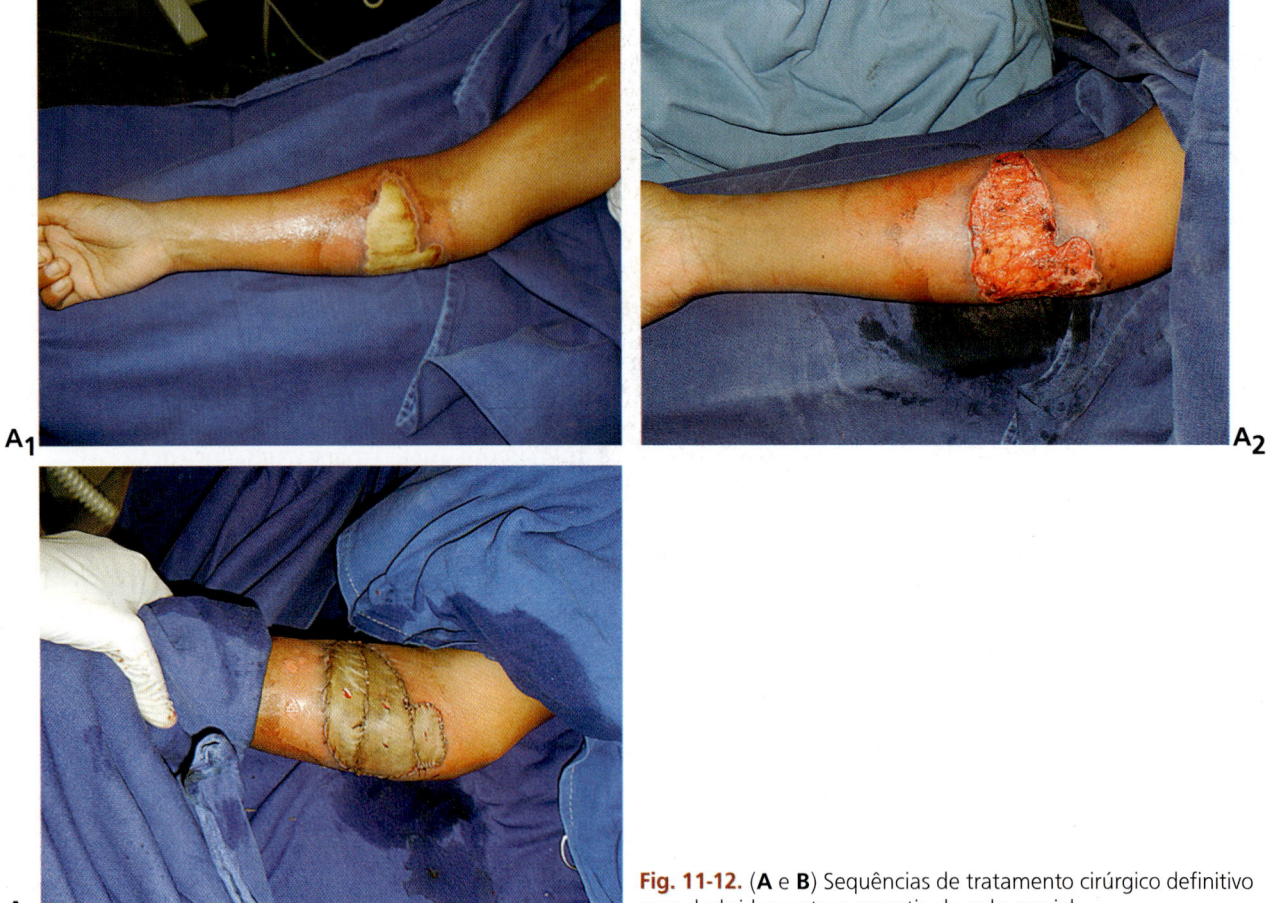

Fig. 11-12. (**A** e **B**) Sequências de tratamento cirúrgico definitivo com desbridamento e enxertia de pele parcial.

Capítulo 11 ◆ Queimaduras | **127**

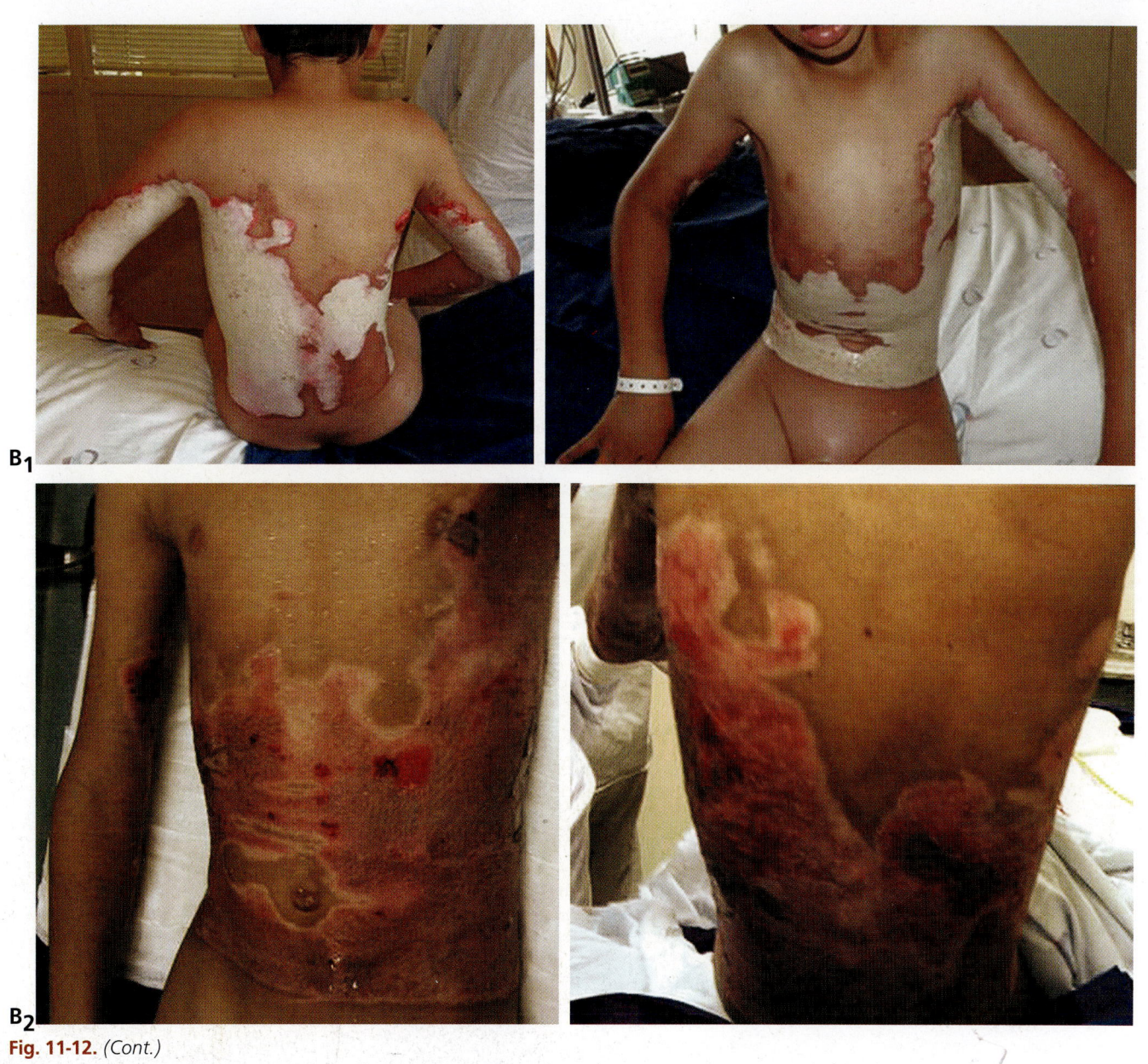

B₁

B₂

Fig. 11-12. *(Cont.)*

paciente pela forma de aplicação e a frequência da necessidade de trocas. Curativos com gazes simples, associados a creme de sulfadiazina de prata, embora comumente empregados de rotina, apresentam resultados inferiores em vários aspectos, incluindo número de trocas, dor e até tempo de cicatrização, na maioria dos estudos, com preferência para aqueles impregnados por prata, recobertos com silicone, biossintéticos ou hidrogel. A tela de acetato de celulose e/ou tela de raiom com emulsão de petrolato são os curativos mais simples indicados para esses casos e normalmente disponíveis em todas as instituições de saúde.[12]

Os pacientes com queimaduras de segundo grau profundo ou terceiro grau, como já explicado, têm indicação cirúrgica. Porém, enquanto essa abordagem não for executada, um curativo não aderente também é uma boa opção.

Antibióticos locais são reservados para poucos casos e devem ter o seu uso restrito a Centro de Queimados, pois a maioria desses pacientes é constituída por queimados graves. O seu uso indiscriminado está associado a surgimento de bactérias resistentes e prolongamento do tempo de cicatrização.[13]

INFECÇÃO EM QUEIMADOS

Complicações infecciosas são uma ameaça constante ao paciente queimado, particularmente os que necessitam de internação, sendo a principal causa de morte. A maioria das infecções que se desenvolve nesses pacientes é de origens hospitalar e de foco pulmonar.[14] As medidas comprovadamente efetivas para diminuição da mortalidade são desbridamento de tecido desvitalizado e tempo de cobertura das feridas.[15]

Apesar de o uso de antibióticos tópicos ser praticamente uma conduta universal no grande queimado, a profilaxia com antibióticos sistêmicos ainda é bastante controversa, não sendo rotina na maioria dos Centros de Queimados.[16-18]

Outros temas importantes nesse tópico são: a introdução de protocolos de prevenção de infecções, monitorizando práticas padronizadas, como a lavagem das mãos, como forma de reduzir as complicações infecciosas; a monitorização sérica dos níveis de antimicrobianos, decorrente da farmacocinética alterada e pouco previsível dos mesmos nos grandes queimados e o controle glicêmico intensivo nos pacientes em UTI.[7]

SEQUELAS

As consequências de um tratamento inadequado causam um prejuízo incalculável para o paciente e a sociedade (Fig. 11-13).

Para a diminuição desse tipo de consequência mórbida, é importante os tratamentos adequado e precoce das queimaduras. Uma especial atenção deve ser dada à queimadura de segundo grau profunda. Ela pode muitas vezes ser erroneamente avaliada como sendo superficial e deixada para cicatrização por segunda intenção, o que com certeza acarretará sequelas.

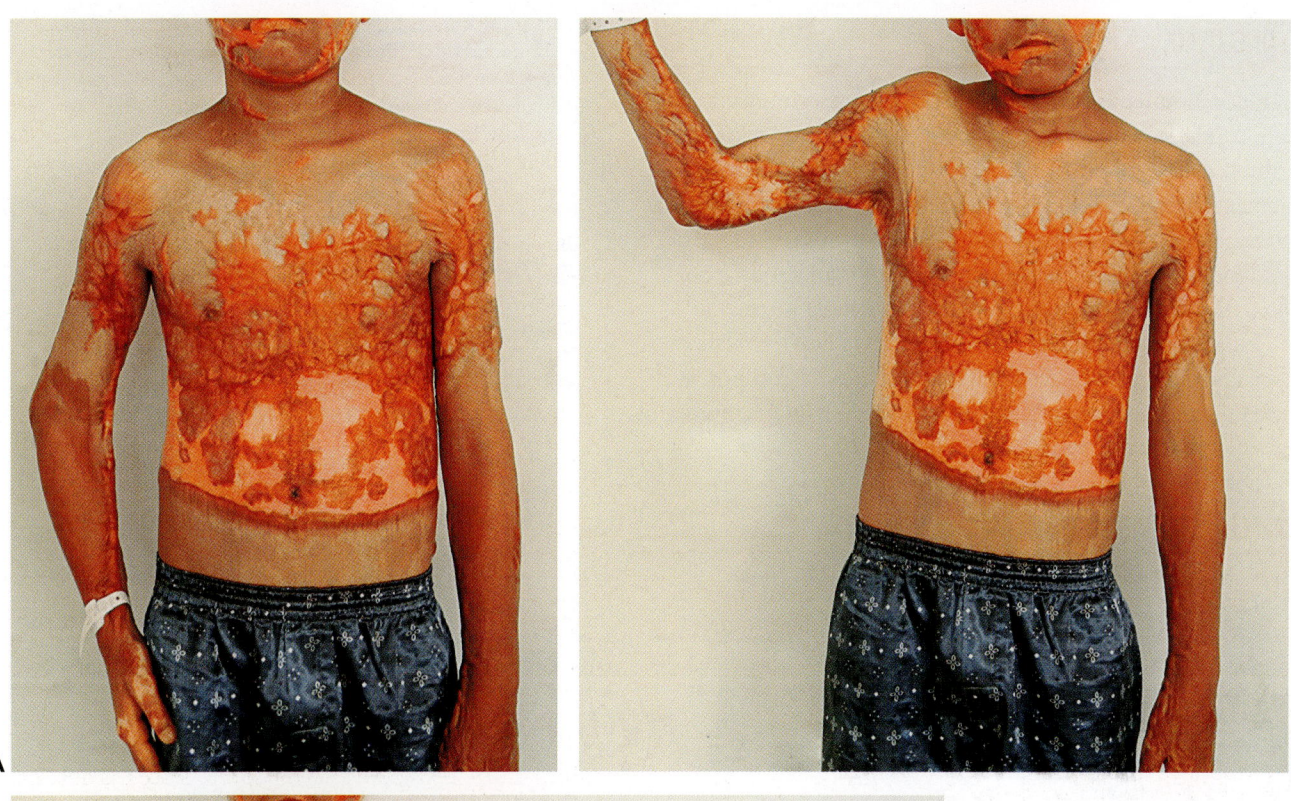

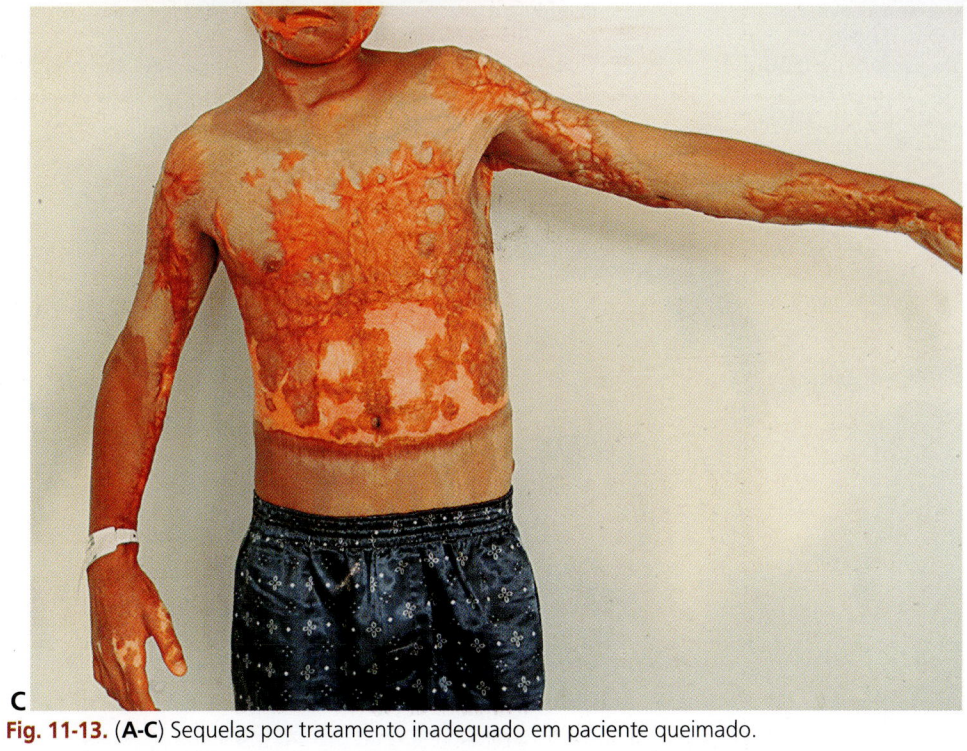

Fig. 11-13. (**A-C**) Sequelas por tratamento inadequado em paciente queimado.

CONCLUSÃO

Após o atendimento guiado pelo ATLS, que assegurará via aérea e condição hemodinâmica adequadas, a identificação da profundidade e superfície corpórea da queimadura são fundamentais na avaliação inicial do paciente queimado. É a partir delas que será decidido se o paciente poderá ser dispensado para atendimento ambulatorial, admitido para internação, transferido para atendimento especializado e/ou terapia intensiva.

No caso de necessidade de cirurgias, elas devem ser realizadas assim que possível, sem deixar que a cicatrização por segunda intenção ocorra, o que acaba causando sequelas muitas vezes de difícil tratamento.

REFERÊNCIAS BIBLIOGRÁFICAS

1. National Burn Repository 2013, American Burn Association. Chicago, IL, 2013.
2. Millan LS, Gemperli R, Tovo FM et al. *Rev Bras Cir Plást* 2012;27(4):611-15.
3. *Cartilha para tratamento de emergência das queimaduras*. Ministério da Saúde, Brasília, 2012.
4. Miller SF, Finley RK, Waltman M et al. Burn size estimate reliability: a study. *J Burn Care Rehabil* 1991;12(6):546-59.
5. Baxter CR. Fluid volume and electrolyte changes of the early postburn period. *Clin Plast Surg* 1974 Oct.;1(4):693-703.
6. Greenhalgh DG. Burn resuscitation: the results of the ISBI/ABA survey. *Burns* 2010 Mar.;36(2):176-82.
7. Rex S. Burn injuries. *Curr Opin Crit Care* 2012 Dec.;18(6):671-76.
8. Cartotto RC, Innes MBA, Musgrave MA et al. How well does the Parkland formula estimate actual fluid resuscitation volumes? *J Burn Care Rehabil* 2002;23(4):258-65. Disponível em: <http://journals.lww.com/burncareresearch/toc/2002/07000>
9. Klein MB, Hayden D, Elson C et al. The association between fluid administration and outcome following major burn: a multicenter study. *Ann Surg* 2007;245(4):622-28.
10. Bezuhly M, Fish JS. Acute burn care. *Burns* 2010;36(2):176-82.
11. Orgill DP, Ogawa R. Current methods of burn reconstruction. *Plast Reconstr Surg* 2013;131(5):827e-36e.
12. Smaniotto PHS, Ferreira MC, Isaac C, Galli R, Sistematização de curativos para o tratamento clínico das feridas. *Rev Bras Cir Plást* 2012;27(4):623-6.
13. Wasiak J, Cleland H, Campbell F, Spinks A. Dressings for superficial and partial thickness burns. *Cochrane Database Syst Rev* 2013;28:3.
14. Huzar TF, Cross JM. Ventilator-associated pneumonia in burn patients: a cause or consequence of critical illness? *Expert Rev Respir Med* 201;5(5):663-73.
15. D'Avignon LC, Chung KK, Saffle JR, Renz EM, Cancio LC, Prevention of Combat-Related Infections Guidelines P. Prevention of infections associated with combat-related burn injuries. *J Trauma* 2011;71(2 Suppl 2):S282-9.
16. Dai T, Huang YY, Sharma SK, Hashmi JT, Kurup DB, Hamblin MR. Topical antimicrobials for burn wound infections. *Recent Pat Antiinfect Drug Discov* 2010;5(2):124-51.
17. Glasser JS, Guymon CH, Mende K, Wolf SE, Hospenthal DR, Murray CK. Activity of topical antimicrobial agents against multidrug-resistant bacteria recovered from burn patients. *Burns* 2010;36(8):1172-84.
18. Guttormsen AB, Onarheim H, Thorsen J, Jensen SA, Rosenberg BE. Treatment of serious burns. *Tidsskr Nor Laegeforen* 2010 17;130(12):1236-41.

CAPÍTULO 12

ASPECTOS NUTRICIONAIS NO PACIENTE CIRÚRGICO

Marcelo Gonçalves Sousa ▪ Paloma Campos Nunes ▪ Rafael Mourato

INTRODUÇÃO

A nutrição do paciente cirúrgico influi diretamente na evolução perioperatória. A prevalência da desnutrição em pacientes cirúrgicos varia de 22 a 58% e é semelhante em países desenvolvidos e em desenvolvimento, onde pacientes, que perderam mais que 20% do peso habitual, apresentam risco de óbito de 33,3%. Nos hospitais brasileiros, temos de 30 a 50% dos pacientes internados com desnutrição no pré-operatório, assim necessitando de uma avaliação nutricional detalhada para posterior conduta nutricional adequada e individualizada.[1]

A mortalidade pós-operatória depende de numerosos fatores, como idade do paciente, doença atual, tipo de procedimento cirúrgico, instituição e cuidados pós-operatórios; acrescentados a estes, temos que os pacientes, com perda de peso importante recente, têm aumento significativo de mortalidade, no número de infecções, retardo na cicatrização das feridas, maior permanência hospitalar e aumento dos custos.

A terapia nutricional no paciente cirúrgico avançou de uma fase na qual o jejum era usado até que a condição clínica melhorasse e fosse possível uma alimentação por via oral, para alternativas por sondas, ostomias e cateteres venosos, atendendo melhor às necessidades para o momento. Esta mudança exigiu avanços no conhecimento da resposta metabólica, na tecnologia dos métodos de produção e administração dos nutrientes. Houve aumento das vias de acesso e da possibilidade de administrar soluções mais próximas das necessidades, dessa forma, nos tempos atuais, temos uma nutrição eficaz e segura para o paciente cirúrgico.

Os principais aspectos nutricionais a serem considerados no paciente cirúrgico são: resposta inflamatória sistêmica, avaliação nutricional, as táticas e técnicas para indicar a nutrição, o tipo de acesso, a importância da circulação esplâncnica, a possibilidade de uma nutrição enteral precoce e a imunonutrição.

Os pacientes cirúrgicos apresentam prolongada ativação da cascata inflamatória, que levam a uma rápida perda de massa muscular e de tecido adiposo, além de aumento do líquido extracelular, com retenção de sódio e água, dessa forma, induzindo complicações que podem evoluir até disfunção de múltiplos órgãos. Esta ativação ocorre por fatores, como trauma operatório, mecanismo de isquemia-reperfusão, alterações de temperatura e outros.

Os efeitos deletérios da desnutrição incluem aumento da incidência de infecção na ferida, pneumonia, abscesso abdominal, sepse, insuficiência respiratória, aumento do tempo de ventilação mecânica, alterações nas funções imunológicas, formação de fístulas e óbito. A desnutrição é um problema que atinge todo o organismo, assim a terapia nutricional, usada no perioperatório, diminui os efeitos da desnutrição e melhora o prognóstico pós-operatório.[2]

AVALIAÇÃO NUTRICIONAL

A avaliação nutricional do paciente cirúrgico começa com um rastreamento nutricional, identificando alterações funcionais ou orgânicas que ocorrem precocemente à instituição da desnutrição, dessa forma, definindo o risco aumentado de complicações em decorrência do estado nutricional, denominado risco nutricional.[3]

A triagem do risco nutricional deverá ser realizada nas primeiras 24 horas após admissão, com o objetivo de identificar os pacientes de risco rapidamente, evitando perda de tempo e selecionando os que necessitarão de uma avaliação mais detalhada, dessa forma, traçando uma conduta nutricional mais rápida para aqueles que se beneficiarão de um suporte nutricional pré-operatório preventivo para evitar complicações no pós-operatório.[3]

A *Nutritional Risk Screening – 2002 (NRS-2002)* é um método de triagem para determinar o risco da desnutrição e a gravidade da doença, que indicarão a necessidade do aumento das necessidades nutricionais. Há inicialmente quatro questionamentos: O índice de massa corporal (IMC) está < 20,5 kg/m^2? Perdeu peso nos últimos 3 meses? Diminuiu a ingesta na última semana? Paciente grave? Se houver uma resposta positiva, o examinador deverá avaliar a condição nutricional e a gravidade da doença, determinando um escore para cada uma dessas avaliações. Os pacientes são classificados da seguinte maneira: a) Escore total maior ou igual a três (≥ 3 pontos) = risco nutricional e Escore menor do que três (< 3 pontos) = sem risco nutricional. Após a triagem, o paciente em risco nutricional deve ser encaminhado para avaliação do estado nutricional, planejamento e início da terapia nutricional. O paciente identificado como sem risco nutricional deverá ser reavaliado semanalmente para monitorização e detecção do desenvolvimento do risco nutricional.[4]

A avaliação nutricional inclui: história nutricional criteriosa, exame físico orientado para a desnutrição e a utilização dos métodos disponíveis. O método ideal de avaliação nutricional deve ser sensível, específico, reprodutível e relevante, sendo capaz de distinguir a massa magra da massa adiposa, estar disponível à beira do leito e não ser caro. Após a primeira avaliação, o paciente deverá ser reavaliado 1 vez por semana durante todo o período de internação.

A avaliação subjetiva global é um método clínico que obtém uma boa correlação com a morbidade pós-operatória, com dados antropométricos e laboratoriais comumente utilizados para a avaliação nutricional. Este método avalia alterações ocorridas nos últimos 6 meses (principalmente, nas últimas semanas), mudança na ingestão alimentar, presença de sintomas gastrointestinais que agravam a ingestão e a perda de nutrientes, alterações da capacidade funcional e do grau de catabolismo, ocasionado pela doença ou por cirurgia, além do exame físico para avaliar perda da gordura subcutânea, perda muscular e presença de edema. Para os pacientes desnutridos moderado ou grave, haverá necessidade de uma terapia nutricional, imunomoduladora e precoce durante 5 a 7 dias no pré-operatório e continuada no pós-operatório. Em operações de grande porte, mesmo não havendo desnutrição, a terapia nutricional pré- e pós-operatória com suplementos, contendo imunonutrientes, também está indicada.[5]

Segundo Blackburn & Bristain (1977), a perda de peso é considerada significativa quando ela é maior que 1 a 2% em 1 semana, maior que 5% em 1 mês, 7,5% em 3 meses e 10% em 6 meses ou mais.[6]

Alguns pacientes podem não ser desnutridos na admissão hospitalar, porém tornam-se após jejum prolongado para exames ou para tratamento. Portanto, a avaliação nutricional semanal pode ser útil para prever as complicações e contribuir para indicar a terapia nutricional precoce, dessa forma, diminuindo problemas pulmonares e infecciosos. Devemos levar em consideração, nesta avaliação, as situações de estado catabólico, choque, distúrbios eletrolíticos, acidobásicos e intolerância à glicose; em que há mudanças rápidas do estado nutricional.[7]

As medidas antropométricas e os exames bioquímicos não auxiliam de forma confiável a avaliação nutricional, pois não refletem, com realidade, as alterações na distribuição de água corporal, além de haver frequentes alterações nas funções hepática e renal nos pacientes cirúrgicos, que modificam seus resultados.

A albumina tem meia-vida longa e grande troca no compartimento extracelular, refletindo mais agressão que desnutrição. A transferrina tem meia-vida menor, maior distribuição intravascular e varia com os níveis de ferro. Fator de necrose pode levar a uma hipoferremia, e valores altos podem não significar bom estado nutricional. A pré-albumina, cuja meia-vida é de 2 dias, está diminuída em estados de agressão e reflete desnutrição aguda, entretanto, o aumento da pré-albumina em resposta à terapia nutricional está relacionado com o aumento do balanço nitrogenado e é um sinal de que o paciente crítico está bem nutrido. Outros dados laboratoriais são proteínas da fase aguda, balanço nitrogenado e contagem total de linfócitos.[1]

A calorimetria indireta, os métodos que analisam a composição corporal e os testes de função muscular são os que melhor refletem as alterações provocadas pela desnutrição e o trauma nos pacientes cirúrgicos críticos.[1]

A calorimetria indireta mede a utilização de substrato e o gasto calórico de repouso ou as necessidades calóricas para 24 horas pela avaliação do consumo de oxigênio e da produção de dióxido de carbono, assim avalia a utilização dos nutrientes e a quantidade de caloria utilizada por dia, formulando a terapia nutricional que melhor se adapte às situações encontradas. Os problemas com este método são decorrentes da dificuldade em conseguir estado clínico estável para que as medidas sejam reais, escapes de ar em sistema de ventilação, incorreta calibragem dos gases e desgaste das células analisadoras de gases.[1]

A bioimpedância estima a composição corporal, a água corporal e a massa celular magra, pela passagem de corrente elétrica alternada pelo organismo e a avaliação da resistência ao fluxo, sendo útil para avaliação da massa corporal magra.

A dinamometria da força de apreensão e a contração por estimulação do adutor do polegar são dois métodos para avaliar a força muscular, que é reduzida com a desnutrição, que exerce efeito na função celular do músculo. Dinamometria permite uma avaliação antes de perda muscular significativa ou alteração na relação da excreção de creatinina ou peso corporal, mas que depende da colaboração do paciente. A estimulação do adutor do polegar é o indicador mais precoce de repleção energética da terapia nutricional. A redução da força, avaliada por dinamometria, está associada a complicações no pós-operatório (tempo de imobilidade, incidência de trombose venosa e de pneumonia) e é preditiva de perda do *status* funcional em pacientes hospitalizados, sendo sensível e relevante para a avaliação de mudanças no estado nutricional em curto tempo e também para a avaliação da resposta à terapia nutricional.[1]

Nos pacientes com desnutrição grave, a ventilação pulmonar e a taxa de fluxo inspiratório estão diminuídas em resposta ao estímulo hipoxêmico.

O índice de massa corporal (IMC) é utilizado na prática clínica, mas subestima o diagnóstico de desnutrição em pacientes internados. Assim as alterações ocorridas no peso são mais significativas, mas podem ser considerados com risco nutricional grave aqueles que se apresentem com perda não intencional de 10,5 a 15% de peso corporal nos últimos 6 meses, IMC < 18,5 kg/m², desnutridos graves ou albumina < 3 mg/dL (sem evidência de insuficiências renal e hepática).[8]

TERAPIA NUTRICIONAL

O estado nutricional é um dos fatores que mais influenciam os resultados no pós-operatório de cirurgias eletivas, em que a resposta orgânica ao trauma operatório tem maior repercussão nos desnutridos ou em risco de desnutrição, influenciando negativamente nos resultados. A desnutrição é um estado em que a deficiência de energia, proteína e outros nutrientes causam efeitos adversos mensuráveis nas estruturas tecidual e corporal, na função orgânica e na evolução clínica.[8]

A decisão sobre uma intervenção nutricional precoce dependerá da avaliação clínica do paciente e de sua avaliação subjetiva global. A prescrição de dieta oral com suplementação proteica, com ou sem imunonutrientes, está recomendada para pacientes com trato gastrointestinal íntegro e apto para receber nutrientes, desde que não sejam anoréticos. É necessária uma reavaliação, se houver ingesta menor que 70% do que é oferecido, assim em caso de pouca aceitação, recomenda-se uma terapia nutricional enteral, preferencialmente por sonda nasoentérica.[8]

A terapia nutricional parenteral deve ser utilizada, associada ou não à enteral, quando o trato gastrointestinal não estiver apto (obstrução intestinal, íleo paralítico e má absorção) ou a dieta enteral não atingir seus objetivos em 3 dias, que deve ser associada a uma parenteral pré-operatória.

Estudos mostraram que pacientes desnutridos se beneficiam de terapia nutricional no pré-operatório por 7-14 dias, com diminuição da taxa de infecção e redução de tempo de internação, entretanto, nutrição parenteral só no pós-operatório está associada a aumento de 10% nos riscos de complicações. A terapia nutricional pré-operatória deverá ser continuada no pós-operatório por mais 5 a 7 dias, sendo definida a melhor via para cada caso. O principal objetivo dessa terapia é prevenir a desnutrição ou minimizar seu efeitos, melhorando o estresse oxidativo e os resultados no pós-operatório.[8]

Após a avaliação nutricional, o próximo passo é determinar as necessidades nutricionais (energéticas, proteicas, minerais e vitamínicas), medidas pela calorimetria indireta ou pelos cálculos das necessidades calóricas pelas estimativas. As avaliações que levam em conta peso e altura (25 a 30 Kcal/kg de peso corporal), idade e sexo têm-se mostrado adequadas na maioria dos pacientes, evitando riscos de hiperalimentação e suas consequências, mas que, de modo geral, superestimam os valores obtidos por calorimetria indireta.

A equação de Harris-Benedict é uma fórmula que tem sido usada para avaliação das necessidades energéticas, por meio da determinação do gasto de energia em repouso, ou taxa metabólica basal (TMB), sendo esta para o sexo masculino (M) e para o feminino (F):

TMB (M) = 66 + (13,7 × peso em kg) + (5 × alt. em cm) − (6,8 × idade)

TMB (F) = 65,5 + (9,6 × peso em kg) + (1,7 × alt. em cm) − (4,7 × idade)

O peso utilizado nesse cálculo equivale ao peso habitual do indivíduo. O valor obtido para a TMB deve ser corrigido para a atividade normal, como deambulação, respiração e outros fatores relevantes, como: pós-operatório, peritonite, sepse, falência respiratória ou traumas. Para pacientes com perda reduzida de peso, é possível proceder o cálculo com o peso usual, mas para aqueles com perda superior a 10%, recomenda-se iniciar com o peso real aferido e progressivamente ajustar com o peso usual. Para pacientes com IMC > 25 kg/m², recomenda-se ajustar o peso (peso ajustado = { [peso atual − peso ideal] × 0,25} + peso ideal, que é = IMC desejado × estatura²).[1-8]

Oxigenação, perfusão, pH, hidratação e presença de minerais podem variar com estado metabólico do paciente, então o objetivo da terapia nutricional é restaurar as condições mínimas de coagulação, inflamação, combate à infecção e cicatrização no pré-operatório, apesar dessas modificações.

Quando a cirurgia poder ser postergada, recomenda-se uma terapia nutricional por 3 semanas para recuperação, mas para aqueles sob risco nutricional, recomendam-se 7 a 14 dias de terapia pré-operatória, mesmo não havendo mudanças objetivas nos parâmetros, sendo que a necessidade de compensações no pós-operatório será definida a depender da persistência de um estado de hipercatabolismo.[8]

A próxima etapa é distribuir as calorias entre os macronutrientes: carboidratos, lipídios e proteínas, que serão variáveis de acordo com a via de acesso e o metabolismo do paciente. Inicialmente os carboidratos, que no estresse metabólico a necessidade de oferta varia de 60 a 70% do total de calorias não proteicas, não devem exceder 5 mg/kg de peso/min, limite de oxidação, para evitar o aumento na produção de CO_2, esteatose hepática, hiperosmolaridade, diurese osmótica e hiperglicemia, que está associada à maior incidência de infecção no pós-operatório, devendo ser monitorizada.

A necessidade de oferta proteica prevista normalmente é de 0,8 a 1 g/kg/dia, mas após trauma cirúrgico pode aumentar para 2 g/kg/dia. Nos casos de perda proteica evidente, como fístulas digestivas, valores de infusão devem ser aumentados, mas o excesso pode levar à uremia, com indicação de diálise.

Administração de 30% de calorias, como lipídios, oferece quantidade adequada de ácidos graxos essenciais e diminui a necessidade de carboidratos. Nas agressões, a oxidação de lipídios pode estar alterada por diminuição da atividade da lipase lipoproteica, promovendo a deposição de lipídios em órgãos do sistema retículo endotelial, hipertrigliceridemia e alteração na capacidade de difusão pulmonar.

Outros nutrientes têm-se mostrado benéficos, sendo adicionados em fórmulas enterais e parenterais. A glutamina é precursora dos ácidos nucleicos, sendo o combustível dos enterócitos, linfócitos e dos macrófagos. As fibras solúveis são importantes para a vitalidade do cólon e como fonte calórica adicional. A arginina, na dose de 2% do total de calorias, melhora a função linfocitária, aumenta a calularidade do timo, melhora a cicatrização de feridas e diminui o tempo de internação hospitalar.[9]

Deverá ser evitado, em pacientes gravemente desnutridos, aporte rápido de calorias e proteínas (síndrome de realimentação), quando nestes pacientes, a oferta deve ser cautelosa, com controle diário de fósforo, magnésio e potássio.

A última etapa para terapia nutricional é a escolha do acesso. O tubo digestório deve ser usado sempre que possível. A colocação de sonda nasoentérica ou ostomia no pós-operatório permite o início da nutrição mais rápido no pós-operatório. A sonda poderá ser pós-pilórica em alguns pacientes críticos em virtude de atonias gástricas. A gastrostomia é preferível à jejunostomia por conferir melhor tolerância à dieta enteral, sendo a última preferível em pacientes com maior probabilidade de aspiração do conteúdo gástrico ou naqueles em que não há estômago disponível.

Caso o tubo digestório não possa ser utilizado ou as necessidades não sejam atingidas em, pelo menos, 75% da meta prevista, a nutrição parenteral deve ser iniciada para complementar a enteral ou como terapia nutricional principal, por acesso venoso central ou periférico. Não é aceitável o jejum prolongado em pacientes com grande taxa metabólica e hipercatabolismo. Assim, após estabilização e correção das alterações cardiocirculatórias de hipoxemia e dos distúrbios acidobásicos ou eletrolíticos, deve ser avaliado o início da terapia nutricional o mais breve possível.

Tanto a dieta enteral como a parenteral devem ser iniciadas com velocidade de infusão não superior a 25 mL/h, sendo este valor dobrado a cada 12 horas, até que seja atingida a meta calórica-proteica estipulada. No caso da via enteral deverão ser avaliadas a tolerância gastrointestinal, a presença de cólicas, distensão abdominal, diarreia e diminuição do esvaziamento gástrico, em que geralmente os desconfortos iniciais estão ligados à velocidade de fluxo. Nos pacientes recebendo parenteral, a hiperglicemia e a hipervolemia são os principais indicadores para reduzir a taxa de administração.[10]

CIRCULAÇÃO ESPLÂNCNICA

A circulação esplâncnica é fator determinante na evolução do paciente cirúrgico crítico. O primeiro sinal de agressão é a isquemia, aumentando a permeabilidade da mucosa progressivamente, ocorrendo desde lesão celular epitelial até destruição celular. Na mucosa intestinal esta lesão geralmente é na vilosidade, onde o tratamento adequado para oxigenação da mucosa resulta em regeneração em 6 a 18 horas. Na sepse, o aumento do consumo de oxigênio pelos órgãos esplâncnicos coloca a mucosa em risco adicional.[1]

Existem mecanismos de proteção à lesão isquêmica que incluem o aumento da extração de oxigênio e a redistribuição do oxigênio dentro da mucosa para áreas com alta demanda metabólica. A nutrição enteral precoce pode atenuar os efeitos da isquemia da mucosa intestinal por aumentar o fluxo sanguíneo esplâncnico e estimular a liberação hormonal intestinal.[1]

Os fatores responsáveis pela lesão da célula da mucosa intestinal são: redução do fluxo sanguíneo, isquemia celular, aumento da demanda de oxigênio, lesão por radicais livres, depleção da capacidade oxidativa, insuficiência de suprimentos tróficos, diminuição da capacidade das células em utilizar nutrientes tróficos e reperfusão.[1]

NUTRIÇÃO ENTERAL

A nutrição enteral corresponde ao conjunto de ações terapêuticas que visam manter ou recuperar o estado nutricional do paciente, através da ingestão de nutrientes por via oral ou com uso de sondas.

A integridade morfológica e funcional do trato gastrointestinal está intimamente relacionada com a presença intraluminal de nutrientes, assim, em situações patológicas, a nutrição enteral deve ser a primeira escolha. Optar pela nutrição enteral embasa-se no fato de ser segura, mais econômica e não rompe as barreiras de defesa do trato gastrointestinal.[10]

Estudos experimentais demonstram que há clara relação entre atrofia intestinal e redução das microvilosidades, quando animais são expostos ao jejum ou dietas parenterais. Em humanos, apesar de estes resultados serem menos pronunciados, sabe-se que a presença de nutrientes, como a glutamina, ácidos valérico e butírico, mantém a função intestinal e reduz a incidência de patologias, como colecistite alitiásica e úlceras de estresse. Não obstante, o estado de eutrofia mantém a permeabilidade seletiva da mucosa intestinal, impedindo a translocação bacteriana.

Diversos estudos demonstram que há menores índices de infecção em pacientes que recebem nutrição enteral, quando comparados aos que recebem nutrição parenteral. Fato que se justifica visto que as formações linfoides do trato gastrointestinal constituem um complexo imunológico, composto por células linfocitárias, como linfócitos T *helper* e 8, imunoglobulinas, especialmente IgA.

As contraindicações absolutas são: obstrução intestinal mecânica e isquemia intestinal; as relativas são: íleo adinâmico, instabilidade hemodinâmica, fístula do intestino delgado com débito > 500 mL/dia. Contraindicações para via gástrica são: resíduo gástrico medido a cada quatro horas > 250 mL (2×) ou 500 mL (1×), refluxo gastresofágico grave e alto risco de aspiração pulmonar.

As vias de acessos para a nutrição enteral são: sondas nasoentéricas, gastrostomia e jejunostomia. Na sua escolha, deve-se considerar: o diagnóstico do paciente, problemas físicos ou funcionais do trato digestório, a estase gástrica, o estado nutricional atual, o risco de broncoaspiração e a duração prevista da terapia nutricional (se > 8 semanas, considerar uso de gastro ou jejunostomia convencional ou por via endoscópica).

Nos pacientes com contraindicação para dieta enteral que estejam hipercatabólicos e/ou malnutridos, a terapia parenteral deverá ser iniciada e reavaliada em 48 horas para uso da dieta enteral, já naqueles sem estes estados, deverá ficar sem parenteral e ser reavaliado em 24 a 48 horas.

Recomenda-se em operações eletivas tempo de jejum de 6 horas para sólidos e de 2 horas para líquidos claros contendo carboidratos, como maltodextrina (12,5% – 200 a 400 mL 6 e 2 horas antes), exceto em obesidade mórbida, atonia gástrica, suboclusão intestinal ou refluxo gástrico importante.

A prática de jejum prolongado no pós-operatório deverá ser abandonada, e a realimentação precoce deverá ser uma boa prática, no mesmo dia da cirurgia ou no dia seguinte, sendo segura e conferindo melhores resultados. Assim, deverão ser tomadas medidas para diminuir o tempo de íleo pós-operatório, como evitar o uso rotineiro de sondas nasogástricas, associar anestesia epidural à geral, evitar uso de opiáceos, diminuir hidratação endovenosa e deambulação precoce, levando em consideração a condição clínica do paciente. Esta prática diminui o tempo de internação e acelera a recuperação do pós-operatório.[11]

Cada acesso para o uso enteral requer alguns cuidados para manutenção da permeabilidade e evitar complicações. Quando a escolha da via é sonda nasoentérica, cuidados iniciam-se com a fixação que não deve tracionar as narinas e avaliação constante do local da sonda, pois sua migração para o esôfago é frequente e, em pacientes graves, predispõe broncoaspiração. Sistematicamente, deve-se promover lavagem da sonda após infusão de dietas. As ostomias requerem como cuidados os curativos, observação se há vazamento de suco gástrico ou duodenal e sinais inflamatórios.

Drogas podem alterar a digestão e metabolismo da dieta administrada e alterar o apetite. A nutrição altera a potência, metabolismo e excreção dos medicamentos. O uso de medicações líquidas é preferível, quando se utilizam sondas. Na sua impossibilidade, triturar comprimidos ou abrir cápsulas facilita a administração e evita entupimento da sonda. Comprimidos efervescentes, sublinguais e de liberação prolongada não devem ser administrados por sonda. É importante relacionar a farmacodinâmica dos medicamentos com a localização da extremidade distal da sonda e necessidade da acidez gástrica para tornar-se metabolicamente ativo.

Se for necessário administrar mais de um fármaco, deve-se fazê-lo de forma separada, e a sonda deve ser lavada antes e após a administração de cada fármaco. Medicamentos e dieta não devem ser administrados simultaneamente, devendo a sonda ser lavada com 50 mL de água antes da administração.

Convencionou-se que o suporte nutricional deve ser iniciado o quanto antes, sobretudo, nos pacientes desnutridos ou em condições clínicas que causam desnutrição rápida (sepse). O início precoce da terapia nutricional diminui o número de complicações infecciosas, mas em situações que requerem doses altas de drogas vasoativas, existe uma redistribuição do fluxo esplâncnico, o uso de dieta enteral causa vasodilatação para nutrir os enterócitos em detrimento da nutrição de outros órgãos, assim deveremos escolher um momento de estabilidade para início da dieta.

As complicações que ocorrerem quando o paciente usa nutrição enteral, muitas vezes, associam-se mais às condições clínicas dos pacientes. A diarreia (≥ 3 evacuações/dia) ocorre em cerca de 25% dos pacientes, todavia só 20% dessas relacionam-se exclusivamente com a nutrição enteral. Pode ser osmótica (intolerância à lactose, atrofia de mucosa intestinal, uso de medicações osmoticamente ativas, velocidade de infusão acima da capacidade de absorção) ou secretora (infecções, endotoxinas) que não se alteram com a manipulação da intervenção nutricional. Assim, antes de atribuir a diarreia à nutrição enteral é importante avaliar causas mais comuns, como uso de medicações osmóticas (laxativos) e antibióticos, afastar infecção por *Clostridium difficile*, excluir pseudodiarreia por fecaloma e hipoalbuminemia. A diarreia da nutrição enteral geralmente é osmótica e pode ser corrigida com uso de formulações menos osmóticas, reduzindo a velocidade de infusão ou uso contínuo com bomba de infusão.[8]

Outras complicações, como refluxo e obstipação intestinal, na maioria das vezes, não estão associadas à nutrição, mas quando não houver outro diagnóstico possível, a dieta não deve ser interrompida, e o tratamento clínico é o escolhido. Cólicas, distensão abdominal e flatulência associam-se a dietas frias ou administradas *em bolus*.

Relacionam-se com a nutrição enteral maiores índices de pneumonia nasocomial, reduzidos com elevação do decúbito em 30°, e mais pronunciados em pacientes com sondas nasogástricas ou orogástricas, quando comparados a sondas entéricas que ultrapassam a terceira porção do duodeno.

Outras complicações ainda se relacionam com a sonda e são de natureza mecânica, como irritação nasofaríngea, sinusite, otite, obstrução da sonda, ulceração esofágica ou laríngea.

NUTRIÇÃO PARENTERAL

A desnutrição está associada a um aumento do número de complicações no pós-operatório: retardo na cicatrização de feridas e anastomoses, aumento de infecções e consequente prolongamento do tempo de hospitalização e redução nas chances de sobrevida. No Brasil, a Portaria 272/98 regulamenta a Terapia de Nutrição Parenteral (TNP), que estabelece a necessidade da atividade em equipe, definindo responsabilidades, âmbitos de atuação e boas Práticas.[10-13]

A nutrição parenteral total (NPT) consiste em uma solução ou emulsão composta basicamente de carboidratos, aminoácidos, lipídios, vitaminas e minerais, estéril e apirogênica, acondicionada em recipiente de vidro ou plástico, destinada à administração intravenosa em pacientes desnutridos ou não, em regime hospitalar, ambulatorial ou domiciliar, visando à síntese ou manutenção dos tecidos, órgãos ou sistemas.

Deve ser empregada quando o paciente necessitar de terapia nutricional e houver contraindicação ao uso da via enteral ou esta for insuficiente para suprir todas as necessidades calculadas. Dependendo da formulação prescrita, pode ser administrada por veia profunda ou por veia periférica, sendo a escolha definida pela duração prevista da nutrição parenteral, estado das veias periféricas, necessidades nutricionais e osmolaridade no final da solução.[14]

Alguns pacientes desnutridos, internados, nem sempre vão se beneficiar dessa terapêutica. Esta distinção entre os pacientes, no entanto, envolve vários questionamentos e experiência clínica da equipe. Nem sempre é uma decisão fácil, para casos com pouco ou nenhum bom prognóstico, em que o primeiro passo a ser considerado deve ser a influência do suporte nutricional parenteral no processo mórbido em si. A NP não deve ser iniciada ou mantida em pacientes em condições terminais ou quando a expectativa de vida é de menos de 3 meses. Não existe comprovação que a NP aumente a expectativa de vida ou melhore a qualidade de vida destes pacientes.

Há algumas indicações absolutas para nutrição parenteral (NP): impossibilidade de absorver nutrientes pelo trato gastrointestinal por ressecção intestinal maciça (> 70% delgado), síndrome do intestino curto por doença prévia, doença inflamatória intestinal ativa com necessidade de repouso intestinal por pelo menos 5-7 dias, enterite actínica, enterite isquêmica, queimaduras agudas, insuficiência hepática, fístula digestiva com indicação de repouso por mais de 5-7 dias ou débito elevado (> 500 mL/dia), impossibilidade de acesso enteral por obstrução intestinal e pré-operatório de cirurgias do trato gastrointestinal, na impossibilidade de utilização de nutrição via oral ou enteral.

As indicações relativas para nutrição parenteral são: diarreia severa por má absorção e cirurgias extensas com previsão de íleo prolongado por mais de 5-7 dias.[11,14,15]

A utilização das veias superficiais exige soluções de osmolaridade baixas, no máximo de 800 mOsm/L. Consequentemente, o aporte oferecido por essas soluções será bem menor que as necessidades proteico-calóricas programadas, salvo em pacientes com menos 45 quilos. Assim, enquanto suporte único, são insuficientes e devem ser mantidos por não mais que 7 dias, com o risco de desnutrição se mantidos por tempo maior. Está indicada para pacientes que não suportam todo o aporte calculado pela via oral ou enteral, ou para pacientes com risco de desnutrição que necessitem jejum por dias consecutivos, como ocorre frequentemente com pacientes em estadiamento oncológico.[16]

Para via periférica, utilizam-se as veias antecubitais ou a veia cefálica. Deve-se examinar diariamente o local da punção, observando sinais inflamatórios. O acesso deve ser trocado a cada 72 horas, pelo menos, para evitar ocorrência de flebites. Como para a via central, o acesso deve ser exclusivo para NP, não sendo admitida a infusão concomitante de medicações ou outras soluções pela mesma via.

Várias técnicas e tipos de cateteres são utilizados para administração de NP por via central, todos necessariamente com a extremidade distal ao nível de veia cava superior, o que torna possível a administração de soluções de alta osmolaridade sem risco de tromboses pelo alto fluxo sanguíneo garantido nesta posição. O cateterismo venoso central traz consigo riscos inerentes ao procedimento e ao local puncionado (pneumotórax, hemotórax, hidrotórax, laceração da veia puncionada, embolia gasosa, arritmia cardíaca e lesão do ducto torácico) e à manutenção do cateter (sepse relacionada com cateter e trombose venosa profunda).[16]

A dissecção venosa periférica pode também ser utilizada em casos especiais (distúrbio de coagulação, plaquetopenia e insucesso na punção venosa), lembrando sempre que a posição da extremidade deve ser central, e há um alto índice de flebite.

Atualmente, a maioria das soluções de NPT é administrada como mistura total de nutrientes (MTN ou solução 3 em 1), com as emulsões lipídicas incorporadas à solução final, ao contrário da solução mais antiga, que fazia a reposição de lipídios à parte. Esse tipo de mistura diminui o número de violações no cateter venoso central e produz um ambiente hiperosmolar, que protege contra o crescimento bacteriano, além de permitir uma infusão contínua de lipídios de forma segura.

Existem várias maneiras de estimar as necessidades energéticas, como calorimetria indireta, uso do peso corpóreo ideal e o cálculo por métodos-padrão, segundo a equação de Harris-Benedict.

As necessidades calóricas para a administração da NPT podem também ser estimadas, utilizando-se valores normativos, isto é, o peso corpóreo e o parâmetro aceito de 25-35 kcal/kg/dia para a taxa de infusão calórica. Sendo assim, esse método é mais utilizado na prática clínica por ser mais fácil e seguro de ser aplicado. O aporte proteico que deve corresponder a 1,5-2 g/kg/dia. As formulações mais utilizadas são compostas por proteínas a 10%.[17]

A necessidade diária de lipídios varia de 20 a 30% da TMB. A apresentação mais comum é de lipídios em concentração de 20%, cuja densidade calórica é igual a 2. A maioria dos lipídios contém uma mistura de triglicerídeos de cadeia longa e/ou triglicerídeos de cadeia média rica em ômega 6, que são pró-inflamatórios e imunossupressivos. Deverá haver restrição de lipídios na NP, no primeiro dia de pós-operatório.[8,9]

O último componente da fórmula corresponde à quantidade de carboidratos, normalmente utiliza-se glicose a 50%, em que cada 1 g de carboidrato contém 3,4 kcal, cuja necessidade calórica é:

Carboidrato = TMB − (kcal de proteínas + kcal de lipídios)

As recomendações da prescrição são: não iniciar NPT em pacientes com instabilidade hemodinâmica; no primeiro dia prescrever apenas 1/3 do volume da solução calculada, progredindo para 2/3 no segundo dia e atingem-se os níveis pretendidos no terceiro dia; comprovar radiologicamente a localização do cateterismo venoso central antes de iniciar NPT e evitar retirada abrupta; recomenda-se desmame com 50% da formulação durante 24 horas, seguida de infusão de solução glicosada a 10% durante 24 horas.[18]

Seguimento clínico associado a exames laboratoriais são importantes ferramentas na propedêutica do paciente em uso de NPT. Inicialmente, é essencial avaliação nutricional e documentação do peso do paciente, bem como: eletrólitos, ureia, creatinina, glicose, cálcio, magnésio, fosfato, bilirrubinas, transaminases, fosfatase alcalina, triglicerídeos, albumina e tempo de protrombina. Nos primeiros 3 a 5 dias observar glicemia capilar a cada 6 horas até estabilidade. Diariamente, até a estabilidade, devem-se solicitar sódio, fósforo, potássio, cálcio, magnésio, ureia, creatinina e glicose. E, semanalmente, reavaliar testes de função hepática, triglicerídeos, albumina e tempo de protrombina. É importante observar a suplementação de ferro, ácido fólico, vitaminas do complexo B, vitaminas C e K, além de cálcio durante o uso de nutrição parenteral total por tempo prolongado.[18-20]

As complicações são: mecânicas (pneumotórax, hemotórax, embolia gasosa, trombose venosa e ruptura do cateter), metabólicas (hiperglicemia, hipopotassemia, hipomagnesemia, hipofosfatemia, esteatose hepática, hipercarpnia) e infecciosa (sepse relacionada com o cateter venoso central, tromboflebite séptica e predisposição a infecções em geral pelos fatores envolvidos).[21,22]

IMUNONUTRIÇÃO

Alguns nutrientes, quando utilizados em doses superiores às normais, podem determinar modificações favoráveis anti-inflamatórias e moduladoras do sistema imunológico, sendo estes os aminoácidos glutamina e arginina, os nucleotídeos e ácidos graxos poli-insaturados (ácido graxos ômega 3), além de vitaminas (A, C e E) e minerais (zinco e selênio) com características antioxidantes. O objetivo da utilização de fórmulas enterais enriquecidas é diminuir o número de complicações pós-operatórias e melhorar o prognóstico de pacientes cirúrgicos, em que alguns estudos têm demonstrado que a imunonutrição pode diminuir a mortalidade e os episódios de bacteriemia, além de diminuir o tempo de ventilação artificial, tempo de internação hospitalar e custo de internação, podendo estar relacionado com o início precoce da nutrição enteral depois da cirurgia.[1,8]

Estudo clínico randomizado em câncer colorretal observou que os grupos com imunonutrição (pré- e pós-operatória) mostraram melhoras significativas na resposta imunológica e menor taxa de infecção, comparado a grupos de controle.[8]

REFERÊNCIAS BIBLIOGRÁFICAS

1. Campos ACL, Rosenfield RS. Particularidades da terapia nutricional no paciente cirúrgico grave. In: Rasslan S. *O doente cirúrgico na UTI*. São Paulo: Atheneu. 2001. p. 91-105.
2. Studley HO. Percentage of weight loss: a basic indicator of surgical risk in patients with chronic peptic ulcer. *J Am Med Assoc* 1936;106(4):458-60.
3. Dock-Nascimento DB. Triagem e avaliação do estado nutricional do paciente cirúrgico. In: Nascimento JEA *et al. Acerto: acelerando a recuperação total pós-operatória*. São Paulo: Rubio, 2011. p. 31-46.
4. Kondrup J, Allison S, Elia M *et al*. ESPEN guidelines for nutrition screening 2002. *Clin Nutrition* 2003;22(4):415.
5. Detsky AS, McLaughlin JR, Baker JP *et al*. What is subjective global assessment of nutritional status? *JPEN J Parenter Enteral Nutr* 1987 Jan.-Feb.;11(1):8-13.
6. Blackburn GL, Bistrian BR, Maini BS. Nutritional and metabolic assessment of the hospitalized patient. *J Parenteral Enteral Nutrition*, Silver Spring ME 1977;1(1):11-32.
7. Arends J, Bodoky G, Bozzetti F *et al*. DGEM (German Society for Nutritional Medicine), ESPEN (European Society for Parenteral and Enteral Nutrition). ESPEN Guidelines on Enteral Nutrition: Non-surgical oncology. *Clin Nutr* 2006 Apr.;25(2):245-59.
8. Nascimento JEA *et al*. Terapia nutricional perioperatória. In: Nascimento JEA *et al. Acerto: acelerando a recuperação total pós-operatória*. São Paulo: Rubio, 2011. p. 59-72.
9. Braga M, Gianotti L, Vignali A. Preoperative oral arginine and n-3 fatty acid supplementation improves the immunometabolic host response and outcome after colorectal resection for cancer. *Surgery* 2002 Nov.;132(5):805-14.
10. Klein S, Kinney J, Jeejeebhoy K *et al*. Nutrition support in clinical practice: review of published data and recommendations for future research directions. Summary of a conference sponsored by the National Institutes of Health, American Society for Parenteral and Enteral Nutrition, and American Society for Clinical Nutrition. *Am J Clin Nutr* 1997 Sept.;66(3):683-706.

11. Braga Aguilar-Nascimento JEA. Realimentação precoce no pós-operatório. In: Aguilar-Nascimento JE et al. *Acerto: acelerando a recuperação total pós-operatória*. São Paulo: Rubio 2011. p. 89-98.
12. Brasil. Ministério da Saúde. Secretaria de Vigilância Sanitária. Regulamento Técnico para Terapia de Nutrição Parenteral. Portaria 272, de 8 de abril de 1998.
13. Braga M, Ljungqvist O, Soeters P et al. ESPEN Guidelines on Parenteral Nutrition: surgery. *Clin Nutr* 2009 Aug.;28(4):378-86.
14. Bankhead R, Boullata J, Brantley S et al. Enteral nutrition practice Recommendations. *JPEN* 2009;33:122-67.
15. Waitzberg DL. *Nutrição oral, enteral e parenteral na prática clínica*. 3 ed. São Paulo: Atheneu, 2004.
16. Miller KR, McClave SA, Kiraly LN et al. A tutorial on enteral access in adult patients in the hospitalized setting. *J Parenter Enteral Nutr* 2014;38(3):282-295.
17. Dimaria-Ghalili RA, Nicolo M. Nutrition and hydration in older adults in critical care. *Crit Care Nurs Clin North Am* 2014; 26(1):31-45.
18. NHS – National Institute for Health and Clinical Excellence – Clinical Guidelines. Nutrition support ins adults: oral nutrition support, enteral tube feeding and parenteral nutrition. 2006.
19. Bankhead R, Boullata J, Brantley S et al. Enteral access devices: selection, insertion, and maintenance considerations. In: ASPEN enteral nutrition practice recommendations. *JPEN J Parenter Enteral Nutr* 2009 Mar.-Apr.;33(2):143-49.
20. ASPEN Board of Directors. Guidelines for the use of parenteral and Enteral nutrition in adult and pediatric patients. *JPEN* 1993;17:1SA-51SA
21. National Advisory Group on Standards and Practice Guidelines for Parenteral Nutrition. Safe practices for parenteral nutrition formulations. *JPEN* 1998;22:49-66.
22. Nascimento JEA et al. *Projeto diretrizes: Terapia Nutricional no Perioperatório*. Associação Médica Brasileira e Conselho Federal de Medicina, 2011.

CAPÍTULO 13

PRINCÍPIOS ONCOLÓGICOS EM CIRURGIA

Felipe Augusto Cruz Lopes Miranda ■ Priscila da Silva Lopes

INTRODUÇÃO

A cirurgia oncológica é uma das principais ferramentas no tratamento contra o câncer. Com o melhor conhecimento da história natural dos tumores, a cirurgia oncológica evoluiu no sentido de permitir a realização de operações mais conservadoras, com melhores resultados estéticos e funcionais, sem prejuízo das taxas de cura, o que proporcionou considerável impacto na qualidade de vida. Surgiram também novas técnicas, como as cirurgias laparoscópicas, que muitas vezes permitem um estadiamento mais preciso, evitando, dessa forma, procedimentos de grande porte desnecessários. Atualmente, cerca de 90% dos pacientes com câncer necessitarão de cirurgia em algum momento da evolução da doença. Dentre essas etapas, podemos citar as fases de diagnóstico, estadiamento, tratamento, resolução de intercorrências decorrentes da progressão da doença ou de sequelas do tratamento e alívio da dor. O tratamento contra o câncer deve contar com vários outros profissionais, além do cirurgião oncológico, como oncologistas clínicos, infectologistas, patologistas e radiologistas, formando, assim, uma equipe multidisciplinar.

HISTÓRIA DA CIRURGIA ONCOLÓGICA

Ao longo do tempo, a cirurgia oncológica foi passando por várias mudanças. A primeira cirurgia oncológica descrita foi realizada pelo médico americano, Ephraim Macdowell, que, em 1809, ressecou um tumor de ovário da Sra. Jane Todd Crawford. A paciente viveu por mais 30 anos.

Uma grande contribuição foi dada pelo médico, Albert Theodore Billroth, que, entre os anos de 1860 e 1890, desenvolveu diversas técnicas cirúrgicas importantes para a cirurgia gastroenterológica e foi o primeiro cirurgião a realizar procedimentos, como gastrectomia e laringectomia. E, por último, realizou a primeira esofagectomia da história da medicina.

Willian Stewart Halsted, em 1890, elucidou os princípios da ressecção em "monobloco", isto é, a remoção em conjunto dos órgãos e estruturas macroscopicamente comprometidas, com margens de segurança distantes da lesão e com a inclusão de estações linfonodais que poderiam estar comprometidas por células tumorais. O respeito a esses princípios da ressecção oncológica, válidos ainda hoje para muitas situações, permitiu a expansão da cirurgia de combate ao câncer para os diferentes órgãos.

Nas últimas décadas, um aumento considerável no estabelecimento de divisões em áreas da cirurgia oncológica tem sido verificado, fenômeno que também ocorreu no Brasil nos últimos anos. Esse fato se deve ao reconhecimento de que o manejo adequado do paciente com câncer exige, além de capacitação técnica para a execução de cirurgia especializada, conhecimento diferenciado sobre quimioterapia e radioterapia, a fim de que as sequências de tratamento possam alcançar o resultado esperado.

AVALIAÇÃO DO PACIENTE ONCOLÓGICO E OS CUIDADOS PRÉ-OPERATÓRIOS

O câncer é uma doença sistêmica e, portanto, provoca diversas alterações orgânicas. Em razão de suas peculiaridades, o paciente oncológico merece atenção dobrada no pré-operatório, pois frequentemente os pacientes apresentam alterações que necessitam de cuidados específicos antes da realização do procedimento cirúrgico.

Performance Status (PS)

O *performance status* (PS) do paciente é uma avaliação de caráter subjetivo, porém, se feita de modo criterioso, passa a ser importante na avaliação global do paciente neoplásico. Existem várias escalas: de Karnofsky, do American Joint Committee on Cancer (AJCe) e a da Eastern Cooperative Oncology Group (ECOG). A de Ecog é a mais simples, porém, a escala de Karnofsky é a mais exata.

A escala de resultados ou desempenho de Karnofsky classifica os pacientes de acordo com o grau de suas inaptidões ou deficiências funcionais. Ela pode ser utilizada para comparar a efetividade de diferentes terapias e para permitir prognóstico de pacientes individuais. Quanto menor a classificação na escala, pior a expectativa de recuperação de enfermidades (Quadro 13-1).

Estado Nutricional

A maioria dos pacientes oncológicos apresenta perda de peso em algum momento da evolução da doença. Aproximadamente metade deles tem baixa condição nutricional, e 15% terão caquexia grave ao longo de sua evolução. Um dos sintomas mais frequentes da prática oncológica é a anorexia. Os pacientes neoplásicos em pior condição nutricional têm maior incidência de infecção e deiscência de anastomose, portanto, a avaliação do estado nutricional deve ser criteriosa para que as alterações possam ser corrigidas ou minimizadas antes dos procedimentos cirúrgicos.

Estado Hematológico

A anemia é uma condição clínica quase sempre presente. Nos procedimentos terapêuticos de caráter eletivo, deve-se ter total atenção para os níveis hematimétricos, tentando-se manter a hemoglobina superior a 10 mg/dL, nem que para isso seja necessário transfusão sanguínea. Além de alterações nos eritrócitos (anemia), pode ocorrer também a diminuição ou o aumento do número de leucócitos e de plaquetas.

Estado de Coagulação

Trosseau, desde 1865, revelou uma ligação entre neoplasia e estado trombolítico, quando descreveu uma associação entre câncer gástrico e tromboflebite migratória. Atualmente, sabe-se que os pacientes com câncer têm maior atividade plaquetária, e a *Internacional Society for Trombosis and Haemostesia Registry* identifi-

Quadro 13-1 Avaliação do PS

	Escala de Karnofsky		ECOG
• Sem queixas ou sem evidência de doenças	100	• Atividade normal • Capaz de exercer todas as atividades pré-doença sem restrição	0
• Capaz de atividades físicas normais • Poucos sinais ou sintomas da doença	90	• Restrição a atividades mais vigorosas, porém uma permanece ambulatorial, sendo capaz de trabalhos leves e de natureza sedentária	
• Capaz de exercer atividade normal com esforço	80		
• Alguns sinais e sintomas da doença			
• Cuida-se sozinho • Incapaz de exercer atividade normal ou trabalho ativo	70	• Capaz de cuidar de si próprio totalmente, mas incapaz de trabalhar • Ambulatorial e não acamado em mais de 50% do tempo • Ocasionalmente necessita de assistência	2
• Necessita de assistência ocasional, mas é capaz de cuidar da maioria das próprias necessidades	60		
• Necessita de considerável assistência e cuidados médicos frequentes	50	• Capacidade limitada de cuidar-se • Confinado à cama ou cadeira em mais de 50% das horas diurnas • Ambulatorial 50% do tempo ou menos • Cuidados constantes	3
• Incapacitado • Necessita de cuidados especiais	40		
• Incapacidade severa • Indicada hospitalização, embora a morte não seja iminente	30	• Acamado • Totalmente incapaz • Não consegue cuidar de si próprio • Pode necessitar de hospitalização	4
• Muito doente • Necessita de hospitalização e tratamento de suporte	20		
• Moribundo • Processo fatal progredindo rapidamente	10		5
• Morto	0		

cou diversas paraproteínas que têm ação procoagulante, entre elas: o fator tissular e o fator procoagulante do câncer, que, de forma paraneoplásica, estimulam a ativação do fator Xa, a partir do fator VII e tornam a trombose uma das principais complicações vistas em pacientes com câncer. Os pacientes oncológicos decorrentes de vários fatores tendem a permanecer mais sedentários e acamados, aumentando, assim, a incidência de trombose.

Os pacientes com câncer são classificados como pacientes de alto risco para desenvolverem a trombose, podendo ser de 8 até 25 vezes mais frequentes que na população em geral. Por isso, devem receber profilaxia, tanto com medidas não medicamentosas (deambulação precoce, meias compressivas, fisioterapia precoce, estimulação da movimentação dos membros) quanto com medidas farmacológicas.

Em pacientes de alto risco, a profilaxia medicamentosa se inicia 12 horas antes do procedimento e deve ser continuada por 10 dias ou em algumas situações, enquanto o fator de risco persistir.

Estado Imunológico

Uma das principais complicações dos procedimentos cirúrgicos dos pacientes oncológicos é a infecção. Esta aumenta consideravelmente a morbidade e a mortalidade no pós-operatório, em razão de vários fatores, como:

- Pode haver uma queda tanto no número quanto na atividade dos granulócitos (bastonetes, neutrófilos e eosinófilos), o que, clinicamente, expressa-se por infecção bacteriana.
- Alguns tumores estão associados a uma menor atividade dos linfócitos T e à produção ineficiente de anticorpos, favorecendo o aparecimento de infecções oportunistas.
- Paciente com câncer tem maior quebra de barreiras naturais; em decorrência da invasão dos tumores através dos tecidos, pode haver alteração do fluxo normal, causada por obstruções urinárias, brônquica ou intestinal. Os pacientes, comumente, apresentam-se desnutridos e deprimidos, o que contribui para o desenvolvimento das infecções. Merece citar, ainda, que todos estes fatores são agravados durante a quimioterapia e a radioterapia. Portanto, o máximo de cuidados com a assepsia, controle e profilaxia das infecções precisa ser tomado.

Estadiamento Oncológico

É parte fundamental da avaliação pré-operatória do paciente com neoplasia para a realização de uma terapia oncológica adequada. Nenhuma terapêutica deve ser conduzida, exceto se houver risco de vida, sem um estadiamento completo. Essa etapa e a análise histológica serão as duas informações que determinam o procedimento terapêutico mais apropriado.

O sistema TNM para a classificação dos tumores malignos foi desenvolvido, entre 1943 e 1952, e é a mais utilizada atualmente. A partir de 1982, a *AlCC*, o UICC e demais organismos internacionais procuraram unificar, atualizar e desenvolver novas classificações. Com esta unificação, é possível que os estudiosos do problema oncológico utilizem a mesma linguagem, permitindo uma melhor comparação dos resultados estatísticos.

Regras Gerais do Sistema TNM

O sistema TNM para descrever a extensão anatômica da doença está com base na pesquisa de três componentes:

T extensão do tumor primário.
N ausência ou presença e extensão das metástases em linfonodos regionais.
M ausência ou presença de metástases a distância.

A adição de números a estes três componentes indica a extensão da doença maligna. Assim, temos: T0, T1, T2, T3, T4, N0, N1, N2, N3, M0 e M1.

As regras aplicáveis a todos os locais anatômicos são:

I. Todos os casos devem ser confirmados microscopicamente. Os casos que assim não forem comprovados devem ser relatados separadamente.
II. Duas classificações são descritas para cada local anatômico:
   a) Classificação clínica (pré-tratamento) ou cTNM: é com base nas evidências conseguidas antes do tratamento. Tais evidências surgem dos achados clínicos, diagnósticos por imagem, endoscopia, biópsia, exploração cirúrgica e outros exames relevantes.
   b) Classificação histopatológica (pós-cirúrgica), ou pTNM – baseia-se nas evidências conseguidas antes do tratamento, suplementadas ou modificadas pela evidência adicional conseguida pela operação e pelo exame histopatológico. A avaliação histopatológica do tumor primário (pT) exige a sua ressecção ou biópsia adequada para avaliar a maior categoria pT. A avaliação histopatológica dos linfonodos regionais (pN) exige a ressecção representativa de linfonodos para comprovar a ausência de metástases em linfonodos regionais (pN0) e suficiente para avaliar a maior categoria pN. A investigação histopatológica de metástases a distância (pM) exige o exame microscópico.
III. Após definir as categorias T, NeM ou pT, pN e pM, elas podem ser agrupadas em Estádios. O estádio clínico é essencial para selecionar e avaliar a terapêutica. O estádio histopatológico fornece dados mais precisos para estimar o prognóstico e calcular os resultados finais.
IV. Se houver dúvida no que concerne à correta categoria T, N ou M em que um determinado caso deva ser classificado, devemos escolher a categoria inferior (menos avançada). Isto também será válido para o agrupamento por estádios.

As definições gerais mais utilizadas são citadas no Quadro 13-2.

CIRURGIA ONCOLÓGICA

O cirurgião tem papel de grande importância na prevenção, no diagnóstico, no estadiamento e no tratamento do paciente com câncer. O tratamento cirúrgico do câncer pode ser aplicado com finalidade curativa ou paliativa.

A ressecção é curativa quando todo o tumor visível é removido, e as margens cirúrgicas são microscopicamente livres de lesão. Normalmente, é o tratamento indicado nos casos iniciais da maioria dos tumores sólidos. É uma terapia radical, que compreende a remoção do tumor primário com margem de segurança e, se indicada, a retirada dos linfonodos das cadeias de drenagem linfática do órgão-sede do tumor primário.

O tratamento cirúrgico paliativo, por sua vez, tem a finalidade de reduzir a população de células tumorais ou de controlar sintomas que põem em risco a vida do paciente ou comprometem a qualidade da sua sobrevivência. São exemplos de tratamentos paliativos: a descompressão de estruturas vitais, o controle de hemorragias e perfurações, o controle da dor, o desvio de trânsitos aéreo, digestório e urinário, e a retirada de uma lesão de difícil convivência por causa de seu aspecto e odor.

A cirurgia oncológica também é utilizada para o estadiamento da doença. Ou seja, em alguns casos, a extensão da doença só é possível de ser certificada durante o ato cirúrgico.

Quadro 13-2 Sistema TMN

T	Tumor primário
TX	Tumor primário não pode ser avaliado
T0	Não há evidências de tumor primário
Tis	Carcinoma *in situ*
T1 a T4	Tamanho crescente e/ou extensão do tumor primário
N	**Linfonodos**
NX	Linfonodos regionais não podem ser avaliados
N0	Ausência de metástases em linfonodos regionais
N1 a N3	Comprometimento crescente dos linfonodos regionais
	Obs.: metástase em qualquer linfonodo não regional é considerada metástase a distância
M	**Metástase**
MX	Presença de metástase a distância não pode ser avaliada
M0	Ausência de metástase a distância
M1	Presença de metástase a distância

É importante distinguir os conceitos de ressecabilidade e operabilidade. Diz-se que um tumor é ressecável quando apresenta condições de ser removido. Por outro lado, a operabilidade diz respeito à possibilidade de realização da terapêutica cirúrgica, de acordo com as condições clínicas apresentadas pelo paciente.

Assim, o cirurgião é de utilidade fundamental e deve estar presente em todas as etapas do tratamento oncológico, como sejam:

- Procedimento cirúrgico diagnóstico.
- Procedimento terapêutico:
  - para o tumor primário;
  - para os linfonodos regionais;
  - para as metástases tumorais;
  - cirurgia paliativa;
  - cirurgia citorredutora.
- Procedimento cirúrgico para prevenir tumores.

PROCEDIMENTO CIRÚRGICO DIAGNÓSTICO

Biópsia Incisional

É um procedimento que remove somente uma pequena porção do tumor. Se a lesão for grande ou demonstrar características diferentes em sítios diversos, então se devem recolher amostras de mais de uma área da mesma.

Deve ser usada em lesões grandes (> 1 cm de diâmetro), localizadas em região de risco, ou quando um diagnóstico histopatológico definitivo for requerido antes de planejar uma remoção completa ou outros tipos de tratamento.

Geralmente, é feito com uma cunha de tecido, de forma que sejam incluídos na amostra tanto o tecido de aparência normal quanto o de aspecto anormal (Fig. 13-1).

As áreas centrais de uma lesão grande frequentemente são necrosadas, portanto, de pouco valor diagnóstico, enquanto o crescimento ativo cresce no perímetro da lesão, e a inclusão da interface da lesão com tecido aparentemente normal pode demonstrar alterações celulares significativas.

Deve ser incluída uma profundidade adequada de tecido, de modo que as características celulares da base da lesão sejam demonstradas.

Se células malignas estiverem presentes apenas na base da lesão, biópsias amplas e rasas podem não obter essas células.

Biópsia Excisional

É a técnica que consiste na retirada de todo o tumor visível com pequenas margens livres entre o tumor e o plano de ressecção *ou até mesmo* ausência *delas*. Todo cuidado deve ser tomado para que uma biópsia excisional não comprometa a realização da cirurgia terapêutica (Fig. 13-2).

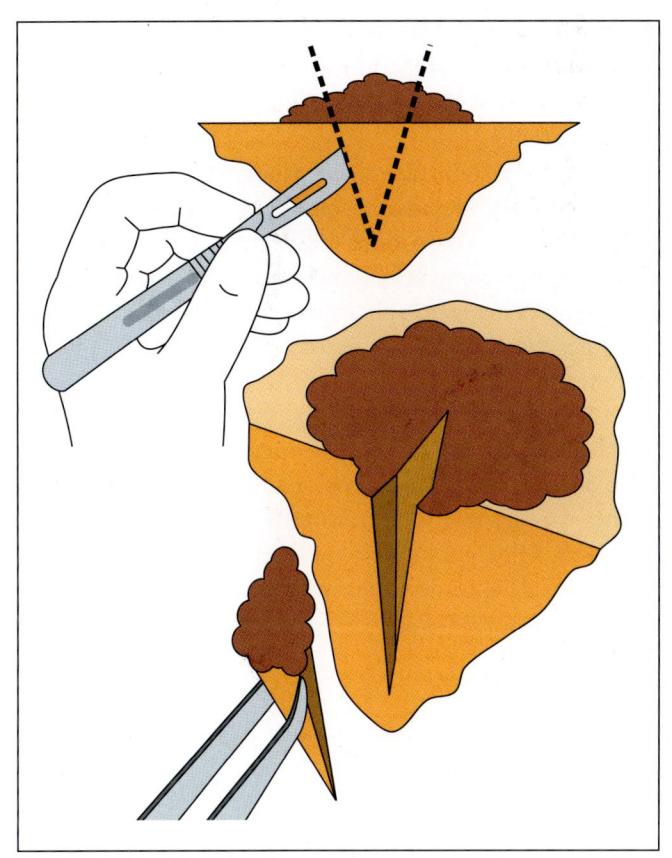

Fig. 13-1. Biópsia incisional em cunha.

▸ Biópsia por Aspiração

É uma técnica que consiste na aspiração de células do tecido tumoral, com análise citológica dessas células.

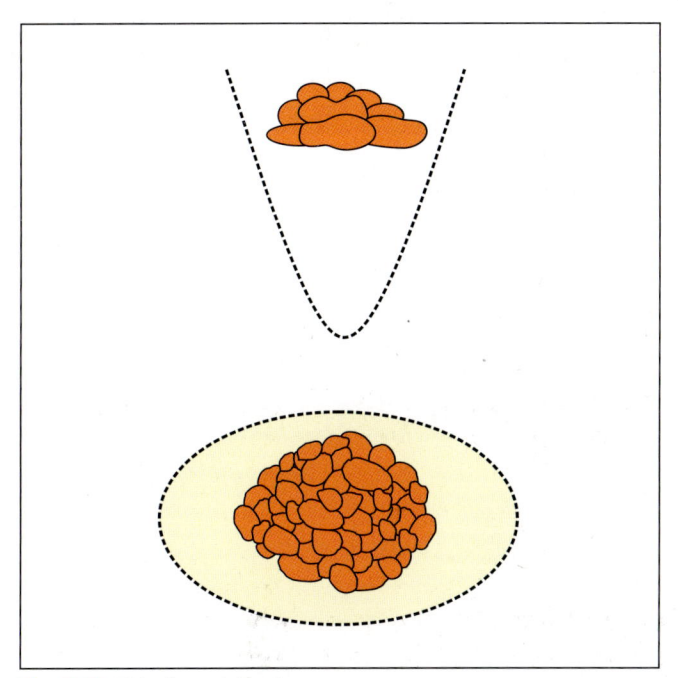

Fig. 13-2. Biópsia excisional.

É uma abordagem que preserva os tecidos, porém tem seu poder diagnóstico limitado pela ausência de toda a informação histológica, já que estuda somente células e não tecidos. Comumente, em aspirados, células de resposta inflamatória ou células displásicas benignas podem ser confundidas com células tumorais.

▸ Biópsia por Agulha

É a obtenção de parte do tecido por punção com agulha no órgão afetado. É um método prático e seguro na abordagem de diversos tumores epiteliais. Também é limitado, por não revelar toda a histologia ao patologista e não informar sobre a profundidade da invasão tumoral, o que é fundamental para a decisão terapêutica em muitos tumores.

Os sarcomas (ósseos ou de partes moles) e os linfomas não devem ser diagnosticados por esse caminho.

Os melhores resultados da punção com agulha acontecem quando este procedimento é realizado com patologista disponível, durante o procedimento cirúrgico, para caracterizar, se a quantidade e a qualidade dos fragmentos retirados são suficientes para o diagnóstico.

PROCEDIMENTO CIRÚRGICO TERAPÊUTICO

O planejamento cirúrgico deve incluir todos os cuidados referentes aos princípios gerais da cirurgia e ao preparo do paciente e seus familiares sobre as alterações fisiológicas e/ou mutilações que poderão advir do tratamento.

O tratamento cirúrgico do tumor primário realizado com sucesso consiste na ressecção do tumor primário e de suas ramificações adjacentes, associado à manutenção, sempre que possível, da atividade daquele órgão abordado e de suas funções.

O cirurgião oncológico, também, deve estar sempre atento à realização do estadiamento cirúrgico, que constitui uma informação fundamental para as decisões de terapias futuras. É bastante provável que um cirurgião, ao examinar e biopsiar uma área suspeita, identifique uma lesão a distância que antes não havia sido identificada por métodos de imagem.

Alguns princípios devem ser respeitados para que uma cirurgia oncológica tenha sucesso. Tais princípios são essenciais para que possamos utilizar a cirurgia como arma de controle da doença e não como meio de disseminação de células tumorais.

Tais princípios serão descritos a seguir.

▸ Visualização Adequada

É fundamental que a incisão seja ampla, e que todo o procedimento seja realizado na ausência de sangramentos, líquido ascítico e secreção purulenta que possa diminuir a visualização do cirurgião ou espalhar célula tumoral.

Assepsia Oncológica

Nas cirurgias oncológicas, o cirurgião deve ter total cuidado para não disseminar células tumorais. Para isso, ele pode contar com as seguintes técnicas:

- Proteção da ferida operatória com campos secundários.
- Laqueação das veias antes das artérias.
- Disssecção centrípeta da peça operatória.
- Isolamento do tumor com compressas.
- Manuseio cuidadoso da área afetada.
- Cuidados para não se cortar o tecido tumoral.
- Troca de luvas, de campos operatórios e de instrumental cirúrgico, após o tempo de ressecção tumoral.

Margens de Ressecção

É importante que o cirurgião oncológico entenda e visualize o tumor como uma estrutura tridimensional. As margens devem estar livres no comprimento, na largura e na profundidade do tumor (Fig. 13-3).

O conhecimento da anatomia e das formas de drenagem do órgão a ser cirurgiado, bem como da forma de disseminação daquele tipo de tumor deve ser um foco de preocupação do médico.

Um limite macroscópico de 2 cm pode ser suficiente em uma margem da ressecção, mas pode ser necessária uma distância maior em outra margem. Na cirurgia radical, além de os preceitos de cirurgia curativa serem atingidos, é acrescida a ressecção concomitante de órgãos ou regiões contíguas ou contínuas. Além da margem cirúrgica mais ampla, é realizada frequentemente linfadenectomia de, pelo menos, uma estação (cadeia) linfonodal negativa de comprometimento neoplásico, além da(s) cadeia(s) linfonodal(is) primariamente em risco de comprometimento. Isto leva aos conceitos de cirurgia DI (quando apenas as cadeias primárias são removidas), D2 (cadeias secundárias) e D3 (cadeias terciárias). De um modo geral, a linfadenectomia

D2 é aceita como radical. Uma linfadenectomia mais alargada aumenta a morbidade, e ainda são controversos os estudos para indicá-la como rotina fora de protocolos de pesquisa.

Definimos como operação curativa (RO) aquela em que, macroscopicamente, não observamos câncer residual e em que os limites microscópicos da ressecção estão livres de comprometimento.

O relato operatório deve sempre estar correlacionado com os achados da patologia. Uma ressecção RI é aquela em que ficou doença residual microscópica. Quando o cirurgião deixa doença visível, a intervenção é considerada macroscópica residual (R2). O prognóstico e o tratamento pós-cirúrgico certamente são diferentes nestas distintas situações (Quadros 13-3 a 13-5).

Cirurgia Citorredutora

Alguns tratamentos, como a quimioterapia e a radioterapia, especialmente a primeira, respondem mais efetivamente, quando a carga tumoral é menor.

A cirurgia citorredutora tem pouca função na cura dos pacientes, mas, em algumas neoplasias, a cirurgia é fundamental na paliação dos sintomas, no aumento da resposta à quimioterapia e na melhora da sobrevida dos pacientes, principalmente quando mais de 90% da massa é ressecada (Fig. 13-4).

Quadro 13-3 Classificação do câncer residual (R)*

RX	Presença de câncer residual não pode ser avaliada
RO	Ausência de câncer residual
R1	Câncer residual microscópico
R2	Câncer residual macroscópico

*A ausência ou presença de câncer residual depois do tratamento é descrita pelo símbolo R.

Quadro 13-4 Margens de ressecção com base na profundidade do melanoma – *(AJCC/UICC Classificacion System)*

Profundidade	Estágio	Margem sugerida
Melanoma *in situ*	PTis	5 mm
Melanoma com profundidade de 0 até 1,5 mm	PT1 PT2	1 cm
Melanoma com profundidade de 1,5 até 4 mm	PT3	1 cm a 2 cm
Melanoma com profundidade acima de 4 mm	PT4	2 cm a 3 cm

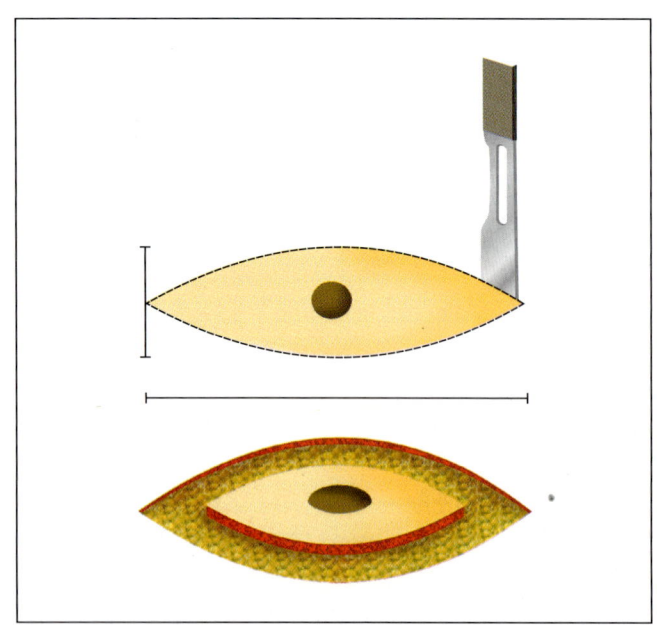

Fig. 13-3. Excisão do tumor com margens livres.

Quadro 13-5 — Margens de ressecção de alguns tumores

Carcinoma epidermoide da pele	A invasão peritumoral, em geral, não excede 5 mm além do tumor	1 cm
Carcinoma basocelular	A invasão geralmente acontece através do epitélio e do subepitélio Maior atenção precisa ser dada às áreas onde a pele é mais fina	Margens de 2 cm são seguras A avaliação do patologista é fundamental
Melanoma maligno	A invasão geralmente ocorre através dos linfáticos subcutâneos Cuidados devem ser tomados com as metástases satélites	Ver Quadro 13-4
Neoplasias de epitélios de mucosas (mucosas orais, faringe, laringe, cérvice uterina e ânus)	São regiões com uma grande malha de linfáticos e próximas a estruturas ósseas, cartilaginosas e fáscias, que dificultam a determinação de margens adequadas	2 cm
Estômago, intestino, cólon, reto	É fundamental o conhecimento da drenagem de cada órgão	5 a 6 cm
Rim, suprarrenal, pâncreas, tireoide, glândula salivar	As células neoplásicas podem estar presentes em vários focos – (multifocalidade)	O tratamento é a ressecção de todo o órgão

Cirurgias de Emergência

As doenças oncológicas têm diversas formas de apresentação, e os pacientes podem apresentar-se com quadros de obstrução intestinal, urinária ou brônquica e com uma compressão abrupta de um plexo nervoso, vascular ou ainda com uma compressão de medula nervosa. Essas são situações de emergência, onde, na maioria das vezes, a vida do paciente está em risco. Por isso, é necessária uma decisão sem demora por parte do cirurgião.

Cirurgia Paliativa

Apesar de tratar-se de abordagem com finalidade paliativa e não curativa, estes procedimentos cirúrgicos são fundamentais para dar qualidade de vida e manter a dignidade dos pacientes.

- Cirurgia para controle de obstrução intestinal, das vias biliares, urinária ou para controle de sangramentos.
- Cirugia para controle da dor.
- Amputação de membros afetados e destruídos por tumor.
- Cirurgia para neurólise dos nervos periféricos ou raízes nervosas.
- Cirurgia com finalidade higiênica.
- Ressecção de tumores de mama ulcerados, infectados.

Cirurgia para Controle de Metástases

Historicamente, as metástases sempre foram abordadas como situações em que o tratamento cirúrgico tem pouca função. Porém, recentemente, têm aumentado as indicações de ressecção de metástases, principalmente quando elas são únicas ou podem ser ressecadas completamente. Alguns autores citam tais procedimentos como tendo, em princípio, função curativa, embora esta função ainda precise de maior comprovação. Porém, já é sabido que podemos aumentar a sobrevida dos pacientes em determinadas situações, por exemplo:

- Ressecção de metástase hepática decorrente de tumor de cólon.
- Ressecção de metástase pulmonar de sarcoma, osteossarcoma entre outros.
- Ressecção de metástase de melanoma.

Cirurgia Preventiva

O cirurgião também tem participação decisiva em algumas situações em que existe um elevado risco de desenvolvimento de tumores malignos. A cirurgia seria utilizada para prevenir o surgimento dessas lesões neoplásicas. Em razão do caráter mutilante de algumas dessas cirurgias, sua indicação e oportunidade cirúrgicas precisam ser muito bem estudadas e discutidas.[1-5]

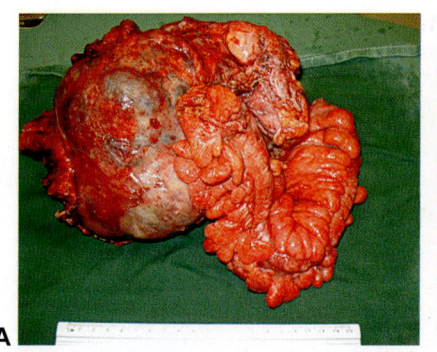

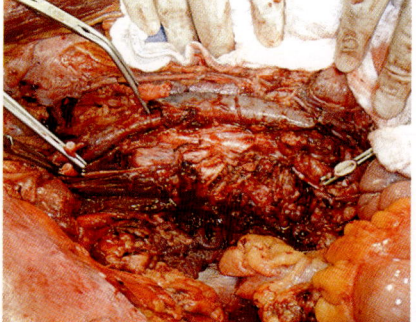

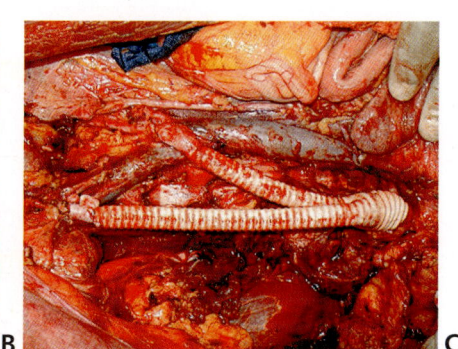

Fig. 13-4. Cirurgia citorredutora. (**A**) Peça operatória de ressecção multivisceral. (**B**) Sítio cirúrgico com ressecção vascular. (**C**) Reconstrução vascular.

REFERÊNCIAS BIBLIOGRÁFICAS

1. Bonadonna G, Robstelli G. *Manuale di oncologia médica*. 5th ed. Milano: Masson, 1995.
2. De Vita V, Rosemberg S. *Cancer – Principles e practice of oncology*. 6th ed. Philadelphia: Lippicott Willians e Wilkins, 2001. p. 235-64.
3. Haskell C. *Cancer treatment*. 14th ed. Pennsylvania: NB Saunders, 1997. p. 18-23.
4. Mcanthy W, Shaw H. The surgical treatment of primary melanoma. *Oncol Clin North Am* 1998 Ago.;14(4):797-806.
5. Monton O, Holand JF. *Principles of surgical oncology. Cancer medicine*. Pennylvania: Lea e Febign. 1993. p. 523-38.

CAPÍTULO 14

CIRURGIA SEGURA E SEUS DESAFIOS

Edmundo Machado Ferraz ■ Álvaro Antônio Bandeira Ferraz ■ Clarissa Guedes Noronha

INTRODUÇÃO

O conceito de segurança permeou todo o desenvolvimento da humanidade ao longo de, aproximadamente, 7 milhões de anos. Surgiu com o homem primitivo, lutando pela sua sobrevivência em um ambiente inóspito e agressivo.

As inovações, cada vez mais complexas, aguçaram a preocupação com a segurança, que se tornou imprescindível.

Contudo, é surpreendente que, apenas a partir de 2009, a OMS dedicou-se à melhoria da segurança em cirurgia, certamente um procedimento de alto risco para o paciente, que ficou fora deste foco por um período exageradamente prolongado. Associados ao risco, existem também os problemas do efeito adverso e do erro.

A resolução para reduzir esses números reside na sistematização de medidas eficazes e no desenvolvimento de mecanismos de coleta, análise, aplicação de informações existentes, aprimoramento e no aprendizado.

Sabemos que a história do próximo erro irá repetir erros previamente ocorridos, o que significa dizer que o desenvolvimento de protocolos também contribui para a redução desse número até agora crescente.

DESENVOLVIMENTO

Cuidados de saúde inseguros resultam em expressiva morbidade e mortalidade evitáveis, gastos adicionais com a manutenção dos sistemas de saúde e representam uma grande preocupação na atualidade.[1]

Neste contexto, faz-se urgente a necessidade de medidas que melhorem a confiabilidade e a segurança dos cuidados de saúde, tendo em vista que complicações respondem por uma grande proporção das mortes e lesões médicas **que se previnem**.

A OMS assumiu a liderança no estabelecimento de normas globais e padronizações na preparação de políticas públicas e práticas de segurança do paciente.[1] Em 2008, a assistência cirúrgica segura foi escolhida pela Aliança Mundial para Segurança do paciente, criada pela OMS, em 2004, como Segundo Desafio Global para a Segurança do paciente.

Dados de 56 países apontam que, em 2004, o volume anual de cirurgias de maior porte foi estimado entre 187-281 milhões de operações, ou seja, aproximadamente, uma operação para cada 25 seres humanos vivos por ano. Em países industrializados, a taxa de complicações importantes foi documentada com incidência de 3-16% em procedimentos cirúrgicos em pacientes internados, e a taxa de mortalidade em 0,4-0,8%.[2-4] Cerca de metade dos eventos adversos nestes estudos foi determinada como **evitável**. Estudos feitos em países em desenvolvimento sugerem uma taxa de mortalidade de 5-10% associada a operações de maior complexidade, e uma taxa de mortalidade, durante anestesia geral, é relatada como sendo tão alta quanto 1 em cada 100 em áreas da África Subsaariana.[5-7]

As infecções e outras complicações pós-operatórias acarretaram sérias preocupações em todo o mundo. A infecção do sítio cirúrgico continua sendo uma das causas mais comuns de complicações cirúrgicas graves, apesar de que as evidências indicam que medidas comprovadas, como a profilaxia antimicrobiana imediatamente antes da incisão e a confirmação da efetividade da esterilização dos materiais, são mal controladas e apresentam elevada incidência.

As complicações na anestesiologia também continuam sendo uma causa substancial de morte durante as operações, em todo o mundo, apesar de os padrões de segurança e monitorização terem reduzido os números de mortes e de incapacidades desnecessárias em países industrializados. Há 3 décadas, um paciente saudável submetido à anestesiologia tinha uma chance estimada de 1 em 5.000 de morrer por complicações anestésicas.[8] Com a melhora do conhecimento e de padronizações básicas na assistência, o risco caiu para 1 em 200.000 no mundo desenvolvido – uma melhora de 40 vezes. Infelizmente, a taxa de morte evitável associada à anestesiologia em países em desenvolvimento é 100-1.000 vezes maior. Trabalhos publicados, mostrando taxas de mortalidade evitáveis relacionadas com a anestesiologia de 1:3.000 no Zimbábue, 1:1.900 na

Zâmbia, 1:500 em Malaui e 1:150 no Togo demonstram uma séria e descontínua ausência de anestesiologia segura para a cirurgia.[7,9-11]

Eventos adversos foram estimados em afetar 3-16% de todos os pacientes hospitalizados, e mais da metade desses eventos são reconhecidamente **preveníveis**.[12,13] Percebe-se uma enorme margem de erro, demonstrando a inespecificidade dos dados. Apesar do enorme progresso do conhecimento no tratamento cirúrgico, pelo menos metade dos eventos continua ocorrendo durante a assistência cirúrgica.[3,4] Assumindo uma taxa de eventos adversos perioperatórios de 3% e uma taxa de mortalidade de 0,5% no mundo, quase 7 milhões de pacientes sofreriam complicações significativas a cada ano, 1 milhão dos quais morreria durante ou imediatamente após o ato operatório.

Em 2002, o relatório "O ônus global da doença" da OMS mostrou que uma proporção significativa das incapacidades decorrentes de doenças no mundo deve-se a condições que são tratáveis por intervenção cirúrgica.[14] Debas *et al.*[15] estimaram que 11% do 1,5 bilhão de anos-vida ajustados à incapacidade (Disability-adjusted life year – DALY) devem-se a doenças tratáveis por manuseio cirúrgico. Estima-se que cerca de 63 milhões de pessoas por ano passam por tratamento cirúrgico decorrente de lesões traumáticas, 31 milhões por malignidades e 10 milhões por complicações obstétricas.[16]

Com este montante, o problema da segurança cirúrgica está sendo reconhecido por todo o mundo. Em países desenvolvidos, os estudos confirmam a magnitude e generalização do problema. No mundo em desenvolvimento, contribuem para as dificuldades o estado deficiente da infraestrutura e dos equipamentos, os suprimentos e a qualidade de medicamentos, que não inspiram confiança, as falhas na administração das organizações e controle de infecções, as capacitações e treinamento de pessoal inadequados, o subfinanciamento, além da baixa qualidade da atenção à saúde prestada.

Outro problema que dificulta a segurança em cirurgia é o nível de complexidade. Mesmo procedimentos mais simples envolvem dezenas de etapas críticas, cada uma com oportunidades para falhas e com potencial para causar lesões aos pacientes. Associado a isto, têm-se equipes cirúrgicas pouco orientadas ou estruturadas para promover um trabalho de equipe efetivo e, assim, minimizar os riscos para a promoção de uma cirurgia segura.

EFEITO ADVERSO

O efeito adverso é diferente do erro. O efeito adverso é uma complicação não esperada. Define-se como qualquer lesão provocada, ocorrida durante o cuidado de saúde. O erro é um desvio de um procedimento que deveria ter sido correto. Qualquer procedimento cirúrgico pode ser seguido de um efeito adverso, sem que tenha ocorrido erro de técnica ou conduta.

Por exemplo, a maioria das colecistectomias laparoscópicas tem taxa de infecção menor que 1%. Mas quando a infecção ocorre, representa 100% para o paciente, sem que tenha ocorrido nenhum **erro** na execução do ato cirúrgico.

Há uma interface muito sutil entre o erro e o efeito adverso, que, muitas vezes, tornam-os de difícil reconhecimento. Por exemplo, o uso inadequado de antibióticos pode levar a um efeito adverso, mas pode ter ocorrido por um erro na prescrição inicial.

O erro humano permeia desde pequenos atos até grandes absurdos, como troca de paciente, troca de lado de paciente, sítio cirúrgico equivocado, técnica cirúrgica ou anestésica equivocada, troca de medicação, uso inadequado de medicação crítica entre outros.

Muitas vezes, o evento adverso ou erro ocorre por falta de estrutura, por péssimas condições de trabalho nas instituições, por falta de medicações, por treinamento inadequado de recursos humanos ou pela ausência de recursos necessários para o financiamento do tratamento.

No período de 2004 a 2006, a maior empresa americana de seguros profissionais para médicos e cirurgiões nos Estados Unidos, "*Doctors Company*", estipulou em 90% os erros médicos associados à medicação, à infecção, ao erro de comunicação e ao erro de registro do prontuário.

No Reino Unido, o erro humano aparece como 3ª causa de mortalidade após câncer e cardiopatia. Tendo uma mortalidade anual estimada de 80 mil óbitos. Nos Estados Unidos, são estimados 150.000 óbitos por ano que têm como causa associada o erro humano.

CIRURGIA SEGURA SALVA VIDA

O programa "Cirurgia Segura Salva Vida", desenvolvido pela OMS, visa à melhoria da segurança e reduzir o número de mortes e complicações cirúrgicas de quatro maneiras:

1. **Prevenção de infecção do sítio cirúrgico:** a princípio, a infecção do sítio cirúrgico (ISC) foi considerada complicação banal e esperada do tratamento do sítio cirúrgico. De 2004-2007, a OMS identificou a ISC como um importante **indicador epidemiológico**, fazendo com que o reconhecimento e a diminuição da incidência representem um avanço na redução das complicações totais.

   Kirkland *et al.* apontam que 58% das ISCs superficiais desenvolvem ISCs profundas. Estas prolongam a internação hospitalar de 4 a 22 dias e aumentam o custo entre $ 2.671 a $ 11.000 USD. Demonstram também aumento em 5 vezes de re-hospitalização, em 1,6 vez o risco de admissão em UTI e em 2 vezes o aumento da mortalidade.

2. **Anestesiologia segura.**

3. **Equipes cirúrgicas eficientes:** a formação de equipes cirúrgicas depende do meio onde se processa. Em países em desenvolvimento, as operações de maior complexidade exigem severo e longo processos de treinamento, continuado com cirurgiões estabelecidos e reconhecidos que irão dar continuidade ao treinamento da equipe. Certamente, que, em países em desenvolvimento, essa experiência é mais curta e menos trabalhada, o que significa dizer que o nível de desenvolvimento do país tem correspondência com o nível de treinamento de seus cirurgiões.
4. **Mensuração da assistência cirúrgica:** a mensuração da qualidade da assistência é fundamental na avaliação.

Protocolos coletam informações sobre a função e os padrões de segurança cirúrgica para médicos, administradores de hospitais e funcionários da saúde pública; definindo um conjunto mínimo de indicadores cirúrgicos, para as vigilâncias nacional e internacional da assistência cirúrgica; identificando um conjunto simples de padrões de segurança cirúrgica que seja aplicável em todos os países e cenários e que esteja compilado em uma lista de verificação para uso nas salas de operações; avaliando e difundindo a Lista de Verificação (*Check list*) e as medidas de vigilância em "locais-piloto" e em hospitais pelo mundo.

É esta mensuração que permite a melhoria da resposta. Esta é a essência da avaliação e treinamento em cirurgia.

Só Avalia quem Mede

Juntamente aos modos de avaliar a assistência, dez objetivos essenciais foram definidos a serem alcançados por todas as equipes durante a assistência cirúrgica (Quadro 14-1).

Esses objetivos foram resumidos em uma Lista de Verificação de uma única página para uso dos membros das equipes, a fim de assegurar que os padrões de segurança sejam cumpridos.

Objetivos Essenciais para a Segurança Cirúrgica

Objetivo 1: A Equipe Operará o Paciente Certo e o Local Cirúrgico Certo

Embora a cirurgia em local errado ou no paciente errado seja rara, um incidente isolado pode resultar em dano considerável ao paciente. A atenção que tais eventos invariavelmente atraem na mídia compromete a confiança do público nos sistemas de assistência à saúde e nos profissionais que proporcionam a assistência. Estimou-se que as operações em local errado e no paciente errado ocorrem em cerca de 1 em 50.000-100.000 procedimentos nos Estados Unidos, equivalente a 1.500-2.500 incidentes por ano.[17,18]

As operações em locais errados têm maior chance de ocorrer em procedimentos bilaterais. Falhas na comunicação entre os membros da equipe e problemas de liderança são os maiores fatores que contribuem para o erro, assim como erros de planejamento operatório. Fatores como a ausência de imagens radiográficas e etiquetagem no lado errado das imagens são fatores causais de falhas em procedimentos de coluna e ortopédicos. A cultura da organização, a dinâmica interpessoal e as estruturas hierárquicas acentuadas na sala de operações contribuem para erros, pela criação de um ambiente em que as pessoas que poderiam impedir um erro relutam em falar. Dessa forma, as inúmeras falhas do sistema contribuem para gerar este grande montante de eventos em "local errado".

As iniciativas de coibir os procedimentos cirúrgicos em local errado estabeleceram-se em meados da década de 1990, quando a Associação Ortopédica Canadense recomendou a marcação do local da incisão.

Diante da problemática, para alcançar o primeiro objetivo da lista de segurança, recomenda-se que antes da indução anestésica, um membro da equipe confirme se o paciente está corretamente identificado, geralmente de maneira verbal com o paciente ou membro da família e com um bracelete de identificação ou outro método apropriado de identificação física. A

Quadro 14-1 — Dez objetivos essenciais para a segurança cirúrgica*

Objetivo 1	A equipe operará o paciente certo e o sítio cirúrgico certo
Objetivo 2	A equipe usará métodos conhecidos para impedir danos na administração de anestésicos, enquanto protege o paciente da dor
Objetivo 3	A equipe reconhecerá e estará efetivamente preparada para perda de via aérea ou de função respiratória que ameace a vida
Objetivo 4	A equipe reconhecerá e estará efetivamente preparada para o risco de grandes perdas sanguíneas
Objetivo 5	A equipe evitará indução de reação adversa a drogas ou reação alérgica sabidamente de risco para o paciente
Objetivo 6	A equipe usará de maneira sistemática, métodos conhecidos para minimizar o risco de infecção do sítio cirúrgico
Objetivo 7	A equipe impedirá a retenção inadvertida de compressas ou instrumentos nas feridas cirúrgicas
Objetivo 8	A equipe obterá com segurança todos os fragmentos e peças cirúrgicos coletados e precisamente identificados
Objetivo 9	A equipe se comunicará efetivamente e trocará informações críticas para a condução segura da operação
Objetivo 10	Os hospitais e os sistemas de saúde pública estabelecerão vigilância de rotina sobre a capacidade, o volume e os resultados cirúrgicos obtidos

*Manual para Cirurgia Segura, OMS, 2008.

identidade deve ser confirmada não apenas pelo nome, mas também por um segundo identificador (p. ex., data de nascimento, endereço, registro no hospital).

Adicionalmente, um membro da equipe deve confirmar que o paciente deu o consentimento informado para o procedimento e deve confirmar o sítio e o procedimento corretos no paciente.

O cirurgião que realizará a operação deve demarcar o local da cirurgia em casos, envolvendo lateralidade ou múltiplas estruturas ou níveis (p. ex., dedo da mão ou pé, lesão cutânea ou vértebra). Tanto o profissional de anestesiologia como o enfermeiro devem checar o local, para confirmar que foi demarcado pelo cirurgião que realizará a operação, e confirmar a demarcação com a informação nos registros do paciente. A demarcação não pode apresentar ambiguidade, deve ser claramente visível e deve geralmente ser feita com marcador permanente para que não saia durante a preparação do sítio operatório. O tipo de marca pode ser determinado localmente. Uma cruz ou "X" devem ser evitados, entretanto, pois isto tem sido mal interpretado como se o local não fosse para ser operado.

Como verificação de segurança final, a equipe cirúrgica deve coletivamente verificar o paciente, local e procedimento corretos durante o "tempo de pausa" imediatamente antes da incisão cutânea. O cirurgião deve dizer em voz alta o nome do paciente, a operação a ser realizada, o local e a lateralidade da cirurgia. O enfermeiro e o anestesiologista devem confirmar se as informações estão corretas.

Objetivo 2: A Equipe Usará Métodos Conhecidos para Impedir Danos na Administração de Anestésicos, enquanto Protege o Paciente da Dor

Estimar a taxa de mortalidade decorrente da anestesiologia é algo problemático – a maioria dos relatos é voluntária, o denominador raramente é um dado confiável, a sedação não é rotineiramente obtida, a variabilidade de casos para a qual as figuras são aplicadas é geralmente desconhecida e não há concordância quanto à definição de mortalidade anestésica. Mesmo quando claramente definida, pode ser difícil separá-la de causas relacionadas com a cirurgia e com a condição subjacente do paciente. Contudo, há boas razões para acreditar que os riscos relacionados com a anestesiologia no mundo desenvolvido diminuíram significativamente durante as 2 décadas passadas em razão de melhorias no treinamento, equipamento e medicamentos e da introdução de padrões e protocolos. Padrões obrigatórios de monitorização, em particular, a oximetria de pulso e capnografia, são considerados importantes.

Infelizmente, como dito anteriormente, a mortalidade prevenível associada à anestesiologia, em países em desenvolvimento, foi estimada em 100-1.000 vezes maior que a taxa relatada em países desenvolvidos.

Dados inaceitavelmente altos são indicativos de uma deterioração da situação. Informações da Uganda, de 2006, ilustram as limitações que os anestesiologistas enfrentam, incluindo escassez de instalações, equipamentos e medicamentos básicos e poucos médicos anestesiologistas (13 para 27 milhões de pessoas, comparado a 12.000 para 64 milhões no Reino Unido); consequentemente, a maioria das anestesias não é realizada por médicos.[19] Esta situação é parecida à de outras partes da África. Apesar de este cenário variar amplamente no mundo, os serviços de anestesiologia em muitos países são extremamente pobres, particularmente em áreas rurais. Na maior parte, as deficiências ficam sem registro, pois há poucas revisões sistemáticas das condições e das práticas anestésicas.

A mortalidade perioperatória deve-se, geralmente, à combinação de fatores relacionados com os pacientes (e suas condições médicas subjacentes), ato operatório, anestesiologia e gerenciamento. A fim de melhorar a segurança dos pacientes submetidos à intervenção cirúrgica, os serviços de anestesiologia devem-se tornar mais seguros, especialmente em países em desenvolvimento. Para isto será requerido investimento na forma de melhorias no treinamento dos anestesiologistas, instalações mais seguras, equipamentos em funcionamento, suprimento adequado de drogas e oximetria de pulso obrigatória. Os padrões internacionais desempenham um importante papel como guias do desenvolvimento dos serviços de anestesiologia e devem ser adotados pelos ministérios de saúde e sociedades profissionais locais.

Embora amplamente recomendada por especialistas, como marcador precoce de hipoxemia, não há evidências que a oximetria de pulso afete o resultado da intervenção anestésica.

Neste contexto, para alcançar o objetivo 2 da segurança cirúrgica, é altamente recomendado a presença contínua de um anestesista qualificado e vigilante. Oxigênio suplementar deve ser fornecido a todos os pacientes submetidos à anestesia geral. A oxigenação tecidual e perfusão devem ser continuamente monitorizadas, usando-se um oxímetro de pulso com alarme variável, alto o suficiente para ser ouvido por toda sala de operação.

A adequação das vias aéreas e ventilação devem ser monitorizadas continuamente pela observação e auscultação. Sempre que a ventilação mecânica seja empregada, um alarme de desconexão deve ser usado.

A circulação deve ser monitorizada continuamente pela auscultação ou palpação dos batimentos cardíacos ou pela apresentação da frequência cardíaca em um monitor cardíaco ou oxímetro de pulso.

A pressão arterial sanguínea deve ser determinada pelo menos a cada 5 minutos, com mais frequência, se indicado pelas circunstâncias clínicas.

Um método de mensuração da temperatura corporal deve estar disponível e usado em intervalos regulares quando clinicamente indicado (p. ex., anestesiologia prolongada ou complexa, crianças entre outros).

A profundidade da anestesia (nível de consciência) deve ser avaliada regularmente por observação clínica.

Objetivo 3: A Equipe Reconhecerá e Estará Efetivamente Preparada para Perda de Via Aérea ou de Função Respiratória que Ameacem a Vida

Sem dúvida, manter pérvia e segura a via aérea do paciente submetido à anestesia geral é o evento isolado mais crítico durante a indução anestésica. O paciente anestesiado fica vulnerável à hipóxia e à broncoaspiração, completamente dependente de um procedimento sem falhas para a manutenção das vias aéreas e da ventilação. Ventilação inadequada, intubação esofágica, intubação traqueal difícil e aspiração foram os mecanismos mais comuns de resultados adversos relacionados com a respiração. A falta de habilidade para manter a oxigenação em um paciente é uma das situações mais temidas em anestesiologia. O manejo inadequado de uma via aérea bloqueada, incluindo a identificação inadequada de seu risco, continua a contribuir para a prevenção da mortalidade associada à anestesiologia em todo o mundo.

Define-se fracasso na obtenção de via aérea a ocorrência de três tentativas malsucedidas de intubação orotraqueal por um praticante hábil ou pela falha na manutenção de uma saturação aceitável de oxigênio em um paciente que de outra maneira seria normal.

O reconhecimento pré-operatório de uma via aérea difícil permite preparação e planejamento apropriados. Falhas na avaliação das vias aéreas e na previsão de problemas são amplamente aceitas como os fatores mais importantes nos fracassos relacionados com a ventilação e com a oxigenação. Portanto, as vias aéreas de todos os pacientes devem ser minuciosamente avaliadas antes da anestesiologia, e os resultados da avaliação devidamente registrados.

Para garantir vias aéreas e ventilação em um paciente anestesiado, é altamente recomendado que todos os pacientes passem por uma avaliação objetiva de suas vias aéreas antes da intubação anestésica, mesmo quando a intubação não seja prevista, a fim de identificar potenciais dificuldades no manejo da via aérea.

O anestesiologista deve ter uma estratégia planejada para manejar as vias aéreas e estar preparado para executá-la, mesmo se a perda da via aérea não for previsível.

Quando o anestesiologista suspeitar de uma via aérea difícil, métodos alternativos de anestesia devem ser considerados, incluindo anestesia regional ou intubação com o paciente consciente sob anestesia local.

Todos os anestesiologistas devem manter suas técnicas de manejo de via aérea e estar familiarizados e competentes nas múltiplas estratégias para lidar com vias aéreas difíceis.

Após a intubação, o anestesiologista deve sempre confirmar o posicionamento endotraqueal pela ausculta dos sons da respiração, assim como daqueles da ventilação gástrica, e pela monitorização da oxigenação do paciente com um oxímetro de pulso.

Pacientes submetidos à cirurgia eletiva devem estar em jejum antes da anestesiologia. Aqueles sob risco de aspiração devem ser pré-tratados para reduzir a secreção gástrica e para aumentar o pH.

É recomendado ainda que o anestesiologista confirme o posicionamento endotraqueal após a intubação pelo uso do capnógrafo. Os resultados da avaliação da via aérea e a descrição da facilidade ou dificuldade da intubação, caso seja realizada, devem ser documentados no registro de anestesiologia.

Objetivo 4: A Equipe Reconhecerá e Estará Efetivamente Preparada para o Risco de Grandes Perdas Sanguíneas

A perda de sangue, principalmente quando vinculada à instabilidade hemodinâmica, está associada a piores resultados cirúrgicos. O controle da hemorragia e a atenuação de seus efeitos clínicos por meio da ressuscitação apropriada com fluidos são componentes importantes do cuidado transoperatório.

O conceito clínico sobre a ressuscitação volêmica em um cenário de hipovolemia hemorrágica foi inicialmente fundamentado em observações de campo de soldados feridos em combate. Hoje, está estabelecida a importância da reposição de volume em um paciente com perda sanguínea, seja com soluções cristaloides, seja com sangue.

A hipovolemia é importante causa de mortalidade, principalmente em pacientes vítimas de trauma. Nestes casos, o curso de Suporte Avançado de Vida no Trauma torna mandatória a inserção de dois cateteres endovenosos de grande calibre, logo que possível, ainda no atendimento pré-hospitalar (Quadro 14-2).

Sempre que necessário, pacientes que se apresentem para a cirurgia em um estado de depleção volumétrica devem ser tratados no pré-operatório. O acesso endovenoso deve ser obtido imediatamente, e a ressuscitação volêmica, iniciada de uma maneira eficiente para minimizar atrasos na realização da cirurgia.

Alguns procedimentos, como a cesariana ou a cirurgia vascular de grande porte, envolvem perda sanguínea maciça. O primeiro passo na atenuação de perda sanguínea durante o ato operatório é a prevenção. Clinicamente, os déficits de coagulação devem ser corrigidos antes da cirurgia, sempre que possível.

Acesso endovenoso apropriado, através de cateteres periféricos ou cateteres venosos centrais, deve ser obtido. Se a perda sanguínea esperada for maior que 500 mL para um adulto ou 7 mL/kg em crianças, o padrão de práticas observado recomenda a inserção de dois cateteres periféricos ou cateter venoso central para permitir reposição adequada.

Frequentemente, se o procedimento for realizado em emergência, a recuperação pré-operatória completa não é prática e nem desejável; a ressuscitação volêmica deve ser associada à

Quadro 14-2 — Classificação do choque hipovolêmico*

	Classe 1	Classe 2	Classe 3	Classe 4
Perda sanguínea (mL)	Até 750	750-1.500	1.500-2.000	> 2.000
Perda sanguínea (%)	Até 15%	15-30%	30-40%	> 40%
Frequência cardíaca	< 100	> 100	> 120	> 140
Pressão arterial	Normal	Normal	Diminuída	Diminuída
Preenchimento capilar	Normal	Diminuído	Diminuído	Diminuído
Frequência respiratória	14-20	20-30	30-40	> 35
Débito urinário (mL/hora)	30 ou mais	20-30	5-15	Praticamente ausente
Estado mental	Ligeiramente ansioso	Moderadamente ansioso	Ansioso confuso	Confuso letárgico
Fluidoterapia	Cristaloide	Cristaloide	Cristaloide Coloide	Cristaloide Coloide

*ATLS, Chicago, American College of Surgeons, 1997.

cirurgia para interromper a hemorragia. A reposição com volume inclui a infusão de soluções cristaloides e a transfusão de hemoderivados ou de outros expansores de volume. Há bastante evidência sobre a efetividade das transfusões de plasma fresco congelado para cada uma ou duas unidades de concentrado de hemácias no combate à coagulopatia. Quando apropriados e disponíveis, os mecanismos para coletar e retransfundir sangue eliminado podem ser usados. Em algumas situações, é prudente o uso de compressas intra-abdominais para controlar temporariamente o sangramento, e isto pode permitir a correção de coagulopatia, hiponatremias e acidose.

A hipovolemia representa uma situação em que a comunicação clara e irrestrita é essencial para otimizar a assistência ao paciente. A coordenação da assistência durante a reposição e a operação combinada a um plano anestésico, com base no estado fisiológico do paciente, pode fazer uma profunda diferença na abordagem transoperatória.

Objetivo 5: A Equipe Evitará a Indução de Reação Adversa a Drogas ou Reação Alérgica Sabidamente de Risco ao Paciente

Um erro de medicação pode ser definido como erro na prescrição, distribuição ou administração de uma droga. No projeto *Closed Claims* da Sociedade Americana de Anestesiologistas, notou-se que os erros na administração de drogas resultam em sérios problemas, incluindo morte em 24% e morbidade importante em 34% dos casos revisados.

Em anestesiologia, a substituição inadvertida de uma seringa com uma droga por outra, troca de seringas e ampolas, além de doses excessivas de drogas (via seringa ou vaporizador) são causas comuns de incidentes. A maioria dos erros de medicação envolve a administração endovenosa em *bolus*, a infusão ou a administração de gases ou vapores, mas qualquer via de administração pode estar envolvida. A maioria se encaixa dentro das seguintes categorias:

- Omissão: não se administrou a droga desejada.
- Repetição: administrou-se uma dose extra, involuntariamente, da droga desejada.
- Substituição: administrou-se a droga errada.
- Dose ou taxa de infusão incorreta.
- Via incorreta: administrou-se a droga pela via errada.
- Paciente incorreto: administrou-se a droga no paciente errado.

A melhoria na monitorização de incidentes aumenta substancialmente o número de erros identificados, mas muitos erros de medicação nunca são reconhecidos ou relatados, e a maioria dos estudos provavelmente subestima a extensão do problema.

As reações adversas a drogas incluem as alérgicas, os efeitos colaterais (p. ex., resposta asmática severa a drogas anti-inflamatórias não esteroides em pacientes suscetíveis), os efeitos originados de super ou subdosagem e os danos atribuíveis à omissão de drogas importantes ou o uso inoportuno de antimicrobianos para prevenir infecções. As causas comuns de anafilaxia incluem drogas bloqueadoras neuromusculares, látex, antibióticos, coloides, hipnóticos e opioides. Reações cruzadas a drogas podem também ocorrer.

As reações anafiláticas apresentam-se sob vários sinais, incluindo colapso cardiovascular, broncospasmo, angioedema e exantema. A maioria das reações é imediatamente evidente logo após a introdução endovenosa da droga causadora. O manejo dessa emergência inclui medidas de suporte para abordar o colapso cardiovascular, a oclusão da via aérea e o broncospasmo. Em todos os protocolos publicados, o oxigênio, a ventilação, os fluidos endovenosos e os anti-histamínicos são recomendados. Após a eliminação do alérgeno suspeito, o tratamento deve incluir adrenalina para reverter a vasodilatação e a hipotensão.

Neste contexto, para alcançar o objetivo 5 da segurança cirúrgica, é altamente recomendado aos anestesistas que compreendam a fundo a farmacologia da medicação que prescrevem e administram, incluindo a toxicidade.

Todo paciente para o qual qualquer droga seja administrada deve primeiro ser identificado, de maneira clara e explícita, pela pessoa que administra a droga.

Uma história completa sobre uso de drogas, incluindo informação sobre alergias e outras reações de hipersensibilidade, deve ser obtida antes da administração de qualquer medicamento.

Os medicamentos devem ser identificados apropriadamente, confirmados e novamente verificados antes da administração, particularmente se estiverem acondicionados dentro de seringas.

Antes que qualquer droga seja administrada, por parte de outro profissional de saúde, a comunicação explícita deve ocorrer para assegurar que ambos compartilham dos conhecimentos sobre as indicações, potenciais contraindicações e qualquer outra informação relevante.

Objetivo 6: A Equipe Usará de Maneira Sistemática, Métodos Conhecidos para Minimizar o Risco de Infecção do Sítio Cirúrgico

As características e comorbidades do paciente desempenham um importante papel na determinação da probabilidade de infecção depois de uma cirurgia. Demonstrou-se que infecções coincidentes em locais remotos, colonização (em particular, colonização das narinas por *S. aureus*), diabetes, tabagismo, uso de corticoides sistêmicos, obesidade, extremos de idade, estado nutricional debilitado, transfusão sanguínea pré-operatória e internação pré-operatória prolongada têm aumentado o risco de infecção do sítio cirúrgico. A permanência pós-operatória prolongada no hospital também tem sido associada a aumento do risco de ISC. As características da operação também afetam a probabilidade de infecção do sítio cirúrgico.

O banho antisséptico, aparar os pelos, visando à remoção (em vez de raspar), o preparo da pele e o ato de friccionar as mãos e antebraços, visando à antissepsia cirúrgica, são etapas que podem reduzir as taxas de infecção. Pelos não devem ser removidos a não ser que interfiram na cirurgia. Se for removido, o paciente deve ser tricotomizado menos de duas horas antes da cirurgia.

A utilização correta de antissépticos, as técnicas de escovação e a duração da escovação resultam em diminuição das contagens de colônias de bactérias. As mãos e antebraços devem ser friccionados por 2-5 minutos. Se as mãos estiverem visivelmente limpas, um agente antisséptico para as mãos à base de álcool pode ser usado para antissepsia. A equipe cirúrgica deve cobrir os cabelos, usar capotes e luvas estéreis durante a cirurgia.

Fatores, como o ambiente da sala de operações, esterilização de instrumentais, campos estéreis, profilaxia antibiótica, podem reduzir significativamente as taxas de infecção. Entretanto, os dois princípios mais importantes da prevenção estão relacionados com a duração da operação e com a técnica cirúrgica asséptica.

Todo serviço deve ter uma rotina no processo de esterilização que inclua métodos de verificação de esterilidade de todos os instrumentais, aparelhos e materiais. Indicadores devem ser usados para determinar a esterilidade e devem ser checados antes de o equipamento ser introduzido dentro do campo operatório. Antes da indução anestésica, o profissional da equipe de enfermagem, responsável pela preparação das bandejas cirúrgicas, deve confirmar a esterilidade dos instrumentais pela avaliação dos indicadores de esterilidade e deve comunicar quaisquer problemas ao cirurgião e ao anesthesiologista.

Antes dos anos 1960, a maioria dos antimicrobianos "profiláticos" era administrada após o final de um procedimento cirúrgico e, portanto, eram ineficazes. Estudos subsequentes demonstraram uma redução significativa nas infecções do sítio cirúrgico quando os antimicrobianos eram usados no pré-operatório. Demonstrou-se ainda que a administração endovenosa imediatamente antes (em média, 20 minutos) da indução anestésica alcançava melhores níveis séricos e teciduais tanto no começo, quanto no final da operação.

Deve-se considerar a repetição dos antimicrobianos profiláticos, se o procedimento cirúrgico durar mais de 4 horas ou se houver evidência de sangramento transoperatório excessivo. Vale ressaltar que antimicrobianos usados para profilaxia devem ser interrompidos dentro de até 24 horas após o procedimento.

Objetivo 7: A Equipe Impedirá a Retenção Inadvertida de Compressas ou Instrumentos nas Feridas Cirúrgicas

Deixar uma compressa, agulha ou instrumental inadvertidamente em um paciente ao final de uma operação é um erro cirúrgico raro, porém sério e persistente. A retenção desses materiais tende a resultar em sérias sequelas, incluindo infecção, reoperação para remoção, perfuração intestinal, fístula ou obstrução e até mesmo óbito. Vários fatores contribuem para este erro, mas as evidências apontam para três fatores de risco claros: cirurgia de emergência, alto índice de massa corpórea e uma mudança não planejada no ato operatório. Outros fatores de risco que podem contribuir são perdas de grandes volumes de sangue e o envolvimento de várias equipes cirúrgicas, apesar destes fatores não terem alcançado significância estatística. Compressas e instrumentais podem ser retidos durante qualquer procedimento cirúrgico em qualquer cavidade do corpo, independente da magnitude ou complexidade.

Um processo de equipe para contagem manual de todos os instrumentais e compressas no começo e na conclusão da cirurgia é uma prática padronizada em várias organizações de enfermagem. Medidas, como a incorporação de material radiopaco às compressas, possibilitam achar as que ficaram retidas por radiografias transoperatórias, caso haja um erro de contagem. As normas têm vários elementos em comum, incluindo a padronização do procedimento de contagem, o rastreamento e a contagem sistemáticos de itens no campo estéril e na ferida.

A contagem deve ser realizada por duas pessoas, como o circulante e o instrumentador, ou por aparelho automático, quando disponível. Em locais onde não haja um segundo enfermeiro ou técnico em cirurgia, a contagem deve ser realizada pelo cirurgião e pelo circulante. Se uma contagem for interrompida, deve ser reiniciada do princípio. Idealmente, as mesmas duas pessoas devem realizar todas as contagens.

O cirurgião deve realizar uma exploração metódica da ferida antes do fechamento de qualquer cavidade anatômica ou leito cirúrgico.

Os métodos de contagem manual não são infalíveis, já que estão sujeitos ao erro humano. Técnicas mais novas, que incluem contagem e rastreamento automáticos das compressas, parecem aumentar a exatidão da contagem e a detecção de compressas retidas inadvertidamente. Métodos novos têm surgido, como o uso de compressas com código de barra e compressas com etiquetas de identificação por radiofrequência. Embora aumentos da sensibilidade da detecção aumentam bastante o custo.

Objetivo 8: A Equipe Manterá Seguros e Identificará Todos os Espécimes Cirúrgicos

Embora existam informações consideráveis sobre erros de processamento e diagnóstico associados a espécimes cirúrgicos, há escassas evidências sobre a incidência e natureza de erros que se devem à etiquetagem inadequada ou errada, informação perdida ou inadequada e espécimes "perdidos", sendo que todos podem potencialmente dificultar a assistência e a segurança do paciente. Tais incidentes são acompanhados por atrasos no diagnóstico e no tratamento, repetição dos procedimentos e cirurgia na parte errada do corpo. Tais incidentes ocorrem em todas as especialidades e em todos os tipos de tecido.

A identificação do paciente nos espécimes e o formulário de requisição são críticos em qualquer tentativa de impedir erros laboratoriais. Erros de identificação de espécimes de peças cirúrgicas podem ter consequências mais severas.

Vários passos simples podem ser dados para minimizar o risco de erros. Primeiro, o paciente em que cada espécime cirúrgico é retirado deve ser identificado por pelo menos dois indicadores (p. ex., nome e registro). Segundo, o profissional da equipe de enfermagem deve revisar os detalhes da amostra com o cirurgião pela leitura em voz alta do nome do paciente e o nome do espécime, incluindo o local de origem e qualquer marcação de orientação. Quando solicitado por um serviço, o cirurgião deve completar um formulário de requisição etiquetado com os mesmos identificadores do frasco do espécime. O formulário de requisição deve ser comparado ao espécime pelo enfermeiro e pelo cirurgião antes de ser mandado para o departamento de patologia e deve incluir o diagnóstico clínico do qual se suspeita e o local (e lado ou nível, quando aplicável) de onde a amostra foi retirada.

Objetivo 9: A Equipe se Comunicará Efetivamente e Trocará Informações Críticas para a Condução Segura da Operação

As falhas humanas mais do que as falhas técnicas são a maior ameaça aos sistemas complexos. Sistemas complexos, como a aviação e a indústria nuclear, passam a aceitar a inevitabilidade do erro humano. Tais sistemas incorporam mecanismos para reduzir e abortar erros, na forma de inovações tecnológicas, como simulações, iniciativas para treinamento da equipe e lembretes simples, como as listas de verificações.

De maneira similar, os procedimentos cirúrgicos são complexos – e talvez até mais – decorrente do número de pessoas envolvidas, a gravidade da condição do paciente, a quantidade de informação requerida, a urgência com a qual deve ser processada e as demandas técnicas sobre os profissionais de saúde. Outros fatores no sistema, como uma carga de trabalho pesada, estresse, fadiga, estruturas hierárquicas e fatores de organização, frequentemente contribuem para um ambiente propenso ao erro. Como em outros sistemas complexos, a comunicação entre os membros da equipe é essencial para o funcionamento seguro da equipe. Omissão, má interpretação e conflitos que surgem da comunicação deficiente podem resultar em efeitos adversos para o paciente. Ainda, ao contrário de outros sistemas complexos, as pessoas envolvidas na prática cirúrgica atual não consideram o erro humano inevitável e têm tentado apenas de maneira intermitente estabelecer elementos de segurança sistemáticos dentro da assistência.

As falhas na comunicação entre os membros da equipe são causas comuns de erros médicos e eventos adversos. As próprias equipes cirúrgicas parecem reconhecer que as falhas na comunicação podem ser uma barreira fundamental para as assistências segura e efetiva.

Um elemento central na segurança cirúrgica e no ato de evitar contratempos desnecessários parece ser o fortalecimento dos membros da equipe para despertar e respeitar interesses relacionados com a segurança do paciente ou da cirurgia. Discussões interdisciplinares para assegurar o planejamento e preparação de cada caso cirúrgico são pontos de partida essenciais para a comunicação efetiva da equipe. A criação de um ambiente que permita e promova tais discussões depende, entretanto, de uma cultura construtiva da equipe.

Uma cultura de trabalho de equipe e de comunicação pode levar a melhores resultados dos pacientes. Uma hierarquia excessiva existe na maioria das salas operatórias e afeta a extensão pela qual as equipes funcionam efetivamente. Afiliação profissional, percepção dos papéis, diferenças entre os sexos e antiguidade podem promover o isolamento e a segregação, limitando a interação e o questionamento interdisciplinar. Avaliações de outras organizações altamente confiáveis, como a aviação, revelam que estratégias, como o uso das listas de verificações, protocolos de operação padronizados e intervenções na comunicação, como as sessões informativas e os informes sobre uma operação da equipe, auxiliam na finalização da tarefa e promovem uma cultura de comunicação aberta. Tais intervenções padronizam os processos e atuam como lembretes, de maneira que os membros da equipe não precisem depender apenas da memória.

Em sistemas complexos, em que muitas pessoas e técnicas avançadas estão envolvidas, são necessários procedimentos adequados para abordar e impedir eventos adversos. Sem tais sistemas, os problemas são quase inevitáveis. A assistência à saúde consiste em uma enorme diversidade de tarefas e objetivos, enquanto a aviação, a geração de energia nuclear e as vias férreas são relativamente homogêneas. Além disso, a vulnerabilidade dos pacientes aumenta sua predisposição para danos sérios decorrente de atos inseguros.

Além da comunicação eficiente da equipe, informações registradas pelo cirurgião devem incluir a descrição do procedimento minuciosa e as intercorrências do tempo operatório. A informação do anestesista deve incluir, no mínimo, parâmetros dos sinais vitais transoperatórios. O registro de operação completo deve, portanto, incluir os nomes de todos os membros da equipe envolvidos.

Objetivo 10: Os Hospitais e os Sistemas de Saúde Pública Estabelecerão Vigilância de Rotina sobre a Capacidade, o Volume e os Resultados Cirúrgicos

A avaliação sobre o sucesso, as falhas e o progresso na prestação de assistência e sobre a segurança cirúrgica depende da informação. Os médicos, hospitais e sistemas de saúde pública requerem informações sobre a capacidade, o volume e os resultados cirúrgicos, até o limite viável. Já foi demonstrado que os êxitos em outros campos da saúde pública, como a segurança do parto, redução de transmissão de HIV e a erradicação da poliomielite, dependem da vigilância. A melhora da segurança e do acesso à cirurgia não é diferente.

A ausência de dados sobre cirurgia pelas medidas de avaliação da OMS provavelmente contribuiu para falhas no reconhecimento do enorme volume de operações que são realizadas pelo mundo e sua contribuição para incapacidades preveníveis e óbitos. Portanto, estas orientações listam um conjunto essencial de "estatísticas demográficas" para vigilância cirúrgica em nível de sistemas e de medidas simples ao nível do paciente para uso pelos hospitais e médicos.

O modelo atual para mensurar o fornecimento da assistência à saúde é a estrutura de Donabedian. Apresentada em 1966, esta estrutura está com base em três tipos de medidas: indicadores de estrutura, processo e resultado (Fig. 14-1).

A vigilância cirúrgica depende da coleta de dados e informações nacionais acerca do número de salas de operação, número de procedimentos cirúrgicos realizados em uma sala de operação, número de cirurgiões e número de anestesiologistas capacitados.

Para vigilância cirúrgica, devem ser coletados, sistematicamente, pelos serviços e pelos médicos, dados sobre taxa de mortalidade no dia da cirurgia, taxa de mortalidade pós-operatória em pacientes internados, taxa de infecção de sítio cirúrgico e Classificação Cirúrgica de Apgar.

A vigilância das infecções do sítio cirúrgico é um componente importante dentro de um programa de controle de infecção hospitalar e tem sido mais amplamente usada para melhorar a taxa de infecção depois de uma intervenção cirúrgica.

Uma medida simples dos resultados de pacientes cirúrgicos que pode dar aos médicos uma resposta imediata sobre a condição do paciente após a intervenção cirúrgica é a "Classificação Cirúrgica de Apgar", um sistema de 10 pontos com base em estimativas da perda sanguínea transoperatória, a frequência cardíaca mais baixa e a pressão arterial média mais baixa. O resultado varia de 0 (indicando perda sanguínea maciça, hipotensão e frequência cardíaca elevada ou assistolia) até 10 (indicando perda sanguínea mínima, pressão sanguínea normal e frequência cardíaca fisiologicamente baixa à normal).

Um pré-requisito para obter uma pontuação precisa é a monitorização e o registro razoavelmente exato de dados fisiológicos transoperatórios – um padrão básico aceito da assistência anestésica e do arquivamento.

▶ Lista de Verificação – CheckList

A Lista de verificação, intitulada "Lista de Verificação de Segurança Cirúrgica da OMS", *Surgical Safety Checklist*, não é um instrumento regulatório ou um componente da política públi-

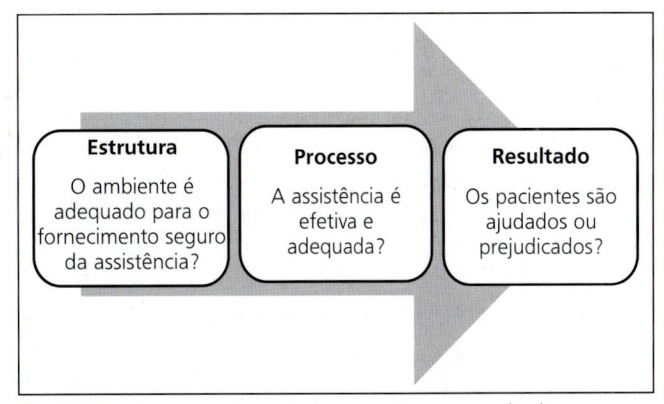

Fig. 14-1. Interação entre estrutura, processo e resultado na assistência à saúde (meramente ilustrativa).

ca oficial; tem a intenção de ser uma ferramenta prática e fácil de usar por médicos interessados na melhoria da segurança de suas operações e na redução de mortes e complicações cirúrgicas desnecessárias (Fig. 14-2).

O desenvolvimento da Lista de Verificação foi guiado por três princípios. O primeiro foi **simplicidade**. Uma lista exaustiva de padrões e orientações poderia criar um fardo que melhoraria a segurança do paciente, mas tal complexidade seria difícil de usar e expressar e provavelmente enfrentaria resistência significativa. O apelo da simplicidade nesse cenário não pode ser exagerado. Medidas são mais fáceis de instituir e podem ter profundos efeitos em vários cenários.

O segundo princípio foi **ampla aplicabilidade**. O enfoque em um meio social possuidor de recursos específicos pode mudar os tipos de questões consideradas para discussão (p. ex., padrões com o mínimo de equipamentos em cenários pobres em recursos). Entretanto, o objetivo é alcançar todos os ambientes e cenários, desde os mais ricos, em recursos, aos mais pobres. Além disso, falhas regulares ocorrem em todo cenário e ambiente e são passíveis de soluções comuns.

O terceiro foi **possibilidade de mensuração**. A mensuração do impacto é um componente imprescindível. Medidas significativas devem ser identificadas mesmo que estejam relacionadas apenas com processos substitutos. Devem ser também razoáveis e quantificáveis pelos praticantes em todos os contextos (Fig. 14-3).

Se os princípios de simplicidade, ampla aplicabilidade e possibilidade de mensuração forem seguidos, será possível uma implementação da Lista bem-sucedida.

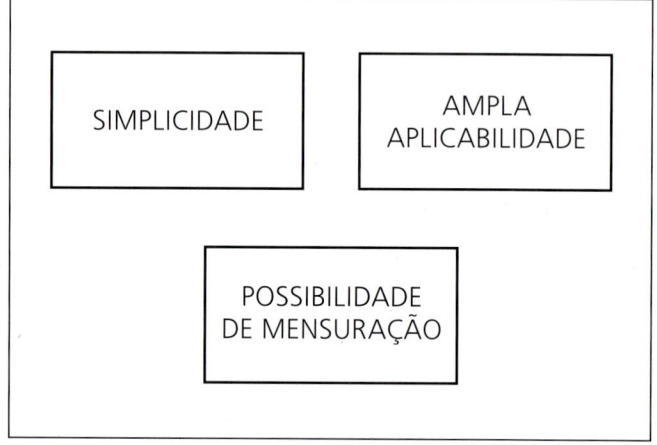

Fig. 14-3. Princípios da Lista de Verificação de Segurança Cirúrgica (meramente ilustrativa).

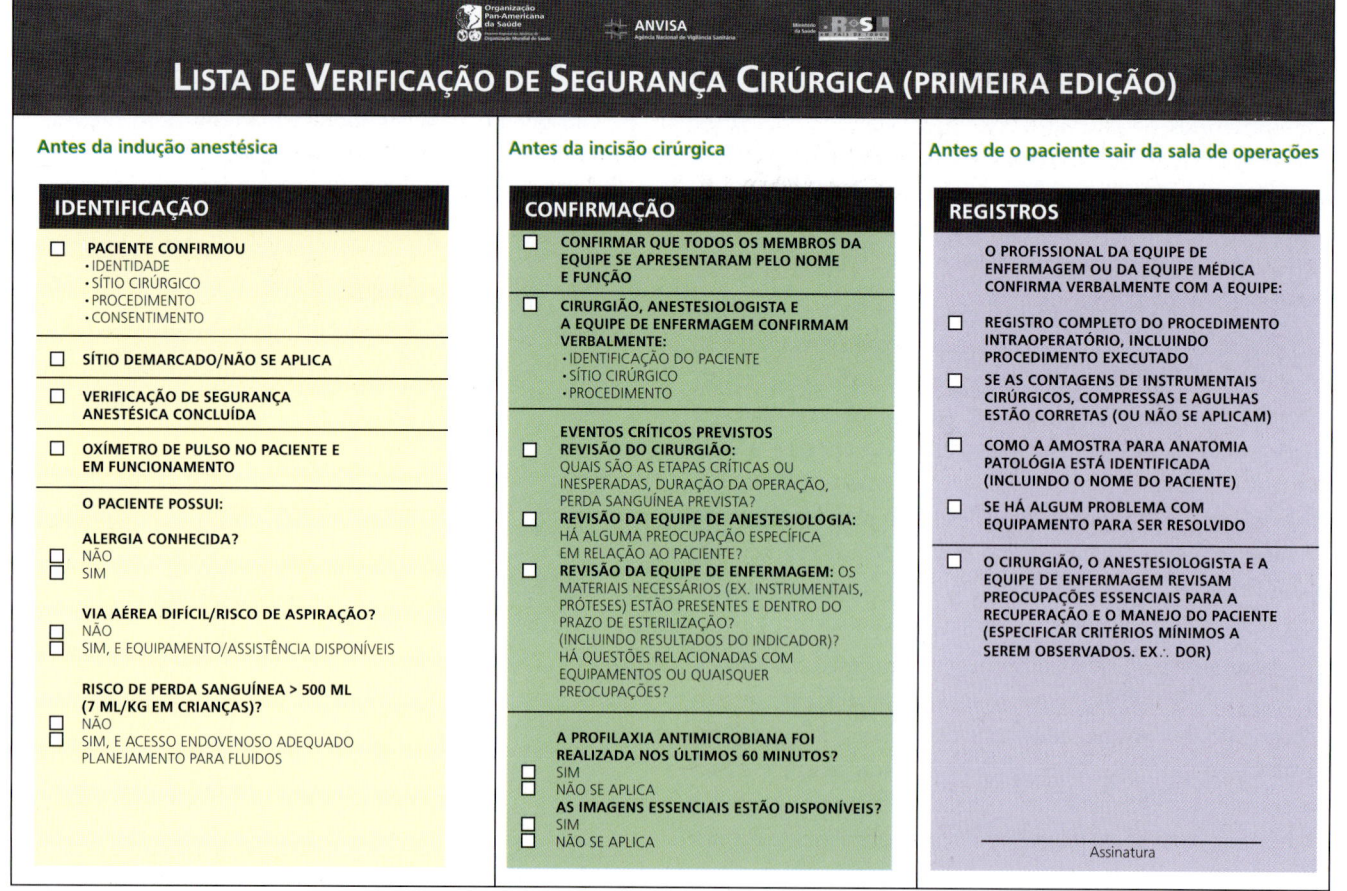

Fig. 14-2. Lista de Verificação de Segurança Cirúrgica da OMS (Primeira Edição). Adaptada do Manual para Cirurgia Segura, OMS, 2008.

A Lista ajudará a assegurar que as equipes sigam de maneira consistente as etapas críticas de segurança e, assim, minimizem os riscos evitáveis mais comuns que colocam em risco as vidas e o bem-estar dos pacientes cirúrgicos.

São feitas verificações em três tempos, antes da indução anestésica *(SIGN IN)*, antes da incisão *(TIME OUT),* antes do paciente sair da S.O. – Sala de Operação *(SIGN OUT).*

Antes da anestesia, o paciente confirma sua idade, o lado que será operado, a operação a que vai ser submetido, o consentimento esclarecido. O sítio cirúrgico será assinalado, se necessário. O anestesiologista confirma se o *checklist* foi realizado e confirma o funcionamento da oximetria de pulso. Questiona-se o paciente sobre alergias. Verifica-se existência de dificuldade respiratória, risco de aspiração e risco de sangramento. Se houver risco de sangramento maior que 500 mL no adulto ou maior que 7 mL/kg na criança, garantir acesso venoso adequado e realizar planejamento da reposição de líquidos.

Antes da incisão, todos os membros da equipe se apresentam em voz alta, nome e função. Posteriormente, cirurgião, anestesiologista e enfermeiro confirmam verbalmente o paciente, o lado e o procedimento.

Neste mesmo tempo, eventos críticos serão antecipados. O cirurgião planejará os tempos críticos e possíveis eventos inesperados, a duração da operação e a possibilidade de sangramento. O anestesista planejará as preocupações especiais do caso. A enfermagem verificará se a indicação da esterilização está correta, e se equipamentos necessários estão presentes. O antibiótico profilático deverá ser administrado nos 60 minutos pré-operatórios. Se forem necessárias imagens radiológicas do paciente, estas deverão estar na sala operatória.

Antes de o paciente deixar a S.O, devem-se confirmar o registro do procedimento e a contagem de instrumentos, compressas, gazes e agulhas. O paciente e peças cirúrgicas deverão estar identificados. Verificar se há problemas com os equipamentos utilizados a ser registrado. O cirurgião, anestesiologista ou enfermagem fazem recomendações para a recuperação e tratamento do paciente.

Estudo-piloto, realizado em 2009, publicado no *New England Journal of Medicine,* de 7.688 pacientes antes e depois da utilização do *checklist* (em Boston, Seattle, Toronto, Londres, Nova Delhi, Aukland, Aman, Manilha, Tanzânia), confirmou a redução em 36% de grandes complicações e em 47% de mortalidade, com significância estatística.[20]

A diminuição dos indicadores estudados teve grande repercussão em todos os meios de comunicação. No ano seguinte (2010), a OMS estimou uma diminuição de 500 mil óbitos no mundo já decorrentes da aplicação do *checklist,* esperando para os próximos dias a divulgação dos resultados obtidos em 2011.

A aplicação de uma simples lista de verificação demonstrou redução significativa da incidência de grandes complicações. Evidenciou-se ainda a importância da mensuração **antes** e **depois** da aplicação do procedimento na metodologia correta da avaliação de sua segurança.

CONCLUSÃO

O planejamento e a sistematização são capazes de reduzir significativamente a mortalidade e as complicações dos procedimentos cirúrgicos em qualquer nível de complexidade.

REFERÊNCIAS BIBLIOGRÁFICAS

1. World Health Organization, Guidelines for WHO guidelines. *Global programme on evidence for health policy.* Geneva, 2003.
2. Weiser T et al. An estimation of the global volume of surgery. *Lancet* 2008; 372:139-44.
3. Gawande AA et al. The incidence and nature of surgical adverse events in Colorado and Utah in 1992. *Surgery* 1999;126:66-75.
4. Kable AK, Gibberd RW, Spigelman AD. Adverse events in surgical patients in Australia. *Int J Quality Health Care* 2002;14:269-76.
5. Bickler SW, Sanno-Duanda B. Epidemiology of pediatric surgical admissions to a government referral hospital in the Gambia. *Bulletin of the World Health Organization* 2000;78:1330-36.
6. Yii MK, Ng KJ. Risk-adjusted surgical audit with the POSSUM scoring system in a developing country. *Br J Surg* 2002;26:509-13.
7. Ouro-Bang'na Maman AF et al. Deaths associated with anaesthesia in Togo, West Africa. *Tropical Doctor* 2005;35:220-22.
8. Leape LL. Error in medicine. *J Am Med Assoc* 1994;272:1851-57.
9. McKenzie AG. Mortality associates with anaesthesia at Zimbabwean teaching hospitals. *South African Medical Journal* 1996;86:338-42.
10. Heywood AJ, Wilson IH, Sinclair JR. Perioperative mortality in Zambia. *Ann Royal College Surg Engl* 1989;71:354-58.
11. Kwaan MR et al. Incidence, patterns, and prevention of wrong-site surgery. *Arch Surg* 2006;141:353-58.
12. Brennan TA et al. Incidence of adverse events and negligence in hospitalized patients. Results of the Havard Medical Practice Study I. *New Engl J Med* 1991;324:370-76.
13. United Kingdom Department of Health. *An organization with a memory.* London, 2000.
14. World Health Organization. *Global burden of disease estimates.* Geneva, 2002. Disponível em: <http://www.who.int/healthinfo/bodgbd2002/en/index.html>
15. Debas H et al. Sergery. In: *Disease control priorities in developing countries.* 2nd ed. Washington DC: International Bank for Reconstruction and Development and the World Bank Disease Control Priorities Project, 2006.
16. World Health Organization. *WORLD alliance for patient safety: forward programme 2006-2007.* Geneva, 2006.
17. Kwaan MR et al. Incidence, patterns, and prevention of wrong-site surgery. *Arch Surg* 2006;141:353-58.
18. Seiden SC, Barach P. Wrong-side/wrong-side, wrong-procedure, and wrong-patiente adverse events. Are they preventable? *Arch Surg* 2006;142:931-39.
19. Hodges SC et al. Anaesthesia services in developing countries: defining the problems. *Anaesthesia* 2007;62:4-11.
20. Haynes AB et al. A surgical safaty checklist to reduce morbidity and mortality in a global population. *New Engl J Med* 2009;360:491-99

… CAPÍTULO 15

APLICAÇÃO DA RADIOLOGIA INTERVENCIONISTA NA PRÁTICA MÉDICA

Laércio Leitão Batista ■ Carlos Albuquerque Maranhão ■ Jucier Furtado Araújo ■ Gregório Guarnieri Panazzolo

INTRODUÇÃO

A radiologia intervencionista é uma especialidade médica que executa seus exames e procedimentos pelo acesso percutâneo, utilizando cateteres e fios-guia, guiados por um aparelho de ultrassonografia (USG), tomografia computadorizada (TC), ou uma fonte de raios X (escopia) de alta resolução – o aparelho de hemodinâmica. É, portanto, uma técnica minimamente invasiva. Atua de maneira complementar no diagnóstico e tratamento das doenças cirúrgicas, seja em caráter paliativo, ou compensatório, para uma cirurgia definitiva posteriormente, ou, ainda, curativo, em situações específicas.

Abordaremos, a seguir, os procedimentos radiológicos mais frequentemente realizados.

HEMORRAGIA DIGESTIVA

Na hemorragia digestiva alta (HDA) varicosa em pacientes cirróticos com hipertensão porta, cujo sangramento não cessa com o tratamento clínico-medicamentoso e/ou endoscópico intervencionista (esclerose, ligadura), realiza-se o TIPS *(transjugular intra-hepatic porto-systemic shunt),* uma derivação portossistêmica realizada por acesso à veia jugular direita; através de cateterismo seletivo da veia hepática direita (VHD), realiza-se uma punção do sistema porta.[1] Cria-se um neotrajeto trans-hepático com balão de 10 mm e, finalmente, libera-se um *stent* (endoprótese) metálico autoexpansível, desde a veia porta principal (acima da desembocadura da veia gástrica esquerda, VGE), até a VHD, antes de sua desembocadura na veia cava inferior (VCI) (Fig. 15-1).[2,3] O TIPS cessa a HDA em cerca de 97% dos casos.[4]

Tardiamente, em pacientes esplenectomizados, com desconexão azigoesofagiana ou ligadura de VGE, pode surgir uma *de novo* variz no ligamento hepatogastro, cujo sangramento não cede com o tratamento endoscópico; nesses casos, uma abordagem trans-hepática à veia porta permite o cateterismo retrógrado da veia envolvida, e sua oclusão com cola vascular (acrilato), que é um agente embolizante definitivo (Fig. 15-2).

Na HDA por hemobilia, traumática ou iatrogênica, o sangramento pode ser profuso e determinante de choque hipovolêmico.[5] Nesses casos, impõem-se a imediata realização de arteriografia hepática diagnóstica e a embolização do pseudoaneurisma identificado (Fig. 15-3).[6] O sangramento transpapilar pode ser secundário a um trauma pancreático ou pancreatite e consequente *hemosulscus*.[7,8] Nesta situação, o pseudoaneurisma identificado na angiografia deve ser ocluído ou excluído da circulação *(trapping)* por via endovascular, mantendo-se a irrigação colateral para o baço e pâncreas (Fig. 15-4).

A hemorragia digestiva baixa (HDB) habitualmente é causada por um divertículo colônico, uma angiodisplasia (microfístula arteriovenosa) ou por um tumor sangrante de delgado.[9] A arteriografia é bastante específica, porém, pouco sensível na detecção do sangramento ativo, requerendo um volume maior que 0,5 mL/min. Ademais, o sangramento é autolimitado e intermitente na diverticulose. Nesse sentido, a colonoscopia deve anteceder a arteriografia, minimizando os exames normais. Além disso, diagnosticam-se o tipo de lesão subjacente através da avaliação direta da lesão e controle do sangramento em alguns casos. Nos casos em que a arteriografia identifica o divertículo sangrante, pode-se realizar a embolização superseletiva.[10,11]

ICTERÍCIA OBSTRUTIVA

A obstrução biliar pode-se dar por causas benignas ou malignas. As lesões benignas geralmente são secundárias ao trauma, lesão iatrogênica, coledocolitíase residual ou à estenose de uma anastomose biliodigestiva (B-D) (Fig. 15-5).[12] Em todas essas situações, existe pelo menos uma cirurgia prévia, criando uma condição de abdome "hostil", o que torna o reparo da obstru-

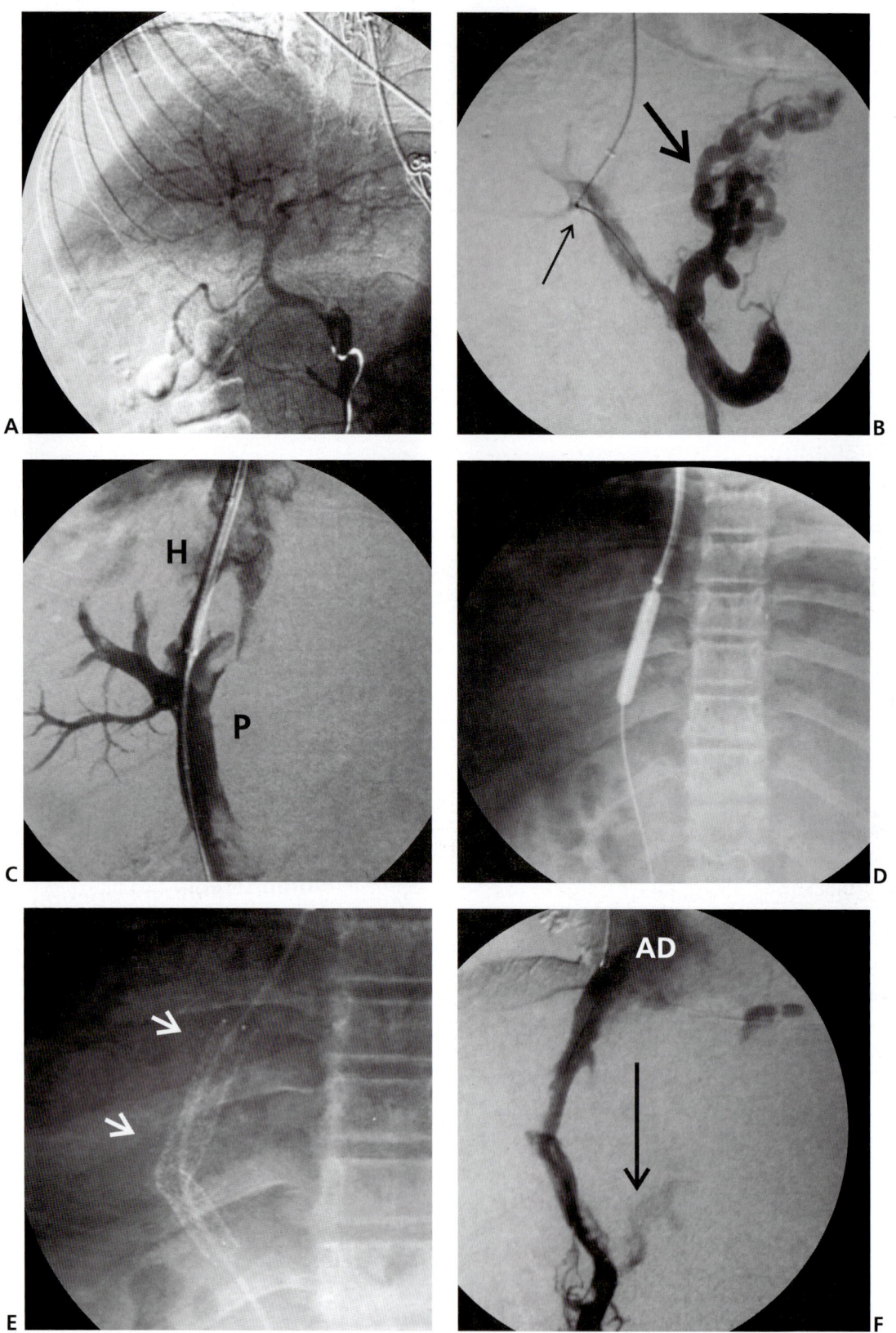

Fig. 15-1. Paciente de 19 anos, com cirrose por hepatite autoimune, apresenta HDA e choque hipovolêmico. (**A**) Arteriografia hepática revela fígado de volume reduzido e ascite. (**B**) Através de acesso pela veia jugular, a agulha penetra o ramo portal direito (seta fina); destaque para variz gigante da v. gástrica esquerda (seta larga). (**C**) Note o neotrajeto criado no parênquima hepático, unindo a veia porta (P) à veia hepática (H). (**D**) Dilatação do trajeto com balão. (**E**) Liberação de uma endoprótese metálica autoexpansível (setas).
(**F**) Portografia direta demonstra desvio do fluxo mesentérico para o átrio direito (AD) pelo TIPS. Note desaparecimento da variz gástrica esquerda pós-TIPS (seta longa).

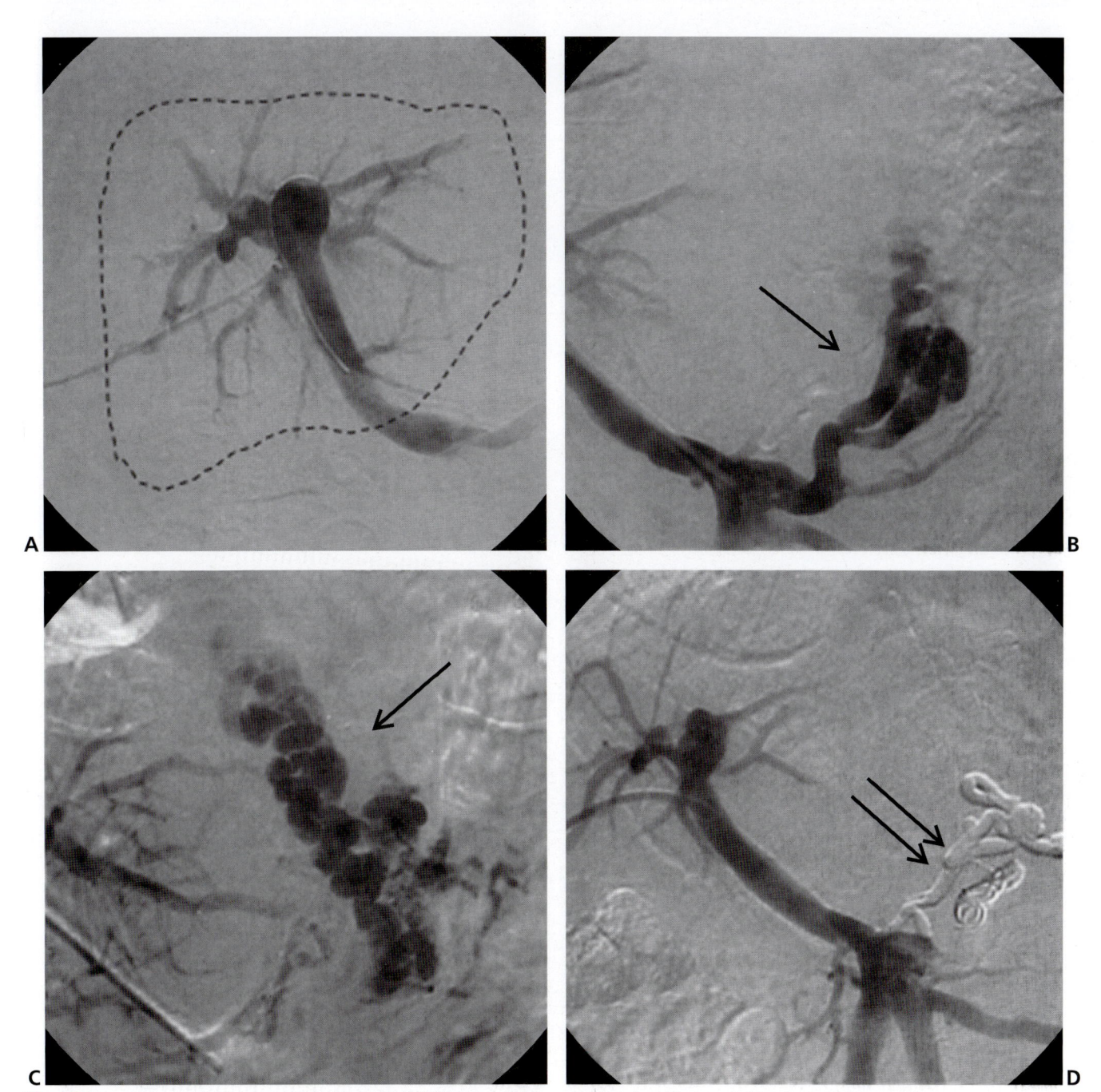

Fig. 15-2. Paciente de 52 anos, esplenectomizado há 12 anos. (**A**) Punção trans-hepática e retrógrada do sistema porta. (**B** e **C**) Opacificação de varizes gastroesofagianas de grosso calibre (setas). (**D**) Portografia direta de controle confirma ausência de varizes; note "sombra" do material usado na embolização (cianoacrilato) (setas).

ção por cirurgia convencional um desafio. Além disso, essas lesões incidem em pacientes em uma faixa etária jovem, hígidos e com bom prognóstico, o que aumenta ainda mais a responsabilidade em solucionar a estenose benigna. Fisiopatologicamente, uma estenose B-D, incidindo em um paciente com bile litogênica, determina estase biliar e formação de cálculo a montante; são cálculos pigmentados, bastante amolecidos, que se fragmentam facilmente com balão de alta pressão, podendo ser clareados da árvore biliar por via percutânea, associado ao trata-

mento da estenose subjacente. Casos desafiadores são decorrentes das fístulas biliares benignas; nesses casos, a derivação biliar percutânea pode orientar o fluxo biliar, com fechamento do trato fistuloso, e reconstituição da via biliar.[13] Mais raramente, um cistadenoma biliar benigno central pode determinar icterícia obstrutiva, e uma drenagem percutânea pode aliviar os sintomas de dor e a icterícia, proporcionando uma cirurgia definitiva, posteriormente, estando o paciente em melhores condições clínicas.[14]

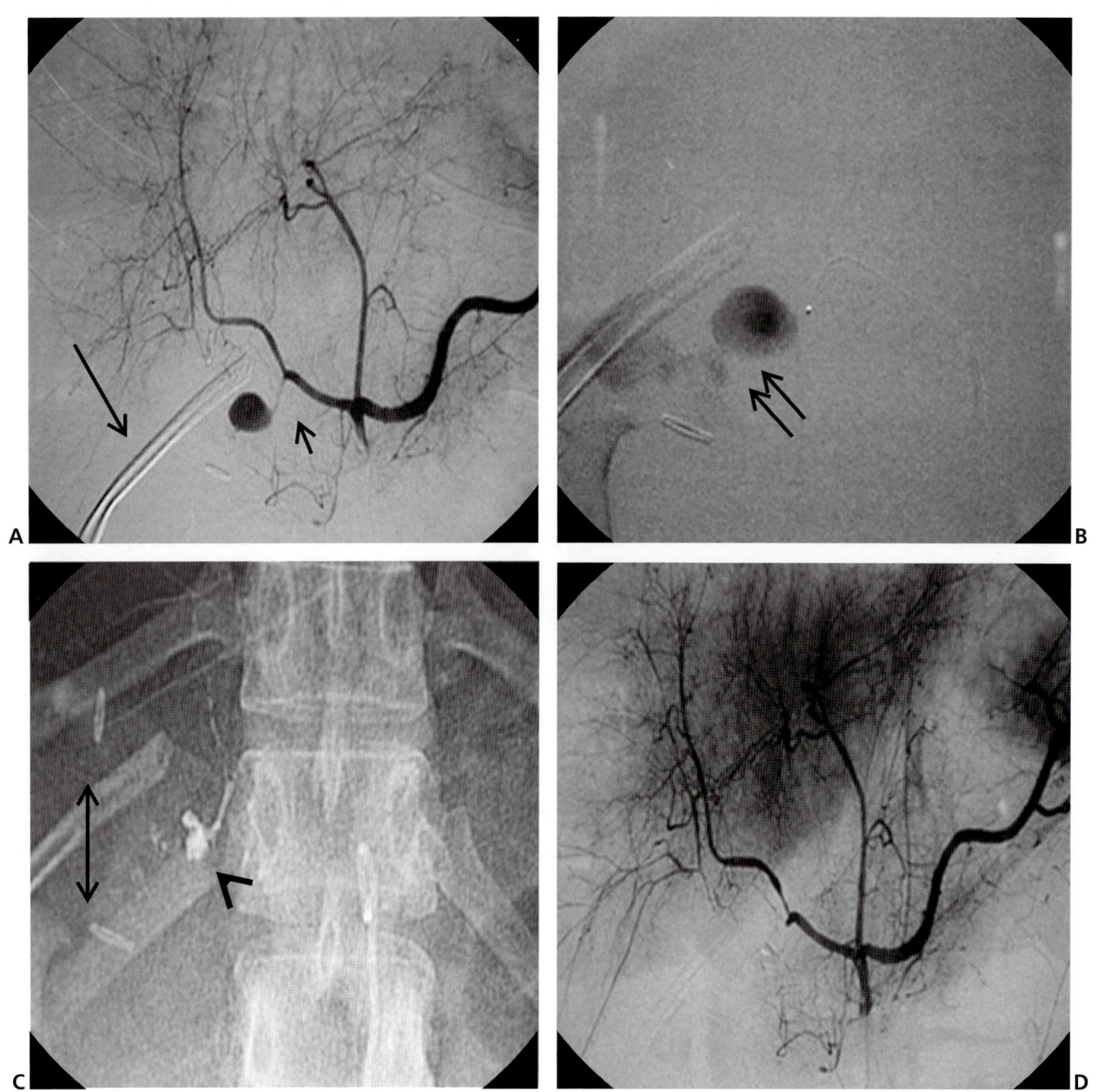

Fig. 15-3. Mulher de 38 anos apresentou hemobilia maciça após colecistectomia laparoscópica. (**A**) Arteriografia hepática demonstra pseudoaneurisma da a. gastroduodenal (seta pequena); note dreno abdominal (seta longa). (**B**) Cateterismo com microcateter demonstra extravasamento do contraste na cavidade peritoneal (setas duplas); realizada embolização do vaso-mãe com cianoacrilato. (**C**) *Cast* da cola (cabeça de seta). Presença de clipes metálicos utilizados na cirurgia (seta com cabeça dupla). (**D**) Arteriografia de controle revela oclusão do pseudoaneurisma, com preservação dos demais vasos.

Das lesões malignas, o colangiocarcinoma é o que mais frequentemente determina a icterícia, embora metástases linfonodais para o hilo hepático possam desencadeá-la.[15] Seja o tumor primário da vesícula, ou da via biliar extra-hepática, esse ascende e infiltra o pedículo hepático, determinando acentuada dilatação da árvore biliar. Tecnicamente, a drenagem é feita por acesso abdominal trans-hepático lateral direito, ou epigástrico, quando se deseja acessar o segmento hepático III. Utiliza-se um cateter biliar multiperfurado, de maneira a posicionar furos acima da obstrução, e furos abaixo, com a extremidade distal em alça intestinal, configurando-se uma derivação B-D percutânea.

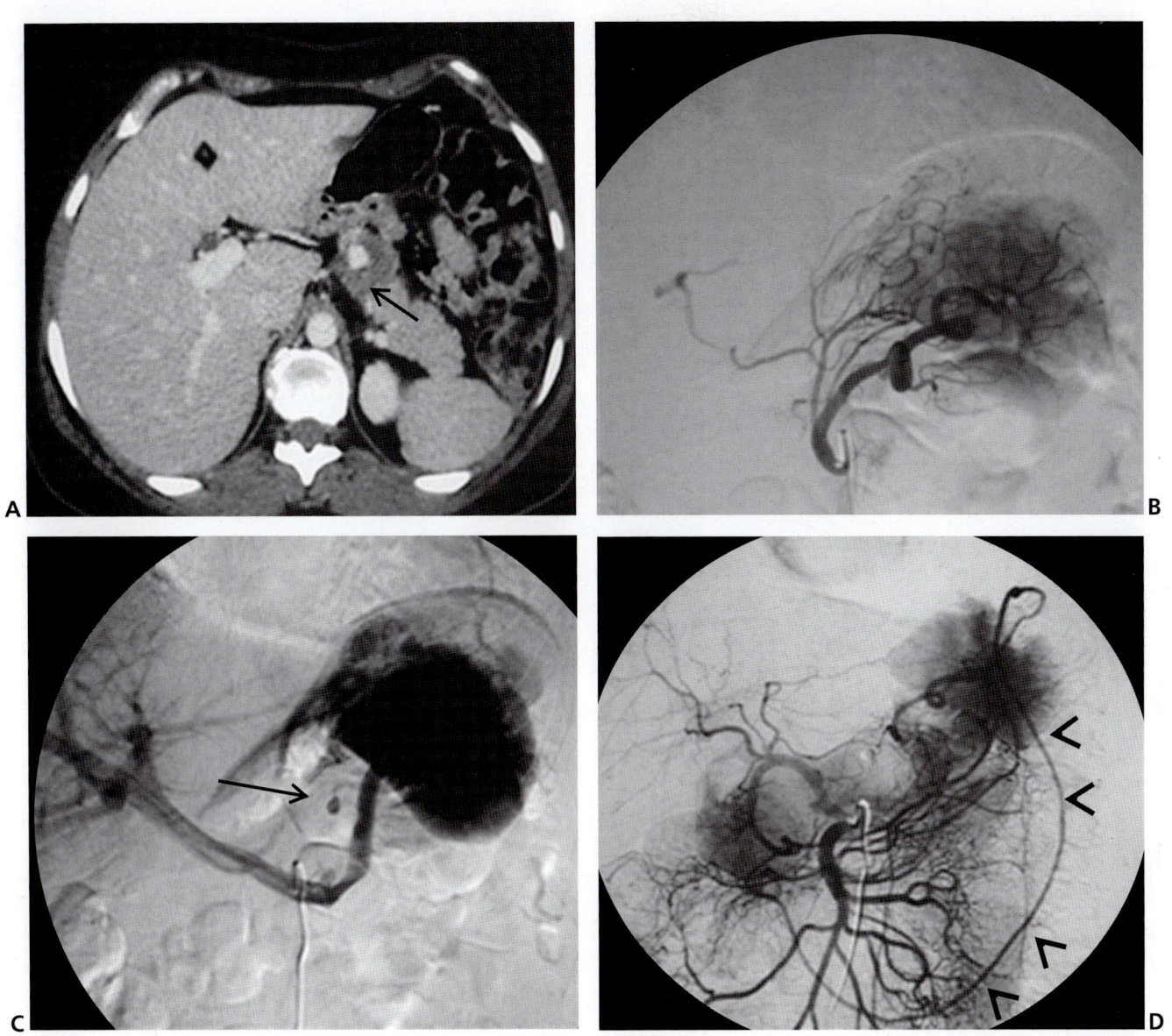

Fig. 15-4. Homem de 32 anos, pancreatite há 2 meses. (**A**) Tomografia abdominal com contraste venoso mostra pseudoaneurisma de a. esplênica, medindo cerca de 4 cm, com trombo circunjacente (seta). (**B** e **C**) Arteriografia esplênica revela/confirma a presença de pseudoaneurisma na fase venosa (seta longa). (**D**) Realizou-se oclusão proximal da a. esplênica com balão destacável, com exclusão da lesão. A circulação esplênica foi mantida via vasos gastroepiploicos (cabeças de setas).

TUMOR HEPÁTICO

O tratamento locorregional dos tumores do fígado inclui a quimioembolização intra-arterial (QEIA), a radioablação (ou ablação por radiofrequência), a alcoolização, ou sua combinação.[16,17] A QEIA é bastante eficaz no carcinoma hepatocelular (CHC), com base no fato que é um tumor bastante vascularizado, com irrigação eminentemente arterial e com avidez pelo contraste lipiodol. Realiza-se por meio do cateterismo superseletivo de artérias subsegmentares, através da injeção da mistura do lipiodol (carreador) com um quimioterápico (mitomicina C, doxirrubicina, ou cisplatina);[18,19] isto propicia uma alta concentração intra-hepática do quimioterápico, com baixo nível sérico e poucos efeitos colaterais; associadamente, o lipiodol atua como agente embolizante das arteríolas tumorais, aumentando a eficácia do método por isquemia tumoral. Ademais, o cateterismo distal com microcateter poupa os segmentos não envolvidos pelo CHC, o que é relevante nos pacientes cirróticos, com função hepática deteriorada (Fig. 15-6). A QEIA também pode ser realizada, utilizando-se partículas porosas embebidas (DC-BEADS™) previamente no quimioterápico, não misturado ao lipiodol. Essas partículas liberam lentamente a droga por cerca de 2 semanas; a doxirrubicina é o quimioterápico de eleição no CHC, e o irinotecan nas metástases.[20,21] O papel da QEIA no CHC é restringir o tumor ao fígado cirrótico, ou reduzir o tamanho do CHC a 5 cm (ou 3 lesões de até

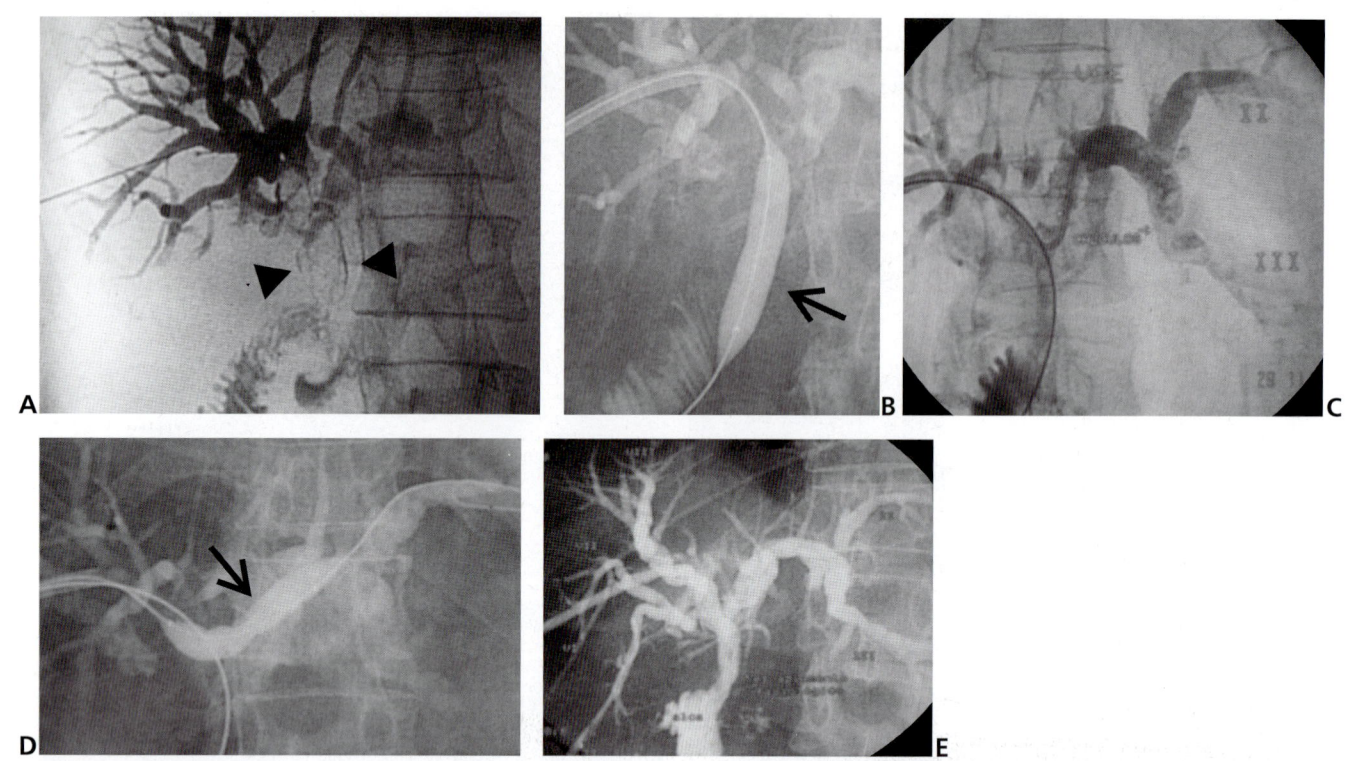

Fig. 15-5. Mulher de 53 anos apresenta colangite. Realizou anastomose B-D há 30 meses durante colecistectomia. (**A**) Colangiografia percutânea revela estenose da anastomose cirúrgica, com formação calculosa a montante (cabeças de setas). (**B-D**) Realizada quebra dos cálculos com balão, tanto na anastomose quanto no ducto biliar principal esquerdo (setas). (**E**) Colangiografia de controle depois de 3 sessões pelo mesmo acesso confirma completo clareamento das vias biliares; retirado o cateter biliar e embolizado o trajeto trans-hepático com esponja de Gelfoam.

3 cm, critérios de Milão), permitindo o transplante hepático em ambas as situações. Ressaltamos, por último, que o tratamento curativo do CHC em pacientes não cirróticos é a sua exérese. O controle pós-QEIA é evolutivo, e se faz com tomografia computadorizada (TC) pré- e pós-contraste venoso, cerca de 15 a 30 dias depois do tratamento; na ocasião, averiguam-se os níveis séricos dos marcadores tumorais, para controle comparativo, bem como o estado geral do paciente.

A radioablação ou ablação por radiofrequência (RF) é um método de tratamento de tumor hepático que consiste em queima celular, utilizando altas temperaturas; a fonte geradora converte energia elétrica em calor, 100°C, determinando a morte celular.[22,23] O procedimento é realizado por sedação profunda ou anestesia geral, sendo guiado por US ou TC. A agulha aberta tem formato de hastes de *umbrella* e determina necrose tridimensional (Fig. 15-7). Atualmente, existe agulha com diâmetro máximo de 5 cm, de maneira que se pode indicar a ablação de lesões de até 4 cm, permanecendo 1 cm de margem "cirúrgica".

BIÓPSIAS, PUNÇÕES E DRENAGENS

Estes são procedimentos percutâneos realizados sob anestesia local e sedação, em ambiente estéril, e sempre guiado por US ou TC, destacando-se a facilidade da US em acompanhar todo o procedimento em tempo real.

Nas maiorias das massas e nódulos sólidos viscerais, utilizamos agulhas do tipo *tru-cut*, sendo retirado um fragmento cilíndrico ou semicilíndrico, medindo 1 × 20 mm; o fragmento deve ser condicionado em formol a 10% e enviado para análise histopatológica, com identificação do paciente e suspeita diagnóstica. Bastante útil no diagnóstico das lesões hepáticas parenquimatosas (atividade e estadiamento das hepatites virais, disfunção de enxerto hepático etc.) e nodulares, como nas metástases de cólon, hepatocarcinoma ou colangiocarcinoma. As massas linfomatosas abdominais são também mais bem diagnosticadas, quando utilizadas agulhas mais calibrosas, histológicas.[24,25]

As biópsias citológicas utilizam agulhas de fino calibre do tipo Chiba. Bem indicadas na elucidação das massas pancreáticas, por via abdominal anterior; nesses casos, utilizamos o acesso transgástrico ou trans-hepático. A agulha fina reduz significativamente as complicações hemorrágicas, embora não se preste às situações descritas inicialmente; ressalte-se a necessidade de patologia assistida na sala de biópsia, para melhor condicionamento do material em lâminulas, bem como sua imediata avaliação microscópica.

A punção e consequente drenagem das coleções abdominais estão indicadas no abscesso hepático ou cavitário; as coleções uniloculares, únicas e fluidas são as que melhor respon-

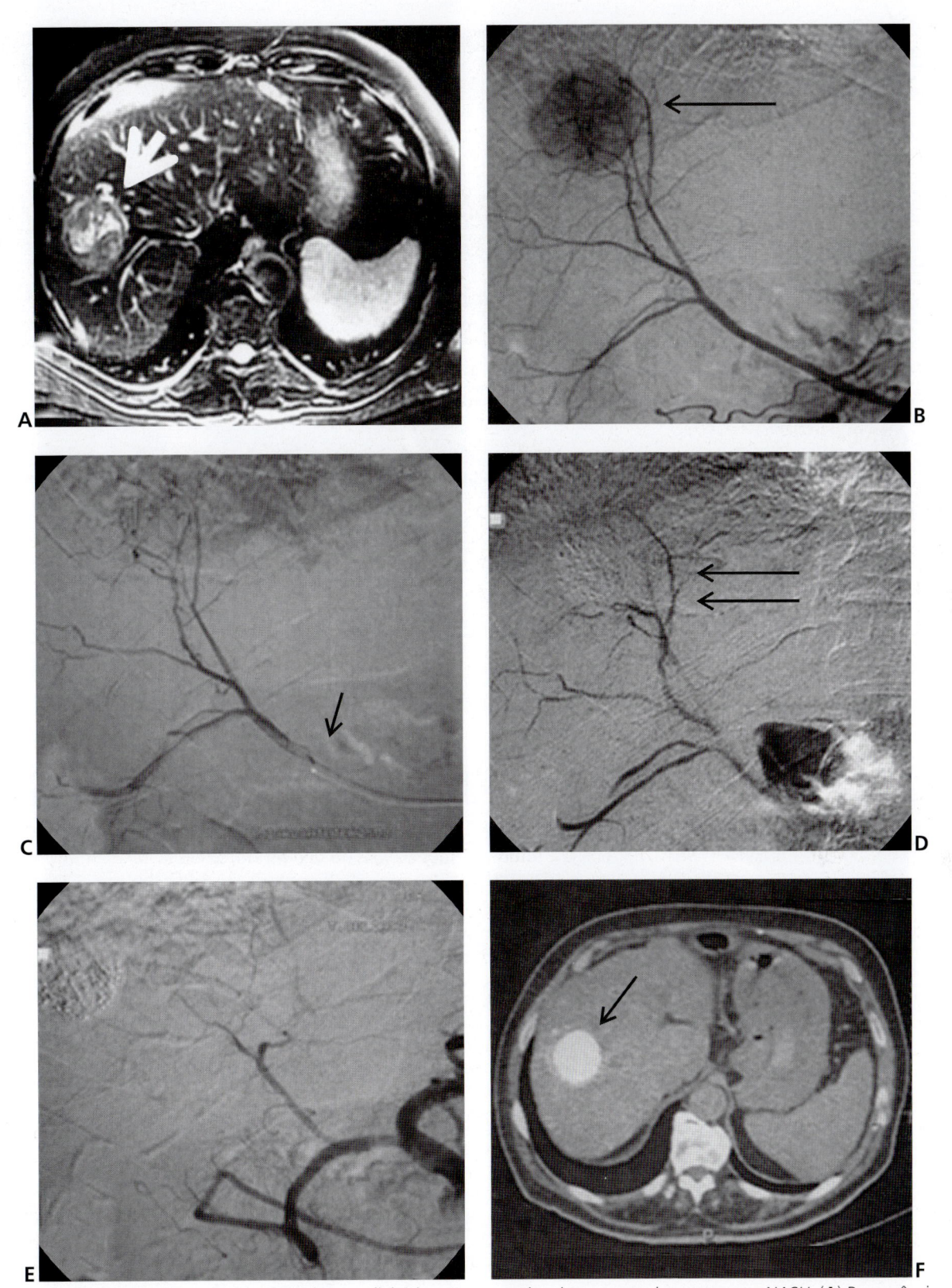

Fig. 15-6. Homem de 74 anos, coronariopata, obeso e diabético. Hepatopatia mista por esquistossomose e *NASH*. (**A**) Ressonância demonstra hepatocarcinoma de 5,8 cm em lobo direito. (**B**) Arteriografia hepática confirma CHC do segmento VIII (seta). (**C**) Realizada quimioembolização intra-arterial (QEIA) com microcateter (seta) e doxirrubicina. (**D** e **E**) Arteriografia de controle depois de 3 sessões de QEIA cirúrgica não mais apresenta impregnação da lesão. (**F**) TC abdominal, sem contraste de controle, revela deposição hiperdensa do lipiodol sobre o nódulo tratado, que agora mede 3,6 cm (seta).

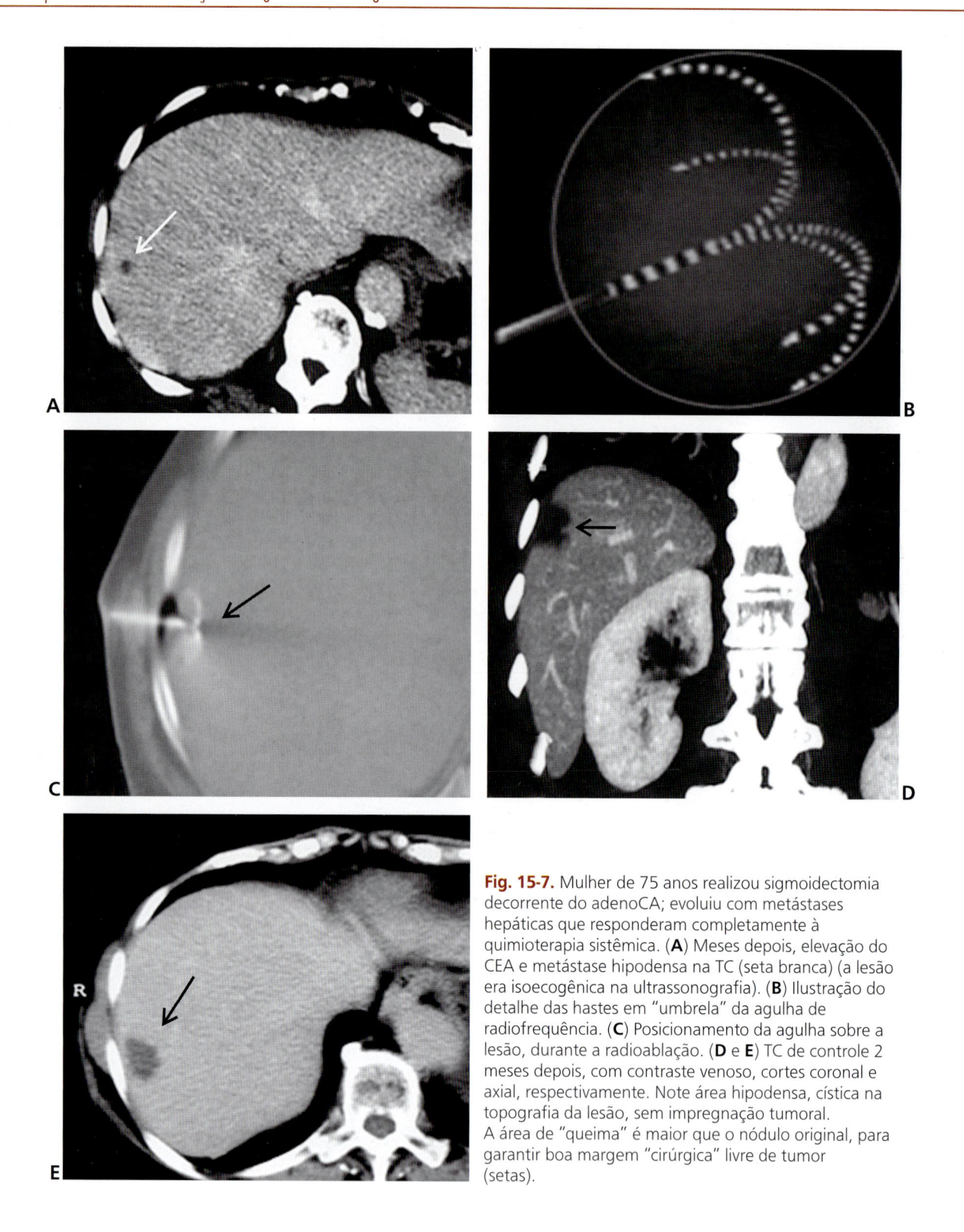

Fig. 15-7. Mulher de 75 anos realizou sigmoidectomia decorrente do adenoCA; evoluiu com metástases hepáticas que responderam completamente à quimioterapia sistêmica. (**A**) Meses depois, elevação do CEA e metástase hipodensa na TC (seta branca) (a lesão era isoecogênica na ultrassonografia). (**B**) Ilustração do detalhe das hastes em "umbrela" da agulha de radiofrequência. (**C**) Posicionamento da agulha sobre a lesão, durante a radioablação. (**D** e **E**) TC de controle 2 meses depois, com contraste venoso, cortes coronal e axial, respectivamente. Note área hipodensa, cística na topografia da lesão, sem impregnação tumoral. A área de "queima" é maior que o nódulo original, para garantir boa margem "cirúrgica" livre de tumor (setas).

dem à drenagem percutânea (Fig. 15-8).[26,27] Todo o conteúdo deve ser aspirado, e o material enviado para cultura com antibiograma, Gram, e, em certos casos, pesquisa de fungos e células neoplásicas (tumor abscedado). Bilirrubina, lipase e amilase são mandatórias na suspeita de fístula biliar, ou pancreaticocavitária. A antibioticoterapia deve ser instituída precocemente, e mantida ou substituída de acordo com a cultura e antibiograma. Hematomas geralmente são de conteúdo heterogêneo, e a drenagem é frustrante; entretanto, seu conteúdo *sui generis* serve para confirmar o diagnóstico.

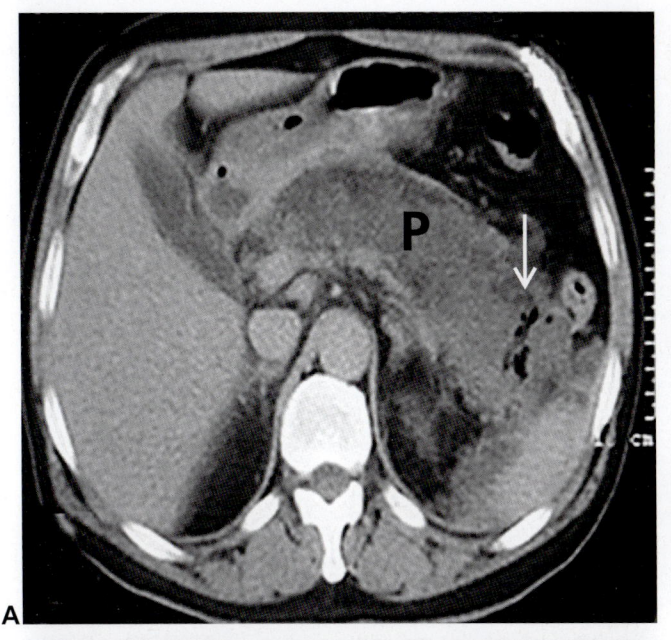

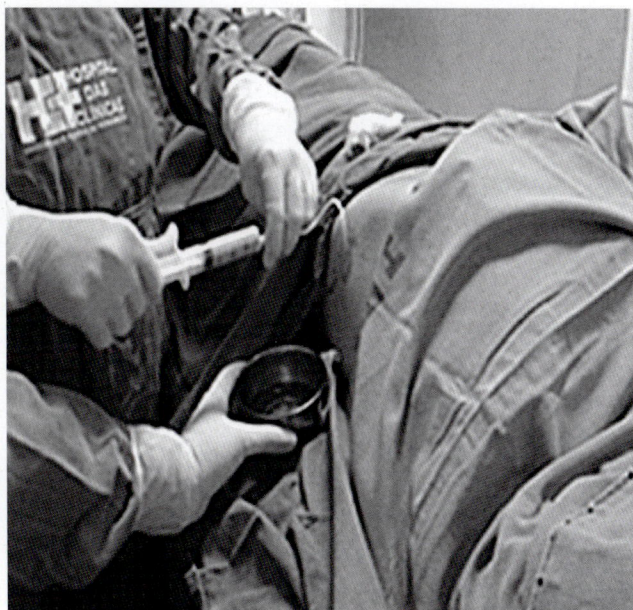

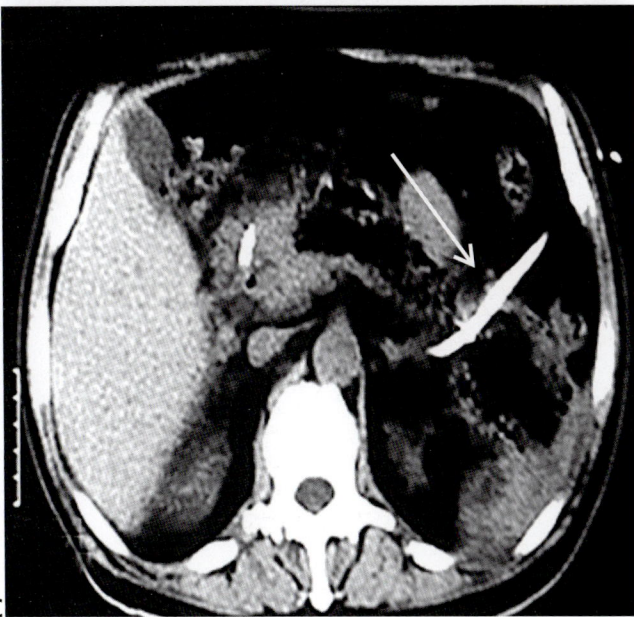

Fig. 15-8. Homem de 53 anos com pancreatite biliar grave. (**A**) TC de abdome com contraste venoso demonstra necrose pancreática difusa (P), inclusive com a presença de gás (seta branca). (**B**) Procedimento na sala de tomografia: secreção purulenta. (**C**) TC de controle revela bom posicionamento do cateter *pig tail* (seta longa), não havendo sinal de líquido recoletado.

REFERÊNCIAS BIBLIOGRÁFICAS

1. Rössle M, Haag K, Ochs A *et al.* The transjugular intrahepatic portosystemic stent-shunt procedure for variceal bleeding. *N Engl J Med* 1994;330:165-71.
2. Uflacker R, Reichert P, D'Albuquerque LC *et al.* Liver anatomy applied to the placement of transjugular intrahepatic portosystemic shunts. *Radiology* 1994 June;191(3):5-12.
3. Maia JO, Leitão LB, Pitta GB *et al.* Técnica modificada para o preparo do molde de resina da circulação venosa no fígado cirrótico. *Rev Col Bras Cir* 2013 Dez. In press.
4. Zheng M, Chen Y, Bai J *et al.* Transjugular intrahepatic portosystemic shunt versus endoscopic therapy in the secondary prophylaxis of variceal rebleeding in cirrhotic patients
5. Kumar A, Sheikh A, Partyka L *et al.* Cystic artery pseudoaneurysm presenting as a complication of laparoscopic cholecystectomy treated with percutaneous thrombin injection. *Clin Imaging* 2014 July-Aug.;38(4):522-25.
6. Marynissen T, Maleux G, Heye S *et al.* Transcatheter arterial embolization for iatrogenic hemobilia is a safe and effective procedure: case series and review of the literature. *Eur J Gastroenterol Hepatol* 2012 Aug.;24(8):905-9.
7. Toyoki Y, Hakamada K, Narumi S *et al.* Hemosuccus pancreaticus: Problems and pitfalls in diagnosis and treatment. *World J Gastroenterol* 2008;14(17):2776-79.
8. Smith JC, Smith DC. Hemosuccus pancreaticus. *J Vasc Interv Radiol* 2014 Apr.;25(4):533.

10. Kim CY, Suhocki PV, Miller Jr MJ *et al.* Provocative mesenteric angiography for lower gastrointestinal hemorrhage: results from a single-institution study. *J Vasc Interv Radiol* 2010;21:477.
11. Tan KK, Strong DH, Shore T *et al.* The safety and efficacy of mesenteric embolization in the management of acute lower gastrointestinal hemorrhage. *Ann Coloproctol* 2013 Oct.;29(5):205-8.
12. Janssen JJ, van Delden OM, van Lienden KP *et al.* Percutaneous balloon dilatation and long-term drainage as treatment of anastomotic and nonanastomotic benign biliary strictures. *Cardiovasc Interv Radiol* 2014 Dec.;37(6):1559-67.
13. Miranda LE, Leitão LB, Aragão M. Laparoscopic Commun Bile Duct Injury managed by Mutidisciplinary approach – Case report. São Paulo, *Gastroenterol Endosc Dig* 2005;24(2):33-37.
14. Soochan D, Keough V, Wanless I *et al.* Intra and extra-hepatic cystadenoma of the biliary duct. Review of literature and radiological and pathological characteristics of a very rare case. *BMJ Case Rep* 2012 Apr.:(4):2012.
15. van Delden OM, Laméris JS. Percutaneous drainage and stenting for palliation of malignant bile duct obstruction. *Eur Radiol* 2008 Mar.;18(3):448-56.
16. Molla N, AlMenieir N, Simoneau E *et al.* The role of interventional radiology in the management of hepatocellular carcinoma. *Curr Oncol* 2014 June;21(3):480-92.
17. Tejeda-Maldonado J, García-Juárez I, Aguirre-Valadez J *et al.* Diagnosis and treatment of hepatocellular carcinoma: An update. *World J Hepatol* 2015 Mar. 27;7(3):362-76.
18. Giunchedi P, Maestri M, Gavini E *et al.* Transarterial chemoembolization of hepatocellular carcinoma. Agents and drugs: an overview. Part 1. *Expert Opin Drug Deliv* 2013 May;10(5):679-90.
19. Petruzzi NJ, Frangos AJ, Fenkel JM *et al.* Single-center comparison of three chemoembolization regimens for hepatocellular carcinoma. *J Vasc Interv Radiol* 2013 Feb.;24(2):266-73.
20. Kettenbach J, Stadler A, Katzler IV *et al.* Drug-loaded microspheres for the treatment of liver cancer: review of current results. *Cardiovasc Intervent Radiol* 2008 May-June;31(3):468-76.
21. Malagari K. Drug-eluting particles in the treatment of HCC: chemoembolization with doxorubicin-loaded DC Bead. *Expert Rev Anticancer Ther* 2008 Oct.;8(10):1643-50.
22. Duan C, Liu M, Zhang Z *et al.* Radiofrequency ablation versus hepatic resection for the treatment of early-stage hepatocellular carcinoma meeting Milan criteria: a systematic review and meta-analysis. *World J Surg Oncol* 2013 Aug. 13;11(1):190.
23. Fu C, Liu N, Deng Q, *et al.* Radiofrequency ablation *vs.* surgical resection on the treatment of patients with small hepatocellular carcinoma: a system review and meta-analysis of five randomized controlled trials. *Hepatogastroenterology* 2014 Sept.;61(134):1722-29.
24. Silverman S, Kandarpa K. Percutaneous abdominal biopsy guided by imaging. In: *Handbook of interventional radiologic procedures*. 3th ed. Philadelphia: Lippincott Williams& Wilkins, 2002. p. 338-49.
25. Gazelle GS, Haaga JR. Guided percutaneous biopsy of intraabdominal lesions. *AJR Am J Roentgenol* 1998;206:429-935.
26. Maher MM, Gervais DA, Kalra MK *et al.* The inaccessible or undrainable abscess: how to drain it (review.. *Radiographics* 2004;24(3):717-35.
27. Bakal CW, Sacks D, Burke DR *et al.* Society of Interventional Radiology Standards of Practice Committee. Quality improvement guidelines for adult percutaneous abscess and fluid drainage. *J Vasc Interv Radiol* 2003;14(9 Pt 2):S223-25.

PARTE II

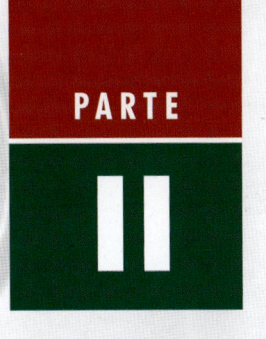

CIRURGIA ABDOMINAL

CAPÍTULO 16

ABDOME AGUDO

16-1. AVALIAÇÃO DIAGNÓSTICA DE ABDOME AGUDO

César Freire de Melo Vasconcelos ■ Luciana Teixeira de Siqueira

INTRODUÇÃO

O termo abdome agudo tem definição por alguns autores como uma dor na região abdominal, não traumática, de aparecimento súbito e de intensidade variável.[1] O tempo de duração é variável, podendo ser de horas a dias. Na maioria dos casos necessita intervenção médica cirúrgica.

No diagnóstico diferencial da dor abdominal estão doenças ginecológicas, urológicas, cardíacas e psicossomáticas. Dessa forma, é imperativo um diagnóstico correto para o adequado tratamento.[2]

AVALIAÇÃO DIAGNÓSTICA

História da Doença

Na anamnese, devem-se avaliar as características da dor, localização, tempo de duração e sintomas associados. A dor relacionada com o abdome agudo é caracterizada por ter início súbito e intensidade progressiva. Abdome que apresenta melhora do padrão de dor dificilmente será cirúrgico.

A localização pode inferir uma variedade de diagnósticos que funciona como guias para definição diagnóstica, como observado na Figura 16-1. É possível, também, definir possíveis diagnósticos de acordo com a localização da dor (Quadro 16-1).[3]

Após a caracterização e localização da dor abdominal, o médico-cirurgião pode reduzir a gama de diagnóstico diferencial de acordo com o Quadro 16-1, direcionando a propedêutica para melhor caracterização da doença.

Nos antecedentes pessoais é importante frisar sobre passado cirúrgico, por exemplo, é possível sugerir obstrução por bridas em pacientes com abordagens prévias da cavidade abdominal. Morbidades que simulam abdome agudo são também fundamentais na história clínica, como no caso de anemia falciforme.

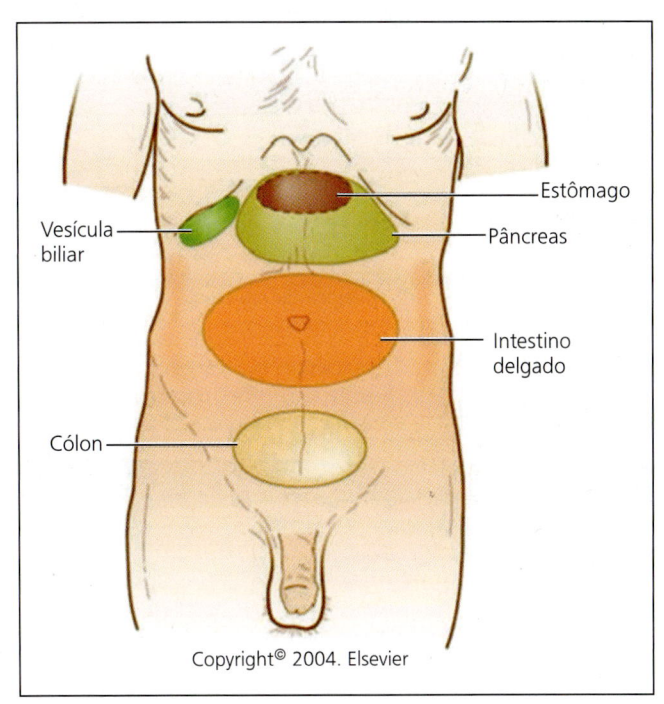

Fig. 16-1. Localização da dor para definição diagnóstica de abdome agudo.

Exame Físico do Abdome

- *Inspeção:* avaliam-se superfície e forma do abdome, no caso de doenças dermatológicas, como o herpes-zóster, o diagnóstico é firmado nesse momento. Em algumas patologias podem encontrar-se aumentados, como em abdomes ascíticos ou distensão abdominal por obstrução.
- *Ausculta:* no abdome inflamatório é comum a diminuição da peristalse e evidência do "abdome silencioso", no caso de obstrução, é possível avaliar ruídos aumentados, "ruídos de luta".
- *Percussão:* é possível identificar, de acordo com a anatomia, sons maciço e timpânico. Em um abdome distendido, é pos-

Quadro 16-1 — Possíveis diagnósticos de acordo com a localização da dor abdominal

Hipocôndrio direito	
Doenças pépticas	
Doenças biliares	Cólica biliar, colecistite aguda, coledocolitíase e colangite
Doenças hepáticas	Hepatite, abscessos, neoplasia e hepatopatias
Doenças pulmonares	Pneumonia, abscesso subfrênico, pneumotórax, embolia e derrame pleural
Parede abdominal	Herpes-zóster, contraturas musculares
Doenças renais	Pielonefrite, abscesso perinefrético e litíase
Doenças do cólon	Colite, diverticulite, apendicite

Epigástrio	
Doenças pépticas	
Doenças pancreáticas	Pancreatite, neoplasia
Doenças biliares	Cólica biliar, colecistite, coledocolitíase, colangite
Doenças esofágicas	Doença do refluxo gastroesofágico, esofagites
Doenças cardíacas	Pericardite, IAM, angina, Aneurisma aorta abdominal, dissecção, ruptura
Isquemia mesentérica	

Hipocôndrio esquerdo	
Doenças pépticas	
Doenças esplênicas	Infarto e ruptura
Doenças pancreáticas	Pancreatite e neoplasia
Doenças pulmonares	Pneumonia, abscesso subfrênico, pneumotórax, embolia, derrame pleural
Doenças renais	Pielonefrite, abscesso, perinefrético e litíase
Doenças do cólon	Colite, diverticulite, colite, diverticulite

Quadrante inferior direito	
Apendicite	
Doenças intestinais	Colite, gastroenterite, diverticulite, doença inflamatória
Hérnias	
Doenças renais	Pielonefrite, abscesso perinefrético e litíase
Doenças ginecológicas	Tumor ovariano, torção ovariana, gravidez ectópica, DIP, abscessos túbulo-ovarianos

Periumbilical	
Apendicite (inicial), obstrução intestinal, gastroenterite, isquemia mesentérica, ruptura e/ou dissecção de aneurisma de aorta	

Quadrante inferior esquerdo	
Doença intestinal	Colite, sigmoidite, gastroenterite, diverticulite, doença inflamatória
Hérnias	
Doenças renais	Pielonefrite, abscesso perinefrético e litíase
Doenças ginecológicas	Tumor ovariano, torção ovariana, gravidez ectópica, DIP, abscessos túbulo-ovarianos

Difusa	
Gastroenterite, peritonite, obstrução intestinal, isquemia mesentérica, doença inflamatória, cetoacidose diabética, porfiria aguda, uremia, hipercalcemia, vasculites, intoxicação por metal pesado, febre do mediterrâneo, angioedema hereditário, crise falciforme	

Suprapúbica	
Doenças intestinais	Colite, gastroenterite, diverticulite, doença inflamatória
Doenças urinárias	Cistite, prostatite e litíase
Doenças ginecológicas	Tumor ovariano, torção ovariana, gravidez ectópica, DIP, abscessos túbulo-ovarianos, dismenorreia

sível identificar aumento do timpanismo, e em algumas doenças hepáticas que cursam com aumento do volume do parênquima hepático, é possível avaliar som maciço além do HCD.

- *Palpação:* esta, inicialmente, deve ser superficial, de forma suave, avaliando sinais de defesa da parede abdominal. Pode ser classificada ainda em voluntária, involuntária, localizada ou generalizada. A identificação de espasmos muscular revela a defesa. Caso solicite ao paciente que relaxe a parede abdominal, e o mesmo diminua o tônus, indica-se defesa voluntária. Caso os músculos permaneçam rígidos, denota-se abdome em tábua.

Descompressão dolorosa significa sinal de irritação peritoneal. O examinador deve pressionar o abdome profundamente, e retira-se rapidamente. Caso ocorra aumento de dor abdominal, é indicativo de irritação, sinal de Blumberg. Quando é localizado em região subcostal direita, é sinal de Murphy (colecistite, por exemplo), quando localizado na fossa ilíaca direita Mcburney.

Na palpação profunda ainda é possível avaliar tumorações, presença de líquido ascítico (sinal de piparote).

Após anamnese e exame físico, o cirurgião ainda dispõe de exames laboratoriais para corroborar com o diagnóstico ou retirar dúvidas diagnósticas.

Exames Diagnósticos

- *Laboratoriais:* na bioquímica do abdome agudo, é possível identificar leucocitose, em alguns casos, desvio à esquerda. Em outros diagnósticos de dor abdominal, como pancreatite, é encontrado também aumento de amilase e lipase. Nos casos de coledocolitíase, dispõe-se de bilirrubinas, fosfatase alcalina, gama GT e transaminases para melhor avaliação de dores de origem biliar. Em mulheres em idade fértil, é importante solicitar B-HCG para excluir gravidez ou ectópica.
- *Exames de imagem:* na urgência, o cirurgião dispõe de exames auxiliadores no diagnóstico, como radiografias simples de abdome, USG, tomografia. Esses exames auxiliam ao identificar sinais de obstrução intestinal, presença de coleções abdominais, sinais de perfuração intestinal etc.

A radiografia de abdome é o exame de imagem inicial, pois identifica sinais de pneumoperitônio, sinal de empilhamento de moedas, presença de 90% de cálculos renais, 10% de cálculos biliares e 5% dos apendicolitos. Associado a uma boa história clínica, auxilia no diagnóstico correto.

USG avalia de forma rápida e de baixo custo fígado, vesícula biliar, ductos biliares, baço, pâncreas, apêndice, rins, ovários, anexos e do útero, mas, não é uma boa opção no caso de distensão abdominal em razão da interposição gasosa.

A TC proporcionou um progresso definitivo no diagnóstico dos pacientes com dor abdominal. É possível avaliar coleções, sinais de obstrução ou perfurações intestinais, cálculos renais e tumorações (Fig. 16-2).[4]

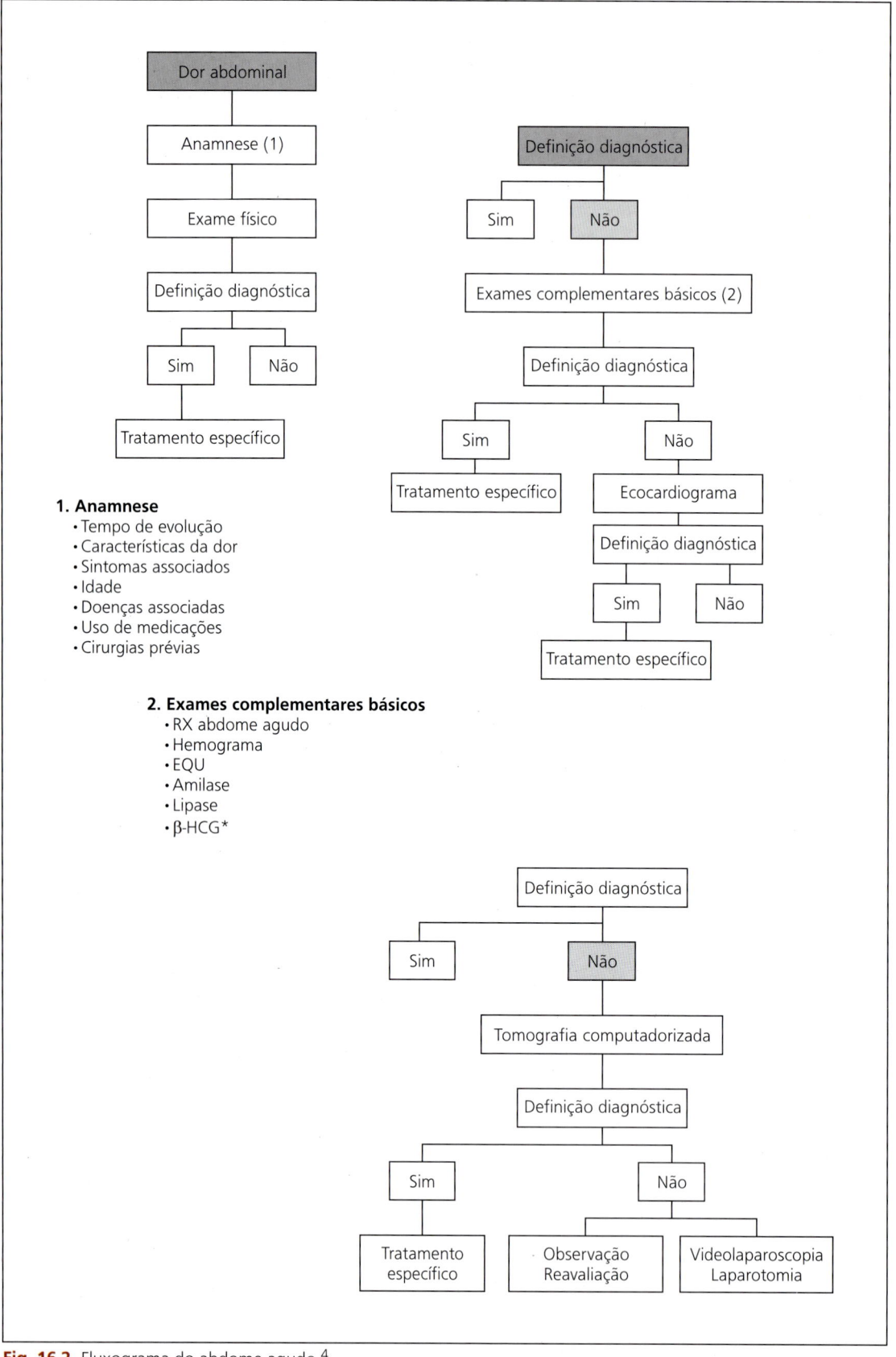

```
                    ┌──────────────┐
                    │ Dor abdominal│
                    └──────┬───────┘
                           │
                    ┌──────┴───────┐                    ┌──────────────────────┐
                    │ Anamnese (1) │                    │ Definição diagnóstica│
                    └──────┬───────┘                    └──────────┬───────────┘
                           │                                       │
                    ┌──────┴───────┐                         ┌─────┴─────┐
                    │ Exame físico │                       Sim         Não
                    └──────┬───────┘
                           │
                  ┌────────┴─────────┐
                  │Definição diagnóstica│
                  └────────┬─────────┘
                       Sim / Não
                           │
                  Tratamento específico
```

1. Anamnese
- Tempo de evolução
- Características da dor
- Sintomas associados
- Idade
- Doenças associadas
- Uso de medicações
- Cirurgias prévias

2. Exames complementares básicos
- RX abdome agudo
- Hemograma
- EQU
- Amilase
- Lipase
- β-HCG*

Fig. 16-2. Fluxograma do abdome agudo.[4]
*Solicitar β-HCG para mulheres em idade fértil.

REFERÊNCIAS BIBLIOGRÁFICAS

1. Meneghelli UG, Villanova MG, Aprile LRO. Dor abdominal. *Medicina* (Ribeirão Preto) 1994;27:164-72.
2. Sabiston DC, Townsend CM. Sabiston textbook of surgery: the biological basis of modern surgical practice. 17th ed. Elsevier Science, 2004.
3. Flasar MH, Goldberg E. Acute abdominal pain. *Med Clin North Am* 2006;90(2):481-503.
4. CBC Consensos 2005.

16-2. APENDICITE AGUDA

Flávio Kreimer ■ Luís Fernando L. Evangelista ■ João Victor Tenório Cavalcanti de Aragão

INTRODUÇÃO

Uma causa muito frequente de atendimento a pacientes nos serviços de pronto atendimento e emergências é a dor abdominal. Normalmente, é um sintoma bastante inespecífico, podendo ser a manifestação inicial de inúmeras condições clínicas.[1] A inflamação do apêndice cecal, ou apendicite, é um diagnóstico que sempre deve ser pensado, pois pode-se apresentar de forma variada, e o retardo de seu diagnóstico pode levar a situações graves.

O apêndice cecal é uma estrutura tubular, em fundo cego, localizada na parede posteromedial do ceco; com 5 a 10 mm de diâmetro, que começa no ponto do ápice primitivo do ceco próximo à válvula ileocecal, podendo projetar-se em uma das seguintes direções: cranialmente, atrás do ceco; para a esquerda, atrás do íleo e do mesentério; ou caudalmente, na pelve menor. Essas variações anatômicas na posição apendicular podem complicar o diagnóstico de apendicite, uma vez que o sítio da dor e os achados clínicos vão depender diretamente da posição anatômica do apêndice, que é considerado uma espécie de divertículo cecal verdadeiro. Seu suprimento sanguíneo é fornecido pela artéria apendicular, um ramo terminal da artéria ileocólica, que percorre toda a extensão longitudinal do mesoapêndice e termina na ponta do órgão. Seu comprimento varia de 2 a 20 cm, tendo, em média, 8 cm. Está preso por uma prega de mesenteríolo peritoneal, derivado do folheto esquerdo do mesentério, de forma triangular e que, em geral, estende-se ao longo de todo o comprimento do órgão. Entre seus dois folhetos corre a artéria apendicular. A luz do apêndice é pequena e se comunica com o ceco por um orifício distal à válvula ileocecal, onde pode estar presente uma válvula semilunar, formada por uma prega de mucosa. Acredita-se que seja um órgão vestigial e que, em algum momento da história da espécie, tenha tido função específica.

Atualmente, não há consenso sobre uma função do apêndice, embora haja hipóteses de que seja parte do sistema imune.[2] A presença de linfócitos B e T na mucosa e submucosa da lâmina própria faz do apêndice uma estrutura histologicamente diferenciada do restante do intestino. Essas células criam uma polpa linfoide que desempenha função imunológica ao produzir IgA, trabalhando como parte do tecido linfoide *associado ao intestino* (GALT). Esse tecido linfoide vai atrofiando com o passar dos anos, o que pode contribuir para o fato de a apendicite ser uma doença típica de pacientes jovens.[3]

A apendicectomia é a cirurgia de urgência mais frequentemente realizada no mundo. Pode ocorrer em qualquer faixa etária, sendo a segunda e terceira décadas de vida as mais acometidas. É rara nos extremos de idade. Estima-se que o risco de um indivíduo desenvolver apendicite aguda ao longo de sua vida seja em torno de 9% para os homens e 7% para as mulheres.[4] A razão masculino-feminino chega a 3:1. Sua incidência gira em torno de 11 casos a cada 10.000 habitantes por ano, é aumentada nos indivíduos caucasianos (74% dos casos) na faixa etária entre os 15 e 30 anos, durante a qual esse valor chega a ser o dobro da habitual.

Já se passaram mais de 70 anos, desde que Wangensteen *et al.* demonstraram que a causa primordial e desencadeadora da apendicite aguda é a obstrução de seu lúmen, geralmente por hiperplasia linfoide ou material fecal impactado (fecálito) e menos frequentemente por um cálculo, tumor, ou de uma bola de vermes (oxiuríase vermicular).[5] Esta obstrução, comprovada em, aproximadamente, 80% dos casos, causa um aumento da pressão intraluminal, por prejuízo na drenagem de líquido mucinoso, causando colapso das veias de drenagem. A seguir, a lesão isquêmica favorece a translocação bacteriana e introduz um elemento de edema inflamatório e exsudação (o que deteriora ainda mais o suprimento sanguíneo). Dessa forma, cria-se um ciclo vicioso, responsável por alterações inflamatórias no apêndice, relacionadas tanto com a invasão bacteriana quanto com a lesão isquêmica, levando à perfuração do órgão. Entretanto, uma minoria significativa de apêndices inflamados não apresenta qualquer obstrução luminal demonstrável, e a patologia da inflamação continua desconhecida (Fig. 16-3).[6]

Nos quadros de diagnóstico precoce, o acometimento apenas da mucosa é mais proeminente. Nessa fase, os vasos subserosos ficam congestos, e existe escassa emigração neutrofílica perivascular. Essa reação transforma a serosa normal brilhante em uma membrana vermelha, infectada e granular. Esse aspecto macroscópico é chamado de apendicite aguda inicial. Em um estágio subsequente, a exsudação neutrofílica através da parede é mais acentuada, com numerosos polimorfonucleares dentro da muscular e uma reação fibrinopurulenta sobre a serosa. À medida que o processo inflamatório piora, observa-se formação de abscessos dentro da parede, juntamente a ulcerações e focos de necrose supurativa na mucosa. Nesse estágio, a serosa é recoberta por múltiplas camadas de exsudato fibri-

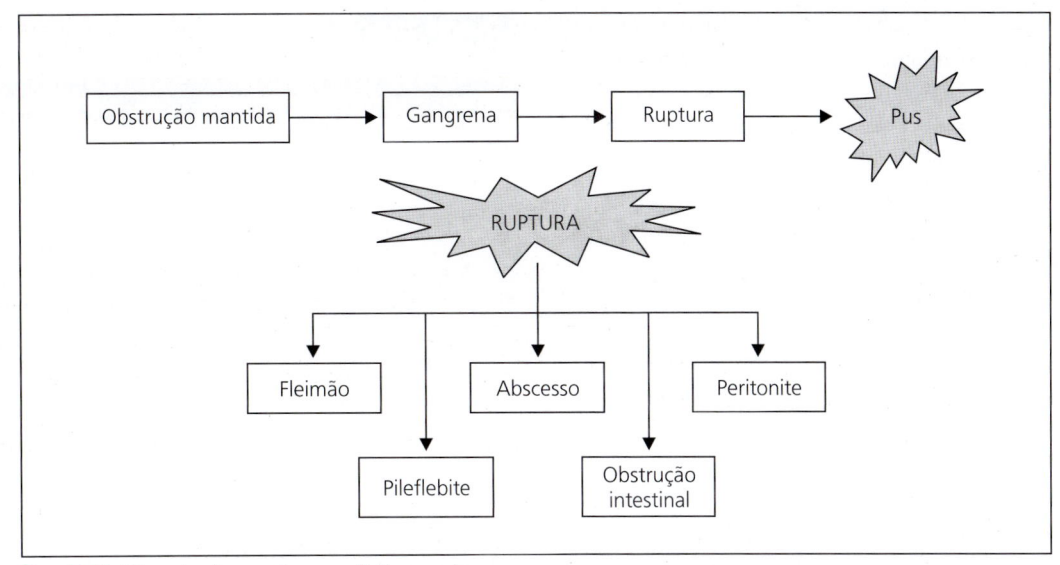

Fig. 16-3. Etiopatogênese da apendicite aguda.

no-supurativo, e o estado do apêndice recebe, então, a designação de apendicite supurativa aguda.

Uma piora da reação produz grandes áreas de ulceração hemorrágica esverdeada da mucosa, juntamente à necrose gangrenosa verde-escura por toda a parede estendendo-se até a serosa. Este evento antecede a ruptura, e é chamado de apendicite gangrenosa aguda. O critério histológico para diagnóstico de apendicite aguda é a infiltração da camada muscular por leucócitos polimorfonucleares.[7]

DIAGNÓSTICO

O diagnóstico de apendicite aguda deve ser realizado levando-se em consideração a história clínica, o exame físico e os métodos complementares de laboratório e/ou de imagem, podendo ser desafiador a depender da faixa etária e do tipo de queixa que o paciente apresenta. Embora os métodos de imagem atualmente alcancem boas taxas de sensibilidade e especificidade, a suspeição clínica com base em uma boa história e o exame físico apropriado são a base para um diagnóstico precoce.

O escore de Alvarado, descrito originalmente em 1986, é o sistema mais utilizado na avaliação do paciente com apendicite aguda. No entanto, ele não é suficientemente acurado para determinar ou excluir tal patologia, se usado isoladamente. A acurácia no diagnóstico de apendicite aguda pode chegar a 80% dos casos.

HISTÓRIA E EXAME FÍSICO

Nenhum dado da história, sinal ou sintoma deve ser levado em consideração isoladamente para confirmar ou afastar o diagnóstico de apendicite aguda. Ao invés disso, a soma de vários destes aspectos é que vai levar a um diagnóstico correto.[4]

A apresentação clínica mais comum é a de dor epigástrica ou periumbilical, que migra para o ponto de McBurney, na fossa ilíaca direita (FID) após um período de 2 a 6 horas. Infelizmente, esse aspecto tão característico está presente em apenas 50% dos pacientes. A dor oriunda de vísceras frequentemente se localiza em duas áreas na superfície do corpo ao mesmo tempo, por causa da dupla transmissão de dor através da via visceral referida e da via parietal direta. Os impulsos dolorosos passam inicialmente do apêndice através de fibras dolorosas viscerais localizadas nos fascículos nervosos simpáticos, seguindo para a medula espinal no nível de T10 ou T11. Esta dor é referida em região periumbilical, tipicamente espasmódica e progressiva nas primeiras 24 horas. Com a progressão do processo inflamatório para as porções extramurais do apêndice, os impulsos nervosos também passam a se originar do peritônio parietal, onde o apêndice inflamado está aderido ou toca diretamente a parede abdominal, causando uma dor pontual diretamente sobre o peritônio irritado no quadrante inferior direito do abdome. Portanto, o caráter inicial de dor maldefinida representa um sintoma resultante da inervação visceral, enquanto a dor localizada resulta do acometimento do peritônio parietal. Associadamente, a presença de anorexia, constipação, náuseas e vômitos aumenta a suspeição clínica, causada pelo desenvolvimento de peritonite generalizada, após perfuração da alça, rara nos casos de apendicite não complicada.[8]

No exame físico, a febre em geral não é elevada. Casos acima de 38,3°C podem sugerir perfuração. Palpação abdominal poderá revelar tensão de parede (fleimão periapendicular) resultante do bloqueio do omento sobre o íleo terminal e ceco. Peritonite frequentemente se desenvolve, caso haja perfuração livre na cavidade abdominal. O sinal de Blumberg, que é a presença de dor localizada em FID no ponto de McBurney com descompressão dolorosa, é um sinal que quando presente reforça a suspeita de apendicite (Fig. 16-4). Este sinal é a consequência da irritação do peritônio parietal adjacente ao apêndice e pode estar ausente nos casos de apêndice com localização retrocecal ou pélvica, situações em que podem estar mais evidentes os sinais do psoas ou obturador (Quadro 16-2).[8]

EXAMES COMPLEMENTARES

Laboratório

Não há um exame laboratorial ou marcador específico para o diagnóstico de apendicite.[9] Entretanto, somados à impressão clínica inicial, alguns exames podem reforçar ou tornar menos provável tal diagnóstico.

Recomenda-se a realização de leucograma, dosagem da proteína C reativa (PCR), sumário de urina, dosagem de amilase e lipase e teste de gravidez para as mulheres em idade fértil.[10]

A realização de leucograma, ainda que de rotina, não deve ser um teste usado para afastar a possibilidade diagnóstica, quando seu resultado é normal. Sua elevação, principalmente quando associada a uma PCR elevada e quadro clínico sugestivo, é um dado importante para fechar o diagnóstico. Valores acima de 18.000 sugerem complicação. Já a neutrofilia acima de 75% está presente na maioria das apresentações (excetuando-se naqueles portadores de imunodepressão, neoplasias, idosos ou crianças, em que estão presentes em apenas 15% dos

Quadro 16-2 Sinais que podem estar presentes no paciente com apendicite aguda

Sinal	Característica	Significado
Blumberg	Dor à descompressão no ponto de McBurney – FID	Irritação do peritônio parietal
Rovsing	Dor referida na FID ao se palpar a FIE	Mobilização de gás do cólon esquerdo para o ceco, provocando distensão e dor na área inflamada
Iliopsoas ou psoas	Dor à extensão do quadril	Irritação do músculo psoas sugere apêndice retrocecal
Obturador	Dor à rotação interna do quadril	Possível apêndice de localização pélvica

FID = fossa ilíaca direita; FIE = fossa ilíaca esquerda.

casos). A realização de sumário de urina pode ajudar no diagnóstico diferencial de infecção do trato urinário (ITU), mas deve ser analisado com cautela, pois a proximidade do apêndice com o ureter e a bexiga pode gerar alterações no sumário, semelhantes às da ITU. A dosagem da amilase e lipase deve ser realizada com intenção de afastar pancreatite, outra causa de dor abdominal comum nas emergências. Finalmente, é importante afastar gravidez em mulheres em idade fértil.[3] Foi observado que o aumento na bilirrubina sérica, acima de 1 mg/dL, está correlacionado com a perfuração apendicular, contando com sensibilidade e especificidade de 70 e 86%, respectivamente.[11]

Escore de Alvarado

O escore de Alvarado é a ferramenta mais usada para o diagnóstico e manejo de pacientes com suspeita de apendicite, atribuindo pontos para cada um dos achados (Quadro 16-3).

Cumpre ressaltar que, em estudos de validação, o escore de Alvarado chega a apresentar uma sensibilidade de 95% para pontuações acima de 7, e acurácia geral de 83%, sendo mais confiável em homens e crianças.[12-15] Nos casos duvidosos, tem papel fundamental a complementação diagnóstica com laparoscopia ou tomografia de abdome.

DIAGNÓSTICOS DIFERENCIAIS

De um modo geral, diante de qualquer dor de caráter agudo, que envolve o quadrante inferior direito do abdome, deve-se pensar na possibilidade de se tratar de um quadro de apendicite. O diagnóstico diferencial deve ser fundamentado na idade e no sexo. Em crianças, é importante lembrar que a apendicite é pouco frequente abaixo dos 5 anos, sendo muito rara em lactentes. Em crianças, doenças extra-abdominais, como a otite

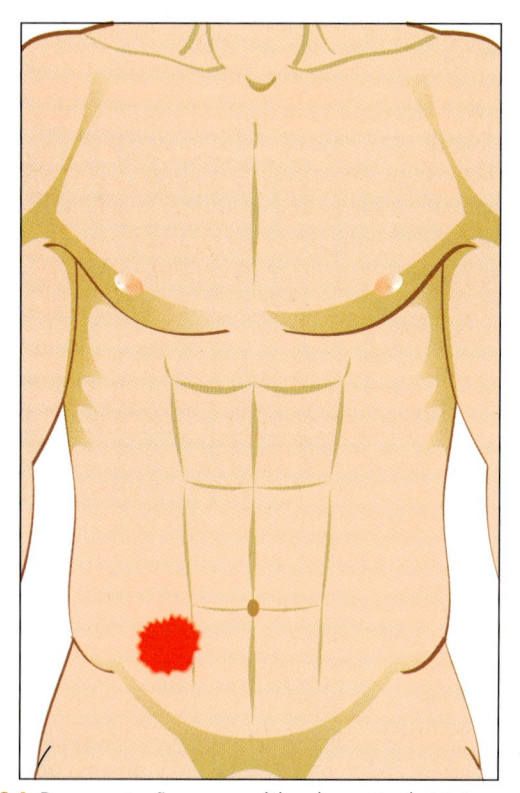

Fig. 16-4. Representação esquemática do ponto de McBurney.

Quadro 16-3 — Escore de Alvarado

Sintomas	Pontuação
Dor migratória para a fossa ilíaca direita	1
Náuseas e vômitos	1
Anorexia	1
Sinais	
Defesa na fossa ilíaca direita	2
Descompressão dolorosa na FID	1
Febre (acima de 37,2°C)	1
Achados laboratoriais	
Leucocitose	2
Desvio para a esquerda	1

O total de pontos é usado para guiar o manejo:
0 a 3 pontos: baixo risco de apendicite. Deverá receber alta com orientação de retorno ao serviço, se não houver melhora dos sintomas.
4 a 6 pontos: o paciente deve ser admitido para observação clínica. Se houver manutenção do escore após 12 horas, conduta cirúrgica é recomendada.
7 a 9 pontos: a conduta deverá ser cirúrgica, se paciente do sexo masculino. Para pacientes do sexo feminino, após exclusão de gravidez, deverá ser investigada com laparoscopia ou demais exames de imagem.

média, a meningite e a pneumonia, podem manifestar-se com desconforto e distensão abdominal, náuseas e vômitos. Embora a diarreia não exclua o diagnóstico de apendicite, quando ela se manifesta por episódios copiosos, o diagnóstico de gastroenterite ou de infecção intestinal viral é mais provável, especialmente se houver pródromos de febre e mialgia. Frequentemente, um antecedente de infecção respiratória aguda recente pode ajudar a encaminhar um diagnóstico de adenite mesentérica, que é diagnóstico de exclusão, com tomografia mostrando apêndice normal. A diverticulite de Meckel é doença incomum e quase impossível de ser afastada ao exame clínico. A intussuscepção é mais comum no grupo pediátrico de menos de 2 anos e se acompanha de dor e distensão abdominal; a presença de tumoração moderadamente dolorosa, palpável na fossa ilíaca direita e, muitas vezes, migratória, combinada com o achado de fezes sanguinolentas ou de sangue oculto, esclarece o diagnóstico. A possibilidade de perfuração do íleo terminal, por volta de 3 semanas de evolução de febre tifoide, deve ser aventada nos casos suspeitos dessa patologia. A maioria dos falsos diagnósticos de apendicite aguda ocorre em mulheres jovens, nas quais a incidência de problemas ginecológicos é alta. A salpingite pode simular um quadro de apendicite, sobretudo, quando é a tuba direita a mais acometida. Da mesma forma, a ovulação dolorosa provocando irritação peritoneal pela ruptura do folículo deve estar sempre na mente do médico assistente. A endometriose pélvica também deve ser lembrada, na sua apresentação cíclica da dor abdominal relacionada com a menstruação, quando a dor é isolada sem sinais inflamatórios sistêmicos, e até a própria dismenorreia não pode ser esquecida. A prenhez ectópica, sobretudo rota, deve ser suspeitada, quando houver atraso menstrual de 2 meses, nos casos de dor aguda e sinais de hipovolemia – que podem ser discretos e passar despercebidos em um exame menos atento. A queda do hematócrito e o exame ultrassonográfico, mostrando sangue no fundo de saco retovaginal, selam o diagnóstico. A punção do fundo de saco vem sendo cada vez menos realizada por conta da introdução da ultrassonografia. Ainda a torção ou a ruptura de cisto de ovário, sobretudo à direita, também fazem parte do diagnóstico diferencial; um toque vaginal que provoque dor abdominal, embora não exclua definitivamente apendicite aguda, é fortemente sugestivo de doença ginecológica. No homem jovem, a orquiepididimite, a torção do testículo e a litíase ureteral direita podem manifestar-se por dor na fossa ilíaca direita e, eventualmente, induzirem ao diagnóstico errôneo da doença apendicular em um exame menos atento. A doença de Cronh deve ser lembrada em pacientes jovens com sintomas recorrentes, diarreia crônica e episódios de hematoquezia. A torção de apêndice epiploico e a torção do grande epíploo podem mimetizar quadros de apendicite, e – apenas com dados clínicos – não é possível firmar estes diagnósticos. No paciente idoso, a ocorrência de diverticulite aguda do sigmoide é passível de manifestar-se com dor na fossa ilíaca direita, quando houver redundância acentuada dessa alça. A diverticulite de ceco é rara e, da mesma forma, não pode ser diagnosticada sem exame de imagem.[16]

MÉTODOS DE IMAGEM

Ao longo da última década, houve um grande desenvolvimento dos métodos de imagem, com consequente maior acesso e menor custo a métodos, como a ultrassonografia (USG) de abdome e a tomografia axial computadorizada (TAC). Embora a porcentagem de laparotomias brancas, em centros cuja conduta cirúrgica seja com base apenas em aspectos clínicos, possa chegar até 40% dos casos, é preferível manter alto índice de suspeição, uma vez que a apendicectomia seja um procedimento que traz baixa complexidade e morbimortalidade, sobretudo, quando comparado ao diagnóstico tardio de apendicite. Porém, com o avanço dos métodos diagnósticos, é impensável basear a melhor estratégia para o paciente apenas na história e no exame físico. A ideia de que mãos experientes podem diagnosticar casos de apendicite com total confiabilidade carece de base científica no contexto da medicina moderna. O escore de Alvarado, ferramenta amplamente difundida no diagnóstico de apendicite, que gradua o paciente em uma pontuação de 1 a 10, tem sua confiança fundamentada em estudos duvidosos, com resultados conflitantes. Estudos de metanálise sugerem que a eficácia diagnostica de exames de imagem, como USG e TAC, pode trazer impacto na redução do número de laparotomias brancas. A porcentagem de "indicação cirúrgica errônea" foi reduzida pela metade naqueles centros, cuja rotina inclui a TAC de abdome como rotina na condução de seus pacientes. A ideia de que aguardar o resultado de um exame de imagem poderia favorecer o aumento do número de complicações por diagnóstico tardio não se mostrou verdadeira na prática, até porque o acesso à tomografia ou ultrassonografia na urgência tem-se tornado cada vez mais rotineiro e universal. A opção mais usada atualmente, ainda que suportada por estudos classe III, em nível B de confiança, inclui o uso de tais exames naqueles pacientes que permanecem com diagnóstico duvidoso, enquanto os pacientes que se enquadrem em altos índices de suspeição devam ser submetidos ao procedimento cirúrgico.[17]

A USG apresenta 85% de sensibilidade e especificidade, com uma acurácia diagnóstica em torno de 85%.[18] Os achados ultrassonográficos incluem uma estrutura em fundo cego, imóvel, não compressível e dolorosa em FID, associado ou não a líquido livre. A presença de apendicolito e diâmetro maior que 6 mm também são achados ultrassonográficos de apendicite aguda (Fig. 16-5). Tal exame apresenta a vantagem de ser não invasivo, de baixo custo e amplamente acessível, além de não expor o paciente ao uso de contraste ou de radiação ionizante.[18]

A TAC apresenta superior sensibilidade (94 × 83%) quando comparada à USG. Os achados da TAC são semelhantes aos da USG, porém mais facilmente identificáveis: apêndice maior que 6 mm, espessamento de suas paredes, borramento da gordura periapendicular e presença de apendicolito (Fig. 16-6). Apesar de possuir acurácia superior, é menos disponível que a USG, apresenta maior custo e necessita do uso de contraste e radiação ionizante.[18]

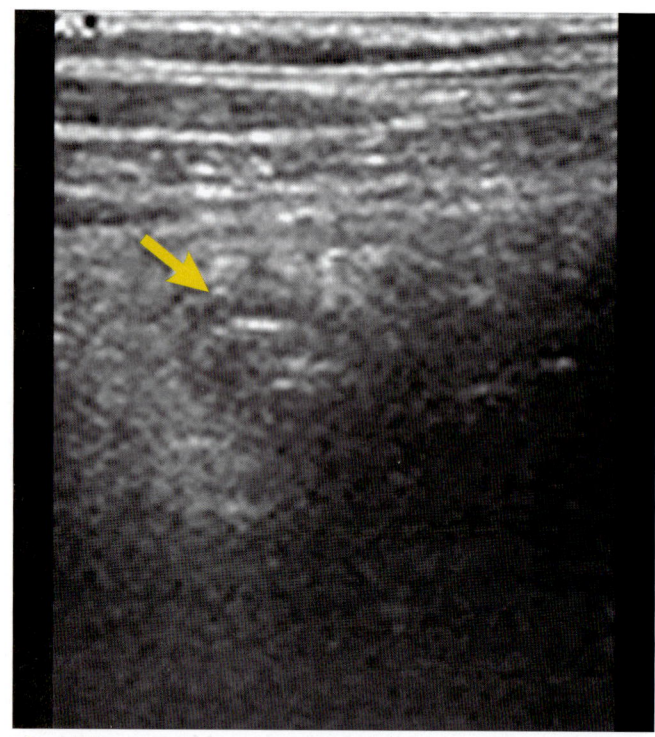

Fig. 16-5. Imagem ultrassonográfica mostrando apêndice dilatado do líquido periapendicular (seta).

TRATAMENTO

Embora existam alguns estudos que procuram tratar a apendicite aguda apenas em bases clínicas, o tratamento padrão da apendicite aguda é a remoção cirúrgica do apêndice inflamado.[19] Para aqueles pacientes com apendicite não perfurada, uma única dose de antibiótico administrada no pré-operatório

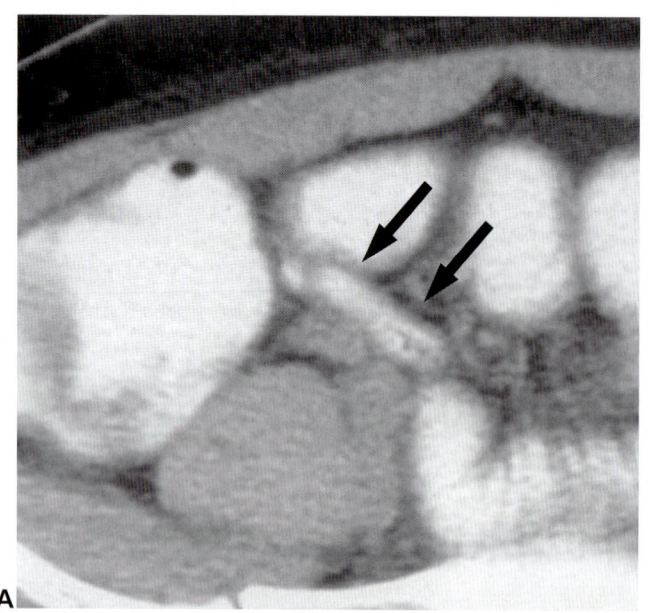

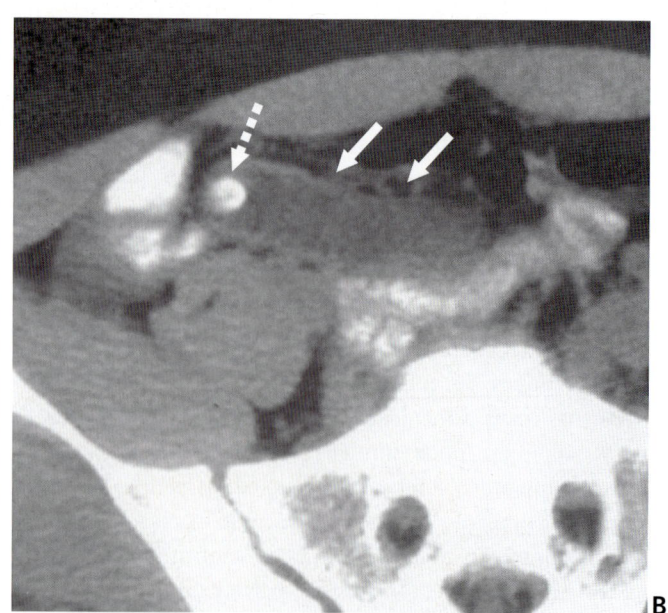

Fig. 16-6. Imagens tomográficas. (**A**) Apêndice normal, com paredes finas e preenchido por meio de contraste (setas). (**B**) Apêndice aumentado de volume, com borramento de gordura periapendicular (setas cheias) e apendicolito no seu interior (seta tracejada).

reduz drasticamente as chances de infecção de ferida e formação de abscessos intracavitários. Sua administração durante o pós-operatório não parece diminuir o índice de complicações. Já nos casos de apendicite perfurada ou gangrenosa, o tratamento deverá permanecer, até que o paciente se mantenha afebril por 24-48 horas. Vários ensaios clínicos randomizados têm comparado a técnica laparoscópica × laparotômica, sem conseguir demonstrar diferenças significativas em cada um dos desfechos. Em geral, os pacientes referem menos dor e apresentam menor taxa de infecção de ferida operatória, menor tempo de permanência no hospital, menor taxa de readmissão e período de recuperação mais curto. Em contrapartida, a abordagem laparoscópica exige material especializado, treinamento específico e custo aumentado pela maior infraestrutura em centro cirúrgico (fator contrabalançado pelo menor tempo de internamento destes pacientes). Para os casos em que o diagnóstico de apendicite permanece incerto, a despeito dos exames laboratoriais e de imagem, a laparoscopia é uma alternativa que possibilita um exame fidedigno de todo o abdome. Em geral, fica indicada nos casos de mulheres em idade fértil, obesos e diagnóstico duvidoso. Nos demais casos, a abordagem é determinada pela decisão conjunta entre paciente e cirurgião.

Alguns aspectos específicos devem ser observados:

- *Hidratação e correção de possíveis distúrbios hidreletrolíticos:* a depender do tempo até o diagnóstico definitivo, o paciente pode ter um quadro de desidratação por vômitos ou sequestro hídrico, com consequente distúrbios hidreletrolíticos.
- *Administração de antibióticos:* todos os pacientes devem receber ao menos dose profilática de antibióticos com cobertura para germes Gram-negativos e anaeróbios, e a depender do estágio de evolução clínica, o uso do antibiótico pode passar a ser terapêutico, como nas situações de perfuração com peritonite associada. Um bom esquema antibiótico é a associação de uma Cefalosporina de terceira geração com o Metronidazol.
- *Escolha do método de abordagem:* a apendicectomia pode ser realizada pelo acesso laparotômico ou pela laparoscopia. Os defensores da laparoscopia advogam que este método é menos invasivo, com consequente menor taxa de infecção de ferida operatória, menor dor e estética mais favorável. No entanto, há que se considerar o maior custo e menor acessibilidade deste método, e também a dificuldade que estudos controlados têm encontrado em provar superioridade da laparoscopia sobre a intervenção clássica por laparotomia (Fig. 16-7).[20]

Detalhes da Técnica

Não há uma incisão específica que deva ser sempre utilizada, uma vez que o apêndice seja móvel e possa ser encontrado em diversas posições já descritas anteriormente; ademais, dada às diferentes formas de apresentação e suas respectivas complicações associadas, é temerário estabelecer rotina cristalizada para a realização da incisão de pele. O cirurgião deve determinar a localização do apêndice a partir do ponto de dor máxima referida pelo paciente durante o exame físico, e somente a partir daí, determinar a melhor incisão para expor o mesmo (transmuscular inferior direita, incisão de McBurney, paramediana, mediana). Após o aprofundamento até o plano muscular, deve-se

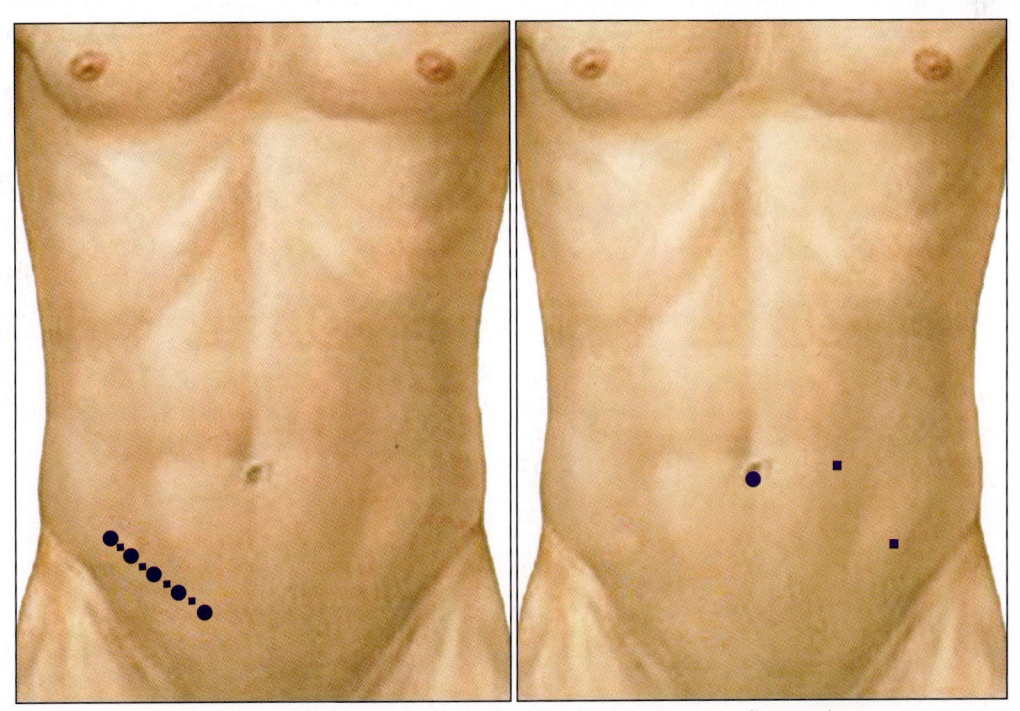

Fig. 16-7. Imagens esquemáticas da via de acesso laparotômica ou laparoscópica para a apendicectomia.

manter o oblíquo externo rebatido com afastadores e abrir o oblíquo interno até a bainha do músculo reto abdominal. Após levantar-se o peritônio entre duas pinças hemostáticas, o cirurgião relaxa a pegada inicial, pegando-a novamente perto da pinça do primeiro auxiliar e comprime o peritônio entre as pinças, para se certificar de que não existem alças ou estruturas nobres subjacentes. Essa manobra deve ser realizada rotineiramente antes de abrir o peritônio. O ceco é, então, tracionado, e o apêndice, exposto. Seu mesentério é seccionado entre as pinças, e os vasos cuidadosamente ligados. A base do apêndice é, então, esmagada com uma pinça reta, fazendo-se a ligadura junto à posição esmagada e colocando-se outra pinça no nó. Traciona-se o apêndice, e realiza-se a secção com lâmina fria, com cuidado para não contaminar o campo. O coto apendicular é, então, invaginado, e uma ráfia em bolsa de tabaco deve ser executada na parede cecal. Lavagem cavitária só deverá ser realizada nos casos de peritonite difusa, a fim de evitar disseminação bacteriana de um processo teoricamente localizado. Se o apêndice não estiver envolvido no processo patológico, outras causas deverão ser investigadas, como a perfuração de úlcera péptica, gravidez ectópica rota, folículo ovariano roto, colecistite aguda, ileíte regional entre outros. O fechamento por planos se dá de forma habitual às demais laparotomias exploradoras. A técnica laparoscópica está indicada para praticamente todos os pacientes, sendo preferível para obesos que necessitem de incisões abertas maiores com aumento da manipulação e aumento resultante da ferida cirúrgica.[21,22]

CONSIDERAÇÕES FINAIS

- A dor abdominal é uma situação frequente nas emergências, e apendicite aguda deve sempre ser uma possibilidade diagnóstica a ser pensada.
- O diagnóstico de apendicite aguda deve ser com base em bases clínicas, tendo o laboratório e os métodos de imagem importância secundária.
- O tratamento da apendicite aguda é cirúrgico, podendo ser realizado por laparoscopia ou laparotomia.

REFERÊNCIAS BIBLIOGRÁFICAS

1. Pittman-Waller VA, Myers JG, Stewart RM et al. Appendicitis: why so complicated? Analysis of 5755 consecutive appendectomies. *Am Surg* 2000;66(6):548-54.
2. Randal BR, Barbas AS, Bush EL et al. Biofilms in the large bowel suggest an apparent function of the human vermiform appendix. *J Theor Biol* 2007;249(4):826-31.
3. Buschard K, Kjaeldgaard A. Investigation and analysis of the position, fixation, length and embryology of the vermiform appendix. *Acta Chir Scand* 1973;139:293.
4. Vissers RJ, Lennarz WB. Pitfalls in appendicitis. *Emerg Med Clin North Am* 2010;28(1):103-18, viii.
5. Wangensteen OH, Dennis T. Experimental proof of the obstructive origin of appendicitis in man. *Ann Surg* 1939;110:629.
6. Hale DA, Jaques DP, Molloy M et al. Appendectomy. Improving care through quality improvement. *Arch Surg* 1997;132(2):153-57.
7. Kumar V, Abbas AK, Fausto N. *Robbins and Cotran: pathologic basis of disease*. 7th ed. Philadelphia, PA: Saunders Elsevier, 2007.
8. Wagner JM, McKinney WP, Carpenter JL. Does this patient have appendicitis? *JAMA* 1996;276(19):1589-94.
9. Andersson RE. Meta-analysis of the clinical and laboratory diagnosis of appendicitis. *Br J Surg* 2004;91(1):28-37.
10. Kessler N, Cyteval C, Gallix B et al. Appendicitis: evaluation of sensitivity, specificity, and predictive values of US, Doppler US, and laboratory findings. *Radiology* 2004;230(2):472-78.
11. Sand M, Bechara FG, Holland-Letz T et al. Diagnostic value of hyperbilirubinemia as a predictive factor for appendiceal perforation in acute appendicitis. *Am J Surg* 2009;198:193.
12. Denizbasi A, Unluer EE. The role of the emergency medicine resident using the Alvarado score in the diagnosis of acute appendicitis compared with the general surgery resident. *Eur J Emerg Med* 2003;10:296.
13. Singh K, Gupta S, Pargal P. Application of Alvarado scoring system in diagnosis of acute appendicitis. *JK Science* 2008;10:84.
14. Macklin CP, Radcliffe GS, Merei JM et al. A prospective evaluation of the modified Alvarado score for acute appendicitis in children. *Ann R Coll Surg Engl* 1997;79:203.
15. Douglas CD, Macpherson NE, Davidson PM et al. Randomised controlled trial of ultrasonography in diagnosis of acute appendicitis, incorporating the Alvarado score. *BMJ* 2000;321:919.
16. Freitas RG, Pitombo MB, Maya MCA et al. Apendicite aguda. *Rev Hospital Universitário Pedro Ernesto* 2009;8(1):38-51.
17. Aranda-Narváez JM, Montiel-Casado MC, González-Sánchez AJ et al. Empleo, eficacia y repercusión clínica del apoyo radiológico al diagnóstico de la apendicitis aguda. *Cir Esp* 2013;91:574-78.
18. Doria AS, Moineddin R, Kellenberger CJ et al. US or CT for diagnosis of appendicitis in children and adults? A Meta-Analysis. *Radiology* 2006;241(1):83-94.
19. Styrud J, Eriksson S, Nilsson I et al. Appendectomy versus antibiotic treatment in acute appendicitis. a prospective multicenter randomized controlled trial. *World J Surg* 2006;30(6):1033-37.
20. Kapischke M, Caliebe A, Tepel J et al. Open versus laparoscopic appendicectomy: a critical review. *Surg Endosc* 2006;20(7):1060-68.
21. Mulholland MW, Lillemoe KD, Doherty GM et al. *Greenfield's surgery*. 4th ed. Philadelphia, PA: Lippincott Williams & Wilkins, 2005.
22. Jaffe BM, Berger DH. The appendix. In: Schwartz SI, Brunicardi CF. (Eds.). *Schwartz principles of surgery*. 8th ed. McGraw-Hill Health: New York, 2005.

16-3. ABDOME AGUDO OBSTRUTIVO

Luciana Teixeira de Siqueira ■ Álvaro Antônio Bandeira Ferraz

INTRODUÇÃO

A obstrução intestinal é uma emergência cirúrgica comum e potencialmente perigosa por estar associada à alta mortalidade, se conduzida de forma inapropriada, além de responder por 15% dos casos de atendimento em serviços de emergência, decorrente da dor abdominal.[1]

Os sintomas dependem do nível e da extensão da obstrução, sendo os mais comuns náuseas e vômitos, e dor e distensão abdominal.[2]

Assim, o sucesso do tratamento do abdome agudo obstrutivo depende do diagnóstico precoce e tratamento eficaz, através de rigoroso balanço hidreletrolítico e de pronta cirurgia, quando indicada em tempo hábil.

ETIOLOGIA

Em geral, a etiologia da obstrução intestinal pode ser dividida em causas mecânicas (processos intrínsecos ou extrínsecos, malignos ou benignos), resultantes de obstrução física ou distorção da luz intestinal; e funcionais, quando a atividade peristáltica está ausente ou desordenada.[2] Cada mecanismo de obstrução pode ser dividido em obstrução dos intestinos delgado, responsável por 80% de todas as obstruções intestinais, e grosso (Quadro 16-4).[3]

Aderências pós-operatórias são as causas mais comuns de obstrução intestinal em países desenvolvidos, respondendo por 40% de todos os casos.[2] Além de aderências, hérnias inguinais e tumores malignos são também causas frequentes, respondendo por quase 90% de todas as obstruções intestinais, juntos.[3] Estenoses inflamatórias, volvo, intussuscepção e diverticulite são causas menos frequentes.[4]

1. **Obstrução mecânica do intestino delgado:** aproximadamente 80% das causas de obstrução intestinal envolvem o intestino delgado. As principais causas são:
   - *Luminal:* corpo estranho, fecálito, cálculo biliar, bezoars, parasitos, tumores polipoides.
   - *Intrínseca:* atresia, estenose inflamatória (tuberculose, doença de Crohn), tumores.
   - *Extrínseca:* aderências, hérnias, volvo, intussuscepção, bridas, massas inflamatórias ou neoplásicas.

2. **Obstrução mecânica do intestino grosso:** em países desenvolvidos, o câncer de cólon é a causa mecânica mais comum de obstrução colônica. Outras causas comuns são estenose por diverticulite, doença inflamatória intestinal e volvo de sigmoide. Causas menos frequentes incluem intussuscepção, estenoses actínicas e hérnias externas. Muito rara a obstrução colônica por aderência por se tratar de um órgão de diâmetro largo.

3. **Obstrução "paralítica" intestinal:** a diminuição da peristalse intestinal ocorre como resultado de uma transmissão neuromuscular desordenada, envolvendo o plexo mioentérico da parede intestinal. Isto leva ao desenvolvimento de um intestino "inerte", com acúmulo de líquido e gás, vômitos, constipação e ausência de ruídos hidroaéreos. Tal condição é denominada íleo paralítico, afetando o intestino delgado, embora o envolvimento colônico seja chamado de pseudo-obstrução.[2]

Íleo paralítico pode ocorrer após uma cirurgia abdominal (geralmente até 72 horas), como consequência de infecção intra-abdominal, distúrbios metabólicos (uremia, hipocalemia) ou como resposta reflexa à lesão retroperitoneal.[2]

Quadro 16-4 Causas de obstrução intestinal e íleo paralítico

		Comum	Menos comum	Raro
Mecânica		Aderências	Diverticulite em sigmoide	Tumores de intestino delgado
		Hérnias externas	Doença de Crohn	Íleo biliar
		Carcinomas colorretais	Intussuscepção Volvo	
Íleo paralítico		Pós-operatório (até 72 horas)	Pseudo-obstrução (síndrome de Olgivie)	Cetoacidose, Hipocalemia severa
		Pancreatite	Anticolinérgicos, opioides	
		Isquemia mesentérica	Hemorragia retroperitoneal	

Pseudo-obstrução colônica aguda, também chamada de síndrome de Olgivie, pode ser causada pelas mesmas anormalidades que levam ao íleo paralítico, mas pode resultar de doença neurológica aguda (acidente vascular encefálico, hemorragia subaracnoide), pneumonia, uso de drogas como antidepressivos tricíclicos e causas metabólicas (cetoacidose diabética, hiponatremia) (Quadro 16-4).[2]

QUADRO CLÍNICO-LABORATORIAL

De forma geral, o bloqueio ao fluxo do conteúdo gastrointestinal resulta em toxicidades local e sistêmica. Primeiro, parte do trato proximal ao sítio de obstrução dilata e permanece preenchida de secreções biliopancreática e gastrointestinal, além de ar.[5] Isso resulta em ausência na eliminação de fezes e flatos, além de vômitos. Como consequência, o paciente pode evoluir para desidratação, hipocalemia, perda de hidrogênio e cloro, estimulando, por sua vez, a reabsorção de bicarbonato pelos rins, resultando em alcalose metabólica.[6] Ocorre perda da função absortiva do intestino, pois o mesmo está dilatado, ocorrendo sequestro de líquido e aumento da pressão intraluminar, excedendo o fluxo venoso e, em seguida, o arterial, o que resulta em isquemia, necrose, perfuração, peritonite e sepse. Pode ocorrer supercrescimento bacteriano e resultar em vômitos fecaloides e translocação bacteriana.[7]

Sendo assim, os sintomas vão depender do nível e da natureza da obstrução no trato gastrointestinal. A maioria é representada por dor abdominal periumbilical, em cólicas, e distensão, náuseas e vômitos, parada na eliminação de fezes e flatos.[5] Na obstrução proximal, o quadro é mais caracterizado por náuseas e vômitos (sintomas precoces) e menos distensão abdominal, mais observada na obstrução colônica. Constipação é um sintoma tardio de obstrução do intestino delgado. Dor abdominal severa e constante indica isquemia intestinal, em contraste com o ileoparalítico, representado por quadro menos doloroso.

A obstrução colônica se apresenta com constipação e marcada distensão abdominal, sendo as náuseas e os vômitos sintomas tardios. A dor não é predominante, frequentemente, mas quando ocorre tende a ser em abdome inferior.[2]

Ao exame físico, podem-se observar sinais de caquexia, indicando malignidade, o paciente está desidratado, com distensão abdominal e ruídos hidroaéreos hiperativos, que se tornam metálicos em fase mais tardia. Com a evolução do quadro, podem-se perceber taquicardia, hipotensão, sudorese fria e palidez, indicando choque hipovolêmico.[2] Na presença de febre associada a esses sinais, podem-se investigar choque séptico por possível isquemia, necrose e perfuração com peritonite.[4]

A distensão abdominal tende a ser mais central na obstrução do intestino delgado e nos flancos no caso de obstrução colônica.[2] À palpação abdominal, além de distensão, pode haver sinais de irritação peritoneal, indicativo de peritonite.

O paciente deve ser cuidadosamente examinado, voltando-se para antecedentes de passado cirúrgico (aderências), orifícios herniários (hérnias umbilical ou inguinal) e toque retal, que pode confirmar a ausência de fezes e gás em ampola retal, podendo fazer parte da investigação diagnóstica para neoplasia colônica.[2]

Não existem testes laboratoriais específicos para o diagnóstico de obstrução intestinal. Por outro lado, a presença de leucocitose, aumento da proteína C reativa e hiperlactoacidemia sugerem a presença de isquemia ou sepse.[8] Além disso, podem-se encontrar hipocalemia, hipocloremia, hiponatremia e alcalose metabólica, além de aumento do hematócrito, hemoglobina e ureia, sugerindo desidratação. No caso de uremia, não descartar a possibilidade de insuficiência renal por desidratação.[2]

Diagnóstico por Imagem

- *Radiografia de abdome:* é o exame de escolha no paciente com suspeita de obstrução intestinal, fazendo com o paciente em posição supina e deitado. Nesse exame, já pode ser diagnosticado pneumoperitônio, indicativo de perfuração intestinal. Pode ser observado, nas obstruções proximais, dilatação do jejuno com a evidência das válvulas coniventes (sinal de empilhamento de moeda). Obstrução ileal revela válvulas coniventes, porém menos claramente.[2] Nas obstruções distais, não há fezes e gás em ampola retal. A acurácia da radiografia é em torno de 60%.[4]

- *Ultrassonografia:* pode ser mais sensível e específica que a radiografia em alguns casos. Contudo, perde espaço para a TC de abdome, mais específica e sensível. Pode-se usar a ultrassonografia em situações emergenciais, como paciente instável ou aqueles que devem evitar a exposição à radiação.[9]

- *Tomografia computadorizada:* exame sensível (superior a 90%) para obstrução intestinal de alto grau, diminuindo sua sensibilidade nas obstruções parciais.[5] Pode fornecer informações sobre o nível da obstrução, severidade e causa. Pode, inclusive, sugerir sinais de isquemia no caso de pobre fluxo do contraste.

Diagnóstico Diferencial

Deve ser feito, sobretudo, com os transtornos de motilidade intestinal não obstrutivos (íleo paralítico), que podem ocorrer após trauma, pancreatite, cirurgias abdominais, hipocalemia e megacólon toxico, que se caracteriza por dilatação colônica sem obstrução.[4]

TRATAMENTO

O tratamento de pacientes com obstrução intestinal inclui retirar a fonte de obstrução, podendo-se resolver em grande proporção de pacientes de forma conservadora, sem necessidade de cirurgia, sobretudo em pacientes com obstrução do trato gastrointestinal superior.[3] Vários estudos controlados randomizados indicam inicialmente o tratamento conservador que inclui analgesia, hidratação, correção de distúrbio hidreletrolítico e descompressão através de sondagem nasogástrica.[10-12] Antibioticoprofilaxia deve ser considerada nos pacientes com obstrução completa, voltada para Gram-negativos e anaeróbios, em razão da dilatação colônica e possibilidade de translocação bacteriana.

A cirurgia deve ser considerada quando na suspeita e/ou confirmação de isquemia, necrose e perfuração e naqueles cujo tratamento não foi eficaz após 48 horas.[3,5,13]

A seguir, estabeleceu-se um algoritmo para ser avaliado no manejo de pacientes com obstrução intestinal (Fig. 16-8).

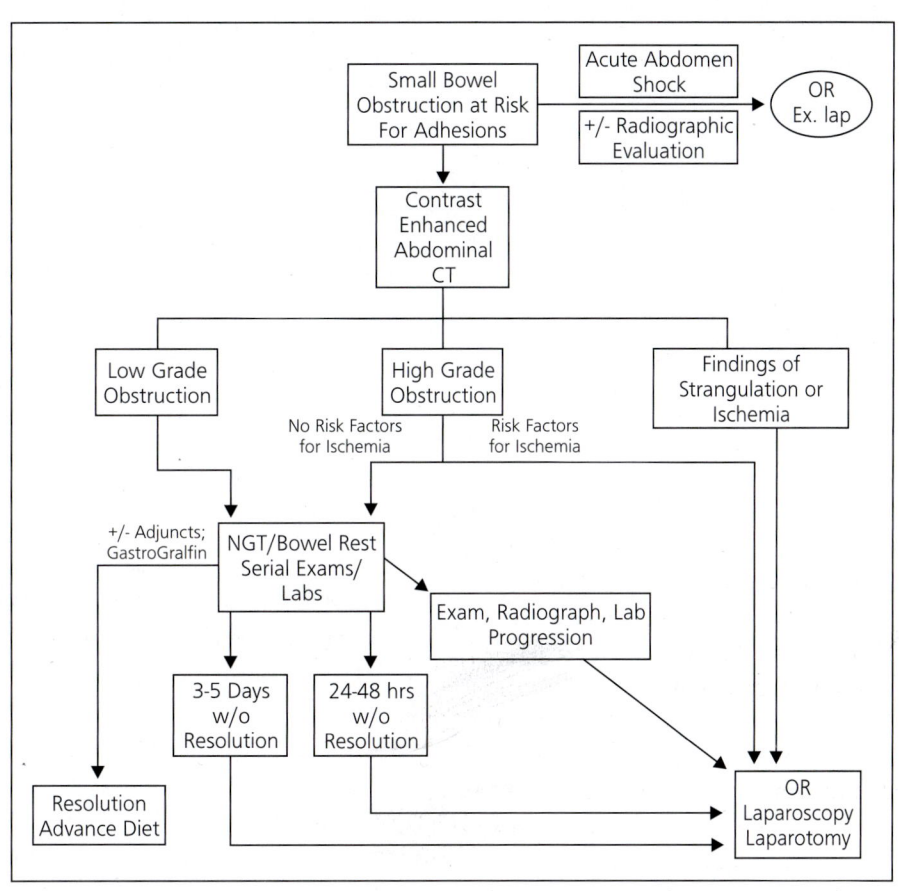

Fig. 16-8. Algoritmo para avaliação e tratamento de pacientes com obstrução intestinal. NGT = sonda nasogástrica.[4]

REFERÊNCIAS BIBLIOGRÁFICAS

1. Irvin TT. Abdominal pain: a surgical audit of 1190 emergency admissions. *Br J Surg* 1989;76:1121-25.
2. Macutkiewicz C, Carlson GL. Acute abdomen: intestinal obstruction. *Emerg Surg* 2008;26:102-7.
3. Markogiannakis H, Messaris E, Dardamanis D *et al.* Acute mechanical bowel obstruction clinical presentation, etiology, management and outcome. *World J Gastroenterol* 2007;13:432-37.
4. Hucl T. Acute GI obstruction. *Best Pract Res Clin Gastroenterol* 2013;27:691-707.
5. Jackson PG, Raiji MT. Evaluation and management of intestinal obstruction. *Am Fam Physician* 2011 Jan. 15;83(2):159-65.
6. Wangensteen OH. Understanding the bowel obstruction problem. *Am J Surg* 1978 Feb.;135(2):131-49.
7. Rana SV, Bhardwaj SB. Small intestinal bacterial overgrowth. *Scand J Gastroenterol* 2008;43(9):1030-37.
8. Lange H, Jäckel R. Usefulness of plasma lactate concentration in the diagnosis of acute abdominal disease. *Eur J Surg* 1994 June-July;160(6-7):381-84.
9. Lim JH, Ko YT, Lee DH *et al.* Determining the site and causes of colonic obstruction with sonography. *AJR Am J Roentgenol* 1994 Nov.;163(5):1113-17.
10. Williams SB, Greenspon J, Young HA *et al.* Small bowel obstruction: conservative vs. surgical management. *Dis Colon Rectum* 2005 June;48(6):1140-46.
11. Mosley JG, Shoaib A. Operative versus conservative management of adhesional intestinal obstruction. *Br J Surg* 2000 Mar.;87(3):362-73.
12. Fevang BT, Jensen D, Svanes K *et al.* Early operation or conservative management of patients with small bowel obstruction? *Eur J Surg* 2002;168(8-9):475-81.
13. Baron TH. Acute colonic obstruction. *Gastrointest Endosc Clin N Am* 2007 Apr.;17(2):323-39, vi.

16-4. COLECISTITE AGUDA

Luciana Teixeira de Siqueira ■ César Freire de Melo Vasconcelos
Álvaro Antônio Bandeira Ferraz

INTRODUÇÃO

A colecistite aguda é uma doença prevalente nas emergências de todo o mundo, especialmente nos países ocidentais. Estima-se que 10-15% dessa população possua colelitíase e desse percentual, 1-4% tornem-se sintomáticos a cada ano, aumentando a incidência com a idade. Anualmente, aproximadamente 500.000 colecistectomias são realizadas nos Estados Unidos da América, e no Brasil, em 2010, foram realizadas 167.943 colecistectomias pelo Sistema Único de Saúde, 36% desses procedimentos decorrentes de colecistite aguda.[1-3]

Os principais fatores de risco para o surgimento de cálculos na vesícula biliar são obesidade, diabetes *mellitus*, estrogênio, gravidez, doença hemolítica e cirrose. A relação mulher × homem é 4:1 na idade reprodutiva e se iguala com o envelhecimento.[4]

Esta doença é definida como a inflamação da vesícula biliar e em até 90% dos casos é causada pela impactação de um cálculo no ducto cístico, obstruindo-o. Pode-se apresentar de forma insidiosa – colecistite aguda – ou crônica. Quando na ausência de cálculos biliares é chamada colecistite acalculosa ou alitiásica.[5] Esta última possui quadro clínico semelhante, porém em populações distintas e com evolução mais grave.

FISIOPATOLOGIA

Colecistite Aguda Litiásica

A obstrução do ducto cístico possui um papel fundamental na fisiopatologia da colecistite, porém, não se constitui condição absoluta para o desenvolvimento da mesma, havendo outros fatores desencadeantes para gerar a inflamação da mucosa, ao exemplo da isquemia ou infecção biliar ou mesmo obstrução deste ducto por tumores ou lesão durante intervenção cirúrgica da vesícula.[5] Outra causa, porém, mais rara, de obstrução inclui a infecção parasitária por *Ascaris lumbricoides* ou *Clonorchis sinensis*, mais frequente na Ásia e África do Sul.[4]

O processo obstrutivo no ducto cístico leva ao aumento da pressão intraluminal da vesícula e, em conjunto com a bile saturada de colesterol, desencadeia uma resposta inflamatória aguda. Além disso, o trauma causado pelos cálculos estimula a síntese de prostaglandinas I2 e E2, que mediam esta resposta. A infecção bacteriana, secundária à estase da bile, por organismos entéricos (mais comumente *Escherichia coli*, *Klebsiella*, *Streptococcus faecalis*) ocorre em, aproximadamente, 20% dos casos.[6]

A persistência da obstrução permite a evolução do quadro para distensão e espessamento das paredes da vesícula biliar, além de eritema e hemorragia subserosa, surgindo, progressivamente, hiperemia e áreas focais de necrose. Na maioria dos casos, o cálculo se desloca, e o processo inflamatório regride. Em 10% dos casos haverá progressão para isquemia e necrose da parede da vesícula. Quando se forma abscesso, ou empiema vesicular, denomina-se colecistite gangrenosa, e se houver infecção bacteriana secundária, sobretudo por anaeróbios, poderá haver formação de gás dentro ou nas paredes da vesícula, caracterizando a colecistite enfisematosa.[7] Por outro lado, se a isquemia e a necrose estiverem localizadas dentro da parede posterior do órgão, abscessos pericolecístico e hepático ocorrem normalmente.

A presença de lama biliar pode estimular a formação de microlitíase, sobretudo se a lama persistir por diversos fatores, como gestação ou nutrição parenteral. Embora a maioria dos pacientes com esta condição não apresente sintomas, a própria lama pode causar colecistite aguda.[6]

Colecistite Aguda Alitiásica

A colecistite aguda também pode ocorrer sem a presença de cálculos em cerca de 5% dos casos. Tem uma evolução mais rápida e frequentemente torna-se gangrenosa, podendo levar a empiema ou perfuração. Ocorre em idosos ou pacientes em estado crítico após trauma, queimaduras, nutrição parenteral prolongada, cirurgias extensas, sepse, ventilação com pressão positiva e terapia com opioides. A etiologia é confusa, mas a estase, isquemia, lesão por reperfusão e os efeitos dos mediadores pró-inflamatórios eicosanoides são apontados como causas.

A estase da vesícula é comum em pacientes graves que não são alimentados por via enteral, e pode ocorrer a colonização bacteriana da vesícula. A isquemia visceral é comum e explica a alta incidência de gangrena. A colecistite aguda alitiásica também pode ser causada pela febre Q. O diagnóstico é confirmado pelo achado de granulomas epitelioides na biópsia hepática, que deve ser realizada em casos de febre prolongada e alteração do hepatograma. O tratamento é feito, administrando-se doxiciclina.[7]

A patogênese da colecistite aguda alitiásica é um paradigma em complexidade, e até crianças podem ser afetadas após uma virose.[8]

QUADRO CLÍNICO

Como sintoma mais comum, o paciente apresenta dor e pressão no hipocôndrio direito por um período maior que 12 horas. Este é o primeiro sinal de inflamação da vesícula. A dor pode-se intensificar à inspiração profunda e estende-se à parte inferior da escápula direita e à região epigástrica. Febre, náuseas e vômitos biliosos são comuns em 70% dos pacientes.[7]

Febre alta, calafrios, leucocitose e distensão abdominal com diminuição da peristalse costumam indicar formação de um abscesso, gangrena ou perfuração da vesícula biliar. Nestas condições, torna-se necessária a cirurgia de urgência. A icterícia pode indicar coledocolitíase ou compressão externa do colédoco pela vesícula inflamada.[7] As características clínicas da colecistite podem ser observadas na Figura 16-9.

O exame físico no paciente portador de colecistite aguda revela um abdome doloroso à palpação do hipocôndrio direito com defesa voluntária e rigidez nessa região, em razão do comprometimento peritoneal. Palpa-se uma massa que pode ser constituída pela vesícula aumentada de tamanho em 20% dos casos, ou pelo peritônio, e as vísceras adjacentes aderidas à vesícula, formando um "plastrão". O sinal de Murphy pode ser encontrado e demonstra comprometimento visceral e parietal do peritônio. Este sinal é definido como dor intensa, quando o examinador, com a mão no ponto vesicular, solicita ao paciente inspirar profundamente, mobilizando a vesícula doente em direção à sua mão, piorando o quadro álgico.[7]

Os sinais e os sintomas da colecistite alitiásica são semelhantes em pacientes conscientes que podem se expressar. O paciente não costuma externar sintomas prévios de uma doença litiásica até que apresenta uma dor repentina e aguda na porção superior do abdome. Os exames diagnósticos não evidenciam cálculos. Em outros, podem surgir febre de origem desconhecida, leucocitose e hiperamilasemia, sem dor ou sensibilidade no hipocôndrio direito. A colecistite aguda alitiásica em UTIs é uma complicação conhecida, porém, pode passar despercebida, em razão da complexidade de problemas do paciente crítico. O exame físico não é esclarecedor, pois o paciente pode estar sedado e em ventilação mecânica e, em geral, a doença é de prognóstico grave, podendo evoluir para gangrena ou perfuração.[9]

Podem ocorrer complicações na colecistite aguda, como a síndrome de Mirizzi, que é causada pela fistulização de um cálculo da vesícula para o colédoco, destruindo parcialmente a parede e o íleo biliar, que é a fistulização da vesícula para o duodeno, estômago ou jejuno com a passagem do cálculo para a alça e posterior obstrução intestinal pelo menos no íleo terminal ou válvula ileocecal.[7]

É importante notar que as complicações específicas, como perfuração, peritonite biliar, abscesso pericolecístico e fístula biliar (entre a vesícula biliar e o duodeno, cólon ou estômago), podem alterar a apresentação clínica, o aumento da morbidade e a mortalidade da doença. A síndrome de Bouveret, por exemplo, caracterizada por uma condição em que um cálculo vesicular entra no trato intestinal através de uma fístula bilioentérica e se aloja no duodeno proximal ou estômago distal, levando à obstrução da via de saída gástrica, íleo biliar e obstrução do intestino delgado, é complicação incomum que deve ser identificada.[10] Esta obstrução se encontra ao nível ileal em 50-90% dos casos e duodenal em 2 a 3%, alcançando mortalidade alta (33%), se não diagnosticada precocemente.

DIAGNÓSTICO LABORATORIAL E DE IMAGENS

O hemograma habitualmente apresenta leucocitose (> 11.000) com desvio à esquerda. O hepatograma evidencia elevação das transaminases, fosfatase alcalina, bilirrubinas e amilase.[7] A hiperbilirrubinemia pode ser causada por compressão extrínseca

Dor em quadrante superior direito maior que 12 horas

Diagnóstico de colecistite aguda

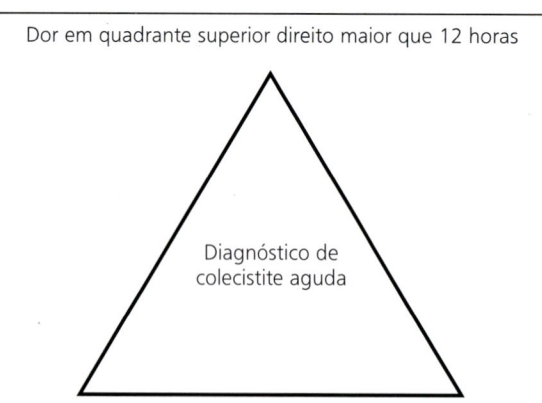

Resposta inflamatória (indicado por febre, leucocitose e proteína C-reativa acima do normal, taxa de sedimentação de eritrócitos acima do normal)

Sensibilidade no quadrante superior direito (com ou sem sinal de Murphy e com ou sem uma massa palpável)

Fig. 16-9. Características clínicas da colecistite aguda.

pelo processo inflamatório grave, pela coledocolitíase ou pela síndrome de Mirizzi. A hiperamilasemia pode ocorrer em razão da obstrução do ducto pancreático, levando à pancreatite concomitante.

A ultrassonografia é o exame inicial e permite a identificação de alterações que não são visíveis ao exame físico. É considerado o exame "ouro" nesses casos. Tem alta sensibilidade para a detecção de cálculos e espessamento da parede, considerado anormal, quando maior ou igual a 4 mm. Pode haver visualização de líquido perivesicular, distensão da vesícula, cálculos impactados no infundíbulo e o sinal de Murphy ultrassonográfico. A ultrassonografia laparoscópica intraoperatória tem sido usada no lugar da colangiografia no diagnóstico da coledocolitíase.

A tomografia computadorizada helicoidal (TC) e a ressonância magnética de abdome também ajudam e permitem a identificação de complicações relacionadas com a colecistite, como pneumoperitônio, coleções ou gás na parede ou no interior da vesícula, que não são detectados à luz da ultrassonografia e que requerem tratamento de emergência. Se houver mais de um sinal de gravidade, a TC é obrigatória para identificar a colecistite complicada e indicar cirurgia de urgência.[11]

A cintilografia com radionuclídeos (HIDA) pode ser útil, mas é pouco utilizada em situações de emergência. Se não houver a visualização da vesícula 4 horas depois da administração do radionuclídeo, sugere-se que este órgão esteja obstruído, em decorrência da colecistite aguda em 95% dos casos. O jejum pode alterar os resultados, levando a falsos-positivos.[4]

Na colecistite alitiásica, a ultrassonografia é o método de escolha, principalmente porque pode ser feito à beira do leito. O exame pode ser normal, porém apresenta maior acurácia em pacientes gravemente doentes. Nesses casos, a espessura da parede vesicular maior que 3,5 mm e a presença de líquido perivesicular são os achados mais significativos. A cintilografia pode ser feita, mas com resultado falso-positivo em 40% dos casos. Os exames laboratoriais são inespecíficos e podem retardar o diagnóstico e tratamento, aumentando os índices de morbidade e mortalidade. A laparoscopia pode ser usada como um procedimento diagnóstico inicial, seguida de colecistectomia, se evidenciados achados indicativos de colecistite aguda.[12,13]

Resumo

1. A avaliação inicial desses pacientes inclui dois objetivos dominantes: a confirmação do diagnóstico e estabelecer a sua gravidade. O consenso de Tokyo representa o melhor parâmetro para direcionar o diagnóstico e tratamento.[14,15]
2. Com sensibilidade de diagnóstico de 90 a 95%, a ultrassonografia abdominal permanece a modalidade inicial de escolha, uma vez que pode ser realizada dentro do próprio departamento de emergência, além do baixo custo e rapidez do exame.[16] Identificação de espessamento da parede da vesícula biliar (≥ 5 mm), cálculo obstruindo o colo da vesícula biliar, fluido pericolecístico e/ou dilatação e espessamento do ducto biliar comum são sinais importantes que contribuem para a definição do diagnóstico.
3. Infelizmente, a tomografia computadorizada de abdome é menos específica em confirmar o diagnóstico de colecistite aguda calculosa, porém contribui de forma significativa na identificação de complicações. E após a confirmação, a doença deve ser classificada de acordo com sua gravidade (graus I = leve, II = moderado, III = grave) pelo Consenso de Tokyo (Quadro 16-5).[17]

Quadro 16-5 Critérios de avaliação de gravidade para colecistite aguda

Grau	Definição
I (leve)	Colecistite aguda em um paciente saudável, sem disfunção de órgãos e ligeira alteração inflamatória na vesícula biliar, tornando a colecistectomia um procedimento seguro e de baixo risco operatório
II (moderado)	Colecistite aguda associada a qualquer uma das seguintes condições: 1. Leucocitose (> 18.000/mm^3) 2. Massa palpável macia no quadrante abdominal superior direito 3. Duração dos sintomas > 72 horas 4. Marcada inflamação local (colecistite gangrenosa, abscesso hepático, abscesso pericolecístico, peritonite biliar, colecistite enfisematosa)
III (grave)	Colecistite aguda associada à disfunção de qualquer um dos seguintes órgãos/sistemas: 1. Disfunção cardiovascular requerendo tratamento com hipotensão dopamina ≥ 5 ug/kg/min, ou qualquer dose de norepinefrina 2. Disfunção neurológica definida como diminuição do nível de consciência 3. Disfunção respiratória definida como uma relação PaO$_2$/FiO$_2$ < 300 4. Disfunção renal, definida como oligúria (< 50 mL/h), creatinina > 2 mg/dL 5. Disfunção hepática definida como PT-INR > 1,5 6. Disfunção hematológica definida como contagem de plaquetas < 100.000/mm^3

Yokoe et al.[17]

TRATAMENTO

O tratamento de pacientes com colecistite aguda deve incluir terapia médica geral (jejum, hidratação endovenosa, antibióticos e analgésicos) seguido de colecistectomia de urgência.

As duas questões cirúrgicas dominantes incluem o tipo (aberta *versus* laparoscópica) e o tempo de abordagem do procedimento (início *versus* tardio), além de qual melhor estratégia antibiótica deve ser empregada.

Tempo de Indicação Cirúrgica

Os estudos mostram que um tratamento precoce reduz o tempo total de internação hospitalar e não aumenta taxas de complicação ou conversão.[18-23] Em particular, a taxa de lesão do ducto biliar foi maior em pacientes operados tardiamente, embora a diferença não tenha sido estatisticamente significativa, em razão do pequeno número de ensaios analisados.

O tempo considerado ideal para indicação do tratamento cirúrgico após o início dos sintomas não está completamente esclarecido nos estudos mencionados anteriormente e merece uma definição mais precisa. Uma das revisões sistemáticas realizou uma análise de subgrupo e não pôde demonstrar uma diferença estatisticamente significativa entre pacientes tratados menos de 4 dias a partir do início dos sintomas e aqueles com um atraso mais longo.[19] Não houve associação significativa entre o tempo de internamento pré-operatório e incidência de mortalidade ou morbidade global 30 dias após a cirurgia. No entanto, pacientes internados por 2 ou mais dias antes da cirurgia apresentaram uma cirurgia de maior duração e foram significativamente mais propensos à colecistectomia aberta em comparação aos pacientes submetidos à cirurgia no dia da admissão.[24] A evidência mencionada anteriormente suporta o Consenso da Sociedade Mundial de Cirurgia de Emergência (EAES) em recomendar colecistectomia precoce para colecistite aguda, tão rapidamente quanto possível após o início dos sintomas.

As diretrizes de Tóquio sugerem a realização de colecistectomia laparoscópica apenas nas formas leves da doença (grau I) em que a cirurgia é fácil. Nos casos moderados (grau II), é indicada a terapia médica com drenagem (percutânea ou cirúrgica), seguido por colecistectomia retardada, exceto em centros "experientes". No grau III (com disfunção orgânica) é indicado colecistostomia. No entanto, relatórios mostram que a colecistectomia no início é segura, mesmo nas formas mais graves da doença ou na população idosa.[25-30] Na definição de falência de órgãos persistentes ou pobre candidatura cirúrgica, terapia antimicrobiana e colecistostomia percutânea devem ser executadas.[31]

Laparoscópica *versus* Aberta

Há dois ensaios clínicos randomizados: uma pesquisa de resultados de base populacional e numerosos estudos comparativos que demonstram que a colecistectomia laparoscópica está associada à recuperação mais rápida e mais curta internação hospitalar com menor morbidade e mortalidade.[32-34] Esta evidência apoiou a recomendação da EAES de instituir a colecistectomia laparoscópica como o tratamento de escolha para colecistite aguda. A preferência por colecistectomia laparoscópica é também expressa nas orientações de Tóquio; no entanto, o critério de gravidade sugerido nessas orientações limita a indicação da cirurgia apenas para as formas brandas da doença e leva em consideração as evidências anteriores apenas em parte. A idade avançada também não se opõe à indicação para colecistectomia laparoscópica.[35-38]

Outro estudo evidenciou aumento do número de complicações pós-operatórias, bem como uma internação mais longa no pós-operatório (6 *vs.* 4 dias) na colecistectomia aberta. Nenhuma mortalidade ou lesões do ducto biliar foram observadas neste estudo.[39] Um estudo mais recente incluiu 70 pacientes e não mostrou diferença significativa na taxa de complicações pós-operatórias.[40]

Antibioticoterapia

Como resultado, as diretrizes de consenso recomendam que a terapia antibiótica deve ser iniciada, se houver suspeita de infecção com base clínica, de laboratório, e/ou achados radiográficos.[41] Tratamento deve incluir a cobertura para a família *Enterobacteriaceae* (ou seja, cefalosporina de segunda geração ou de uma combinação de uma quinolona e metronidazol). Tratamento de enterococos é debatido. Os pacientes idosos e aqueles com diabetes *mellitus* ou imunossuprimidos devem receber antibióticos, mesmo quando a infecção não foi confirmada. A obtenção de culturas aeróbias e anaeróbias da bile durante a cirurgia é recomendada para orientar o tratamento em casos complexos.[16]

Diferentes esquemas antibióticos podem ser utilizados na colecistite aguda; a escolha deve-se basear nos patógenos mais comuns, adquiridos na comunidade ou de infecções associadas, na farmacodinâmica e farmacocinética do antibiótico e na evolução da sepse. Além disso, os antibióticos podem ser administrados com diferentes intenções: como um papel secundário para a cirurgia precoce ou colecistostomia ou como o único tratamento para o episódio agudo. A diretriz de WSES é a mais atualizada e leva em consideração novas drogas (Quadro 16-6).[41]

Colangiografia Transoperatória

O papel da colangiografia intraoperatória de rotina foi avaliado em pacientes submetidos à colecistectomia eletiva. Oito estudos randomizados (1.715 pacientes) foram analisados em uma recente revisão sistemática sem mostrar qualquer evidência clara para apoiar o seu uso rotineiro.[42] Quando isto é combinado com o fato de não existirem estudos randomizados em pacien-

Quadro 16-6 — Recomendação para a estratégia de antibiótico em colecistite aguda

Comunitária		Hospitalar	
Situação infecciosa	Droga	Situação infecciosa	Droga
Sem sepse grave ESBL negativo	Amoxicilina-Clavulanato	Sem sepse	Pipera-Tazo + Tigeciclina + Fluconazol
Sem sepse grave ESBL positivo	Tigeciclina	Sepse severa	Pipera-Tazo + Tigeciclina + Teicoplanina
Sepse grave ESBL negativo	Piperatazobactan		
Sepse grave ESBL positivo	Piperatazobactan + Tigeciclina + Fluconazol		

Modificado de Gomi, 2013.[41]

tes submetidos à colecistectomia para colecistite aguda, colangiografia intraoperatória deve ser realizada seletivamente na configuração de relativa pré e/ou achados intraoperatórios.[8]

REFERÊNCIAS BIBLIOGRÁFICAS

1. Gurusamy K, Samraj K, Gluud C, Wilson E, Davidson BR. Meta-analysis of randomized controlled trials on the safety and effectiveness of early versus delayed laparoscopic cholecystectomy for acute cholecystitis. Br J Surg 2010 Feb.;97(2):141-50.
2. Ministério da Saúde. DATASUS. Informações de Saúde. Mortalidade. Acesso em: Setembro de 2013. Disponível em: <http://tabnet.datasus.gov.br/cgi/tabcgi.exe?sih/cnv/qiuf.def>
3. Glasgow RE, Cho M, Hutter MM et al. The spectrum and cost of complicated gallstone disease in California. Arch Surg 2000 Sept.;135(9):1021-25; discussion 1025-27.
4. Schirmer BD, Winters KL, Edlich RF. Cholelithiasis and cholecystitis. J Long Term Eff Med Implants 2005;15(3):329-38.
5. Santos JS. Colecistectomia: aspectos técnicos e indicações para o tratamento da litíase biliar e das neoplasias. Medicina (Ribeirão Preto) 2008;41(4):449-64.
6. Indar AA, Beckingham IJ. Acute cholecystitis. BMJ 2002 Sept. 21;325(7365):639-43.
7. Maya MC, Freitas R, Pitombo M et al. Colecistite aguda: diagnóstico e tratamento. Revista Hospital Universitário Pedro Ernesto 2009;8(1).
8. Barie PS, Eachempati SR. Acute acalculous cholecystitis. Curr Gastroenterol Rep 2003 Aug.;5(4):302-9.
9. Boland G, Lee MJ, Mueller PR. Acute cholecystitis in the intensive care unit. New Horiz 1993 May;1(2):246-60.
10. Butte JM, Hameed M, Ball CG. Hepato-pancreato-biliary emergencies for the acute care surgeon: etiology, diagnosis and treatment. World J Emerg Surg 2015 Mar. 8;10:13.
11. De Vargas Macciucca M, Lanciotti S, De Cicco ML et al. Imaging of simple and complicated acute cholecystitis. Clin Ter 2006 Sept.-Oct.;157(5):435-42.
12. Arnot RS. Laparoscopy and acalculous cholecystitis. Aust N Z J Surg 1994 June;64(6):405-6.
13. González Delgado L, López Larramona G, Santolaria Piedrafita S et al. Acalculous cholecystitis: an uncommon. Int J Surg 2009 Apr.;7(2):94-99.
14. Kiriyama S, Takada T, Strasberg SM et al. TG13 guidelines for diagnosis and severity grading of acute cholangitis (with videos). J Hepatobiliary Pancreat Sci 2013;20(1):24-34.
15. Yamashita Y, Takada T, Kawarada Y et al. Surgical treatment of patients with acute cholecystitis: Tokyo Guidelines. J Hepato-Biliary-Pancreat Surg 2007;14(1):91-97.
16. Strasberg SM. Clinical practice. Acute calculous cholecystitis. N Engl J Med 2008;358(26):2804-11.
17. Yokoe M, Takada T, Strasberg SM et al. New diagnostic criteria and severity assessment of acute cholecystitis in revised Tokyo Guidelines. J Hepato-Biliary-Pancreatic Sciences 2012;19:(5):578-85.
18. Yadav RP, Adhikary S, Agrawal CS et al. A comparative study of early vs. delayed laparoscopic cholecystectomy in acute cholecystitis. Kathmandu Univ Med J 2009;7(25):16.
19. Papi C, Catarci M, D'Ambrosio L et al. Timing of cholecystectomy for acute calculous cholecystitis: a meta-analysis. Am J Gastroenterol 2004;99:147-55.
20. Shikata S, Noguchi Y, Fukui T. Early versus delayed cholecystectomy for acute cholecystitis: a meta-analysis of randomized controlled trials. Surg Today 2005;35:553-60.
21. Lau H, Lo CY, Patil NG et al. Early versus delayed-interval laparoscopic cholecystectomy for acute cholecystitis: a metaanalysis. Surg Endosc 2006;20:82-87.
22. Gurusamy KS, Davidson C, Gluud C et al. Early versus delayed laparoscopic cholecystectomy for people with acute cholecystitis. Cochrane Database Syst Rev 2013;6:CD005440.
23. Siddiqui T, MacDonald A, Chong PS et al. Early versus delayed laparoscopic cholecystectomy for acute cholecystitis: a meta-analysis of randomized clinical trials. Am J Surg 2008;195:40-47.
24. Banz V, Gsponer T, Candinas D et al. Population-based analysis of 4113 patients with acute cholecystitis: defining the optimal time-point for laparoscopic cholecystectomy. Ann Surg 2011;254:964-70.
25. Choi SB, Han HJ, Kim CY TJ et al. Early laparoscopic cholecystectomy is the appropriate management for acute gangrenous cholecystitis. Am Surg 2011;77:401-6.
26. Lo HC, Wang YC, Su LT et al. Can early laparoscopic cholecystectomy be the optimal management of cholecystitis with gallbladder perforation? A single institute experience of 74 cases. Surg Endosc 2012;26:3301-6.
27. Nikfarjam M, Niumsawatt V, Sethu A et al. Outcomes of contemporary management of gangrenous and non-gangrenous acute cholecystitis. HPB (Oxford) 2011;13:551-58.
28. Riall TS, Zhang D, Townsend CM Jr et al. Failure to perform cholecystectomy for acute cholecystitis in elderly patients is associated with increased morbidity, mortality, and cost. J Am Coll Surg 2010;210(5):668-79.
29. Sánchez Beorlegui J, Lagunas Lostao E, Lamata Hernández F et al. Tratamiento de la colecistitis aguda en en el anciano: cirugía

29. urgente frente à terapia médica y cirugía diferida. *Rev Gastroenterol Peru* 2009;29(4):332-40.
30. Lupinacci RM, Nadal LR, Rego RE *et al.* Surgical management of gallbladder disease in the very elderly: are we operating them at the right time? *Eur J Gastroenterol Hepatol* 2013;25:380-84.
31. Akyurek N, Salman B, Yuksel O *et al.* Management of acute calculous cholecystitis in high-risk patients: percutaneous cholecystotomy followed by early laparoscopic cholecystectomy. *Surg Laparosc Endosc Percutan Tech* 2005;15(6):315-20.
32. Kiviluoto T, Siren J, Luukkonen P *et al.* Randomised trial of laparoscopic versus open cholecystectomy for acute and gangrenous cholecystitis. *Lancet* 1998;351:321-25.
33. Johansson M, Thune A, Nelvin L *et al.* Randomized clinical trial of open versus laparoscopic cholecystectomy in the treatment of acute cholecystitis. *Br J Surg* 2005;92:44-49.
34. Csikesz N, Ricciardi R, Tseng JF *et al.* Current status of surgical management of acute cholecystitis in the United States. *World J Surg* 2008;32(10):2230-36.
35. Pessaux P, Regenet N, Tuech JJ *et al.* Laparoscopic versus open cholecystectomy: a prospective comparative study in the elderly with acute cholecystitis. *Surg Laparosc Endosc Percutan Tech* 2001;11(4):252-55.
36. Lujan JA, Sanchez-Bueno F, Parrilla P *et al.* Laparoscopic vs. open cholecystectomy in patients aged 65 and older. *Laparosc Endosc Percutan Tech* 1998;8(3):208-10.
37. Chau CH, Tang CN, Siu WT *et al.* Laparoscopic cholecystectomy versus open cholecystectomy in elderly patients with acute cholecystitis: retrospective study. *Hong Kong Med* 2002;8:394-99.
38. Massie MT, Massie LB, Marrangoni AG *et al.* Advantages of laparoscopic cholecystectomy in the elderly and in patients with high ASA classifications. *J Laparoendosc Surg* 1993;3:467-76.
39. Kiviluoto T, Siren J, Luukkonen P *et al.* Randomised trial of laparoscopic versus open cholecystectomy for acute and gangrenous cholecystitis. *Lancet* 1998;351(9099):321-25.
40. Johansson M, Thune A, Nelvin L *et al.* Randomized clinical trial of open versus laparoscopic cholecystectomy in the treatment of acute cholecystitis. *Br J Surg* 2005;92(1):44-49.
41. Gomi H, Solomkin JS, Takada T *et al.* TG13 antimicrobial therapy for acute cholangitis and cholecystitis. *J Hepatobiliary Pancreat Sci* 2013;20(1):60-70.
42. Ford JA, Soop M, Du J *et al.* Systematic review of intraoperative cholangiography in cholecystectomy. *Br J Surg* 2012;99(2):160-67.

CAPÍTULO 17

HIPERTENSÃO PORTAL

Álvaro Antônio Bandeira Ferraz ▪ Luciana Teixeira de Siqueira ▪ Clarissa Guedes Noronha

INTRODUÇÃO

A hipertensão portal é uma síndrome caracterizada pelo aumento persistente dos níveis pressóricos na veia porta, que resulta da interação entre o fluxo portal e a resistência hepática. Elevações nestes dois fatores exercem um efeito multiplicador, que estão expressos matematicamente pela lei de Ohms:

$$P = Q \times R$$

onde:
P = pressão;
Q = fluxo;
R = resistência.[1,2]

A pressão venosa portal normal é de 5 a 10 mmHg.

Neste capítulo, serão descritas a etiologia, a avaliação e as opções de tratamento para pacientes com hipertensão portal e suas principais formas de apresentação clínica, que são a hemorragia digestiva por varizes esofágicas, ascite e hepatopatia terminal. Vale enfatizar a necessidade da abordagem de uma equipe multidisciplinar no tratamento desses pacientes.

DEFINIÇÕES E FISIOPATOLOGIA

O sistema venoso portal contribui com, aproximadamente, 75% do sangue e 72% do oxigênio supridos ao fígado. No adulto, aproximadamente, 1.000 a 1.500 mL/min de sangue portal é suprido ao fígado. Anatomicamente, a veia porta é formada pela confluência da veia mesentérica superior com a veia esplênica e se estende até a sua bifurcação nos ramos direito e esquerdo, ao nível do hilo hepático. É um sistema desprovido de válvulas, e o aumento em sua pressão determina uma dilatação do mesmo e de suas veias tributárias.

As tributárias da veia portal comunicam-se com veias que drenam diretamente para dentro da circulação sistêmica. Em algumas ocasiões, ocorre inversão do fluxo sanguíneo, com o surgimento de importante rede de colaterais, fazendo com que o sangue alcance o átrio direito sem ultrapassar o fígado (fluxo hepatofugal).[3]

A fisiopatologia da hipertensão portal foi esclarecida em modelos animais ao longo das últimas 2 décadas. Inicialmente, um bloqueio ao fluxo porta leva à pressão portal aumentada. O leito vascular esplânico responde com aumento da resposta vasoconstritora e diminuição da resposta vasodilatadora, aumentando a resistência intra-hepática. Posteriormente, a resposta vasodilatadora domina, com aumento no fluxo de entrada esplânico.[4,5]

Com o aumento da pressão portal, provocado pela dificuldade de o sangue fluir em direção ao fígado, há uma natural necessidade deste sangue atingir as câmaras cardíacas direitas através de sistemas de baixa pressão. A conexão entre o sangue do sistema portal e a veia cava inferior poderá se dar ao nível do retroperitônio, do reto, do canal de Arantius e das veias umbilicais. Estas comunicações, entretanto, dificilmente apresentam ruptura e hemorragia.[6]

Ao nível da junção gastroesofágica, existe um plexo venoso que interliga o sangue portal com a veia cava superior, através das veias diafragmáticas e das veias mamárias internas. Este plexo venoso pode receber sangue das veias gástrica esquerda, gástrica direita, gástrica posterior e gastroepiploica. As veias dessa conexão, sob um regime de hipertensão, adquirem características de varizes.

Ao nível da junção esofagogástrica são descritas quatro zonas distintas de drenagem venosa:[1,7]

A) ***Zona gástrica:*** veias longitudinais.
B) ***Zona paliçada:*** vasos paralelos arranjados em grupo. Apresenta fluxo venoso bidirecional.
C) ***Zona perfurante:*** veias que canalizam sangue às veias extrínsecas.
D) ***Zona truncal:*** veias descendentes profundas.

O estudo anatômico do sistema portal tem revelado uma variedade muito grande de alterações quanto ao número, variedade e posição das veias, que determinarão apresentação diversificada das varizes esofágicas.[8,9]

A veia gástrica esquerda desemboca em cerca de 50% diretamente na veia porta, em 30% na veia esplênica e em outras veias em cerca de 20% dos casos.[8,10]

A veia gástrica direita desemboca em cerca de 30% na veia porta, mas em cerca de 66% não há uma definição clara de desembocadura, enquanto a veia gastroepiploica desemboca em cerca de 50% das vezes na veia esplênica, na polar inferior, em 24%, e na polar superior também em 24%. A veia gástrica posterior aparece em cerca de 50% dos pacientes e em 100% dos casos desemboca na veia esplênica.[8]

A disposição anatômica das veias do esôfago é que tem determinado uma maior suscetibilidade de ruptura e sangramentos. As vênulas do esôfago, a partir da cárdia, ascendem em uma extensão de 4-5 cm.[11] Estas veias da submucosa gástrica, em sua ascensão para o esôfago, "perfuram" a camada muscular da mucosa e correm pela mucosa distal do esôfago, e depois de cerca de 3 cm da ascensão voltam a "perfurar" a submucosa. Este segmento, onde as veias esofágicas se localizam na mucosa do esôfago, foi denominado por Kelner como "zona vulnerável", pois está suscetível à ulceração, ruptura e hemorragia.[12] Sherlock também correlaciona um fluxo sanguíneo turbulento nestas veias como um fator que contribui para a maior suscetibilidade de ruptura das varizes nesta região.[13]

MEDIÇÃO DA PRESSÃO VENOSA PORTAL

O método mais preciso de se determinar hipertensão portal é por venografia hepática. O procedimento mais comumente utilizado consiste em colocar um cateter-balão diretamente para dentro da veia hepática e medir a pressão venosa hepática livre (FHVP) com balão desinflado, e a pressão venosa hepática encunhada (WHVP) com o balão inflado, para ocluir a veia hepática. O gradiente de pressão venoso hepático (HVPG) é, a seguir, calculado subtraindo-se a pressão venosa livre da encunhada (HVPG = WHVP – FHVP). O HVPG representa a pressão nos sinusoides hepáticos e na veia portal e é uma medida da pressão venosa portal.

ETIOLOGIA

As causas de hipertensão portal podem ser divididas em três grupos principais: pré-sinusoidais, sinusoidais e pós-sinusoidais (Quadro 17-1).

VARIZES GASTROESOFÁGICAS NA HIPERTENSÃO PORTAL

Fisiopatologia e História Natural

As varizes esofágicas desenvolvem-se a partir de pressões portais acima de 10-12 mmHg.[14-16] Apesar de a hipertensão portal ser o fator predisponente ao desenvolvimento das varizes de esôfago, está provado que não é o único fator envolvido na hemorragia por ruptura das varizes.[17]

Quadro 17-1 Principais causas de hipertensão portal classificadas de acordo com o local de aumento da resistência vascular

Pré-hepática
- Trombose da veia esplênica
- Trombose da veia portal
- Cavernomatose da veia portal

Intra-hepática
- Esquistossomose
- Fibrose hepática congênita
- Cirrose hepática
- Hepatite crônica

Pós-hepática
- Síndrome de Budd-Chiari
- Malformações congênitas na veia cava inferior
- Pericardite constritiva

Segundo a lei de Laplace, a pressão intravaricosa está diretamente relacionada com o raio da variz (calibre) e inversamente com a espessura da parede da veia.[16] O desenvolvimento de sangramento através das varizes esofágicas está relacionado com a presença de fatores de risco bem estabelecidos. Dentre estes fatores de risco, são aceitos o tamanho da variz, a presença de sinais vermelhos na variz ou manchas hematocísticas e o grau de severidade da doença hepática (Fig. 17-1).[18,19]

Em pacientes cirróticos, a incidência de varizes de esôfago está diretamente relacionada com a gravidade da doença hepática.[20,21] Cerca de 50% dos pacientes cirróticos apresentam varizes esofagogástricas na primeira endoscopia, sendo de 30-40% o risco de sangramento destes pacientes. Aproximadamente 50% dos pacientes que desenvolvem hemorragia varicosa poderão falecer já no primeiro episódio.[22] O risco de ressangramento em 6 meses é de 30%, de 70% em 1 ano, e de 80% em 2 anos.[18,23] Após o primeiro sangramento, a taxa

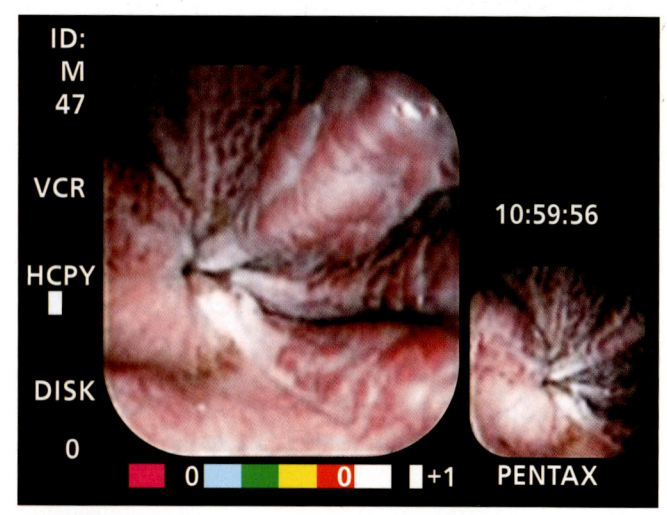

Fig. 17-1. Varizes de grosso calibre com manchas vermelhas.

de ressangramento para pacientes Child A é de 28%, 48% para o Child B e 68% para pacientes Child C. A mortalidade a partir do segundo sangramento pode exceder 40% dos pacientes.[24]

O grau de comprometimento da função hepática determinado pela classificação de Child-Pugh talvez seja o fator prognóstico mais importante do risco de sangramento de varizes de esôfago.[25] O grau de comprometimento da função hepática relaciona-se com o tamanho da variz, a presença de sinais vermelhos em sua superfície, a mortalidade após um sangramento, a probabilidade de ressangramento, com a eficácia da utilização de somatostatina no tratamento do sangramento e também exerce influência nos resultados cirúrgicos.[25,26]

Na esquistossomose mansônica, apenas 2-7% dos pacientes desenvolverão a forma hepatoesplênica.[27] Nesta forma da doença, cerca de 90% dos pacientes apresentam varizes esofágicas.[28-30]

A história natural das varizes de esôfago considera que 1/3 dos pacientes com esquistossomose hepatoesplênica desenvolverá hemorragia digestiva alta. Este risco é maior nos portadores de varizes de grosso calibre e menor nas varizes de fino calibre.[6] A mortalidade no primeiro sangramento é de cerca de 10%, e o tratamento conservador (clínico e endoscópico) oferece bons resultados em cerca de 90% dos casos.[12,31]

O conhecimento da história natural da hemorragia digestiva varicosa é importante para direcionar o tratamento em pacientes esquistossomóticos e cirróticos. Pacientes cirróticos têm maior morbimortalidade, e, portanto, devem ter uma orientação terapêutica diferente de pacientes esquistossomóticos.

A determinação da pressão das varizes de esôfago é uma medida importante como índice preditivo de hemorragia tanto em pacientes cirróticos como em pacientes não cirróticos.[32-35] Pressão de variz acima de 20 mmHg determina risco acentuado de sangramento, especialmente nos pacientes cirróticos.[32,36] Corroborando ainda mais a importância da mensuração da pressão varicosa, Atti et al.[32] identificaram forte relação entre o nível pressórico e o tamanho da variz, a presença de manchas vermelhas, o grau de insuficiência hepática e a presença de ascite.

Apesar de não haver correlação linear entre os níveis de pressão portal e a ruptura das varizes, considera-se que a ocorrência de sangramento digestivo decorrente das varizes esofágicas é multifatorial e envolve os níveis de pressão portal, o tamanho da variz, a presença de manchas vermelhas e o grau de comprometimento da função hepática.[37-39] Ainda, dados de ultrassonografia doppler, como fluxo hepatopetal e redução no índice de congestão da veia porta, são considerados fatores de risco para a ocorrência de hemorragia varicosa.[39]

O Quadro 17-2 relaciona os principais fatores de risco para hemorragia varicosa.[40]

Quadro 17-2 — Fatores de risco de sangramento de varizes esofágicas

Fatores clínicos	• Presença de cirrose • Função hepática comprometida • Child B ou C • Etiologia da cirrose
Fatores hemodinâmicos	• Pressão portal > 12 mmHg • Pressão de variz > 15 mmHg
Fatores endoscópicos Varizes	• Acima de 5 mm • Aspecto da variz – sinais avermelhados na superfície
Fatores ultrassonográficos	• Fluxo portal hepatopetal • Índice de congestão da veia portal
Outros	• Infecção bacteriana • Ingesta de anti-inflamatórios não esteroides • Abuso de Álcool

Medidas Profiláticas do Primeiro Sangramento

Certamente, o fator que exerce maior influência na profilaxia da hemorragia varicosa é a melhora na função hepática. No entanto, nem sempre esta melhora é possível, e medidas com impacto direto sobre as varizes têm de ser adotadas. Dentre estas medidas, destacam-se as medidas endoscópicas e a terapia medicamentosa. O tratamento cirúrgico não é realizado para profilaxia primária da hemorragia varicosa, pois não foi capaz de demonstrar melhora na sobrevida ou na qualidade de vida dos pacientes.[28,41]

As medidas endoscópicas utilizadas para a profilaxia primária são a escleroterapia e a ligadura elástica.

Escleroterapia

A utilização de escleroterapia endoscópica para a profilaxia primária é tema ainda controverso (Fig. 17-2). Apesar dos bons

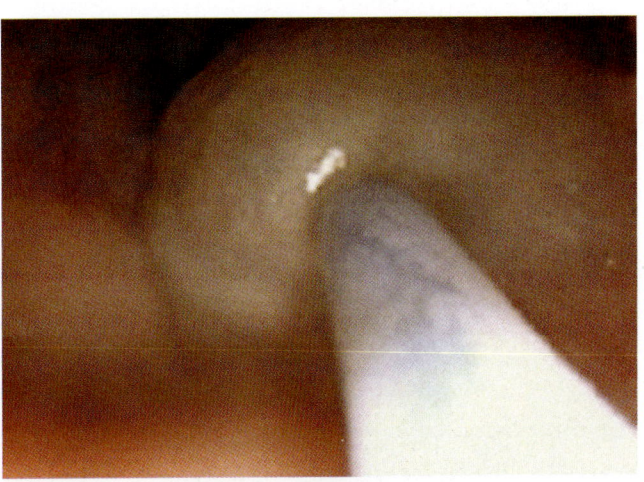

Fig. 17-2. Escleroterapia de variz esofágica.

resultados iniciais, a maioria dos estudos não identificava corretamente as diferentes variáveis entre os grupos, e os resultados iniciais não foram reproduzidos.[42] Dessa forma, a escleroterapia endoscópica não é recomendada como uso isolado na profilaxia do primeiro sangramento pelo consenso de Baveno V, de 2010.[18]

Ligadura Elástica

A profilaxia primária com ligadura elástica de varizes é recomendada para pacientes com varizes de médio e grosso calibres pelo Consenso de Baveno V, 2010 (Fig. 17-3).[18,43,44] Sarin et al.,[45] em 68 pacientes, reportaram uma redução significativa na incidência do primeiro sangramento no grupo que realizou a ligadura elástica com relação ao grupo que não realizou tratamento (24 para 11,4%). Lay et al.,[46] em 126 pacientes, mostraram uma redução estatisticamente significativa na incidência do primeiro sangramento e na mortalidade dos pacientes que realizaram a ligadura elástica.

Farmacoterapia

A utilização de propranolol reduz o risco do primeiro sangramento de, aproximadamente, 23 para 12,5%.[47] No entanto, a *American Association for the Study of Liver Disease* considera que estudos randomizados, analisando a eficácia de novas drogas e as combinações de drogas, são necessários para se avaliar de maneira correta o impacto da utilização de drogas na profilaxia do sangramento de varizes esofágicas.[18]

A combinação de drogas betabloqueadoras e isossorbida-5-mononitrato tem demonstrado um efeito potencializador na redução da pressão portal.[48] Apesar dessa aparente ação aditiva, a literatura mundial continua a aguardar estudos e resultados mais sólidos sobre o isossorbida-5-mononitrato.

Quando se compara drogas betabloqueadoras adrenérgicas à ligadura elástica das varizes, os resultados também são divergentes. Sarin et al.,[49] em 85 pacientes, identificaram uma incidência de sangramento de 26% no grupo de propranolol e de 10% no grupo de ligadura elástica. Stanley et al.[50] não identificaram diferença entre os dois grupos estudados. Van Stiegmann estudando 89 pacientes com um acompanhamento de 18 meses, publicaram que o grupo que utilizou propranolol apresentava uma chance de sangramento de 43%, enquanto o grupo de pacientes submetidos à ligadura elástica apresenta um risco de ruptura de varizes de 15%.[51]

No entanto, outros estudos controlados não identificaram diferenças entre os grupos, e há relatos de interrupção de protocolos pela alta mortalidade do grupo de ligadura elástica.[40,52]

Em 2010, o consenso de Baveno V publicou as seguintes recomendações para a profilaxia primária de varizes esofágicas:[18]

1. Betabloqueador adrenérgico não seletivo (BBNS) é a profilaxia de escolha para pacientes com varizes de fino calibre com manchas hematocísticas, ou Child-C.
2. BBNS ou ligadura elástica é recomendada na profilaxia de pacientes com varizes de médio ou grosso calibre.
3. Betabloqueador adrenérgico não seletivo (propranolol) é a droga recomendada para pacientes com varizes gástricas.
4. Escleroterapia endoscópica ou nitrato de isossorbida não estão indicados como terapia isolada na prevenção do primeiro sangramento.
5. Não existem dados suficientes na literatura que recomendem o uso de BBNS associado ao isossorbida-5-mononitrato, espironolactona ou ligadura endoscópica das varizes na prevenção do primeiro sangramento.

Tratamento do Episódio Agudo de Sangramento

A hemorragia digestiva alta decorrente de hemorragia varicosa representa a principal complicação da hipertensão portal e determina quadros graves de alta morbimortalidade.

Apesar de avanços importantes na compreensão da fisiopatologia da ruptura da variz esofágica e no manuseio clínico do paciente, estes episódios ainda determinam uma ameaça significativa à vida dos portadores de varizes esofágicas.

Atendimento em um centro especializado e de maneira sistematizada, objetiva e rápida tem diminuído a mortalidade imediata destes pacientes.

Medidas Gerais de Suporte ao Paciente

As medidas gerais adotadas para o paciente que apresenta hemorragia digestiva visam à manutenção de um equilíbrio hemodinâmico e reduzir ao máximo os efeitos deletérios que este episódio pode determinar na função hepática, na coagulação e nas funções renal e respiratória do paciente.

A hemorragia digestiva alta por varizes esofágicas constitui uma emergência médica, e, portanto, o atendimento inicial ao paciente com hemorragia digestiva não difere muito daquele instituído ao paciente traumatizado e preconizado pelo *Advan-*

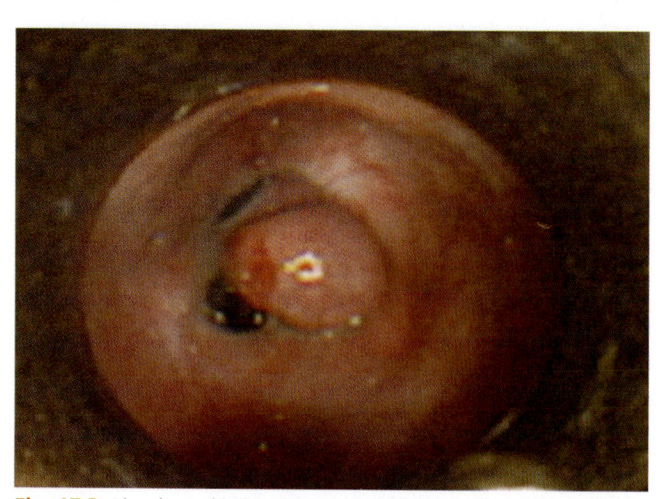

Fig. 17-3. Ligadura elástica de variz esofágica.

ced Trauma Life Support (ATLS).[53] Ou seja, o paciente deve seguir uma padronização de atendimento que avalie as condições gerais de vias aéreas, respiração, circulação e avaliação neurológica.

Em pacientes com choque hipovolêmico, além dos cristaloides, pode ser necessária a transfusão de hemoderivados. Esta reposição deverá ser realizada com muito critério, pois uma reposição exagerada poderá determinar aumento do sangramento e comprometimento da função pulmonar. O objetivo dessa reposição será manter a perfusão tecidual e a oxigenação tecidual, e não difere das recomendações do ATLS.[54] A transfusão de concentrado de hemácias tem por objetivo manter o nível de hemoglobina entre 7 e 8 g/dL, variando este valor individualmente de acordo com outros fatores, como comorbidades, idade, *status* hemodinâmico e persistência do sangramento.[18]

Na maioria das vezes o paciente portador de variz esofágica é portador de alterações de coagulação, que são exacerbadas pelo consumo de fatores na vigência do sangramento. No entanto, não estão disponíveis na literatura recomendações consensuais acerca do manejo da coagulopatia e plaquetopenia nos pacientes em vigência de sangramento.[18]

A assistência ventilatória deste tipo de paciente não pode ser menosprezada, particularmente em pacientes que apresentem encefalopatia. Todo paciente deve receber uma suplementação de oxigênio (4 L/min.). Nos pacientes com encefalopatia e com alterações hemodinâmicas importantes, com depressão no nível de consciência, a intubação orotraqueal e a ventilação mecânica estão indicadas.

A presença de sangue na luz intestinal aumenta a reabsorção proteica e, consequentemente, os níveis séricos de ureia. Este fato, associado à hipovolemia e ao próprio comprometimento renal da doença de base, agrava a função renal do paciente. Não obstante, também não se têm recomendações consensuais da profilaxia e do manejo da encefalopatia nos pacientes com cirrose e sangramento do trato gastrointestinal.[18]

A utilização de antibiótico como profilaxia antibiótica é uma parte integrante da terapia para hemorragia varicosa e deve ser instituída a partir da admissão.[55] As quinolonas orais são recomendadas para a maioria dos pacientes. A ceftriaxona intravenosa deve ser considerada em pacientes com cirrose avançada, em hospitais com alta prevalência de bactérias resistentes às quinolonas e em pacientes com profilaxia anterior com quinolona.[18]

Confirmação Diagnóstica

A endoscopia digestiva é o exame de escolha para o diagnóstico da hemorragia digestiva. Não só pela confirmação do ponto de sangramento da variz, como também a endoscopia digestiva alta permite uma definição da localização da variz, da intensidade do sangramento, de fatores preditivos e também poderá ser instrumento terapêutico.

A endoscopia digestiva dificilmente ajudará na definição etiológica da hipertensão portal. A determinação da patologia de base poderá ser feita pela anamnese (história clínica, dados epidemiológicos e antecedentes), pelo exame físico (esplenomegalia, ascite, aranhas vasculares, ginecomastia) por exames laboratoriais (marcadores virais).

A determinação etiológica da hipertensão portal é passo fundamental no manuseio do paciente. Não haverá diferença no tratamento inicial, endoscópico e farmacológico destes pacientes, no entanto, o tipo de tratamento cirúrgico será com base na etiologia das varizes.

A hemorragia varicosa de origem cirrótica apresenta um comportamento mais agressivo, tem maior morbimortalidade que a hemorragia varicosa esquistossomótica. Atualmente, a indicação do transplante hepático é feita com base na pontuação do MELD (*Model for End-Stage Liver Disease),* e o sangramento de varizes esofágicas, por si só, não indica um transplante de fígado em pacientes cirróticos.[40]

Os pacientes esquistossomóticos apresentam um tipo de hemorragia mais benigna, em razão de sua boa reserva da função hepática. As cirurgias para tratamento de hipertensão portal esquistossomótica têm bons resultados, oferecendo boa qualidade de vida e com baixos índices de recidiva hemorrágica.[56-61]

Balão de Sengstaken-Blakemore

A oclusão de varizes esofágicas sangrantes com o balão de tamponamento do tipo Sengstaken-Blakemore (SB) foi um dos primeiros procedimentos não cirúrgicos utilizados no controle da hemorragia por varizes.

O índice de sucesso no controle do sangramento situa-se em torno de 70-80%. No entanto, sua ação é temporária, e a taxa de ressangramento está em torno de 50% após a remoção do balão. Permite que medidas endoscópicas e farmacológicas sejam iniciadas, e também melhor controle clínico do paciente antes de uma indicação cirúrgica ou da colocação de um TIPS.

O balão de SB pode apresentar como complicações o ressangramento, broncoaspiração, arritmia cardíaca, esofagite, ulceração e/ou perfuração esofágica e dor retroesternal. Por apresentar uma taxa de aspiração em torno de 10%, foi realizada uma modificação que acrescenta na sonda, acima no nível do balão, orifícios de aspiração esofágica. Este tipo de balão de tamponamento é chamado de balão de Minnesota.

O balão só é recomendado, portanto, na hemorragia maciça, como uma ponte, até que o tratamento definitivo possa ser instituído, por um período máximo de 24 horas, de preferência em unidade de terapia intensiva.[18]

Tratamento Farmacológico

Uma série de agentes farmacológicos tem sido empregada no tratamento da hemorragia digestiva por varizes de esôfago. O objetivo dessas drogas é diminuir a pressão portal.

O consenso de Baveno V de 2010 recomenda:[18]

- Na suspeita de sangramento por varizes, drogas vasoativas devem ser iniciadas, assim que possível, antes de endoscopia.
- Uso de drogas vasoativas (terlipressina, somatostatina, octreotide, vapreotido) deve ser usado em combinação com terapia endoscópica e continuado por até 5 dias.

Vasopressina Associada à Nitroglicerina

A vasopressina é um potente vasoconstritor que é capaz de reduzir de maneira efetiva a pressão portal.[62] Contudo, esta ação também é exercida tanto nas artérias coronárias como no débito cardíaco. Isto determina efeitos colaterais importantes ao nível cardíaco sob a forma de arritmias, isquemia coronariana e hipertensão arterial. A vasopressina isolada não deve ser usada no tratamento de episódios de sangramento esofágico em razão dos seus efeitos colaterais. Com o intuito de minimizar estes efeitos, associam-se drogas vasodilatadoras, como a nitroglicerina.[63] O controle da hemorragia é conseguido em cerca de 50% dos casos.[64]

Terlipressina

A terlipressina é um análogo sintético da vasopressina, que apresenta uma meia-vida mais longa, sendo utilizado em períodos de 4 horas. Apresenta menos efeitos colaterais e demonstrou uma capacidade maior de interromper o sangramento.[65-67]

Somatostatina

A somatostanina é um peptídeo natural que exerce um efeito inibitório do trato gastrointestinal.[68] Sua meia-vida é bastante curta (2 minutos). Exerce um efeito direto sobre a circulação mesentérica, reduzindo a pressão portal. É bem tolerada e apresenta poucos efeitos colaterais.[69,70] Sua ação é tão efetiva quanto a vasopressina, com a vantagem de ser uma droga bem mais segura.[71,72]

Tratamento Endoscópico

O tratamento endoscópico, por meio da ligadura, é atualmente o padrão ouro no tratamento da hemorragia varicosa, à medida que induz a interrupção da hemorragia em mais de 90% dos casos.[18] A escleroterapia também pode ser utilizada no sangramento agudo, se a ligadura for tecnicamente difícil. Em certas condições, sua eficácia pode chegar próxima a 100%, como quando utilizado com um agente esclerosante, o adesivo tecidual cianoacrilato (Histoacryl®), recomendado em varizes gástricas, ou gastroesofágicas tipo 2 ou quando se associam a outras medidas terapêuticas.[18,73-75]

A esclerose endoscópica tem menor custo e maior disponibilidade nas unidades hospitalares, enquanto a ligadura elástica está associada a menores taxas de complicações, como acidentes embólicos com a solução esclerosante, e a necrose e perfuração do esôfago.[15,76]

TIPS

O transplante de fígado e o TIPS *(transjugular intra-hepatic portosystemic shunt)* modificaram de maneira radical a indicação e o tratamento cirúrgico da hemorragia varicosa.[18]

Com o TIPS consegue-se uma descompressão do sistema portal através de uma comunicação intra-hepática do sistema portal com ramos da veia hepática. Com este procedimento, resulta redução abrupta e significativa da pressão portal, semelhante aos procedimentos cirúrgicos de *shunt*, e com taxas de sucesso em torno de 90-95%.[77-79] A grande vantagem do TIPS é que é um procedimento relativamente simples, que evita uma cirurgia, e que, principalmente, não compromete uma possível indicação de transplante de fígado.

O problema da colocação de TIPS no tratamento de varizes sangrantes é sua alta taxa de complicações.[18] As principais complicações estão relacionadas com a estenose e/ou trombose da prótese e com a incidência elevada de encefalopatia.

A estenose do TIPS ocorre em cerca de 50-70% dos casos durante o primeiro ano, fazendo com que acompanhamentos com ultrassonografia doppler sejam mandatórios, e que reintervernções para dilatação do TIPS sejam realizadas.[78-82] As taxas de ressangramento por estenose e/ou trombose podem atingir taxas de 15-30%.[18] Cerca de 30% dos pacientes desenvolverão encefalopatia hepática.[83,84] Em cerca de 25% destes casos, a encefalopatia se torna incapacitante e compromete a qualidade de vida do paciente.[18] Por se tratar de uma propedêutica que determina um *shunt* portossistêmico total, com possíveis repercussões na função hepática, o TIPS não tem indicação em pacientes esquistossomóticos.

Colocação de TIPS precoce, dentro de 72 horas (idealmente em menos de 24 horas) deve ser considerada em pacientes com alto risco de falha do tratamento (p. ex., Child-Pugh C < 14 pontos ou classe Child B com sangramento ativo), depois das abordagens iniciais farmacológica e endoscópica.

Associação de Medidas

A combinação de agentes farmacológicos e endoscópicos tem sido empregada com frequência crescente.[65,85] A combinação de terlipressina ou somatostatina com a esclerose ou ligadura elástica por endoscopia apresenta os melhores resultados.

Estudos não controlados sugerem que próteses esofágicas autoexpansíveis podem ser uma alternativa ao sangramento varicoso, refratário ao tratamento inicial.[18]

TRATAMENTO CIRÚRGICO EMERGENCIAL

Após as tentativas não cirúrgicas de parar o sangramento sem sucesso, o próximo passo no manuseio deste tipo de paciente é o tratamento cirúrgico. É essencial nesta etapa do tratamento a definição da etiologia das varizes, pois é um dado fundamental para determinar o procedimento cirúrgico que será adotado.

A cirurgia da hipertensão portal esquistossomótica difere essencialmente da cirurgia da hipertensão portal de pacientes cirróticos pelo fato de que a patologia esquistossomótica preserva, em grande parte, a função hepática. Desse modo, na tentativa de se reduzir a pressão portal, quer pelo hiperfluxo, quer pelo bloqueio pré-sinusoidal, o cirurgião deve sempre ter em mente que a cirurgia poderá interferir na perfusão hepática e, consequentemente, na função do fígado.[30]

Do ponto de vista fisiopatológico, as cirurgias disponíveis para o tratamento da hipertensão portal podem ser divididas em dois grandes grupos: as cirurgias de derivação portossistêmica, nas quais o sangue portal é desviado por anastomoses (shunts) para a circulação sistêmica; e as cirurgias de esplenectomia e desvascularização esofagogástrica, nas quais o sistema portal será desconectado do sistema ázigos e da cava superior através da ligadura de colaterais, interrompendo o fluxo para as varizes esofágicas. Tradicionalmente, as duas correntes do tratamento cirúrgico da hipertensão portal esquistossomótica advogam cirurgias de derivação de maneira seletiva ou as cirurgias de desconexão associada à esplenectomia. Nas últimas décadas, tem havido preferência de diversos centros pelas cirurgias de desvascularização e esplenectomia em detrimento das cirurgias de derivação portossistêmica para pacientes esquistossomóticos, em grande parte em razão do melhor conhecimento das diferentes fisiopatologias da doença hepática na cirrose e na esquistossomose, e da necessidade da preservação do fluxo portal intra-hepático e da função hepática no paciente esquistossomótico. Entre as cirurgias de desvascularização, temos que as mais utilizadas são a DAPE (Desconexão Ázigo-Portal e Esplenectomia), bastante difundida no Sudeste, e a esplenectomia com desvascularização da grande curvatura gástrica e ligadura da veia gástrica esquerda, mais utilizada no Nordeste, ambas seguidas de um programa de ligadura elástica pós-operatória, sem diferenças significativas nos resultados publicados quanto à morbimortalidade e à recidiva hemorrágica.

Analisando-se comparativamente as duas opções tradicionalmente mais utilizadas, temos que os resultados quanto à recidiva da hemorragia a curto e longo prazos se equivalem. Porém, as cirurgias de desconexão ázigo-portal e esplenectomia oferecem vantagens com relação às derivações seletivas: incidência praticamente nula de encefalopatia portossistêmica, significativamente menor que na cirurgia de derivação, e facilidade técnica do procedimento, com maiores possibilidades de difusão do método entre cirurgiões gerais sem treinamento técnico em anastomoses vasculares.[56-58]

Nos pacientes cirróticos, quando medidas não cirúrgicas mostram-se ineficazes, estão indicadas as cirurgias de derivação portossistêmica, que é capaz de controlar o sangramento em 90-95% dos casos.[18] Nos anos 1990, os resultados cirúrgicos dos shunts venosos fizeram ressurgir este tipo de procedimento como os shunts totais do tipo porto-cava laterolateral e, principalmente, os porto-cava em H (calibrados).[18,86,87] É importante observar que este tipo de paciente, caso não esteja em fila de transplante, provavelmente será um candidato ao transplante hepático, e os procedimentos que possam comprometer ou inviabilizar o transplante devem ser evitados. Dada a gravidade do quadro clínico em um paciente cirrótico com hemorragia varicosa, as taxas de mortalidade são elevadas e situam-se entre 40-60%.

OBSERVAÇÃO

É importante que se tenham critérios claros de definição de falha na terapêutica empregada e que um novo degrau no organograma de atendimento seja realizado.

O fato de o tratamento clínico conseguir controlar o episódio de sangramento, em mais de 90% das vezes, não significa que deveremos insistir nesta terapêutica ou em condutas mais conservadoras, determinando uma piora dos estados geral e hemodinâmico do paciente, além de comprometer os resultados cirúrgicos.

As conclusões do consenso de Baveno V, 2010, definem o insucesso no controle do sangramento agudo e, consequentemente, a mudança de conduta.[18] Estas condutas devem ser avaliadas a cada 6 horas, nos primeiros 2 dias e a 12 horas por 3-5 dias.

O insucesso é definido como a morte ou a necessidade de mudança de terapia, definido por um dos seguintes critérios:

- Hematêmese franca ou aspiração por SNG de 100 mL de sangue vermelho rutilante 2 horas após o início de um tratamento específico com droga ou tratamento endoscópico.
- Choque hipovolêmico.
- Queda de 3 g na Hb (9% de queda de Ht) dentro de um período de 24 horas, se não houver transfusão.

PREVENÇÃO DA RECIDIVA HEMORRÁGICA NA ESQUISTOSSOMOSE

A recidiva hemorrágica em pacientes não operados é frequente, imprevisível e com uma morbimortalidade crescente. Estima-se que no primeiro ano após o primeiro sangramento até 80% dos pacientes esquistossomóticos apresentem recidiva hemorrágica.[28] Os pacientes esquistossomóticos que apresentaram um episódio de hemorragia varicosa devem ser tratados por cirurgia, por apresentarem uma boa reserva hepática e resultados satisfatórios com o tratamento cirúrgico.[56,57,60] A cirurgia de preferência para pacientes esquistossomóticos é a esplenectomia e desvascularização esofagogástrica, que pode ser realizada com diferentes detalhamentos técnicos. A cirurgia é capaz de corrigir alterações hematológicas e propiciar uma boa qualidade de vida aos pacientes.[57] A atuação direta nas varizes, realizada no passado através de ligadura intraoperatória das varizes esofágicas, deve ser realizada de forma complementar ao tratamento cirúrgico com a ligadura elástica ou esclerose endoscópica das varizes.[88]

PREVENÇÃO DA RECIDIVA HEMORRÁGICA NA CIRROSE

A prevenção de novos episódios hemorrágicos em pacientes cirróticos tem sido realizada por recursos farmacológicos, endoscópicos e do TIPS. Todas essas medidas têm sido efetivas, no entanto, a ligadura elástica das varizes apresenta os melhores resultados e é considerada o tratamento de escolha na profilaxia de novos sangramentos.[40,65,89-91] Além de reduzir os índices de ressangramento e de mortalidade, apresentam menos efeitos colaterais que a escleroterapia. Lembrando que a única alternativa capaz de corrigir definitivamente a hipertensão portal e a função hepática no paciente cirrótico é o transplante hepático, e todo paciente portador de cirrose hepática, observando-se as contraindicações, é um potencial candidato ao transplante. Dessa forma, a terapia de escolha deve ser avaliada, considerando-se a potencial indicação de transplante hepático, como terapia definitiva para o paciente em questão.

O TIPS controla de maneira efetiva novos surtos de sangramentos esofágicos.[40] Embora seja efetivo no controle do sangramento, não tem benefício na sobrevida dos pacientes. Também nestes casos as complicações relacionadas com o procedimento (estenose, trombose e encefalopatia) situam-se em torno de 50% no primeiro ano.[40]

A utilização de betabloqueadores reduz significativamente a recidiva hemorrágica não só nos sangramentos decorrentes das varizes, como também os resultantes da gastropatia hipertensiva.[92-94] Metanálises que compararam betabloqueadores com a esclerose endoscópica apontam para a esclerose como mais efetiva em reduzir o risco de novos sangramentos, mas a incidência de efeitos colaterais foi significativamente maior na terapêutica endoscópica.[95] A associação de nitratos ao betabloqueador tem determinado resultados conflitantes.[40,96,97] Diante das diferentes combinações de terapias, a que oferece melhores resultados com menor índice de complicações é a combinação da ligadura elástica com o uso de betabloqueadores.[18] A associação de betabloqueadores ao Isossorbida Mononitrato é a opção preferencial em pacientes com contraindicações à ligadura elástica. A ligadura isolada é a terapia de escolha em pacientes intolerantes ao betabloqueio.

TRATAMENTO CIRÚRGICO DA ASCITE

Ascite é a complicação mais comum do cirrótico e está associada a uma pobre sobrevida (50% de mortalidade em 3 anos).[98,99] Dentre as teorias sobre sua formação, atualmente a mais aceita é a chamada "Teoria anterógrada de formação da ascite", proposta pelo grupo de Barcelona.[100] A vasodilatação arterial na circulação esplâncnica pelo aumento dos níveis séricos de NO, observado na cirrose, induziria a formação de ascite pela piora circulatória com consequente retenção renal de água e sódio, além de piora ao nível de microcirculação esplâncnica, levando a extravasamento de fluido na cavidade abdominal. Seu tratamento é essencialmente clínico. A restrição da ingesta de sódio a níveis entre 60-90 mEq/dia, acrescida ao uso de diuréticos, como a espironolactona e a furosemida, é eficaz em torno de 80-90% dos pacientes.[101] A taxa de reabsorção de líquido ascítico varia entre 0,5 a 1,4 L/dia, com média de 1,4 L/dia.[102] A presença de ascite leva à hiponatremia dilucional (vasodilatação arterial esplâncnica) e a outra complicação ainda mais temida, a síndrome hepatorrenal, principalmente quando se trata da ascite refratária. Esta síndrome está diretamente relacionada com a hipoperfusão renal, observada em cirróticos com ascite, pela liberação de renina, aldosterona e norepinefrina na tentativa de antagonizar a vasodilatação esplâncnica.[103] Tem baixa sobrevida (50% em 5 meses para a de tipo 2 e 20% em 2 semanas na de tipo 1.[104]

O termo ascite refratária é usado para definir a ascite que não pode ser mobilizada ou que tem sua recorrência precoce (após paracentese terapêutica), e que não pode ser evitada pela falta de resposta à restrição de sódio e às máximas dosagens de diuréticos (*i.e.* espironolactona 400 mg/dia e furosemida 160 mg/dia), ou ainda nos casos em que há desenvolvimento de complicações relacionadas com o diurético (também chamada de ascite intratável com diuréticos).[105]

Nestes casos, o transplante hepático é a terapia definitiva, entretanto, face à demora em fila de espera para o mesmo, recomenda-se o uso de medidas paliativas, visando à melhora da qualidade de vida e da função renal do paciente. O uso das paracenteses terapêuticas ou de alívio é bem indicado, drenando-se completamente o líquido ascítico em um só tempo, com o cuidado para se evitar a recém-descrita entidade chamada "Disfunção circulatória induzida por paracentese". Para isso, deve-se repor albumina em via endovenosa na proporção de 8 g para litro drenado.[106] Há ainda outras opções cirúrgicas.

Uso do TIPS

Seu uso na ascite é defendido pelo Clube Internacional de Ascite em pacientes que requerem três ou mais paracenteses ao mês e que não apresentem encefalopatia hepática. Seu uso é extremamente eficaz na redução da ascite (90%), bem como na melhora circulatória e renal dos pacientes.[107,108] Seus problemas se relacionam com seu custo de inserção, além de obstrução em 40% dos casos em 1 ano, e a precipitação ou piora da encefalopatia hepática em 40-90% das vezes.[109-111] Pode ser utilizado com segurança para pacientes em lista de transplante, bem como em pacientes que não são candidatos, desde que se faça um controle de sua função com USG Doppler semestralmente. Seu uso deve ser bastante criterioso em pacientes classificados como Child-C, pois pode precipitar a piora da função hepática.

Shunts Portossistêmicos

Estes procedimentos têm seu lugar cada vez mais questionado na redução da ascite, pelas suas complicações, como encefalopatia e deterioração da função hepática. Além disso, não melhoram a sobrevida do paciente. Estes procedimentos sequer são citados em recente revisão.[112]

Shunts Peritônio-Venosos

Descritos inicialmente por LeVeen, em 1974, têm sua indicação no tratamento da ascite de difícil controle ainda mais limitado.[113] O grande fator limitante é o número de suas complicações, notadamente obliteração do *shunt*, obstrução intestinal, fibrose peritoneal, edema pulmonar e coagulação intravascular disseminada.[114] Alterações estruturais do cateter têm sido tentadas, mas ainda carecem de estudos controlados.[115] Seu uso é advogado pelo Clube Internacional de Ascite apenas para pacientes com ascite refratária que não são candidatos a transplante hepático, TIPS ou paracentese de repetição.[112] Deve ser acompanhado sempre de antibiótico antiestafilococos.[116]

REFERÊNCIAS BIBLIOGRÁFICAS

1. Rocha JW. Conduta na hemorragia aguda por varizes esofagogástrica. In: AbrantesW. Hipertensão portal – Estado atual. *Clínica Brasileira de Cirurgia Colégio Brasileiro de Cirurgiões* 1995;2(1):55-98.
2. Mies S, Almeida CG, Raia SMA. Hipertensão portal. In: Raia AA, Zerbini EJ. *Clínica cirúrgica Alípio Corrêa Netto*. São Paulo: Sarvier, 1988. p. 729-61, vol. 4.
3. Barreto VST. Tratamento clínico da hipertensão porta. In: Malta J. *Esquistossomose mansônica*. Recife: Universitária da UFPE, 1994. p. 217-22.
4. Bosch J, Piszcueta P, Fen F *et al*. Pathophysiology of portal hypertension. *Gastroenterol Clin North Am* 1992;21:1-14.
5. Groszmann RJ. Hyperdinamic circulation of liver disease forty years later: pathophysiology and clinical consequences. *Hepatology* 1994;20:1359-63.
6. Kelner S, Silveira M. História natural das varizes do esôfago na esquistossomose mansônica hepatoesplênica. In: Kelner S, Silveira M. *Varizes do esôfago na esquistossmose mansônica*. Recife: Universitária da UFPE, 1997. p. 55-61.
7. Vianna A, Hayes PC, Moscoso G *et al*. Normal venous circulation of the gastroesophageal junction. *Gastroenterology* 1987;93:876-89.
8. Silva AL, Navarro TP, Oliveira SC *et al*. Veia gástrica posterior. Hipertensão porta. *Rev Col Brás Cir* 1999;26(5):275-79.
9. Kelner S. *Veia mesentérica superior: contribuição anatômica às anastomoses cirúrgicas com o sistema cava superior*. Tese de Livre – Docência em Técnica Operatória e Cirurgia Experimental. Universidade do Recife, 1953.
10. Lima Filho JFC. *Vena gástrica sinistra*. Tese de Doutoramento apresentada na Faculdade de Medicina da Universidade do Recife. Recife, 1961.
11. Carvalho CAF. Considerações sobre características hidronâmicas das veias intramurais do segmento de transição esôfago-gástrica nos casos de corrente ascendente e sua participação na formação de varizes esofagianas. *Hospital* 1966;70:1541-61.
12. Kelner S. *Avaliação da esplenectomia e ligadura intraesafiana das varizes do esôfago na esquistossomose mansônica*. Tese para Professor Catedrático da Faculdade de Medicina da Universidade do Recife. Recife, 1965.
13. Sherlock S. Esophageal varices. *Am J Surg* 1990;160:9-13.
14. Viallet A, Marleau D, Huet M *et al*. Hemodynamic evaluation of patients with intrahepatic portal hypertension. Relationship between bleeding varices and the portohepatic gradient. *Gastroenterology* 1975;69:1297-300.
15. Lebrec D, DeFleury P, Rueff B *et al*. Portal hypertension size of oesophageal varices and risks of gastrointestinal bleeding in alcoholic cirrhosis. *Gastroenterology* 1980;79:1139-44.
16. Garcia-Tsao G, Groszmann RJ, Fisher RL *et al*. Portal pressure presence of gratoesophageal varices and variceal bleeding. *Hepatology* 1985;5:419-24.
17. Kelner S, Silveira M, Silveira RK. Causas da rotura das varizes do esôfago: "zona vulnerável". In: Kelner S, Silveira M. *Varizes do esôfago na esquistossmose mansônica*. Recife: Universitária da UFPE, 1997. p. 87-92.
18. de Franchis R. Revising consensus in portal hypertension: report of the Baveno V consensus workshop on methodology of diagnosis and therapy in portal hypertension. *J Hepatol* 2010;53:762-68.
19. The North Italian Endoscopic Club for the Study and Treatment of Esophageal Variceal – Prediction of the first variceal hemorrhage in patients with cirrhosis of the liver and esophageal varices: a prospective multicenter study. *N Eng J Med* 1988;319:983-89.
20. Pagliaro L, Dámico G, Pasta L *et al*. Portal hypertension in cirrhosis: natural history. In: Bosch J, Groszmann RJ. (Eds.). *Portal hypertension: pathophysiology and treatment*. Oxford: Blackwell Scientific, 1994. p. 72-92.
21. Cales P, Desmorat H, Vinel JP *et al*. Incidence of large oesophageal varices in patients with cirrhosis: application to prophylaxis of first bleeding. *Gut* 1990;31:1298-302.
22. Sauerbruck T, Wotzko R, Kopcke W *et al*. Prophylatic sclerotheraphy before the first episode of variceal hemorrhage in patients with cirrhosis. *N Eng J Med* 1988;319:8-15.
23. Lopes GM, Grace ND. Grastroesophageal varices preventions of bleeding and rebleeding. *Gastroenterology Clin N Am* 1993;22:801-19.
24. The Italian Multicenter Project – Project for propanolol in prevention of bleeding. Propanolol for prophylaxis of bleeding in cirrhotic patients with large varices: a multicenter, randomized clinical trial. *Hepatology* 1988;8:6-9.
25. Cales P, Zabotto B, Mesken SC *et al*. Gastroesophageal endoscopic features in cirrhosis. Observer variability, interassociation, and relationship to hepatic dysfunction. *Gastroenterology* 1990;98:156-62.
26. Terblanche J, Burroughs AK, Hobbs KEF. Controversies in the management of bleeding varices. *N Eng J Med* 1989;21:89-96.
27. Domingues ALC, Domingues LAW. Forma intestinal, hepatointestinal e hepatoesplênica. In: Malta J. *Esquistossomose mansônica*. Recife: Universitária da UFPE, 1994. p. 91-109.
28. Cury AA. Hipertensão portal esquistossomótica – História natural. In: Abrantes W. Hipertensão portal – Estado atual. *Clínica Brasileira de Cirurgia Colégio Brasileiro de Cirurgiões* 1995;2(1):121-36.

29. Almeida STGC, Coutinho A, Ferreira Filho H et al. *Estudo endoscópico e histopatológico da mucosa gastroduodenal em pacientes portadores de esquistossomose mansônica*. 8° Seminário de Endoscopia Digestiva. 4° Jornada Nordeste de Gastroenterologia, Salvador. 1987.
30. Ferraz EM, Ferraz AAB. Tratamento cirúrgico da hipertensão portal esquistossomótica. In: Malta J. *Esquistossomose mansônica*. Recife: Universitária da UFPE, 1994. p. 235-49.
31. Kelner S, Ferraz EM, Wanderley F. Hematêmese: inquérito sobre desencadeamento por drogas contendo ácido acetilsalicílico na hipertensão porta esquistossomótica. Recife: Na Fac Med Univ 1964;24:153-65.
32. El Atti EA, Nevens F, Bogaets G et al. Variceal pressure is a strong predictor of variceal haemorrhage inpatients with cirrhosis as well as in patients with non-cirrhotic portal hypertensio. *Gut* 1999;45:618-21.
33. Sarin SK, Sethi KK, Nanda R. Measurements and correlation of wedged hepatic, intrahepatic, intrasplenic and intravariceal pressures in patients with cirrhosis of liver and non-cirrhotic portal fibrosis. *Gut* 1987;28:260-66.
34. Nevens F, Sprengers D, Feu F. Measurements of variceal pressure with na endoscopic pressure sensitive gauge: validation and effect of propanolol theraphy in chronic conditions. *J Hepatology* 1996;24:66-73.
35. Feu F, Garcia-Págan JC, Bosch J et al. Relation between portal pressure response to pharmacological therapy and risk of recurrent variceal haemorrhage in patients with cirrhosis. Lancet 1995;346:1056-59.
36. Freire W. *Unblutige osophagusvarizendruckmessung und blutungsrisiko von patienten mit portalen hypertensio bei schistosomiasis*. PhD – Medinzigischen Fakulltat der Westfalischen Willhelms – Universtat Munster, 1997.
37. Hou MC, Lin HC, Kuo BI. Sequential variceal pressure measurement by endoscopic needle puncture during maintenance sclerotheraphy: the correlation between variceal pressure and variceal rebleeding. *J Hepatology* 1998;29:772-78.
38. Roberts LR, Kamath PS. Pathophysiology of variceal bleeding. *Gastrointest Endosc Clin* 1999;9(2):167-74.
39. Gaiani S, Bolondi L, Li Bassi S et al. Prevalence of spontaneous hepatofugal portal flow in liver cirrhosis. Clinical and endoscopic correlation in 228 patients. *Gastroenterology* 1991;100:160-67.
40. Lebrec D. Pretransplantation gastrointestinal bleeding. *Liver Transp* 2000;6(4):S57-S62.
41. Grace MD. A hepatologist's view of variceal bleeding. *Am J Surg* 1990;160:26-30.
42. Fleig WE, Stange EF. Esophageal varices. *Endoscopy* 1989;21:89-96.
43. Hayes PC. The use of endoscopic band ligation for the prophylaxis of variceal haemorrhage. *J Hepatology* 1999;31:561-62.
44. Lo GH, Lai KH, Cheng JS et al. Prophylatic banding ligation of high-risk esophageal varices in patients with cirrhosis: a prospective, randomized trial. *J Hepatology* 1999;31:451-56.
45. Sarin SK, Guptan RK, Jain AK et al. A randomized controlled trial of endoscopic variceal band ligation for primary prophylaxis of variceal bleeding. *Eur J Gastroenterol Hepatol* 1996;4:337-42.
46. Lay CS, Tsai YT, Teg CY et al. Endoscopic variceal ligation inprophylaxis of first variceal bleeding in cirrhotic patients with high risk esophageal varices. *Hepatology* 1997;25:1346-50.
47. Hayes PC, Davis JM, Lewis JA et al. Meta-analysis of value of propanolol in prevention of variceal haemorrhage. Lancet 1990;336:153-56.
48. Pagan-Garcia JC, Bosch J. Pharmacological prevention of variceal bleeding. New developments. *Baillieres Clin Gastroenterol* 1997;11(2):271-87.
49. Sarin SK, Lamba GS, Kumar M et al. Randomized trial of propanolol vs endoscopic variceal ligation (EVL) in the primary prophylaxis of bleeding from high risk varices in cirrhosis: na interin analysis. *Hepatology* 1997;26:360A.
50. Stanley AJ, Forrest EH, Lui HF et al. Band ligation versus propanolol or isorbide mononitrate in the primary prophylaxis of variceal haemorrhage: preliminary results of randomised controlled trial. *Gut* 1998;42:A19.
51. Van Stiengmann G. Variceal bleeding prophylaxis: variceal banding or propanolol. *HPB Surg* 2000;11(6):425-28.
52. Grace ND. Prevention of initial variceal hemorrhage. In: Groszmann RJ, Grace ND. (Eds.). *Gastroenterology clins of North America: complications of portal hypertension: esophagogastric varices and ascites*. Philadelphia: Sauders, 1992. p. 149-61.
53. Advanced Trauma Life Support – ATLS. American College of Surgeons. Instructor Manual. 6th ed. Initial Assessment and Management. p. 21-46.
54. Advanced Trauma Life Support – ATLS. American College of Surgeons. Instructor Manual. 6th ed. Shock. p. 97-117.
55. Bernard B, Grange JD, Khae EN et al. Antibiotic prophylaxis for the prevention of bacterial infections in cirrhotic patients with gastrointestinal bleeding: a meta-analysis. *Hepatology* 1999;29(6):1655-61.
56. Kelner S, Ferreira PR, Dantas A et al. Ligadura de varizes esôfago-gástricas na hipertensão porta esquistossomótica: evolução de 25 anos. *Rev Col Bras Cir* 1982;9:140-46.
57. Ferraz AAB, Lopes EPA, Bacelar TS et al. Tratamento cirúrgico da hipertensão portal esquistossomótica no HC-UFPE – Análise de 131 casos. *Rev Col Bras Cir* 2000;27(5):332-37.
58. Ferraz AAB, Arruda SMB, Bacelar TS et al. Trombosis de la vena porta después de esplenectomia para hipertension portal esquistosómica. *Rev Colombiana Cir* 2000;15(3):1-7.
59. Capua Jr A, Szutan LA. Desconexão azigo-portal e esplenectomia mais escleroterapia no tratamento da hipertensão portal. In: Abrantes W. Hipertensão portal – Estado atual. *Clínica Brasileira de Cirurgia Colégio Brasileiro de Cirurgiões* 1995;2(1):231-42.
60. Abrantes WL, Drumond DAF. Anastomose espleno-renal distal em esquistossomótico – Revisão de 200 pacientes operados há 11 e 22 anos. In: Abrantes W. Hipertensão portal – Estado atual. *Clínica Brasileira de Cirurgia Colégio Brasileiro de Cirurgiões* 1995;2(1):243-54.
61. Carneiro JL, Tabachi JR. Controvérsias sobre a cirurgia de eleição na hipertensão portal. In: Abrantes W. – Hipertensão portal – Estado atual. *Clínica Brasileira de Cirurgia Colégio Brasileiro de Cirurgiões* 1995;2(1):137-70.
62. Conn HD, Ramsby GR, Storer EW. Intra-arterial vasopressin in the treatment of upper gastrointestinal hemorrhage and propective controlled clinical trial. *Gastroenterology* 1975;65:211.
63. Bosch J, Groszmann RJ, Garcia-Pagan J. Association of transdermal nitroglycerine to vasopressin infusion in the treatment of variceal haemorrhage: a placebo – Controlled clinical trial. *Hepatology* 1999;10:962-68.
64. Burroughs AK, Panagou E. Pharmacological theraphy for portal hypertension: rationale and results. *Semin Gastrointest Dis* 1995;6:148-64.
65. D'Amico G, Pagliaro L, Bosch J. The treatment of portal hypertension: a meta-analysis review. *Hepatology* 1995;22:332-54.
66. Lavacher S, Letoumelin P, Patero D. Early administration of terlipressin plus glyveryl-nitrate to control active upper gastrointestinal bleeding in cirrhotic patients. *Lancet* 1995;346:865-68.
67. Cooparative Spanish-Frech Group of the treatment of bleeding esophageal varices. Randomized controlled trial comparing terlipressin vs somatostatin infusion in the treatment of bleeding esophageal varices. *Hepatology* 1997;26:249A.
68. Passos MCF, Castro LP. Hemorragia digestiva alta: diagnóstico e tratamento clínico e endoscópico. In: Batista Neto J. *Cirurgia de urgência – Condutas*. Rio de Janeiro: Revinter 1999. p. 409-15.

69. Goff JS. Gastroesophageal varices: pathogenesis and teraphy of acute bleeding. *Gastroenterol Clin N Am* 1993;22:779-800.
70. Holstege A, Palitzsch KD, Schölmerich J. The role of drug treatment in variceal bleeding. *Digestion* 1994;55:1-12.
71. Walker S, Kreichgauer HP, Bode JC. Telipressin vs somatostatin in bleeding esophageal varices: a controlled, double-blind study. *Hepatology* 1992;15:1023-30.
72. Cooper M, Abedi M, Haber G et al. Outcomes of rubber band ligation (RBL) af acute variceal hemorrhage: comparing those with na identifiable bleeding site vs those with varices and no other bleeding sources. *Gastrointest Endosc* 1996;43:332A.
73. Terblanche J. Has esclerotheraphy altered the management of patients with variceal bleeding? *Am J Surg* 1990;160:37.
74. Cordeiro F. Esclerose de varizes esofágica. In: Malta J. *Esquistossomose mansônica*. Recife: Universitária da UFPE, 1994. p. 223-33.
75. Soehendra N, Nam VCH, Grimm H et al. Endoscopic obliteration of large esophagogastric varices with bucrylate. *Endoscopy* 1986;18:25-26.
76. Lo GH, Lai KH, Cheng JS. Emergency banding ligation versus sclerotheraphy for the control of active bleeding from esophageal varices. *Hepatology* 1997;25:1101-4.
77. Rossle M, Haag K, Achs A et al. The transjugular intrahepatic portosystemic stent-shunts procedure for variceal bleeding. *N Eng J Med* 1994;330:165-71.
78. Grace ND. The side-to-side portocaval shunt revisted. *N Eng J Med* 1994;330:208-9.
79. LaBerge JM, Ring EJ, Gordon R et al. Creation of trosnjugular intrahepatic portosystemic shunts with the Wallstent endoprothesis: results in 100 patients. *Radiology* 1993;187:413-20.
80. Echenagusia AJ, Camuñez F, Simó G et al. Variceal haemorrhage: efficacy of transjugular intrahepatic portosystemic shunts created with Strecker Stents. *Radiology* 1994;192:235-40.
81. Sauer P, Stiehhl A, Hermann S et al. Stent stenosis ofter transjugular intrahepatic portosystemic shunt. *Hepatology* 1994;20:108A.
82. Caldwell DM, Ring EJ, Rees CR et al. Multicenter investigation of the role of transjugular intrahepatic portosystemic shunt in management of portal hypertension. *Radiology* 1995;196:335-40.
83. Somberg KA, Riegler JL, LaBerge JM et al. Hepatic encephalophaty after transjugular intrahepatic portosystemic shunts: incidence and risk factors. *Am J Gastroent* 1995;90:549-55.
84. Piotraschke J, Haag K, Berger E. Latent hepatic encephalophaty in outpatients with TIPS. *Hepatology* 1995;22:476A.
85. Lebrec D. Pharmacological treatment of portal hypertension: present and future. *J Hepatol* 1998;28:896-907.
86. Henderson JM, GilmoreGT, Hooks MA et al. Selective shunt in the management of variceal bleeding in the era of liver transplantation. *Ann Surg* 1992;216:248-55.
87. Hermann RE, Henderson JM, Vogt DP et al. Fifty years of surgery for portal hypertension at the Cleveland Clinic Foundation. *Ann Surg* 1995;221:459-68.
88. Souza Jr EC, Leôncio MP, Ferraz EM. Tratamento cirúrgico da hipertensão porta esquistossomótica: estudo prospectivo randomizado de três modalidades terapêuticas. *Rev Col Bras Cir* 1997;24:98.
89. de Franchis R, Pascal JP, Ancona E et al. Definitions, methodology and therapheutic strategies in portal hypertension: a consensus development workshop. Baveno – Italy. *J Hepatol* 1992;15:256-61.
90. Bosch J. Prevention of variceal rebleeding: endoscopes, drugs and more. *Hepatology* 2000;32(3):660-62.
91. Laine L, Cook D. Endoscopic ligation compared with sclerotheraphy for treatment of esophageal variceal bleeding. *Ann Intern Med* 1995;123:280-87.
92. Poynard T, Calés P, Pasta L et al. Beta-adrenergic-antagonist drugs in the prevention of gastrointestinal bleeding in patients with cirrhosis and esophageal varices: na analysis of data and prognostic factors in 589 patients from four randomized clinical trials. *N Eng J Med* 1991;324:1532-38.
93. Pagliaro L, D`Amico G, Sörensen TIA et al. Prevention of first bleeding in cirrhosis: a meta-analysis of randomized trials of nonsurgical treatment. *Ann Int Med* 1992;117:59-70.
94. Perez-Ayuso RM, Pique JM, Bosch J et al. Propanolol in prevention of recurrent bleeding from severe portal hypertensive gastrophaty in cirrhosis. *Lancet* 1991;337:1431-34.
95. Bernard B, Lebrec D, Mathurin P et al. Propanolol and sclerotheraphy in the prevention of gastrointestinal rebleeding in patients with cirrhosis: a meta-analysis. *J Hepatol* 1997;26:312-24.
96. Torras X, Cusso X, Guarner C et al. Nadolol plus isosorbine mononitrate compared with sclerotheraphy of the prevention of variceal rebleeding. *N Eng J Med* 1996;334:1624-29.
97. Feu F, McCormick PAA, Planas R et al. Variceal Rebleeding Study Group. Randomized controlled trial comparing propanolol + isosorbine-5-mononitrate vs shunt surgery/sclerotheraphy in the prevention of variceal rebleeding. *J Hepatol* 1995;23:S69.
98. Gines P, Quintero E, Arroyo V et al. Compensated cirrhosis: natural history and prognostic factors. *Hepatology* 1987;7:122-28.
99. Arroyo V, Gines P, Planas R et al. Management of patients with cirrhosis and ascites. *Sem Liver Dis* 1986;6:353-69.
100. Schirier RW, Arroyo V, Bernardi M et al. Peripheral arterial vasodilatation hypotesis: a proposal for the initiation of renal sodium retention in cirrhosis. *Hepatology* 1988;8:1151-57.
101. Arroyo V, Gines P, Gerbes AL et al. Definition and diagnostic criteria of refractory ascites and hepatorenal syndrome in cirrhosis. International Ascites Club. *Hepatology* 1996;23:164-76.
102. Henriksen JH, Lassen NA, Parving HH et al. Filtration as the main transport mechanism of protein exchange between plasma and peritoneal cavity in hepatic cirrhosis. *Scan J Clin Lab Invest* 1980;40:503-13.
103. Bataller R, Gines P, Guevara M et al. Hepatorenal syndrome. *Semin Liver Dis* 1997;17:233-47.
104. Gines A, Escorsell A, Gines P et al. Incidence, predictive factors and prognosis of the hepatorenal syndrome in cirrhotic with ascites. *Gastroenterolgy* 1993;105:229-36.
105. Gerbes AL. Medical treatment of ascites in cirrhosis. *J Hepatol* 1993,17(Suppl 2):S4-S9.
106. Sola-Vera J, Minana J, Ricart E et al. Randomized trial comparing albumin and saline in the prevention of paracentesis-induced circulatory dysfunction in cirrhotic patients with ascites. *Hepatology* 2003;37:1147-53.
107. Richter GM, Noeldge G, Palmaz JC et al. Transjugular intrahepatic portocaval stent shunt: preliminary clinical results. *Radiology* 1990;174:1027-30.
108. Arroyo V, Cardenas A. TIPS in the treatment of refractory ascites. In: Arroyo V, Bosch J, Bruguera M et al. (Eds.). *Treatment of liver diseases*. Barcelona: Masson, 1999. p. 43-51.
109. Otal P, Smayra T, Bureau C et al. Preliminary results of a new expanded-polytetrafluoroethylene-covered stent graft for transjugular intrahepatic portosystemic shunt procedures. *AJR Am J Roentgenol* 2002;178:141-47.
110. Sanyal AJ, Freedman AM, Schiffman ML et al. Portosystemic encephalopathy after transjugular intrahepatic portosystemic shunt: result of a prospective controlled study. *Hepatology* 1994;20:46-55.
111. Sanyal AJ, Freedman AM, Luketic VA et al. The Natural history of portal hypertension after transjugular intrahepatic portosystemic shunts. *Gastroenterology* 1997;112:889-98.

112. Arroyo V, Colmenero J. Ascites and hepatorenal syndrome in cirrhosis: pathophysiological basis of therapy and current management. *J Hepatol* 2003;38:S69-S89.

113. LeVeen HH, Christoudias G, Ip M *et al.* Peritoneo-venous shunting for ascites. *Ann Surgery* 1974;180:580-91.

114. Greig PD, Langer B, Blendis LM *et al.* Complications after peritoneovenous shuting for ascites. *Am J Surg* 1980;139:125-31.

115. Gines A, Planas R, Angeli P *et al.* Tretament of patients with cirrhosis and refractory ascites using LeVeen shunt with titanium tip: comparison with therapeutic paracentesis. *Hepatology* 1995;22:124-31.

116. Smadja C, Franco D. The LeVeen shunt in elective treatment of intractable ascites in cirrhosis. A prospective study in 140 paienets. *Ann Surg* 1985;201:488-93.

CAPÍTULO 18

PATOLOGIAS BENIGNAS DO ESÔFAGO

Guilherme da Conti Oliveira Sousa ■ Euclides Dias Martins Filho

INTRODUÇÃO

O esôfago é um órgão tubular que tem como função conduzir o alimento da faringe até o estômago. Possui, aproximadamente, 25 cm de comprimento desde sua origem até a junção esofagogástrica. Algumas estruturas podem comprimi-lo e, deste modo, diminuir seu lúmen, são elas: a cartilagem cricoide (na região cervical), o arco da aorta (no mediastino superior), o brônquio principal esquerdo (logo abaixo da constrição aórtica) e, finalmente, o diafragma.

O esôfago é constituído por musculatura de dois tipos: o esôfago cervical e o início do esôfago torácico são formados por musculatura estriada e, à medida que ele se aprofunda pelo tórax, sua musculatura sofre uma transição para músculo liso de modo que, no terço inferior do esôfago, é predominante à musculatura lisa. Esta característica da disposição da musculatura é que determinará a velocidade de passagem do alimento mais lentamente no seu terço inferior. Uma vez dentro do esôfago, o alimento será impulsionado pelo peristaltismo próprio do esôfago.

O esôfago abdominal é a menor parte do esôfago, geralmente com apenas 2 cm de comprimento. Logo após atravessar o hiato esofágico, o esôfago desvia-se para a esquerda e alcança o estômago na junção esofagogástrica, que é uma região de muita importância, pois nesta área encontra-se o esfíncter esofágico inferior, que evita o refluxo gastroesofágico.

Neste capítulo, abordaremos as patologias benignas mais comuns que acometem esse importante órgão do trato gastrointestinal.

DOENÇA DO REFLUXO GASTROESOFÁGICO (DRGE)

A DRGE é a afecção crônica decorrente do fluxo retrógrado de parte do conteúdo gastroduodenal para o esôfago e/ou órgãos adjacentes, acarretando variável espectro de sintomas (esofágicos ou extraesofágicos), associados ou não a lesões teciduais.[1] Assim, o refluxo de material não resulta necessariamente em doença, a não ser que o indivíduo apresente sintomas.[2]

A doença do refluxo gastroesofágico (DRGE), bem como os demais sintomas oriundos do sistema digestório superior, são de alta frequência na prática clínica diária. Ainda que suas complicações não sejam frequentes, constituem-se, pela elevada prevalência, tema de relevância. As taxas de prevalência de DRGE, caracterizada por presença de sintomas de pirose e regurgitação ácida, são bastante variáveis, mas quase sempre elevadas.[3]

Quadro Clínico

As manifestações clínicas consideradas típicas são pirose e regurgitação. Apesar de esses sintomas sugerirem a presença da afecção, vale salientar que outras doenças (como úlcera péptica, gastrites e, eventualmente, neoplasias) podem cursar com um deles.[4] Outras apresentações são: dor torácica não coronariana, sensação de *globus* faríngeo, manifestações extraesofágicas respiratórias (fundamentalmente tosse e asma brônquica) e otorrinolaringológicas (basicamente disfonia e pigarro).

É importante lembrar que a ausência de manifestações típicas do refluxo (pirose e regurgitação) não exclui o diagnóstico. Pacientes com manifestações atípicas frequentemente não apresentam sintomas típicos do refluxo.[5]

Diagnóstico

São cabíveis dois tipos de abordagem inicial em pacientes com DRGE: tratamento empírico (teste terapêutico) e tratamento com base na confirmação diagnóstica da afecção por exames complementares. Na decisão sobre a abordagem a ser adotada, é importante considerar a idade e a presença ou não de manifestações de alarme.[6]

Recomenda-se confirmação diagnóstica em pacientes com idade superior a 40 anos, na presença de manifestações de alarme, como disfagia, odinofagia, anemia, hemorragia digestiva e emagrecimento, nos indivíduos com história familiar de câncer e naqueles com queixas de náuseas e vômitos e/ou sintomas de grande intensidade ou de ocorrência noturna.[7] Quando, no entanto, se está frente a manifestações típicas em pacientes com menos de 40 anos de idade, sem manifestações de alarme, pode-se considerar a instituição do teste terapêutico. Nesses casos é prescrito um inibidor da bomba protônica (IBP) em dose plena diária por 4 semanas, como conduta inicial. A resposta satisfatória, com remissão dos sintomas, sugere o diagnóstico da DRGE.[8]

Métodos complementares diagnósticos para DRGE:

- *Endoscopia digestiva alta:* avalia a presença e o grau de esofagite; caracteriza a presença de complicações da DRGE (esôfago de Barrett, estenose e ulcerações esofágicas); evidencia afecções associadas (hérnia hiatal, úlceras pépticas gastroduodenais e neoplasias) (Fig. 18-1). Não avalia o RGE (apenas eventuais consequências do mesmo).
- *pHmetria esofágica:* avalia a presença e a intensidade do refluxo ácido gastroesofágico; caracteriza o padrão de refluxo (ortostático, supino ou combinado) e relaciona a queixa clínica com o refluxo ácido gastroesofágico. Não avalia a presença de esofagite, nem de complicações da mesma, nem a ocorrência de refluxo "não ácido" (frequentemente denominado refluxo alcalino).
- *Estudo contrastado do esôfago:* permite a avaliação morfológica do órgão (forma e características do trânsito); pode evidenciar complicações da DRGE (estenoses e ulcerações) e condições favorecedoras do refluxo (hérnia hiatal e ângulo esofagogástrico anormal). Não identifica esofagite (apenas eventuais complicações dessa) e não caracteriza adequadamente o RGE.
- *Manometria esofágica:* pode evidenciar hipotonia acentuada do esfíncter inferior do esôfago, sendo necessário o tratamento medicamentoso continuado. Nesses casos, cogita-se mais precocemente a opção do tratamento cirúrgico. Permite também o diagnóstico de distúrbios motores do esôfago: presença de acalasia, aperistalse e hipocontratilidades acentuadas; a avaliação manométrica do esôfago na presença de complicação disfágica no pós-operatório de fundoplicatura; além de identificar a localização dos esfíncteres do esôfago, para posicionamento adequado dos sensores de pHmetria. Não avalia a real capacidade que o esôfago tem de transportar as substâncias ingeridas. Há alterações manométricas que comprometem bastante a função esofágica de transporte, como acalasia, acometimento importante do esôfago por colagenoses e espasmo difuso do esôfago. Por outro lado, há alterações que não comprometem substancialmente tal capacidade de transporte, como esôfago em quebra-nozes e hipocontratilidades pouco acentuadas do corpo esofágico.

A endoscopia digestiva alta e a pHmetria esofágica prolongada são os dois métodos diretamente relacionados com o diagnóstico da DRGE. O primeiro identifica o subgrupo da doença que cursa com esofagite, permitindo avaliação da sua extensão (Quadro 18-1); o segundo caracteriza o grupo com RGE patológico sem esofagite. A endoscopia propicia ainda a realização de coleta de material de biópsia para estudo histológico.

A **impedanciometria intraluminar** esofágica é um novo método que possibilita o acompanhamento do movimento anterógrado (transporte das substâncias ingeridas) e do movimento retrógrado (RGE) do conteúdo intraluminar esofágico. Contudo, ressalta-se que a disponibilidade do método na prática clínica assistencial, ainda, é limitada.

Tratamento Clínico

Visa ao alívio dos sintomas, à cicatrização das lesões e à prevenção de recidivas e complicações. Do ponto de vista prático, objetiva-se reduzir o potencial agressivo do conteúdo gástrico,

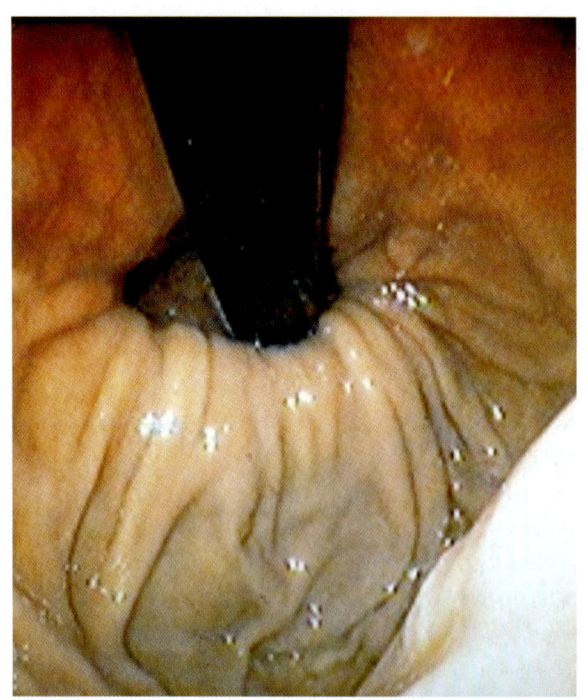

Fig. 18-1. Retrovisão endoscópica evidenciando hérnia de hiato esofágico.

Quadro 18-1	Classificação endoscópica de esofagite (Los Angeles)
Grau A	Uma ou mais erosões < 5 mm
Grau B	Uma ou mais erosões > 5 mm em sua maior extensão, mas que não são contínuas entre o ápice de duas pregas do esôfago
Grau C	Erosões com continuidade (convergência) entre o ápice de 2 ou mais pregas, porém envolvendo < 75% da circunferência
Grau D	Erosões que envolvem > 75% da circunferência esofágica

Fonte: Clínica Cirúrgica do IMIP, 2011.

minimizando a agressão representada pelo ácido clorídrico do suco gástrico.[8] Pode-se classificar a abordagem terapêutica em medidas comportamentais e farmacológicas, que deverão ser implementadas simultaneamente.

Dentre as medidas comportamentais estão: elevar a cabeceira da cama em 10 a 15 cm, moderar a ingestão dos alimentos diretamente ligados aos sintomas (gorduras, cítricos, café e bebidas alcoólicas), cuidados na ingestão de determinados medicamentos (anticolinérgicos, antidepressivos, bloqueadores dos canais de cálcio e alendronato), evitar deitar-se nas primeiras 2 horas após uma refeição, evitar refeições copiosas, cessação do tabagismo e redução do peso corporal.

Quanto às medidas farmacológicas os IBPs aliviam os sintomas do refluxo e cicatrizam a esofagite mais rapidamente que os antagonistas H2. Contudo, apesar da eficiência dos IBPs, existem casos que não têm boa resposta à droga. Há tendência em tratar os pacientes com diagnóstico de esofagite com IBP, em dose plena, por 6 a 12 semanas. Vários novos IBPs (lansoprazol, rabeprazol e pantoprazol) têm eficiência semelhante ao omeprazol no controle da pirose, na taxa de cicatrização de esofagite e no controle da recidiva.

O grande problema com o tratamento clínico da DRGE não é controlar os sintomas, mas sim manter os pacientes assintomáticos a longo prazo. Frente ao paciente que necessita de tratamento farmacológico continuado para manter-se bem, deve-se cogitar e apresentar a alternativa do tratamento cirúrgico. Nesta indicação, pesam vários fatores, como idade e condições clínicas, o tipo de droga necessária para mantê-lo assintomático e análise das limitações impostas com relação à qualidade de vida do paciente submetido ao tratamento clínico a longo prazo.[4]

Tratamento Cirúrgico

Esta modalidade de tratamento está indicada em casos de intolerância ao controle clínico prolongado com IBP, formas complicadas da doença (esôfago de Barrett, ulceração, estenose) e pacientes com manifestações respiratórias.

Existem várias técnicas de cirurgia antirrefluxo, mas todas têm como objetivo criar um segmento de esôfago intra-abdominal, corrigir a hérnia hiatal e envolver o esôfago distal com o fundo gástrico. Considera-se, atualmente, que o acesso videolaparoscópico seja mais vantajoso que o acesso por laparotomia (cirurgia aberta). Entretanto, destaca-se que é de fundamental importância que o tratamento cirúrgico seja realizado por equipes de grande experiência no tratamento cirúrgico do refluxo.

Tratamento Endoscópico

Várias modalidades de tratamento endoscópico da DRGE (plicatura endoscópica, aplicação de radiofrequência e injeção de polímeros na transição esofagogástrica) têm sido desenvolvidas. Porém, até o presente momento, há apenas estudos avaliando os resultados a curto prazo dessas modalidades terapêuticas. Tais estudos têm evidenciado melhora da queixa de pirose, mas não normalização do refluxo à pHmetria e nem cicatrização da esofagite endoscópica. Algumas complicações têm sido relatadas. Até o momento, não há evidências favoráveis suficientes que autorizem a utilização de tais modalidades de tratamento na prática clínica assistencial.

ESÔFAGO DE BARRETT

O esôfago de Barrett (EB) é definido como condição em que qualquer extensão de epitélio colunar metaplásico com predisposição para o desenvolvimento de neoplasia substitui o epitélio escamoso estratificado que recobre o esôfago distal, reconhecida pela endoscopia e confirmada histologicamente. É definida como uma importante complicação da doença do refluxo gastroesofágico.[9-11] A importância do esôfago de Barrett vem do fato de ser o principal fator de risco para o adenocarcinoma esofágico. O EB possui um potencial de degeneração maligna que varia de 2 a 40%, de acordo com vários fatores, como extensão do tecido metaplásico, grau de displasia, duração da doença e alterações genômicas.[12] Alguns fatores de risco são bem estabelecidos para o seu desenvolvimento, além da DRGE, a saber: presença de hérnia hiatal, idade avançada, gênero masculino, raça branca, índice de massa corporal elevado e distribuição predominantemente intra-abdominal da gordura corporal.[13]

Quadro Clínico

Não existe uma clínica própria do esôfago de Barrett. Os sintomas apresentados por esses pacientes são os mesmos apresentados na doença do refluxo gastresofágico e sua complicações.

Diagnóstico

Realizado por meio de endoscopia digestiva alta, associado à biópsia. Durante o exame é evidenciado mucosa de cor salmão acima da transição esofagogástrica. O diagnóstico é fechado após confirmação da metaplasia intestinal com identificação de displasia no epitélio de Barrett.[14]

Tratamento

No tratamento de pacientes com esôfago de Barrett, podem-se considerar dois objetivos: atuar sobre o epitélio metaplásico, tanto no sentido de limitar sua progressão quanto no de promover sua regressão; e prevenção do desenvolvimento do adenocarcinoma. Para tal, dois tipos de tratamento são utilizados: o clínico, que emprega inibidores de bomba de prótons; e o cirúrgico (fundoplicatura).

Quando o tratamento tem como finalidade limitar a progressão do epitélio metaplásico, os estudos sugerem efeito protetor com o uso de inibidor de bomba de prótons; já nos casos em que o tratamento clínico tem como finalidade promover a regressão do epitélio metaplásico, os trabalhos mostram resultados controversos. Em pesquisa relativamente recente, os autores demonstraram que pacientes com Barrett longo, tratados com inibidor de bomba de prótons, não apresentaram regressão do epitélio metaplásico, diferentemente dos pacientes com Barrett curto.

Estudos avaliando o tratamento cirúrgico têm desenho prejudicado, número pequeno de pacientes, complicações cirúrgicas não descritas e inclusão de pacientes com doença mais grave. Outro aspecto importante é o de que não há evidência definitiva de que o tratamento cirúrgico diminui o risco de progressão para displasia ou adenocarcinoma.

Os resultados dos estudos sugerem que a vigilância endoscópica é necessária nas duas modalidades de tratamento. Portanto, não há consenso sobre o melhor tratamento para o esôfago de Barrett. O tratamento deve ser com base na preferência do paciente e no controle dos sintomas da DRGE, este último aspecto perfeitamente contemplado com o tratamento clínico.

ACALASIA E MEGAESÔFAGO CHAGÁSICO

Por definição, a acalasia é caracterizada pela incapacidade de relaxamento do esfíncter esofágico inferior em resposta à deglutição e ausência de peristalte no corpo do esôfago; em virtude desses defeitos no trato de saída e nos mecanismos de bombeamento do esôfago, o alimento fica retido, e o órgão sofre hipertrofia e dilatações. A falha do relaxamento normal esfincteriano se deve à ausência ou à doença das células ganglionares dos plexos mientéricos do músculo liso no esôfago distal.

Acalasia idiopática é um exemplo de um distúrbio da função do músculo liso do esôfago. Ela se caracteriza patologicamente pela diminuição ou ausência das células ganglionares dos plexos mioentéricos no terço inferior do esôfago. Dado que o relaxamento receptivo do EEI e o peristaltismo do corpo esofágico, com o qual se coordena, estão sob um controle parassimpático intrínseco, as duas funções são afetadas na doença. Assim, na acalasia o peristaltismo do corpo do esôfago ou se encontra severamente prejudicado ou ausente. No caso da doença de Chagas, o megaesôfago ocorre por perda de células ganglionares acompanhada de inflamação crônica, pois as células ganglionares são destruídas pelo *Trypanosoma cruzi*.

Manifestações Clínicas

A disfagia é característica dessa patologia, sendo causada pela falta de uma propulsão normal através do corpo esofágico e pela deficiência no relaxamento do EEI, podendo estar associada à odinofagia e à regurgitação de material retido no esôfago. Clinicamente, o paciente com acalasia não tratada desenvolverá uma dilatação progressiva do esôfago. Nos estágios mais avançados, o acúmulo e a regurgitação de alimentos e líquidos se tornam mais frequentes e extensos, levando a graves consequências da aspiração. Não são incomuns frequentes crises de broncopneumonia.

Diagnóstico

O diagnóstico é feito pela endoscopia digestiva alta com biópsia e exame anatomopatológico; a esofagoscopia revela dilatação, porém com ausência de lesão obstrutiva, assim, o esofagoscópio geralmente passa com facilidade para dentro do estômago; a dificuldade de se passar aumenta a possibilidade de estenose ou neoplasia maligna. O raio X contrastado do esôfago demonstra a ausência de contrações peristálticas progressivas durante a deglutição. O esôfago é dilatado e, frequentemente, atinge proporções enormes, mas é estreitado e semelhante a uma chama de vela invertida no esfíncter esofágico inferior. Esses achados permitem a graduação radiológica da doença (Quadros 18-2 e 18-3). A manometria esofágica mostra aperistalse, pressão elevada no esfíncter esofágico inferior e relaxamento incompleto do esfíncter com a deglutição.

Tratamento

O objetivo é reduzir a pressão e, assim, a obstrução no esfíncter esofágico. A perda progressiva de peso e as deficiências nutricionais de diversos tipos, secundárias à diminuída ingestão de alimentos particularmente de proteínas e vitaminas solúveis em água, são inevitáveis no paciente não tratado. O tratamento pode ser feito pela dilatação endoscópica, sendo uma alternativa temporária, ou pela miotomia cirúrgica (procedimento de Heller), associada à confecção de uma válvula antirrefluxo. Em casos avançados da doença, como o dolicomegaesôfago, a esofagectomia poderá ser necessária.

Quadro 18-2 Classificações radiológicas descritas por Rezende

Classificação da esofagopatia chagásica de acordo com Rezende	
Grupo I	Esôfago de calibre aparentemente normal. Trânsito lento. Pequena retenção de contraste
Grupo II	Esôfago com pequeno a moderado aumento de calibre. Apreciável retenção de contraste. Presença frequente de ondas terciárias, associadas ou não à hipertonia do esôfago inferior
Grupo III	Esôfago com grande aumento de diâmetro, atividade motora reduzida. Hipotonia do esôfago inferior. Grande retenção de contraste
Grupo IV	Dolicomegaesôfago. Esôfago com grande capacidade de retenção, atônico, alongado, dobrando-se sobre a cúpula diafragmática

Fonte: Clínica Cirúrgica do IMIP, 2011.

> **Quadro 18-3** Classificação radiológica descrita por Ferreira-Santos

Classificação da esofagopatia chagásica de acordo com Ferreira-Santos	
Grupo I	Dilatação moderada, até 4 cm de diâmetro transverso. Estase pequena aos 5 minutos
Grupo II	Dilatação até 7 cm de diâmetro transverso. Estase aos 30 minutos
Grupo III	Dilatação até 10 cm de diâmetro transverso, alongamento sigmoide do esôfago (dolicomegaesôfago). Estase pronunciada aos 30 minutos. Resíduo alimentar, dando ao contraste imagem de flocos
Grupo IV	Dilatação maior que 10 cm de diâmetro transverso. Imagem sem papa de contraste, dado apenas pelo resíduo alimentar

Fonte: Clínica Cirúrgica do IMIP, 2011.

DIVERTÍCULOS DO ESÔFAGO

O divertículo do esôfago é uma dilatação localizada, de tamanho variável, formado pela parede total ou parcial do esôfago e com uma cavidade que se comunica com a luz.[15] Os divertículos mais frequentes são os localizados no terço proximal ou cervical (faringoesofágicos) e no terço inferior (epifrênicos e subfrênicos), sendo causados por um aumento de pressão dentro da luz do esôfago e comumente ligados a um distúrbio motor do esôfago, constituídos apenas da mucosa do órgão. Os divertículos epifrênicos e subfrênicos são raros, sendo mais comum o faringoesofágico, também denominado de divertículo de Zenker. Os divertículos de terço médio (torácicos) são quase sempre pequenos, possuem todas as camadas do esôfago (mucosa, submucosa e muscular) e raramente apresentam sintomas.

Quadro Clínico

Na dependência do tamanho do divertículo e da concomitância de doença associada, podem causar disfagia, regurgitação, mau hálito, rouquidão ou pneumopatias, quando passam a ter indicação de ressecção cirúrgica. O sintoma mais comum é a disfagia, que se apresenta de maneira típica. O paciente engole bem até o meio da refeição, quando manifesta a obstrução que o impede de deglutir. Através de manobras, o saco diverticular é esvaziado, e o paciente volta a deglutir normalmente até novo enchimento do divertículo e compressão distal. Por isso, é também referido, como característica dessa doença, a disfagia que ocorre no "meio" da alimentação.[15]

Diagnóstico

O diagnóstico é suspeitado pela história clínica e confirmado pelo exame radiológico contrastado e pela endoscopia digestiva alta. A manometria e a pHmetria do esôfago são importantes no planejamento terapêutico.

Tratamento

No divertículo de Zenker pode ser realizado procedimento cirúrgico ou endoscópico. No caso do tratamento cirúrgico, a cervicotomia pode utilizar técnicas de ressecção ou de fixação do divertículo. Em casos em que o divertículo tenha entre 2 e 5 cm, pode-se utilizar o tratamento endoscópico com técnica de Dohlman, que consiste na divisão da parede comum entre o esôfago e o divertículo, usando *laser* ou grampeador.

O tratamento primário dos divertículos torácicos consiste no tratamento da causa. Em divertículos menores que 2 cm, o tratamento clínico é suficiente, e nos maiores que 2 cm sintomáticos, a diverticulopexia é necessária. Nos casos dos divertículos epifrênicos, a abordagem é semelhante aos divertículos torácicos, sendo que em casos de divertículos extensos, a diverticulectomia com esofagomiotomia extensa e correção da causa básica pode ser necessária.

REFERÊNCIAS BIBLIOGRÁFICAS

1. Lambert R. Review article: current practice and future perspectives in the management of gastro-esophageal reflux disease. *Aliment Pharmacol Ther* 1997;11:651-62.
2. Moraes-Filho JPP, Cecconello I, Gama-Rodrigues J *et al.* Brazilian consensus on gastroesophageal reflux disease: proposals for assessment, classification, and management. *Am J Gastroenterol* 2002;97:241-48.
3. Oliveira SS, Santos IS, Silva JFP *et al.* Gastroesophageal re?ux disease: prevalence and associated factors. Arq Gastroenterol 2005;42(2):116-21
4. Nasi Ary, Moraes-Filho JPP, Cecconello I. Doença do refluxo gastroesofágico: revisão ampliada. *Arq Gastroenterol* 2006 Dec.;43(4):334-41.
5. Nasi A, Moraes-Filho JPP, Zilberstein B *et al.* Gastroesophageal reflux disease: clinical, endoscopic and intraluminal esophageal pH monitoring evaluation. *Dis Esophagus* 2001;14:41-49.
6. Corey KE, Schmitz SM, Shaheen NJ. Does a surgical antireflux procedure decrease the incidence of esophageal adenocarcinoma in Barrett's esophagus? A meta-analysis. *Am J Gastroenterol* 2003;98:2341-42.
7. Moss SF, Arnold R, Tytgat GN *et al.* Consensus statement for management of gastroesophageal reflux disease: result of workshop meeting at Yale University School of Medicine, Department of Surgery, November 16 and 17, 1997. *J Clin Gastroenterol* 1998;27:6-12.
8. De Vault KR, Castell DO. Updated guidelines for the treatment of gatroesophageal reflux disease. *Am J Gastroenterol* 2005;100:190-200.
9. Sharma P, McQuaid KR, Dent J *et al.* A critical review of the diagnosis and management of Barrett`s esophagus: the AGA Chicago Workshop. *Gastroenterology* 2004;127:310-30.
10. Shaheen N, Ransohoff DF. Gastroesophageal reflux, Barrett´s esophagus, and esophageal cancer. Clinical applications. *JAMA* 2002;287:1982-86.
11. Spechler SJ. Columnar-lined esophagus. Definitions. *Chest Surg Clin North Am* 2002b;12:1-13.

12. Fennerty MB. Endoscopic ablation of Barrett`s-related neoplasia: what is the evidence supporting its use? *Gastrointest Endosc* 2003;58:246-49.
13. Yousef F, Cardwell C, Cantwell MM *et al.* The incidence of esophageal cancer and high-grade dysplasia in Barrett's esophagus: a systematic review and meta-analysis. *Am J Epidemiol* 2008;168:237-49.
14. Bresalier RS. Barrett´s esophagus and esophageal adenocarcinoma. *Annu Rev Med* 2009;60:221-31.
15. Okano N, Vargas EC, Moriya T *et al.* Divertículo do esôfago análise de 24 pacientes portadores do divertículo de Zenker. *Acta Cir Bras* 2000;15(Suppl 2):60-62.

CAPÍTULO 19

PATOLOGIAS MALIGNAS DO ESÔFAGO

Mário Rino Martins ■ Kleber Calheiros Garcia ■ Euclides Dias Martins Filho

EPIDEMIOLOGIA

A maioria dos cânceres esofágicos é adenocarcinoma ou carcinomas de células escamosas. Embora a incidência de carcinoma espinocelular (CEC) esteja em declínio nos Estados Unidos, a incidência de adenocarcinoma decorrente de esôfago de Barrett está aumentado.[1] Em todo o mundo, estima-se 482.300 novos casos de câncer de esôfago para 2014. Nos Estados Unidos, cerca de 18.170 casos de câncer de esôfago foram diagnosticados, em 2013, e 15.450 mortes são esperadas a partir da doença.[2] No Brasil, o câncer de esôfago é o sexto mais frequente entre os homens e 15º entre as mulheres. O tipo histológico mais frequente de câncer de esôfago no Brasil é o carcinoma epidermoide. A estimativa do INCA para 2014 é de 10.780 novos casos, sendo 8.010 homens e 2.770 mulheres.[3]

FATORES DE RISCO

A agregação familiar de cânceres de esôfago tem sido descrita em regiões com alta incidência deste tipo de neoplasia, como a China.[4] Se isto representa fatores de risco ambientais comuns ou predisposição hereditária é desconhecido. Dados discordantes com relação à agregação familiar foram publicados em relatórios de outras regiões, incluindo a Suécia e os Estados Unidos.[5]

Fatores de Risco para Carcinoma Epidermoide

- *Tabagismo:* está relacionado com um risco 5 a 10 vezes maior do que a população em geral. Associa-se ainda tanto ao tempo quanto à intensidade de exposição ao carcinógeno e diminui significativamente 10 anos após a interrupção do hábito. Os compostos carcinogênicos associados ao tabaco são hidrocarbonetos aromáticos e nitrosaminas.[6,7]
- *Etilismo:* o risco de desenvolvimento da neoplasia associado ao etilismo é de 2 a 7 vezes maior do que a população em geral. Aqui, o elemento mais importante é a intensidade do consumo da bebida.[6,7]
- *Dieta:* o consumo de alimentos e bebidas em altas temperaturas, como o mate no Rio Grande do Sul, parece estar associado a um risco aumentado para a neoplasia. Da mesma maneira, os compostos N-nitrosos que se acumulam em vegetais em conserva têm um papel na carcinogênese do CEC de esôfago, assim como a deficiência na ingestão de frutas e minerais.

A presença de doenças esofágicas preexistentes (como acalasia e estenose cáustica) aumenta o risco de CEC esofágico. Em um estudo de base populacional, incluindo 1.062 pacientes com acalasia, o risco de CEC do esôfago aumentou mais de 16 vezes durante os primeiros 1 a 24 anos após o diagnóstico; o câncer foi detectado, em média, 14 anos após o diagnóstico de acalasia.[8] Em uma revisão de 2.414 pacientes com carcinoma epidermoide de esôfago, 63 tinham um histórico de lesões esofágicas cáustica decorrente da ingestão de soda cáustica durante a infância; o tempo médio de diagnóstico de CEC foi de 41 anos (intervalo de 13 a 71 anos) após a ingestão.[9] A gastrite atrófica e outras condições que causam atrofia gástrica estão associadas a um risco aproximadamente 2 vezes maior do CEC esofágico (mas não do adenocarcinoma).[10] A Tilose é uma doença rara, associada à hiperceratose das palmas das mãos e planta dos pés, e uma alta taxa de CEC de esôfago.[11] O tipo hereditário de tilose (síndrome de Howell-Evans) tem sido mais fortemente ligado ao CEC esofágico. A doença tem um modo autossômico dominante de hereditariedade.[11] Vários estudos têm sugerido uma associação entre pobre higiene oral e CEC de esôfago, particularmente em áreas (China, Irã), onde o tabagismo e o consumo excessivo de álcool não são importantes fatores de risco.[12] Outros fatores de risco: divertículo de Zenker, antecedentes de tumor de cabeça e pescoço, síndrome de Plummer-Vinson.

Fatores de Risco para Adenocarcinoma

Durante as últimas 3 décadas, a frequência do adenocarcinoma do esôfago, junção esofagogástrica (JEG) e cárdia gástrica aumentou drasticamente, uma descoberta inicialmente observada em países ocidentais e, mais recentemente, em alguns países do Oriente.[13] No Brasil, observa-se o mesmo padrão dos demais países, de aumento do adenocarcinoma em regiões mais desenvolvidas do país e a manutenção do CEC como tipo histológico mais comum em áreas de baixo desenvolvimento socioeconômico.

A maioria dos adenocarcinomas esofágicos surge a partir de uma região de metaplasia de Barrett, ocasionada por doença do refluxo gastroesofágico (DRGE). Os sintomas de refluxo foram associados a adenocarcinoma do esôfago e cárdia em um estudo na Suécia.[14] O risco foi maior entre os pacientes com sintomas de longa data (> 20 anos) e graves. Uma metanálise concluiu que os sintomas da DRGE semanais aumentaram as chances de adenocarcinoma esofágico em 5 vezes, enquanto sintomas diários aumentaram as chances em 7 vezes.[14] O aumento do risco de desenvolvimento de adenocarcinoma de esôfago e cárdia gástrica persistiu mesmo após a cirurgia antirrefluxo.[14]

O risco de adenocarcinoma de esôfago, em pacientes tabagistas, é 2 vezes maior do que na população em geral. Não há qualquer efeito documentado de etilismo na incidência de adenocarcinoma de esôfago e transição. A obesidade tem sido associada ao adenocarcinoma do esôfago e adenocarcinoma da cárdia. Uma metanálise identificou risco relativo para adenocarcinoma de esôfago ou cárdia de 1,71 para o IMC entre 25 e 30 kg/m^2 e 2,34 para o IMC ≥ 30 kg/m^2.[15]

A observação de que a bactéria *Helicobacter pylori* (*H. pylori*) pode colonizar áreas de metaplasia gástrica no esôfago sugeriu uma possível relação na patogênese do adenocarcinoma esofágico. No entanto, vários estudos têm demonstrado que o *H. pylori* não é mais comum e não tem uma distribuição diferente em pacientes com esôfago de Barrett do que nos controles.[16] Em contraste, a *H. pylori* pode ser um fator significativo para a inflamação da cárdia e metaplasia intestinal, uma lesão precursora do adenocarcinoma da cárdia.[16]

ANATOMIA

A divisão do esôfago em segmentos deve ser conhecida à medida que a proposta terapêutica varia de acordo com a localização do tumor primário. O esôfago cervical inicia-se na transição faringoesofágica (C5-C6), a 18 cm da arcada dentária superior, até a fúrcula esternal (T1), por 4-5 cm. O esôfago torácico divide-se em: Terço superior – vai da fúrcula (T1) até a carina (T4); Terço médio – entre a carina (T4) e o ponto médio até o hiato diafragmático (T8); Terço inferior – desde o ponto médio (T8) até o hiato diafragmático (T10). O esôfago abdominal – segmento curto, em torno de 1 cm, entre T10 e T11. A maioria dos casos de CEC de esôfago localiza-se no 1/3 médio, e a maioria dos casos de adenocarcinoma, no 1/3 inferior (Fig. 19-1).

FISIOPATOLOGIA

A maioria dos carcinomas de células escamosas está localizada na porção média do esôfago, podendo surgir a partir de pequenas lesões polipoides, desnudamento epitelial ou placas. Essas lesões iniciais são geralmente sutis e podem facilmente passar despercebidas nas endoscopias. Em uma série de casos na China, 25 de 31 pacientes tiveram amostras de biópsia contendo alterações moderadamente displásicas ou câncer que foram obtidas a partir de locais classificados como áreas de friabilidade, uma área vermelha focal, uma erosão, uma placa ou nódulo.[17]

A coloração da mucosa do esôfago com solução de iodeto de Lugol durante a endoscopia (cromoscopia) pode facilitar o diagnóstico de lesões precoces, embora a técnica seja raramente utilizada na prática clínica. Soluções de Lugol são compostos de iodo que marcam o epitélio escamoso normal que contém glicogênio. As células escamosas malignas não marcam, uma vez que sejam geralmente desprovidas de glicogênio.

As lesões mais avançadas são caracterizadas por massas ulceradas, infiltrativas, que podem ser circunferenciais. O CEC invade a submucosa, em uma fase inicial, e estende-se ao longo da parede do esôfago, geralmente em uma direção cefálica.[18] A disseminação linfonodal ocorre de forma precoce, pois os ductos linfáticos no esôfago estão localizados na lâmina própria, em contraste com o restante do trato gastrointestinal, em que eles estão localizados na muscular da mucosa. O tumor pode espalhar-se para os gânglios linfáticos regionais, linfonodos ao longo do esôfago, linfonodos na área do tronco celíaco e gânglios adjacentes à aorta. As metástases a distância para o fígado, ossos e pulmão são vistas em quase 1/3 dos pacientes por ocasião do diagnóstico.

A maioria dos casos de adenocarcinomas de esôfago está localizada perto da junção gastroesofágica e associada à evidência endoscópica de esôfago de Barrett. O adenocarcinoma no esôfago de Barrett pode apresentar-se como uma úlcera, um nódulo, um padrão de mucosa alterada ou ainda nenhuma alteração endoscópica visível.[19] O adenocarcinoma precoce não associado ao esôfago de Barrett surge de uma úlcera, placa ou nódulo perto da junção gastroesofágica. Semelhante ao CEC, as metástases linfáticas ocorrem cedo para os nódulos linfáticos adjacentes ou regionais. O envolvimento de linfonodos do tronco celíaco é mais comum no adenocarcinoma, em razão da localização do tumor.[19]

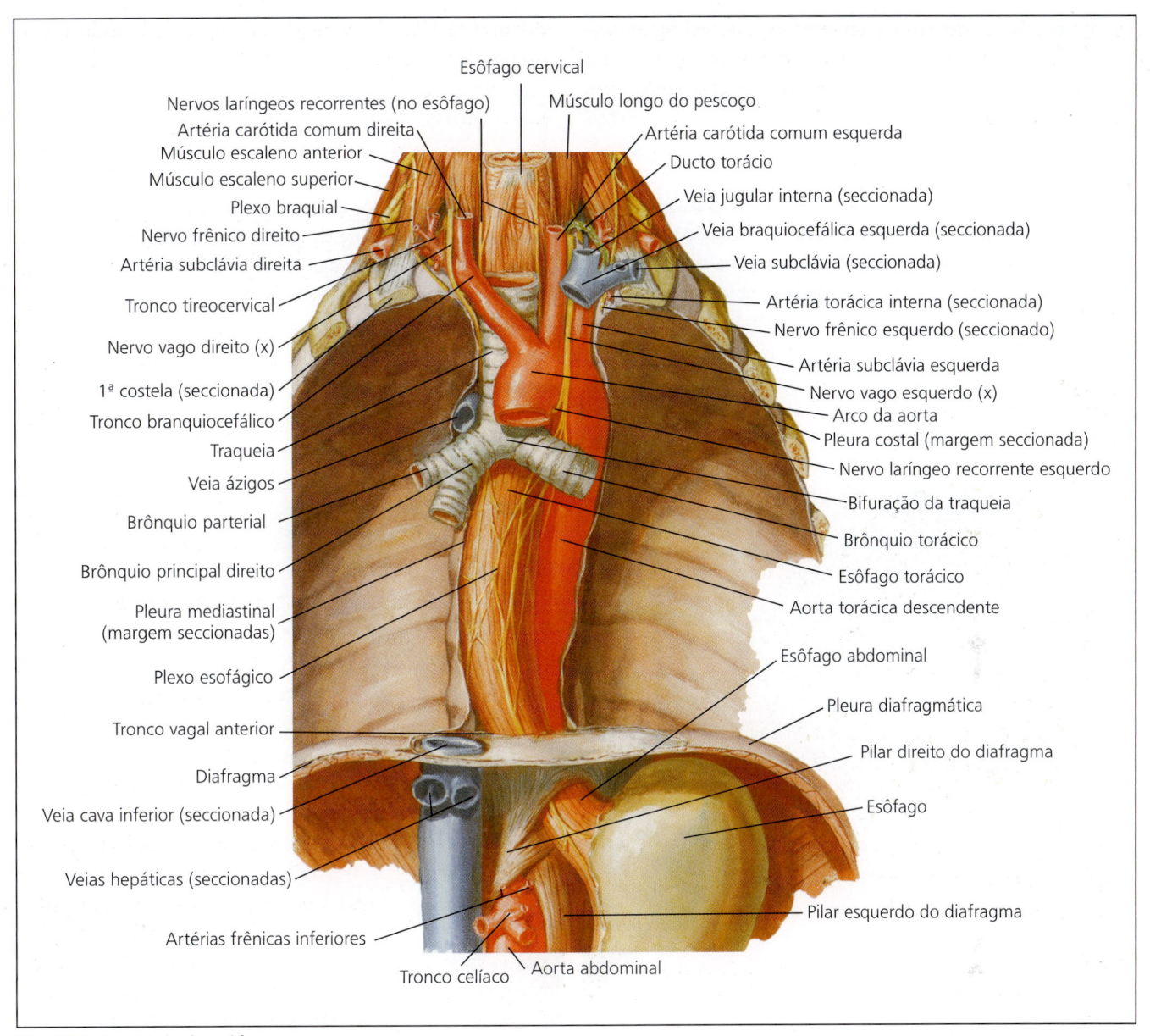

Fig. 19-1. Anatomia do esôfago.

MANIFESTAÇÕES CLÍNICAS

O adenocarcinoma e o CEC de esôfago têm apresentações clínicas semelhantes, exceto que adenocarcinoma surge muito mais comumente no esôfago distal e JEG. Entre os pacientes com câncer de esôfago localmente avançado, a obstrução do esôfago pelo tumor provoca uma disfagia progressiva de alimentos sólidos, acompanhada de perda de peso. Isto ocorre geralmente quando o diâmetro do lúmen esofágico é inferior a 13 mm, o que indica doença avançada. A perda de peso é ocasionada pela disfagia, mudanças na dieta e pelo estado de anorexia relacionada com o tumor.

Os primeiros sintomas de câncer de esôfago são sutis e inespecíficos. Os pacientes podem também notar desconforto retroesternal ou sensação de queimação.[20] A regurgitação de comida ou saliva pode também ocorrer em pacientes com doença avançada. A pneumonia por aspiração é pouco frequente. A rouquidão pode ocorrer se o nervo laríngeo recorrente for invadido pela neoplasia. A perda de sangue gastrointestinal crônica do câncer de esôfago é comum e pode resultar em anemia por deficiência de ferro. No entanto, os pacientes raramente observam melena ou sangue em alimentos regurgitados. Da mesma forma, a hemorragia gastrointestinal superior aguda é rara e geralmente ocorre como resultado da erosão tumoral para dentro da aorta ou veias pulmonares ou artérias brônquicas.[20]

As fístulas traqueobrônquicas são uma complicação tardia do câncer de esôfago. As fístulas são causadas por invasão direta do tumor aos brônquios ou traqueia. Esses pacientes frequentemente apresentam tosse intratável ou pneumonias frequentes. A expectativa de vida é inferior a 4 semanas após o desenvolvimento dessa complicação.

DIAGNÓSTICO E ESTADIAMENTO

Os estudos contrastados podem sugerir a presença de câncer de esôfago, mas o diagnóstico é estabelecido por biópsia endoscópica.[21] A endoscopia (EDA) é o primeiro exame a ser solicitado em pacientes com sinais e sintomas suspeitos. Inicialmente aparecem, como placas superficiais, nódulos ou ulcerações. Lesões avançadas aparecem, como estenoses, lesões ulceradas, massas circunferenciais ou grandes ulcerações (Fig. 19-2). A EDA permite a obtenção de material histopatológico, e é fundamental na descrição da altura da lesão.

A biópsia deve ser realizada para confirmar o diagnóstico da neoplasia. Quanto maior for o número de biópsias (até 7), maior a possibilidade de diagnóstico. A chance de diagnóstico para o carcinoma gástrico ou esofágico é a seguinte: na primeira biópsia, é de 93%, quatro biópsias, é de 95% e sete biópsias, é de 98%.[22]

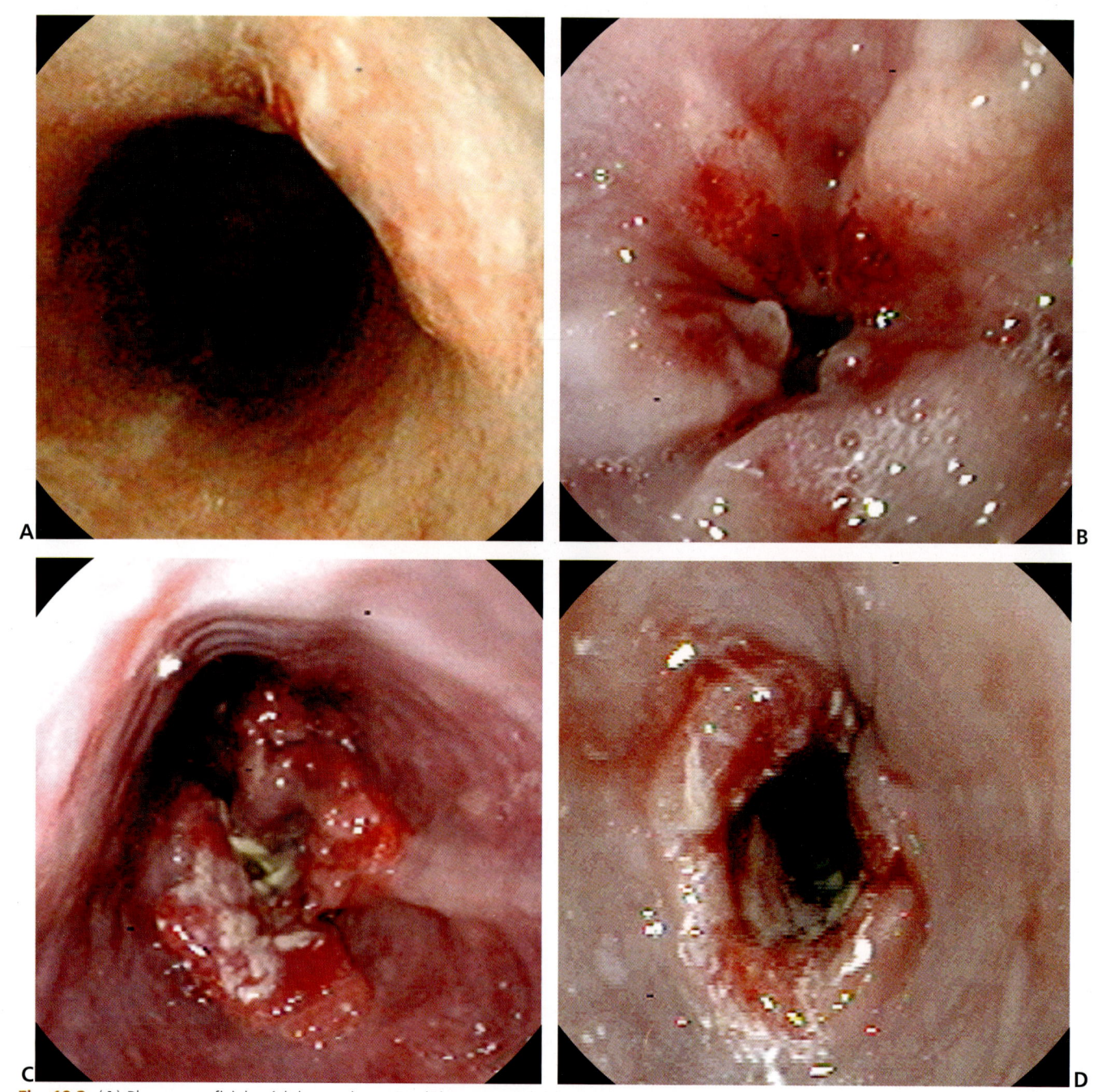

Fig. 19-2. (**A**) Placa superficial, nódulo ou ulceração; (**B**) estenose; (**C**) lesão ulcerada e (**D**) lesão circunferencial ou grande ulceração.

A descrição deverá conter a distância da lesão com relação à ADS (arcada dentária superior) e sua extensão. Nos tumores cervicais é importante a menção da sua distância com relação ao cricofaríngeo. Nos distais, a descrição do comprometimento da transição esofagogástrica é do estômago. O exame também tem um papel importante nas lesões estenosantes, ao propiciar a possibilidade de passagem de sonda enteral para suporte nutricional. Alguns dados caracterizados por EDA auxiliam no estadiamento, como tamanho maior que 5 cm e estenose, mais compatíveis com tumores T3-T4.

Em muitos serviços, o EED (exame contrastado do esôfago-estômago-duodeno) é utilizado na investigação inicial de pacientes com disfagia. Sua substituição pela EDA nos dias atuais se dá pela possibilidade de realização de biópsia para exame anatomopatológico. O achado na EED é de estenose abrupta, irregular e assimétrica da parede esofágica, associada à área ulcerada que pode ser identificada em seu interior. O método é válido em pacientes cuja localização da lesão não ficou clara após EDA e pode auxiliar a TC na determinação da extensão.

A tomografia representa o primeiro passo no estadiamento de pacientes com neoplasia de esôfago. Rotineiramente, esses indivíduos são submetidos à TC de tórax, abdome e pelve. A região cervical também deve ser avaliada em tumores mais altos. Na avaliação do T, o espessamento da parede esofágica, que pode ou não ser assimétrico, é o achado característico da neoplasia. O espessamento de toda parede é compatível com uma lesão que seja pelo menos T3. A extensão do espessamento determina ainda a localização da neoplasia. Nas lesões até a fúrcula esternal, o tumor é considerado cervical. As lesões de esôfago torácico alto apresentam espessamento entre a fúrcula e a veia ázigos, as do esôfago torácico médio entre a veia ázigos e a veia pulmonar inferior, e as distais abaixo da veia pulmonar inferior. Achados de espessamento da parede posterior da traqueia e do pericárdio adjacentes ao tumor e sem plano gorduroso de interposição sugerem invasão. A invasão de aorta é mais comum quando existe um ângulo de contato entre a lesão e o vaso superior a 90 graus.

A TC é de valor limitado para o estadiamento do tumor locorregional. Embora se possa mostrar com precisão os linfonodos alargados, a sensibilidade para o grau de invasão do tumor primário na parede esofágica não é boa. A ultrassonografia endoscópica (EUS) é mais precisa e substituiu a TC como a modalidade de estadiamento do tumor locorregional. A EUS parece ser a técnica mais precisa para determinação dos estádios T e N, com acurácia de 80-90%. Com relação ao estádio T, é maior na caracterização de tumores T3 e T4 e menor nos T2. Quanto ao N, a EUS consegue caracterizar comprometimento linfonodal com sensibilidade de 89%, especificidade de 75% e acurácia de 84%. A adição de punção aspirativa com agulha fina (FNA) eleva esses dados para 92, 93 e 100%, respectivamente. Para os linfonodos de tronco celíaco, a acurácia é um pouco mais baixa, próxima a 90%.

Outra desvantagem da tomografia é a sua limitada sensibilidade para as pequenas metástases (particularmente dentro do peritônio). O PET é mais sensível do que a TC para a detecção de doença metastática e é agora amplamente utilizado para estadiamento pré-operatório em pacientes que não têm evidência de doença em sítios distantes na TC. Em geral, a adição de PET pré-operatório permite uma modificação de conduta (geralmente evitar uma cirurgia desnecessária) em até 20% dos pacientes com câncer de esôfago. A ressonância magnética não demonstrou vantagem com relação à TC na avaliação dos estádios T e N na maioria dos estudos. A broncoscopia está indicada nos casos de tumores localizados no 1/3 superior e médio do esôfago para avaliação de comprometimento das vias aéreas. O achado característico de invasão é o abaulamento fixo da parede da traqueia. Trajetos fistulosos podem também ser identificados. A laparoscopia diagnóstica, às vezes, é realizada para detectar metástases ocultas intraperitoneal em pacientes com tumores em esôfago distal e adenocarcinomas na JEG.

O sistema de estadiamento TNM da AJCC/UICC para câncer de esôfago é usado universalmente.[23] A grande mudança entre os das edições de 2002 e 2010 foi o desenvolvimento de grupos separados de acordo com a histologia. Esta mudança foi com base em uma análise de dados em pacientes com câncer de esôfago ou JEG que foram tratados exclusivamente por cirurgia. As análises mostraram que, em pacientes com tumores linfonodo-negativos, o prognóstico era dependente do estágio T, bem como histologia e localização do tumor.[24] Os tumores na JEG com lesão entre 2 cm até 5 cm abaixo da cárdia (Siewert III) ou entre 1cm acima até 2 cm abaixo da cárdia (Siewert II) são classificados e tratados como cânceres de estômago.[25] Todos os outros tumores com lesão entre 5 cm e 1 cm acima da cárdia (Siewert I) são tratados como neoplasia esofágica.[25]

Em comparação aos antigos critérios de estadiamento para câncer de esôfago, o mais recente sistema de estadiamento proporciona uma melhor separação de grupos de prognóstico para ambas as histologias, conforme determinado pelo T, N e categorias M no momento do diagnóstico inicial (Quadro 19-1 e Fig. 19-3).[23]

Outra grande mudança do sistema de estadiamento TNM, 2010, em comparação à classificação de 2002, está na definição dos linfonodos regionais. Na classificação anterior, os gânglios regionais para tumores de esôfago intratorácicos incluíam o periesofágico superior (acima da veia ázigos), subcarinal e o periesofágico inferior (abaixo da veia ázigos), enquanto aqueles para o esôfago abdominal incluíam os linfonodos esofágicos inferiores, diafragmáticos, pericárdicos, os linfonodos sobre artéria gástrica esquerda e sobre o tronco celíaco. O envolvimento de linfonodos mais distantes (p. ex., da região

Quadro 19-1 — Sistema de estadiamento TNM para câncer de esôfago[23]

TNM – Classificação clínica

T – Tumor primário

TX	O tumor primário não pode ser avaliado
T0	Não há evidência de tumor primário
Tis	Carcinoma *in situ*
T1	Tumor que invade a lâmina própria ou a submucosa
T2	Tumor que invade a muscular própria
T3	Tumor que invade a adventícia
T4	Tumor que invade as estruturas adjacentes

N – Linfonodos regionais

NX	Os linfonodos regionais não podem ser avaliados
N0	Ausência de metástase em linfonodos regionais
N1	Metástase em linfonodos regionais

M – Metástase a distância

MX	A presença de metástase a distância não pode ser avaliada
M0	Ausência de metástase a distância
M1	Metástase a distância

Para os tumores do esôfago torácico inferior

M1a	Metástase em linfonodos celíacos
M1b	Outra metástase a distância

Para os tumores do esôfago torácico superior

M1a	Metástase em linfonodos cervicais
M1b	Outra metástase a distância

Para os tumores do esôfago torácico médio

M1a	Não aplicável
M1b	Metástase em linfonodo não regional ou outra metástase a distância

pTNM – Classificação patológica

As categorias pT, pN e pM correspondem às categorias T, N e M. O exame histológico do espécime de uma linfadenectomia mediastinal incluirá, geralmente, 6 ou mais linfonodos. Se os linfonodos forem negativos, mesmo que o número frequentemente examinado não seja encontrado, classifica-se como pN0.

Graduação histopatológica

GX	O grau de diferenciação não pode ser avaliado
G1	Bem diferenciado
G2	Moderadamente diferenciado
G3	Pouco diferenciado
G4	Indiferenciado

---

cervical ou do tronco celíaco para tumores intratorácicos) era considerado metástases a distância (doença M1). Os dados atuais sugerem maior importância do número de linfonodos envolvidos em vez de localização (principalmente na peça cirúrgica após quimio e radioterapia), e isto levou a uma mudança na classificação N com ênfase no número de linfonodos envolvidos.[26]

TRATAMENTO

O câncer de esôfago continua sendo uma doença altamente agressiva, com alta morbimortalidade. A taxa de sobrevida de 5 anos dos pacientes cresceu apenas modestamente nos últimos 30 anos, passando de 5%, entre 1975 e 1977, para 19%, entre 2001 e 2007. Isto pode refletir que o diagnóstico continua sendo tardio para esta doença. Em países asiáticos, a incidência de câncer superficial vem crescendo, principalmente pelas políticas de prevenção adotadas nesses países. Comportamento similar vem sendo observado nos EUA.[27] O manejo do câncer de esôfago sofreu grandes alterações nos últimos 15 anos. As baixas taxas de cura após terapia locorregional apenas levou à inclusão de terapia sistêmica e de tratamento multidisciplinar com o objetivo de melhorar os índices de cura e de controle local e a distância, assim como diminuir as complicações dos tratamentos propostos.

Os tumores de esôfago confinados ao órgão são apenas 22% dos casos. Nestes, a cirurgia tem intenção curativa, independentemente da histologia. Por muitos anos, a esofagectomia tem sido o tratamento padrão para displasia de alto grau e câncer superficial. Altos índices de cura eram alcançados à custa de morbimortalidade elevada relacionados com este procedimento cirúrgico. A terapia endoscópica (TE) como tratamento definitivo (ressecção endoscópica, terapia fotodinâmica, terapia a *laser* e coagulação com Argônio) tem sido usada cada vez mais. Mas esta modalidade terapêutica é apropriada apenas para pacientes com risco muito baixo de metástase linfonodal ou para aqueles que não são candidatos ao tratamento cirúrgico. O envolvimento da submucosa é o fator prognóstico determinante mais importante para cânceres precoces. A invasão da submucosa pode levar à disseminação de células tumorais pelo sistema linfático. Os objetivos da TE são a preservação da integridade do esôfago enquanto fornece uma grande chance de cura para cânceres superficiais.

Outros fatores a considerar na escolha da terapia, se endoscópica ou cirúrgica, são: o tamanho da lesão; a aparência macroscópica; a presença e extensão da mucosa de Barret; a presença de outra patologia esofágica (varizes, por exemplo); a presença de comorbidades; a idade do paciente e o desejo do paciente de realizar o tratamento endoscópico. Independentemente do tratamento de escolha, pacientes com câncer de esôfago superficial são mais bem tratados em centros com grande

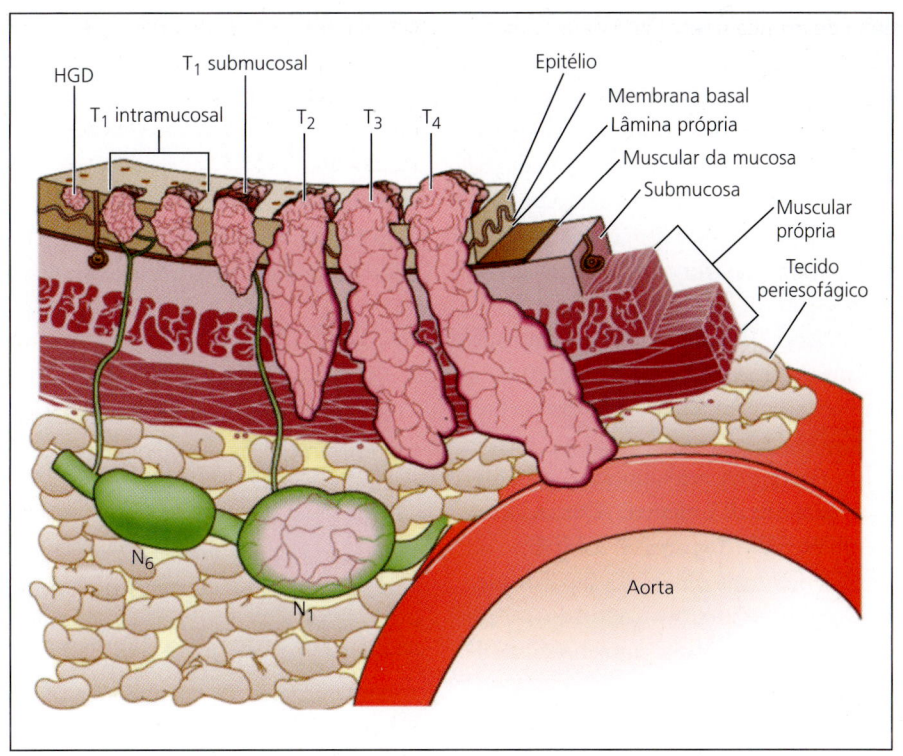

Fig. 19-3. Representação esquemática do estadiamento T e N.

volume e especializados nesta doença. Reservam-se a radio e a quimioterapia para pacientes com câncer de esôfago superficial que são inelegíveis para TE e cirurgia.[28] Os pacientes candidatos à cirurgia (Esofagectomia, como primeira linha), incluem:

- Pacientes com lesão T1N0M0.
- Pacientes com lesão T2N0M0 também são candidatos em alguns centros.
- Pacientes com displasia de alto grau com esôfago de Barret que não são candidatos à ressecção endoscópica.

A esofagectomia transtorácica (ETT) com linfadenectomias abdominal e mediastinal é a opção de escolha nesses casos. Duas principais alternativas técnicas são descritas:

1. Esofagectomia Ivor-Lewis, em que é realizada uma laparotomia seguida por toracotomia direita e anastomose intratorácica.
2. Esofagectomia a McKeown, em que a dissecção se inicia por toracotomia direita, seguida por laparotomia e cervicotomia, com anastomose cervical.

A reconstrução é preferencialmente realizada com a confecção de um tubo gástrico isoperistáltico da grande curvatura, irrigado pelo pedículo vascular da artéria gastroepliploica direita.

A esofagectomia trans-hiatal (ETH) é uma alternativa de ressecção em tumores distais em pacientes com comorbidades. Nesta técnica, a linfadenectomia é realizada até a carina (Fig. 19-4). Quatro estudos randomizados não mostraram diferença de sobrevida e mortalidade entre as técnicas ETT ou ETH. A dissecção linfonodal da esofagectomia engloba a linfadenectomia abdominal do tronco celíaco e pequena curvatura gástrica e linfadenectomia mediastinal (em dois campos). Dissecção

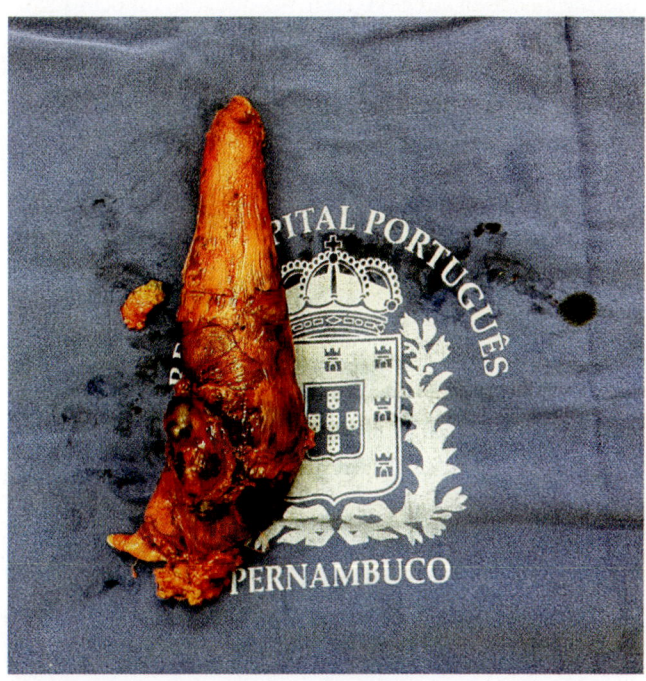

Fig. 19-4. Peça operatória de esofagectomia trans-hiatal com linfonodomegalia periesofágica.

dos linfonodos cervicais laterais fica reservada aos casos de lesões altas. As cadeias regionais linfonodais a serem dissecadas são as seguintes: zona supraclavicular: linfonodos supraclaviculares e cervicais inferiores; mediastino superior: paratraqueais superiores e inferiores, pré-vasculares; para-aórticos; mediastino inferior: subcarinais, paraesofágicos e do ligamento pulmonar; linfonodos do brônquio fonte direito e esquerdo; e abdome: linfonodos paracárdicos, do tronco celíaco, da artéria hepática comum e artéria esplênica proximal.

Diante da morbidade associada à esofagectomia transtorácica e à necessidade de um tratamento cirúrgico adequado, a dissecção por videotoracoscopia aparece como alternativa factível ao oferecer tratamento oncológico adequado com menor taxa de complicações. Em estudos recentes, houve uma redução de risco de infecção respiratória da ordem de 60%. A cirurgia esofágica representa um exemplo do papel da Instituição na sobrevida atingida em pacientes com câncer. O suporte adequado multidisciplinar, os cuidados intensivos adotados e a experiência dos profissionais envolvidos levam a melhores resultados cirúrgicos.

A quimioterapia e a radioterapia são realizadas no pré-operatório ou como tratamento de escolha para pacientes não candidatos à cirurgia. Os objetivos da neoadjuvância são reduzir a massa tumoral antes da cirurgia para aumentar os índices de ressecção curativa (R0) e eliminar ou protelar o aparecimento de metástases a distância.[28,29] Recentemente, foi publicado o resultado final do *Cross Trial*, que comparou o tratamento multimodal à carboplatina e taxol associado à RXT na dose de 41,4 cGy. Neste estudo, a resposta patológica completa foi observada em 49% dos pacientes, e um ganho significativo de sobrevida global foi atingido. Pacientes que toleram bem sua indicação e tiveram resposta adequada são geralmente candidatos à cirurgia 4-6 semanas após finalizarem quimiorradioterapia.[30]

Indicações de neoadjuvância:

- Pacientes com estágio T3-T4 com ou sem doença linfonodal.
- Pacientes com invasão de estruturas locais (pericárdio, pleura e/ou diafragma apenas) que podem ser ressecados em bloco, sem evidência de doença metastática (fígado, cólon).

Contraindicações relativas:

- *Idade avançada:* associada à maior morbidade decorrente da esofagectomia. No entanto, a idade não deve determinar operabilidade isoladamente.
- *Comorbidades:* aumentam o risco de complicações pós-operatórias (respiratórias, vazamentos, índices de reoperações, infecção de FO) e morte seguidas de esofagectomia.

Contraindicação absoluta:

- Presença de metástases (peritoneal, óssea, cerebral, pulmonar, suprarrenal, fígado) e também disseminação linfonodal extrarregional (para-aórtico ou mesentérico).

Opções técnicas:

- *Esofagectomia transtorácica (McKeown):* esta técnica inclui a esofagectomia subtotal através de uma toracotomia direita com anastomose do esôfago cervical com o estômago mobilizado. Essa abordagem permite as maiores margens cirúrgicas e uma completa linfadenectomia e também minimiza o risco de vazamentos intratorácicos. A linfadenectomia cérvico-tóraco-abdominal pode ser realizada nesta técnica.
- *Esofagectomia trans-hiatal:* é a esofagectomia subtotal por dissecção trans-hiatal combinada com dissecção cervical sem realização de toracotomia. A reconstrução é realizada com tubo gástrico no leito esofágico e anastomose com esôfago cervical. Os benefícios dessa abordagem incluem menor trauma cirúrgico, redução do tempo operatório e menores índices de complicações respiratórias e mortalidade. Em razão do fato de a ressecção oncológica ser comprometida por um *clearance* linfonodal mediastinal insuficiente, essa abordagem é preferível em tumores de estadiamento mais iniciais ou de tumores localizados na JEG.
- *Esofagectomia minimamente invasiva (MI):* vários autores têm demonstrado que a esofagectomia total minimamente invasiva, usando laparoscopia e toracoscopia combinadas, pode ser realizada de maneira segura. Os resultados oncológicos são favoráveis, e a técnica minimamente invasiva pode ter uma vantagem sobre a técnica aberta em termos de linfadenectomia. Os benefícios da técnica MI deverão ser comprovados com estudos randomizados a longo prazo.
- *Esofagectomia de resgate:* é definida como esofagectomia para tumores remanescentes ou recidivados após radio e quimioterapia. Embora RXT/QT seja um tratamento com cura em potencial, a falha locorregional mantém-se como um grande problema. Apesar de a esofagectomia ter potencial para curar esses pacientes, o maior problema dessa abordagem é a alta morbimortalidade do procedimento. Por isso, deverá ser indicada em pacientes cuidadosamente selecionados após falha inicial da RXT/QT.[31-34]

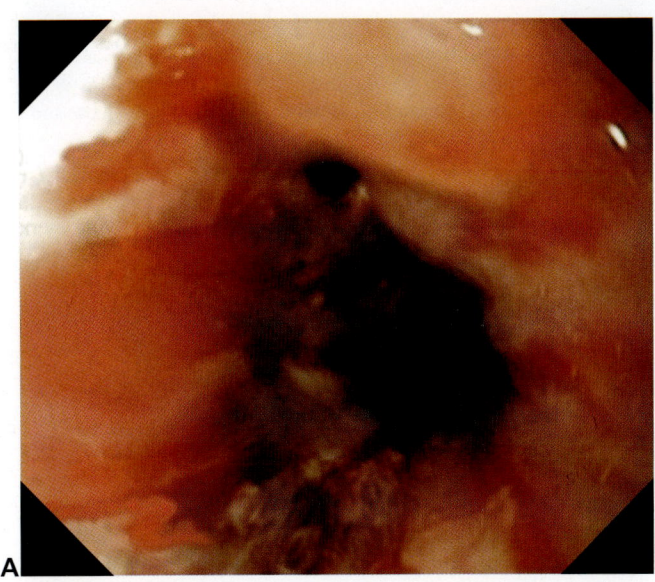

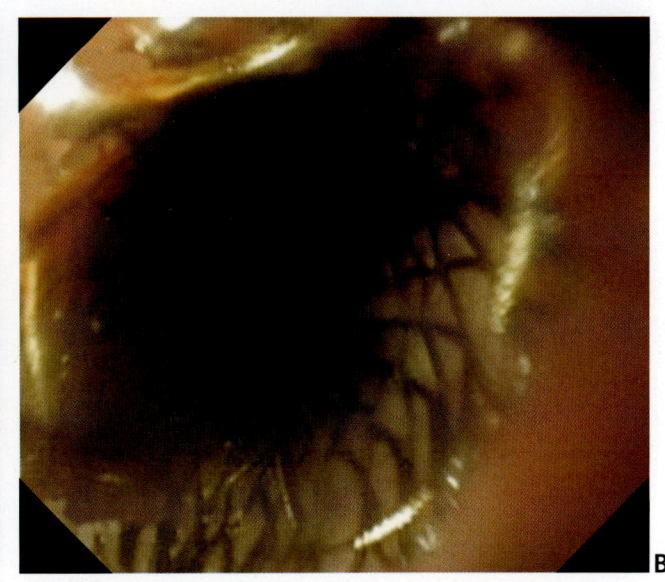

Fig. 19-5. (**A** e **B**) Fechamento de uma fístula esofágica com colocação de prótese.

Tratamento Paliativo

O manejo de pacientes com doença irressecável requer uma abordagem multidisciplinar. É um grupo heterogêneo que inclui pacientes com doença potencialmente ressecável (T4a) e irressecável (T4b), pacientes não candidatos e aqueles que não quiseram a cirurgia. O objetivo é controlar os sintomas da doença avançada e não a cura, incrementando a qualidade de vida. Os maiores objetivos da paliação são restauração/manutenção da capacidade de engolir, manejo da dor e prevenção de sangramentos. Uma variedade de terapias está disponível, entre elas a radioterapia por feixe, com ou sem quimioterapia, prótese ou dilatação esofágica, terapia fotodinâmica, abrasão a *laser*, abrasão química e cirurgia paliativa (Fig. 19-5).[35] A paliação adequada requer a integração de duas ou mais dessas opções, simultaneamente, ou em sequência. Enquanto modalidades combinadas de terapias oferecem uma pequena, mas real chance de prolongamento de período livre de doença e de potencialmente prolongar a sobrevida em geral, além de incremento na qualidade de vida e alívio da disfagia sustentável que pode ser alcançada na maioria dos pacientes. No entanto, a duração da paliação dos sintomas é variável.[36]

REFERÊNCIAS BIBLIOGRÁFICAS

1. Siegel R, Ma J, Zou Z et al. Cancer statistics, 2014. *CA Cancer J Clin* 2014;64(1):9.
2. Pohl H, Sirovich B, Welch HG. Esophageal adenocarcinoma incidence: are we reaching the peak? *Cancer Epidemiol Biomarkers Prev* 2010;19(6):1468.
3. Disponível em: <www.inca.gov.br>
4. Chang-Claude J, Becher H, Blettner M et al. Familial aggregation of oesophageal cancer in a high incidence area in China. *Int J Epidemiol* 1997;26(6):1159.
5. Hemminki K, Jiang Y. Familial and second esophageal cancers: a nation-wide epidemiologic study from Sweden. *Int J Cancer* 2002;98(1):106.
6. Pandeya N, Williams G, Green AC et al. Australian Cancer Study. Alcohol consumption and the risks of adenocarcinoma and squamous cell carcinoma of the esophagus. *Gastroenterology* 2009;136(4):1215.
7. Chen ZM, Xu Z, Collins R et al. Early health effects of the emerging tobacco epidemic in China. A 16-year prospective study. *JAMA* 1997;278(18):1500.
8. Sandler RS, Nyrén O, Ekbom A et al. The risk of esophageal cancer in patients with achalasia. A population-based study. *JAMA* 1995;274(17):1359.
9. Appelqvist P, Salmo M. Lye corrosion carcinoma of the esophagus: a review of 63 cases. *Cancer* 1980;45(10):2655.
10. Islami F, Sheikhattari P, Ren JS et al. Gastric atrophy and risk of oesophageal cancer and gastric cardia adenocarcinoma–a systematic review and meta-analysis. *Ann Oncol* 2011;22(4):754.
11. Stevens HP, Kelsell DP, Bryant SP et al. Linkage of an American pedigree with palmoplantar keratoderma and malignancy (palmoplantar ectodermal dysplasia type III) to 17q24. Literature survey and proposed updated classification of the keratodermas. *Arch Dermatol* 1996;132(6):640.
12. Dar NA, Islami F, Bhat GA et al. Poor oral hygiene and risk of esophageal squamous cell carcinoma in Kashmir. *Br J Cancer* 2013 Sept.;109(5):1367-72. Epub 2013 Jul 30.
13. Bollschweiler E, Wolfgarten E, Gutschow C et al. Demographic variations in the rising incidence of esophageal adenocarcinoma in white males. *Cancer* 2001;92(3):549.
14. Lagergren J, Bergström R, Lindgren A et al. Symptomatic gastroesophageal reflux as a risk factor for esophageal adenocarcinoma. *N Engl J Med* 1999;340(11):825.
15. Turati F, Tramacere I, La Vecchia C et al. A meta-analysis of body mass index and esophageal and gastric cardia adenocarcinoma. *Ann Oncol* 2013;24(3):609.
16. Newton M, Bryan R, Burnham WR et al.. Evaluation of Helicobacter pylori in reflux oesophagitis and Barrett's oesophagus. *Gut* 1997;40(1):9.
17. Dawsey SM, Wang GQ, Weinstein WM et al. Squamous dysplasia and early esophageal cancer in the Linxian region of China: distinctive endoscopic lesions. *Gastroenterology* 1993;105(5):1333.

18. Meltzer SJ. The molecular biology of esophageal carcinoma. *Recent Results Cancer Res* 1996;142:1.
19. Paraf F, Fléjou JF, Pignon JP *et al.* Surgical pathology of adenocarcinoma arising in Barrett's esophagus. Analysis of 67 cases. *Am J Surg Pathol* 1995;19(2):183.
20. Li Z, Rice TW. Diagnosis and Staging of câncer of the esophagus and esophagogastric junction. *Surg Clin N Am* 2012;92:1105-26.
21. Lightdale CJ. Esophageal cancer. American College of Gastroenterology. *Am J Gastroenterol* 1999;94(1):20.
22. Graham DY, Schwartz JT, Cain GD *et al.* Prospective evaluation of biopsy number in the diagnosis of esophageal and gastric carcinoma. *Gastroenterology* 1982;82(2):228.
23. Edge SB, Byrd DR, Compton CC, et al. (Eds.). *American Joint Committee on Cancer Staging Manual.* 7th ed. New York: Springer, 2010. p. 103.
24. Rice TW, Rusch VW, Ishwaran H *et al.* Worldwide Esophageal Cancer Collaboration. Cancer of the esophagus and esophagogastric junction: data-driven staging for the seventh edition of the American Joint Committee on Cancer/International Union Against Cancer Cancer Staging Manuals. *Cancer* 2010;116(16):3763.
25. Rüdiger Siewert J, Feith M, Werner M *et al.* Adenocarcinoma of the esophagogastric junction: results of surgical therapy based on anatomical/topographic classification in 1,002 consecutive patients. *Ann Surg* 2000;232(3):353.
26. Lin CS, Chang SC, Wei YH *et al.* Prognostic variables in thoracic esophageal squamous cell carcinoma. *Ann Thorac Surg* 2009;87(4):1056.
27. Bedenne L, Michel P, Bouché O *et al.* Chemoradiation followed by surgery compared with chemoradiation alone in squamous câncer of the esophagus: FFCD 9102. *J Clin Oncol* 2007;25:1160-68.
28. Birkmeyer JD, Siewers AE, Finlayson EVA. Hospital volume and surgical mortality in the United States. *N Engl J Med* 2002.
29. Stahl M, Stusche M, Lehman N *et al.* Chemoradiation with and without surgery in patients with locally advancer squamous cell carcinoma of the esophagus. *J Clin Oncol* 2005;23:2310-17.
30. Sjoquist KM, Burmeister BH, Smithers BM. Survival after neoadjuvant chemotherapy or chemoradiotherapy for resectable oesophageal carcinoma: an uptodate meta-analysis. *Lancet Oncol* 2011;12:681-92.
31. Tangoku A, Yamamoto Y *et al.* The New era of stanging as a key for an appropriate treatment for esophageal câncer. *Ann Thoracic Cardiovasc Surg* 2012;18:190-99.
32. Pennathur A, Gibson MK, Jobe BA *et al.* Oesophageal carcinoma. *Lancet* 2013;381:400-12.
33. Oppedijk V1, van der Gaast A, van Lanschot JJ *et al.* Patterns of recurrence after surgery alone versus preoperative chemoradiotherapy and surgery in the CROSS trials. *J Clin Oncol* 2014 Feb. 10;32(5):385-91.
34. Jamieson GG, Lamb PJ, Thompson SK. The role of lymphadenectomy in esophageal câncer. *Ann Surg* 2009;250;206-9.
35. Freeman RK, Ascioti AJ, Mahidhara RJ. Palliative therapy for patients with unresectable esophageal carcinoma. *Surg Clin N Am* 2012;92:1337-51.
36. Pavlidis TE, Pavlidis ET. Role of stenting in the palliation of gastroesophageal junction cancer: A brief review. *World J Gastrointest Surg* 2014 Mar. 27;6(3):38-41.

CAPÍTULO 20

PATOLOGIAS MALIGNAS DO ESTÔMAGO

Thales Paulo Batista ■ Manoel Rodrigues de Andrade Neto

INTRODUÇÃO

O câncer gástrico representa uma das neoplasias malignas mais comum em todo o mundo e uma importante causa de mortalidade oncológica, contabilizado cerca de 8% de todos os novos casos diagnosticados e 10% das causas de óbito relacionadas com o câncer em geral. Cerca de 70% destes tumores são registrados em países em desenvolvimento, em que seu diagnóstico costuma ser tardio em decorrência da escassez de sintomas nas fases mais precoces da doença e da inexistência de políticas de rastreamento válidas para a população assintomática. Em nosso país, por exemplo, são esperados cerca de 20.000 novos casos deste câncer para o biênio 2014/2015, estimando-se que apenas 8,7% dos casos sejam diagnosticados em estádios precoces. Infelizmente, estas estimativas podem ainda somar apenas 3,8-5,2% em algumas regiões do Norte-Nordeste, onde até 80% dos pacientes são diagnosticados em estádios TNM III ou IV. Neste contexto, pacientes com câncer gástrico são habitualmente confrontados com um prognóstico muito ruim, o que tem servido para a manutenção de taxas de mortalidade muito altas em nosso país.

PATOLOGIA

A maioria dos cânceres do estômago (95%) é representada por tumores epiteliais da mucosa gástrica com diferenciação glandular (i. e., a adenocarcinomas). Estas neoplasias são geralmente muito agressivas, invadindo diretamente estruturas vizinhas e disseminando-se precocemente por via hematogênica, linfática e/ou peritoneal. Sua taxa de incidência é 2 vezes mais alta no sexo masculino, ocorrendo raramente em indivíduos com menos de 45 anos e mais comumente entre os 60 e 80 anos de idade, com pico de incidência na 6ª década de vida. Menos frequentemente, os cânceres do estômago podem também se apresentar, como linfomas, sarcomas, e tumores estromais, carcinoides, escamosos ou adenoescamosos, o que exige abordagens diagnóstica e terapêutica mais específicas e personalizadas. Em geral, este capítulo abordará principalmente o adenocarcinoma gástrico, com apenas uma breve discussão adicional acerca dos demais tipos, em especial o linfoma gástrico e o tumor estromal gastrintestinal (i. e., GIST).

Em muitos países, tem-se observado gradativa redução das taxas de incidência e mortalidade do câncer gástrico nas últimas décadas. Este fenômeno resulta de motivos não claramente conhecidos, mas possivelmente relacionados com o diagnóstico mais precoce das lesões e com fatores ambientais alimentares, como o aumento do uso de refrigeradores para uma melhor conservação alimentar, o que permitiu maior disponibilidade e consumo de alimentos frescos, como frutas e hortaliças (legumes e verduras), e reduziu a necessidade do uso de sal, particularmente para a conservação de alimentos. Esta tendência epidemiológica, infelizmente, ainda não foi nitidamente observada no Brasil, enquanto países asiáticos, como Japão, Coreia e China, continuam a registrar elevadas taxas de incidência do carcinoma gástrico. Ainda, possivelmente pelo efeito da obesidade em adição a outros fatores ambientais, também se tem observado recente aumento na incidência de tumores proximais em comparação aos distais, mais comuns no passado, quando representavam até 2/3 dos casos.

Inúmeros fatores de risco são imputados ao desenvolvimento do câncer de estômago, sendo os principais deles a infecção crônica pelo *Helicobacter pylori* e fatores alimentares, principalmente relacionados com a ingesta de alimentos defumados e em conservas, ricos em sal e compostos nitrogenados. Outros fatores ambientais, raciais, socioeconômicos e ocupacionais também têm sido relacionados com o aumento da incidência dessa neoplasia. Comumente, observa-se aumento progressivo a partir dos 40 anos, com taxas igualmente maiores naqueles de tipo sanguíneo A e do gênero masculino. Ainda, são tumores mais comuns em negros e populações com baixo nível socioeconômico, e como em outros tipos de câncer em geral, tabagismo, etilismo, sedentarismo e história familiar, especialmente em familiares de primeiro grau, também, representam importantes fatores de risco. Condições de saúde, como anemia perniciosa, gasgrite atrófica e o antecedente cirúrgico de gastrectomia parcial também representam importantes fatores de risco para o desenvolvimento do câncer gástrico. No outro extremo, síndromes hereditárias do sistema digestório, como o câncer colorretal hereditário não polipoide (HNPCC), a polipose adenomatosa familiar (FAP) e a síndrome do câncer gástrico difuso hereditário, exemplificam o espectro de distúrbios de cunho genético relacionado com esta neoplasia maligna.

Macroscopicamente, o câncer gástrico precoce tem sido classificado de modo semelhante à sua descrição endoscópica, enquanto as características macroscópicas dos tumores avançados servem de base para a classificação de Bormann (Fig. 20-1). Dessa maneira, estes tumores podem ser estratificados em tipo I – lesões polipoides ou fungiformes, tipo II – lesões ulceradas de bordos elevados, o tipo III – lesões ulceradas com infiltração para parede gástrica, tipo IV – lesões difusamente infiltrativas na parede gástrica, e tipo V – as que não se enquadram em nenhum dos tipos anteriores. Histologicamente, a Organização Mundial de Saúde (OMS) classifica os adenocarcinomas gástricos nos subtipos tubular, papilar, mucinoso e do tipo células em anel de sinete. Estes tumores são ainda classificados segundo o grau de diferenciação em bem diferenciados, moderadamente diferenciados, pouco diferenciado e indiferenciados ou anaplásicos. Segundo a classificação de Lauren, estes tumores também são divididos nos tipos intestinal e difuso com base em sua apresentação histológica. O subtipo intestinal, mais comum, está mais relacionado com fatores ambientais, mutações dos genes da APC, sendo mais frequente em homens. O subtipo difuso de Lauren é mais agressivo e comum em mulheres e jovens, estando relacionado com fatores genéticos reguladores da E-caderina. Geralmente, apresentam-se de forma ulcerada ou infiltrativa (linite plástica) e são pouco diferenciados, com células em anel de sinete que produzem extensa quantidade de mucina e padrão de crescimento infiltrativo. Ainda, admite-se que o adenocarcinoma gástrico difuso surja espontaneamente a partir da mucosa gástrica nativa, enquanto o tipo intestinal passaria por degeneração maligna após metaplasia intestinal. Neste último, existe clara relação entre a infecção pelo *H. pylori* e o desenvolvimento de alterações na mucosa gástrica que culminariam com a cascata evolutiva de metaplasia intestinal, displasia e carcinoma. Por outro lado, o papel dessa infecção parece menos evidente para o subtipo difuso, e os mecanismos celulares envolvidos em sua patogênese ainda não são totalmente conhecidos. Dessa sorte, a classificação de Lauren tem-se mostrado útil na avaliação da história natural do carcinoma gástrico, especialmente no que diz respeito à sua associação a fatores ambientais, às tendências de incidência e com relação aos seus agentes precursores.

DIAGNÓSTICO

Apresentação Clínica

O câncer gástrico precoce habitualmente não causa qualquer sintoma, ao passo que, aproximadamente, 50% dos pacientes apresentam apenas sintomas gastrointestinais inespecíficos, o que configura o principal desafio ao diagnóstico dessa neoplasia. Dispepsia costuma ser a principal queixa clínica, e com a evolução da doença, perda de peso e anorexia aparecem nas fases avançadas. De acordo com a localização e tipo tumoral, estes sintomas ainda podem envolver plenitude pós-prandial, saciedade precoce e vômitos. Além destes, sangue oculto nas fezes, melena e hematêmese podem também ser vistos em estágios avançados.

Ao exame físico, deve-se investigar a região epigástrica à procura de massas palpáveis e estar atento a sinais de acometimento linfonodal a distância, como os de Irish, Wirchow e Sister Mary Joseph, localizados nas regiões axilar esquerda, supraclavicular esquerda e periumbilical, respectivamente. Sinais de carcinomatose peritoneal, como a presença de tumoração anexial palpável (tumor de Krukenberg) e envolvimento do fundo se caso peritoneal ao toque retal (prateleira de Blummer), também devem ser investigados.

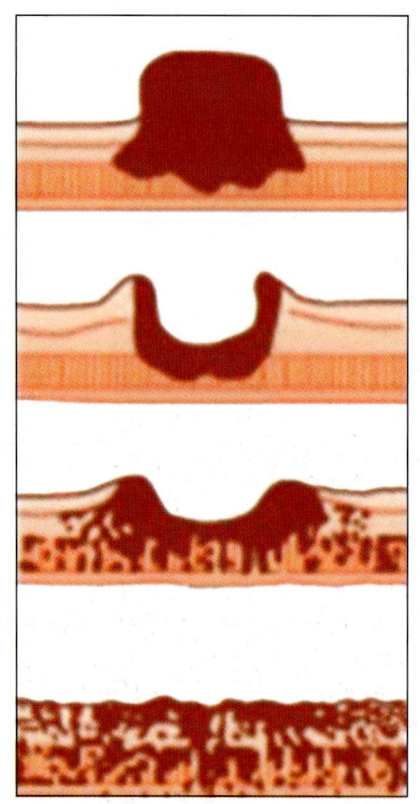

Fig. 20-1. Classificação de Bormmann para tumores avançados. O tipo I envolve os tumores polipoides, o tipo II são aqueles ulcerados, o tipo III representa os tumores úlcero-infiltrativos, e o tipo IV reporta a linite plástica.

Exames Complementares e Estadiamento

As estratégias de tratamento do câncer gástrico têm-se tornado cada vez mais sofisticadas na prática clínica atual, o que tem exigido um acurado estadiamento pré-operatório dessa neoplasia maligna. Assim, após confirmação histológica por biópsia endoscópica e abrangente avaliação das condições clínicas e nutricionais, tomografia computadorizada (TC) e ecografia endoscópica são geralmente solicitadas como exames cardinais para a avaliação dos portadores de câncer gástrico. Os dois métodos de imagem apresentam acurácia semelhante e são complementares para o estadiamento locorregional destes tumores, no entanto, a ultrassonografia endoscópica é determinante para o planejamento terapêutico conservador (endoscópico) daqueles tumores mais precoces. A tomografia, por sua vez, apresenta acurária de 63,8 e 62,8% para o estadiamento tumoral (cT) e linfonodal (cN), respectivamente; representando atualmente o exame de imagem mais comumente empregado e facilmente disponível tanto para o estadiamento locorregional quanto para a pesquisa de metástases a distância (Figs. 20-2 a 20-4). A sensibilidade para avaliação do envolvimento seroso em exames tomográficos varia de 82,8 a 100%, com especificidade correspondente entre 80% e 96,8%. Para pesquisa do envolvimento linfonodal, a sensibilidade e especificidades deste método variam de 62,5 a 91,9% e 50 a 87,9%, respectivamente.

A ressonância magnética, por outro lado, tem tido pouca aplicabilidade clínica em razão de seu maior custo sem evidente incremento da acurácia diagnóstica, enquanto a tomografia computadorizada por emissão de pósitrons (PET-CT) apresenta baixa acurácia para a avaliação inicial dos tumores de estômago, em especial nos subtipos difuso e de células em anel de sinete. Em conjunto, estes aspectos têm limitado o uso rotineiro de ambos os exames (Fig. 20-5). De modo semelhante, marcadores tumorais, como CEA, CA 19-9 e CA 125, são de valor questionável, podendo servir apenas para direcionar uma investigação mais acurada ou sugerir envolvimento metastático oculto aos métodos de imagem, quando os resultados são muito elevados.

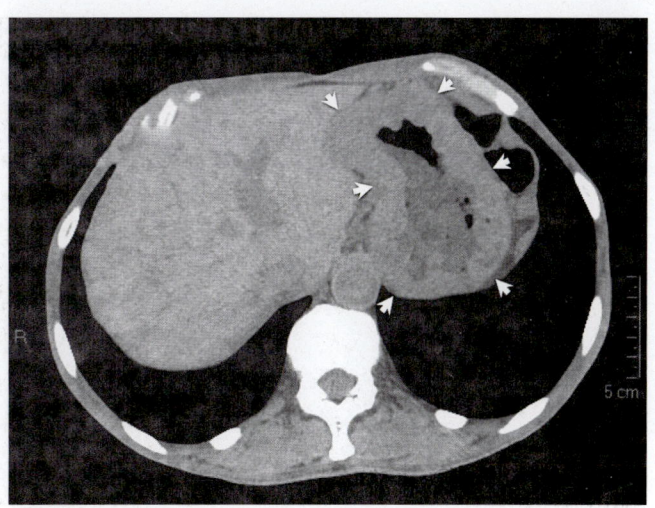

Fig. 20-2. Corte axial de TC demonstrando espessamento difuso da parede gástrica em um caso de câncer gástrico Borrmann IV. A possibilidade de linite plástica deve ser lembrada em pacientes com pouca distensibilidade gástrica ao exame endoscópico, mesmo quando apresentarem biópsias superficiais sem envolvimento neoplásico. Nesta situação, o exame contrastado do estômago pode demonstrar o aspecto característico de "estômago em cantil de couro", enquanto ecografia endoscópica pode auxiliar a coleta de biópsias mais profundas da parede gástrica.

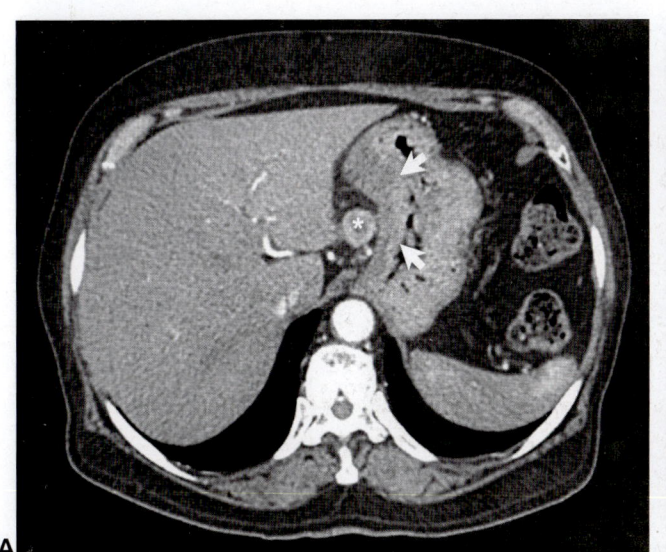

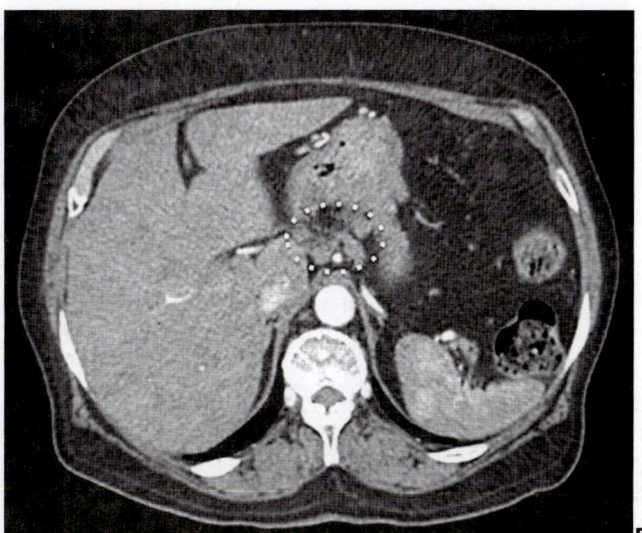

Fig. 20-3. Cortes axiais de TC contrastada, evidenciando espessamento mural da pequena curvatura gástrica (setas – **A**) e múltiplas metástases linfonodais (**A** e **B**). Observe o aumento linfonodal ao longo dos vasos gástricos esquerdos (asteriscos – **A**) e o conglomerado de linfonodos em torno do tronco celíaco e do ligamento gastro-hepático (circulo pontilhado – **B**). A TC de múltiplos canais apresenta elevada acurácia para os estágios mais avançados.

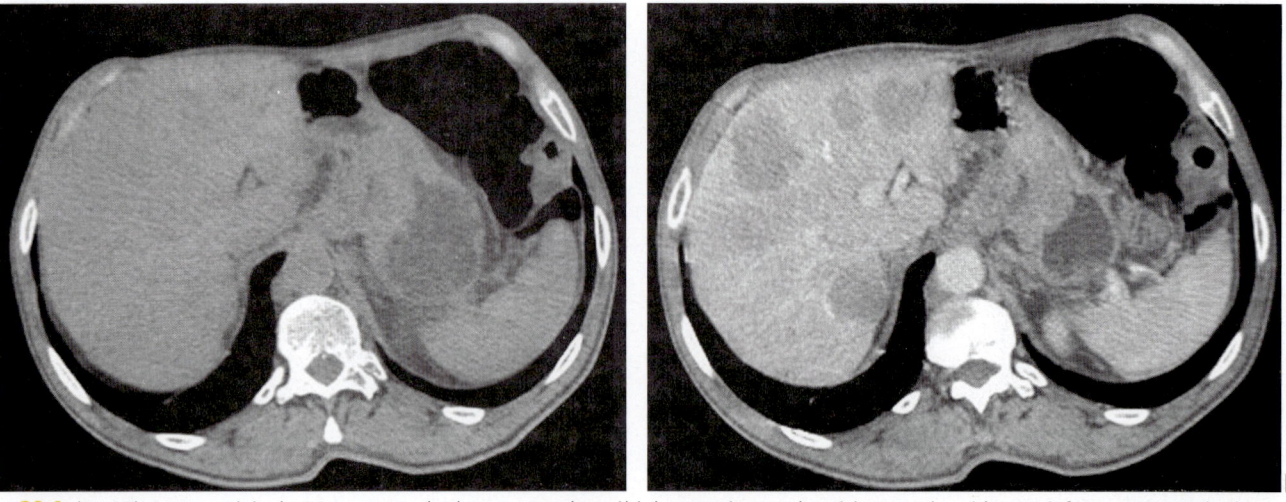

Fig. 20-4. (**A** e **B**) Cortes axiais de TC contrastada demonstrando múltiplas metástases hepáticas, mais evidentes à fase contrastada do exame (**B**). Este tem sido o exame de imagem mais comumente utilizado para a pesquisa de metástases a distância em pacientes com câncer gástrico.

Realizados os exames complementares e criteriosa avaliação clínica, os portadores de câncer gástrico podem ser finalmente estadiados, utilizando-se a versão corrente do estadiamento TNM da UICC/AJCC – *Union for International Cancer Control* e *American Joint Committee*, visando à estratificação prognóstica dos pacientes envolvidos e à seleção da melhor estratégia terapêutica para cada caso (Quadro 20-1). Recentemente, o sistema TNM adotado em países ocidentais para estadiamento dos tumores gástricos foi atualizado de modo a se aproximar daquele adotado no Japão, onde é maior a experiência com o manejo destes tumores em decorrência de sua elevada taxa de incidência. Dentre as modificações observadas nesta nova edição (7ª edição), a presença de citologia peritoneal positiva para células neoplásicas passou a ser considerada doença a distância, em decorrência do mau prognóstico atribuído a este achado, mesmo na ausência de doença metastática mensurável (*i. e.*, doença macroscópica) (Fig. 20-6). Neste sentido, a realização de laparoscopia pré- ou perioperatória com coleta de citologia peritoneal agora desempenha papel fundamental no manejo de pacientes com câncer gástrico de alto risco (T3-4 e/ou N+) candidatos à ressecção curativa, seja para selecionar a melhor estratégia terapêutica em pacientes com doença localmente avançada, seja para incrementar a estratificação prognóstica naqueles casos com doença metastática insuspeita aos exames de imagem convencionais (Fig. 20-7).

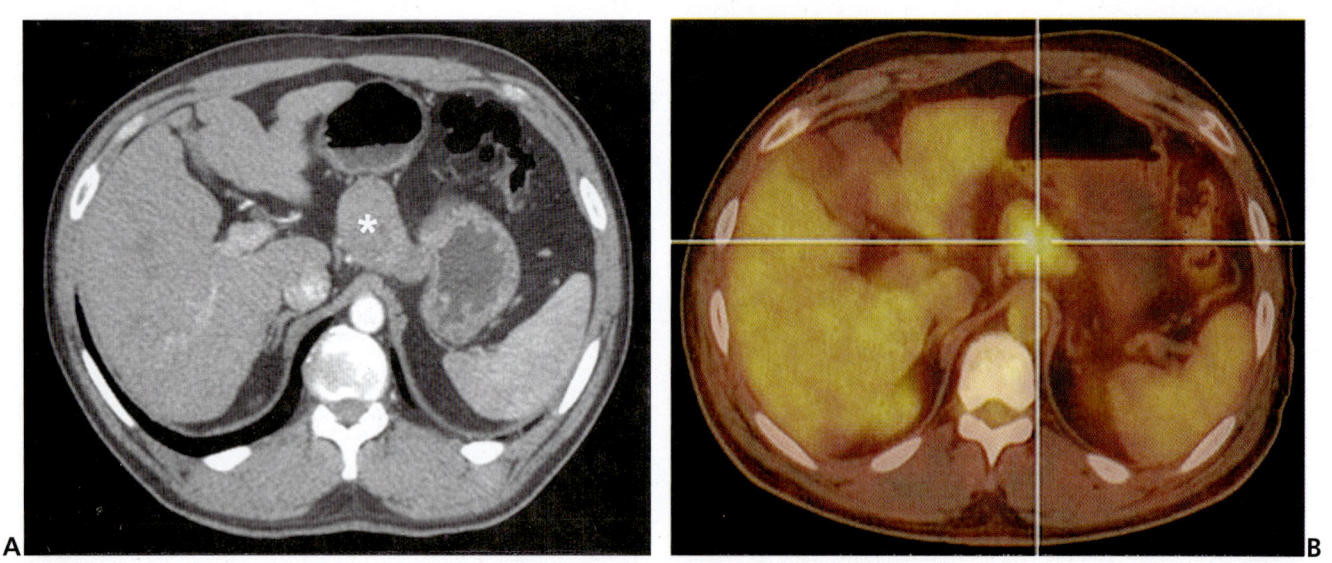

Fig. 20-5. (**A**) Cortes axiais à T, (**B**) PET-CT, evidenciando-se a presença de um bloco linfonodal (asterisco) na pequena curvatura gástrica e ao longo do tronco celíaco. Apesar de não haver indicação habitual para a realização de PEC-CT no estadiamento de pacientes com câncer gástrico, este exame tem sido proposto para a avaliação da resposta terapêutica daqueles casos submetidos a tratamentos neoadjuvantes. As limitações do método, contudo, devem ser consideradas.

Quadro 20-1 — Estadiamento TNM da UICC/AJCC – *Union for International Cancer Control* e *American Joint Committee* – para os tumores gástricos

Estadiamento TNM			
0	Tis	N0	M0
IA	T1	N0	M0
IB	T2	N0	M0
	T1	N1	M0
IIA	T3	N0	M0
	T2	N1	M0
	T1	N2	M0
IIB	T4a	N0	M0
	T3	N1	M0
	T2	N2	M0
	T1	N3	M0
IIIA	T4a	N1	M0
	T3	N2	M0
	T2	N3	M0
IIIB	T4b	N0	M0
	T4b	N1	M0
	T4a	N2	M0
	T3	N3	M0
IIIC	T4b	N2	M0
	T4b	N3	M0
	T4a	N3	M0
IV	qqT	qqN	M1

Tis = carcinoma *in situ*/displasia de alto grau/tumor intraepitelial sem invasão da lâmina própria; T1a = invasão da lâmina própria ou da muscular da mucosa; T1b = invasão da submucosa; T2 = invasão da muscular própria; T3 = invasão da subserosa; T4a = perfuração da serosa; T4b = invasão de estruturas adjacentes; N0 = ausência de metástases em linfonodos regionais; N1 = 1-2 nodos metastáticos; N2 = 3-6 nodos metastáticos; N3 = sete ou mais nodos metastáticos (N3a = 7-15/N3b = ≥ 16); M0 = ausência de metástase a distância; M1 = metástase a distância. Nota: Metástase a distância inclui líquido peritoneal com citologia positiva e tumor no omento que não seja por extensão contínua.

TRATAMENTO

Tratamento Cirúrgico

A cirurgia permanece como abordagem determinante para a cura dos tumores de estômago. Dessa maneira, o cirurgião figura como um importante fator prognóstico dessa neoplasia, à medida que sua experiência com o manejo específico de pacientes oncológicos será imprescindível para a seleção da melhor abordagem cirúrgica em cada situação clínica, enquanto a observação dos clássicos princípios cirúrgico-oncológicos e a utilização de procedimentos operatórios radicais padronizados terão impacto direto sobre os resultados do tratamento empregado. Em resumo, a abordagem cirúrgica do câncer gástrico segue o fluxograma descrito a seguir, com base em recomendações da JGCA – *Japanese Gastric Cancer Association* e do Consenso Brasileiro Sobre o Câncer Gástrico (Fig. 20-8).

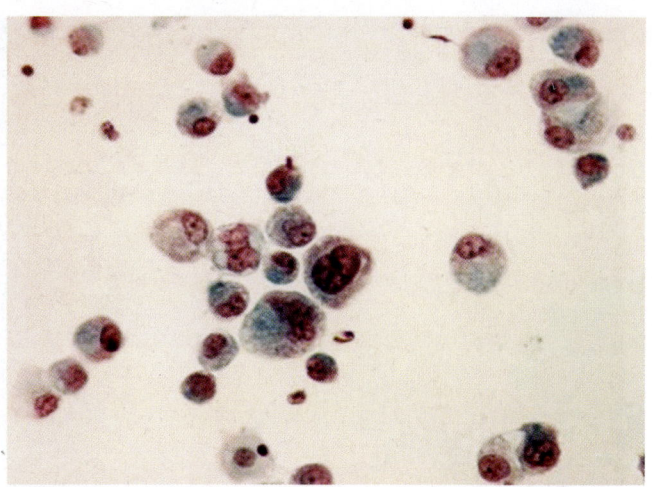

Fig. 20-6. Exame citológico (lavado peritoneal) coletado de paciente com adenocarcinoma gástrico com células em anel de sinete e *linitis plastica* (Papanicolaou, ×500). (Cortesia de Dr. Gia-Khanh Nguyen). Em nossa prática clínica, este exame tem sido realizado pela instilação de 100-200 mL de soro fisiológico na cavidade peritoneal durante a inspeção cirúrgica do abdome, seja laparoscópica ou convencional, dos quais 40 mL são coletados a partir dos quadrantes superiores e fundo de saco pélvico e enviados para exame citológico após a adição de 2.500 Ui de heparina sódica.

Extensão da Ressecção Cirúrgica

A radicalidade cirúrgica deve ser cuidadosamente planejada para cada paciente com câncer gástrico, e muitos fatores devem ser considerados antes de se determinar a extensão da ressecção gástrica em pacientes com tumores potencialmente curáveis. Contudo, o tipo de procedimento cirúrgico a ser empregado quase sempre acaba sendo ditado pelo tamanho e pela localização tumoral, o que comumente resulta na realização de gastrectomias totais ou subtotais distais. Estes têm sido os dois procedimentos adotados como padrão para o tratamento de tumores proximais ou distais, respectivamente, muito embora opções de tratamento envolvendo gastrectomias parciais proximais também sejam descritas. De modo semelhante, a realização de gastrectomias totais "de princípio" empregadas no passado visando a maiores taxas de cura em tumores distais deixou de ser rotineiramente utilizada à medida que se observou que esta prática não trazia qualquer vantagem sobre os resultados oncológicos a longo prazo, além de agregar desvantagens nutricionais e pior qualidade de vida com relação às gastrectomias distais, fatores determinantes para a utilização de tratamentos adjuvantes, que

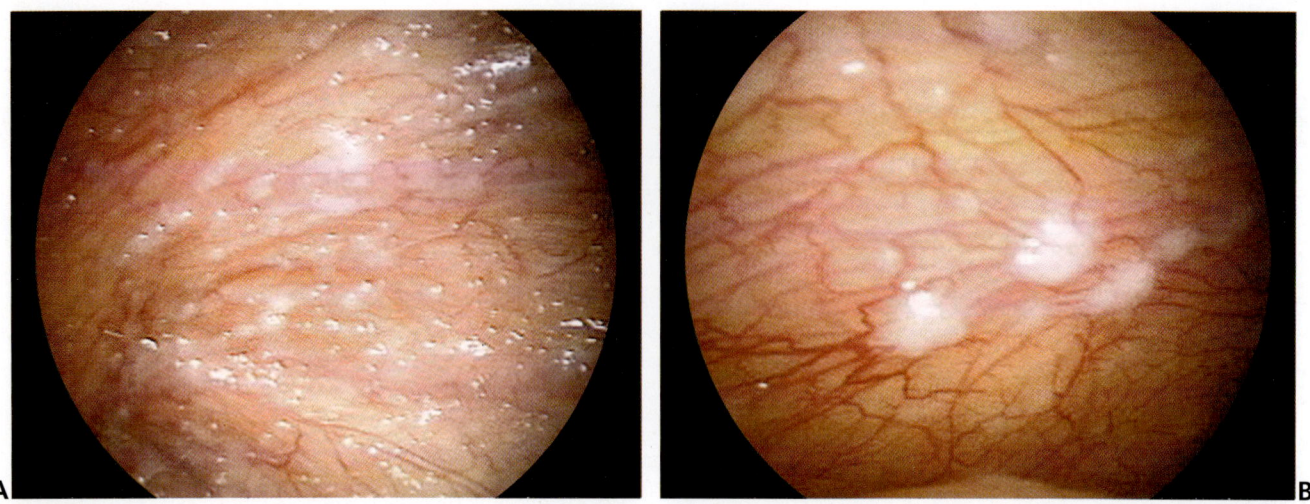

Fig. 20-7. (**A** e **B**) Videolaparoscopia diagnóstica realizada em portador de tumor de alto risco, demonstrando disseminação peritoneal miliar não evidenciada aos exames pré-operatórios convencionais de imagem (Cortesia de Dr. Mark Pleatman). Embora dispensável em portadores de tumores com baixo risco de envolvimento peritoneal (cT1-2N0), a realização de laparoscopia pré- ou perioperatória pode alterar plano terapêutico ou detectar doença metastática em muitos pacientes com neoplasia de maior risco.

normalmente exigem bom estado geral e integridade nutricional pós-operatória. Assim, a realização de gastrectomias subtotais é atualmente considerado o tratamento de escolha para os tumores distais, sempre que se puder garantir as margens cirúrgicas livres de neoplasia preconizadas para cada apresentação clínica, sobretudo, porque evidências mais atuais sugerem que a extensão da dissecção linfonodal não é diretamente afetada pela extensão da ressecção gástrica.

As diretrizes ocidentais mais atuais têm recomendado margem proximal macroscópica de 5 cm a partir do tumor primário, com margens microscópica livres de neoplasia preferivelmente ≥ 4 cm. De modo mais personalizado, as diretrizes

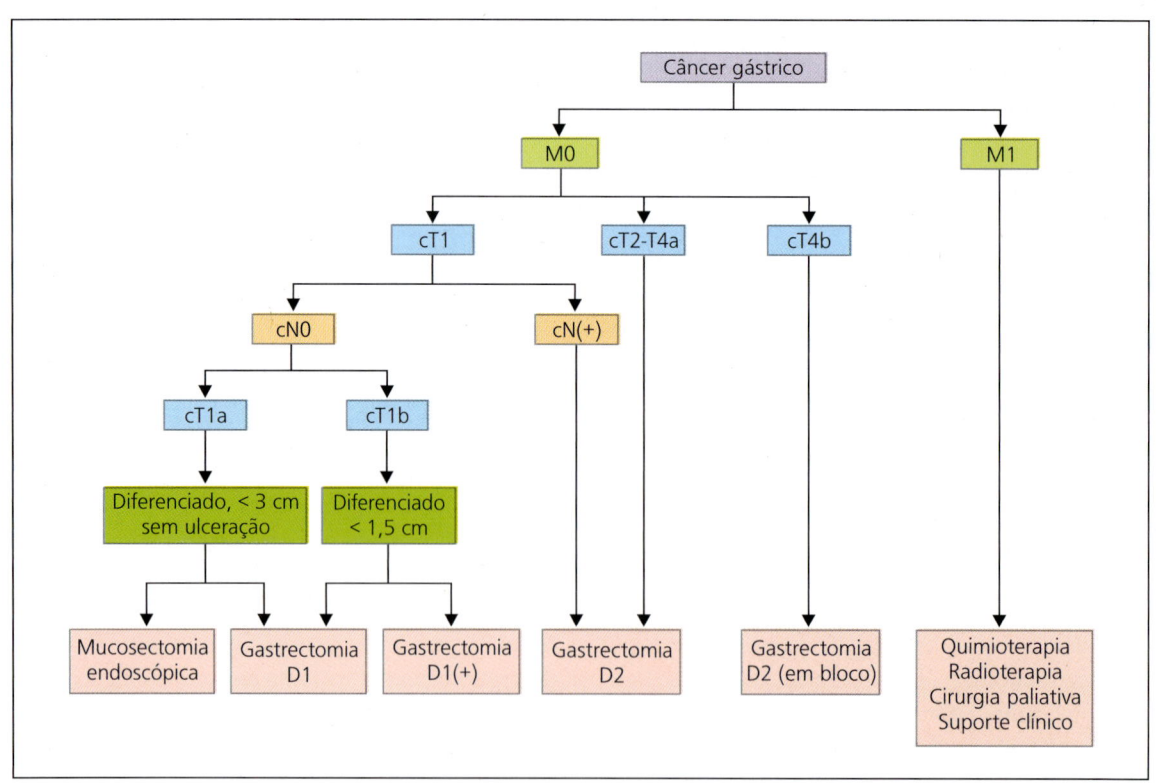

Fig. 20-8. Manejo cirúrgico do câncer gástrico (com base em recomendações da JGCA – *Japanese Gastric Cancer Association* e do Consenso Brasileiro sobre o Câncer Gástrico). Abordagens multidisciplinares envolvendo quimio ou quimiorradioterapia devem ser adotadas em associação ao tratamento cirúrgico nos casos com doença localmente avançados de alto risco (T3-4 e/ou N+).

japonesas preconizam margens proximais de, pelo menos, 3 cm para tumores T2-4 com padrão de crescimento expansivo (Borrmann 1 e 2) e de 5 cm para aquelas lesões com padrão de crescimento infiltrativo (Borrmann 3 e 4), lançando-se mão de exame anatomopatológico de congelação sempre que estas medidas macroscópicas não puderem ser alcançadas. Estas amplas margens contrastam com os 2 cm recomendados para aqueles tumores T1, ao passo que as margens preferenciais de 5 cm para os tumores que invadem o esôfago não seriam necessariamente obrigatórias, desde que o exame de congelação transoperatório possa garantir a ressecção R0. Segundo o consenso brasileiro sobre o câncer gástrico, tumores localmente avançados requerem margens proximais > 6 cm e distais > 3 cm, enquanto as margens requeridas para os casos precoces variam de 0,5 a 1 cm para o tipo I, 2 cm para o tipo II, e 3 cm para os tipos III e IIa + IIc. Por outro lado, a probabilidade de se obterem margens cirúrgicas livres de neoplasia parece ser muito dependente da biologia e extensão tumoral, o que sugere a necessidade de também se considerar as características histológicas da lesão para a tomada da melhor decisão a cerca da extensão das margens cirúrgicas. Assim, margens mais amplas de até 10 cm poderiam ser consideradas para os tumores do tipo difuso, enquanto pacientes com doença mais avançada poderiam se beneficiar de ressecções mais extensas. Isto, no entanto, obviamente precisa ser contrabalanceado com os riscos agregados a procedimentos radicais mais extensos.

Infelizmente, ressecções multiviscerais em bloco são ocasionalmente necessárias, a fim de se garantir amplas margens cirúrgicas a partir do tumor primário em pacientes com câncer gástrico localmente avançado (ressecção R0) (Fig. 20-9). No entanto, a realização criteriosa de ressecções de órgão adjacentes deve ser posta em conta contra seu consequente aumento da morbidade e do achado infrequente de doença pT4 ao exame anatomopatológico do espécime cirúrgico. Segundo Carboni *et al.*, a morbidade e a mortalidade pós-operatórias de ressecções estendidas para tratamento do câncer gástrico cT4 alcançam cifras de 27,7% e 12,3, respectivamente; com taxas de sobrevivência atuarial de 5 anos significativamente melhores após ressecções R0 (30,6 *vs.* 0%, p = 0,001). Um maior risco de desenvolver complicações pós-operatórias também foi confirmado em revisão do *Memorial Sloan-Kettering Cancer Center*, envolvendo 1.283 pacientes submetidos a ressecções gástricas em bloco com órgãos adjacentes. Neste contexto, a profundidade da invasão, a extensão do acometimento linfático, a idade avançada e o número de órgãos ressecados têm sido comumente apontados como importantes preditores da sobrevivência após ressecções multiviscerais para tratamento do câncer gástrico, informações que podem contribuir para guiar as decisões cirúrgicas em cada apresentação clínica.

Outro importante aspecto cirúrgico diz respeito à incorporação da bursectomia como componente da cirurgia radical

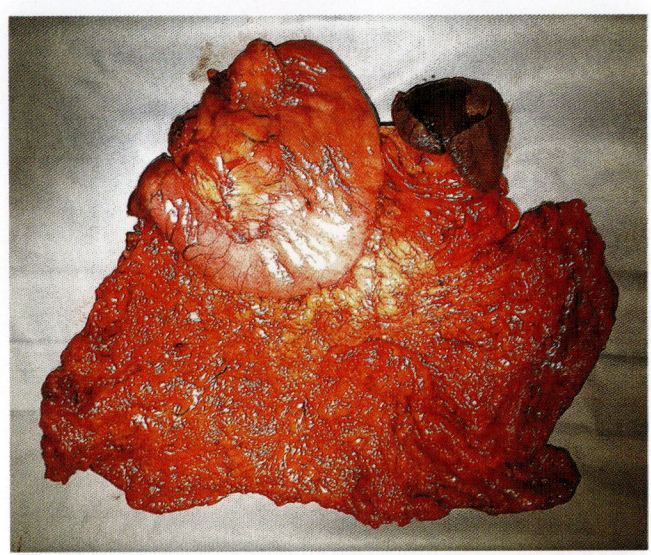

Fig. 20-9. Produto cirúrgico de gastrectomia total com dissecção linfonodal D2 e esplenopancreatectomia distal (em bloco). Esta cirurgia foi realizada em paciente com adenocarcinoma gástrico em anel de sinete, Borrmann III, com bloco linfonodal na pequena curvatura, fusionado ao corpo pancreático. O exame anatomopatológico demonstrou tratar-se de tumor pT3N2 sem envolvimento microscópico do pâncreas. Embora muitos casos com suspeição clínica de envolvimento de órgãos adjacentes não sejam comprovados ao exame anatomopatológico, ressecções multiviscerais são comumente necessárias quando há permeação tumoral às estruturas adjacentes.

em portadores de câncer gástrico. Este procedimento é realizado pela ressecção do revestimento peritoneal *(bursa omentalis)* que recobre o pâncreas e o mesocólon transverso, anteriormente, o que tem sido descrito como obrigatório para o tratamento de tumores com envolvimento seroso com o intuito de extirpar depósitos celulares neoplásicos desprendidos do tumor primário para o espaço retrogástrico. Apesar de algum ceticismo quanto ao benefício da bursectomia e possibilidade de maior morbidade relacionada com o procedimento, dois ensaios clínicos controlados conjuntamente evidenciaram que as taxas gerais de morbidade e mortalidade e incidência das principais complicações pós-operatórias, como a fístula pancreática, deiscência de anastomoses, abscesso abdominal, obstrução intestinal, hemorragia e pneumonia, foram semelhantes entre os grupos tratados com ou sem bursectomia, o que ainda se associou a maiores taxas absolutas de sobrevivência e menor recorrência peritoneal. Estes dados demonstram que cirurgiões experientes podem realizar gastrectomias radicais (D2) com bursectomia sem aumento significativo da morbimortalidade cirúrgica e que o procedimento pode ajudar a melhorar a sobrevivência dos pacientes tratados com cirurgia radical. Em nossa experiência, a realização da bursectomia também parece importante para facilitar algumas etapas de dissecção vascular durante a gastrectomia.

Por fim, cabe mencionar que a incidência de colelitíase se encontra aumentada em pacientes submetidos a gastrectomias radicais (12 a 27,9%), o que tem levado à recomendação de se realizar colecistectomia profilática sistematicamente nesta população durante o procedimento cirúrgico oncológico. O intervalo para a formação dos cálculos biliares a partir da gastrectomia varia de 2 a 3 anos nestes pacientes e parece ser principalmente influenciado pela extensão da dissecção linfática e da ressecção gástrica. Para elucidar o papel e impacto da colecistectomia profilática durante a gastrectomia radical, o ensaio clínico CHOLEGAS randomizou 130 pacientes de nove centros italianos para se submeterem ou não a esta intervenção profilática. Em recente publicação da análise interina deste estudo, seus autores evidenciaram que a colecistectomia profilática não adicionou morbimortalidade ou custos financeiros à realização de gastrectomias para o câncer gástrico, no entanto, seus resultados a longo prazo ainda são esperados para se garantir sua recomendação formal profilaticamente. Por hora, seus resultados a médio prazo sugerem não haver benefícios a favor da colecistectomia profilática.

Dissecção Linfonodal (Linfadenectomia)

A linfadenectomia D2 representa a principal abordagem para a maioria dos tumores gástricos, comumente diagnosticados em estádios localmente avançados da doença, enquanto dissecções mais limitadas ficariam restritas aos poucos casos de tumores T1N0 diagnosticados em nosso meio. Segundo a padronização atualmente adotada, a dissecção linfonodal D1 envolve as cadeias linfáticas 1 a 7 para a gastrectomia total, ou as cadeias 1, 3, 4sb, 4d, 6 e 7 para a gastrectomia distal (Fig. 20-10). A dissecção D1(+) adiciona os níveis 8a e 9 para a gastrectomia distal, ou os níveis 8a, 9 e 11p para a gastrectomia total, ao passo que a dissecção linfonodal D2 inclui os níveis descritos para D1, somando-se as cadeias 8a, 9, 10, 11p, 11d e 12a para a gastrectomia total, ou 8a, 9, 11p e 12a para a gastrectomia distal. Em qualquer dos casos, a ressecção pancreática e esplênica sistemática, como parte da dissecção D2, há muito já foi abandonada em decorrência de sua maior morbimortalidade sem aparente benefício terapêutico, permanecendo a indicação de esplenectomia apenas para os tumores com envolvimento macroscópico dos linfonodos do hilo esplênico. De modo semelhante, dissecções linfonodais mais extensas, envolvendo as cadeias para-aórticas, não demonstraram benefício adicional à dissecção D2 padrão, além de se associarem a um maior risco de complicações cirúrgicas (Fig. 20-11). O Quadro 20-2 resume os resultados dos principais ensaios clínicos sobre o tema.

Tratamento Videolaparoscópico

O tratamento videolaparoscópico do câncer gástrico encontra-se em franco desenvolvimento, em muito estimulado pelo advento de modernas técnicas de cirurgia robótica. Por outro lado, ao contrário do observado nas cirurgias colorretal e esofá-

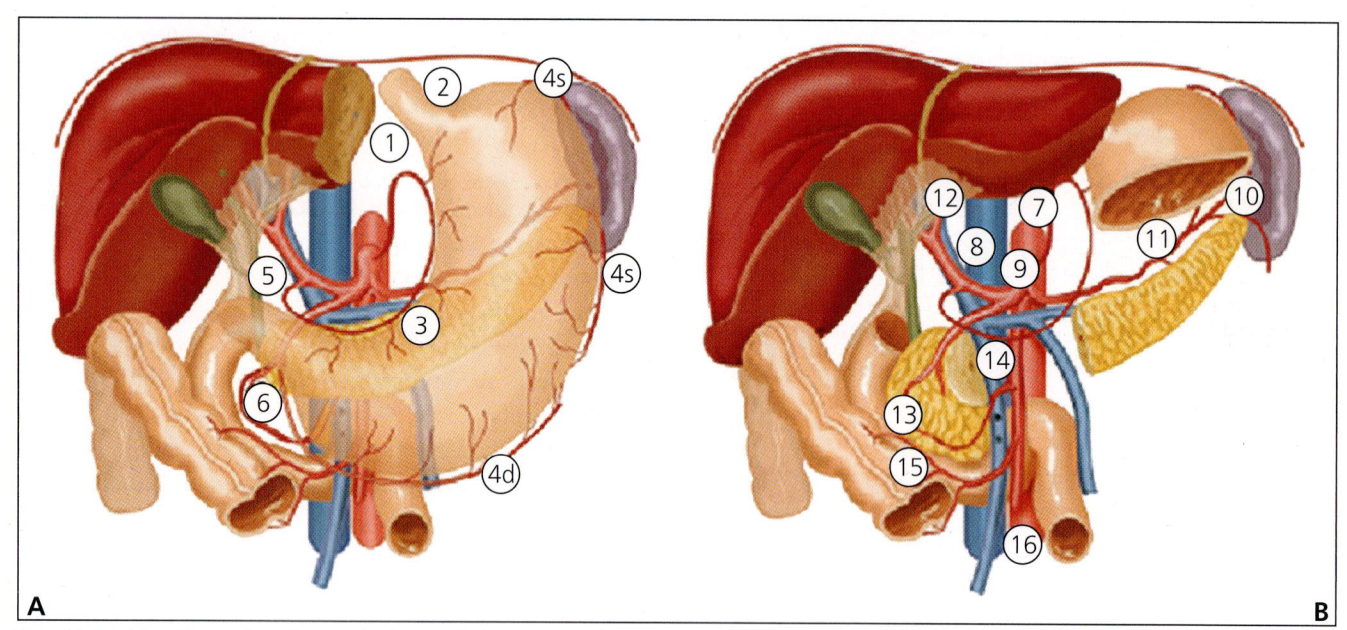

Fig. 20-10. (**A** e **B**) Localização anatômica dos linfonodos de drenagem gástrica. As cadeias linfonodais comumente abordadas durante a cirurgia radical são numeradas segundo sua localização em justacárdicos direitos (1) e esquerdos (2); ao longo da pequena curvatura gástrica (3), vv. gástricas curtas (4sa), vv. gastroepiploicas esquerdas (4sb) e direitas (4d); linfonodos supra (5) e infrapilóricos (6); linfonodos ao longo da a. gástrica esquerda (7), a. hepática comum (8) – incluindo os grupos anterossuperior (8a) e posterior (8p), tronco celíaco (9), hilo esplênico (10), a. esplênica (11) – proximal (11p) e distal (11d), e do ligamento hepatoduodenal (12) – incluindo os linfonodos ao longo da a. hepática (12a), do ducto biliar (12b), ao redor do ducto cístico (12c) e posteriores à v. porta (12p). Reproduzida de Dikken et al. (Marchet A & (GIRCG)), sob os termos de uma Creative Commons Attribution License http://creativecommons.org/licenses/by/2.0/.

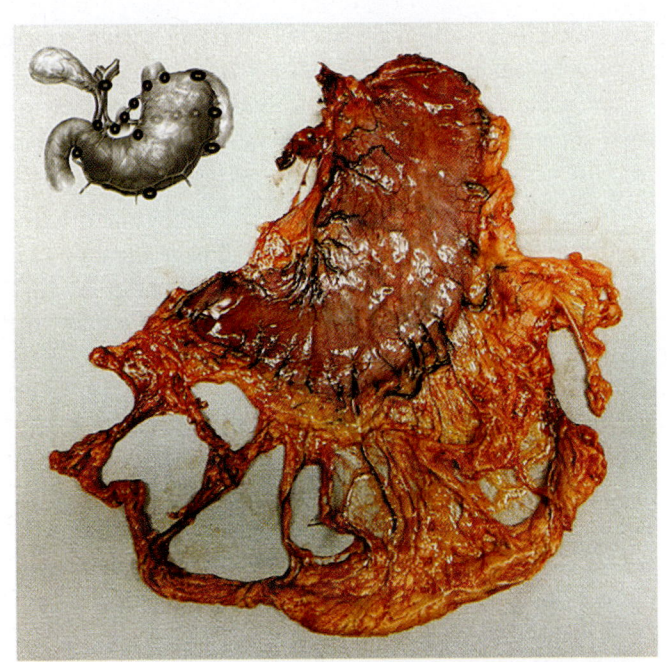

Fig. 20-11. Produto cirúrgico de gastrectomia total com dissecção linfonodal D2 realizada em paciente com adenocarcinoma gástrico cT2N0M0, confirmado ao exame anatomopatológico da peça cirúrgica (pT2N0). A linfadenectomia radical atualmente recomendada não envolve ressecções sistemáticas do baço e/ou pâncreas, ou a dissecção de linfonodos para-aórticos.

convencional laparotômico. Atualmente, a literatura tem favorecido sua aplicação aos casos em estádio precoce e para candidatos a gastrectomia distal, o que em parte se deve à maior dificuldade técnica e maior curva de aprendizado envolvidas na realização da gastrectomia total e da linfadenectomia D2 laparoscópica. Em recente metanálise comparando a técnicas robótica, laparoscópica e convencional entre 1.967 pacientes, Marano *et al.* observaram resultados semelhantes quanto ao número de linfonodos dissecados, com menor perda sanguínea no intraoperatório e redução do tempo de permanência hospitalar favorecendo a técnica robótica ao custo de maior tempo operatório. Dado o incremento técnico propiciado pela cirurgia robótica, as técnicas de videocirurgia podem-se tornar o padrão para tratamento do câncer gástrico em um futuro muito próximo.

Manejo Multidisciplinar

Embora o tratamento exclusivamente cirúrgico seja suficiente para curar portadores de câncer gástrico em estádios precoces, muitos pacientes em nosso meio são diagnosticados em fases localmente avançadas da doença, o que lhes confere um prognóstico reservado mesmo após a completa ressecção cirúrgica da lesão neoplásica. Em face das elevadas taxas de recidiva observadas neste contexto, seu manejo multidisciplinar atual tem incorporado radioterapia e/ou quimioterapia ao procedimento operatório radical com o intuito de erradicar focos de doença residual microscópica e incrementar as taxas de controles locorregional e sistêmico da neoplasia. No utro extremo, a cirurgia fica relegada ao papel coadjuvante em pacientes com

gica, os benefícios da laparoscopia para o tratamento do câncer gástrico foram mais modestos, limitando-se a resultados frequentemente semelhantes aos observados com o tratamento

Quadro 20-2 Resumo dos principais ensaios clínicos comparando linfadenectomias D1, D2 e estendidas (D2 e para-aórtica)

Ensaio clínico	País	Dissecção nodal	Morbidade	Mortalidade	Sobrevivência (5 anos)
Dutch trial (Bonenkamp JJ & Group) (Songun I) (Hartgrink HH)	Holanda	D1 (n = 380) D2 (n = 331)	25% 43%	4% 10%	45% 47%
MRC trial (Cuschieri A W. S.) (Cuschieri A F. P.)	Reino Unido	D1 (n = 200) D2 (n = 200)	28% 46%	6,5% 13%	35% 33%
Taiwanese trial (Wu CW H. C.-P.) (Wu CW H. C.-P.)	Taiwan	D1 (n = 110) D3 (n = 111)	7,3% 17,1%	0% 0%	53,6% 59,5%
IGCSG trial (Degiuli M & Group) (Degiuli M & Group) (Degiuli M & Group)	Itália	D1 (n = 133) D2 (n = 134)	12% 17,9%	3% 2,2%	66,5% 64,2%
JCOG trial (Sano T) (Sasako M & Group)	Japão	D2 (n = 264) D2 e PAND* (n = 260)	20,9% 28,1%	0,8% 0,8%	69,2% 70,3%
Polish trial (Kulig J & Group)	Polônia	D2 (n = 141) D2 e PAND (n = 134)	27,7% 21,6%	4,9% 2,2%	—
East Asian trial (Yonemura Y & Group) (Yonemura Y & Group)	Multicêntrico**	D2 (n = 135) D2 e PAND (n = 134)	26% 39%	0,7% 3,7%	52,6% 55,4%

*Dissecção para-aórtica (PAND).
**Japão, Coreia e Taiwan.

doença metastática, para os quais a quimioterapia sistêmica representa opção terapêutica mais aplicável, embora alguns raros casos possam ser curados após disseminação sistêmica.

Doença Localmente Avançada (T3-4 e/ou N+)

As elevadas taxas de recidivas locorregionais decorrentes do tratamento cirúrgico exclusivo do câncer gástrico localmente avançado, inicialmente favoreceram a incorporação de radioterapia pós-operatória (adjuvante) ao seu tratamento multidisciplinar, enquanto a observação de resposta à quimioterapia sistêmica na doença metastática acabou promovendo a utilização de drogas antineoplásicas após as ressecções cirúrgicas com intenção curativa, inicialmente associada à radioterapia e, posteriormente, como modalidade exclusiva. Isto também sugeriu que alguns pacientes com doença localmente avançada pudessem se beneficiar da redução do volume tumoral, o que também antecipou o uso da quimioterapia como modalidade perioperatória (neoadjuvante e adjuvante).

A quimiorradioterapia adjuvante passou a ser comumente utilizada no ocidente a partir de 2001, com base na publicação do estudo americano INT-0116. Neste ensaio clínico, quimioterapia com base em 5-fluorouracil e leucovorin foi empregada em combinação com radioterapia na dose de 45Gy, o que incrementou tanto a sobrevivência livre de doença, quanto sobrevivência global em 3 anos dos pacientes envolvidos (48 *vs.* 31% e 50 *vs.* 41%, respectivamente), com benefícios mantidos após 10 anos de preservação (Fig. 20-12). Sua publicação, todavia, foi marcada por diversas críticas, principalmente motivadas pelas elevadas taxas de toxicidade relacionadas com a quimiorradioterapia e à baixa qualidade oncológica das cirurgias realizadas, entre as quais apenas 10% dos pacientes foram tratados com linfadenectomia D2, e 54% dos casos não receberam qualquer dissecção linfática (D0). Dado essas limitações, o papel dessa modalidade de tratamento para aqueles pacientes submetidos à gastrectomia D2 permaneceu incerto.

Posteriormente, a quimiorradioterapia adjuvante também foi testada em pacientes submetidos à linfadenectomia D2, evidenciando-se seu potencial de maior benefício apenas para aqueles com estádios mais avançados e linfonodos positivos, além da importância da utilização de novas tecnologias de radioterapia *(IMRT – Intensity-Modulated Radiotherapy)* para acentuada redução de sua toxicidade. Neste contexto, também temos sugerido o estadiamento nodal com base na taxa de linfonodos positivos com relação ao número de linfonodos dissecados *(i. e., n-ratio)* como um novo método para seleção de candidatos à quimiorradioterapia adjuvante, limitando a indicação de quimiorradioterapia adjuvante àqueles pacientes com *n-ratio* entre 10 e 25%.

Muitos esquemas de quimioterapia adjuvante também foram testados em pacientes com câncer gástrico localmente avançado, entretanto, somente a partir de 2007 o benefício dessa opção de tratamento complementar pôde ser demonstrado por dois estudos asiáticos, envolvendo pacientes submetidos à gastrectomia com linfadenectomia a D2, o que provavelmente resultou da incorporação de novos agentes quimioterápicos no tratamento cirúrgico radical padrão. No primeiro destes estudos *(ACTS-GC),* 1.059 pacientes foram aleatorizados para receber S-1 (braço experimental) ou ficar em observação após a cirurgia (braço controle). S-1 é uma droga oral formada pela combinação de tegafur (pró-droga do 5-fluorouracil), glimeracil (inibidor da diidropiridina desidrogenase que degrada o 5-fluorouracil) e oteracil (inibe a fosforilação do 5FU, reduzindo a toxicidade gastrointestinal). O estudo foi precocemente fechado em razão dos benefícios observados com a nova modalidade de tratamento e tanto a sobrevida global quanto a sobrevida livre de doença em 3 anos foram superiores no braço experimental (80 *vs.* 70% e 72 *vs.* 59%, respectivamente), o que também se manteve após 5 anos de proservação (Sasako M S. S.). Em seguida, o ensaio clínico randomizado *Capecitabine and Oxaliplatin Adjuvant Study in Stomach Cancer (CLASSIC),* envolvendo 1.035 pacientes, também confirmou o ganho de sobrevivência em 3 anos para os pacientes tratados com quimioterapia adjuvante (83 *vs.* 78% e 74 *vs.* 59%, respectivamente), utilizando um esquema de novas drogas antineoplásicas disponível no ocidente (capecitabina/oxaliplatina). Estes ganhos foram ainda corroborados por metanálises de dados individuais, envolvendo 3.838 pacientes, com acompanhamento mediano de mais de 7 anos. Segundo esta análise, um ganho absoluto de 6% na sobrevivência global poderia ser atribuído à quimioterapia adjuvante, mesmo considerando os esquemas mais antigos e menos efetivos. Por outro lado, a bai-

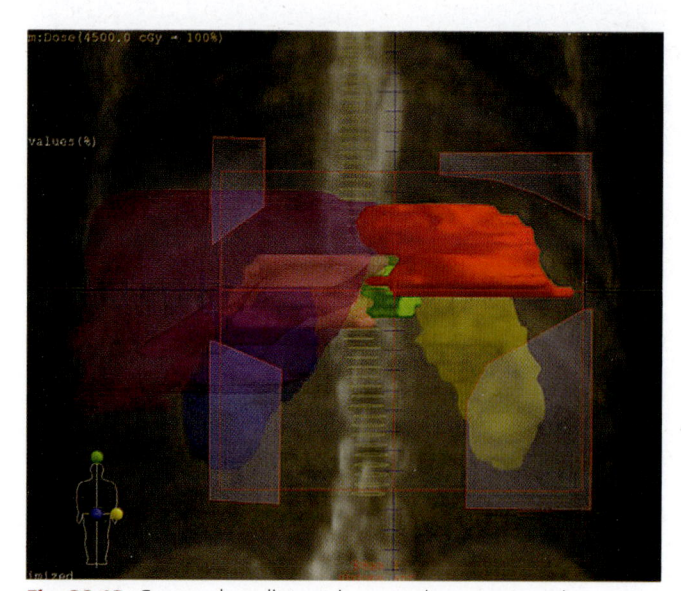

Fig. 20-12. Campo da radioterapia segundo proposto pelo protocolo INT-0116. A dose habitualmente empregada é aplicada em campos direcionados ao leito gástrico, cadeias linfáticas de drenagem regional e margens proximal e distal (2 cm).

xa tolerância à quimioterapia adjuvante em pacientes submetidos a cirurgias de maior porte, principalmente naqueles tratados com gastrectomia total, permanece como principal fator limitante à sua aplicação clínica em países ocidentais.

Dois ensaios clínicos europeus também definiram a quimioterapia peripeatória (neoadjuvante e adjuvante) como opção de tratamento multidisciplinar em portadores de câncer gástrico localmente avançado, o que tem alcançado grande popularidade em nosso meio, em muito pelas vantagens de se administrar parte da quimioterapia antes da realização da cirurgia radical. Em ambos os estudos, *Medical Research Council Adjuvant Gastric Infusional Chemotherapy* (MAGIC) e *French Action Clinique Coordonnées en Cancéologie Digestive* (ACCORD-07), a sobrevivência global em 5 anos foi significativamente melhorada pela adoção da quimioterapia perioperatória (36 *vs.* 23% e 38 *vs.* 24%, respectivamente), o que também se associou a maiores taxas de cirurgia curativa (tumores menores e com menos envolvimento linfonodal), sem consequente aumento da morbimortalidade pós-operatória. Aqui, as dificuldades de se administrar esquemas de quimioterapia após gastrectomias também se mostraram evidentes, ao passo que menos da metade dos pacientes recebeu os ciclos pós-operatórios planejados no desenho de cada estudo. Visando aumentar a tolerância dos pacientes a esta modalidade de tratamento, também tem-se proposto que maior parte dos ciclos de quimioterapia seja aplicada antes do procedimento cirúrgico radical (gastrectomia com linfadenectomia D2), habitualmente em proporção de 2/3 dos ciclos no pré-operatório e 1/3 no pós-operatório (Fig. 20-13). As maiores críticas a estes estudos europeus estão relacionadas com o longo período de recrutamento, além da baixa qualidade do estadiamento pré-operatório e do tratamento cirúrgico empregado.

Doença Metastática

De modo geral, pacientes com câncer gástrico metastático devem ser manejados sob enfoque paliativo visando à melhoria da qualidade de vida e ao tratamento dos sintomas, em que o tratamento cirúrgico convencional acaba limitado a alguns poucos casos, e a quimioterapia sistêmica ocupa posição de maior destaque, especialmente quando outros métodos paliativos menos mórbidos, como radioterapia e tratamentos endoscópicos, estão disponíveis para manejo locorregional das complicações tumorais. Entretanto, a evolução destes esquemas de quimioterapia e das técnicas cirúrgicas, incluindo metastasectomia hepática, cirurgia citorredutora e HIPEC – *hyperthermic intraperitoneal chemotherapy*, tem permitido resgatar alguns poucos pacientes com aceitável morbimortalidade e considerável impacto em termos de sobrevivência. São opções de tratamento, contudo, restrita a centros de excelência e de indicação restrita a seletos grupos de pacientes. Neste contexto, pacientes com doença macroscópica limitada, envolvimento peritoneal microscópica exclusivo (C1P0), jovens com boas reservas funcionais, candidatos à gastrectomia parcial, e com boa resposta ao tratamento sistêmico inicial parecem ser os melhores candidatos ao tratamento cirúrgico convencional, visando à paliação ou ao resgate.

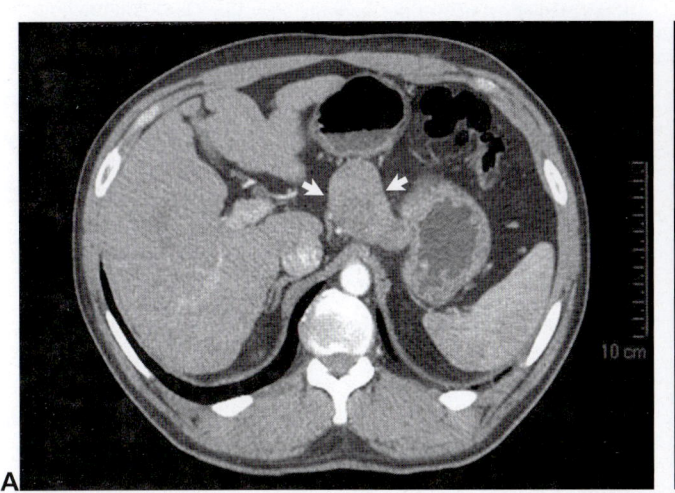

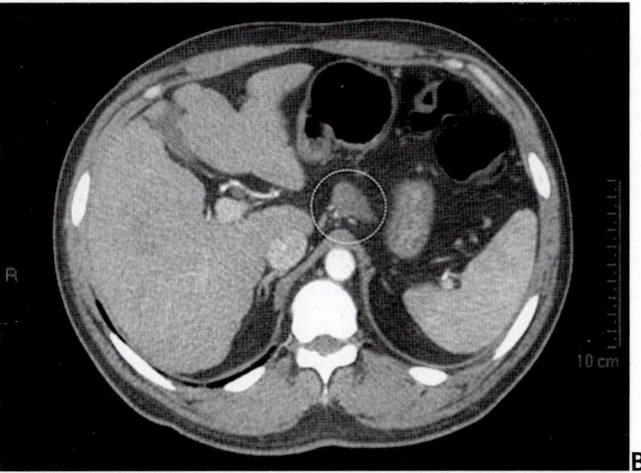

Fig. 20-13. Cortes axiais à tomografia: (**A**) antes, (**B**) depois da quimioterapia neoadjuvante (DCF – docetaxel, cisplatina e 5-fluorouracil). Deve-se notar o volumoso conglomerado de linfonodos ao longo da pequena curvatura gástrica, envolvendo o tronco celíaco (setas – **A**), e sua redução volumétrica após o regime de quimioterapia neoadjuvante adotado (círculo – **B**). Antes de iniciar o tratamento sistêmico, este paciente foi submetido a estadiamento laparoscópico com coleta de lavado peritoneal (C0P0). Em seguida, foi tratado com quatro ciclos de quimioterapia e submetido à gastrectomia total com dissecção linfonodal D2. Em razão da toxicidade do esquema antineoplásico, o paciente recusou-se a receber o último dos dois ciclos de quimioterapia adjuvante planejados inicialmente. O exame patológico evidenciou tratar-se de tumor pT1 sem evidências de envolvimento neoplásico dos linfonodos regionais (N0). Reproduzida de Batista *et al. Arq Gastroenterol.* 2013;50(3):236-42., sob os termos de uma *Creative Commons Attribution License* http://creativecommons.org/licenses/by/2.0/)

SITUAÇÕES ESPECIAIS

Tumor do Estroma Gastrointestinal (GIST)

Este é o tumor mesenquimal mais comum do trato gastrointestinal, que acomete o estômago em até 70% dos casos. Clinicamente, apresenta-se sob a forma de sangramento gastrointestinal, associado à dor e massa abdominal palpável. São tumores mais prevalentes entre a 6ª e 7ª décadas de vida, e seu diagnóstico geralmente é confirmado por exames endoscópicos e tomografia computadorizada. Os fatores prognósticos comumente elencados são o tamanho tumoral, índice mitótico, localização tumoral (*i. e.,* os GISTs de estômago apresentam o melhor prognóstico dentre todas as outras localizações) e ocorrência de ruptura tumoral durante a manipulação cirúrgica. A ressecção com margens livres representa sua principal modalidade de tratamento, ao passo que abordagens multidisciplinares, quando indicadas, envolvem terapia-alvo com Mesilato de Imatinide administrado sob a forma de comprimidos orais.

Linfoma Gástrico

O estômago representa o sítio mais comum dos linfomas extranodais, e muitos deles estão relacionados com a infecção pelo *Helicobacter pylori*. Estas neoplasias representam aproximadamente 2-3% dos tumores gástricos e cerca de 10% dos linfomas. Os tipos histológicos mais comuns são o linfoma *MALT* (*i. e.,* tecido linfoide associado à mucosa) e o linfoma difuso de células B, sendo este último o tipo mais comum. Os sintomas são inespecíficos e frequentemente atribuídos a outras afecções gástricas, representados por náuseas, vômitos, perda de peso, dor epigástrica e anorexia. O diagnostico é feito pela EDA com biópsias e exame imuno-histoquímico. A erradicação do *H. pylori* costuma ser suficiente para a remissão do linfoma MALT, ao passo que os casos não relacionados com este agente infeccioso podem requerer tratamento com radioterapia. Aqueles com doença em estádios avançados, no entanto, são candidatos à quimioterapia sistêmica ou terapia-alvo. Por outro lado, o linfoma de células B é geralmente manejado com tratamentos combinados, envolvendo quimioterapia sistêmica, terapia-alvo e radioterapia. Em ambos os casos, o tratamento cirúrgico se limita ao resgate dos insucessos terapêuticos e ao tratamento de complicações tumorais ou relacionadas ocm a radioterapia.

CONSIDERAÇÕES FINAIS

O câncer gástrico permanece como uma importante causa de mortalidade oncológica em todo o mundo, sobretudo, por seu diagnóstico comumente em fases mais avançadas da doença. O tratamento cirúrgico dos estádios localmente avançados deve contemplar propostas de tratamento multidisciplinar, envolvendo quimio ou quimiorradioterapia, reservando-se o tratamento exclusivamente cirúrgico para os casos precoces, menos comuns em nosso país. A cirurgia radical com dissecção linfonodal D2, portanto, é considerada o padrão de tratamento cirúrgico para a maioria dos casos, requerendo treinamento cirúrgico específico com vistas à obtenção de melhores resultados. O manejo da doença metastática deve ser focado na melhoria da qualidade de vida, em que a cirurgia tem papel menos impactante. Por fim, o cirurgião moderno dedicado ao tratamento do câncer gástrico deve manter um perene esforço para se manter atualizado, incorporando evidências científicas que possam contribuir para a melhoria dos resultados de seu tratamento.

BIBLIOGRAFIA

Akatsu T, Yoshida M, Kubota T *et al.* Gallstone disease after extended (D2) lymph node dissection for gastric cancer. *World J Surg* 2005 Feb.;29(2):182-86.

Batista TP, Martins MR. Lymph node dissection for gastric cancer: a critical review. *Oncol Rev* 2012;6:e12.

Batista TP, Mendonça LM, Fassizoli-Fonte AL. The role of perioperative radiotherapy in gastric cancer. *Oncol Rev* 2012;6(2):e23.

Batista TP, Santos CA, Almeida GF. Perioperative chemotherapy in locally advanced gastric cancer. *Arq Gastroenterol* 2013 July-Sept.;50(3):236-42.

Bernini M, Bencini L, Sacchetti R *et al.* The Cholegas Study: safety of prophylactic cholecystectomy during gastrectomy for cancer: preliminary results of a multicentric random- ized clinical trial. *Gastric Cancer* 2013 July;16(3):370-76.

Bilimoria KY, Phillips JD, Rock CE *et al.* Effect of surgeon training, specialization, and experience on outcomes for cancer surgery: a systematic review of the literature. *Ann Surg Oncol* 2009 July;16(7):1799-808.

Bozzetti F, Marubini E, Bonfanti G *et al.* Subtotal versus total gastrectomy for gastric cancer: five-year survival rates in a multicenter randomized Italian trial. Italian Gastrointestinal Tumor Study Group. *Ann Surg* 1999 Aug.;230(2):170-78.

Braga M, Molinari M, Zuliani W *et al.* Surgical treatment of gastric adeno-carcinoma: impact on survival and quality of life. A prospective ten year study. *Hepatogastroenterology* 1996 Jan.-Feb.;43(7):187-93.

Brasil. Brasília. Ministerio da Saude. *Health, estimation 2014: cancer incidence in Brazil.* Rio de Janeiro: National Cancer Institute (INCA), 2014.

Buzaid AC, Maluf FC, Lima CMR. *Manual de oncologia clínica do Brasil.* 9. ed. São Paulo: Dendrix Edição e Design, 2011.

Cai J, Wei D, Gao CF *et al.* A prospective randomized study comparing open versus laparoscopy-assisted D2 radical gastrectomy in advanced gastric cancer. *Dig Surg* 2011;28(5-6):331-37.

Carboni F, Lepiane P, Santoro R *et al.* Extended multiorgan resection for T4 gastric carcinoma: 25-year experience. *J Surg Oncol* 2005 May;90(2):95-100.

Clark CJ, Thirlby RC, Picozzi Jr V *et al.* Current problems in surgery: gastric cancer. *Curr Probl Surg* 2006 Aug.-Sept.;43(8-9):566-670.

Coimbra FJF, Diniz AL, Ribeiro HSC et al. *Câncer do aparelho digestivo alto: rotinas do Departamento de Cirurgia Abdominal do A.C Camargo Cancer Center.* São Paulo: Atheneu, 2013.

Colen KL, Marcus SG, Newman E et al. Multiorgan resection for gastric cancer: intraoperative and computed tomography assessment of locally advanced disease is inaccurate. *J Gastrointest Surg* 2004 Nov.;8(7):899-902.

Costa Jr WL, Coimbra FJ, Batista TP et al. Evaluation of n-ratio in selecting patients for adjuvant chemoradiotherapy after d2-gastrectomy. *Arq Gastroenterol* 2013 July-Sept.;50(4)257-63.

Cunningham D, Allum WH, Stenning SP et al. Perioperative chemotherapy versus surgery alone for resectable gastroesophageal cancer. *N Engl J Med* 2006 July;355(1):11-20.

D'souza MA, Singh K, Shrikhande SV. Surgery for gastric cancer: an evidence-based perspective. *J Cancer Res Ther* 2009 Oct.-Dec.;5(4):225-31.

Davies J, Johnston D, Sue-Ling H et al. Total or subtotal gastrectomy for gastric carcinoma? A study of quality of life. *World J Surg* 1998 Oct.;22(10):1048-55.

Figueiredo E, Monteiro M, Ferreira A. *Tratado de oncologia*. Rio de Janeiro: Revinter, 2013. p. 795-808, vol. I.

Fujita J, Kurokawa Y, Sugimoto T et al. Survival benefit of bursectomy in patients with resectable gastric cancer: interim analysis results of a randomized controlled trial. *Gastric Cancer* 2012 Jan.;15(1):42-48.

Fukagawa T, Katai H, Saka M et al. Gallstone formation after gastric cancer surgery. *J Gastrointest Surg* 2009 May;13(5):886-89.

Guimarães RM, Muzi CD. Trend of mortality rates for gastric cancer in Brazil and regions in the period of 30 years (1980-2009). *Arq Gastroenterol* 2012 July-Sept.;49(3):184-8.

Huang CM, Wang JB, Lu HS, Zheng CH, Li P, Xie JW et al. Prognostic impact of splenectomy on advanced proximal gastric cancer with No. 10 lymph node metastasis. *Clin Med J* (Engl) 2009 Nov.;122(22):2757-62.

Huscher CG, Mingoli A, Sgarzini G et al. Laparoscopic versus open sub-total gastrectomy for distal gastric cancer: five-year results of a randomized prospective trial. *Ann Surg* 2005 Feb.;241(2):232-37.

Hwang SW, Lee DH, Lee SH et al. Preoperative staging of gastric cancer by endoscopic ultrasonography and multidetector-row computed tomography. *J Gastroenterol Hepatol* 2010 Mar.;25(3):512-18.

Ikeguchi M, Kader A, Takaya S et al. Treatment of patients with stage IV gastric cancer. *J Gastrointest Cancer* 2013 June;44(2):199-202.

Imamura H, Kurokawa Y, Kawada J et al. Influence of bursectomy on operative morbidity and mortality after radical gastrectomy for gastric cancer: results of a randomized controlled trial. *World J Surg* 2011 Mar.;35(3):625-30.

Jang YJ, Park MS, Park SS et al. Surgeon subspecialty as a factor in improving long-term outcomes for gastric cancer: twenty years of experience in Korea. *Arch Surg* 2010 Nov.;145(11):1091-96.

Japanese Gastric Cancer Association. Japanese gastric cancer treatment guidelines 2010 (ver. 3). *Gastric Cancer* 2011 June;14(2):113-23.

Jemal A, Bray F, Center MM et al. Global cancer statistics. *CA Cancer J Clin* 2011 Mar.-Apr.;61(2):69-90.

Kim M, Park J, Kim SG et al. Feasibility of gastric cancer surgery at low volume hospitals. *J Gastric Cancer* 2010 Dec.;10(4):234-40.

Lee J, Lim H, Kim S et al. Phase III trial comparing capecitabine plus cispla-tin versus capecitabine plus cisplatin with concurrent capecitabine radiotherapy in completely resected gastric cancer with D2 lymph node dissection: the ARTIST trial. *J Clin Oncol* 2012 Jan.;30(3):268-73.

Macdonald JS, Smalley SR, Benedetti J et al. Chemoradio- therapy after surgery compared with surgery alone for adenocarcinoma of the stomach or gastroesopha- geal junction. *N Engl J Med* 2001 Sept.;345(10):725-30.

Marchet A, Mocellin S, Ambrosi A et al. The prognostic value of N-ratio in patients with gastric cancer: validation in a large, multicenter series. *Eur J Surg Oncol* 2008 Feb.;34(2):159-65.

Martin RC 2nd, Jaques DP, Brennan MF et al. Extended local resection for advanced gastric cancer: increased survival versus increased morbidity. *Ann Surg* 2002 Aug.;236(2):159-65.

Muraro CL. Early gastric cancer: contribution to diagnosis and results of surgical treatment. *Rev Col Bras Cir* 2003 Sept.-Oct.;30(5):352-58.

Ozer I, Bostanci EB, Orug T et al. Surgical outcomes and survival after multiorgan resection for locally advanced gastric cancer. *Am J Surg* 2009 July;198(1):25-30.

Raziee HR, Cardoso R, Seevaratnam R et al. Systematic review of the predic- tors of positive margins in gastric cancer surgery and the effect on survival. *Gastric Cancer* 2012 Sept.;15(Suppl 1):S116-24.

Sabiston DC, Townsend CM et al. *Sabiston, tratado de cirurgia: a base biológica da prática cirúrgica.* 17. ed. Rio de Janeiro: Elsevier, 2005.

Sakuramoto S, Sasako M, Yamaguchi T et al. Adjuvant chemotherapy for gastric cancer with S-1, an oral fluoropyrimidine. *N Engl J Med* 2007 Nov.;357(18):1810-20.

Sakuramoto S, Yamashita K, Kikuchi S et al. Laparoscopy versus open distal gastrectomy by expert surgeons for early gastric cancer in Japanese patients: short-term clini- cal outcomes of a randomized clinical trial. *Surg Endosc* 2013 May;27(5):1695-705.

Sano T, Sasako M, Yamamoto S et al. Gastric cancer surgery: morbidity and mortality results from a prospective randomized controlled trial comparing D2 and ex-tended para-aortic lymphadenectomy: Japan Clinical Oncology Group study 9501. *J Clin Oncol* 2004 July;22(14):2767-73.

Sano T, Yamamoto S, Sasako M; Japan Clinical Oncology Group Study LCOG 0110-MF. Randomized controlled trial to evaluate splenectomy in total gastrectomy for proximal gastric carcinoma (JCOG0110): analyzes of operative morbidity, operation time and bood loss. *Jpn J Clin Oncol* 2002 Sept.;32(9):363-64.

Sasako M, Sakuramoto S, Katai H et al. Five-year outcomes of a randomized phase III trial comparing adjuvant chemotherapy with S-1 versus surgery alone in stage II or III gastric cancer. *J Clin Oncol* 2011 Nov.;29(33):4387-93.

Sasako M, Sano T, Yamamoto S et al. D2 lymphadenectomy alone or with para-aortic nodal dissection for gastric cancer. *N Engl J Med* 2008 July;359(5):453-62.

Souza FO, Pereira DV, Santos LH et al. Gastric cancer patients treated by a general or gastric cancer surgical team: a comparative study. *Arq Gastroenterol* 2008 Jan.-Mar.;45(1):28-33.

Wang Z, Chen JQ, Cao YF. Systematic review of D2 lymphadenectomy versus D2 with para-aortic nodal dissection for advanced gastric cancer. *World J Gastroenterol* 2010 Mar.;16(9):1138-49.

Wu CW, Hsiung CA, Lo SS et al. Randomized clinical trial of morbidity after D1 and D3 surgery for gastric cancer. *Br J Surg* 2004 Mar.;91(3):283-87.

Yamamura Y, Ito S, Mochizuki Y et al. Distribution of free cancer cells in the abdominal cavity suggests limitations of bursectomy as an essential component of radical surgery for gastric carcinoma. *Gastric Cancer* 2007;10(1):24-28.

Yang K, Chen XZ, Hu JK et al. Effectiveness and safety of splenectomy for gastric carcinoma: a meta-analysis. *World J Gastroenterol* 2009 Nov.;15(42):5352-59.

Yao XX, Sah BK, Yan M et al. Radical gastrectomy with combined splenectomy: unneces- sary. *Hepatogastroenterology* 2011 May-June;58(107-108):1067-70.

Ychou M, Boige V, Pignon JP *et al*. Perioperative chemotherapy compared with surgery alone for resectable gastroesophageal adenocarcinoma: an FNCLCC and FFCD mul- ticenter phase III trial. *J Clin Oncol* 2011 May;29(13):1715-21.

Yonemura Y, Wu CC, Fukushima N *et al*. Randomized clinical trial of D2 and extended paraaortic lymphadenectomy in patients with gastric cancer. *Int J Clin Oncol* 2008 Apr.;13(2):132-37.

Yoshikawa T, Tsuburaya A, Kobayashi O *et al*. Is bursectomy necessary for patients with gastric cancer invading the serosa? *Hepatogastroenterology* 2004 Sept.-Oct.;51(59):1524-26.

Zhu WG, Xua DF, Pu J *et al*. A randomized, controlled, multicenter study compar- ing intensity-modulated radiotherapy plus concurrent chemotherapy with chemotherapy alone in gastric cancer patients with D2 resection. *Radiother Oncol* 2012 Sept.;104(3):361-66.

Zilberstein B, Jacob CE, Cecconello I. Gastric cancer trends in epidemiology. *Arq Gastroenterol* 2012 July-Sept.;49(3):177-78.

Zilberstein B, Malheiros C, Lourenço LG *et al*. Brazilian consensus in gastric cancer: guidelines for gastric cancer in Brazil. *Arq Bras Cir Dig* 2013 Jan.-Mar.;26(1):2-6.

CAPÍTULO 21

TRATAMENTO CIRÚRGICO PARA OBESIDADE

Flávio Kreimer ■ Andre Teixeira ■ João Victor Tenório Cavalcanti de Aragão
Josemberg Marins Campos

INTRODUÇÃO

O tratamento cirúrgico da obesidade mórbida é conhecido como cirurgia bariátrica, cuja origem remonta à década de 1950, quando cirurgias disabsortivas foram idealizadas por Kremen *et al.* para o tratamento de síndromes dislipidêmicas. Com o passar do tempo, derivação jejunoileal começou a ser indicada para a obtenção de perda de peso durante as décadas de 1960 e 1970, principalmente. Esta cirurgia, entretanto, produzia complicações metabólicas inaceitáveis. A partir da década de 1990, as técnicas laparoscópicas, introduzidas no campo da medicina, associadas ao aumento da prevalência dos distúrbios alimentares e do excesso de peso na população, fizeram com que houvesse um aumento expressivo na demanda por esse tipo de cirurgia. Inúmeros procedimentos foram desenvolvidos ao longo do tempo, poucos conseguindo unir segurança e efetividade terapêutica. À medida que o campo se desenvolvia, ficava claro que o tratamento da obesidade envolveria não apenas perda de peso, mas uma miríade de alterações metabólicas que precisariam ser compreendidas antes que a efetividade e segurança do procedimento fossem determinadas. Além disso, para que as metas fossem alcançadas, seria necessário um acompanhamento pré- e pós-operatório rigoroso, pois não apenas a quantidade, mas também a durabilidade da perda de peso e o efetivo controle dos efeitos colaterais, inerentes a qualquer procedimento cirúrgico, precisariam ser obtidos.

CONCEITO, CLASSIFICAÇÃO, EPIDEMIOLOGIA E COMORBIDADES

Obesidade é uma doença multifatorial, metabólica, de origem genética, agravada por fatores demográficos (sexo, idade e raça), endócrinos, psicológicos, ambientais, culturais, sociais, econômicos e sedentarismo. O mecanismo básico seria o desequilíbrio entre ingesta calórica e gasto energético. O paciente obeso pode ser classificado de forma quantitativa pelo Índice de massa corpórea (IMC) ou de forma qualitativa pela sua distribuição da gordura corporal. O IMC foi inicialmente proposto pelo bioestatístico Quetelet, em 1835. O cálculo é feito pela divisão do peso em quilogramas pelo quadrado da altura em metros. O índice é universalmente aceito como indicador de obesidade, porém não é o melhor indicador. A OMS, em 1997, e o NIH, em 1998, escolheram o IMC como referência de medida para a obesidade (Quadro 21-1).

A obesidade hoje é uma epidemia nos Estados Unidos da América (EUA). Dois terços de sua população apresentam IMC maior que 25 kg/m², metade da população tem IMC maior que 30, 24 milhões de pessoas apresentam IMC maior que 35 e 8 milhões de pessoas apresentam IMC maior que 40. Cerca de 98% dos novos casos de diabetes *mellitus* (DM) tipo 2 nos EUA têm o IMC acima de 30. A porcentagem de crianças obesas entre 6 a 11 anos de idade cresceu de 7 para 18% entre 1980 e 2012. No mesmo período, a taxa de adolescentes obesos subiu dos 5 para 21%.

Há aumento da prevalência de obesos graves, também entre os jovens, com obesidade atingindo 25% dos menores de 17 anos e surgimento das comorbidades, como hipertensão arterial sistêmica (HAS), diabetes, hiperlipidemia e apneia do sono.

Quadro 21-1 Classificação da obesidade segundo o IMC e risco de doença

Classificação	IMC (kg/m²)	Risco de doença
Magreza	< 18,5	Elevado
Normal	18,5 a 24,9	Normal
Sobrepeso	25 a 29,9	Elevado
Obesidade Grau I (leve)	30 a 34,9	Muito elevado
Obesidade Grau II (Moderada)	35 a 39,9	Muito elevado
Obesidade Grau III (grave ou mórbida)	≥ 40	Muitíssimo elevado
Superobeso	≥ 50	Muitíssimo elevado

Fontes: OMS/Consenso bariátrico.

Estimativas indicam que, no ano 2000, nos EUA, foram gastos 117 bilhões de dólares para tratamento da obesidade e problemas relacionados. Hoje, a obesidade representa a segunda causa de morte prevenível, com 300.000 óbitos/ano.

O termo obesidade mórbida (reservado aos portadores de índice de massa corpórea – IMC maior ou igual a 40 kg/m^2) foi criado, em 1963, pelo cirurgião J. Howard Payne, para caracterizar o potencial de complicações decorrentes da obesidade. O termo mais aceito atualmente é o de obesidade grave ou extrema, preferível ao antigo "obesidade mórbida".

As comorbidades foram listadas no *National Institutes of Health (NIH) Consensus Conference*, em 1985 (Quadro 21-2). Além dessas, outras comorbidades estão associadas ao excesso de peso: bronquite asmática, coronariopatia, insuficiência venosa, úlcera de estase, refluxo gastroesofágico, incontinência urinária, pseudotumor cerebral, infertilidade, trombose venosa, embolia pulmonar e fascite necrosante (Quadro 21-2).

O IMC representa uma boa estimativa da gordura corporal. Um IMC maior que 28 é associado a risco aumentado de morbidades, como acidente vascular encefálico (AVE), coronariopatia e diabetes, sendo esse risco 3 a 4 vezes maior que o da população em geral.

O aumento do peso associa-se ao aumento da incidência de diversas comorbidades, que elevam bastante os riscos e a mortalidade. Essas incluem HAS, doença arterial coronariana, cardiomegalia com comprometimento da função ventricular, DM tipo II, síndrome de hipoventilação, AOS, estase venosa, úlceras crônicas de membros inferiores, hipercoagulabilidade/trombose venosa profunda (TVP), infecção necrosante de partes moles, osteoartrite degenerativa em joelho/quadril e coluna, pseudotumor cerebral com cefaleia intensa (aumento da pressão intracraniana), colelitíase, incontinência urinária, refluxo gastroesofágico (RGE), dismenorreia, hirsutismo, infertilidade, síndrome nefrótica, esteatose hepática e cirrose.

Elevada incidência dessas comorbidades e morte precoce ocorrem mais comumente no grupo dos obesos graves. A distribuição de gordura também apresenta associação à mortalidade, sendo esta mais elevada no tipo central, quando comparados os dois subgrupos. A obesidade central vem associada a alterações metabólicas que incluem: aumento da produção hepática de glicose, DM tipo II, hiperinsulinismo, aumento da produção de colesterol levando à hipercolesterolemia, formação de cálculos na vesícula biliar e doença cardiovascular aterosclerótica (coronariana e vascular encefálica).

Doença cardiovascular é a líder de mortalidade entre obesos. Essa é a principal causa de óbito em homens obesos, com risco 30% maior que o dos homens em geral. Estudos confirmam aumento da mortalidade nos indivíduos obesos graves, especialmente naqueles com mais de 40 anos, sendo o risco de morte súbita mais elevado nesse grupo também.

A literatura traz mortalidade 6 vezes maior no grupo de obesos mórbidos diabéticos não operados, quando comparado a grupo de obesos submetido à Derivação gástrica em Y de Roux, além de redução da mortalidade em 80% no grupo operado com 16,5 anos de acompanhamento.

ESTRATÉGIAS PARA MEDIR E ESTRATIFICAR A GORDURA CORPORAL

Índice de Massa Corporal (IMC)

Índice de massa corporal (IMC) é a relação entre altura e peso, calculado como o peso em quilogramas dividido pelo quadrado da altura em metros, ou ainda a divisão entre peso em quilogramas e altura em metros e multiplicado por 703.

Aspectos positivos:

- Fácil de medir.
- Barato.
- Pontos de corte padronizados para excesso de peso e obesidade: peso normal é um IMC entre 18,5 e 24,9; excesso de peso é um IMC entre 25 e 29,9; a obesidade é um IMC de 30 ou superior.
- Fortemente correlacionada com os níveis de gordura corporal, medida pelos métodos mais precisos.
- Centenas de estudos mostram que um IMC elevado prediz maior risco de doenças crônicas e morte precoce.

Aspectos negativos:

- Medições indireta e imperfeita: não faz distinção entre a gordura corporal e massa corporal magra.
- Não é tão preciso para aferir gordura corporal em idosos quanto em adultos jovens e de meia-idade.
- Para um mesmo IMC, as mulheres têm mais gordura corporal, em média, do que os homens, e os asiáticos têm mais gordura corporal do que os ocidentais.

Quadro 21-2 Comorbidades que afetam as pessoas gravemente obesas

- Hipertensão arterial sistêmica (HAS)
- Diabetes *mellitus* (DM)
- Cardiomiopatia hipertrófica
- Hiperlipidemia
- Embolia pulmonar (EP)
- Certas neoplasias
- Esteatose hepática
- Colelitíase
- Artropatia degenerativa
- Hipoventilação
- Apneia obstrutiva do sono (AOS)
- Problemas psicossociais

Fonte: NIH, 1985.

Circunferência da Cintura

A circunferência da cintura é a maneira mais simples e mais comum para medir a "obesidade abdominal" – a gordura extra encontrada em torno da média, que é um fator importante na saúde, mesmo independente do IMC. É a circunferência do abdome, medida na cintura natural, obtida na menor curvatura localizada entre a última costela e a crista ilíaca com fita métrica flexível e inelástica sem comprimir os tecidos. Quando não é possível identificar a menor curvatura, pode-se obter a medida 2 cm acima da cicatriz umbilical.

Aspectos positivos:

- Fácil de medir.
- Barato.
- Fortemente correlacionado com a gordura corporal em adultos, quando comparado a métodos mais precisos.
- Preditor do desenvolvimento da doença e da morte.

Aspectos negativos:

- Procedimento não padronizado.
- Ausência de padrões de comparação para crianças.
- Pode ser difícil de medir e menos preciso em indivíduos com um IMC de 35 ou superior.

Relação Cintura-Quadril

Como a circunferência da cintura, a relação cintura-quadril (RCQ) também é usada para medir a obesidade abdominal. É calculada pela relação entre a medida da cintura e do quadril (no maior diâmetro das nádegas).

Aspectos positivos:

- Boa correlação com a gordura corporal medida pelos métodos mais precisos.
- Barato.
- Estudos mostram que a relação cintura-quadril prevê o desenvolvimento de doença e morte em adultos.

Aspectos negativos:

- Mais propenso a erros de aferição, porque requer duas medidas.
- Por ser mais difícil, a medida do quadril é mais imprecisa do que a da cintura.
- Mais complexo de interpretar do que a circunferência da cintura, uma vez que o aumento da relação cintura-quadril pode ser causado pelo aumento da gordura abdominal ou diminuição da massa muscular magra em torno dos quadris.
- Relacionar os dois índices leva a uma perda de informações: Duas pessoas com diferentes medidas de IMC poderiam ter o mesmo RCQ.
- Pode ser difícil de medir e menos preciso em indivíduos com um IMC de 35 ou superior.

Pregas Cutâneas

Neste método, os investigadores usam uma pinça especial para medir a espessura da pele e da gordura abaixo dela, em áreas específicas do corpo (abdominal, axilar média, bicipital, coxa, tibial, peitoral, subescapular, suprailíaca e tricipital). As equações são usadas para prever o percentual de gordura corporal com base nessas medições.

Aspectos positivos:

- Conveniente.
- Seguro.
- Barato.
- Portátil.
- Rápido e fácil (exceto em indivíduos com um IMC de 35 ou superior).

Aspectos negativos:

- Não é tão preciso ou reprodutível como outros métodos.
- Muito difícil de medir em indivíduos com um IMC de 35 ou superior.

Tomografia Computadorizada (TC) e Ressonância Magnética (RM)

Estas duas técnicas são consideradas os métodos mais precisos para estimar a relação entre tecidos, órgãos e a massa de gordura do corpo inteiro, bem como as massas muscular magra e óssea. TC e RM são utilizadas para esta finalidade em ambientes de pesquisa.

Aspectos positivos:

- Alta acurácia.
- Permite a medição de compartimentos de gordura específicos, como as gorduras abdominal e subcutânea.

Aspectos negativos:

- O equipamento é extremamente caro e não pode ser movido.
- TC não pode ser usada por mulheres grávidas ou crianças, em razão das grandes quantidades de radiação ionizante utilizadas.
- Alguns *scanners* de TC e RM não são capazes de acomodar as pessoas com um IMC de 35 ou superior.

INDICAÇÕES CIRÚRGICAS

Atualmente, têm indicação para tratamento cirúrgico os pacientes obesos graves que após falha no tratamento conservador, apresentem: IMC ≥ 40; ou IMC ≥ 35, associado a comorbidades severas relacionadas com a obesidade, como HAS, DM II, hiperlipidemia ou apneia do sono. Lembrando que alguns cuidados são fundamentais antes da indicação: afastar doença endócrina como causa para obesidade, por exemplo, síndrome de Cushing; o paciente deve ter capacidade intelectual de compreender todos os aspectos do tratamento proposto, riscos e importância do acompanhamento a longo prazo, devendo ser acompanhado por familiares durante as consultas; respeitar os limites sugeridos de idade (entre 18 e 60/65 anos) e ter liberação do psiquiatra em casos de distúrbios psicóticos, alcoolismo e dependência química.

O paciente deve entender também que existe um custo para o resto de sua vida, como a reposição de vitaminas (D, B12, K, A, D, E entre outras) e também de ferro. Acompanhamento com nutricionista é fundamental.

MECANISMO DA PERDA DE PESO

O sucesso dos programas de cirurgia bariátrica está fundamentado na redução da morbimortalidade associada à obesidade, bem como na melhora da qualidade de vida. Os diferentes procedimentos cirúrgicos permitem a perda de peso por dois mecanismos funcionais: má absorção ou restrição, podendo, a depender do procedimento, haver componente misto. Além disso, há um consenso geral de que a cirurgia influi no equilíbrio neuro-hormonal, regulador do balanço energético. Procedimentos restritivos limitam o aporte calórico por meio da redução volumétrica do reservatório gástrico, por ressecção ou derivação, limitando a ingestão oral. Banda gástrica ajustável e gastroplastia vertical são exemplos clássicos, cuja configuração mantém intacta a função absortiva intestinal. Tendem a produzir redução de peso mais gradual e são procedimentos mais simples, quando comparadas às cirurgias disabsortivas; estas reduzem a absorção nutricional pelo encurtamento do intestino delgado ou do desvio das secreções biliopancreáticas, indispensáveis para a digestão dos nutrientes. Em geral, quanto menor o tamanho do intestino funcional criado no desvio de trânsito, mais acentuada é a perda de peso. Porém, complicações metabólicas, como desnutrição proteico-calórica e deficiência de micronutrientes, são mais frequentes em cirurgias relacionadas com a maior perda ponderal.

Existe evidência científica comprovando que a cirurgia bariátrica é mais efetiva em pacientes com índice de massa corpórea acima de 40 kg/m^2. A perda de peso gira em torno de 61% (a depender do estudo e do procedimento realizado), quando comparamos o IMC antes da cirurgia ao limite superior da normalidade (25 kg/m^2). A taxa de mortalidade após o procedimento é próxima de 1%, enquanto os efeitos adversos acometem até 20% dos pacientes. As taxas de cura de DM, dislipidemia, HAS e apneia obstrutiva do sono atingem a cifra de 77, 70, 62%, respectivamente, havendo ainda redução significativa dos sintomas de incontinência urinária e doença do refluxo gastroesofágico.

ACOMPANHAMENTO PRÉ-OPERATÓRIO

Cirurgias bariátricas devem ser realizadas em serviços que consigam reunir, de forma multidisciplinar, acompanhamentos nutricional, comportamental, psicológico e médico. Este envolve duas áreas distintas: o atendimento específico e a avaliação das comorbidades, e a preparação típica para cirurgia abdominal. A equipe deve ser composta por: cirurgião, nutricionista, anestesiologista, enfermeira, psiquiatra, psicólogo, médico assistente e especialistas – cardiologista, pneumologista, gastroenterologista, endocrinologista e fisioterapeuta, existindo a necessidade das seguintes unidades de apoio: laboratório, radiologia (imagem), endoscopia, centro cirúrgico e Unidade de Terapia Intensiva (UTI).

INDICAÇÕES CIRÚRGICAS

De acordo com os principais consensos sobre obesidade, duas são as verdadeiras indicações de cirurgia:

1. Obesidade mórbida (IMC maior ou igual a 40kg/m^2). Porém, desde 2011, a Fundação Internacional de Diabetes incluiu como indicação de cirurgia a presença de IMC entre 30 e 35 (obesidade grau I), desde que a DM não seja controlada com fármacos e estilo de vida. Essa recomendação foi compatível com a orientação do FDA, também de 2011, de autorizar o uso da banda gástrica ajustável para pacientes com IMC maior ou igual a 30 com, pelo menos, uma comorbidade relacionada com a obesidade.
2. Obeso com IMC maior ou igual a 35 kg/m^2 e comorbidades clínicas importantes associadas ou agravadas pela obesidade (DM, doença cardiovascular, HAS, apneia do sono, dislipidemia e artropatia degenerativa).

Além disso, o paciente deve preencher os seguintes critérios:

A) Falha de terapia dietética prévia para perda ponderal.
B) Estabilidade psiquiátrica e ausência de dependência química (álcool e drogas ilícitas).
C) Conhecimento da cirurgia e de suas sequelas.
D) Motivação individual.
E) Ausência de problemas clínicos que se oponham à sobrevida da cirurgia.
F) Idade maior que 16 anos (critério SUS).

CONTRAINDICAÇÕES

São menos claras que as indicações. Como a presença de comorbidade já é uma indicação, a cirurgia deve ser contraindicada apenas quando esta for tão grave a ponto de impedir o aproveitamento dos benefícios obtidos, por parte do paciente (p. ex., Insuficiência cardíaca grave, distúrbio depressivo maior não tratado, coagulopatias e pacientes com dificuldade de deambulação). A discussão sobre a relação risco-benefício deve incluir não apenas o paciente, mas também familiares e amigos. Aqueles que, em decorrência de peso excessivo (considerado acima de 270 kg), não possibilitem investigação com exames complementares no pré-operatório, ou mesmo monitorização intraoperatória, também devem ser excluídos (caso não atinjam perda mínima necessária para tal, procedimentos simples, porém indispensáveis, como medida de pressão arterial, uso de botas compressivas, inserção de cateteres centrais ou mobilização passiva se tornam de difícil execução ou mesmo impossíveis). Síndrome de Prader-Willi é uma contraindicação absoluta – nenhum procedimento cirúrgico é capaz de tratar a compulsão alimentar destes pacientes. Permanece controversa a indicação de cirurgia em extremos de idade (pacientes com mais de 65 ou menos que 18 anos), sendo avaliada caso a caso. Para adolescentes, procedimentos restritivos são mais indicados. Nos idosos, a avaliação deve focar nos aspectos psicológicos e no potencial de longevidade. A duração e o grau de obesidade são os fatores mais importantes na sua avaliação. Em geral, quanto mais longa e severa, maior a possibilidade de complicações e menor o potencial de benefício que esses pacientes podem obter a partir da cirurgia.

CUIDADOS PRÉ-OPERATÓRIOS

Colher história completa, registrando todas as comorbidades. A avaliação laboratorial deve incluir: hemograma, coagulograma, glicemia, ureia, creatinina, ionograma, TGO, TGP, colesterol total/frações, triglicerídeos, ácido úrico, albumina, T4 livre, TSH, sumário de urina, classificação sanguínea e reserva de sangue. Também devem ser realizados: endoscopia digestiva alta com pesquisa de *H. pylori*, USG de abdome total, RX de tórax/ecocardiograma (opcional), espirometria/polissonografia (opcional), doppler e venografia de membros inferiores (opcional). Devem-se solicitar os seguintes pareceres: endocrinologia, nutrição, psicologia, cardiologia, pneumologia, ortopedia (opcional), psiquiatria (opcional), angiologia (opcional) e fisioterapia respiratória (opcional). Todo paciente utilizará meias elásticas de média compressão e cinta abdominal. Internamento pré-operatório pode ser necessário em duas situações: compensação de comorbidade ou paciente superobeso para perda ponderal.

CUIDADOS TRANSOPERATÓRIOS

O momento da cirurgia exige uma série de cuidados que incluem a antibioticoprofilaxia na indução anestésica (cefazolina 2 g ou ceftriaxona 2 g EV entre outros esquemas), profilaxia para trombose venosa profunda (enoxaparina 40 mg sc/dia entre outros), anestesia peridural para analgesia (opcional), punção venosa central em alguns casos, sondagem vesical, sondagem gástrica, instrumental e afastadores adequados. A cirurgia mais realizada, como já citada, é a Derivação gástrica em Y de Roux, com os seguintes passos técnicos: confecção de bolsa (reservatório) gástrica com capacidade de 30-50 mL utilizando grampeador linear cortante e confecção de Y de Roux com o jejuno, criando uma alça alimentar que varia de 1 m para o obeso grave e 1,5/2 m para o superobeso. Drenagem cavitária a vácuo pode ser usada.

CUIDADOS PÓS-OPERATÓRIOS

Pós-operatório imediato na Unidade de Terapia Intensiva com fisioterapia respiratória. Iniciar dieta no 2º dia pós-operatório (DPO), retirar o dreno e venóclise no 3º DPO, com garantia de boa aceitação alimentar. Alta hospitalar no 4º DPO com o resumo de alta e orientações (sintomáticos e dieta); retornando para acompanhamento ambulatorial seriado no 15º, 30º, 60º DPO e, posteriormente, no 3º, 6º, 9º, 12º, 18º, 24º mês (quando deverá realizar eletroneuromiografia) e, a seguir, manter acompanhamento anual. Realizar nova eletroneuromiografia no 5º ano. Reposição vitamínica basal e complementação, se necessário (Quadro 21-3).

Quadro 21-3 Recomendação de avaliação laboratorial dos pacientes no pós-operatório

	1 m	3 m	6 m	12 m	18 m	24 m	Anual
Bioquímica	X	X	X	X	X	X	X
Magnésio	X	X	X	X	X	X	X
Hemograma	X	X	X	X	X	X	X
Cinética do ferro	X	X	X	X	X	X	X
Cálcio	X	X	X	X	X	X	X
Vit. B_{12}		X	X	X	X	X	X
Ác. fólico		X	X	X	X	X	X
Vit. D (25-OH)				X	X	X	X
PTH				X	X	X	X
Densiometria				X		X	X

TRATAMENTO

As técnicas mais frequentemente empregadas são: banda gástrica ajustável e derivação gástrica em Y de Roux. Estudos comprovam que quando esta última é aplicada, obtém-se maior perda de peso, porém com aumento expressivo nas complicações e taxa de readmissão hospitalar precoce. A escolha do procedimento depende da preferência do paciente, perfil da instituição e experiência do cirurgião.

Cirurgias Restritivas

Procedimentos que são exclusivamente restritivos reduzem a ingestão oral, por limitar o volume gástrico. Produzem saciedade precoce e deixam o canal alimentar em continuidade, minimizando os riscos de complicações metabólicas.

Gastroplastia Vertical com Banda

Na gastroplastia vertical, também chamada de cirurgia de Mason, uma parte do estômago é grampeada permanentemente para criar um pequeno reservatório, que servirá como o novo estômago. Este procedimento foi abandonado em razão de promover baixa perda de peso a longo prazo, associada à alta taxa de estenose tardia. Em geral seus pacientes "burlavam" o tratamento adotando dieta líquida hipercalórica, promovendo, assim, recidiva ou mesmo manutenção do excesso de peso.

Balão Intragástrico

Procedimento endoscópico, não cirúrgico. A fim de promover saciedade precoce, uma prótese balonada é insuflada dentro do estômago, usando-se solução salina, podendo ser deixada no estômago por, no máximo, seis meses. Apesar de parecer simples, a colocação de balão intragástrico pode provocar ulcerações, migração inapropriada ou hemorragias. Tem indicações de uso restritas (nos EUA, seu uso somente está autorizado em estudos clínicos), incluindo o preparo pré-operatório, como auxiliar na perda de peso para os superobesos e naqueles casos em que o risco cirúrgico para os demais procedimentos o tornam a única alternativa exequível. Seus efeitos colaterais incluem náusea, vômitos e dor abdominal.

Banda Gástrica Ajustável

Procedimento puramente restritivo que compartimentaliza o estômago pela colocação de uma banda ajustável ao seu redor. Aprovada pelo FDA, em 2011, para uso em pacientes com IMC maior que 30 kg/m² com comorbidades associadas. Existem três tipos de bandas disponíveis no mercado. As técnicas de colocação são similares, diferindo apenas na ancoragem, formato, configuração e programação de ajuste. Todas trabalham com o mesmo princípio de restrição da ingestão oral, pela diminuição volumétrica da região proximal do estômago. A vantagem sobre a gastroplastia vertical é a possibilidade de ajuste, que é feita no acompanhamento pós-operatório. A banda gástrica consiste em um anel de silicone posicionado e ajustado por via laparoscópica, conectado a um dispositivo de infusão que é implantado no subcutâneo do paciente, podendo ser acessado facilmente pelo uso de seringa e agulha. Injeção de solução salina leva à redução no diâmetro do anel, aumentando, assim, a restrição gástrica. Nas consultas pós-operatórias, o aconselhamento dietético e ajuste do anel serão realizados gradativamente.

O uso da banda gástrica ajustável ganhou atenção significativa nos últimos anos decorrente da simplicidade e baixa taxa de complicações perioperatórias, substituindo a gastroplastia vertical como principal procedimento restritivo para tratamento da obesidade severa. Está contraindicado nos pacientes com hipertensão portal, doenças do tecido conectivo com dismotilidade esofágica, ou uso crônico de esteroides. Via de regra, a banda gástrica ajustável promove perda ponderal menor e mais gradual, quando comparada a outros procedimentos, porém tem resultados similares a longo prazo. Além da perda de peso, é bastante efetiva no controle de diabetes, asma, apneia do sono e hipertensão, trazendo melhora importante na qualidade de vida.

Alguns pacientes podem apresentar dificuldade de perda ponderal, quando submetidos a procedimentos restritivos, a depender do tipo de alimentação que apresentem (compulsão por doces, por exemplo). Nestes casos, abordagem multidisciplinar e aconselhamento nutricional adequado são imprescindíveis para a obtenção de bons resultados.

Gastrectomia Vertical (Sleeve Gastrectomy)

Inicialmente indicada para aqueles pacientes com obesidade severa (IMC maior que 60 kg/m²), consiste em uma gastrectomia parcial, em que a maior parte da grande curvatura é removida, e um estômago tubular é criado, reduzindo o estômago para 15% do seu tamanho original. O estômago tubular é pequeno em capacidade volumétrica, inelástico (em razão da ausência de fundo) e apresenta poucas células produtoras de grelina. Apesar de ser um procedimento restritivo, a motilidade gástrica também é alterada durante a cirurgia, podendo afetar a perda de peso. É mais facilmente exequível que a derivação gástrica em Y de Roux, uma vez que não requer múltiplas anastomoses, além de ser mais segura, por reduzir o risco de herniação interna e má absorção intestinal, permitindo maior perda ponderal e melhor controle da fome, quando comparada à banda gástrica ajustável. A maioria dos pacientes pode perder 30 a 50% do excesso de peso corporal durante um período de 6-12 meses apenas com a gastrectomia vertical. Algumas particularidades merecem ser citadas:

- O volume do estômago é reduzido, mas tende a funcionar normalmente. Assim, a maioria dos alimentos pode ser consumida em pequenas quantidades.

- Síndrome de Dumping é menos comum em decorrência da preservação do piloro.
- Ao evitar o desvio intestinal, a possibilidade de obstrução intestinal, anemia, osteoporose, deficiências proteica e vitamínica são significativamente reduzidas.
- Muito eficaz como um procedimento de primeiro estágio para pacientes com alto IMC (IMC > 55 kg/m^2).
- Resultados limitados parecem promissores como fase única para pacientes com IMC baixo (IMC 35-45 kg/m^2).
- Opção atraente para as pessoas com anemia preexistente, doença de Crohn, síndrome do intestino irritável e inúmeras outras condições que os tornam de muito alto risco para procedimentos de derivação intestinal.

Cirurgias Disabsortivas

Derivação Biliodigestiva (Técnica de Scopinaro)

A derivação biliopancreática foi introduzida como uma solução para as altas taxas de insuficiência hepática resultantes da exclusão intestinal na derivação jejunoileal. O procedimento (que pode ser realizado por via laparoscópica) consiste em uma gastrectomia parcial e gastroileostomia com um longo segmento de 250 cm. Configura-se um canal comum de 50 cm entre o coto duodenal e o restante de intestino delgado que foram retirados durante a gastrectomia, para a drenagem da secreção biliopancreática, onde ocorre absorção dos nutrientes. Seu uso tem sido limitado pelas altas taxas de deficiência nutricional, anemia, diarreia e doença ulcerosa.

Cirurgias Mistas

Derivação Gástrica em Y de Roux

Procedimento considerado padrão ouro entre as cirurgias bariátricas. A derivação gástrica foi descrita pela primeira vez por Mason e Ito, em 1969, sendo caracterizada por uma alça de jejuno anastomosada com uma bolsa gástrica proximal. Esta cirurgia se mostrou inaceitável pela alta taxa de refluxo biliar, tendo sofrido adaptações desde então e ganho em sua confecção a reconstrução de trânsito em Y de Roux, tornando-se a cirurgia bariátrica mais realizada nos EUA. É caracterizada pela criação de uma pequena bolsa gástrica proximal com volume de, aproximadamente, 30 mL, dividido e separado do estômago remanescente. Na extremidade distal é feita uma ressecção com distância de, aproximadamente, 40 cm do ligamento de Treitz, atingindo parte do jejuno proximal. Em seguida, a bolsa é anastomosada com o restante do jejuno e trato alimentar, deixando parte do estômago, duodeno e jejuno proximal excluídos do trânsito para formar o "Y de Roux", cujo braço tem seu comprimento regulado pelo grau de obesidade do paciente (80-120 cm para IMC em torno de 40 kg/m^2 e 150 cm para IMC de 50 kg/m^2). Promove perda de 70-80% do excesso de peso em 1-2 anos, com manutenção de 50-60% de perda de excesso de peso após 5 anos. Não existe diferença na perda de peso entre as vias laparotômica e laparoscópica.

Switch Duodenal

O *switch* duodenal combina restrição gástrica (gastrectomia vertical) com má absorção (encurtamento do intestino delgado). Originalmente concebida a fim de diminuir a incidência de úlceras marginais depois da derivação biliopancreática. É realizada uma gastrectomia (em manga) da grande curvatura do estômago, preservando-se o piloro e excluindo as células gástricas parietais e principais, presentes no fundo e corpo gástricos. Então, o duodeno é seccionado 2 cm além do piloro, e a anastomose distal é feita a 100 cm da válvula ileocecal (canal comum com 100 cm, trato alimentar total 250 cm). A apendicectomia faz parte do procedimento. Por ser realizado em dois tempos, permite ao cirurgião interromper a cirurgia após a gastrectomia em caso de instabilidade do paciente, fato que pode ser observado nos indivíduos de alto risco cirúrgico, podendo haver complementação do procedimento após a perda de peso, consequente a esta primeira etapa, reduzindo assim a taxa de mortalidade, ainda que o paciente seja submetido a dois procedimentos cirúrgicos. Estudos demonstraram maior perda de peso para pacientes submetidos ao *switch* duodenal, quando comparados à derivação gástrica em Y de Roux, bem como maior número de efeitos adversos, incluindo desnutrição proteico-calórica, hipovitaminose e deficiência de ferro, justificando o fato de não ser recomendada de rotina no tratamento da obesidade.

COMPLICAÇÕES

A mortalidade atual é menor que 1%, com taxas de complicações perioperatórias, oscilando entre 3 e 20%, sendo mais comuns nos primeiros 30 dias de procedimento. A mortalidade é mais elevada em homens acima dos 65 anos. A complicação mais frequente é o vazamento de anastomose e peritonite, típica de idosos com distribuição androide de gordura.

O diagnóstico de peritonite nesses pacientes pode ser difícil, uma vez que os sinais clássicos podem não estar presentes ou ser confundidos com quadro de embolia pulmonar. As taxas de complicações infecciosas, incluindo infecção de sítio cirúrgico, podem ter incidência drasticamente reduzida com antibioticoprofilaxia adequada. A necessidade de reoperação pode ter duas motivações: corrigir uma eventual complicação ou realizar conversão para outro procedimento. Outras complicações incluem: úlcera de boca anastomótica, distensão gástrica aguda, obstrução da alça biliopancreática, trombose venosa profunda, embolia pulmonar, abscesso subfrênico, hérnia incisional, colelitíase, hérnia de Petersen. A incidência de úlcera de boca anastomótica foi reduzida de 6 para 0,4% com a utilização de fios de sutura absorvíveis.

CIRURGIA METABÓLICA

Doenças, como DM tipo 2, dislipidemia e HAS, são algumas das principais causas de morbimortalidade no mundo. A terapia médica para estes agravos tem avançado consideravelmente, mas ainda deixa a maioria dos pacientes suscetível aos seus efeitos graves. A cirurgia bariátrica representa uma variedade de procedimentos cirúrgicos originalmente concebidos para induzir a redução de peso em pacientes obesos mórbidos. Benefícios da cirurgia bariátrica, no entanto, vão muito além da perda de peso e incluem melhora dramática de tais patologias e de suas comorbidades. O reconhecimento de que os benefícios não se limitam apenas à redução de peso proporcionou o fundamento para a emergência de cirurgia metabólica como uma abordagem destinada também ao tratamento da síndrome metabólica.

As metas de melhorar o perfil metabólico global, em contraste com a mera perda de peso, implicam no desenvolvimento de um novo modelo de atenção para a cirurgia bariátrica, distinta da visão simplificada tradicional, que norteará os caminhos dessa especialidade cirúrgica no porvir.

BIBLIOGRAFIA

Birkmeyer JD, Finks JF, O'Reilly A et al. Michigan Bariatric Surgery Collaborative. Surgical skill and complication rates after bariatric surgery. *N Engl J Med* 2013;369:1434-42.

Brolin RE, Kowaslki C. Operations for morbid obesity. Yeo CJ et al. *Shackelford's surgery of the alimentary tract*. 6th ed. Philadelphia, 2007.

Capella JF, Capella RF. An assessment of vertical banded gastroplasty-Roux-en-Y gastric bypass for the treatment of morbid obesity. *Am J Surg* 2002;183(2):117-23.

Courcoulas AP. Weight change and health outcomes at three years after bariatric surgery among patients with severe obesity. *JAMA* 2013 Dec. 11;310(22):2416-25.

Dogan ÜB, Akin MS, Yalaki S et al. Endoscopic management of gastric band erosions: a 7-year series of 14 patients. *Can J Surg*. 2014 Apr.;57(2):106-11.

Drenick EJ, Bale GS, Seltzer F et al. Excessive mortality and causes of death in morbidly obese men. *JAMA* 1980;243(5):443-45.

Drenick EJ, Fisler JS. Sudden cardiac arrest in morbidly obese surgical pacients unexplained after autopsy. *Am J Surg* 1988;155(6):720-26.

El-Hadi M, Birch DW, Gill RS et al. The effect of bariatric surgery on gastroesophageal reflux disease. *Can J Surg* 2014 Apr.;57(2):139-44. Review.

Fisher BI, Schauer P. Medical and surgical options in the treatment of severe obesity. *Am J Surg* 2002;184(6):9-16.

Flum DR, Salem l, Elrod JA et al. Early mortality among Medicare beneficiaries undergoing bariatric surgical procedures. *JAMA* 2005;294(15):1960-63.

Gloy VL, Briel M, Bhatt DL et al. Bariatric surgery versus non-surgical treatment for obesity: asystematic review and meta-analysis of randomised controlled trials. *BMJ* 2013 Oct. 22;347:f5934.

Herrera MF, Lozano-Salazar RR, González-Barranco J et al. Diseases and problems secondary to massive obesity. In: Deitel M, Cowan Jr GSM. *Update: surgery for the morbidly obese patient*. Toronto: FD-Communications, 2000. p. 55-62.

Hoogerboord M, Wiebe S, Klassen D. Laparoscopic sleeve gastrectomy: perioperative outcomes, weight loss and impacton type 2 DM over 2 years. *Can J Surg* 2014 Apr.;57(2):101-5.

Kellum JM, Demaria EJ, Sugerman HJ. The surgical treatment of morbid obesity. *Curr Probl Surg* 1998;35(9):791-858.

Kissebah AH, Ydelingum N, Murray R et al. Relation of body fat distribution to metabolic complications of obesity. *Clin Endocrinol Metab* 1982;54(2):254-60.

Kral JG. Morbidity of severe obesity. *Surg Clin North Am* 2001;81(5):1039-61.

NIH Consensus Development Conference. Health implications of obesity. *Ann Intern Med* 1985;103(6):977-1077.

NIH Consensus Development Program. Gastrointestinal Surgery for Severe Obesity. *NIH Consens Statement* 1991;9(1):1-20.

Padwal R, Klarenbach S, Wiebe N et al. Bariatric surgery: a systematic review. *J Gen Intern Med* 2011 Oct.;26(10):1183-94.

Raziel A, Sakran N, Szold A et al. Mid-term follow-up after laparoscopic sleeve gastrectomy in obese adolescents. *Isr Med Assoc J* 2014 Jan.;16(1):37-41.

Rosenbaum M, Leibel RI, Hirsch J. Medical progress: obesity. *New Engl J Med* 1997;337(6):396-405.

Rubino F. From bariatric to metabolic surgery: definition of a new discipline and implications for clinical practice. *Curr Atheroscler Rep* 2013 Dec.;15(12):369.

Sjostrom LV. Morbidity of severely obese subjects. *Am J Clin Nutr* 1992;55(2):508-15.

Townsend Jr CM et al. *Sabiston, tratado de cirurgia: a base biológica da prática cirurgica moderna*. 18. ed. Rio de Janeiro: Elsevier, 2010.

Zollinger Jr RM et al. *Zollinger atlas de cirurgia*. 9. ed. Rio de Janeiro. Guanabara Koogan, 2012.

CAPÍTULO 22

NEOPLASIAS DE INTESTINO DELGADO

Rogério Luiz dos Santos

INTRODUÇÃO

Quando se estuda as neoplasias do intestino delgado (benignas ou malignas), tem-se de considerar alguns aspectos que são peculiares. Primeiro, são neoplasias de baixa incidência e muito heterogêneas em relação ao tipo histológico. Em segundo lugar, o diagnóstico é difícil e muitas vezes tardio em razão da inespecificidade da sintomatologia e da dificuldade de acesso à lesão pelos meios diagnósticos (inclusive biópsia). Como consequência, muitas vezes a lesão é detectada em estádios avançados, o que compromete os resultados de tratamento.

As neoplasias malignas de delgado representam hoje cerca de 3% dos tumores do trato gastrointestinal, com uma mediana de idade de 65 anos.[1-3] Idade esta em torno de 60 anos para os sarcomas e linfomas, e 68 anos para os adenocarcinomas e tumores neuroendócrinos. Alguns estudos reportam um acometimento maior da população negra.[4]

Os tipos histológicos mais frequentes são os tumores neuroendócrinos (dos quais o de baixo grau é o mais comum), que hoje representam cerca de 45% das neoplasias, seguidos pelo adenocarcinoma com 30%, sarcomas com 17% e linfomas com 8%.[5]

Além dos tumores primários, o intestino delgado pode ser sede de inúmeros processos metastáticos, como carcinomatose peritoneal em decorrência de tumores gástricos, colônicos, ovarianos ou de metástase hematogênica, como em casos de melanoma (Fig. 22-1).

QUADRO CLÍNICO

A dor é o sintoma mais frequente nos tumores de delgado (44-90%) que, geralmente, é em cólica e intermitente, a não ser em casos mais avançados. Outros sintomas são variáveis e incluem náuseas e vômitos (17-64%), perda de peso (24-44%), sangramento (23-41%), obstrução (22-26%) e perfuração (6-9%). Outros, como icterícia, por obstrução da papila duodenal, são mais raros. Anemia pode estar presente.[6-8]

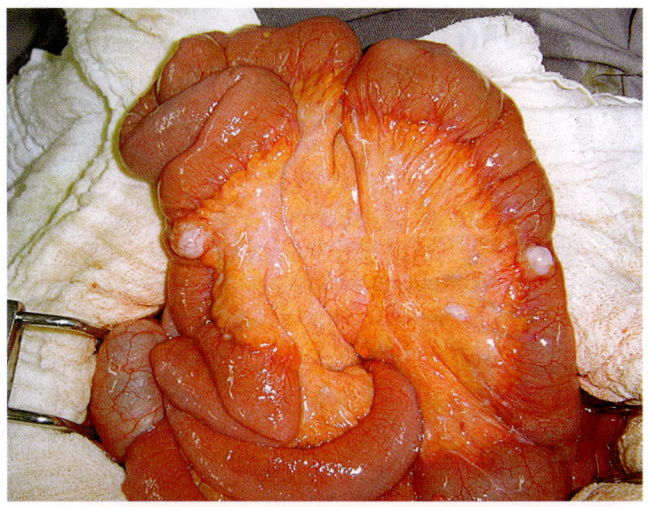

Fig. 22-1. Metástases em delgado – carcinomatose.

Geralmente, os pacientes sintomáticos são portadores de neoplasias malignas.

Os sinais e os sintomas muitas vezes são de baixa intensidade ou inespecíficos e podem levar a um atraso diagnóstico que é, em média, de 30 semanas.

DIAGNÓSTICO

Como o acesso do intestino delgado aos meios diagnósticos é difícil, utiliza-se uma variedade de métodos na tentativa de diagnosticar e estadiar da melhor maneira possível as lesões.

Não existe um método de escolha para os tumores de delgado, portanto, utilizam-se os métodos disponíveis de maneira racional, dependendo da suspeita de localização da lesão.

Endoscopia Digestiva Alta e Colonoscopia

São métodos interessantes porque podem diagnosticar lesões duodenais e de íleo terminal, permitindo, inclusive, diagnóstico histopatológico. Também afastam lesões primárias de estômago e cólon, e devem ser utilizadas, sempre que possível, na abordagem inicial destes pacientes.

Existe, ainda, a possibilidade de realização de enteroscopia com método de duplo balão, que permite verificar áreas mais distais de jejuno e proximais de íleo.[9] Porém, é um método que apresenta mais risco de complicações e depende de aparelhagem mais sofisticada e de endoscopista com experiência.

Tomografia Computadorizada

A tomografia abdominal e pélvica é um exame excelente para uma abordagem inicial do paciente com suspeita de neoplasia de delgado.[7,10]

Apresenta um índice de sensibilidade de 85%, e especificidade de 97%.

Permite visualização da lesão primária, além de avaliação dos linfonodos regionais e outros aspectos do estadiamento, como metástases hepáticas e disseminação peritoneal (Fig. 22-2). Com os novos protocolos para visualização de mucosa de delgado (TC enterografia), houve uma melhora do método para visualização de lesões menores.[11]

Ressonância Magnética

Exame com sensibilidade e especificidade muito parecidas com as da tomografia, porém, é um método melhor para avaliação de metástases hepáticas.

Trânsito Intestinal

Quando a tomografia computadorizada for inconclusiva, o trânsito intestinal pode diagnosticar cerca de 50-60% dos casos de tumor, principalmente os mais avançados.

Tem capacidade de diagnosticar quase 60% dos tumores malignos, e 25% dos benignos em algumas séries.[12]

Cápsula Endoscópica

Método que tem um alto índice de falso-negativo (19%) e não permite exame histopatológico da lesão, porém, permite diagnóstico da maioria das lesões. Muito utilizado em casos de sangramento intestinal sem causa aparente.[13]

Não deve ser realizado em casos de suspeita de obstrução intestinal.

Marcadores Tumorais

CEA, Ca 19.9 e Ca 125 não devem ser usados para diagnóstico dos tumores. Podem ser colhidos no pré-operatório para servirem de exame de base para acompanhamento.

Marcadores para tumores neuroendócrinos, como ácido 5-hidroxiindolacético e cromogranina-A, podem ter algum papel nos carcinoides, principalmente nos pacientes com suspeita de síndrome carcinoide.

Laparotomia ou Laparoscopia Diagnóstica

Nos casos em que os exames não mostraram tumor, e a suspeita clínica continua de forma importante, pode-se indicar laparoscopia ou até laparotomia para fins diagnósticos e terapêuticos.

ADENOCARCINOMAS

Os adenocarcinomas de delgado são mais frequentes no duodeno (60% casos) e vão diminuindo a incidência mais distalmente (jejuno e íleo).

Síndromes hereditárias, como Polipose Familiar e Síndrome de Lynch, além de doença de Crohn, são fatores predisponentes para aparecimento de adenocarcinoma (Fig. 22-3).

Dor ainda é o sintoma mais comum, mas icterícia pode aparecer em 6% dos casos.

Tumores associados à doença de Crohn são mais frequentes no íleo.

A sobrevida está fortemente ligada ao estádio da doença, com 65% de sobrevida em 5 anos para estádio I e 48, 35 e 4% para estádios II, III e IV respectivamente (Quadro 22-1).[14]

Tratamento Cirúrgico

A cirurgia é o tratamento de escolha e o único com potencial curativo.

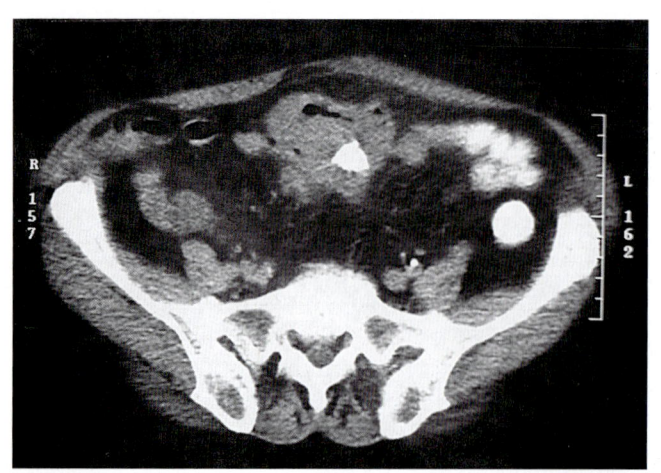

Fig. 22-2. Tomografia computadorizada evidenciando massa em delgado.

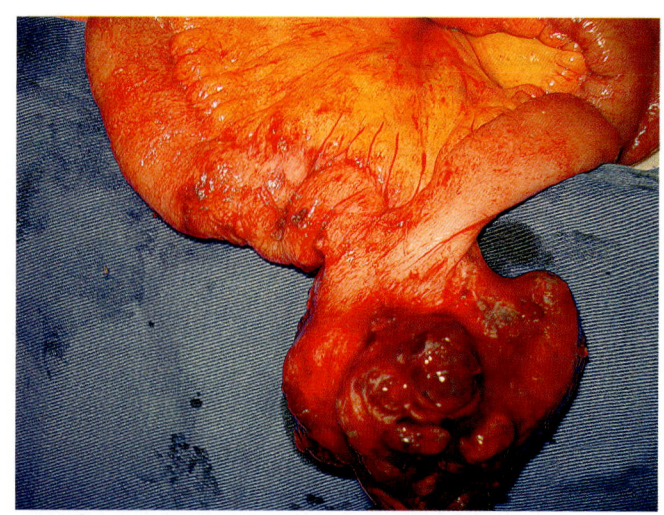

Fig. 22-3. Adenocarcinoma em divertículo de delgado.

Quadro 22-1 — Estadiamento TNM para tumores de intestino delgado

Tumor primário (T)	
TX	Tumor primário não pode ser acessado
T0	Sem evidência de tumor primário
Tis	Carcinoma *in situ*
T1a	Tumor invade lâmina própria
T1b	Tumor invade submucosa
T2	Tumor invade muscular própria
T3	Tumor invade muscular própria até subserosa ou em tecidos não peritonizados (mesentério ou retroperitônio com extensão de 2 cm ou menos)
T4	Tumor perfura o peritônio visceral ou invade diretamente outros órgãos ou estruturas (incluindo outras alças intestinais, mesentério ou retroperitônio em mais de 2 cm, parede abdominal, pâncreas ou trato biliar)

Linfonodos regionais (N)	
NX	Linfonodos regionais não podem ser acessados
N0	Ausência de metástases em linfonodos regionais
N1	Metástases em 1-3 linfonodos regionais
N2	Metástases em 4 ou mais linfonodos regionais

Metástases a distância	
M0	Sem metástases à distância
M1	Metástases à distância

Estadiamento	
Estádio 0	T1s N0 M0
Estádio I	T1 N0 M0 ou T2 N0 M0
Estádio IIA	T3 N0 M0
Estádio IIB	T4 N0 M0
Estádio IIIA	Qualquer T, N1 M0
Estádio IIIB	Qualquer T, N2 M0
Estádio IV	Qualquer T, qualquer N, M1

AJCC – 2010.

Tumores de jejuno ou íleo são tratados com ressecção alargada com margens amplas e ressecção do mesentério subjacente para realização da linfadenectomia regional, do mesmo modo que os tumores colorretais. Extensas linfadenectomias podem ser difíceis em muitos casos em decorrência da proximidade com os vasos mesentéricos superiores.[5,14,15]

Tumores próximos à válvula ileocecal devem ser abordados por uma hemicolectomia direita com linfadenectomia regional.

A abordagem dos tumores duodenais é um pouco mais complicada em razão da localização e da morbidade e mortalidade das cirurgias maiores.

Em linhas gerais, os tumores de duodeno proximal (1ª porção) podem ser abordados por gastrectomia subtotal, duodenectomia proximal ou gastroduodenopancreatectomia, dependendo do tamanho e localização da lesão.

Os tumores da 2ª porção, geralmente são abordados por gastroduodenopancreatectomia, a não ser que sejam lesões muito pequenas.

Os tumores de 3ª e 4ª porções são mais bem abordados por ressecções mais conservadoras, se possível, como duodenectomia segmentar. Estudos mais recentes não têm mostrado benefícios de ressecções mais alargadas (como duodenopancreatectomias) do que as ressecções segmentares.[16-18]

Tratamento Sistêmico

Não existem estudos de fase III que comprovem qualquer benefício de quimioterapia adjuvante para adenocarcinoma de delgado ressecado.

Muitos serviços oferecem quimioterapia adjuvante para tumores com linfonodos comprometidos conforme os tumores colônicos.

Tumores avançados e irressecáveis ou doença metastática são tratados com quimioterapia sistêmica com regimes à base de 5FU, oxaliplatina e capecitabina.

Acompanhamento

Exame clínico, CEA, Ca 19.9, radiografias de tórax e tomografia computadorizada abdominal a cada 3 meses no primeiro ano. Os mesmos exames são realizados a cada 4 meses no 2º ano e a cada 6 meses nos 3º, 4º e 5º anos.

TUMORES NEUROENDÓCRINOS (TNEs)

Atualmente, são os tumores mais comuns do intestino delgado. A maioria dos tumores é bem diferenciada (chamados anteriormente de tumores carcinoides), porém, histologias mais agressivas podem estar presentes. Outros tumores, como gastrinomas, somatostatinomas, paragangliomas e tumores indiferenciados, são histologias mais raras.

Os TNEs são classificados em relação à origem embriológica em *foregut* (brônquio, estômago, duodeno e pâncreas), *midgut* (jejuno, íleo e cólon proximal) e *jindgut* (cólon distal, reto e trato geniturinário).

Os TNEs bem diferenciados são mais encontrados próximos à válvula ileocecal e são múltiplos em 30% (Figs. 22-4 e 22-5). Sempre há necessidade de explorar cirurgicamente todo delgado em busca de lesões sincrônicas.[19]

A síndrome carcinoide pode estar presente em muitos casos, principalmente quando existem metástases hepáticas, e é caracterizada por *Flush* facial e de tronco superior, diarreia, taquicardia, hipertensão ou hipotensão e broncospasmo. É ocasionada pela secreção de serotonina pelo tumor. Pode ser de-

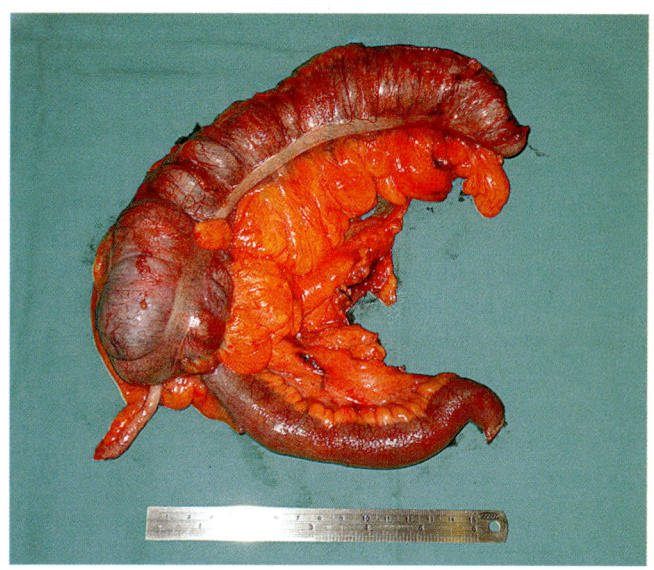

Fig. 22-4. Ressecção alargada de TNE de íleo terminal.

sencadeada por exercício, álcool, alguns tipos de queijo, chocolate, cirurgia ou quimioterapia. Em casos graves, recebe o nome de crise carcinoide.

A sobrevida em 10 anos é de 95% para estádio I, 95% para IIA, 77% para IIB, 68% para IIIA, 77% para IIIB e 42% para IV (Quadro 22-2).

Tratamento Cirúrgico

Como os tumores neuroendócrinos de delgado são mais agressivos que os de apêndice, a maioria dos cirurgiões recomenda ressecções alargadas da mesma forma que as realizadas para adenocarcinoma. Os linfonodos do mesentério devem ser sempre ressecados.[20-22] Metástases hepáticas devem ser tratadas com ressecção, se possível, ou terapêuticas ablativas (como radiofrequência) podem ser utilizadas como tratamento das lesões que não podem ser ressecadas ou para pacientes sem condições de tratamento cirúrgico extenso.

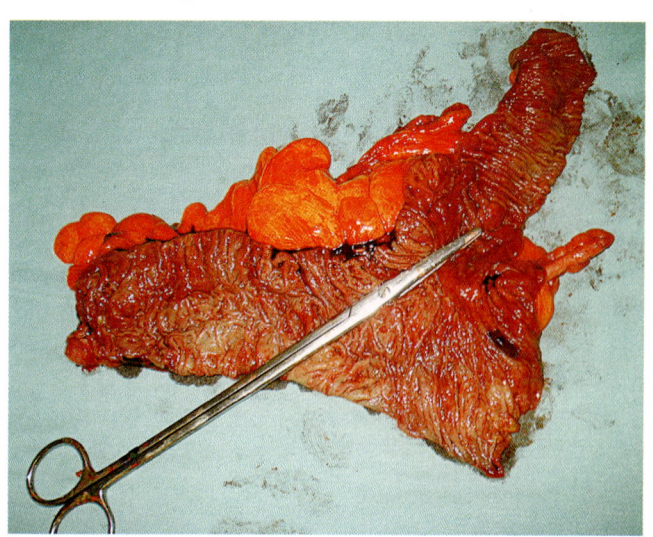

Fig. 22-5. TNE próximo à válvula ileocecal.

Quadro 22-2 — Estadiamento TNM para tumores neuroendócrinos de intestino delgado e ampola de Vater

Tumor primário (T)	
Tx	Tumor primário não pode ser acessado
T0	Sem evidência de tumor primário
T1	Tumor invade lâmina própria ou submucosa com 1 cm ou menos (delgado); tumor de 1 cm ou menos (ampola de Vater)
T2	Tumor invade muscular própria ou maior que 1 cm (delgado); tumor maior que 1 cm (ampola de Vater)
T3	Tumor invade até subserosa (delgado) ou invade pâncreas ou retroperitônio ou tecidos não peritonizados
T4	Tumor invade peritônio visceral ou outros órgãos; ou múltiplos tumores
Linfonodos regionais (N)	
NX	Linfonodos regionais não podem ser acessados
N0	Ausência de metástases em linfonodos regionais
N1	Metástases em linfonodos regionais
Metástases a distância	
M0	Ausência de metástases a distância
M1	Metástases a distância
Estadiamento	
Estádio I	T1 N0 M0
Estádio IIA	T2 N0 M0
Estádio IIB	T3 N0 M0
Estádio IIIA	T4 N0 M0
Estádio IIIB	Qualquer T, N1 M0
Estádio IV	Qualquer T, qualquer N, M1

Para doença metastática hepática avançada, embolização da artéria hepática pode ser realizada com bons resultados de paliação, mas com duração de resposta não muito longa (4-24 meses).

Tratamento Sistêmico

Tumores neuroendócrinos avançados são tratados com quimioterapia sistêmica. Somatostatina pode ser usada para controle da síndrome carcinoide.

Acompanhamento

Recomenda-se realizar tomografia abdominal, dosagem de ácido 5-hidroxiindolacético e cromogranina-A a cada 6 meses nos primeiros 2 anos e, depois, anualmente até 10 anos. Exame clínico é sempre realizado.

SARCOMAS

Os sarcomas de delgado são divididos atualmente em tumores do estroma gastrointestinal – GIST, como são chamados, e os outros sarcomas, que incluem uma variedade de lesões, como leiomiossarcoma, fibrossarcoma, lipossarcoma, sarcoma de Kaposi e angiossarcoma.

Histologicamente, o GIST é muito parecido com o leiomiossarcoma, e sua diferenciação é por vezes difícil. Muitas séries anteriores foram revistas e mostraram que a maioria dos tumores diagnosticados anteriormente, como leiomiossarcomas, era na verdade GIST (Fig. 22-6).

A imuno-histoquímica ajuda nesta diferenciação, já que pelo menos 80% dos GISTs expressam c-Kit (um receptor de tirosina cinase). O diagnóstico correto é extremamente importante, principalmente nos casos de doença avançada, pois o tratamento e prognóstico são muito diferentes.

Tratamento Cirúrgico

A ressecção cirúrgica ampla e em bloco com margens livres é o tratamento de escolha para os sarcomas de delgado. A linfadenectomia dos linfonodos do mesentério não é necessária, pois os sarcomas raramente acometem linfonodos regionais.[23]

Tratamento Sistêmico

O único tratamento efetivo para GIST, até 2001, era a ressecção cirúrgica. A maioria dos tumores apresentava recidiva, e o tratamento sistêmico apresentava resultados péssimos, a não ser para tumores localizados e iniciais.

Com a descoberta dos inibidores dos receptores de tirosina cinase (como o imatinib), o prognóstico destes pacientes apresentou uma melhora significativa. Os pacientes com doença metastática ou muito avançada apresentam atualmente uma taxa de resposta em torno de 80%, com sobrevida mediana chegando a 51-57 meses.

Esta melhora tem feito com que o imatinib seja utilizado também como tratamento adjuvante para tumores ressecados maiores do que 3 cm, com diminuição de recidiva de 17% para 3%.[24]

O tratamento sistêmico adjuvante e neoadjuvante para o restante dos sarcomas é extremamente controverso, e os resultados geralmente não são muito significativos.

Acompanhamento

Acompanhamento pode ser feito com história, exame físico e imagens a cada 3 ou 4 meses por 3 anos, e a cada 6 meses no 4º e 5º anos.

LINFOMAS

Os linfomas são considerados do intestino delgado quando praticamente toda doença está localizada no órgão. Linfomas de outras áreas ou doença disseminada podem acometer o delgado de forma secundária.

O tratamento dos linfomas é com base em regimes de quimioterapia, sendo que a cirurgia é reservada para diagnóstico ou tratamento das complicações.

Porém, lesões localizadas podem ser clinicamente confundidas com outros tumores ou apresentar quadros obstrutivos, perfurativos ou de sangramento importante. Sendo a abordagem cirúrgica da lesão e sua ressecção, se possível, realizadas.

TUMORES BENIGNOS

Adenomas, leiomiomas e lipomas são os principais tumores benignos do intestino delgado. Seu tratamento varia de uma simples ressecção endoscópica até cirurgias extensas, como duodenopancreatectomias, para doença volumosa de duodeno.

Ressecção com margens livres é o tratamento de escolha para lesões benignas, e a maioria das lesões tem seu tratamento cirúrgico realizado de forma simples. Lesões maiores devem ser estudadas caso a caso.

REFERÊNCIAS BIBLIOGRÁFICAS

1. Siegel R, Ma J, Zou Z et al. Cancer statistics, 2014. *CA Cancer J Clin* 2014;64(1):9.
2. Hatzaras I, Palestry JA, Abir F et al. Small-bowel tumors: epidemiologic and clinical characteristics of 1260 cases from the connecticut tumor registry. *Arch Surg* 2007;142(3):229.
3. Lepage C, Bouvier AM, Manfredi S et al. Incidence and management of primary malignant small bowel cancers: a well-defined French population study. *Am J Gastroenterol* 2006;101(12):2826.
4. Haselkorn T, Whitemore AS, Lilienfeld DE. Incidence of small bowel cancer in the United States and worldwide: geografic, temporal, and racial diferences. *Cancer Causes Control* 2005;16(7):781.

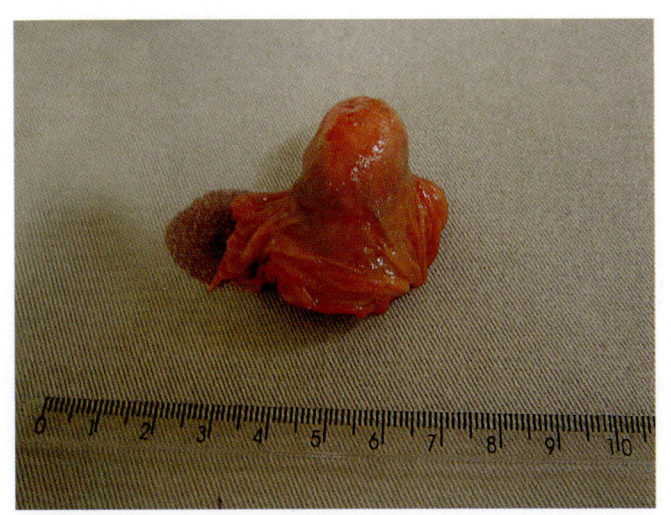

Fig. 22-6. GIST de intestino delgado.

5. Bilimoria KY, Bentrem DJ, Wayne JD *et al.* Small bowel câncer in the United States: changes in epidemiology, treatment, and survival over the last 20 years. *Ann Surg* 2009;249(1):63.
6. Ciresi DL, Scholten DJ. The continuing clinical dilemma of primary tumors of small intestine. *Am Surg* 1995;61(8):698.
7. Minardi Jr AJ, Zibari GB, Aultman DF *et al.* Small-bowel tumors. *J Am Coll Surg* 1998;186(6):664.
8. Talamonti MS, Goetz LH, Rao S *et al.* Primary cancers of the small bowel: analysis of prognostic factors and results of surgical management. *Arch Surg* 2002;137(5):564.
9. Fry LC, Bellutti M, Neumann H *et al.* Incidence of bleeding lesions within reach of conventional upper and lower endoscopes in patients undergoing double-balloon enteroscopy for obscure gastrointestinal bleeding. *Aliment Pharmacol Ther* 2009;29(3):342.
10. Chambers AJ, Pasieka JL, Dixon E *et al.* Role of imaging in the preoperative staging of small bowel neuroendocrine tumors. *J Am Coll Surg* 2010;211(5):620.
11. Paulsen SR, Huprich JE, Fletcher JG *et al.* CT enterography as a diagnostic tool in evaluating small bowel disorders: review of clinical experience with over 700 cases. *Radiographics* 2006;26(3):641.
12. Bessette JR, Maglinte DD, Kelvin FM *et al.* Primary malignant tumors in the small bowel: a comparison of the small bowel enema and conventional follow-throug examination. *AJR Am J Roentgenol* 1989;153(4):741.
13. Lewis BS, Eisen GM, Friedman S. A pooled analysis to evaluate results of capsule endoscopy trials. *Endoscopy* 2005;37(10):960.
14. Howe JR, Karnell LH, Menck HR *et al.* The American College of Surgeons Commission on Cancer and The American Cancer Society. Adenocarcinoma of the small bowel: review of the National Cancer Data Base, 1985. 1995. *Cancer* 1999;86(12):2693.
15. Dabaja BS, Suki D, Pro B *et al.* Adenocarcinoma of the small bowel: presentation, prognosyic factors, and outcome of 217 patients. *Cancer* 2004;101(3):518.
16. Kaklamanos IG, Bathe OF, Franceschi D *et al.* Extent of resection in the management of duodenal adenocarcinoma. *Am J Surg* 2000;179(1):37.
17. Sohn TA, Lillemoe KD, Cameron JL *et al.* Adenocarcinoma of the duodenum: factors influencing long term survival. *J Gastrointest Surg* 1998;2(1):79
18. Brücher BL, Stero HJ, Roder JD *et al.* New aspects of prognostic factors in adenocarcinomas of the small bowel. *Hepatogastroenterology* 2001;48(39):727.
19. Moertel CG, Sauer WG, Dockerty MB *et al.* Life history of the carcinoid tumor of the small intestine. *Cancer* 1961;14:901.
20. Ito H, Perez A, Brooks DC *et al.* Surgical treatment of small bowel cancer: a 20 year single institution experience. *J Gastrointest Surg* 2003;7(7):925.
21. Loftus JP, van Heerden JA. Surgical management of gastrointestinal carcinoid tumors. *Adv Surg* 1995;28:317.
22. Strodel WE, Talpos G, Eckhauser F *et al.* Surgical therapy for small-bowel carcinoid tumors. *Arch Surg* 1983;118(4):391.
23. Colombo C, Ronellenfitsch U, Yuxin Z *et al.* Clinical pathological and surgical characteristics of duodenal gastrointestinal stromal tumors and their influence on survival: a multi-center study. *Ann Surg Oncol* 2012 Oct.;19(11)3361.
24. Dematteo RP, Ballman KV, Antonescu CR *et al.* American College of Surgeons Oncology Group (ACOSOG) Intergroup Adjuvant GIST Study Team. Adjuvant imatinib mesylate after ressection of localised, primary gastrointestinal stromal tumor: a randomised, double-blind, placebo-controlled trial. *Lancet* 2009;373(9669):1097.

CAPÍTULO 23

PANCREATITE AGUDA

Álvaro Antônio Bandeira Ferraz ■ Clarissa Guedes Noronha

INTRODUÇÃO

A pancreatite aguda (PA), descrita pela primeira vez, em 1889, por Reginaldo Fitz, é uma das afecções mais comuns do trato gastrointestinal, com grandes repercussões para o paciente e para o sistema de saúde.[1-3] É definida como processo inflamatório agudo do pâncreas e tem como principal etiologia deste fenômeno a autodigestão do parênquima por enzimas pancreáticas (enzimas proteolíticas, lipolíticas e amiolíticas).

Nos Estados Unidos, em 2009, a pancreatite aguda foi o diagnóstico mais comum entre as doenças gastrointestinais, com um custo de, aproximadamente, 2,6 bilhões de dólares.[2] Estudos recentes mostram uma incidência de PA que varia entre 4,9 a 73,4 casos por 100.000 habitantes no mundo, além de um aumento anual significativo no número de novos casos.[4,5]

Mais de 20 anos se passaram desde a elaboração da Classificação de Atlanta para Pancreatite, idealizada por Edward BradLey, em 1991. Na época, esta classificação foi uma tentativa de definir uma terminologia comum e classificar a gravidade da doença por meio de uma linguagem uniforme.

Entretanto, nesses últimos 20 anos, a melhor compreensão da etiopatogenia da pancreatite aguda, sua história natural, o surgimento de vários marcadores e escores de gravidade e, igualmente importantes, as características da doença nos exames de imagem levaram a uma infinidade de termos muitas vezes confusos e usados de maneira imprecisa.

Dessa forma, tornou-se latente a necessidade de uma terminologia comum para a doença, sua severidade e suas complicações.

A nova classificação de pancreatite aguda 2012, publicada em 2013, com base em um consenso de especialistas de todo o mundo, modificou as definições da PA desde a Classificação de Atlanta e unificou a terminologia para permitir uma linguagem global e facilitar a comparação de estudos publicados na literatura.[6]

DIAGNÓSTICO E QUADRO CLÍNICO

O diagnóstico de PA é estabelecido pela presença de dois dos três critérios:

1. Dor abdominal típica.
2. Amilase sérica ou lipase sérica 3 vezes maior que o limite superior do valor de referência.
3. Achados em exames de imagem característicos de PA.

A faixa etária mais acometida é o adulto jovem ou pacientes idosos, principalmente no sexo feminino. Tipicamente, os pacientes com PA apresentam dor epigástrica de forte intensidade ou em abdome superior em barra, na maioria das vezes acompanhada de náuseas e vômitos. Frequentemente, é descrita com irradiação para dorso, tórax ou flancos. Seu início é súbito e de forte intensidade.

Ao exame identificamos um abdome bastante doloroso, tenso e com sinais de defesa. Os ruídos hidroaéreos estão diminuídos. A presença de taquicardia e febre também é frequente, e em cerca de 30% dos pacientes há icterícia.[7]

Os sinais de Grey-Turner (equimose em flanco abdominal) e de Cullen (equimose periumbilical) podem estar presentes, se houver hemorragia retroperitoneal.[8]

Por causa das limitações de sensibilidade, especificidade, valores preditivos positivo e negativo, a amilase sérica não deve ser usada isoladamente para o diagnóstico, e a lipase sérica deve ser preferida. Os valores da amilase sérica em pacientes com PA geralmente caem após poucas horas do início da dor e normalizam entre 3-5 dias. O valor sérico encontra-se normal na admissão em 1/5 dos pacientes. Concentrações normais de amilase podem ser encontradas na PA induzida por álcool e na hipertrigliceridemia.

O valor sérico da amilase pode estar aumentado na ausência de PA na macroamilasemia, em pacientes com decréscimo da filtração glomerular, em doenças da glândula salivar e em patologias abdominais inflamatórias extrapancreáticas, como apendicite aguda, colecistite, obstrução intestinal ou isquemia, úlcera péptica e doenças ginecológicas.

A lipase sérica é bem mais específica e permanece elevada por mais tempo após a apresentação inicial da doença. Entretanto, podem-se encontrar valores elevados na ausência de doença pancreática, como macrolipasemia, doença renal, apendicite, colecistite entre outras.

Em pacientes diabéticos, o valor basal médio da lipase sérica encontra-se aumentado com relação a pacientes não diabéticos.

Por sua vez, exames de imagem também são úteis para confirmar o diagnóstico de pancreatite. A tomografia computadorizada com contraste (TC) tem sensibilidade e especificidade > 90% no diagnóstico de PA. No entanto, a tomografia computadorizada de abdome com contraste (TC) ou ressonância magnética (RM) do pâncreas deve ser reservada para pacientes com dúvida diagnóstica ou sem melhora clínica nas primeiras 48-72 horas após a admissão hospitalar (p. ex., persistência da dor, febre, náusea, impossibilidade de alimentação oral) ou que evoluíram com complicações. TC e RM são semelhantes na investigação inicial por imagem de PA.

ETIOLOGIA

A etiologia da PA pode ser identificada na maioria dos pacientes. A principal causa é litíase biliar (40-70%) e álcool (25-35%).[9,10] Em razão da alta prevalência e para prevenir a recorrência da doença, a ultrassonografia (USG) de abdome para avaliar a presença de colelitíase deve ser solicitada para todos os pacientes.[11,12] A pancreatite biliar geralmente é um evento agudo e resolve-se quando o cálculo é removido ou eliminado espontaneamente.

A pancreatite aguda induzida por álcool se manifesta com episódios discretos que evoluem para um estado irreversível de alterações da pancreatite crônica. O diagnóstico deve ser dado, se o paciente tiver uma história de consumo de álcool maior que 50 g por dia por mais de 5 anos.[13] A PA clinicamente evidente ocorre em < 5% dos alcoolistas pesados.[14]

Na ausência de litíase biliar ou álcool, outras etiologias para PA devem ser investigadas. Medicamentos, agentes infecciosos, causas metabólicas, como hipercalcemia ou hiperparatireoidismo, são raras, geralmente apontadas indevidamente como causa de PA. Entretanto, algumas medicações, como 6-mercaptopurina, azatioprina e DDI (2,3-dideoxinosina) claramente podem causar PA. As hipertrigliceridemias primária e secundária podem causar PA, respondendo por 1-4% dos casos.[15] Níveis séricos de triglicerídeos acima de 1.000 mg/dL devem ser considerados como a causa da PA.[16,17]

A pancreatite aguda idiopática (PAI) é definida como pancreatite sem etiologia estabelecida após investigação laboratorial inicial (incluindo triglicerídeos e cálcio) e exames de imagem (USG e TC).[18]

Dos pacientes com tumores de vias biliares, 5-14% desenvolvem PA idiopática. Dessa forma, pacientes com idade superior a 40 anos e, ocasionalmente, mais jovens, com pancreatite idiopática devem ser investigados sobre presença de tumores de vias biliares malignos ou benignos, principalmente se o curso da PA for prolongado ou recorrente.

Anormalidades anatômicas e funcionais do pâncreas ocorrem em 10-15% da população, como pâncreas *divisium* e disfunção do esfíncter de Oddi, mas não existe consenso como serem causas isoladas de PA. Provavelmente, fatores associados, como anatômicos e genéticos, predispõem ao desenvolvimento de PA em indivíduos suscetíveis.

Defeitos genéticos, como mutação do tripsinogênio catiônico, SPINK ou mutação do CFTR, como causa de PA, vêm sendo mais reconhecidos. Pacientes com PAI e história familiar de pancreatite aguda devem ser referenciados a um centro especializado.

CLASSIFICAÇÃO

A pancreatite aguda é classificada nas seguintes formas:[6]

1. **Pancreatite intersticial edematosa:** a maioria dos pacientes (80-90%) com pancreatite aguda apresentará esta forma mais leve. A característica é a ausência de necrose do parênquima pancreático ou dos tecidos peripancreáticos. O pâncreas encontra-se aumentado, na maioria das vezes, difusamente pelo edema inflamatório e também pode haver algum fluido peripancreático. O quadro clínico geralmente se resolve rapidamente durante a primeira semana.

2. **Pancreatite necrosante:** a marca registrada dessa forma de pancreatite aguda é a presença de necrose tecidual, seja do parênquima pancreático ou nos tecidos peripancreáticos. A necrose geralmente envolve tanto o parênquima pancreático quanto os tecidos peripancreáticos, mas pode estar presente apenas no tecido peripancreático. Raramente, a necrose é limitada apenas ao parênquima pancreático. Necrose pancreática é a presença de áreas focais de parênquima pancreático sem vitalidade > 3 cm ou > 30% do pâncreas.

   Portanto, pancreatite necrosante é classificada como necrose isolada do parênquima pancreático, necrose do parênquima pancreático e tecidos peripancreáticos, ou necrose isolada peripancreática.

   Vale ressaltar que a presença de necrose do parênquima pancreático frequentemente anuncia uma doença mais grave do que necrose peripancreática isolada.

3. **Necrose estéril × necrose infectada:** a pancreatite necrosante também deve ser classificada em infectada ou estéril. A infecção é rara. Pode ser diagnosticada com base em si-

nais de sepse ou a combinação de sinais clínicos e de imagem (gás extraluminal dentro de áreas de necrose no pâncreas ou tecidos peripancreáticos). Do mesmo modo, o diagnóstico de necrose infectada pode ser feito com base na punção aspirativa por agulha fina guiada por TC, quando bactérias ou fungos são vistos na coloração de Gram, e a cultura é positiva. A falta de positividade do Gram ou da cultura deve ser interpretada com cautela.

A infecção também pode ser diagnosticada como um evento secundário após a instrumentação de qualquer forma (percutânea, endoscópica, operatória), estando relacionada com o aumento da mortalidade e morbidade.[19]

CLASSIFICAÇÃO DE GRAVIDADE

São definidos três graus de gravidade: pancreatite aguda leve, pancreatite aguda moderada e aguda grave.

Estes níveis de gravidade são com base na presença ou ausência de falência orgânica persistente e pela presença de complicações locais e sistêmicas.

De uma forma geral, a pancreatite aguda leve se resolve dentro de alguns dias a 1 semana, a pancreatite aguda moderada resolve-se lentamente e pode exigir intervenções, e a pancreatite aguda grave, além de maior tempo de internação e intervenções, também está associada à falência de órgãos e morte.

Algumas definições são essenciais para essa classificação:

1. **Definição de falência orgânica (persistente ou transitória):** falência do órgão persistente, por mais de 48 horas, provou ser o indicador mais confiável para a gravidade da doença em pancreatite aguda. Os autores da Nova Classificação de Pancreatite Aguda, de 2012, escolheram o escore de Marshall modificado, um sistema de pontuação fácil e universalmente aplicável para estratificar a gravidade da doença de formas simples e objetiva.

   Este sistema de pontuação tem como alvo os três sistemas de órgãos mais comumente afetados pela síndrome de resposta inflamatória sistêmica (SIRS), que acompanha pancreatite aguda grave: respiratório, cardiovascular e renal (Quadro 23-1).[6]

   Falência orgânica persistente é definida como uma pontuação maior que 2 para 1 (ou mais) dos três sistemas do escore de pontuação modificado Marshall por mais de 48 horas.

   Entretanto, a falha do órgão transitória é uma pontuação de 2 ou mais, por menos de 48 horas.

   O escore de Marshall modificado pode ser utilizado repetidamente, tanto no início como em fases tardias da doença, para classificar sua gravidade.

2. **Definição de complicações locais:** complicações locais na Atual Classificação, de 2012, incluem as coleções peripancreáticas agudas, pseudocistos de pâncreas, coleções necróticas e a necrose *walled-off*. Outras complicações locais incluem trombose de veias esplênica e porta, necrose do cólon, hemorragia retroperitoneal e obstrução gástrica. As complicações locais geralmente retardam a alta hospitalar ou necessitam de intervenção, mas não necessariamente vão causar morte.

   Paciente com presença de uma complicação local tem persistência da dor abdominal, aumentos secundários da atividade da amilase/lipase sérica, falência de órgãos, febre ou calafrios.

3. **Definição de complicações sistêmicas:** complicações sistêmicas incluem a ocorrência de insuficiências renal, circulatória, respiratória ou falência de órgãos ou exacerbação de comorbidades preexistentes. Exemplos dessas comorbidades incluem doença arterial coronariana, insuficiência cardíaca congestiva, doença pulmonar obstrutiva crônica, diabetes e doença hepática crônica.

4. **Fases da pancreatite aguda:** em geral, existem duas fases da doença que se sobrepõem uma a outra: a primeira fase, que geralmente dura apenas 1 semana; e a fase tardia, que pode persistir por semanas a meses.

   Durante a fase inicial, a maioria das manifestações sistêmicas da doença é uma consequência da resposta do hospedeiro à lesão pancreática. Esta fase inicial é secundária à cascata de citocinas, que se manifesta como SIRS

Quadro 23-1 Escore de Marshall modificado

Órgão ou sistema	Pontuação				
	0	1	2	3	4
Respiratório (PaO$_2$/FiO$_2$)	> 400	301-400	201-300	101-200	≤ 101
Renal[1] (Cr sérica, mg/dL)	< 1,4	1,4-1,8	1,9-3,6	3,6-4,9	> 4,9
Cardiovascular[2] (pressão arterial, mmHg)	> 90	< 90 (com resposta à expansão volêmica)	< 90 (sem resposta à expansão volêmica)	< 90, pH < 7,3	< 90, pH < 7,2

Um escore de 2 ou mais em qualquer um dos sistemas define a presença de falência orgânica.
[1] O escore não é válido para pacientes com disfunção renal crônica com nível de creatinina basal ≥ 1,4 mg/dL.
[2] Sem drogas vasoativas.
Modificado de Banks et al.[6]

ou síndrome anti-inflamatória (CARS). Quando SIRS ou CARS persistirem, a falência orgânica torna-se muito mais provável.

A fase tardia da pancreatite aguda é caracterizada pela persistência de sinais sistêmicos de inflamação e pela presença de complicações locais e sistêmicas. Por definição, a fase tardia ocorre somente em pacientes com pancreatite aguda grave ou moderada.

Pancreatite Aguda Leve

A pancreatite aguda leve é definida como pancreatite aguda sem falência de órgãos e sem complicações locais e sistêmicas. Estes pacientes melhoram os sintomas geralmente com 48 horas. A mortalidade é rara, e exame de imagem do pâncreas não é necessário.

Pancreatite Aguda Moderada

A pancreatite aguda moderada é definida como a pancreatite aguda com falência de órgãos transitória (< 48 horas), complicações locais e/ou complicações sistêmicas. A morbidade (maior tempo de internamento hospitalar e necessidade de intervenção) é aumentada, a mortalidade também aumenta (< 8%) em comparação a da pancreatite aguda leve. Dependendo das complicações da pancreatite aguda, os pacientes podem receber alta dentro da segunda ou terceira semana ou podem necessitar de hospitalização prolongada por causa de complicações locais e sistêmicas.

Pancreatite Aguda Grave

A pancreatite aguda grave é definida como a pancreatite aguda complicada por falência de órgãos persistente (> 48 horas) e ocorre em 15-20% dos pacientes com PA. Os pacientes com pancreatite aguda grave também costumam ter complicações locais e sistêmicas. Os pacientes com pancreatite aguda grave que desenvolvem falência orgânica dentro da fase precoce (primeira semana) correm um risco de 36 a 50% de morte (Quadro 23-2).[20-23]

COLEÇÕES PANCREÁTICAS E PERIPANCREÁTICAS

Coleções Fluidas Agudas Peripancreáticas

Este tipo de fluido aparece na fase inicial da pancreatite aguda edematosa intersticial. Na TC, coleções peripancreáticas agudas (CFPA) não possuem cápsula ou parede e estão confinadas pelos planos faciais do retroperitônio. Essas coleções não são associadas à pancreatite necrosante, permanecem estéreis e geralmente desaparecem sem necessidade de intervenção. Quando uma CFPA persiste por mais de 4 semanas, é suscetível de se transformar em um pseudocisto pancreático.

Quadro 23-2 Gravidade da pancreatite: comparação entre o Consenso de Atlanta e a revisão atual

Critérios de Atlanta (1993)	Revisão de Atlanta (2013)
Pancreatite aguda leve	**Pancreatite aguda leve**
Ausência de falência orgânica	Ausência de falência orgânica
Ausência de complicações locais	Ausência de complicações locais
Pancreatite aguda grave	**Pancreatite aguda moderada**
1. Complicações locais e/ou	1. Complicações locais e/ou
2. Falência orgânica	2. Falência orgânica transitória (< 48 horas)
Sangramento GI	**Pancreatite aguda grave**
Choque hipovolêmico – PAS ≤ 90 mmHg	Falência orgânica persistente (> 48 horas)
PaO$_2$ ≤ 60 mmHg	
Creatinina ≥ 2 mg/dL	

GI = gastrointestinal; PAS = pressão arterial sistólica.
Falência orgânica persistente é definida pelos critérios de Marshall modificado (Quadro 23-1).
Modificado de Tenner et al.[23]

Pseudocisto de Pâncreas

Este termo refere-se muito especificamente a uma coleção fluida peripancreática ou, menos comumente, intrapancreática com parede bem definida e sem nenhum material sólido. A etiopatogenia do pseudocisto pancreático está relacionada com uma interrupção do ducto pancreático principal ou de seus ramos intrapancreáticos. Deve-se ressaltar que o desenvolvimento de um pseudocisto pancreático é extremamente raro na pancreatite aguda. Uma situação especial que pode levar à formação de pseudocistos pancreáticos em pacientes com pancreatite necrosante envolve a "síndrome do ducto desconectado". Esta coleção fluida pode ocorrer em pacientes, quando a necrose da cabeça/corpo proximal do pâncreas isola um remanescente distal do pâncreas ainda viável.

Coleções Necróticas Agudas

Essas coleções ocorrem nas primeiras 4 semanas de doença e contêm variável quantidade de necrose, material fluido. Na TC, coleções necróticas agudas (CNA) assemelham-se a uma CPFA nos primeiros dias da pancreatite aguda, mas, como a necrose evolui, os componentes fluidos e sólidos tornam-se evidentes. As CNA podem ser múltiplas e podem envolver o parênquima pancreático sozinho, o tecido peripancreático sozinho, ou, mais comumente, tanto o parênquima do pâncreas e dos tecidos peripancreáticos. Uma CNA pode ser infectada ou estéril.

Quadro 23-3 — Critérios de Ranson

Admissão	Após 48 horas
Idade superior a 55 anos	Queda Ht > 10%
Leucometria acima 16.000 cél/mm^3	Aumento da Ureia > 5 mg/dL
TGO > 250 UI/dL	Cálcio sérico < 8 mg/dL
Glicemia > 200 mg/dL	PO$_2$ arterial < 60 mmHg
DHL > 350 UI/L	Déficit de base > 4 mEq/L
	Sequestro de líquido estimado > 6 L

Pancreatite leve: até 3.
Pancreatite grave: entre 3 e 6.
Pancreatite muito grave: > 6.
Modificado de Ranson et al.[24]

Necrose Encistada (Walled-off)

Este tipo de coleção é composto por diferentes quantidades de material líquido e sólido cercado por uma parede de tecido inflamatório. A necrose *wallled-off* (WON) representa a CNA encapsulada que se desenvolve, geralmente, pelo menos, 4 semanas após o início da pancreatite necrosante aguda. Termos anteriormente utilizados para descrever este tipo de coleção incluem necrose pancreática organizada, necroma, sequestro de pâncreas, pseudocisto pancreático com necrose e necrose pancreática subaguda. WONs podem ser múltiplos e presentes em locais distantes do pâncreas, estando infectado ou estéril.

CRITÉRIOS PREDITORES DE GRAVIDADE

Ranson et al.[24] publicaram, em 1974, 11 critérios prognósticos da pancreatite aguda, que mostraram uma boa correlação com a gravidade do quadro. Quando há até três dos critérios de Ranson, a mortalidade é de cerca de 0,4%, e o índice de infecção, de 2,7%. Entre três e seis critérios de Ranson, a mortalidade alcança 25 e 34% de infecção, enquanto em mais de seis fatores, a mortalidade atinge 100% (Quadro 23-3).

A utilização do APACHE II na avaliação do prognóstico da pancreatite aguda tem-se tornado cada vez mais frequente. A grande vantagem do APACHE II entre os outros métodos é que ele pode ser utilizado logo na admissão do paciente. Valores acima de 7 na admissão são indicativos de pancreatite grave (Quadro 23-4).[25]

A utilização da tomografia como fator prognóstico foi proposta por Balthazar, em 1987.[26] Pacientes classificados em D e E apresentam prognósticos reservados (Quadro 23-5).

A avaliação da gravidade da pancreatite aguda pelos critérios de Glasgow é analisada 48 horas depois do início dos sintomas. A presença de três ou mais fatores indica uma pancreatite severa com uma alta mortalidade.

Como se pode perceber, a maioria dos escores utilizados requer 48 horas para serem concluídos, e quando os escores apontam doença severa, a condição clínica grave do paciente já é obvia. Os novos escores de gravidade, como o BISAP, não se mostram mais acurados que os outros escores.[24,27] De uma forma geral, escores específicos para PA têm valor limitado e fornecem poucas informações adicionais acerca da evolução dos pacientes e sobre sua condução (Quadro 23-6).[28]

Embora alguns exames laboratoriais, como hematócrito e ureia, sejam úteis, nenhum teste laboratorial tem acurácia consistente para predizer severidade em pacientes com pancreatite aguda.[26,29,30] Inclusive, a Proteína C Reativa (PCR), o marcador inflamatório mais estudado na pancreatite aguda, não é prática à medida que se torna acurada após 72 horas. TC e RM também não são úteis para determinar a gravidade precoce, já que a necrose geralmente não está presente à admissão e se desenvolve depois de 24-48 horas. Dessa forma, na ausência de um teste válido para predizer a gravidade da doença, o exame clínico minucioso para identificar disfunção orgânica é crucial.

Mais que depender de escores para predizer a gravidade da doença, deve-se estar atento para fatores de risco dos pacientes. Estes incluem idade do paciente, comorbidades, IMC, presença de SIRS, sinais de hipovolemia (como o aumento da ureia e do hematócrito), presença de derrame pleural e/ou infiltrado pulmonar, alteração do estado mental entre outros fatores (Quadro 23-7).[23]

A reversão da falência orgânica precoce tem-se mostrado importante na prevenção de morbidade e mortalidade dos pacientes com PA.[31,32] A presença de SIRS nas 24 horas iniciais tem alta sensibilidade para predizer falência orgânica, mas tem baixa especificidade para predizer doença severa (41%). Esta baixa especificidade decorre de os sinais de SIRS poderem ser transitórios.[33,34]

MANEJO INICIAL

Nenhuma droga mostrou-se efetiva no tratamento da pancreatite. No entanto, uma intervenção é descrita como efetiva: hidratação intravenosa agressiva precoce. O conceito deve-se à origem multifatorial da hipovolemia na PA, incluindo vômitos, diminuição da ingesta hídrica, aumento da frequência respiratória e sudorese. Em adição, a hipótese do efeito microangiopático e o edema do pâncreas inflamado acarreta em morte celular, necrose e desencadeia as numerosas cascatas de ativação enzimática. A inflamação aumenta a permeabilidade capilar, aumentando a perda hídrica para o terceiro espaço e piorando a má perfusão pancreática, o que aumenta a morte celular e a necrose do parênquima pancreático.[35]

Quadro 23-4 APACHE II

Physiological variable	High abnormal range				0	Low abnormal range			
	+4	+3	+2	+1		+1	+2	+3	+4
Temperature (°c)	> 41	39-40,9		38,5-38,9	36-38,4	34-35,9	32-33,9	30-31,9	< 29,9
Mean arterial pressure (mmHg)	> 160	130-159	110-129		70-109		50-69		< 49
Heart rate (ventricular response)	> 180	140-179	110-139		70-109		55-69	40-54	< 39
Respiratory rate (non-vetilated or ventilated)	> 50	35-49		25-34	12-24	10-11	6-9		< 5
Oxygenation: **AaDO$_2$** or PaO$_2$ (mmHg)(FiO$_2$ > 0,5 record AaDO$_2$, FiO$_2$ < 0,5 record PaO$_2$)	> 500	350-499	200-349		< 200 PaO$_2$ > 70	PaO$_2$ 61-70		PaO$_2$ 55-60	PaO$_2$ < 55
Arterial pH	> 7,7	7,6-7,69		7,5-7,59	7,33-7,49		7,25-7,32	7,15-7,24	< 7,15
Serum sodium (mmol/L)	> 180	160-179	155-159	150-154	130-149		120-129	111-119	< 110
Serum potassium (mmol/L)	> 7	6-6,9		5,5-5,9	3,5-5,4	3-3,4	2,5-2,9		< 2,5
Serum creatinine (mg/dL) (double point escore for acute renal failure	> 3,5	2-3,4	1,5-1,9		0,6-1,4		< 0,6		
Hematocrit (%)	> 60		50-59,9	46-49,9	30-45,9		20-29,9		< 20
W.B.C. (×10^2/mm^3)	> 40		20-39,9	15-19,9	3-14,9		1-2,9		< 1
Glasgow coma escore (GCS) Escore = 15 – actual GCS									
Serum HCO$_3$ (venous-mmol/L) (not preferred, use if no ABGs)	> 52	41-51,9		32-40,9	22-31,9		18-21,9	15-17,9	< 15

Modificado de Knaus et al.[25]

Quadro 23-5 — Escore de Balthazar

Estágio	Escore
A) Pâncreas normal	0
B) Aumento focal ou difuso	1
C) Inflamação peripancreática	2
D) Coleção líquida única	3
E) Duas ou mais coleções líquidas e/ou gás peripancreático	4
Necrose (%)	
Nenhuma	0
< 33	2
33 a 50	4
> 50	6
Índice total (alterações inflamatórias mais necrose)	0-10

Escore	Morbidade (%)	Mortalidade (%)
0-3	8	3
4-6	35	6
7-10	92	17

Modificado de Balthazar.[26]

Ressuscitação intravenosa agressiva garante, pois, o suporte micro e macrocirculatório na tentativa de prevenir sérias complicações, como a necrose pancreática.

Exames laboratoriais, como ureia, creatinina e hematócrito, são úteis como marcadores de uma hidratação bem-sucedida.

Hidratação agressiva, definida como 250-500 mL por hora de solução isotônica, deve ser fornecida a todos os pacientes,

Quadro 23-6 — BISAP Escore

Critério	Pontuação
BUN > 25	1
Alteração do estado mental	1
SIRS (> dois critérios)	1
Idade > 60 anos	1
Derrame pleural	1

BISAP Escore Observed Mortality	Escore Observed Mortality
0	0,1%
1	0,4%
2	1,6%
3	3,6%
4	7,4%
5	9,5%

Modificado de Bradley.[28]

Quadro 23-7 — Achados clínicos associados a um curso grave da PA[1]

Idade > 55 anos
Obesidade (IMC > 30 kg/m²)
Confusão mental
Presença de comorbidades
Síndrome da resposta inflamatória sistêmica (SIRS), presença de > 2 dos critérios abaixo:
• FC > 90 bpm
• FR > 20 ipm ou $PaCO_2$ > 32 mmHg
• Temperatura > 38° ou < 36°C
• Leuco > 12.000 ou < 4.000 cel/mm³ ou > 10% céls. imaturas (bastões)
Achados laboratoriais
BUN > 20 mg/dL
Aumento de ureia
HCT > 44%
Aumento do hematócrito
Aumento da creatinina
Achados radiológicos
Derrame pleural
Infiltrado pulmonar
Múltiplas ou extensas coleções extrapancreáticas

IMC = índice de massa corporal; BUN = blood ureia nitrogen; HCT = hematócrito.
[1]A presença de falência orgânica e/ou necrose pancreática define pancreatite aguda grave.
Modificado de Tenner et al.[23]

exceto com disfunção cardiovascular, renal, ou outra comorbidade relacionada existente. A hidratação venosa agressiva é benéfica nas primeiras 12-24 horas e pode trazer pequenos benefícios quando utilizada por períodos adicionais.

Pacientes que não respondem bem à reposição vigorosa nas primeiras 6-12 horas provavelmente não terão benefícios com a hidratação agressiva continuada.

Em pacientes com depleção volêmica grave, manifestada por hipotensão ou taquicardia, reposição rápida em *bolus* pode ser necessária.

A solução de Ringer lactato deve ser a solução isotônica de cristaloide preferida para a reposição volêmica, pois existe um benefício teórico no balanço eletrolítico na PA com o uso de RL em grandes volumes. Baixos pHs ativam o tripsinogênio, deixando as células acinares mais suscetíveis à lesão e aumenta a gravidade da doença, como mostram estudos experimentais.[36]

A necessidade de fluidos deve ser reavaliada em intervalos curtos nas primeiras 6 horas da admissão e nas 24-48 horas seguintes. O objetivo da hidratação agressiva deve ser a queda dos níveis da ureia.

CPER NA PA

A CPRE (colangiopancreatografia endoscópica retrógrada) na PA é útil no manejo de pacientes com coledocolitíase. A CPRE deve ser realizada nas primeiras 24 horas da admissão dos pacientes com colangite.[23]

Vários ensaios clínicos foram realizados para responder se a CPRE precoce (dentro de 24-72 horas da admissão) na PA biliar reduz o risco de progressão da PA para doença grave com falência orgânica e/ou necrose. Neoptolemos et al.[37] estudaram 121 pacientes com provável PA biliar, estratificados para a gravidade de acordo com os critérios de Glasgow modificados. O ensaio foi realizado em um único centro no Reino Unido. Pacientes com fatores preditivos para PA grave tiveram menos complicações quando submetidos à CPRE no prazo de 72 horas de admissão (24 vs 61%, P < 0,05). Quando os pacientes com colangite aguda (que seriam obviamente beneficiados desde o início de CPRE) foram excluídos, a diferença permaneceu significativa (15 vs. 61%, P = 0,003).

Fan et al.[38] relataram um estudo de 195 pacientes com suspeita de pancreatite biliar estratificados para a severidade de acordo com critérios de Ranson. Os pacientes no estudo foram divididos em um grupo submetido à CPER dentro de 24 horas de admissão e um grupo-controle com tratamento conservador. Pacientes do grupo-controle que desenvolviam colangite eram submetidos à CPRE. Os pacientes submetidos precocemente a CPRE tiveram menos complicações (13 vs. 54%, P = 0,002).

Estudos mais recentes confirmam que CPRE precoce no prazo de 24 horas da admissão diminui a morbidade e mortalidade em pacientes com PA complicada por sepse biliar.[39,40] Uma árvore biliar dilatada na ausência de bilirrubina elevada e outros sinais de sepse não deve ser confundida com colangite, mas pode indicar a presença de um cálculo no ducto biliar comum. Em pacientes com pancreatite biliar que têm doença leve, e em pacientes que têm melhora clínica, a CPRE antes da colecistectomia tem demonstrado ser de valor limitado e pode ser prejudicial. Estudos de imagem não invasivos é a modalidade diagnóstica preferida nestes pacientes (USE ou CRNM).

ANTIBIÓTICO EM PANCREATITE AGUDA

Conforme recomendação do *Guideline* da Sociedade Americana de Gastroenterologia, em 2013:[23]

1. Antibiótico deve ser utilizado no tratamento de infecções extrapancreáticas associadas, como colangite, infecção associada ao cateter, bacteriemia, infecção do trato urinário, pneumonia (forte recomendação, moderada qualidade de evidência).
2. Antibioticoprofilaxia de rotina em pacientes com PA grave não é recomendada (forte recomendação, moderada qualidade de evidência).
3. O uso de antibióticos em paciente com necrose estéril como prevenção de infecção da necrose não é recomendado (forte recomendação, moderada qualidade de evidência).
4. Necrose infectada deve ser considerada em pacientes com necrose pancreática ou extrapancreática com deterioração clínica ou ausência de melhora em 7-10 dias de hospitalização. Nestes pacientes, pode ser adotado esquema antimicrobiano guiado pelo GRAM e cultura de material obtido por punção por agulha fina guiada por TC (PAAF-TC) ou antibioticoterapia empírica após coleta de culturas, sem PAAF-TC.
5. Em pacientes com necrose infectada, antibióticos com boa penetração na necrose pancreática, como carbapenêmicos, quinolonas e metronidazol, são úteis para adiar ou evitar intervenções cirúrgicas, diminuindo assim a morbidade e mortalidade (recomendação condicional, moderada qualidade de evidência).
6. Administração de agentes antifúngicos isoladamente, como antibiótico profilático ou terapêutico, não é recomendada (recomendação condicional, baixa qualidade de evidência).

As complicações infecciosas, tanto pancreáticas (necrose infectada) como extrapancreáticas (pneumonia, colangite, bacteriemia, infecções do trato urinário, e assim por diante), são uma das principais causas de morbidade e mortalidade em pacientes com PA.

A maioria das infecções é nosocomial e tem um grande impacto na mortalidade.[41] Vale ressaltar que sintomas, como febre, taquicardia, taquipneia e leucocitose relacionados com a SIRS, que pode ocorrer no início do curso da PA, podem ser indistinguíveis da sepse. Desse modo, quando se suspeita de infecção, antibiótico deve ser iniciado, enquanto a fonte da infecção está sendo investigada.[42] No entanto, uma vez que as culturas forem negativas e nenhuma fonte de infecção for identificada, os antibióticos devem ser interrompidos.

PREVENÇÃO DA INFECÇÃO DA NECROSE PANCREÁTICA ESTÉRIL

As controvérsias e mudanças de paradigma acerca do uso de antibiótico em PA estão concentradas na necrose pancreática. Quando comparados a pacientes com necrose estéril, pacientes com necrose pancreática infectada têm uma alta taxa de mortalidade (média de 30%, com intervalo 14-69%).[42] Acreditava-se previamente que complicações infecciosas ocorriam tardiamente no curso da doença, no entanto, um estudo recente constatou que 27% dos casos de necrose infectada ocorrem dentro dos primeiros 14 dias e, em outro estudo, quase a metade de todas as infecções ocorreru no prazo de 7 dias da admissão.[43-46]

Ensaios clínicos bem desenhados não confirmam vantagem no uso do antibiótico profilático, a fim de evitar a evolução para infecção da necrose pancreática.[47-51] Desde 1993, 11 estudos prospectivos e randomizados avaliaram o uso de antibióticos profiláticos em PA grave.[52] Dessa metanálise, o número necessário para tratar foi 1.429 para o benefício em um paciente. Entretanto, permanece incerto se um subgrupo de pacientes com PA grave (como necrose extensa e persistente falência de órgãos) poderia se beneficiar de antibióticos, mas estudos ainda são necessários para esta determinação.

Com base na literatura atual, o uso de antibióticos profiláticos para prevenir a infecção em pacientes com necrose estéril (mesmo nos portadores de doença grave) não é recomendado.

A profilaxia de infecções fúngicas nestes pacientes também não é recomendada. Apesar de ter sido sugerido que a infecção fúngica pode ser a causa mais comum de mortalidade na PA, os estudos não confirmam este achado.[53] Um estudo clínico randomizado controlado, que utilizou descontaminação seletiva do intestino, para bactérias e fungos, a fim de evitar a necrose infectada, diminuiu a morbimortalidade dos pacientes com PA grave, mas ainda são necessárias investigações adicionais sobre o tema.[54]

Finalmente, os probióticos não devem ser administrados em PA grave. Embora estudos anteriores tenham sugerido benefício, um ensaio clínico, controlado e randomizado, demonstrou aumento da mortalidade.[55] Esta falta de benefício também foi mostrada em metanálise recente.[56]

Necrose Infectada

O conceito de que a necrose pancreática infectada requer rápido desbridamento cirúrgico foi contestado por vários estudos e série de casos, mostrando que só a antibioticoterapia pode levar à resolução de infecção e, em alguns pacientes, evitar a cirurgia.[57-60] Garg et al.,[60] ao longo de um período de 10 anos, relataram 47/80 pacientes com necrose infectada que obtiveram sucesso com o tratamento conservador somente com antibióticos. A mortalidade no grupo com tratamento conservador foi de 23%, em comparação a 54% no grupo com tratamento cirúrgico.

O mesmo grupo publicou uma metanálise de oito estudos de 409 pacientes com necrose infectada dos quais 324 foram tratados com sucesso apenas com antibioticoterapia.[61] De uma forma geral, 64% dos pacientes com necrose infectada nesta metanálise foram conduzidos pelo tratamento conservador com antimicrobianos com mortalidade de 12%, e apenas 26% foram submetidos ao tratamento cirúrgico. No entanto, deve ser advertido de que esses pacientes requerem estreita supervisão, e a necrosectomia percutânea ou endoscópica deve ser considerada, se o paciente não melhora ou se deteriora clinicamente.

Escolha do Antibiótico

Os organismos mais comumente encontrados na necrose pancreática infectada são bactérias Gram-negativas (*Escherichia coli, Klebsiella, Enterobacteriacea*), bactérias Gram-positivas (estafilococos, estreptococos) e fungos (espécies de *Candida*) (Quadro 23-8).[62] As bactérias anaeróbias foram cultivadas em cerca 8 a 15% dos pacientes, enquanto as infecções fúngicas estão presentes em 20 a 25% de pacientes.[43,63-66]

Existem algumas evidências de que após a introdução e o uso indiscriminado de antibióticos profiláticos na década de 1990, a microbiologia da infecção da necrose pancreática mudou, aumentando a infecção por bactérias Gram-positivas com relação às Gram-negativas, como *S. epidermidis*, bactérias resistentes, como *Staphylococcus aureus* resistentes à meticilina [MRSA], Enterococo resistente à vancomicina [VRE] e fungos.[64,65]

Na escolha do antibiótico, devem-se considerar as classes de antibióticos que têm melhor penetração no tecido pancreático. As quinolonas (ciprofloxacina e ofloxacina) e carbapenêmicos (imipenem e meropenem) mostram boa penetração no tecido pancreático e ação bactericida de amplo espectro. Os carbapenêmicos têm o benefício adicional de uma excelente cobertura anaeróbia. O metronidazol tem a sua ação bactericida quase exclusivamente contra anaeróbios e também apresenta boa penetração no pâncreas.

Quadro 23-8 Microbiologia isolada na pancreatite necrosante infectada

	Bactérias Gram-negativas	Bactérias Gram-positivas	Fungos
Aeróbios	*Escherichia coli* *Klebsiella pneumonia* *Enterobacteriacea* *Proteus sp.* *Pseudomonas aeruginosa* *Citrobacter sp.* *Serratia sp.*	*Enterococcus sp.* *Staphylococcus aureus* *Staphylococcus epidermidis* *Streptococcus sp.*	*Candida albicans* *Candida glabrata*
Anaeróbios	*Bacterioides sp.*	*Peptostreptococcus* *Clostridio perfrigens*	

Gram-negativos: 35-55%; Gram-positivos: 20-35%; Anaeróbios: 8-15%; Fungos: 20-25%.
Modificado de Howard et al.[62]

Diante disto, o metronidazol associado à quinolona ou carbapenêmicos devem ser as drogas de escolha para tratar a infecção da necrose pancreática.

Pacientes com crescimento de fungos na cultura de material colhido por PAAF-TC ou de material colhido da necrosectomia, devem receber fluconazol dirigido a *Candida albicans*, o fungo mais comumente isolado em necrose pancreática infectada. A *Candida glabrata* tem uma CIM maior para o fluconazol do que C. *albicans* e deve ser tratada com maior dose de fluconazol (400 mg/d) para atingir maiores concentrações no pâncreas, ou caspofungina. Aqueles pacientes que foram tratados com fluconazol profilaticamente e subsequentemente desenvolveram necrose infectada com fungos devem ser tratados com caspofungina.[67]

Punção Aspirativa por Agulha Fina Guiada por TC (PAAF – TC)

A técnica de punção aspirativa por agulha fina guiada por TC (PAAF – TC) provou ser segura, eficaz e precisa para distinguir necrose infectada da estéril.[63] Como os pacientes com necroses infectada e estéril podem ser clinicamente similares à leucocitose, febre e falência de órgãos, algumas vezes é impossível separar estas entidades sem a punção aspirativa por agulha fina.[68]

Uma coloração de Gram imediata, muitas vezes, estabelece um diagnóstico. No entanto, pode ser prudente começar antibióticos, enquanto se aguarda confirmação microbiológica. Se os resultados das culturas forem negativos, os antibióticos devem ser interrompidos.

Há controvérsia se a PAAF-TC é necessária em todos os casos. A maior adoção de tratamento conservador com antibióticos e a drenagem minimamente invasiva tem diminuído a utilização de PAAF-TC para o diagnóstico de necrose infectada.[69]

Muitos pacientes com necrose estéril ou infectada ou melhoram rapidamente ou se tornam instáveis, e a decisão sobre intervenção através de uma via minimamente invasiva não será influenciada pelos resultados da aspiração. Dessa forma, em muitos pacientes, PAAF-TC não influencia a conduta.[68] A PAAF-TC só deve ser utilizada em situações em que não há resposta clínica aos antibióticos, como na suspeição de infecção fúngica.[69]

NUTRIÇÃO EM PA

São recomendações da Sociedade Americana de Gastroenterologia na PA:[23]

1. Na PA leve, alimentação via oral pode ser iniciada imediatamente na ausência de náuseas, vômitos e dor abdominal (recomendação condicional, qualidade moderada de evidência).
2. Na PA leve, o início da alimentação com uma dieta sólida de baixo teor de gordura parece tão seguro quanto uma dieta de líquidos claros (recomendações condicionais, qualidade moderada de evidência).
3. Na PA grave, nutrição enteral é recomendada para prevenir complicações infecciosas. A nutrição parenteral deve ser evitada, a menos que a via entérica não esteja disponível, não tolerada, ou não atender às exigências calóricas (forte recomendação, alta qualidade de evidência).
4. Suporte de dieta enteral por sonda nasogástrica e nasojejunal é comparável em eficácia e segurança (forte recomendação, qualidade moderada de evidência).

Nutrição em PA Leve

Historicamente, apesar da ausência de dados clínicos, os pacientes com PA eram mantidos em dieta zero para "descansar" o pâncreas. A maioria das diretrizes no passado recomendava dieta zero até a resolução da dor, e alguns sugeriam normalização das enzimas pancreáticas ou mesmo evidência de resolução da inflamação por exame de imagem.

No entanto, ensaios clínicos e estudos experimentais mostraram que o repouso intestinal está associado à atrofia da mucosa intestinal e complicações infecciosas pelo aumento da translocação bacteriana. Vários estudos demonstraram que os pacientes que recebem alimentação oral no início do curso de PA têm menor tempo de internação, menos complicações infecciosas, diminuição da morbidade e diminuição da mortalidade.[70-73]

Na PA leve, a ingestão oral geralmente é iniciada rapidamente, e nenhuma intervenção nutricional é geralmente necessária. Embora o tempo de realimentação permaneça controverso, estudos recentes têm demonstrado que a imediata alimentação oral em pacientes com AP leve parece segura.[74] Além disso, uma dieta sólida de baixo teor de gordura parece segura em comparação a líquidos claros, fornecendo mais calorias.[75] Do mesmo modo, em outros estudos randomizados, a alimentação oral com uma dieta sólida leve foi apontada como segura em comparação a líquidos claros e encurta o tempo de hospitalização.[76,77]

Com base nestes estudos, alimentação oral na PA leve não precisa ser iniciada com líquidos claros e progredida lentamente, mas pode ser iniciada como dieta sólida leve com baixo teor de gordura.

A nutrição parenteral total deve ser evitada em pacientes com PA. Vários estudos randomizados mostram a associação da nutrição parenteral total a complicações infecciosas. Como a alimentação enteral mantém a barreira da mucosa do intestino e impede a translocação de bactérias, prevenindo a progressão para necrose infectada, deve ser preferida.[72,73] Uma metanálise recente, descrevendo oito ensaios clínicos randomizados controlados, envolvendo 381 pacientes, encontrou uma diminuição na incidência de complicações infecciosas, falência de órgãos e mortalidade em pacientes com PA grave que estavam com a nutrição enteral, em comparação à nutrição parenteral total.[73]

Embora sejam necessários mais estudos acerca da infusão contínua da nutrição enteral, é a forma de administração preferida com relação à administração cíclica ou *bolus*. Vale ressaltar que não obstante o uso da sonda nasojejunal tenha sido tradicionalmente preferido para evitar a fase de estimulação gástrica, a nutrição enteral por sonda nasogástrica parece segura. Uma revisão sistemática de 92 pacientes de quatro estudos descreveu que a alimentação nasogástrica foi segura e bem tolerada em pacientes com PA grave. Há alguns relatos de que a alimentação por sonda nasogástrica aumenta ligeiramente o risco de aspiração. Por esta razão, os pacientes com PA com nutrição enteral devem ser colocados em uma posição mais vertical.

Em comparação à alimentação nasojejunal, a colocação de sonda nasogástrica é muito mais fácil, o que é importante em pacientes com PA, especialmente no ambiente de cuidados intensivos. Colocação da sonda nasojejunal requer radiologia intervencionista ou endoscopia. Por esses motivos, a alimentação por sonda nasogástrica deve ser preferida.[45]

PAPEL DA CIRURGIA NA PA

São orientações da Sociedade Americana de Gastroenterologia na PA:[23]

1. Em pacientes com PA leve, com colelitíase, a colecistectomia deve ser realizada antes da alta hospitalar para se evitarem episódios de repetição (recomendação moderada, qualidade moderada de evidência).
2. Em pacientes com PA biliar necrosante, a colecistectomia deve ser adiada até a resolução completa do processo inflamatório e das coleções pancreáticas, a fim de se evitarem complicações infecciosas relacionadas com a cirurgia (forte recomendação, evidência moderada).
3. Pseudocistos e necrose pancreática em pacientes assintomáticos não justificam a intervenção, independentemente do tamanho, da localização e da extensão (recomendação moderada, evidência alta).
4. Em pacientes com necrose infectada estáveis, a intervenção cirúrgica, radiológica ou endoscópica deve ser adiada de preferência por mais de 4 semanas para permitir a liquefação do conteúdo necrótico e o desenvolvimento da cápsula fibrosa (*walled-off* necrose) (forte recomendação, baixa evidência).
5. Em pacientes sintomáticos com necrose infectada, métodos minimamente invasivos de necrosectomia são preferíveis à cirurgia convencional (forte recomendação, baixa evidência).

Em pacientes com PA leve biliar, a colecistectomia deve ser realizada antes da alta hospitalar. Na literatura atual, oito estudos de coorte e um estudo randomizado descrevem 998 pacientes submetidos ou não à colecistectomia após episódio de PA biliar. Dos pacientes que receberam alta não colecistomizados, 95 (18%) evoluíram com reinternamento por complicações relacionadas com a via biliar no prazo de 90 dias após a alta (0 *vs.* 18%, P < 0,0001), incluindo PA recorrente (n = 43,8%).[78] Alguns dos casos evoluíram para PA grave.

Em pacientes que têm PA grave, especialmente com necrose pancreática, a colecistectomia deve ser retardada.

Diretrizes anteriores recomendavam a colecistectomia depois do segundo ataque de PAI, partindo da pressuposição de que muitos desses casos seriam por microlitíase. Entretanto, um estudo de base populacional revelou que a colecistectomia indicada por ataques recorrentes de PAI esteve associada a mais de 50% de recorrência dos episódios de PA mesmo após a colecistectomia.[79]

Na maioria dos pacientes com pancreatite biliar, o cálculo passa para o duodeno espontaneamente. Dessa forma, CPRE não é um exame indicado de rotina a menos que haja uma alta suspeita de coledocolitíase persistente.[80] Pacientes com PA leve, com bilirrubina normal, podem ser submetidos à colecistectomia videolaparoscópica com colangiografia intraoperatória, e os cálculos residuais podem ser tratados por CPRE pós- ou intraoperatória.

Em pacientes com moderado risco, CRNM ou USG Endoscópica pode ser usada no pré-operatório, mas o uso rotineiro de CRNM é desnecessário.

Em pacientes com PA biliar leve que tem contraindicações cirúrgicas, como o idoso frágil ou aqueles com comorbidades graves, a esfincterotomia pode ser uma forma efetiva para reduzir novos ataques de PA, embora ataques de colecistite ainda possam ocorrer.

NECROSECTOMIA

Historicamente, a necrosectomia o desbridamento cirúrgico convencional por laparotomia foi o tratamento de escolha para a necrose pancreática infectada e para a necrose estéril no paciente grave.

Décadas atrás, os pacientes com necrose estéril eram submetidos ao desbridamento cirúrgico precoce, um procedimento, sem dúvida, com elevada mortalidade. Por esta razão, o desbridamento cirúrgico precoce para necrose estéril foi abandonado.[81] No entanto, o desbridamento da necrose estéril mesmo precoce ainda é recomendado, se associado à obstrução gástrica e/ou obstrução do ducto biliar.

Em pacientes com necrose pancreática infectada, acreditava-se que a mortalidade sem a abordagem cirúrgica imediata agressiva em todos os pacientes era próxima a 100%.[82] Em uma análise retrospectiva de 53 pacientes com necrose infectada submetidos a tratamento cirúrgico (mediana de tempo para a cirurgia de 28 dias), a mortalidade caiu para 22%, quando a necrosectomia foi adiada. Em uma análise de 11 estudos que incluíram 1.136 pacientes, os autores encontraram que o adiamento de necrosectomia em pacientes estáveis tratados somente com antibióticos até 30 dias da admissão hospitalar está associado à diminuição significativa da mortalidade.

O conceito de que a necrose pancreática infectada requer desbridamento cirúrgico imediato também foi contestado por vários relatos e série de casos, mostrando que o tratamento com antibioticoterapia pode levar à resolução da infecção e, em alguns pacientes, evitar a cirurgia por completo.

Em um relato de 28 pacientes em uso de antibioticoterapia para o tratamento de necrose pancreática infectada, não foi necessária abordagem cirúrgica em 16. Houve dois óbitos em pacientes que se submeteram à cirurgia e duas mortes nos pacientes que foram tratados apenas com antibiótico. No presente relatório, mais da metade dos pacientes tiveram sucesso com o tratamento antimicrobiano isolado, e o tratamento em ambos os grupos foi semelhante.[59]

Embora os pacientes instáveis com necrose infectada devam ser submetidos a desbridamento cirúrgico urgente, o consenso atual é de que a condução inicial da necrose infectada nos pacientes que estão clinicamente estáveis deve ser um curso de antibiótico antes da intervenção para permitir que a reação inflamatória torne o processo mais organizado.[69]

Se o paciente tiver o curso arrastado e não houver resolução da infecção da necrose, a necrosectomia minimamente invasiva por vias endoscópica, radiológica, videoassistida retroperitoneal, a abordagem laparoscópica, ou a combinação delas, ou mesmo a cirurgia aberta é recomendada, uma vez que a necrose esteja encapsulada *(walled –off)*.[69]

▶ Necrosectomia Minimamente Invasiva

Abordagens minimamente invasivas para necrosectomia pancreática, incluindo cirurgia laproscópica, quer a partir de uma via anterior ou retroperitoneal, abordagem percutânea, drenagem guiada por radiologia intervencionista, desbridamento videoassistido ou endoscopia têm cada vez mais se tornado o padrão ouro de abordagem. Drenagem percutânea sem necrosectomia pode ser o método minimamente invasivo mais utilizado para tratar coleções fluidas complicadas com necrose na PA.[55,69] O índice de sucesso global é de, aproximadamente, 50% para evitar a cirurgia convencional. Além disso, a drenagem endoscópica das coleções de necrose e/ou necrosectomia endoscópica direta tem sido relatada em várias grandes séries a ser igualmente bem-sucedida.[54-56] Por vezes, estas modalidades podem ser combinadas no mesmo tempo ou sequencialmente, por exemplo, percutânea combinada a métodos endoscópicos. Recentemente, um estudo holandês bem desenhado, utilizando uma abordagem associada (drenagem percutânea associada por desbridamento retroperitoneal videoassistida), demonstrou a superioridade da abordagem associada pela menor morbidade (insuficiência de múltiplos órgãos e menos complicações cirúrgicas) e custos mais baixos em comparação à necrosectomia cirúrgica convencional.[69]

Embora não seja o objetivo entrar em detalhes das vantagens dos métodos, algumas generalizações são importantes. Independente do método empregado, abordagens minimamente invasivas requerem que a necrose pancreática esteja organizada.[69,83-86]

Considerando que na primeira fase da doença a necrose é uma massa inflamatória difusa sólida ou semissólida, após a 4ª semana, parede fibrosa se desenvolve em torno da necrose que torna viável a intervenção minimamente invasiva.

Atualmente, um consenso multidisciplinar favorece métodos minimamente invasivos com relação à cirurgia aberta para o tratamento da necrose pancreática.[69] Um estudo recente randomizado controlado demonstrou a superioridade do desbridamento endoscópico sobre a cirurgia.[84]

Embora os avanços na cirurgia, radiologia e endoscopia, deve-se ressaltar que muitos pacientes com necrose pancreática estéril, e alguns pacientes selecionados com necrose infectada, melhoram clinicamente a um ponto em que nenhuma intervenção é necessária com antibioticoterapia.[60,69]

A abordagem cirúrgica está indicada nos pacientes com necrose infectada gravemente enfermos, naqueles com contraindicações aos procedimentos minimamente invasivos, na impossibilidade de realizá-los ou no insucesso dos mesmos.

Deve-se lembrar que a condução dos pacientes com necrose pancreática deve ser individualizada, exigindo a consideração de todos os dados disponíveis (clínica, radiológica, laboratório) e utilizando todos os conhecimentos disponíveis.

REFERÊNCIAS BIBLIOGRÁFICAS

1. Peery AE, Dellon ES, Lund J et al. Burden of gastrointestinal diseases in the United States: 2012 Update. *Gastroenterology* 2012;143:1179-87.
2. Fagenholz PJ, Fernandez-del Castillo C, Harris NS et al. Direct medical costs of acute pancreatitis hospitalizations in the United States. *Pancreas* 2007;35:302-7.
3. Yoo SJ, Kim IC, Kim BS. Pancreatite aguda. In: Coelho JCU. *Aparelho digestivo: clínica e cirurgia*. Rio de Janeiro: Medsi, 1990. p. 1131-43, vol. 2.
4. Fagenholz PJ, Castillo CF, Harris NS et al. Increasing United States hospital admissions for acute pancreatitis, 1988-2003. *Ann Epidemiol* 2007;17:491-97.
5. Yadav D, Lowenfels AB. Trends in the epidemiology of the first attack of acute pancreatitis: a systemic review. *Pancreas* 2006;33:323-30.
6. Banks PA, Bollen TL, Dervenis C et al. Classification of acute pancreatitis — 2012: revision of Atlanta classification and definitions by international consensus. *Gut* 2013;62:102-11.

7. Ellis H, Calne RY, Watson CJE. *Lectures notes on general surgery*. London: Blackwell Science, 9. ed. 1998. p. 265-73.
8. Urgo RC, Singh A. Gastrointestinal emergencies. In: Plantz SH, Adler JN. *Emergency medicine – National Medical Series for Independent Study*. Williams & Wilkins. 1997. p. 135-66.
9. Lankisch PG, Assmus C, Lehnick D et al. Acute pancreatitis: does gender matter? *Dig Dis Sci* 2001;46:2470-74.
10. Lowenfels AB, Maisonneuve P, Sullivan T. The changing character of acute pancreatitis: epidemiology, etiology, and prognosis. *Curr Gastroenterol Rep* 2009;11:97-103.
11. Johnson C, Lévy P. Detection of gallstones in acute pancreatitis: when and how? *Pancreatology* 2010;10:27-32.
12. Yadav D, O'Connell M, Papachristou GI. Natural history following the first attack of acute pancreatitis. *Am J Gastroenterol* 2012;107:1096-103.
13. Ammann RW. The natural history of alcoholic chronic pancreatitis. *Intern Med* 2001;40:368-75.
14. Rebours V, Vullierme MP, Hentic O et al. Smoking and the course of recurrent acute and chronic alcoholic pancreatitis: a dose-dependent relationship. *Pancreas* 2012;41:1219-24.
15. Fortson MR, Freeman SN, Webster PD. Clinical assessment of hyperlipidmeic pancreatitis. *Am J Gastroenterol* 1995;90:2134-39.
16. Farmer RG, Winkelman EI, Brown HB et al. Hyperlipoproteinemia and pancreatitis. *Am J Med* 1973;54:161-65.
17. Toskes PP. Hyperlipidmic pancreatitis. *Gastroenterol Clin North Am* 1990;19:783-91.
18. Al-Haddad M, Wallace MB. Diagnostic approach to patients with acute idiopathic pancreatitis, what should be done? *World J Gastroenterol* 2008;14:1007-10.
19. Petrov MS, Shanbhag S, Chakraborty M et al. Organ failure and infection of pancreatic necrosis as determinants of mortality in patients with acute pancreatitis. *Gastroenterogoly* 2010;139(3):813-20.
20. Johnson CD, Abu-Hilal M. Persistent organ failure during the first week as a marker of fatal outcome in acute pancreatitis. *Gut* 2004;53(9):1340-44.
21. Mofidi R, Duff MD, Wigmore SJ et al. Association between early systemic inflammatory response, severity of multiorgan dysfunction and death in acute pancreatitis. *Br J Surg* 2006;93(6):738-44.
22. Buter A, Imrie CW, Carter CR et al. Dynamic nature of early organ dysfunction determines outcome in acute pancreatitis. *Br J Surg* 2002;89(3):298-302.
23. Tenner S, Baillie J, DeWitt J et al. American College of gastroenterology guideline: management of acute pancreatitis. *Am J Gastroenterol* 2013;108:1400-15.
24. Ranson JH, Rifkind KM, Roses DF et al. Prognostic signs and the role of operative management in acute pancreatitis. *Surg Gynecol Obstet* 1974 July;139(1):69-81.
25. Knaus WA, Zimmerman JE, Wagner DP et al. APACHE – acute physiology and chronic health evaluation: a physiologically based classification system. *Crit Care Méd* 1981 Aug.;9(8):591-97.
26. Balthazar EJ. CT diagnosis and staging of acute pancreatitis. *Radiol Clin North Am* 1987;27:5-17.
27. Souza LJ, Cunha JEM, Machado MCC. Pancreatite aguda. In: Batista Neto J. *Cirurgia de urgência – Condutas*. Rio de Janeiro: Revinter, 1999. p. 357-63.
28. Bradley EL. A clinically based classification system for acute pancreatitis: summary of the international symposium on acute pancreatitis. Antlanta, GA, September 11 through 13, 1992. *Arch Surg* 1993;128:586-90.
29. Papachristou GI, Muddana V, Yadav D et al. Comparison of BISAP, Ranson's, APACHE-II, and CTSI scores in predicting organ failure, complications, and mortality in acute pancreatitis. *Am J Gastroenterol* 2010;105:435-41.
30. Wu BU, Johannes RS, Sun X et al. Early changes in blood urea nitrogen predict mortality in acute pancreatitis. *Gastroenterology* 2009;137:129-35.
31. Lankisch PG, Mahlke R, Blum T et al. Hemoconcentration: an early marker of severe and/or necrotizing pancreatitis? A critical appraisal. *Am J Gastroenterol* 2001;96:2081-85.
32. Frossard JL, Hadengue A, Pastor CM. New serum markers for the detection of severe acute pancreatitis in humans. *Am J Respir Crit Care Med* 2001;164:162-70.
33. Papachristou GI, Whitcomb DC. Inflammatory markers of disease severity in acute pancreatitis. *Clin Lab Med* 2005;25:17-37.
34. Lytras D, Manes K, Triantopoulou C et al. Persistent early organ failure: defining the high risk group of patients with severe acute pancreatitis. *Pancreas* 2008;36:249-54.
35. Gardner TB, Vege SS, Pearson RK et al. Fluid resuscitation in acute pancreatitis. *Clin Gastroenterol Hepatol* 2008;6:1070-76.
36. Wu BU, Hwang JQ, Gardner TH et al. Lactated Ringer's solution reduces systemic inflammation compared with saline in patients with acute pancreatitis. *Clin Gastroenterol Hepatol* 2011;9:710-77.
37. Neoptolemos JP, London NJ, James D et al. Controlled trail of urgent endoscopic retrograde cholangiopancreatography and endoscopic sphincterotomy versus conservative management for acute pancreatitis due to gallstones. *Lancet* 1988;3:979-83.
38. Fan ST, Lai EC, Mok FP et al. Early treatment of acute biliary pancreatitis by endoscopic papillotomy. *New Engl J Med* 1993;328:228-32.
39. Arguedas MR, Dupont AW, Wilcox CM. Where do ERCP, endoscopic ultrasound, magnetic resonance cholangiopancreatography, and intraoperative cholangiography fit in the management of acute biliary pancreatitis? A decision analysis model. *Am J Gastroenterol* 2001;96:2892-99.
40. Moretti A, Papi C, Aratari A et al. Is early endoscopic retrograde cholangiopancreatography useful in the management of acute biliary pancreatitis? A meta-analysis of randomized controlled trials. *Div Liver Dis* 2008;40:379-85.
41. Baril NB, Ralls PW, Wren SM et al. Does an infected peripancreatic fluid collection or abscess mandate operation? *Ann Surg* 2000;231:361-67.
42. Banks PA, Freeman ML. Practice guidelines in acute pancreatitis. *Am J Gastroenterol* 2006;101:2379-400.
43. Beger HG, Bittner R, Block S et al. Bacterial contamination of pancreatic necrosis: a prospective clinical study. *Gastroenterology* 1986;91:433-38.
44. Beger HG, Rau B, Isenmann R. Natural history of necrotizing pancreatitis. *Pancreatology* 2003;3:93-101.
45. Petrov MS, Kukosh MV, Emelyanov NV. A randomized controlled trial of enteral versus parenteral feeding in patients with predicted severe acute pancreatitis shows a significant reduction in mortality and in infected pancreatic complications with total enteral nutrition. *Dig Surg* 2006;23:336-45.
46. Besselink MG, Berwer TJ, Shoenmaeckers EJ et al. Timing of surgical intervention in necrotizing pancreatitis. *Arch Surg* 2007;142:1194-201.
47. Dellinger EP, Tellado JM, Soto NE et al. Early antibiotic treatment for severe acute necrotizing pancreatitis: a randomized, double blind, placebo controlled study. *Ann Surg* 2007;245:674-83.
48. Isenmann R, Runzi M, Kron M et al. Prophylactic antibiotic treatment in patients with predicted severe acute pancreatitis: a placebo-controlled, double-blind trial. *Gastroenterology* 2004;126:997-1004.
49. Villatoro E, Bassi C, Larvin M. Antibiotic therapy for prophylaxis against infection of pancreatic necrosis in acute pancreatitis. *Cochrane Database Syst Rev* 2004;CD002941.
50. De Vries A, Besselink MG, Buskens E et al. Randomized controlled trials of antibiotic prophylaxis in severe acute pancreatitis:

relationship between methodologic quality and outcome. *Pancreatology* 2007;7:531-38.
51. Jafri NS, Mahid SS, Idstein SR et al. Antibiotic prophylaxis is not protective in severe acute pancreatitis: a systemic review and meta-analysis. *Am J Surg* 2009;197:806-13.
52. Jiang K, Huang W, Yang XN et al. Present and future of prophylactic antibiotics for severe acute pancreatitis. *World J Gastroenterol* 2012;18:279-84.
53. Trikudanathan G, NAvaneethan U, Vege SS. Intra-abdominal fungal infections complicating acute pancreatitis: a review. *Am J Gastroenterol* 2011;106:1188-92.
54. Luiten EJ, Hop WC, Lange JF et al. Controlled clinical trial of selective decontamination for the treatment of severe acute pancreatitis. *Ann Surg* 1995;222:57-65.
55. Besselink MG, van Santvoort HC, Buskens E et al. Probiotic prophylaxis in predicted severe acute pancreatitis: a randomised, double-blind, placebo-controlled trial. *Lancet* 2008;371:651-59.
56. Sun S, Yang K, He X et al. Langenbecks Probiotics in patients with severe acute pancreatitis: a meta-analysis. *Arch Surg* 2009;394:171-77.
57. Hartwig W, Maksan SM, Foitzik T et al. Reduction in mortality with delayed surgical therapy of severe pancreatitis. *J Gastrointest Surg* 2002;6:481-87.
58. Dubner H, Steinberg W, Hill M et al. Infected pancreatic necrosis and peripancreatic fluid collections: serendipitous response to antibiotics and medical therapy in three patients. *Pancreas* 1996;12:298.
59. Runzi M, Niebel W, Goebell H et al. Severe acute pancreatitis: non surgical treatment of infected necrosis. *Pancreas* 2005;30:195-99.
60. Garg PK, Sharma M, Madan K et al. Primary conservative treatment results in mortality comparable to surgery in patients with infected pancreatic necrosis. *Clin Gastroenterol Hepatol* 2010;8:1089-94.
61. Mouli VP, Vishnubhatla S, Garg PK. Efficacy of conservative treatment, without necrosectomy, for infected pancreatic necrosis: a systematic review and meta-analysis. *Gastroenterology* 2013;144:333-40.
62. Howard TJ et al. The role of antimicrobial therapy in severe acute pancreatitis. *Surg Clin N Am* 2013;93:585-93.
63. Buchler MW, Gloor B, Müller CA et al. Acute necrotizing pancreatitis: treatment strategy according to the status of infection. *Ann Surg* 2000;232(5):619-26.
64. Howard TJ, Temple MB. Prophylactic antibiotics alter the bacteriology of infected necrosis in severe acute pancreatitis. *J Am Coll Surg* 2002;195:759-67.
65. Isenmann R, Schwarz M, Rau B et al. Characteristics of infection with Candida species in patients with necrotizing pancreatitis. *World J Surg* 2002;25:372-76.
66. Lumsden A, Bradley EL. Secondary pancreatic infections. *Surg Gynecol Obstet* 1990;170:459-67.
67. Solomkin JS, Umanskiy K. Intraabdominal sepsis: newer interventional antimicrobial therapies for infected necrotizing pancreatitis. *Curr Opin Crit Care* 2003;9:424-27.
68. Pappas T. Is CT guided fine needle aspiration helpful in patients with infected necrosis. *Am J Gastroenterol* 2005;100:2371-74.
69. Freeman MF, Werner J, van Santvoort HC et al. Interventions for necrotizing pancreatitis. Summary of a multi-disciplinary consensus conference. *Pancreas* 2012;8:1176-94.
70. Louie BE, Noseworthy T, Hailey D et al. 2004 MacLean-Mueller Prize enteral or parenteral nutrition for severe pancreatitis: a randomized controlled trial and health technology assessment. *Can J Surg* 2005;48:298-306.
71. Casas M, Mora J, Fort E et al. Total enteral nutrition vs. total parenteral nutrition in patients with severe acute pancreatitis. *Rev Esp Enferm Dig* 2007;99:264-69.
72. Gupta R, Patel K, Calder PC et al. A randomised clinical trial to assess the effect of total enteral and total parenteral nutritional support on metabolic, inflammatory and oxidative markers in patients with predicted severe acute pancreatitis II (APACHE6). *Pancreatology* 2003;3:406-13.
73. Yi F, Ge L, Zhao J e t al. Meta-analysis: total parenteral nutrition versus total enteral nutrition in predicted severe acute pancreatitis. *Intern Med* 2012;51:523-30.
74. Eckerwall GE, Tingstedt BB, Bergenzaun PE et al. Immediate oral feeding in patients with acute pancreatitis is safe and may accelerate recovery–a randomized clinical study. *Clin Nutr* 2007;26:758-63.
75. Jacobson BC, Vandr Vliet MB, Hughes MD e t al. A prospective, randomized trial of clear liquids versus low-fat solid diet as the initial meal in mild acute pancreatitis. *Clin Gastroenterol Hepatol* 2007;5:946-51.
76. Sathiaraj E, Murthy S, Mansard MJ et al. Clinical trial; oral feeding with a soft diet compared with clear liquid diet as initial meal in mild acute pancreatitis. *Aliment Pharmacol* 2008;28:777-81.
77. Moraes JM, Felga GE, Chebli LA et al. A full solid diet as the initial meal in mild acute pancreatitis is safe and result in a shorter length of hospitalization; results from a prospective, randomized, controlled, double-blind clinical trial. *J Clin Gastroenterol* 2010;44:517-22.
78. Larson SD, Nealson WH, Evers BM. Management of gallstone pancreatitis. *Adv Surg* 2006;40:265-84.
79. Trna J, Vege SS, Pribramska V et al. Lack of significant liver enzyme elevation and gallstones and/or sludge on ultrasound on day 1 of acute pancreatitis is associated with recurrence after cholecystectomy: a population- based study. *Surgery* 2102;151:199-205.
80. Ayub K, Imada R, Slavin J. ERCP in gallstone associated acute pancreatitis. *Cochrane Database Syst Rev* 2004:CD003630.
81. Steinberg W, Tenner S. Medical progress: acute pancreatitis. *New Engl J Med* 1994;330:1198-210.
82. Adler DG, Chari ST, Dahl TJ et al. Conservative management of infected necrosis complicating severe acute pancreatitis. *Am J Gastroenterol* 2003;98:98-103.
83. van Baal MC, van Santvoort HC, Bollen TL et al. Systematic review of percutaneous catheter drainage as primary treatment for necrotizing pancreatitis. *Br J Surg* 2011;98:18-27.
84. Bakker OJ, van Santvoort HC, van Brunschott S et al. Endoscopic transgastric vs surgical necrosectomy for infected necrotizing pancreatitis; a randomized trial. *JAMA* 2012;307:1053-61.
85. Vege SS, Baron TH. Management of pancreatic necrosis in severe acute pancreatitis. *Clin Gastroenterol Hepatol* 2004;99:2489-94.
86. Van Santvoort HC, Bakker OJ, Bollen T et al. A conservative and minimally invasive approach to necrotizing pancreatitis improves the outcome. *Gastroenterology* 2011;141:1254-63.

CAPÍTULO 24

PANCREATITE CRÔNICA

Carlos Augusto de C. Mathias ■ Orlando Enedino da Silva Júnior ■ Fábio Luna Freire da Fonte

INTRODUÇÃO

O alcoolismo é o grande responsável pelos casos de pancreatite crônica, mas outras causas menos comuns incluem a hiperlipidemia, hipercalcemia e predisposição familiar (pancreatite familiar). O trauma poderá ser responsável, se houver desenvolvimento de estenose ductal secundária no processo de cicatrização.

PATOLOGIA

Alterações patológicas da glândula pancreática incluem: destruição do parênquima, fibrose, formação de cálculos pancreáticos e dilatação ductal.

QUADRO CLÍNICO

Independentemente da causa, dor abdominal é o sintoma presente em até 95% dos pacientes com pancreatite crônica. A dor pode ser incapacitante e frequentemente está associada ao desenvolvimento de dependência de narcóticos. Diarreia e esteatorreia refletem a insuficiência pancreática exócrina, mas em geral não aparece até que 90% da capacidade secretória do pâncreas esteja comprometida. Intolerância à glicose pode ocorrer em até 70% dos pacientes com pancreatite crônica, e cerca de metade desses pacientes serão diabéticos clínicos.

DIAGNÓSTICO

O diagnóstico da pancreatite crônica é feito essencialmente nas manifestações clínicas, sem nenhum benefício dos exames laboratoriais de rotina. Achados radiológicos incluem evidências de calcificações pancreáticas, nas radiografias simples de abdome ou tomografias computadorizadas (TC). A colangiopancreatografia endoscópica retrógrada (CPER) é o procedimento de escolha no diagnóstico e manuseio em mais de 90% dos pacientes, todavia deve ser reservado aos pacientes avaliados para tratamento cirúrgico ou outras formas de tratamento invasivo.

TRATAMENTO

Três importantes manifestações devem ser levadas em consideração na condução dos pacientes com pancreatite crônica: a dor e as insuficiências pancreáticas exócrina e endócrina. A abstinência do álcool, isoladamente já poderá ser de sucesso no alívio da dor nesses pacientes. Concomitantemente, a administração exógena de enzimas pancreáticas e o uso de insulina poderão ser necessários em alguns pacientes.

A história natural da dor na pancreatite crônica não é uniforme em todos os pacientes, sendo observados basicamente quatro grupos com evolução diferente: Pancreatite crônica idiopática de início precoce (antes dos 35 anos de idade); idiopática de início tardio (após esta idade), alcoólica (ingestão de mais de 50 g de álcool por dia) e pacientes com pancreatite crônica que ingerem menos de 50 g ou quantidade não determinada de álcool por dia. A história natural da dor nesses pacientes é diferente, porém, em geral, cerca de 40% requer cirurgia para alívio da dor, e esta, eventualmente, diminui em 75% dos pacientes com ou sem cirurgia.

No início da doença, a dor está presente em 75% dos dois grupos de pacientes com ingestão alcoólica, 50% das idiopáticas de início tardio e, eventualmente, em todos os pacientes com idiopática de início precoce.

A causa da dor na pancreatite crônica é incerta. Existem duas hipóteses que procuram explicar sua fisiopatologia. Uma delas tenta justificar pela inflamação perineural, levando à exposição dos nervos a substâncias bioativas, causando dor. Explicação alternativa é a de que a pressão intersticial pancreática aumentada na glândula inflamada causa uma síndrome compartimental com pressão de perfusão aumentada e fluxo sanguíneo diminuído, causando isquemia e dor; esta seria a razão pela qual a incisão e a drenagem do ducto pancreático principal causariam alívio da sintomatologia álgica.

ESTRATÉGIAS PARA ALÍVIO DA DOR

O primeiro passo consiste em determinar se existe razão anatômica para a dor, como inflamação peripancreática, pseudocistos ou até causas não pancreáticas, como úlceras pépticas. Estando algumas dessas condições presentes, elas são corrigidas, tratando-se clinicamente (por exemplo: úlcera péptica) ou cirurgicamente (por exemplo: pseudocisto). Afastadas essas possibilidades e demonstrando que a pancreatite crônica não complicada é a causa da dor, analgésicos são o primeiro tratamento; caso não haja melhora satisfatória, métodos para diminuir a secreção pancreática são tentados, como dieta, enzimas exógenas e medicações (somatostatina).

Dieta rica em carboidratos, hipolipídica e hipoproteica reduz a secreção pancreática pós-prandial e interdigestiva. Esta dieta, associada à diminuição da quantidade e ao aumento do número de refeições diárias, pode reduzir a secreção pancreática e a dor na pancreatite crônica.

Há controvérsias com relação ao uso de enzimas pancreáticas para tratar a dor.

Não obtendo sucesso os tratamentos anteriores, o próximo passo poderá ser a realização do bloqueio do gânglio celíaco realizado percutaneamente com esteroides, que reduz a dor em, aproximadamente, 70% dos pacientes; entretanto, a duração do alívio pode ser curta, entre 9 e 22 semanas. Mesmo assim, se o paciente não obtiver alívio da dor, e o ducto pancreático encontrar-se dilatado, estará, então, indicada a descompressão cirúrgica da glândula.

Uma alternativa terapêutica seria a terapia endoscópica, porém é controverso se esta diminuiria a dor e quanto à segurança do método. Há duas principais abordagens endoscópicas: colocação de *stent* no ducto pancreático principal e a retirada endoscópica de cálculos. Embora haja sucesso técnico na maioria dos pacientes na colocação do *stent*, a melhora clínica é observada em número muito menor; também a retirada endoscópica de cálculos não parece obter sucesso suficiente para estimular esta técnica como tratamento de escolha. No atual momento, parece não haver espaço no tratamento endoscópico para pancreatite crônica, visto que os estudos realizados relacionados com esta modalidade carecem de grupos-controle, e há relato de incidência significativa de dano ao ducto pancreático com formação de abscessos pancreáticos, pancreatite aguda e pseudocistos.

Resta, portanto, a intervenção cirúrgica. Uma vez optado pela cirurgia, deve-se ter em mente que a técnica a ser realizada deve alcançar algumas metas, que seriam basicamente em número de cinco: alívio da dor; controle de complicações de órgãos adjacentes associadas à pancreatite crônica; preservação das funções exócrina e endócrina do pâncreas; reabilitações social e ocupacional do paciente; melhora da qualidade de vida.

Em 1956, Puestow e Gillesby publicaram uma série de 21 pacientes que se submeteram a uma pancreaticojejunostomia para tratamento da dor na pancreatite crônica, 4 deles com uma anastomose laterolateral, e o restante com anastomose terminoterminal, acompanhadas de esplenectomia e pancreatectomia distal; posteriormente, Partington e Rochelle, em 1960, eliminaram a esplenectomia com pancreatectomia distal. Este é o procedimento cirúrgico mais comumente usado atualmente, e é conhecido como Cirurgia de Puestow (pancreaticojejunostomia laterolateral).

Esta técnica torna-se factível e com boas chances de bons resultados, uma vez que a o diâmetro do ducto pancreático principal esteja maior que 7-8 mm (normal: até 4-5 cm na cabeça e 3-4 cm no corpo). Mesmo pacientes com diâmetros ductais menores poderão se beneficiar com este procedimento, mas a experiência ainda é pequena nessa situação. A mortalidade da pancreaticojejunostomia é menor que 5%, e a morbidade perioperatória fica em torno de 25%. Alívio da dor é alcançado em 80-90% dos pacientes, porém, em torno de 40-50%, há recorrência dos sintomas após 5 anos. Nesses casos, ocasionalmente, há estenose da pancreaticojejunostomia, e uma nova abordagem poderá ser realizada.

Frequentemente, não há explicação óbvia para a recorrência dos sintomas. Uma justificativa possível para isso, após cirurgias unicamente de drenagem, é a de que a inflamação contínua da cabeça pancreática funcionaria como um marca-passo da dor. A explicação residiria no fato de que um processo inflamatório na cabeça do pâncreas precipitaria alguns dos seguintes problemas: estenose dos ductos pancreáticos principal e acessório, compressão do colédoco distal com episódios recorrentes de colangite (clínicos e subclínicos), obstrução duodenal segmentar e encarceramento dos vasos retropancreáticos. Nestes casos, as cirurgias de ressecção deverão ser consideradas. Entre estas, vários procedimentos têm sido propostos, como duodenopancreatectomia parcial clássica, segundo Whipple; duodenopancreatectomia preservando o piloro, segundo Tranverso-Longmire; ressecção da cabeça do pâncreas de acordo com Beger; e pancreaticojejunostomia longitudinal, com excisão local da cabeça pancreática, de acordo com Frey. Nenhum deles parece ter superioridade evidente, porém esta última (pancreaticojejunostomia estendida com excisão da cabeça pancreática) parece uma boa alternativa a ser realizada, particularmente nos casos em que a cabeça pancreática esteja aumentada (> 4 cm no diâmetro anteroposterior).

A fim de sabermos qual o procedimento ideal, estudos prospectivos tendo aquelas metas antes citadas como critério de sucesso devem ser realizados (Fig. 24-1).

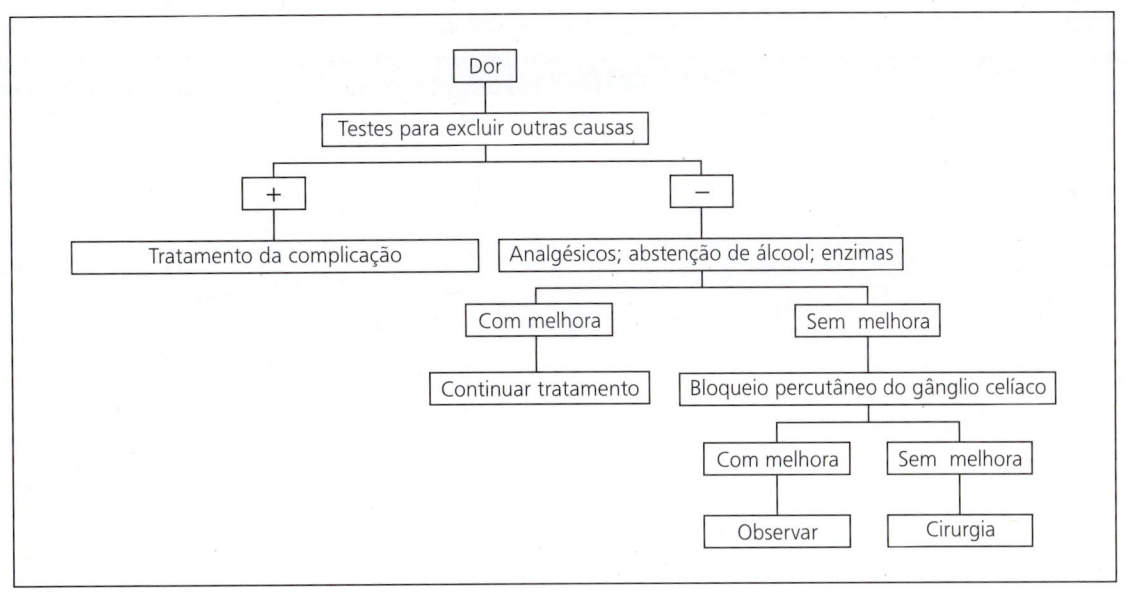

Fig. 24-1. Algoritmo para tratamento da dor na pancreatite crônica.

TRATAMENTO DAS COMPLICAÇÕES NA PANCREATITE CRÔNICA

▶ Obstrução de Vias Biliares

A obstrução do ducto biliar principal é relatada em 3 a 29% dos pacientes com pancreatite alcoólica biliar. Stahl *et al.* determinaram que a média de obstrução das vias biliares é de 5,7%, apesar de os estudos não utilizarem colangiopancreatografia endoscópica retrógrada (CPER), o que aumentaria bastante a incidência de estenoses como em uma série que fez uso desse método em 79 pacientes que eram portadores de pancreatite biliar, sendo que deles 46% apresentavam algum grau de estenose, mesmo que subclínica.

As etiologias que conduzem um paciente portador de pancreatite a manifestar sinais sugestivos de estenose de vias biliares são:

1. Obstrução coledociana transitória é a mais bem reconhecida nos casos de pancreatite aguda pela inflamação e edema, havendo regressão rápida sempre que há remissão do processo.
2. Na pancreatite crônica já não há tanta facilidade para que a via biliar principal seja desobstruída. Nesses casos, existe não só compressão por edema ou flogose, mas também por fibrose do ducto comum em sua porção intrapancreática. Tal fato pode conduzir o paciente a um quadro de dilatação importante de vias biliares e, posteriormente, de cirrose biliar secundária.
3. Pseudocistos, em oportunidades muito raras, podem evoluir com obstrução de via biliar principal. Isto decorre de compressão direta do pseudocisto sobre a de via biliar principal. Entretanto, já se deve ter muito cuidado na indicação de cirurgia para esses pacientes pela possibilidade de obstrução apenas pela fibrose superposta à presença do pseudocisto.

A clínica desses pacientes mostra que muitas vezes não há sintomas. Encontra-se apenas discreto a moderado aumento das enzimas hepáticas, sendo a fosfatase alcalina a mais comumente alterada, estando seu valor 2 a 3 vezes maior que o normal em, aproximadamente, 80% dos pacientes portadores de pancreatite crônica. As bilirrubinas podem também estar aumentadas, porém apresentam maior labilidade, podem apresentar aumentos e regressões, independente da instituição de medidas terapêuticas. Pode ainda haver dor abdominal e, o que é mais grave, quadros de colangite. Mais da metade dos pacientes com algum grau de obstrução de via biliar principal pode apresentar cultura positiva para Gram-negativos, principalmente *Escherichia coli*. A incidência de colangites nesses pacientes varia em torno de 9,2 a 10%, segundo trabalho publicado por Stahl *et al.* e Littenberg *et al.*

No diagnóstico diferencial, várias entidades clínicas que evoluam com icterícia e obstrução de via biliar principal podem ser relatadas. A cirrose, a hepatite alcoólica, a litíase de via biliar principal são hipóteses a se pensar. Dentre todos os diagnósticos diferenciais, o mais importante reside na diferenciação de uma obstrução benigna ou maligna. Wapnick *et al.* fizeram referência a uma série de diferenças entre os quadros benignos e malignos, utilizando parâmetros, como idade, níveis de bilirrubinas, flutuação dessas e referência de dor associada. O Quadro 24-1 relaciona tais diferenças.

Os exames complementares mais utilizados são a ultrassonografia (USG) e a TC que já dão ideia a respeito de dilatação das vias biliares, formação de massas pseudocistos, borramento de gordura peripancreática, dentre outros sinais sugestivos de processos expansivos ou inflamatórios. Entretanto, para a defi-

Quadro 24-1 — Diferenciações da obstrução benigna ou maligna do pâncreas

	Carcinoma de pâncreas	Pancreatite crônica
História e exame físico	Idade avançada, icterícia persistente em altos níveis, dor pode estar ausente, perda de peso, vesícula biliar palpável	Idade mais jovem, icterícia flutuante, dor episódica ou persistente, usuário de álcool
Dados laboratoriais	Enzimas hepáticas e bilirrubinas bastante aumentadas	Enzimas hepáticas e bilirrubinas leve a moderadamente aumentadas
Radiografia abdominal	Normal	Calcificações pancreáticas
CPER	*Stop* abrupto de ducto biliar comum e ducto pancreático	Longo estreitamento do ducto biliar comum intrapancreático. Cálculos pancreáticos, com ductos pancreáticos secundários e terciários
Tomografia	Massa na cabeça do pâncreas, metástases	Aumento difuso do pâncreas, pseudocisto

nição de estenoses de vias biliares e sua melhor visualização anatômica o exame de escolha seria a CPER por oferecer ainda a visualização da árvore ductal pancreática, o que pode ser útil em programa pré-operatório de tratamento cirúrgico. Além da CPER, poderia ser utilizada a colangiografia trans-hepática percutânea, com a desvantagem de não oferecer as imagens intrapancreáticas. Ambas as técnicas permitem ainda descomprimir a via biliar principal.

As indicações de tratamento cirúrgico em pacientes com estenoses da via biliar principal por pancreatite crônica são óbvias, quando há icterícia, prurido, colangite e dor. As controvérsias giram em torno dos pacientes assintomáticos. A derivação biliodigestiva foi sugerida por Warshaw *et al.* que identificaram alterações hepáticas nas biópsias de pacientes cronicamente obstruídos, porém assintomáticos. Como suporte a esse trabalho foi publicada, por Afroudakis e Kaplowitz, uma série com 24 pacientes que não tinham sintomas e estavam anictéricos. Cerca de 79% desses pacientes apresentavam alterações histopatológicas sugestivas de um padrão obstrutivo de vias biliares, e 29% já apresentavam achados sugestivos de cirrose biliar secundária. Por outro lado, outros autores não conseguiram incidências tão altas de cirrose em suas séries, tão pouco de colangite, sugerindo que apenas nesse casos, e nos de cirrose biliar secundária ou persistente icterícia, é que se deveria intervir com tratamentos cirúrgicos. Stahl *et al.* citaram sua experiência na qual 20 pacientes foram acompanhados por 3,8 anos e não houve aumento da morbidade em comparação a 18 pacientes com características similares e que foram submetidos à derivação biliodigestiva.

Os procedimentos mais utilizados para drenagem de vias biliares em pacientes com estenose inflamatória decorrente de pancreatite crônica são a hepaticojejunostomia em Y de Roux e a coledocoduodenostomia, sendo a preferência restrita a cada serviço com sua experiência e habilidade técnica, até o momento não havendo um estudo que firme as vantagens e desvantagens de um sobre o outro. Em pacientes com dor crônica intratável, e em pacientes com pancreatite e dilatação do Wirsung, o procedimento de Puestow (pancreaticojejunostomia laterolateral) é o procedimento de escolha que deve ser realizado em conjunto com uma hepaticojejunostomia em Y de Roux, se houver dilatação do colédoco.

▶ Obstrução Duodenal

A situação mais comum para obstrução duodenal por patologia pancreática é o câncer de pâncreas, seja ela por invasão duodenal direta, seja por compressão extrínseca. Porém, obstrução duodenal por processo inflamatório de pâncreas também pode ocorrer. Bradley e Clements evidenciaram que 25% dos pacientes admitidos em um hospital com pancreatite aguda apresentavam algum grau de obstrução duodenal. Nesses casos, a obstrução persiste enquanto durar o processo inflamatório. Necrose, abscessos e pseudocistos pancreáticos também agem com o mesmo mecanismo.

Nos casos de pancreatite crônica, o mecanismo de fibrose cicatricial atua, diminuindo a distensibilidade do duodeno. Esta é uma rara complicação que acontece em menos de 1% dos casos de pancreatite crônica, variando com o grau de gravidade do processo.

O quadro clínico apresenta náuseas, vômitos, dor em epigástrio, perda de peso e sensação de empachamento, sendo estes sintomas mais graves durante a fase agudizada da doença. Se os sintomas persistirem por mais de 3 a 4 dias, outros tratamentos devem ser instituídos, e a possibilidade de cirurgia deve ser aventada.

O estudo contrastado de gastrointestinal superior é um excelente método para avaliação da drenagem gastroduodenal em sua duração, além de evidenciar o estreitamento duodenal decorrente do processo inflamatório. Endoscopia digestiva alta também pode ser utilizada para visualização direta da área de estenose, e a tomografia computadorizada deve ser obtida nos casos de suspeita de neoplasia ou de pseudocisto.

A terapia a ser utilizada inicialmente deve ser expectante. Dieta zero e correção de possíveis distúrbios hidreletrolíticos devem ser preconizadas. Aspirações por sonda nasogástrica e por vezes até nutrição parenteral total também auxiliam no controle clínico e balanço nitrogenado. Esta terapia pode perdurar por 3 a 4 semanas, o que culmina em tratamento cirúrgico, se esse não trouxer bons resultados.

A gastrojejunostomia parece ser o mais bem-aceito nos serviços de uma forma geral. A vagotomia pode ser acrescentada não como procedimento obrigatório, mas para evitar a formação de úlceras.

Fístulas Pancreáticas

Decorrem de ruptura pancreática e podem ser classificadas em:

1. **Internas:** não há externalização da secreção pancreática para o meio externo. Podem-se subdividir em dois grupos, sendo o primeiro, quando há liberação da secreção para cavidade peritoneal ou pleural, e o segundo, quando há drenagem dessa secreção para algum órgão oco.
2. **Externas:** decorrem de lesão geralmente iatrogênica ou de traumas penetrantes. A fistulização ocorre para o meio externo através da ferida.

O derrame pleural e a ascite pancreática normalmente estão relacionados com o álcool, têm o mesmo mecanismo formador, decorrendo normalmente de ruptura do ducto pancreático principal durante o processo inflamatório agudo, e o extravasamento pode ser bloqueado pelo estômago, omento dentre outras estruturas. Este evento também pode acontecer nas agudizações da pancreatite crônica. Nas formas não agudas, a formação de ascite ou derrame pleural pancreático não é comum, porém se a ruptura se dá de maneira parcial, geralmente não se forma o bloqueio. Se a ruptura for anterior, forma-se uma fístula livre para o peritônio, sem haver abdome agudo, porque o líquido não contém enzimas ativas. Se a ruptura for posterior, o líquido flui através do retroperitônio ao longo da aorta, esôfago, mediastino e pleura.

A principal causa de ascite e de derrame pleural é o uso abusivo de álcool. No Johns Hopkins Hospital, dos pacientes que apresentavam essas complicações, 86% eram alcoólatras. Este é o ponto crucial da história desses pacientes, pois na maioria deles, não há clínica de doença pancreática prévia, e quando ela existe, seus dados são muito inespecíficos. Dentre as manifestações da ascite, há um importante aumento levemente doloroso do volume abdominal. No caso dos derrames pleurais, as manifestações predominantes são tosse, expectoração e dispneia.

Laboratorialmente, os níveis de amilase do líquido aspirado da ascite ou do derrame pleural estão acima de 1.000 U/mL (com níveis séricos elevados, porém não com essa amplitude, visto que decorrem da absorção do peritônio ou pleura e não necessariamente estão relacionados com fase inflamatória pancreática aguda). A albumina do líquido também se encontra elevada com nível igual ou acima de 3 mg/100 mL. Os valores de lipase podem também estar aumentados.

No que diz respeito a exames de imagem, pancreatografia endoscópica retrógrada é o exame que mais se aproxima para definição do trajeto fistuloso.

Inicialmente, o manejo dos pacientes com fístulas pancreáticas deve ser clínico. Dieta oral zero, sonda nasogástrica, instalação de NPT e uso de drogas tipo somatostatina, do seu análogo sintético, o octreotide, ou do peptídeo gastrointestinal são preconizados. Esses últimos ainda com restrições em razão dos estudos sobre seus resultados ainda não serem fidedignos. Paracenteses e toracocenteses também devem ser utilizadas. Um estudo de atualização publicado pelo Johns Hopkins Hospital tratou 36 de 41 pacientes com ascite e/ou derrame pleural de origem pancreática clinicamente. Desses, 17 (41%) evoluíram satisfatoriamente, um (2,78%) apresentou recidiva em 6 meses após a alta hospitalar, em 19 (52,7%) houve falha da terapêutica com cinco mortes (13,8%), dentre as quais, 4 se deram após 1 mês de tratamento clínico. Daí porque esse programa clínico deve ser instituído por, no máximo, 2 a 3 semanas, o que culminou apenas com uma morte nos últimos 15 anos. A resposta à terapia depende de uma série de fatores inerentes ao paciente, seu estado geral, seus níveis de albumina, sódio e, por último, o mais importante, a gravidade da doença pancreática subjacente.

A aposição de um *stent* com CPER tem sido descrita também como forma de tratamento de fístulas pancreáticas internas. Uma série de 7 casos publicados mostrou fechamento de fístulas internas com *stent* em todos os casos sem haver complicações relatadas com fechamento em um prazo máximo de 6 semanas.

A cirurgia está indicada quando falham as tentativas de tratamento clínico ou endoscópico. Deve-se recorrer à tomografia para avaliar a extensão da doença pancreática, evidenciar pseudocistos, e à CPER para avaliar o ducto anormalmente roto e o trajeto fistuloso. A pancreatografia transoperatória só deve ser realizada no caso de falha na CPER. Desses exames dependerá a técnica a ser utilizada. Se não houver pseudocisto, e a falha for demonstrada diretamente pela imagem radiográfica, uma anastomose em Y de Roux com a área rota é o procedimento mais adequado. Se a falha for na cauda do pâncreas, uma pancreatectomia distal deve ser considerada. Se for proximal, uma derivação pancreatojejunal em Y de Roux é o procedimento de escolha. Se houver pseudocistos como causa da fístula na cabeça do pâncreas, sendo inacessível à ressecção, pode-se tentar um procedimento de drenagem do cisto para uma alça de jejuno ou para o estômago.

Com isso, a maioria dos pacientes com ascite e/ou derrame pleural por fístulas pancreáticas pode ser tratada com sucesso por terapia clínica, com baixos índices de mortalidade e recorrência. Um período de 2 a 3 semanas permite que quase a metade dos pacientes possa ser curada e sair do hospital sem ser operada. Os primeiros resultados publicados com a aposição de *stent* são promissores, porém ainda requerem mais aprimoramento técnico e maior número de pacientes em acompanhamento a longo prazo. Os demais pacientes, após adequado estudo pré- e/ou transoperatório com pancreatografia, normalmente alcançam êxito na terapia cirúrgica com drenagem ductal ou ressecção parcial do pâncreas.

Fístulas Enteropancreáticas

São fístulas que se desenvolvem de abscessos pancreáticos ou de pseudocistos e se comunicam com o estômago, duodeno, delgado, cólon ou vias biliares. O cólon transverso e a flexura esplênica são os sítios mais acometidos. Sua frequência de aparecimento é muito baixa.

Como, geralmente, há descompressão do fator etiológico da formação da fístula, ou seja, o pseudocisto ou o abscesso, o paciente não manifesta sintomatologia. A evidência dessa complicação se dá por achado operatório para outra patologia ou por avaliação com exames de imagem não dispostos a esse fim. Entretanto, caso haja descompressão ineficiente, poderão aparecer sinais de sepse ou hemorragia, sendo essas as formas mais frequentes de apresentação. Esse último decorre de solução de continuidade da artéria esplênica próxima à cavidade abscedada ou à junção do abscesso com o órgão de drenagem, podendo ser de pequena ou grande monta.

A maioria deles vai requerer tratamento cirúrgico. A drenagem efetiva do fator etiológico é a forma mais adequada de terapia. Ressecção intestinal, normalmente, é desnecessária. Apesar disso, nos casos de fístulas com o cólon, estomias proximais podem ser pertinentes no intuito de perpetuar a contaminação do abscesso com fezes, apesar de já haver relatos na literatura que demonstram o contrário. A ligadura da artéria esplênica também pode se fazer necessária.

A correção de fístulas enteropancreáticas depende, portanto, da capacidade de conter o sangramento e de reverter o quadro séptico que muitos pacientes manifestam.

Trombose de Veia Esplênica

A patogênese é explicada pela proximidade da veia esplênica com o pâncreas (ela cursa posterior, ao longo da cauda, corpo, e próximo à cabeça une-se com a veia mesentérica superior para formar a veia porta). Assim, portanto, pode ser envolvida em qualquer processo patológico que acometa essa topografia, seja ele benigno, seja maligno. Dessa forma, a veia pode trombosar diretamente por infiltração inflamatória ou neoplásica ou ainda por compressão extrínseca decorrente de edema ou fibrose, originando estase sanguínea e daí trombose venosa.

Moosa e Gadd, em 1985, divulgaram um estudo mostrando a frequência de casos de trombose de veia esplênica de 1969 a 1984. Eles observaram, inicialmente, que de 144 casos de trombose pouco mais de 50 casos (35%) decorreram de neoplasia pancreática, e 16 (11%) foram causados por pancreatite. Recentemente, foi observado que esse último percentual é bem maior se aproximando de 60%, o que foi confirmado por Madsen *et al.*, com um total de 209 casos de trombose de veia esplênica, 136 (65%) foram decorrentes de pancreatite.

A via de drenagem da veia esplênica, então, é feita por colaterais que incluem a gástrica esquerda, veia gastroepiploica e coronariana. Este acontecimento leva a um aumento na pressão dos vasos gástricos e esofágicos distais, com formação de varizes no corpo e fundo gástricos e no esôfago distal. A frequência de aparecimento de varizes em pacientes com trombose de veia esplênica gira em torno de 51%, segundo Moosa e Gadd.

A formação de varizes é o que leva à manifestação clínica da trombose que é a hemorragia digestiva alta (HDA). Essa aparece em quase 45% dos casos, segundo Moosa e Gadd. Esplenomegalia (32%) e dor abdominal (25%) são os outros sintomas bem frequentes.

O diagnóstico pode ser dado por exames de imagem não invasivos, como USG com dopplerfluxometria, ou por tomografia, ou ainda por ressonância magnética. Entretanto, o exame de imagem padrão ouro para diagnóstico é a arteriografia. A EDA também é importante no diagnóstico, na evolução e no tratamento das varizes esofagogástricas, se por acaso elas estiverem presentes.

O tratamento dos pacientes com sangramento digestivo, nesses casos, é a esplenectomia, que diminuirá o fluxo venoso através da veia que drena o corpo e fundo gástricos e o esôfago distal.

Neoplasia de Pâncreas

Embora controverso, as evidências mais recentes dão suporte a essa conclusão. Ainda há necessidade de mais estudos, mas o que é descrito na literatura é que a pancreatite crônica aumenta em 2 a 3 vezes o risco de se adquirir câncer, ocorrendo em até 5% dos casos.

BIBLIOGRAFIA

Afroudakis A, Kaplowitz N. Liver histopathology in chronic common bile duct stenosis due to chronic alcoholic pancreatitis. *Hepatology* 1981;1:65-72.

Aranha GV, Prinz RA, Greenle HB. Gastric outlet and duodenal obstruction from inflammatory pancreatic disease. *Arch Surg* 1984;119:833-35.

Bansal P, Sonnenberg A. Pancreatitis is a risk factor for pancreatic cancer. *Gastroenteroly* 1995;109:247-51.

Bradley EL III, Clements Jr JS. Idiopathic duodenal obstruction: an unappreciated complication of pancreatitis. Ann Surg. 1981;193(5):638-48.

Buchler MW, Friess H, Baer HU *et al.* (Eds.). Surgical treatment of chronic pancreatitis: new standards. *Digestive Surgery* 1996;13:65-158.

Fernandez E, La Vecchia C, Porta M et al. Pancreatitis and the risk of pancreatic cancer. *Pancreas* 1995;11:185-89.

Frey CF, Amikura K. Local resection of the head of the pancreas combined with longitudinal pancreaticojejunostomy in the management of patients with chronic pancreatitis. *Ann Surg* 1994;220:492-507.

Karanjia ND, Widdison AL, Leung F et al. Compartment syndrome in experimental chronic obstructive pancreatitis: effect of decompressing the main pancreatic duct. *Br J Surg* 1994;81:259-64.

Kiil J, Ronning H. Pancreatic fistula cured by endoprosthesis in the pancreatic duct. *Br J Surg* 1993;80:1316-17.

Layer P, Yamamoto H, Kalthoff L et al. The different courses of early and late onset idiopathic and alcoholic chronic pancreatitis. *Gastroenterology* 1994;107:1481-87.

Littenberg G, Afroudakis A, Kaplowitz N. Common bile dust stenosis from chronic pancreatitis. *Medicine* 1979;58:385-412.

Lowenfels AB, Maisonneuve P, Cavallini G et al. Pancreatitis and the risk of pancreatic cancer. *N Engl J Med* 1993;328:1433-37.

Madsen MS, Peterson TH, Sommer H. Segmental portal hypertension. *Ann Surg* 1986;204:72-77.

Moosa AR, Gadd MA. Isolated vein thrombosis. *World J Surg* 1985;9:384-90.

Prinz RA, Aranha GV, Greenle HB et al. Common bile duct obstruction in patients with intractable pain of chronic pancreatitis. *Am J Surg* 1982;48:373-77.

Saeed ZA, Ramirez FC, Hepps KS. Endoscopic stent placement for internal and external pancreatic fistulas. *Gastroenteroly* 1993;105:1213-17.

Sarles H, Sahel J. Cholestasis and Lesions of the biliary tract in chronic pancreatitis. *Gut* 1978;19:851-57.

Scott J, Summerfield JA, Elias E. Chronic pancreatitis: a cause of cholestasis. *Gut* 1977;18:196-201.

Stahl TJ, O'Connor Am, Ansel HJ et al. Partial biliary obstruction caused by chronic pancreatitis: an appraisal of indication for surgical biliary drainage. *Ann Surg* 1988;207:26-32.

Wapnick S, Hadas N, Purow E et al. Mass in the head of the pancreas in cholestatic jaundice: carcinoma of pâncreas? *Ann Surg* 1979;190:587-91.

Warshaw AL, Schapiro RH, Ferruci Jr JT et al. Persistent obstructive jaundice, cholangitis and biliary cirrhosis due to common bile duct stenosis in chronic pancreatitis. *Gastroenterology* 1976;70:562-67.

Yadegar J, Williams RA, Passaro Jr E et al. Common duct stricture from chronic pancreatitis. *Arch Surg* 1980;115:582-86.

CAPÍTULO 25

NEOPLASIAS PERIAMPULARES

Carlos Eduardo Soares de Macedo ▪ Euclides Dias Martins Filho

INTRODUÇÃO

O termo neoplasias periampulares abrange um amplo espectro de doenças benignas e malignas que acometem a região composta pela cabeça do pâncreas, segunda porção do duodeno e colédoco distal, classicamente até 2 cm da ampola duodenal. Neste capítulo, abordaremos as lesões malignas dessa região, em razão de sua importância clínica, necessidade de diagnóstico precoce e conduta terapêutica especializada.

O subtipo tumoral mais frequente é o de pâncreas, correspondendo a, aproximadamente, 70% dos casos, seguido por papila, colédoco distal e duodeno. Só no ano de 2012, nos Estados Unidos, estima-se cerca de 44.000 casos novos e 37.000 mortes por câncer de pâncreas, o que denota seu mau prognóstico, com muitos casos já se apresentando com doença avançada e sem possibilidade de cura.[1-3] No Brasil, estima-se cerca de 7.500 casos novos por ano de câncer de pâncreas, também com elevada letalidade.[4]

A sobrevida média em meses após ressecção varia consideravelmente de acordo com a origem da lesão: 19 meses para pâncreas, 24 meses para colédoco distal, 47 meses para papila e, por fim, 54 meses para duodeno. Não se observam tendências de melhora nestes dados nas últimas 3 décadas a despeito de todos os avanços neste campo da medicina.[2]

DIAGNÓSTICO

Os sintomas mais frequentes são perda de peso, icterícia e dor, este último em casos avançados da doença. Entretanto, a clínica pode variar de acordo com o subtipo do tumor.[5] A icterícia vem associada a prurido, colúria e acolia fecal. Episódios de icterícia, dor e melena são mais frequentes no tumor de papila secundário à obstrução biliar precoce em decorrência de sua localização. Em raras ocasiões, um episódio de pancreatite aguda pode ser a primeira apresentação inicial da doença. Está relatado também o surgimento de diabetes em pacientes de meia-idade como sinal de alerta para câncer de pâncreas, antes mesmo do surgimento da icterícia.

As alterações laboratoriais mais comuns são: elevação de fosfatase alcalina, gama-glutamil trasferase e bilirrubinas. Outras alterações que podem surgir incluem: leucocitose em episódios de colangite associada e queda da albumina em perda ponderal significativa. Os marcadores tumorais CA19.9 e CEA, apesar de não específicos, pois podem se elevar também em condições benignas, poderão auxiliar, no entanto, no acompanhamento e na resposta ao tratamento oncológico. Como a maioria dos pacientes se apresenta com icterícia, o primeiro exame de imagem solicitado habitualmente é a ultrassonografia do abdome, cujo achado típico é a dilatação de vias biliares intra e extra-hepáticas com ponto obstrutivo na região periampular, podendo inclusive definir a presença de tumoração local e sinais de doença avançada, como ascite e metástases hepáticas.

O segundo passo deve ser a realização de tomografia ou ressonância de abdome com protocolo para pâncreas, sendo o exame mais importante no diagnóstico e estadiamento pré-operatório da doença. A avaliação das três fases: sem contraste, arterial e venosa; permite determinar o tamanho da lesão, sua localização e relação com os vasos mesentéricos e tronco celíaco, além de revelar presença de linfonodomegalias regionais ou sinais de doença metastática.

A conduta terapêutica proposta dependerá do estadiamento da lesão e das condições clínicas do paciente, lembrando que nos casos com proposta de ressecção cirúrgica, não é necessário o diagnóstico histológico da lesão decorrente do elevado índice de falsos-negativos que podem levar a um retardo na terapêutica e até eliminar as chances de cura do paciente (Quadro 25-1).[1] Contudo, o diagnóstico histológico é mandatório nos casos em que não há proposta de ressecção, ou seja, aqueles com doença localmente avançada, metastática ou com indicação de terapia neoadjuvante. Essa biópsia é preferencialmente guiada por ecoendoscopia, embora biópsias por endoscopia, tomografia ou laparoscopia possam também ser realizadas.[1]

Quadro 25-1 — Estadiamento TNM para câncer de pâncreas

T
- T0 – Sem evidência de tumor primário
- Tis – *In situ*
- T1 – Limitado ao pâncreas, ≤ 2 cm
- T2 – Limitado ao pâncreas, > 2 cm
- T3 – Extensão além do pâncreas, mas sem envolvimento do tronco celíaco ou da artéria mesentérica superior
- T4 – Envolvimento do tronco celíaco ou da artéria mesentérica superior

N
- N0 – Sem metástases linfonodais
- N1 – Metástases linfonodais regionais

M
- M0 – Sem metástases a distância
- M1 – Metástases a distância

Estágios

Estágio	TNM	
Estágio 0	Tis N0 M0	
Estágio I	IA: T1 N0 M0	Potencialmente ressecável
	IB: T2 N0 M0	
Estágio II	IIA: T3 N0 M0	Potencialmente ressecável
	IIB: T1-3 N1 M0	
Estágio III	T4 N0-1 M0	Localmente avançado e irressecável
Estágio IV	T1-4 N0-1 M1	Metastático e irressecável

Fonte: UICC – TNM 7ª edição.[1]

CONDIÇÕES CLÍNICAS

A idade por si não é contraindicação à realização de procedimentos cirúrgicos, mesmo de grande porte, como duodenopancreatectomia, contudo, *status* fisiológico e comorbidades são fatores relevantes e que devem ser levados em consideração na indicação cirúrgica.

O uso de escalas de *performance status*, bem como índices de fragilidade podem ser úteis nessa avaliação, como exposto no capítulo de cuidados pré-operatórios. Particularmente, depois dos 75-80 anos, a indicação de duodenopancreatectomia deve ser bastante individualizada em razão do elevado índice de comorbidades e baixa reserva fisiológica destes pacientes, com aumento significativo na morbimortalidade associada à cirurgia, mesmo em centros de referência.[6]

RESSECABILIDADE

Tradicionalmente, consideram-se lesões ressecáveis aquelas com planos de clivagem bem definidos, separando-a dos vasos importantes locais: tronco celíaco, artérias hepática e mesentérica superior, veias porta e mesentérica superior, visualizados pela tomografia ou ressonância.

No entanto, alguns pacientes com envolvimento vascular, particularmente curtos segmentos venosos, podem ser considerados para ressecção, desde que se consiga uma margem livre de comprometimento neoplásico – R0, visto que seu prognóstico, bem como a morbimortalidade nos centros de excelência, é semelhante aos demais pacientes. Com relação ao envolvimento arterial, a ressecção é mais controversa, sendo geralmente contraindicada nesses casos em razão do aumento da morbimortalidade e pior prognóstico.[7]

Pacientes com lesões metastáticas em outros órgãos ou envolvimento linfonodal além do campo de ressecção não se beneficiam do tratamento cirúrgico, mesmo que a lesão primária preencha critérios de ressecabilidade.

RESSECÇÃO

Pacientes com doença ressecável e condições clínicas adequadas têm indicação de duodenopancreatectomia. Tal cirurgia envolve a ressecção do duodeno, cabeça do pâncreas do colédoco distal, antro gástrico e vesícula biliar (Fig. 25-1). A dissecção das estruturas deve ser bastante meticulosa, tendo como objetivo uma ressecção com margens livres de doença, visto que a presença de margens comprometidas tem resultados comparáveis ao tratamento com radio e quimioterapia sem cirurgia.[8]

A preservação do piloro, ou seja, não realizar a ressecção do antro gástrico, com secção da peça na 1ª porção duodenal, foi proposta com objetivo de reduzir morbidade e melhorar a qualidade de vida, principalmente com relação a aspectos nu-

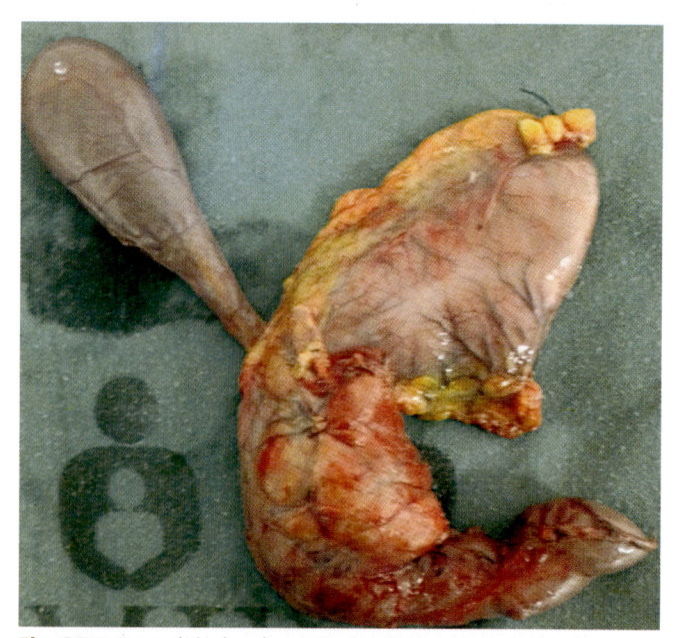

Fig. 25-1. Peça cirúrgica de gastroduodenopancreatectomia. Incluindo: antro gástrico, duodeno, cabeça de pâncreas, colédoco distal (não visualizado) e vesícula biliar.

tricionais. Contudo, os estudos realizados até o momento não conseguiram evidenciar nenhuma diferença de resultado entre ambas as abordagens, sendo as duas técnicas opções aceitáveis.[9]

Na reconstrução também existem controvérsias quanto às melhores opções e técnicas, principalmente no que se refere à anastomose pancreática, por exemplo, se a reconstrução deve ser feita como jejuno ou o estômago, a necessidade de *stents* no ducto pancreático, o tipo de anastomose (telescopagem ou ducto mucosa), o uso de selante de fibrina e a reconstrução com alça jejunal única ou em Y de Roux. Uma discussão mais aprofundada sobre o assunto foge ao objetivo do capítulo, em resumo ainda não há evidências robustas de benefício de nenhuma técnica em particular, ficando a decisão de qual o melhor tipo de reconstrução, no momento, a critério da experiência da equipe cirúrgica.

A linfadenectomia deve ser limitada aos linfonodos presentes na peça (à direita do ligamento hepatoduodenal e da artéria mesentérica superior, pancreatoduodenais anteriores e posteriores), visto que a linfadenectomia, além destes sítios, não altera o prognóstico do paciente.[10]

A drenagem biliar endoscópica pré-operatória não deve ser utilizada de rotina, em razão do aumento de complicações cirúrgicas nos pacientes drenados com relação aos que realizam cirurgia precoce sem drenagem.[11] A mesma pode ser indicada na presença de colangite ou quando o procedimento cirúrgico vai ser postergado por mais de 10 dias, particularmente na presença de níveis elevados de bilirrubina (> 15 mg/dL) e/ou prurido.[12]

Embora haja controvérsias quanto à definição de centro de grande volume, acredita-se que um número de cirurgias entre 6-16/ano possa ser considerado como grande e > 16/ano muito grande volume. Observa-se uma tendência à redução de morbimortalidade e melhores resultados oncológicos com o aumento do volume.[13]

O melhor tratamento adjuvante ainda não está definido, sendo os esquemas mais utilizados a quimioterapia com gencitabina ou 5-Fluorouracil associada ou não à radioterapia.[1]

TRATAMENTO PALIATIVO

Os casos que não preenchem os critérios para ressecção têm como opção a realização de radio e quimioterapia e o tratamento paliativo dos distúrbios associados à doença. Na escolha destas opções deve-se considerar o estadiamento da doença: localmente avançado vs. metastático e a *performance status* do paciente, pacientes com boa *performance status* habitualmente são candidatos a esquemas quimioterápicos mais agressivos com radioterapia associada, caso a doença seja localmente avançada, enquanto pacientes com má *performance* (ECOG > 2) são mais bem conduzidos com quimioterapia isolada com gencitabina ou apenas tratamento sintomático.[1]

As três condições habitualmente avaliadas no tratamento paliativo das neoplasias periampulares são: a icterícia obstrutiva com seus problemas associados (colangite, prurido e disfunção hepática contraindicando a realização de quimioterapia), obstrução gastroduodenal e dor.

No caso da obstrução biliar, a recomendação mais aceita é a drenagem endoscópica com aposição de *stent* biliar e, na impossibilidade desta, drenagem biliar percutânea, sendo a derivação bileodigestiva cirúrgica reservada para os casos considerados irressecáveis no intraoperatório.[1] O melhor tipo de *stent* ainda é motivo de controvérsia. Habitualmente, indicam-se *stents* plásticos para pacientes com curta expectativa de vida ou nas ocasiões em que há necessidade de implante antes da cirurgia pelos motivos mencionados, anteriormente, enquanto os *stents* metálicos são preferíveis nos casos em que a expectativa de vida é maior decorrente de menor necessidade de trocas por obstrução.[14]

No caso da obstrução gastroduodenal, pode-se optar pelo tratamento com *stents* endoscópicos ou mesmo a gastrostomia endoscópica descompressiva nos pacientes com má *performance status* e baixa expectativa de vida; enquanto a gastrojejunostomia deve ser indicada, quando a expectativa de vida é superior a 3 meses, embora o *stent* endoscópico seja também uma opção razoável.[1] No caso de pacientes considerados irressecáveis no intraoperatório, mesmo na ausência de sinais de obstrução gastroduodenal, recomenda-se a realização de gastrojejunostomia profilática em razão da redução no desenvolvimento de sintomas obstrutivos, sem alterações significativas com relação à morbidade do procedimento, exceto pelo tempo cirúrgico pouco maior.[15]

No caso da dor, além das várias opções medicamentosas disponíveis, pode-se utilizar a neurólise do plexo celíaco, recomendada para os casos considerados irressecáveis no intraoperatório ou através de ecoendoscopia ou outras técnicas minimamente invasivas nos demais casos.[1] Pacientes que realizaram o procedimento apresentam menores escores de dor em 4 semanas e menor necessidade total de uso de analgésicos, embora com o passar do tempo seu efeito se reduz, não havendo diferenças nos escores de dor com 8 semanas do procedimento.[16]

Desnutrição, depressão, ansiedade, distúrbios do sono e astenia são outros sintomas associados à doença avançada, que devem ser levados em consideração, e todos os pacientes devem ser acompanhados por equipe especializada em cuidados paliativos, de preferência, desde o diagnóstico da doença.[17]

TRATAMENTO NEOADJUVANTE

No presente momento, não há evidências suficientes para dar suporte ao uso de rádio e/ou quimioterapia neoadjuvante nos pacientes com lesões ressecáveis. Contudo, em lesões em que há invasão vascular comprovada ou suspeita nos exames de imagem *(borderline)*, tal estratégia pode ser utilizada, embora não haja dados prospectivos e randomizados, documentando sua eficácia e melhores regimes.[1]

COMPLICAÇÕES

Em centros de referência, a mortalidade secundária a duodenopancreatectomia é inferior a 5%, no entanto, a morbidade pode chegar a 65%, sendo as complicações mais comuns o retardo no esvaziamento gástrico, fístula pancreática e complicações da ferida operatória.[2,18]

Fístula pancreática é a complicação mais importante, sendo o fator isolado mais associado à morbidade e mortalidade após o procedimento. É definida como qualquer débito pelo dreno cavitário a partir do 3º dia após a cirurgia com amilase maior que 3 vezes os níveis séricos (Quadro 25-2).[5,18]

Sua incidência varia de acordo com fatores do paciente, do órgão e do procedimento cirúrgico. Dentre estes, os mais relevantes são o diâmetro do ducto (particularmente < 3 mm), a textura do parênquima pancreático (quanto mais dura menor o risco), a neoplasia primária (papila, duodeno, lesões císticas) e a perda sanguínea importante.[18]

Seu tratamento é eminentemente clínico e baseia-se na drenagem adequada, prevenindo coleções e/ou peritonite. Na presença de alto débito e sinais de infecção, medidas adjuvantes são o uso de NPT, antibióticos e octreotide. Tratamento cirúrgico é reservado para os casos em que há piora a despeito do tratamento clínico, com coleções não drenadas e/ou peritonite.[18]

Retardo no esvaziamento gástrico é definido como manutenção da SNG por mais de 3 dias, reintrodução de SNG depois do 4º dia de pós-operatório ou impossibilidade de introdução de dieta oral sólida até o 7º dia, sendo graduado de acordo com sua duração a partir destes limites.[19]

Fatores de risco para seu desenvolvimento são diabetes, fístula pancreática e complicações pós-operatórias, enquanto a reconstrução antecólica e a drenagem biliar pré-operatória parecem reduzir sua incidência.[20] Seu tratamento envolve suporte nutricional e uso de procinéticos, particularmente eritromicina, embora a forma mais eficaz de reduzir sua incidência seja reduzir o índice de complicações associadas à cirurgia.[21]

As complicações associadas à ferida seguem as regras gerais descritas no capítulo de cuidados pós-operatórios, a introdução do método laparoscópico pode ser importante na redução das mesmas.

Uma complicação menos frequente, mas bastante importante, é o sangramento, cuja definição é a perda de sangue no período pós-operatório (dreno, gastrointestinal ou cavidade) com queda nos níveis de hemoglobina. Existem 3 graus de sangramento (A, B e C), de acordo com a instalação, gravidade, localização e impacto clínico do mesmo.[22] Seu tratamento é complexo e foge ao objetivo do capítulo. Em linhas gerais, depende dos fatores citados anteriormente, com papel crescente do uso de medidas minimamente invasivas (endoscopia e radiologia intervencionista), sendo reservada a cirurgia para os casos mais graves e/ou refratários às mesmas.[23]

RESSECÇÃO LAPAROSCÓPICA

No presente momento, o suporte à realização de duodenopancreatectomia é encontrado apenas em estudos não comparativos, em sua maioria séries de casos. As vantagens reportadas incluem melhor visualização de estruturas, reabilitação mais precoce, menos complicações da ferida operatória e menor tempo de internação hospitalar. Contudo, a despeito de um aumento progressivo em sua realização, dados com relação aos resultados oncológicos e à segurança do procedimento em comparação à cirurgia aberta são insuficientes para recomendá-la no momento como opção de escolha, com necessidade de mais estudos para comprovar seus benefícios.

Quadro 25-2 Critérios para graduação da fístula pancreática de acordo com o *International Study Group of Pancreatic Fístula*

Critério	Sem fístula	Fístula grau A	Fístula grau B	Fístula grau C
Amilase: dreno × sérica	< 3 vezes	> 3 vezes	> 3 vezes	> 3 vezes
Condições clínicas	Bem	Bem	Indefinida	Mal
Tratamento específico	Não	Não	Sim	Sim
USG/TAC	Negativa	Negativa	Negativa	Positiva
Drenagem persistente (> 3 sem)	Não	Não	Geralmente	Sim
Sinais de infecção	Não	Não	Sim	Sim
Readmissão hospitalar	Não	Não	Sim	Sim
Septicemia	Não	Não	Não	Sim
Reoperação	Não	Não	Não	Sim
Morte relacionada com fístula	Não	Não	Não	Sim

Fonte: Bassi *et al.*, 2005.[5]

ACOMPANHAMENTO

Recomenda-se acompanhamento a cada 3-6 meses nos primeiros 2 anos e anualmente após. A cada consulta devem-se realizar, além da história e exame físico, dosagem do CA 19-9 e tomografia de controle.[1] No entanto, a realização de tomografias de rotina no acompanhamento é questionável, principalmente por elevar os custos e a exposição à radiação, sem evidências de benefício em uma análise retrospectiva com mais de 2.000 pacientes.[24]

REFERÊNCIAS BIBLIOGRÁFICAS

1. NCCN: Clinical Practice Guidelines in Oncology. Pancreatic Adenocarcinoma 2015
2. He J, Ahuja N, Makary MA *et al.* 2564 resected periampullary adenocarcinomas at a single institution: trends over three decades. *HPB* (Oxford) 2014 Jan.;16(1):83-90.
3. Siegel R, Naishadham D, Jemal A. Cancer statistics, 2012. *CA Cancer J Clin* 2012 Jan.-Feb.;62(1):10-29.
4. INCA. Disponível em: <http://www2.inca.gov.br/wps/wcm/connect/tiposdecancer/site/home/pancreas>
5. Bassi C, Dervenis C, Butturini G *et al.* Postoperative pancreatic fistula: an international study group (ISGPF) definition. *Surgery* 2005;138:8-13.
6. Sukharamwala P, Thoens J, Szuchmacher M *et al.* Advanced age is a risk factor for post-operative complications and mortality after a pancreaticoduodenectomy: a meta-analysis and systematic review. *HPB* (Oxford) 2012 Oct.;14(10):649-57.
7. Mollberg N, Rahbari NN, Koch M *et al.* Arterial resection during pancreatectomy for pancreatic cancer: a systematic review and meta-analysis. *Ann Surg* 2011 Dec.;254(6):882-93.
8. Winter JM, Cameron JL, Campbell KA *et al.* 1423 pancreaticoduodenectomies for pancreatic cancer: A single-institution experience. *J Gastrointest Surg* 2006 Nov.;10(9):1199-210; discussion 1210-1.
9. Diener MK, Fitzmaurice C, Schwarzer G *et al.* Pylorus-preserving pancreaticoduodenectomy (pp Whipple) versus pancreaticoduodenectomy (classic Whipple) for surgical treatment of periampullary and pancreatic carcinoma. Cochrane Database of Systematic Reviews. *Cochrane Library* 2008;11:CD006053.
10. Shrikhande SV, Barreto SG. Extended pancreatic resections and lymphadenectomy: An appraisal of the current evidence. *World J Gastrointest Surg* 2010 Feb. 27;2(2):39-46.
11. van der Gaag NA, Rauws EA, van Eijck CH *et al.* Preoperative biliary drainage for cancer of the head of the pancreas. *N Engl J Med* 2010 Jan. 14;362(2):129-37.
12. de Bellis M, Palaia R, Sandomenico C *et al.* Is preoperative endoscopic biliary drainage indicated for jaundiced patients with resectable pancreatic cancer? *Curr Drug Targets* 2012 June;13(6):753-63.
13. Birkmeyer JD, Siewers AE, Finlayson EV *et al.* Hospital volume and surgical mortality in the United States. *N Engl J Med* 2002 Apr. 11;346(15):1128-37.
14. Chun HJ, Kim ES, Hyun JJ *et al.* Gastrointestinal and biliary stents. *J Gastroenterol Hepatol* 2010 Feb.;25(2):234-43.
15. Gurusamy Kurinchi Selvan, Kumar Senthil, Davidson Brian R. Prophylactic gastrojejunostomy for unresectable periampullary carcinoma. Cochrane Database of Systematic Reviews. *Cochrane Library* 2015;11:CD008533.
16. Zhong W, Yu Z, Zeng JX *et al.* Celiac plexus block for treatment of pain associated with pancreatic cancer: a meta-analysis. *Pain Pract* 2014 Jan.;14(1):43-51.
17. NCCN Clinical Practice Guidelines in Oncology (NCCN Guidelines®) Palliative Care, versão 2.2013.
18. Oneil Machado N. Pancreatic fistula after pancreatectomy: definitions, risk factors, preventive measures, and management-review. *Int J Surg Oncol* 2012;2012:602478.
19. Wente MN, Bassi C, Dervenis C *et al.* Delayed gastric emptying (DGE) after pancreatic surgery: a suggested definition by the International Study Group of Pancreatic Surgery (ISGPS). *Surgery* 2007;142:761-68.
20. Qu H, Sun GR, Zhou SQ *et al.* Clinical risk factors of delayed gastric emptying in patients after pancreaticoduodenectomy: a systematic review and meta-analysis. *Eur J Surg Oncol* 2013 Mar.;39(3):213-23.
21. Lytras D, Paraskevas KI, Avgerinos C *et al.* Therapeutic strategies for the management of delayed gastric emptying after pancreatic resection. *Langenbecks Arch Surg* 2007 Jan.;392(1):1-12.
22. Wente MN, Veit JA, Bassi C *et al.* Postpancreatectomy hemorrhage (PPH): an International Study Group of Pancreatic Surgery (ISGPS) definition. *Surgery* 2007;142:20-25.
23. Fernández-Cruz L, Sabater L, Fabregat J *et al.* Complications after pancreaticoduodenectomy. *Cir Esp* 2012 Apr.;90(4):222-32.
24. Witkowski ER, Smith JK, Ragulin-Coyne E *et al.* Is it worth looking? Abdominal imaging after pancreatic cancer resection: a national study. *J Gastrointest Surg* 2012 Jan.;16(1):121-28.

CAPÍTULO 26

DOENÇAS BENIGNAS DAS VIAS BILIARES

Flávio Kreimer ▪ João Victor Tenório Cavalcanti de Aragão ▪ Eduardo Sávio Nascimento Godoy

ESTENOSES BILIARES BENIGNAS

As estenoses benignas das vias biliares incluem diversas entidades clínicas que compartilham a característica comum de obstrução biliar. Diagnóstico e tratamento adequados são essenciais para prevenir as complicações da estenose, como colangite, hipertensão portal, cirrose biliar e hepatopatia terminal.

A maioria das estenoses ocorre após lesão do ducto colédoco durante procedimento operatório. Nesta mesma vertente, abordaremos as lesões iatrogênicas ocorridas durante uma colecistectomia, que se manifestam como verdadeiro desafio cirúrgico.

Condições inflamatórias, como pancreatite, doença calculosa, colangite esclerosante primária, são também causas importantes de estenose benigna dos ductos biliares.

Lesões e Estenoses Biliares Pós-Operatórias

A introdução e o uso amplo da colecistectomia laparoscópica, na década de 1990, resultaram em um aumento importante na frequência de lesões biliares e estenoses associadas de colédoco. Elas podem ser identificadas no intraoperatório, apresentarem-se precocemente no período pós-operatório com vazamento biliar ou de forma tardia com icterícia ou colangite por estenose biliar. O reparo operatório continua sendo a base do tratamento nos pacientes com estenose benigna; no entanto, a dilatação da via biliar com balão trans-hepática ou endoscópica está indicada em pacientes selecionados.

Classificação

Vários sistemas de classificação das estenoses dos ductos biliares principais foram elaborados. A classificação de Bismuth-Corlette classifica as grandes lesões, baseando-se no nível da obstrução da árvore biliar (Fig. 26-1).[1] A classificação de Strasberg engloba a classificação de Bismuth (tipos E1 a E5), acrescentando vazamentos de bile decorrentes de lesões do leito vesicular e os decorrentes de soltura de ligadura do cístico, privilegia as lesões decorrentes de variações anatômicas, destinando a elas três tipos (A, B e C), com apenas o tipo D representando lesão da via biliar principal, sem distinção da altura de ocorrência da lesão (Quadro 26-1).[2]

No que tange às lesões agudas, a classificação de Csendes correlaciona melhor o mecanismo de lesão, com sua localização, e proposta terapêutica posterior, não levando em conta as estenoses tardias (Quadro 26-2).[3] Nesta classificação, não há referência à soltura do *clip* ou da ligadura do ducto cístico, importante causa de coleperitônio, tendo em vista que não se trata de lesão da via biliar principal.

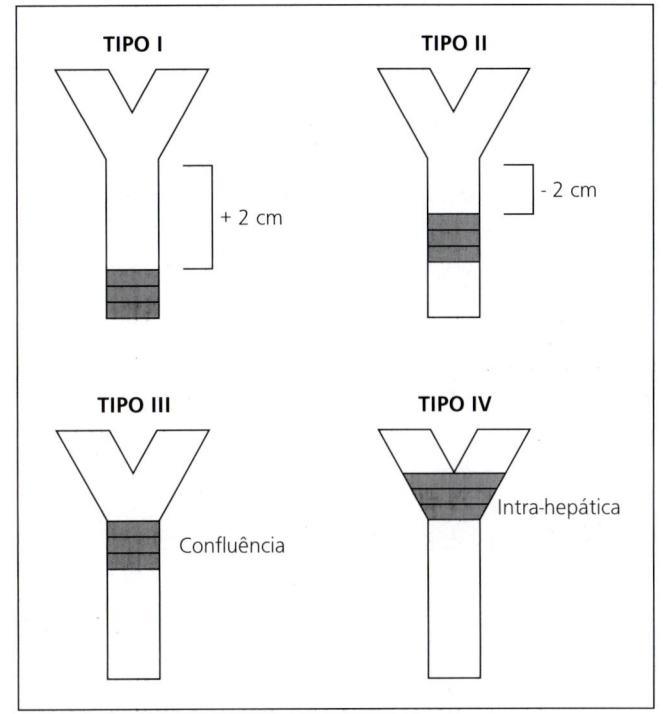

Fig. 26-1. Amostra esquemática da Classificação de Bismuth-Corlette.

Patogênese

A maioria das lesões e estenoses de ductos biliares ocorrem em pacientes após abordagem cirúrgica no quadrante superior di-

Quadro 26-1 — Classificação de Strasberg

Classe A	Lesão de pequenos ductos em continuidade com o sistema biliar, com vazamento do ducto cístico
Classe B	Lesão de ducto setorial com obstrução consequente
Classe C	Lesão de ducto setorial com vazamento biliar consequente
Classe D	Lesão lateral de ductos extra-hepáticos
Classe E1	Estenose > 2 cm distal à bifurcação
Classe E2	Estenose < 2 cm proximal à bifurcação
Classe E3	Estenose na bifurcação
Classe E4	Estenose comprometendo ductos biliares direito e esquerdo; ductos não estão em continuidade
Classe E5	Oclusão completa de todos os ductos biliares

reito. A colecistectomia, por sua vez, responsabiliza-se por mais de 90% dessas lesões pós-operatórias. Roslyn *et al.* demonstraram uma incidência de 0,2% de lesões de ductos biliares importantes de uma série de mais de 42.000 colecistectomias abertas.[4]

A bibliografia continua a registrar índices que variam de 0,1 a 0,6% com relação às lesões de vias biliares nos procedimentos laparoscópicos, mesmo em centros de referência.[5-7]

A mudança de paradigma proporcionada pela laparoscopia é uma das grandes explicações para o aumento da frequência de lesões iatrogênicas das vias biliares. Conhecimentos incompletos da tecnologia e do instrumental, além de habilidades cirúrgicas em treinamento, determinaram o aumento do número de lesões na via biliar principal, associado à maior gravidade e a reparo inadequado das mesmas. Tais conhecimentos incompletos propiciaram, em vez da cura da colelitíase pela colecistectomia, ao aparecimento de uma doença crônica com significativa morbidade e mortalidade: a lesão iatrogênica das vias biliares.

Em levantamento feito por Massarweh *et al.*, com 1.412 cirurgiões do *American College of Surgeons*, dados apontaram que cirurgiões mais jovens, mais experientes e que exercem suas atividades em hospitais universitários apresentam, estatisticamente, menor número de lesões iatrogênicas da via biliar.[8]

Quadro 26-2 — Classificação de Csendes

Tipo	Descrição
I	Pequena laceração no ducto hepático comum ou hepático direito por eletrocautério ou tesoura
II	Lesão da junção cístico-coledociana (tração, eletrocautério, cateter)
III	Secção parcial ou completa da via biliar principal
IV	Ressecção de mais de 10 mm da via biliar principal

As lesões ocorrem, mais frequentemente, durante procedimentos cirúrgicos laparoscópicos nos primeiros 100 casos da experiência, quando associados a quadros agudos e com uso de equipamentos inapropriados.[9] O emprego de colangiografia pré-operatória de rotina, na prevenção das lesões iatrogênicas da via biliar, é controverso. A realização da colangiografia de rotina possibilita a identificação das lesões, mas, comprovadamente, não tem sido útil na prevenção das lesões.[9] Dessa forma, a colangiografia tem-se mostrado útil na detecção e orientação do reparo mais adequado.

Alguns fatores relacionados com a técnica cirúrgica estão diretamente ligados a lesões das vias biliares. Dentre eles, encontram-se, na maioria dos casos, sangramento da artéria cística ou na região do triângulo das vias biliares; tração excessiva e para cima da vesícula e presença de variações anatômicas que não foram reconhecidas.

Algumas referências anatômicas do hilo hepático têm sido citadas como parâmetros importantes para a orientação durante a dissecção. O sulco de Rouvière deve ser identificado e não se deve praticar a dissecção abaixo da base do segmento IV e do ligamento hepatoduodenal.[10]

Diversos fatores relacionados com o paciente foram associados à lesão de ducto biliar. Por exemplo, pacientes com doença calculosa complicada têm um risco mais alto de lesão do que os pacientes com colecistite crônica, colelitíase sintomática ou cólica biliar. A colecistite aguda, quando comparada a outras indicações de colecistectomia laparoscópica, também é associada a uma frequência mais alta de conversão para colecistectomia aberta (29 *vs.* 8%) e lesão de ducto biliar (1,3 *vs.* 0,6%).[11]

Variações anatômicas podem também contribuir para lesão de vias biliares. Um ducto cístico congenitamente curto ou um ducto que se mostra encurtado por um cálculo impactado também pode levar à identificação errada do colédoco, resultando em lesão ou transecção deste. Outras anomalias anatômicas congênitas de alto risco incluem uma parede comum longa entre o ducto cístico e o colédoco ou um ducto hepático direito, inserindo-se no ducto cístico.

As lesões e as estenoses de ductos biliares ocorrem menos comumente em associação a outros procedimentos operatórios. Depois de colecistectomia, exploração de colédoco é o procedimento seguinte mais frequente associado à estenose, tipicamente ocorrendo no local da coledocotomia ou de um cálculo impactado. Gastrectomia e ressecção hepática são as cirurgias não biliares mais comumente associadas a estenoses pós-operatórias. A recorrência de estenose após uma tentativa inicial de reparo não é incomum e pode ocorrer mais de uma década depois do reparo inicial.

Vários processos fisiológicos foram implicados na formação de estenose de vias biliares. Isquemia do colédoco pode ter um papel importante na formação de estenoses anastomóticas pós-operatórias. Anatomicamente, as principais artérias do ducto colédoco localizadas nas posições de 3 e 9 horas podem ser lesadas ou divididas por dissecção desnecessária durante colecistectomia, ou mais comumente o colédoco pode ser excessivamente esqueletizado ao se executar uma anastomose do colédoco.[12]

Apresentação Clínica

A maioria das lesões de vias biliares não é reconhecida no momento da colecistectomia laparoscópica. Podem ser identificadas no ato operatório por um extravasamento de bile persistente e inesperado, anatomia atípica, ou um segundo ducto biliar descoberto durante a dissecção. Lesões podem também ser descobertas pelo exame cuidadoso da peça removida para assegurar a anatomia normal das vias biliares. Colangiografia intraoperatória também diagnosticará lesões das vias biliares no momento da colecistectomia, permitindo reparo precoce.

No período pós-operatório inicial, a maioria dos pacientes apresenta-se com sintomas associados a vazamento de bile para cavidade peritoneal. Alternativamente, a bile pode estar loculada, resultando em biloma, ou estar infectada, resultando em abscesso sub-hepático ou subdiafragmático. Deixar de reconhecer um grande vazamento biliar ou de instituir tratamento apropriado pode resultar em sepse ameaçando a vida e desenvolvimento de insuficiência de múltiplos sistemas e órgãos.

Pacientes podem também apresentar-se no período pós-operatório inicial com testes de função hepática elevados e icterícia, se o colédoco dividido tiver sido clipado completamente no momento da lesão. Os pacientes tipicamente não se apresentam com colangite no período pós-operatório inicial.

Estenoses de colédoco podem também apresentar-se meses a anos depois da operação original. Mais comumente, os pacientes a esta altura apresentam-se com sintomas de colangite. Geralmente, são brandos e respondem eficazmente a antibiótico. Menos frequentemente, podem apresentar-se com icterícia indolor.

Diagnóstico

Os pacientes com estenoses pós-operatórias das vias biliares tipicamente revelam um perfil bioquímico típico de colestase. Pacientes que se apresentam com vazamento de bile por lesão geralmente se apresentam sem evidências de obstrução biliar, e os níveis de bilirrubina são normais ou ligeiramente elevados em decorrência da absorção de bile na cavidade peritoneal. Em casos raros, os pacientes com obstrução a longo prazo apresentar-se-ão tarde no curso da doença com cirrose, albumina sérica diminuída e anormalidades da coagulação.

Diagnóstico definitivo de estenoses e lesões de vias biliares exigem estudo por imagem radiográfica. Tomografia computadorizada e ultrassonografias abdominais são úteis nos pacientes que se apresentam no período pós-operatório inicial para detecção de biloma e ascite biliar, bem como dilatação da via biliar por obstrução.

Imagens de medicina nuclear com cintigrafia por tecnécio –HIDA podem demonstrar vazamento biliar de forma não invasiva, mas tipicamente não têm a sensibilidade para definir o local anatômico específico de lesão. Colangiopancreatografia por ressonância magnética (CPRM) foi demonstrada como um método não invasivo eficaz para demonstrar vazamento ou obstrução biliar, bem como para definir precisamente a anatomia biliar e a natureza da lesão.

A colangiografia atualmente permanece o padrão ouro para avaliação da árvore biliar. Colangiografia retrógrada endoscópica (CPER) é efetuada por um acesso distal à árvore biliar, e é útil em pacientes com lesões parciais da árvore biliar extra-hepática ou com vazamentos de ducto cístico. Nestes casos, o vazamento biliar pode ser eficazmente controlado com o uso de uma endoprótese.

Entretanto, a maioria dos casos de lesão de grande ducto biliar é associada à transecção ductal completa, e o colangiograma pela via endoscópica retrógrada demonstrará um colédoco distal normal, terminando em clipes aplicados erroneamente. Portanto, a CPER não definirá o local de vazamento da bile nem a anatomia proximal necessária para a reconstrução. Nesse caso, é necessário colangiografia trans-hepática percutânea para definir a anatomia biliar proximal e o local da lesão. Além de delinear a anatomia, um cateter de drenagem biliar percutânea (CTP) pode ser colocado no momento do reparo operatório como um guia para dissecção e identificação do ducto biliar seccionado, que muitas vezes está retraído para o alto e para dentro do hilo do fígado. Finalmente, nos casos em que existe continuidade bilioentérica, cateteres percutâneos permitem acesso para dilatação com balão.

Tratamento Operatório

O procedimento técnico ideal resulta em um reparo livre de tensão, mucosa com mucosa, a um segmento biliar não lesado. As complicações de um procedimento operatório malsucedido incluem formação de lama ou cálculo, estenose recorrente, vazamento de bile, resultando em coleções de líquido ou abscesso, colangite e cirrose biliar. As opções para reparação operatória podem incluir reparo terminoterminal, coledocoduodenoanastomose, hepaticojejunostomia em Y de Roux, coledocojejunostomia e enxerto de mucosa. O procedimento operatório ideal depende da cronologia da apresentação, estado clínico global do paciente, nível de lesão e tipo de lesão.

Reparo Cirúrgico Imediato de Lesão Intraoperatória de Ducto Biliar

Na suspeita de uma lesão, a anatomia biliar precisa ser claramente definida, usando-se colangiografia intraoperatória e/ou dissecção cautelosa, a fim de tentar o reparo imediato. Conversão de colecistectomia laparoscópica para cirurgia aberta é muitas vezes necessária para identificar apropriadamente a anatomia e a lesão. Ductos segmentares lesados com diâmetro menor que 3 mm, que não se comunicam com o ducto principal e que não drenam um grande segmento de parênquima hepático, podem ser ligados. Ductos biliares que têm 4 mm ou mais de diâmetro devem ser reparados operatoriamente, uma vez que eles provavelmente drenem múltiplos segmentos hepáticos ou um lobo inteiro do fígado.

Reparo intraoperatório imediato está indicado na maioria dos casos para uma lesão importante do ducto hepático comum ou do ducto de colédoco. Transecções parciais do colédoco, comprometendo menos de 180° da circunferência da árvore biliar, podem ser fechadas primariamente sobre um tubo em T, usando-se suturas absorvíveis em pontos separados. Transecção do ducto colédoco envolvendo mais de 180° da circunferência ou transecções completas com uma lesão de menos de 1 cm de comprimento podem ser reparadas com uma anastomose terminoterminal com um tubo em T que saia acima ou abaixo da anastomose por uma coledocotomia separada.

Reconstrução primária do ducto biliar, no entanto, deve ser usada muito seletivamente e deve ser evitada, quando a lesão está perto da bifurcação ou quando a aproximação do ducto não pode ser realizada sem tensão. Em pelo menos uma série, foi descrita uma taxa de reestenose de 100% depois de reparo terminoterminal primário.[13] Estas lesões exigem reconstrução usando uma anastomose bilioentérica tipicamente usando hepaticojejunostomia em Y de Roux. *Stent* biliar trans-hepático deve ser colocado para controlar potenciais vazamentos anastomóticos e para colangiografia pós-operatória.

Vale ressaltar que o reparo imediato intraoperatório é muitas vezes difícil com ductos biliares não dilatados que podem retrair-se na direção do fígado, ou com lesões envolvendo múltiplos ductos hepáticos.

Reparo Cirúrgico Eletivo

O reparo eletivo geralmente só deve ocorrer após otimização clínica pré-operatória do paciente. Pacientes colangíticos devem ser tratados com antibióticos de amplo espectro seguidos por drenagem biliar, tipicamente com drenos colocados percutaneamente. Aqueles que se apresentam com vazamento biliar devem ter o seu vazamento de bile e sepse controlados antes de receberem reparação definitiva. O paciente deve ser estabilizado clinicamente antes do reparo eletivo, para corrigir desequilíbrios hidreletrolíticos, anemia e desnutrição.

A técnica preferida, com poucas exceções, é uma hepaticojejunostomia ou uma coledocojejunostomia e Y de Roux de jejuno. Anastomose terminoterminal após a excisão da estenose ou da área de lesão não é prudente em razão da perda de comprimento do ducto biliar e da fibrose associada. Perda importante de comprimento de ducto biliar também é uma contra-indicação estrita à realização de coledocoduodenostomia, a qual é improvável que se possa executar livre de tensão e também é associada à fístula duodenal, se ocorrer vazamento.

O uso de *stents* biliares percutâneos com reconstrução eletiva da árvore biliar permanece um tópico de debate. Auxiliam para definir a anatomia, permitem realizar colangiografia pós-operatória e controlar vazamentos anastomóticos precoces. Seu uso prolongado tem sido utilizado com a finalidade de minimizar fibrose e risco de estenose anastomótica tardia.

Em pacientes com um ducto biliar intacto, mas estenosado, o ducto é dividido na porção mais distal da estenose, e um segmento do ducto estenosado deve ser ressecado para estudo histopatológico e para corte de congelação. O extremo distal da estenose é, então, fechado. A extensão proximal do ducto deve ser desbridada por uma extensão, não excedendo 5 mm para obter ducto biliar sadio circunferencialmente para uso na anastomose. Um ramo jejunal em Y de Roux é, a seguir, criado, mobilizando-se um segmento adequado de intestinos de, aproximadamente, 60 cm de comprimento. A anastomose é construída a seguir com uma hepaticojejunostomia ou coledocojejunostomia em Y de Roux terminolateral padrão, tipicamente usando uma camada única de suturas absorvíveis.

O objetivo último do reparo de uma estenose de via biliar é um reparo bem-sucedido sem mais sintomas e com uma função hepática preservada. Excelentes resultados a longo prazo após reparo operatório de lesões pós-operatórias de via biliar foram descritos, com aproximadamente 80-90%, tendo um resultado bem-sucedido.[14]

Terapia Não Operatória

A técnica não operatória mais comum nesses pacientes é a colocação dos *stents* percutâneos, radiologia intervencionista e dilatação com balão, o que pode ser possível em pacientes com continuidade bilioentérica intacta. A árvore biliar proximal é acessada de tal modo que a estenose possa ser atravessada, usando-se um fio-guia sob orientação fluoroscópica. Cateteres-balão do tipo de angioplastia são usados para efetuar dilatação da estenose até um diâmetro com base na localização da estenose e no diâmetro do ducto biliar normal. O tratamento percutâneo geralmente exigirá numerosas dilatações.

Dilatação endoscópica com balão tem uma aplicação mais limitada, uma vez que seja tecnicamente possível apenas em pacientes com reparo primário de estenose de ducto biliar ou com anastomose colédoco duodenal. É efetuada colangiografia retrógada endoscópica, seguida por papilotomia endoscópica. Dilatação sequencial com balão é efetuada depois que a estenose foi atravessada por um fio-guia, muitas vezes deixada uma endoprótese no lugar após a dilatação.

Colangiografia de repetição, muitas vezes com repetição das dilatações, pode ser efetuada em intervalos regulares a cada 3-6 meses.

O sucesso global com dilatação por balão, definido como livre de *stent* sem a necessidade de novas intervenções, foi de, aproximadamente, 50% em diversos estudos.[15-17]

DOENÇA CÍSTICA DA ÁRVORE BILIAR

A doença cística da árvore biliar (DCAB), descrita pela primeira vez por Vater, em 1723, é caracterizada por dilatações císticas, focais ou difusas, únicas ou múltiplas, que podem aparecer em qualquer segmento da árvore biliar, seja intra, seja extra-hepática.[18] A denominação inicial de cisto de colédoco foi abandonada pela inclusão de cistos da árvore biliar intra-hepática na classificação dessa patologia.[19]

Epidemiologia

A incidência da DCAB varia significativamente em todo o mundo. A incidência na Ásia pode ser tão alta quanto 1 em 1.000, com relatos do Japão, compreendendo mais da metade dos casos documentados. Nos países ocidentais, cistos coledocianos ocorrem muito menos frequentemente, com taxas relatadas que variam de 1 em 13.000 a 1 em 150.000. A causa dessa predominância no oriente segue sem elucidação, assim como a prevalência no sexo feminino 3 a 4:1 com relação ao masculino. No passado, a maioria dos casos era reportada em crianças e adolescentes, e séries recentes têm demonstrado igual incidência em crianças e adultos.[20,21] Embora clinicamente similar, a apresentação e o tratamento podem ser diferentes em crianças e adultos, esses últimos apresentam maior taxa de complicação relacionada com a doença cística.

Classificação

A primeira classificação da DCAB surgiu, em 1959, quando Alonso-Lej *et al.* descreveram 3 tipos de cisto de colédoco: Tipo I – dilatação cística congênita, fusiforme ou sacular do colédoco e/ou hepático comum; Tipo II – divertículo supraduodenal do colédoco ou hepático comum; e Tipo III – coledococele, que é uma dilatação da porção intraduodenal do colédoco.[22] Contudo, esta classificação não leva em conta as dilatações que ocorrem na árvore biliar intra-hepática e que, com os avanços da radiologia, começaram a ser diagnosticadas com mais frequência. Com isso, em 1977, Todani *et al.* propuseram uma nova classificação que se tornou universalmente aceita e hoje é a mais utilizada por cirurgiões e radiologistas. Nesta classificação, ele relatou a ocorrência de cistos intra-hepáticos, conhecida como doença de Caroli.[19] Recentemente, sua classificação foi revista, e o Tipo I foi subdividido em três tipos, surgiram os Tipos IV e V, e houve a inclusão da junção anômala pancreatobiliar na classificação (JAPB) (Quadro 26-3).[23,24]

A incidência dos cistos de acordo com o tipo é a seguinte: 50 a 80% são do Tipo I; 2% são do Tipo II; 1,4 a 4,5% são do Tipo III; 15 a 35% são do Tipo IV; e 20% do Tipo V.

É descrita a forma frustra de cisto de colédoco (CC) que se apresenta em pacientes com sintomas de dor abdominal, ictérica obstrutiva e com junção anômala pancreatobiliar, porém não apresenta dilatação cística da via biliar. Além da sintomatologia semelhante, a evidência histológica de inflamação e o potencial de desenvolvimento de neoplasias estão presentes.

Fisiopatologia

Várias teorias surgiram para tentar elucidar a DCAB, e acredita-se que mais de um mecanismo esteja envolvido. Cistos podem ser congênitos ou adquiridos, e a maior incidência em países asiáticos sugere uma predisposição genética ou ambiental.

Cistos biliares congênitos podem ser diagnosticados durante o pré-natal, e infecção viral pode ter um papel em sua formação, haja vista, o RNA do reovírus ter sido identificado em algumas crianças com cistos congênitos.[25,26]

A **junção anômala pancreatobiliar** relatada por Babbit *et al.*, em 1968, vem sendo a teoria mais aceita como a responsável pela formação de cistos da árvore biliar.[27] Esta condição acontece quando os ductos pancreáticos e biliar se unem fora da parede duodenal e formam um longo canal comum (maior que 15 mm).[28] O esfíncter de Oddi, que tem pressão mais elevada nos pacientes com JAPB, não atua, prevenindo a mistura

Quadro 26-3 Classificação de Todani

Tipo I	Não tem acometimento intra-hepático e o ducto hepático comum é usualmente normal	A – é uma dilatação cística do colédoco B – é uma dilatação segmentar do colédoco sem JAPB C – se refere a uma dilatação fusiforme, difusa ou cilíndrica com JAPB e que geralmente se estende continuamente aos ductos intra-hepáticos
Tipo II	Divertículo	Dilatação diverticular que pode ser observada em qualquer seguimento da árvore biliar extra-hepática
Tipo III	Coledococele	Localizado na parede duodenal e associado à obstrução ampular
Tipo IV	Cistos múltiplos	A – envolve os ductos biliares intra e extra-hepáticos B – múltiplas dilatações confinadas aos ductos extra-hepáticos
Tipo V	Cistos intra-hepáticos	Pode aparecer como dilatações únicas ou múltiplas dos ductos biliares intra-hepáticos, incluindo a doença de Caroli

Fonte: Todani, T Hepatobiliary Pancreat Surg 2003.[23]

entre a bile e o suco pancreático, e isto levaria à ativação de enzimas pancreáticas, que desencadearia a inflamação e deterioração da árvore com sua consequente dilatação.

Outro fator a favor dessa teoria são os níveis elevados de amilase nos cistos de colédoco (CC) quando comparada a grupos-controle e quanto mais alto o nível de amilase, mais cedo aparecem os sintomas, e maior é o grau de displasia. Além da amilase, outras enzimas pancreáticas, como fosfolipase A2 e tripsinogênio, são encontradas com níveis elevados nos CC.[29]

Apresentação Clínica

Os cistos biliares podem permanecer assintomáticos indefinidamente, e os sintomas podem aparecer em qualquer fase da vida, porém aproximadamente 80% surgem antes dos 10 anos de idade. Um aumento na frequência do diagnóstico em adultos tem sugerido que o retardo na apresentação dos sintomas não é infrequente, e que muitos cistos têm sido diagnosticados incidentalmente por exames de imagem realizados por motivos não relacionados com a DCAB. Quando sintomáticos, os cistos biliares geralmente se apresentam com quadro clínico semelhante ao da doença litiásica biliar. A tríade clássica de dor abdominal, icterícia e massa abdominal palpável da DCAB está presente em apenas 20% dos casos, contudo, dois dos três sintomas estão presentes em até 2/3 dos casos com sintomatologia geralmente intermitente. Pacientes neonatais se apresentam geralmente com icterícia e massa abdominal; enquanto os adultos com dor, febre, náusea, vômitos e icterícia, sendo rara a presença de massa abdominal nessa faixa etária.[30,31]

Apresentações menos comuns podem também aparecer e são geralmente complicações da doença. Colangite surge geralmente por estase da bile e formação de lama biliar e cálculos com infecção. **Pancreatite** pode estar presente em 30 a 70% dos pacientes, que têm como sintomas mais proeminentes dor epigástrica e vômitos. Situações mais raras com abdome agudo por ruptura do cisto e hipertensão portal pelo desenvolvimento de cirrose podem aparecer. A presença de perda de peso, embora rara, está associada à presença de neoplasia principalmente em adultos.[30,31]

Diagnóstico

Alterações das enzimas hepáticas e biliares geralmente estão presentes em pacientes sintomáticos. Portanto, elevações de AST, ALT, bilirrubina, fosfatase alcalina e gama-glutamil transferase podem ser encontradas, assim como leucocitose e aumento da proteína C reativa nos casos de colangite. Nas pancreatites, temos elevação da amilase pancreática e lipase.[28]

Quando pacientes se apresentam com sintomas anteriormente descritos, exames de imagem do fígado devem ser feitos. A ultrassonografia (USG) deve ser o exame inicial, por ser um método barato e não invasivo e com sensibilidade para o diagnóstico de DCAB de 70 a 90%. A USG é capaz de visualizar todos os tipos de cistos, exceto o III e V da classificação de Todani. A imagem da USG evidencia frequentemente uma massa cística em quadrante superior direito (na *porta hepatis*), separada da vesícula e fundamentalmente em comunicação com a árvore biliar para distinguir de outras lesões císticas, como cistos ou pseudocistos pancreáticos. Tem como desvantagem subestimar o tamanho do cisto, ser dependente do examinador e ter limitação em pacientes obesos e com presença de gás intestinal; a ecoendoscopia vem ganhando espaço por não depender do peso do paciente e nem da presença de gás intestinal. A ultrassonografia intraductal tem alta sensibilidade para diagnóstico de neoplasia precoce. A cintilografia com tecnécio-99 tem grande sensibilidade para diagnóstico dos cistos extra-hepáticos, perdendo nos intra-hepáticos.[30]

A tomografia computadorizada (TC) também é útil no diagnóstico de DCAB, sendo superior à USG para demonstrar a continuidade do cisto com a via biliar, lesões intra-hepáticas e do colédoco distal, assim como a relação do cisto com estruturas vizinhas. A TC também tem uma maior sensibilidade para diagnosticar lesões malignas, que geralmente se apresentam como área de espessamento ou massa na parede do cisto. A colangiotomografia é método que define bem a anatomia da árvore biliar e tem sensibilidade de diagnóstico superior a 90% para DCAB. Endoscopia virtual, com base nas imagens de tomografia, tem sido utilizada com sucesso para definição da anatomia e defeitos da árvore biliar.

A colangiografia endoscópica retrógrada (CPER), a colangiografia percutânea transparieto-hepática (CPTH) ou a transoperatória são bastante sensíveis para definir a anatomia da árvore biliar no pré-operatório. É útil para definir a JAPB, bem como presença de estenoses ou falhas que podem ser por cálculos ou neoplasia. A colangiopancreatografia endoscópica retrógrada, que foi universalmente utilizada no passado por sua alta especificidade e sensibilidade, é considerada o exame padrão ouro para o diagnóstico de DCAB, principalmente nos cistos Tipo III. Contudo, a colangiografia vem tendo seu uso limitado por ser um procedimento invasivo, com risco de pancreatite, colangite e expor o paciente à radiação.[30]

Considerando os riscos da colangiografia e os avanços na obtenção de imagens por ressonância magnética, a colangiopancreatografia por ressonância (CPRM) é hoje o exame de eleição para diagnóstico de DCAB, com sensibilidade variando de 90 a 100%, tendo a vantagem de não ser invasivo. Infelizmente, a CPRM tem sensibilidade baixa (60%) para diagnóstico da JAPB. A CPRM é 20% mais barata que a CPER, não tem riscos de desenvolvimento de pancreatite e colangite, não expõe o paciente à radiação ionizante e não depende da habilidade do examinador.[30] Como vimos anteriormente, dispomos de grande quantidade de exames capazes de diagnosticar DCAB e temos que levar em conta os riscos e benefícios de cada modalidade diagnóstica, bem como os custos dos exames.

Complicações

Pacientes com DCAB frequentemente se apresentam com patologias concomitantes hepatobiliar ou pancreática, podendo complicar e confundir o diagnóstico e tratamento. Cistolitíase, pancreatite, litíase intra-hepática, neoplasia de via biliar e vesícula biliar, abscessos hepáticos e cirrose com hipertensão portal podem estar presentes.

A cistolitíase é a condição mais frequente que acompanha pacientes com DCAB, principalmente na população adulta. A formação de cálculos no cisto pode estar associada à estase biliar. A vesícula biliar também é local frequente de doença na DCAB, colecistite aguda e crônica, com ou sem cálculo, tem sido reconhecida em pacientes com doença cística biliar. Nos pacientes com cálculos, a composição destes é semelhante aos cálculos pigmentares, sugerindo estase biliar como fator etiológico.[32]

A litíase intra-hepática se apresenta principalmente em pacientes com cistos tipo IVA da classificação de Todani e também no pós-operatório de pacientes que desenvolvem estenose da anastomose biliodigestiva depois de excisão do cisto.[32]

Pancreatite é uma apresentação frequente em pacientes com DCAB, sendo mais comum em pacientes com JAPB e com cistos grandes. Provavelmente, surge pela ativação das enzimas pancreáticas com o refluxo de bile para o ducto pancreático.[31,33]

A hipertensão portal pode surgir como complicação da cirrose biliar, da trombose de veia portal e da doença de Caroli com fibrose hepática congênita. Manifesta-se, com hepatoesplenomegalia, hemorragia digestiva ou ascite, sendo mais comum em adultos. O surgimento dessa complicação aumenta a mortalidade do tratamento cirúrgico.

A ruptura do cisto é uma rara complicação, geralmente encontrada em crianças, podendo também ocorrer em adultos; a gravidez pode ser um fator predisponente a esta complicação em razão do aumento da pressão intra-abdominal.

A DCAB é associada a um risco aumentado de câncer, principalmente o colangiocarcinoma. Essa incidência aumentada varia com a idade dos pacientes, e vai de menos de 1% em menores de 10 anos a 15% em maiores de 20 anos. Os cistos Tipos I e IV são os que estão mais associados ao desenvolvimento de neoplasias, o Tipo V é menos comum, e no Tipo III é raro o diagnóstico de neoplasia.

Tratamento

O tratamento da doença cística da árvore biliar é com base no tipo de cisto e na presença de patologias ou complicações hepatobiliares associadas. É importante definição anatômica da árvore biliar e identificação de patologias associadas, assim como o controle de infecção biliar.

O tratamento definitivo da DCAB é cirúrgico, e o tipo de procedimento empregado dependerá da classificação pré-operatória do cisto. É sabido também que um longo acompanhamento deve ser mantido, após o tratamento cirúrgico, em razão do grande risco de neoplasia e complicações relatadas com a cirurgia, como estenose de anastomose.

Cistos Tipos I e IVB

O tratamento cirúrgico destes cistos passou por grandes mudanças ao longo dos anos. Em 1924, Mcwhorter descreveu excisão do cisto e hepaticojejunostomia, contudo, essa cirurgia foi a abandonada em razão do grande número de complicações. Surgiram, então, procedimentos, como marsupialização do cisto e coledocorrafia, também abandonado em decorrência de alta mortalidade.

Subsequentemente, a drenagem interna do cisto tornou-se muito popular, com a realização de uma cistoenterostomia, que, a depender da proximidade, o cisto era anastomosado com o duodeno ou com o jejuno. Este procedimento a curto prazo levava a um alívio dos sintomas, contudo, tardiamente muitas complicações surgiam: estenose de anastomose, colangite, formação de cálculos, transformação maligna do cisto em até 30% dos casos; esse procedimento tinha uma mortalidade relatada de 11%. Atualmente, a drenagem interna do cisto é considerada um tratamento incompleto da DCAB.

A excisão completa do cisto, desde o hilo hepático até o ducto pancreático com hepaticoenterostomia, voltou a ser defendida por cirurgiões, que também advogavam que a separação do ducto pancreático da árvore biliar, cessando a mistura dos sucos pancreáticos e biliar envolvidos na patogênese da doença. Quando o cisto não pode ser completamente ressecado, a mucosa remanescente deverá ser destruída com iodo ou álcool. Os procedimentos cirúrgicos adotados são a hepaticoduodenostomia e hepaticojejunostomia em Y de Roux (HJYR). O primeiro procedimento apresenta uma taxa de complicação que chega a 40% comparada a 7% da HJYR, sendo esta última o procedimento padrão adotado hoje para o tratamento dos cistos Tipos I e IV. As complicações precoces são fístulas da anastomose hepaticojejunal, obstrução intestinal, e a complicação tardia mais comum é estenose da anastomose, podendo levar à colangite e formação de cálculos decorrente de estase biliar.[34]

Após tratamento cirúrgico, o risco de neoplasia pode chegar até 6% e se dá por ressecção incompleta do cisto ou por presença de tumor não detectado durante a cirurgia inicial.[34] Recentemente, muitos autores têm reportado excisão do cisto e HJYR por via laparoscópica com taxas de sucesso semelhantes às da cirurgia aberta, contudo, com um tempo cirúrgico ainda um pouco elevado.

Cistos Tipo II

Os cistos Tipo II são raros, e há pouca experiência com o seu manejo, contudo, a simples excisão do cisto tem sido defendida como tratamento satisfatório. Tem baixo potencial de desenvolvimento de neoplasia.

Cistos Tipo III

Também chamados de coledococele, e com baixo potencial de malignização, são tratados adequadamente por via endoscópica através de esfincterotomia. Em raros casos que provocam obstrução duodenal, a duodenotomia e excisão do cisto são indicadas.

Cistos Tipos IVA e V

O tratamento dos cistos IVA permanece como um desafio, como consenso advoga-se a ressecção do componente extra-hepático, contudo, com relação ao remanescente intra-hepático, há algumas opções terapêuticas, desde a HJYR na confluência dos ductos hepáticos, quando não há estenose da árvore biliar intra-hepática, até a ressecção de segmentos hepáticos e confecção de HJYR, para reestabelecer o fluxo biliar.

Para os cistos Tipo V ou doença de Caroli, o tratamento vai depender da extensão da doença. Nos casos de acometimento segmentar do fígado, uma ressecção hepática é o tratamento de escolha. Doença hepática difusa, com colangite recorrente, cirrose ou desenvolvimento de colangiocarcinoma, o transplante hepático é a opção terapêutica mais adequada.

Na forma frustra do cístico de colédoco, não há consenso sobre o tratamento adequado e se defende pelo menos a realização de colecistectomia em razão do risco elevado de câncer de vesícula biliar. Há também quem defenda a completa excisão do colédoco com confecção de HJYR.[34]

REFERÊNCIAS BIBLIOGRÁFICAS

1. Bismuth H. Postoperative strictures of the biliary tract. In: Blumgart LH. (Ed.). *The biliary tract. Clinical surgery international series.* Edinburg, Scotland: Churchill Livingstone, 1983. p. 209-18.
2. Strasberg SM, Hertl M, Soper NJ. Na analysis of the problem of biliary injury during laparoscopic cholecystectomy. *J Am Coll Surg* 1995;180:101-25.
3. Csendes A, Navarrete C, Burdiles P et al. Treatment of common bile duct injuries during laparoscopic cholecystectomy: endoscopic and surgical management. *World J Surg* 2001;25(10):1346-51.
4. Roslyn JJ, Binns GS, Hughes EF et al. Opens cholecystectomy. A contemporany analyses of 42,474 patients. *Ann Surg* 1993;218:129-37.
5. Coelho JC, Bonilha R, Pitaki AS et al. Prevalence of gallstones in a Brazilian population. *Int Surg* 1999;84(1):25-28.
6. Li Li-Bo, Cai Xiu-Jun, Mou Yi-Ping et al. Factors influencing the results of treatment of bile duct injuries during laparoscopic cholecystectomy. *Hepatobiliary Pancreat Dis Int* 2007;4(1):113-16.
7. Savassi-Rocha PR, Almeida SR, Sanches MD et al. Iatrogenic bile duct injuries. *Surg Endosc* 2003 Sept.;17(9):1356-56.
8. Massarweh NN, Devlin A, Symons RG et al. Risk tolerance and bile duct injury: surgeon characteristics, risk-Talking preference, and common bile duct injuries. *J Am Coll Surg* 2009;17:24.
9. Keulemans YC, Bergman JJ, de Wit LT et al. Improvement in the management of bile duct injuries? *J AmColl Surg* 1998;187:246-54.
10. Kapoor VK. Bile duct injury repair: when? What? who? *J Hepatobiliary Pancreat Surg* 2007;14:476-79.
11. Adsamsen S, Hansen OH, Funch-Jensen P et al. Bile duct injury during laparoscopic cholecystectomy: a prospective nationwide series. *J Am Coll Surg* 1997;184:571-78.
12. Pitt HA, Miyamoto T, Parapatis SK*et al.* Factors influencing outcome in patients with postoperative biliary strictures. *Am J Surg* 1982;144:14-21
13. Stewart L, Way LW. Bile ducto injuries during laparoscopic cholecystectomy. Factors that influence the result of tratament. *Arch Surg* 1995;130:1123-28.
14. Lillemoe KD, Melton GB, Cameron JL et al. Postoperative bile duct strictures: management and outcome in 1990s. *Ann Surg* 1998;2:458-62.
15. Moore Jr AV, Illescas FF, Mills SR et al. Percutaneos dilatation of benign biliary strictures. *Radiology* 1987;163:625-28.
16. Mueller PR, vanSonnenberg E, Ferrucci JT et al. Biliary stricture dilatation: multicenter review of clinical managements in 73 patients. *Radiology* 1986;160:17-22.
17. Misra S, Melton GB, Geschwind JF et al. Percutaneois management of bile duct strictures and injuries associated with laparoscopic cholecystectomy: a decade of experience. *J Am Coll Surg* 2004;198:218-26.
18. Vater A. *Dissertation in auguralis medica. poes diss. qua. Scirrhis viscerum dissert.* c. s. ezlerus. Edinburgh: University Library, 1723;70:19.
19. Todani T, Watanabe Y, Narusue M, et al. Congenital bile duct cysts: Classification, operative procedures, and review of thirty-seven cases including cancer arising from choledochal cyst. *Am J Surg* 1977;134:263.
20. Singham J, Yoshida EM, Scudamore CH. Choledochal Cysts, part 1 of 3: classification e phatogenesis. *Can J Surg* 2009;52(5):434-40.
21. Komi N, Takehara H, Kunitomo K et al. Does the type of anomalous arrangement of pancreaticobiliary ducts influence the surgery and prognosis of choledochal cyst? *J Pediatr Surg* 1992;27:728.
22. Alonso-LEJ F, Rever Jr WB, Pessagno DJ. Congenital choledochal cyst, with a report of 2, and an analysis of 94, cases. *Int Abstr Surg* 1959;108:1.
23. Todani T, Watanabe Y, Toki A et al. Classification of congenital biliary cystic disease: special reference to type Ic and IVA cysts with primary ductal stricture. *J Hepatobiliary Pancreat Surg* 2003;10:340.
24. Cha SW, Park MS, Kim KW et al. Choledochal cyst and anomalous pancreaticobiliary ductal union in adults: radiological spectrum and complications. *J Comput Assist Tomogr* 2008;32:17.
25. Howell CG, Templeton JM, Weiner S et al. Antenatal diagnosis and early surgery for choledochal cyst. *J Pediatr Surg* 1983;18:387.
26. Tyler KL, Sokol RJ, Oberhaus SM et al. Detection of reovirus RNA in hepatobiliary tissues from patients with extrahepatic biliary atresia and choledochal cysts. *Hepatology* 1998;27:1475.
27. Babbit DP. Congenital choledochal cysts: new etiological concept based on anomalous relationships of the common bile duct and pancreatic bulb. *Ann Radiol* 1968;12:231-40.

28. Kimura W. Congenital dilatation of the common bile duct and pancreaticobiliary maljunction – Clinical implications. *Langenbecks Arch Surg* 2009;394:209-13.
29. Todani T, Narusue M, Watanabe Y *et al.* Management of congenital choledochal cyst with intrahepatic involvement. *Ann Surg* 1978;187:272-80.
30. Singham J, Yoshida EM, Scudamore CH. Choledochal cysts, part 2 of 3: diagnosis. *Can J Surg* 2009;52(6):506-11.
31. Metcalfe MS, Wemyss-Holden SA, Maddern GJ. Management dilemmas with choledochal cysts. *Arch Surg* 2003;138:333-39.
32. Nargorney DM. Bile duct cysts in adults. In: Blumgart LH. *Surgery of the liver, biliary tract and pancreas.* Philadelphia: Saunders, 2007. p. 991-1004.
33. Nakamura T, Okada A, Higaki J *et al.* Pancreaticobiliary maljunction- associated pancreatitis: an experimental study on the activation of pancreatic phospholipase A2. *World J Surg* 1996;20:543-50.
34. Singham J, Yoshida EM, Scudamore CH. Choledochal cysts, part 3 of 3: management. *Can J Surg* 2010;53(1):51-56.

CAPÍTULO 27

TUMORES DOS DUCTOS BILIARES

Carlos Augusto de C. Mathias

INTRODUÇÃO

Os adenocarcinomas primários dos ductos biliares (colangiocarcinomas) são mais comuns em homens na faixa etária dos 60 aos 70 anos. Podem localizar-se desde a confluência dos ductos hepáticos (Klatskin) até a papila de Vater. Os três subtipos morfológicos são o esclerosante, o nodular e o papilífero. O esclerosante é mais comum em nível do hilo hepático, enquanto o nodular e o papilífero se localizam com mais frequência no ducto biliar distal.

Estes tumores são 4 vezes menos frequentes do que os tumores da vesícula biliar. Esta neoplasia é classificada de acordo com a área anatômica atingida. Divide-se em terço superior, quando a confluência dos ductos hepáticos e o ducto hepático comum estão envolvidos; em terço médio, quando atinge o ducto biliar comum entre o ducto cístico e a borda superior do duodeno; e em terço inferior, entre a borda superior do duodeno e a papila de Vater. Histologicamente, os adenocarcinomas ocorrem em 95% dos casos. Outros tumores que podem ser encontrados são o leiomiossarcoma, o cistoadenocarcinoma e o rabdomiossarcoma.

Infiltração local do tumor acontece, em geral, precocemente. Invade nervos periductais e vasos adjacentes. Metástases para linfonodos acontecem em 1/3 dos casos, enquanto as metástases por via sanguínea são mais raras. Atrofia segmentar do fígado pode acontecer por obstrução ductal biliar ou venosa portal. Os casos em que acontece atrofia hepática importante fazem suspeitar de comprometimentos conjuntos biliar e vascular.

ETIOLOGIA

A etiologia desses tumores não é conhecida, porém foram identificados alguns fatores de risco, por exemplo, colelitíase, doença de Caroli e cistos coledocianos, condições inflamatórias crônicas, como *Clonorchis sinensis* e *Salmonella typhi*, e doenças autoimunes, como a colangite esclerosante, cirrose biliar primária e colite ulcerativa.

Atualmente, ainda não sabemos se os cálculos biliares são um fator etiológico do carcinoma dos ductos biliares, porém, um grande percentual de pacientes com esta neoplasia apresenta litíase da vesícula biliar, embora apenas um percentual bem menor seja portador de coledocolitíase.

Uma incidência aumentada de carcinoma dos ductos biliares extra-hepáticos é encontrada em pacientes portadores de cistos coledocianos congênitos. Alguns fatores contribuem para isto, como a inflamação crônica e o efeito carcinogênico da bile estagnada nos ductos biliares dilatados.

A incidência de carcinoma dos ductos biliares extra-hepáticos em pacientes portadores de colite ulcerativa varia de 0,5 a 1,5%, sendo, portanto, muito mais frequente do que na população em geral. O tratamento clínico ou cirúrgico da colite ulcerativa não parece alterar o desenvolvimento posterior do carcinoma dos ductos biliares.

QUADRO CLÍNICO

A icterícia obstrutiva, em geral, indolor, ocorre na maioria dos casos (90%). Perda de peso em 51%, dor abdominal em 45%, hepatomegalia em 25%, febre em 20% e massa abdominal em 10%. Dependendo do tempo de obstrução biliar, prurido também é uma queixa frequente. A colangite aguda poderá ocorrer nestes pacientes.

O exame físico normalmente revela icterícia, tumoração abdominal palpável, hepatomegalia e dor no hipocôndrio direito.

DIAGNÓSTICO

Os exames laboratoriais mostram aumento de bilirrubinas e da fosfatase alcalina na maioria dos casos. Leucocitose sugere necrose tumoral ou colangite.

A ultrassonografia abdominal deverá ser utilizada como método inicial de investigação. Os achados deste exame compatíveis com esta neoplasia são dilatação das vias biliares, podendo ser apenas intra-hepática ou intra e extra-hepática na dependência do nível acometido pelo tumor, distensão ou não da vesícula biliar, também na dependência do nível do tumor. A ultrassonografia poderá evidenciar ainda metástases hepáticas e envolvimento vascular, principalmente com o auxílio do Doppler.

A tomografia computadorizada identifica as áreas de hipertrofia e atrofia do parênquima hepático e a relação entre o lobo caudado e o tumor hilar. Essa identificação do complexo atrofia-hipertrofia é importante, pois a drenagem biliar de um segmento atrófico será de pouco ou nenhum benefício, pois não aliviará a icterícia. Ainda mais, a ressecção de um lobo hepático hipertrofiado, deixando um lobo atrófico, poderá desencadear insuficiência hepática.

A colangiopancreatografia endoscópica retrógrada (CPER) é um importante método de avaliação pré-operatório, pois permite a visualização direta do duodeno e da ampola, possibilita a realização da pancreatografia para diferenciar estes tumores das neoplasias da cabeça do pâncreas e fornece informações do ducto biliar distal à obstrução. Exame citológico da bile e por citologia esfoliativa da área comprometida poderão confirmar malignidade em até 60% dos casos.

A colangiografia transparieto-hepática é importante para demonstrar a anatomia da árvore biliar proximal, informação é fundamental para as descompressões biliares. Por ser um meio invasivo e com o advento da colangiorressonância como meio de diagnóstico não invasivo, os exames de punção percutânea têm sido limitados aos procedimentos de drenagem.

Outros meios auxiliares na investigação poderão ser a arteriografia hepática, a venoportografia e, mais recentemente, a angiorressonância. Estes exames são úteis nas definições de ressecabilidade.

Recomendamos a punção por agulha fina, que pode ser feita por via percutânea ou laparoscópica, nos casos irressecáveis.

TRATAMENTO

Infelizmente, sintomas, como icterícia, poderão ocorrer tardiamente no desenvolvimento do tumor, e cerca de 80% dos pacientes com obstrução biliar maligna não são candidatos à ressecção em razão do grau de infiltração local pelo tumor ou pelas comorbidades do paciente com idade avançada. Nessas circunstâncias, paliação da obstrução biliar para uma melhor qualidade de vida é o objetivo.

A única opção de tratamento para os tumores dos ductos biliares com o objetivo de cura da doença é a ressecção cirúrgica. A técnica a ser utilizada depende de alguns fatores, como localização e extensão do tumor, idade e condições clínicas do paciente.

Nos tumores hilares, ressecção hepática quase sempre é necessária para se obter margens livres. A reconstrução é feita com uma hepaticojejunostomia em Y de Roux. Os critérios de irressecabilidade são: 1) extensão bilateral para os ductos de segunda ordem nos segmentos hepáticos; 2) envolvimento do tronco principal da veia portal; 3) envolvimento vascular bilateral (artéria hepática e ramos portais); e 4) evidência de uma combinação de comprometimento vascular ipsolateral e biliar extenso contralateral.

Os tumores do terço distal ou da porção intrapancreática deverão ser tratados com uma duodenopancreatectomia (cirurgia de Whipple).

Albumina sérica < 3 g/dL, bilirrubina total > 6 mg/dL, colangite segmentar intra-hepática, ressecções hepáticas e idade avançada são fatores de risco para morbimortalidade perioperatória. Experimentalmente, a regeneração hepática é prejudicada na presença de colangite. Muitos autores recomendam uma descompressão biliar pré-operatória, endoscópica ou percutânea, antes de ressecções mais extensas.

Nos casos de impossibilidade de ressecção cirúrgica, poderemos recorrer a métodos de paliação que podem ser cirúrgicos ou não. A drenagem biliar percutânea trans-hepática e a drenagem endoscópica retrógrada podem ser realizadas, dependendo do nível da lesão.

Uma endoprótese poderá ser colocada, com a vantagem de eliminar a necessidade da drenagem percutânea, que, em geral, não é bem tolerada pelo paciente. As taxas de sucesso para obstruções distais chegam a 90% em mãos experientes, resultados esses menos animadores nas obstruções proximais (tumores hilares).

Os procedimentos cirúrgicos paliativos mais utilizados são as anastomoses biliodigestivas. Estas derivações apresentam baixa morbidade pós-operatória e melhoram consideravelmente a qualidade de vida do paciente.

Não se torna apropriada a discussão com relação ao melhor procedimento para descompressão biliar. Em muitos pacientes, a escolha é óbvia. Pacientes com um bom estado geral e tumores bem delimitados deverão ser operados por um cirurgião experiente com o objetivo de cura. Se a ressecção não for possível, o *bypass* cirúrgico apresenta-se como uma ótima opção, e é provavelmente uma melhor opção ao uso de próteses em pacientes com expectativa de vida mais longa.

A drenagem endoscópica é claramente a opção preferida para aqueles pacientes mais idosos, frágeis e com comorbidades associadas. As próteses metálicas, apesar de mais caras, são preferíveis, com relação às plásticas, naqueles pacientes com melhor expectativa de vida e, talvez, também, naqueles que obstruem a prótese plástica precocemente.

No grupo intermediário de pacientes – aqueles com doença irrressecável, mas com boa condição clínica – existe controvérsia com relação ao melhor tratamento. Ainda não dispomos de estudos prospectivos e randomizados, comparando-se cirurgia e uso de próteses (endoscópica ou percutânea).

Radioterapia tem sido usada em pacientes com colangiocarcinoma irressecável ou como tratamento coadjuvante naqueles ressecados, mas com margens de ressecção comprometidas. Os estudos são retrospectivos e não randomizados. Até o presente, não se comprovou nenhum benefício efetivo com o uso da radioterapia. Quimioterapia também tem sido utilizada com mínima resposta.

Recomenda-se que o uso de terapias coadjuvantes, como radio e/ou quimioterapia, seja realizado em centros especializados, com protocolos de investigação. O transplante hepático também tem sido realizado no tratamento do colangiocarcinoma com sobrevida igual ou inferior à ressecção. O transplante hepático faz parte das multimodalidades de tratamento que se estudam em protocolos de pesquisa.

PROGNÓSTICO

Sem tratamento, o curso da doença é rapidamente fatal, com a maioria dos pacientes morrendo dentro de 3 a 6 meses de caquexia, colangite ou insuficiência hepática. A sobrevida geral é de 19% em 2 anos, e apenas 4% em 5 anos. Em pacientes irressecáveis, o *bypass* bilioentérico tem mostrado a melhor sobrevida média (6,5 meses), seguido da drenagem transtumoral (4 meses), e pela drenagem percutânea (2,8 meses).

A ressecção cirúrgica completa com margens de ressecção livres é o fator de prognóstico mais significativo em análise de multivariância. Índices de sobrevivência de 5 anos com a ressecção completa variam de 26 a 56%.

BIBLIOGRAFIA

Castro LP, Savassi-Rocha PR. *Tópicos em gastroenterologia – Fígado e vias biliares*. Rio de Janeiro: Medsi, 1999. p. 273-90.

Coelho J. *Aparelho digestivo – Clínica e cirurgia*. 2. ed. Rio de Janeiro: Medsi, 1996. p. 1377-87.

Fung JJ. *Clínicas cirúrgicas da América do Norte – Transplante de fígado: conduta atual*. Harcourt Fevereiro/1999. p. 41-53.t

Kalil NA, Coelho J. *Fígado e vias biliares – Clínica e cirurgia*. Rio de Janeiro: Revinter, 2001. p. 650-65.

Koo J, Wong J, Cheng FC *et al.* Carcinoma of the Gallbladder. *Br J Surg* 1981;68:161-65.

Makela JT, Kairaluoma MI. Superseletive intra-arterial chemotherapy with mitomycin for Gallbladder cancer. *Br J Surg* 1993;80:912.

Muraro CPM. *Temas de cirurgia do aparelho digestivo alto*. São Paulo: Fundo Editorial BYK – Fevereiro/2000. p. 289-311.

Sabiston DC, Lyerly HK. *Tratado de cirurgia – As bases biológicas da prática cirúrgica moderna*. 15. ed. Rio de Janeiro: Guanabara Koogan, 1999. p. 1068-71.

Todani T, Tabuchi K, Watanabe Y et all. Carcinoma arising in the wall of congenital bile duct cysts. *Cancer* 1979;44:1134-39.

Zinner MJ, Ashley SW. *Maingot's – Abdominal operations*. 12th ed. McGraw Hill, 2013.

CAPÍTULO 28

CÂNCER DA VESÍCULA BILIAR

Orlando Jorge Martins Torres ■ Álvaro Antônio Bandeira Ferraz ■ Paulo Cezar Galvão do Amaral

INTRODUÇÃO

Apesar do grande progresso no tratamento das neoplasias do trato alimentar, o carcinoma da vesícula biliar tem sido uma exceção. O câncer da vesícula biliar é dito como raro, representando de 0,76 a 1,2% de todas as neoplasias. É reconhecido como neoplasia maligna mais comum da árvore biliar nos Estados Unidos, e, em 2005, foram diagnosticados 7.480 casos de câncer da via biliar, em sua maioria originando da vesícula biliar, onde 3.340 morreram da doença. Apresenta uma incidência anual estimada de 1,1 para homens e 2,2 para mulheres por 100.000; e em pacientes submetidos à colecistectomia a frequência é de 1-3%, dependendo da idade do paciente, sendo mais prevalente em mulheres e raro em crianças.[1-3]

É o 5º carcinoma mais frequente e o 9º mais letal do trato gastrointestinal. Têm sido observadas aproximadamente 5.000 mortes por câncer de vesícula por ano nos Estados Unidos, representando menos de 1% de todas as mortes por câncer.[1,3,4]

Esta neoplasia foi primeiro descrita por Maximillian deStoll, em 1777. Infelizmente, é uma doença letal, por causa de suas características clínicas inespecíficas e por sintomas ausentes no câncer precoce. É frequentemente diagnosticada após a apresentação dos sintomas, que são as manifestações tardias relacionadas com cálculo biliar, ou como doença avançada com envolvimento nodal. A natureza biológica agressiva deste tumor, associada à extensa drenagem linfática da vesícula, frequentemente, resulta em rápida progressão da doença.[2,3,5,6]

É uma doença agressiva com um prognóstico extremamente reservado e baixo índice de ressecabilidade. A ressecção com intenção curativa ocorre em 20 a 40% dos casos. A sobrevida a longo prazo é baixa e ocorre, principalmente, naqueles pacientes que são submetidos à colecistectomia com o diagnóstico de colelitíase, lesão polipoide ou outra doença benigna, e que foram encontradas de forma incidental, apresentando carcinoma confinado à mucosa ou camada muscular.[1,2,4,6,7]

OBJETIVO

Ao final do estudo, o leitor será capaz de identificar as características clínicas e epidemiológicas do câncer de vesícula biliar, identificar pacientes de risco, fazer o diagnóstico, bem como conhecer as formas de tratamento e o prognóstico dessa afecção.

EPIDEMIOLOGIA

Uma análise da incidência de câncer da vesícula biliar algumas vezes é incluída na categoria de neoplasias malignas da árvore biliar, não aparecendo como carcinoma da vesícula biliar. O câncer da vesicular biliar apresenta uma distribuição geográfica e características demográficas relevantes, em que são observados pontos de elevada prevalência distribuídos por todo o mundo. Esta aumenta com a idade e em ambos os sexos, atingindo o máximo na 7ª década, com uma relação masculino/feminino de 1:2 a 1:3. A incidência estimada nos Estados Unidos é de 1:100.000 homens e 2:100.000 mulheres, correspondendo a 5.000 novos casos por ano. Em peças de necropsias, o câncer de vesícula biliar foi encontrado com uma frequência de 0,25 a 0,5%. Em colecistectomias, o diagnóstico de carcinoma da vesícula biliar foi de 0,47%, sendo 3:1 em mulheres.[1,2,5-8]

Em algumas populações nativas americanas, a incidência é anormalmente elevada, alcançando 21:100.000 para mulheres índias americanas. No México, a incidência é elevada e corresponde a 8,5:100.000 para mulheres mexicanas. A incidência é mais elevada no Novo México, onde o carcinoma de vesícula biliar representa 8,5% de todas as neoplasias. Índices elevados também são registrados em Israel (13,8:100.000 mulheres e 7,5:100.000 homens). É também comum em algumas populações da Europa Central, especialmente na Polônia (4,8 para homens e 23,1 para mulheres para 100 mil habitantes), porém pode ser observada na Hungria, Alemanha, República Tcheca e Áustria. Por outro lado, as mulheres negras nos Estados Unidos e África apresentam baixa incidência (1,6:100.000) dessa neoplasia.[8-10] Prevalências baixas podem ser encontradas na

Nova Zelândia, Reino Unido, Espanha, Índia, Nigéria e Cingapura. Alguns fatores têm sido relacionados com o câncer de vesícula biliar (Quadro 28-1).[10]

O Japão é um dos países com as mais elevadas incidências no mundo, e as mulheres são afetadas 3 vezes mais que os homens. No Japão, o número de mortes por câncer, em 1997, foi de 275.143, e a mortalidade por 100.000 foi de 220,4. O câncer da vesícula biliar foi responsável por 1,25 e 3,49% dos óbitos por câncer em homens e mulheres, respectivamente. Neste país tem sido registrado que as mulheres têm 2 a 6 vezes mais incidência de câncer de vesícula, quando comparada ao homem.[3,4,6,8,9]

Na América do Sul é mais observado no Chile e Bolívia. Estes representando as mais elevadas no mundo, quando comparadas a outros países. No Brasil, alguns estudos mostram uma frequência de 1,68-2,3 em pacientes submetidos à colecistectomia por colelitíase. Maior prevalência em mulheres (3:1) e aumentando com a idade.[4-6]

O sexo feminino está associado a carcinoma de vesícula biliar, e isto pode ser em parte decorrente de uma maior incidência de cálculos em mulheres comparada ao homem. Esta predileção pelo sexo feminino tem sido observada especialmente em mulheres com idade igual ou superior a 65 anos. Existem evidências de que, em alguns países, a incidência de câncer da vesícula biliar está diminuindo com o aumento do índice de colecistectomias.[5,7-9]

A idade do paciente tem relação com a neoplasia. No estudo de Torres et al., 86,9% dos pacientes com diagnóstico de adenocarcinoma apresentavam idade superior a 50 anos, e 71,7% dos pacientes apresentavam idade superior a 60 anos.[3]

ETIOLOGIA

Os fatores de risco para câncer de vesícula biliar são apresentados no Quadro 28-2 e discutidos a seguir.[1-5]

Litíase Biliar

Entre os fatores relacionados com a etiopatogênese do câncer da vesícula biliar, a litíase biliar é incontestável. Existe uma significativa associação entre colelitíase, colecistite crônica e carcinoma da vesícula biliar. A inflamação crônica apresenta a capacidade de contribuir para a progressão de displasia epitelial para carcinoma *in situ* e carcinoma invasivo da vesícula. Pacientes com colecistite crônica de longa duração podem desenvolver calcificação na parede da vesícula, condição conhecida como vesícula em porcelana. Os cálculos na vesícula biliar têm sido observados em 74 a 98% dos pacientes com câncer da vesícula biliar, uma prevalência muito maior que na população em geral. Entre 1-2% dos pacientes que são submetidos à colecistectomia por colecistite/colelitíase apresentam carcinoma não suspeitado de vesícula biliar (Fig. 28-1).[9-13]

Jukemura et al., estudando colelitíase e o risco de carcinoma, concluíram que o fator idade foi o que mais fortemente se correlacionou com o câncer da vesícula biliar, e a incidência de 1,68% na população em geral se elevou para 3,96% nos pacientes acima de 50 anos, 4,16% para aqueles acima de 55 anos e 5,71% em pacientes acima de 70 anos.[14]

Quadro 28-1. Epidemiologia do câncer de vesícula biliar[10]

Região	Fator de risco
• Nativos americanos • Novo México • México • Israel • Bolívia • Chile • Norte do Japão	• Litíase • Colecistite crônica, vesícula em porcelana • Pólipos de vesícula biliar • Cistos de colédoco • Anomalia da junção pancreatobiliar • Exposição industrial a carcinógenos, nicotina • Índice de massa corporal elevado

Quadro 28-2. Fatores de risco relacionados com câncer de vesícula biliar[1-5]

1. Litíase biliar
2. Lesões polipoides da vesícula biliar
3. Anomalias na junção dos ductos biliopancreático
4. Cistos de colédoco
5. Infecções bacterianas
6. Vesícula em porcelana
7. Adenomiomatose
8. Colangite esclerosante primária
9. Outras: polipose colônica, doença inflamatória intestinal, exposição química, obesidade, tabagismo, colecistite xantogranulomatosa, multiparidade e estado pós-menopausa

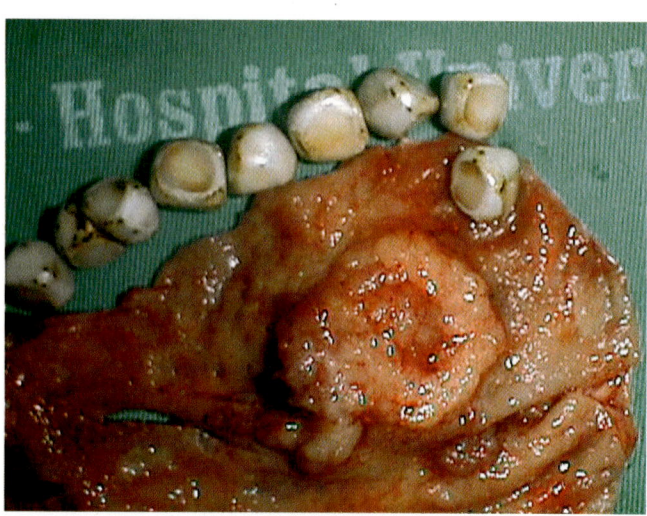

Fig. 28-1. Câncer da vesícula biliar associado à colelitíase.

A presença de cálculos é considerada fator de risco importante e está relacionada, em ambos os sexos, com o carcinoma da vesícula biliar, que pode ser até 7 vezes maior que aqueles pacientes sem cálculos. O câncer ocorre mais provavelmente com a presença de um cálculo grande único com múltiplos pequenos cálculos. Alterações pré-malignas, incluindo hiperplasia epitelial, displasia e carcinoma, têm sido identificadas em 13,5, 8,3 e 3,5%, respectivamente, de pacientes submetidos à colecistectomia por colelitíase ou colecistite. Estas conclusões são com base nos seguintes achados:[15-17]

A) Elevada incidência de cálculos em pacientes com câncer da vesícula comparados a câncer do trato biliar e a população em geral.
B) Frequência similar de cálculos em casos de câncer de vesícula em ambos os sexos e em todos os grupos étnicos.
C) Características similares quanto ao sexo e à população étnica na incidência de litíase e do câncer da vesícula biliar.
D) A maioria dos pacientes com câncer da vesícula biliar, que apresenta colelitíase, sofre da doença por um período considerável antes do diagnóstico de câncer.
E) Tem sido demonstrado que a incidência de câncer da vesícula biliar é maior nos países prevalentes em colelitíase.

A ligação entre cálculos da vesícula biliar e carcinoma se relaciona com o trauma crônico e inflamação da mucosa da vesícula produzida pela presença do cálculo que induz displasia epitelial que pode predispor ao carcinoma. Evidências experimentais têm sido observadas neste sentido, e o risco relativo de carcinoma está elevado, quando os sintomas e sinais de colecistite se apresentam precocemente.[1-4,15,18]

As dimensões do cálculo poderiam estar relacionadas com a maior frequência do tumor. Esta associação positiva foi observada em alguns estudos e não observada em outros. A explicação positiva seria que os cálculos maiores estariam presentes há mais tempo, levando a maior tempo de exposição a fatores cancerígenos. Dessa forma, a litíase assintomática, principalmente com cálculos grandes, pode ser perigosa em pacientes acima de 50 anos. O tipo de cálculo (colesterol, misto ou pigmento) parece não haver correlação com a presença de câncer ou de lesões precursoras. Também não tem sido comprovada a correlação entre o número de cálculos e neoplasia. Pacientes com múltiplos cálculos apresentam mais sintomas biliares do que os que têm cálculo único, propiciando aos pacientes com cálculo único maior tempo de doença.[2,4,6,15,16]

Apesar de modelos experimentais sugerirem possível papel dos carcinógenos na produção do câncer de vesícula biliar, como o dimetil-nitrosamina associado a cálculos de colesterol ou o 3-metilcolantreno, isto não tem sido observado em humanos.[1-3]

Lesões Polipoides da Vesícula Biliar

O diagnóstico ultrassonográfico da presença de lesões polipoides da vesícula biliar é realizado em lesões a partir de 3 mm de diâmetro. A diferenciação ultrassonográfica entre lesões polipoides benignas e malignas depende majoritariamente do diâmetro das lesões, uma vez que seu potencial maligno aumenta com o tamanho. Estudos têm demonstrado que estas lesões polipoides maiores que 10 mm de diâmetro apresentam o maior potencial maligno e, se diagnosticados em pacientes assintomáticos, mesmo na ausência de cálculos, a colecistectomia está recomendada. Os adenomas da vesícula biliar têm demonstrado uma relação direta com carcinoma *in situ* e carcinoma invasivo, principalmente na presença de colelitíase. Algumas observações foram encontradas histologicamente:[18-22]

A) Presença de transição de adenoma para carcinoma.
B) Associação de todos os carcinomas *in situ* a componentes adenomatosos.
C) Frequência considerável de resíduos de componentes adenomatosos.
D) Aumento gradual de tamanho com a frequência de alterações de malignização.
E) Aumento gradual da idade média dos pacientes com adenoma benigno, adenoma com alterações pré-câncer e carcinoma invasivo, sucessivamente.
F) Predominância do sexo feminino nos pacientes com adenoma e carcinoma invasivo. As características desfavoráveis das lesões polipoides da vesícula biliar que podem predizer malignidade são expostas no Quadro 28-3.[18,22]

Paciente com lesão polipoide igual ou maior que 10 mm, com idade superior a 50 anos, tem indicação de colecistectomia, independente da sintomatologia. As lesões polipoides precisam ser removidas se forem sésseis, mesmo que menores que 10 mm. Também devem ser removidas, se localizadas junto ao parênquima hepático, particularmente no paciente acima de 50 anos.[18-20]

Quadro 28-3 Fatores de risco em lesões polipoides da vesícula biliar[18,22]

A. Tamanho da lesão maior ou igual a 10 mm
B. Lesão única (ou menos que três lesões)
C. Idade do paciente igual ou superior a 50 anos
D. Lesão polipoide séssil
E. Lesão polipoide na superfície hepática da vesícula biliar
F. Associação a cálculos da vesícula biliar

Anomalias na Junção do Ducto Biliopancreático

É um defeito congênito na união dos ductos pancreático e biliar. Geralmente, é diagnosticado por colangiopancreatografia endoscópica retrógrada (CPER), sendo observado em 1-2% dos pacientes submetidos à CPRE por qualquer indicação. A ultrassonografia endoscópica e a colangiografia por ressonância magnética (CPRM) também são sensíveis no diagnóstico da doença. O câncer de vesícula biliar está associado a esta anomalia em 10% dos pacientes.[1,2,4,7]

Dentre os pacientes com anomalias da junção do ducto biliopancreático sem dilatação do ducto biliar comum, a incidência de câncer de vesícula biliar é maior neste grupo que nos pacientes com cisto de colédoco, uma dilatação cística do ducto biliar comum.[2,4,5,7]

O mecanismo proposto para o risco elevado de câncer de vesícula biliar em pacientes com anomalias da junção do ducto biliopancreático são as alterações metaplásicas do epitélio da vesícula biliar, causadas pelo refluxo crônico de suco pancreático dentro da vesícula. A transformação pré-maligna do epitélio da vesícula, como metaplasia intestinal, hiperplasia ou displasia, está associada à mutação do p53 e K-ras. Uma vez que a pressão hidrostática dentro do ducto pancreático seja mais elevada que no ducto biliar, o suco pancreático flui facilmente dentro do ducto biliar em pacientes com anomalias da junção dos ductos biliar e pancreático. Isto proporciona uma possibilidade de que os constituintes da bile, como a lecitina, sejam enzimaticamente quebrados em lisolecitina e ácidos graxos livres pela fosfolipase A2 ativada no suco pancreático. De fato, o aumento da lisolecitina e de enzimas pancreáticas está evidente nas anomalias da junção dos ductos biliar e pancreático, e esta citotoxicidade metabólica presumivelmente estimula a contínua transformação da vesícula. Embora a concentração elevada de fosfolipase A2 na bile, seja também pensada a proporcionar circunstância litogênica, a frequência de cálculos em pacientes com anomalias da junção do ducto biliopancreático e câncer de vesícula é baixa. Em contraste, a incidência de adenomiomatose tipo fúndica é consideravelmente elevada em pacientes com anomalias da junção do ducto biliopancreático sem dilatação cística do ducto biliar comum.[2,4]

Cistos de Colédoco

Pacientes com cisto de colédoco têm um aumento da incidência de câncer de vesícula biliar e neoplasia maligna por toda a árvore biliar.[4,5]

Infecções Bacterianas

A bile de pacientes com cálculos sintomáticos frequentemente contém bactérias, predominantemente *Escherichia coli*. Esta é mais prevalente em câncer da vesícula biliar associado a cálculos, sugerindo que as bactérias representam um papel na patogênese do carcinoma da vesícula biliar, como a produção de carcinógenos. Esta ação é presumivelmente intensificada pela presença dos cálculos. Além disso, *Hellicobacter* species, *Salmonella typhi* ou *paratyphi* resistentes à bile são encontradas na bile de pacientes com colecistite crônica, e sua presença é considerada como fator de risco para malignidade. Entretanto, a correlação patogênica entre a bactéria e o carcinoma da vesícula permanece não muito clara. Na China, a infecção pelo *Clonorchis sinensis* e *Opisthorchis viverrini*, bem como a colangite piogênica têm sido cogitadas como possível papel etiológico.[4,5,7]

Vesícula em Porcelana

A calcificação da parede da vesícula, conhecida como vesícula em porcelana, é uma condição pré-maligna bem definida. Histologicamente, a colecistite está frequentemente presente em associação a carcinoma, e quando a colecistite crônica leva à calcificação da vesícula, o risco de malignidade está muito aumentado. Aproximadamente 20% dos casos de vesícula em porcelana dão origem a câncer da vesícula biliar, e pacientes com calcificação incompleta da parede da vesícula biliar apresentam um risco maior que aqueles com calcificação completa. Isto pode ser explicado pela completa perda do epitélio mucoso da vesícula biliar, que significa que nenhum espaço permanece para originar a malignidade. Entretanto, a relação patogênica da calcificação da vesícula com a malignidade precisa ainda ser bem estabelecida.[1,2,4-7]

Adenomiomatose

Quando a mucosa da vesícula forma a estrutura cística dos seios de Rokitansky-Ashoff na camada muscular, é considerado ser adenomiomatose. A adenomiomatose é frequentemente assintomática, mas pode estar associada a pequenos cálculos que podem causar dor. A adenomiomatose é um dos fatores de risco para câncer de vesícula, especialmente quando a inflamação crônica está associada a cálculos complicados. Entretanto, o espessamento da parede da vesícula por si é uma das características da adenomiomatose, e, portanto, a diferenciação de lesão maligna de um espessamento focal da parede da vesícula biliar não é fácil através de imagem visual. Em geral, a adenomiomatose localizada no fundo, com diâmetro de 10-20 mm, ou aquelas com uma pequena ulceração na superfície parecem abrigar o câncer da vesícula biliar.[1,2,4,5,7]

Colangite Esclerosante Primária

A colangite esclerosante primária é uma doença hepática progressiva com colestase intra-hepática. Está frequentemente associada à doença inflamatória intestinal, como retocolite ulcerativa. Além disso, a alta incidência de cálculos biliares associados sugere que a colangite esclerosante primária pode estar associada ao carcinoma de vesícula biliar. As possíveis causas da colangite esclerosante primária são:[1,2,4-7]

A) Bacteriemia portal crônica.
B) Absorção de toxinas ou ácidos biliares tóxicos.
C) Infecção crônica.
D) Lesão isquêmica.
E) Predisposição genética.
F) Anormalidade imunológica.

Estudos adicionais são necessários para melhor definição da relação entre a colangite esclerosante primária e o carcinoma de vesícula.

Outras Causas

Um risco aumentado para câncer de vesícula biliar também tem sido relatado em pacientes com doença inflamatória intestinal crônica, polipose colônica, índice de massa corporal elevado, tabagistas e mulheres em estado pós-menopausa. A bile hepática anormal com baixos índices de ácidos biliares, e a lecitina com relação ao colesterol têm sido identificadas em índios do sudoeste americano. Outros estudos epidemiológicos têm demonstrado uma associação entre câncer de vesícula biliar e exposição industrial a azotoluenos e nitrosaminas.[1,4,5,7]

PATOLOGIA

A sequência displasia-carcinoma para câncer de vesícula biliar tem sido bem definida na literatura. Têm sido demonstradas áreas de carcinoma *in situ* na maioria das espécies com carcinoma invasivo. O tempo de progressão de displasia para carcinoma é estimado entre 10 e 15 anos. O carcinoma de vesícula típico não se apresenta como pólipo adenomatoso, mas com um histórico de inflamação crônica da mucosa. A validação para a frequente ocorrência de uma sequência adenoma-carcinoma, como visto no câncer de cólon, permanece improvável no câncer de vesícula biliar.[5]

A maioria (60%) dos casos de câncer de vesícula biliar se origina no fundo da vesícula biliar, enquanto 30% ocorrem no corpo e 10% no colo da vesícula. A maioria (85-90%) do câncer de vesícula biliar é de adenocarcinoma de células escamosas e carcinoma adenoescamoso (2-10%), carcinoma indiferenciado (2-7%), neoplasia primária da vesícula (< 5%); carcinoma de pequenas células, carcinoma de células claras, carcinoma neuroendócrino, sarcoma, melanoma e linfoma compreendem os outros tipos histológicos (Quadro 28-4).[5]

Os adenocarcinomas são divididos em papilar, tubular e variante nodular. O carcinoma papilar cresce dentro da luz da vesícula e tem comportamento menos agressivo. São menos prováveis de invadir para o fígado e apresentam menor incidência de metástase linfonodal. A vesícula pode ser local de metástase distante de outro câncer primário, como pulmão e melanoma, sendo os mais comuns tumores metastáticos. Estudos que examinam as alterações moleculares no carcinoma da vesícula biliar têm notado frequentes mutações de p53 e K-ras.

Quadro 28-4 Tipos celulares de câncer de vesícula biliar (AJCC)[5]

- Carcinossarcoma
- Carcinoma *in situ*
- Adenocarcinoma
- Carcinoma papilífero
- Adenocarcinoma tipo intestinal
- Carcinoma mucinoso
- Carcinoma de células claras
- Carcinoma de células em anel de sinete
- Carcinoma adenoescamoso
- Carcinoma de células escamosas
- Carcinoma de pequenas células
- Carcinoma indiferenciado
- Carcinoma não especificado

A prevalência relatada de carcinoma da vesícula biliar com mutação p53 varia de 35-92%. Mutações K-ras e p53 têm sido associadas a câncer de vesícula biliar em pacientes com alterações da junção do ducto biliopancreático, sugerindo que o refluxo do suco pancreático poderia contribuir para o ambiente carcinogênico. A detecção de uma mutação K-ras poderia servir como um instrumento útil na investigação precoce de câncer de vesícula biliar em pacientes com anomalia na junção biliopancreática.[2,4,5]

ESTADIAMENTO

O estadiamento do câncer da vesícula biliar (TNM) substitui a versão anterior do grupamento de estádios que tem contribuído para uma melhor abordagem destes pacientes (Quadros 28-5 e 28-6).[23]

DIAGNÓSTICO

Nos estágios precoces, bem como nos tumores de crescimento intraluminal, o câncer de vesícula é assintomático. O diagnóstico pré-operatório em sua fase inicial pode ser difícil. Quando sintomáticos, os pacientes tendem a evoluir com sintomas inespecíficos, pois sua apresentação depende do local, da extensão da lesão e da presença ou não de sintomas biliares prévios. Geralmente, o quadro clínico é semelhante às doenças benignas da vesícula biliar (colelitíase) e de lenta progressão, tornando difícil o diagnóstico precoce e, consequentemente, a oportunidade de ressecção cirúrgica curativa na maioria dos casos.[5,20-22,24]

Quadro 28-5 — Estadiamento

T – Tumor primário

Tis	Carcinoma *in situ*
T1a	Tumor que invade a lâmina própria
T1b	Tumor que invade a camada muscular
T2	Tumor que invade o tecido conectivo perimuscular, sem extensão além da serosa ou intra-hepática
T3	Tumor que perfura a serosa (peritônio visceral) e/ou que invade diretamente o fígado e/ou outro órgão ou estrutura adjacente, por ex., estômago, duodeno, cólon, pâncreas, omento, vias biliares extra-hepáticas
T4	Tumor que invade a veia portal principal ou a artéria hepática, ou que invade dois ou mais órgãos ou estruturas extra-hepáticas

N – Linfonodos regionais

NX	Linfonodos regionais não podem ser avaliados
N0	Ausência de metástase em linfonodos regionais
N1	Metástase em linfonodos ao longo do ducto cístico, ducto biliar comum, artéria hepática e/ou veia portal
N2	Metástase para linfonodos periaórtico, pericaval, artéria mesentérica superior e/ou tronco celíaco

M – Metástase a distância

M0	Ausência de metástase a distância
M1	Metástase a distância

Fonte: Edge SB *et al.*, 2010.[23]

O quadro clínico, quando presente, pode-se caracterizar por dor abdominal difusa e persistente em até 73% dos casos, ou em hipocôndrio direito, seguido por náuseas e vômitos (43%), icterícia em 37%, que, associada à febre, pode simular colecistite aguda, anorexia em 35% e perda de peso em 35%. Sintomas constitucionais, ascite e massa palpável são indicativos de doença avançada e pobre prognóstico. Os sintomas podem ter duração que varia de 2 meses a 3 anos, dependendo do local e da extensão da lesão (tumor de crescimento intraluminal ou infiltrante). Pelo menos, 20% dos pacientes são diagnosticados com câncer no momento da colecistectomia para colelitíase ou mesmo no exame histopatológico pós-operatório da peça.[5,20,24]

Ao exame físico, podem ser detectados icterícia, por invasão do colédoco, compressão de linfonodos pericoledocianos ou invasão hepática, massa assimétrica palpável e indolor em hipocôndrio direito (sinal de Curvoisier) em 40% e ascite, bem como linfadenopatia periumbilical (Irmã Maria José), adenopatia supraclavicular esquerda (nódulo de Virchow) e massa palpável ao toque retal (Prateleira de Blumer).[17] Outros sintomas menos comuns incluem obstrução ou fístula duodenal, sangramento gastrointestinal, hematobilia, decorrente da invasão do intestino ou vasos adjacentes.[18,19] Podem, ainda, perfurar para o peritônio livre em até 5% dos casos.[5,20,24]

Deve ser levada em consideração, na anamnese, a presença de fatores de risco, como os apresentados no Quadro 28-7.[5,20-24]

Diagnóstico Laboratorial

Os achados laboratoriais dos pacientes com câncer de vesícula são também inespecíficos. Anormalidades na função hepática constituem o achado mais comum, representado por elevação da fosfatase alcalina, bilirrubina direta e aminotransferases em mais de 50% dos pacientes. Tipicamente, o paciente apresenta hipoalbuminemia (< 2 g/dL), e apenas 10% dos pacientes apresentam níveis de hemoglobina abaixo de 11 g/dL.[5,25-31]

Os marcadores tumorais apresentam importante significância no diagnóstico e na avaliação de tumores, mas seu papel no câncer de vesícula não está bem estabelecido. Shukla *et al.*, em 2006, determinaram a utilidade de marcadores sorológicos no carcinoma de vesícula, como o CA 19-9, CA 125, CA 242 e CA 15-3 comparando a pacientes portadores de colelitíase e saudáveis. Sugeriram que tais marcadores são úteis para diferenciar carcinoma de vesícula biliar, de colelitíase e que a associação dos mesmos, como CA 242 e CA125, aumenta a sensibilidade e especificidade para 87,5 e 85,7%, respectivamente, sendo a acurácia diagnóstica mais alta quando da associação de CA 19-9 e CA 125 (80,65%). O marcador CA 19,9, também conhecido como antígeno de Lewis, possui sensibilidade variá-

Quadro 28-6 — Grupamento por estádios

Estádio 0	Tis	N0	M0
Estádio IA	T1	N0	M0
Estádio IB	T2	N0	M0
Estádio IIA	T3	N0	M0
Estádio IIB	T1,T2,T3	N1	M0
Estádio III	T4	Qualquer N	M0
Estádio IV	Qualquer T	Qualquer N	M1

Fonte: Edge SB *et al.*, 2010.[23]

Quadro 28-7 — Suspeita clínica[5,20-22,24]

- Sexo feminino
- Idade superior a 60 anos
- Crescimento rápido
- Vesícula biliar escleroatrófica
- Espessamento irregular da parede da vesícula biliar
- Cálculo intraluminal fixo
- Linfoadenomegalia regional
- Isoecogenicidade com o parênquima hepático

vel com a localização do tumor, apresentando, no câncer de vesícula, sensibilidade, quando usado individualmente, de 60 a 79%, podendo aumentar também, quando em associação ao CEA. É um antígeno carboidrato de superfície celular, liberado pela célula cancerosa na corrente sanguínea, cujo valor de referência é 37 U/mL. Entretanto, doenças, como cirrose hepática, pancreatite, doença inflamatória intestinal e doenças autoimunes, podem elevá-lo, mas sem ultrapassar 120 U/mL. Atualmente, parece ser um dos marcadores mais sensíveis e específicos para o diagnóstico diferencial de câncer de pâncreas e de vesícula biliar, apresentando sensibilidade de 79,4% e 79,2% de especificidade, quando maior que 20 U/mL. Sua maior aplicabilidade constitui em avaliar a resposta à quimioterapia, já que a utilização de métodos de imagem é limitada para este fim.[5,26-31]

Publicações têm demonstrado o estudo da expressão de oncogenes nos tecidos das peças cirúrgicas no câncer de vesícula, pela análise imuno-histoquímica e DNA *microarray*. Adenocarcinoma é o tipo histológico primário na maioria dos pacientes e está frequentemente associado a mutações no Kras e p53. Identificam-se, também, hiperexpressão do EGFR (receptor de fator de crescimento epidérmico), sugerindo, com isso, um auxílio ao tratamento quimioterápico com drogas que inibam o EGFR do oncogene Maspin, determinando sua influência na carcinogênese do câncer de vesícula e do Rad 50 e Cyclin-E, auxiliando na melhor compreensão dos mecanismos biológicos que envolvem o câncer de vesícula, o que facilita, futuramente, o diagnóstico precoce e a ressecção curativa da doença. Entretanto, são necessários estudos prospectivos e controlados que incluam outros meios de detecção desses oncogenes em líquidos biológicos, como sangue e urina, além de uma melhor compreensão dos processos biológicos que envolvem o câncer de vesícula, como pré-requisito para o desenvolvimento de novas abordagens de prevenção e tratamento. A introdução de novos e acessíveis procedimentos para a análise do DNA, genes e proteínas torna possível a realização de estudos capazes de identificar suas respectivas participações na biologia celular em condições teciduais normais e patológicas.[32-42]

Diagnóstico por Imagem

Em casos de suspeita de câncer de vesícula, a ultrassonografia de abdome (USG) é a primeira escolha, em decorrência do baixo custo e larga disponibilidade. A acurácia diagnóstica da USG é maior que 80%, sobretudo, para tumor em estágio avançado, mas sua limitação está relacionada com a avaliação de linfonodos e, consequentemente, com o estadiamento da doença. Assim, a tomografia de abdome e a ressonância magnética estão sendo mais realizadas para caracterização de lesões potencialmente malignas e pesquisa de metástases.[41-46]

A dificuldade em diagnosticar o câncer de vesícula no estágio precoce pela USG se deve a falta de especificidade de suas características, como descrito por Hederström *et al.*, que concluíram que a incapacidade da USG em diferenciar câncer de vesícula de colecistite crônica (vesícula contraída com cálculos) torna esse exame inespecífico para identificar malignidade. Bondestam *et al.* observaram que a USG pode sugerir o diagnóstico de câncer de vesícula, mas processos inflamatórios podem simular ou mascarar sinais de malignidade. Wibbenmeyer *et al.* sugeriram que sinais ultrassonográficos são comuns em pacientes com câncer de vesícula comparados a pacientes com doenças benignas deste órgão. A avaliação destes sinais pode ser útil em distinguir essas duas situações. Tal avaliação inclui cálculo único, massa intraluminal ou que invade a vesícula e descontinuidade do foco ecogênico da mucosa.[41-46]

A ecoendoscopia demonstra valor diagnóstico para avaliar a profundidade da lesão sobre as camadas da vesícula (mucosa, muscular da mucosa e serosa) e para diagnóstico diferencial com lesões polipoides, o que a torna interessante para o estadiamento pré-operatório que determina a abordagem cirúrgica.[41-44]

Fujita *et al.* propuseram critérios ecoendoscópicos para o estadiamento do câncer de vesícula pela revisão retrospectiva de 39 pacientes que foram submetidos à ecoendoscopia e ressecção cirúrgica. Após classificação das imagens, eles correlacionaram os tipos ecoendoscópicos com a profundidade histológica de invasão. Todos os tumores tipo A eram confinados à mucosa (pTis), os tipo B variaram entre invasão de mucosa e subserosa (pT1-2). Os tumores tipo C invadiam a serosa ou além (principalmente pT2), e o tipo D, além da serosa (pT3-4) (Quadro 28-8).[46-48]

Para avaliar a acurácia desses critérios de estadiamento, Sadamoto *et al.* analisaram, retrospectivamente, 41 pacientes com câncer de vesícula ressecado cirurgicamente e que foram submetidos à ecoendoscopia pré-operatoriamente. A acurácia da ecoendoscopia nos tipos A para pTis, B para pT1, C para pT2 e D para pT3-4 foi de 100%, 75,6%, 85,3% e 92,75, respectivamente.[48-52]

Quadro 28-8 Classificação ecoendoscópica de câncer de vesícula[47]

Tipo	Aspecto	Superfície	Camada hiperecoica externa
A	Peduncular	Nodular	Intacta
B	Protrusão de base larga ou parede espessada	Irregular	Intacta
C	Protrusão de base larga ou parede espessada	Irregular	Irregular
D	Protrusão de base larga ou parede espessada	Irregular	Rompida

A *performance* da ecoendoscopia parece ser similar à do multidetector (MDCT), que tem apresentado uma acurácia de 84% para determinar a extensão local do carcinoma de vesícula, sendo também similar à ultrassonografia abdominal de alta resolução (HRUS), conforme demonstrado por Jang *et al.*, em que não houve diferença significativa entre a acurácia diagnóstica da ecoendoscopia (55,5%) e o MDCT e HRUS (44,4 e 62,95, respectivamente). Com a introdução da ecoendoscopia intervencionista (aspiração por agulha fina – FAN) para diagnóstico histológico, o papel da ecoendoscopia se torna mais importante na avaliação e no manuseio do câncer de vesícula.[48-53]

A tomografia de abdome total avalia a extensão da doença ao fígado, *porta hepatis*, ou estruturas adjacentes, além de linfoadenopatias, e é capaz de predizer quais pacientes podem-se beneficiar do tratamento cirúrgico.[45,46,53]

A ressonância magnética é útil nos casos de espessamento difuso da parede, distinguir câncer de vesícula de adenomiomatose e colecistite crônica, além de fornecer informações detalhadas de envolvimento do tumor na árvore biliar.[48-51] Colangiografia endoscópica retrógrada (CPRE) ou percutânea trans-hepática pode auxiliar no planejamento da abordagem cirúrgica, pois pode mostrar crescimento tumoral nos ductos intra-hepático ou colédoco. O diagnóstico diferencial pela colangiografia inclui colangiocarcinoma, metástases, síndrome de Mirizzi e carcinoma de pâncreas.[49-51]

O câncer de vesícula apresenta três perfis de apresentação radiológica:[49-51]

1. Espessamento focal ou difuso e/ou irregularidade da parede da vesícula; com ou sem colelitíase.
2. Massa polipoide originada da parede da vesícula e projetando-se no seu lúmen (1/4 dos casos).
3. Massa ocupando a vesícula, frequentemente invadindo o fígado, imóvel com a mudança de decúbito. Mais comumente (cerca de 40-65% dos casos).[50-53]

No primeiro caso, o espessamento da parede é mais bem visualizado por ultrassonografia, que apresenta valor normal menor que 3 mm. O diagnóstico precoce é difícil, sobretudo, nos estágios precoces, e pouco menos de 1/3 dos casos são identificados no pré-operatório. A vesícula pode estar contraída, de tamanho normal ou distendida, e cálculos frequentemente estão presentes. Dois fatores interferem no reconhecimento deste achado ultrassonográfico, como carcinoma: carcinoma precoce pode ser identificado apenas como uma irregularidade da mucosa ou espessamento mural, e espessamento da parede da vesícula é um achado inespecífico, que pode ocorrer em colecistite aguda ou crônica, hiperalimentação, hipertensão portal, adenomiomatose, hipoalbuminemia, hepatite, falência renal, cardíaca ou hepática.[48,50-53]

Dois aspectos ultrassonográficos importantes para poder se suspeitar de câncer de vesícula biliar são:

1. Cálculos fixos no fundo da vesícula (que podem estar presos por crescimento tumoral).
2. Dilatação dos ductos biliares intra-hepáticos mesmo sem massa tumoral em loja vesicular.

Um pequeno pólipo maligno pode ser indistinguível de um pólipo de colesterol, adenoma, ou cálculo aderido. A maioria dos pólipos benignos é menor que 1 cm. Assim, se há um pólipo maior que 1 cm e de base larga, havendo dúvida quanto à malignidade, a colecistectomia deve ser considerada. Além disso, os pólipos malignos podem ser confundidos com coágulo de sangue ou lama biliar, a diferença é que os primeiros não são móveis com a mudança de decúbito. No terceiro tipo de apresentação, e mais comum, a ultrassonografia evidencia uma massa complexa com líquido pericolecístico e regiões de necrose. A obstrução biliar e massa no hilo hepático, podem também, ser identificadas.[44,51-53]

Cálculos são vistos com frequência, e a massa geralmente invade o parênquima hepático. Na tomografia, ainda podem ser evidenciadas invasão hepática, ou do ligamento hepatoduodenal, lesões satélites, metástases hepáticas ou de linfonodos e dilatação da árvore biliar.[51-53]

O PET-CT está assumindo importante papel no diagnóstico e na condução dos pacientes portadores de neoplasia maligna da vesícula biliar, pois a maioria dos tumores da árvore biliar é captador a do 18F-fluorodesoxiglucose. A realização pré-operatória do PET-CT em pacientes com câncer de vesícula biliar foi capaz de modificar a conduta em cerca de 25% dos casos, assim como tem importante papel na detecção de recidiva tumoral.[51-53]

CARCINOMA INCIDENTAL

Tem sido postulado que o achado incidental de carcinoma da vesícula biliar durante a colecistectomia videolaparoscópica justifica a conversão para a cirurgia aberta. Este procedimento seria para minimizar a chance de implante no portal e metástase peritoneal, bem como atingir o clareamento adequado, uma vez que o implante peritoneal ocorra especialmente quando a vesícula biliar é aberta. O diagnóstico pré-operatório acurado de carcinoma de vesícula biliar é muito difícil, e é durante a operação que a suspeita ou o diagnóstico clínico de malignidade é realizado.[14,21,24,36,38]

Relatos mostram claramente que não existe um único caso de adenocarcinoma invasivo da vesícula biliar que poderia ter sido esquecido, se somente espécimes macroscopicamente anormais fossem examinados.[14,21,24,36,38]

Carcinoma incidental da vesícula biliar, detectado de início no exame histológico durante colecistectomia laparoscópica por doença litiásica, muito provavelmente deve ser precoce (T1). Mas pode ser localmente avançado embora ainda confinado à vesícula biliar (T2). Existe uma concordância de que é necessário reoperação e ressecção para tumores T2, uma vez que mais da metade dos pacientes possam apresentar envolvimento nodal. A cirurgia deve incluir uma ressecção não anatômica em cunha do fígado no leito da vesícula biliar com 2 cm e dissecção dos linfonodos do ligamento hepatoduodenal e pancreato-duodenal posterossuperior (colecistectomia estendida).[14,21,24,36,38]

A investigação histológica da vesícula biliar após colecistectomia por colelitíase é um procedimento importante em razão da possibilidade do diagnóstico de câncer. Esta avaliação deve ser realizada de rotina em pacientes suspeitos, e o material enviado para estudo de congelação. A doença é encontrada em 1 a 2% das peças de colecistectomia, e o diagnóstico é feito de forma incidental no momento da colecistectomia em, aproximadamente, 1/3 dos casos.[14,21,24,38]

Sabe-se, atualmente, que em apenas 1/4 dos pacientes os tumores da vesícula biliar são ressecados com finalidade curativa, e que o prognóstico do paciente tem relação direta com a precocidade do diagnóstico. A abertura sistemática da vesícula biliar ainda no transoperatório para investigação da presença de doença neoplásica permite o tratamento definitivo de alguns pacientes com neoplasia de vesícula biliar.[14,21,24,36,38]

Em um estudo de Torres *et al.*, em peças de histologia em 2.008 pacientes, a incidência de câncer de vesícula biliar foi de 2,3% (46 pacientes). O estudo histológico da vesícula biliar é de importância relevante, pois pacientes com carcinoma de vesícula biliar podem-se apresentar com colecistite aguda ou crônica sem suspeita de malignidade. O resultado do seu tratamento está diretamente relacionado com o estadiamento, obtendo-se melhores resultados com tumor em estágio precoce, que em 1/3 dos casos é um achado incidental após colecistectomia por doença benigna.[3,14,21,24,36,38]

Uma abordagem sistemática para todos os pacientes submetidos à colecistectomia pode melhorar o diagnóstico precoce. Por exemplo, se a dissecção da vesícula biliar for difícil ou se existir evidência de linfadenopatia, o carcinoma deve ser suspeitado. O exame da vesícula biliar ainda durante a cirurgia identificará a lesão suspeita. Se a vesícula revelar apenas envolvimento da mucosa no exame microscópico (Tis), ou o registro do patologista retornar com a identificação de um câncer incidental com somente invasão submucosa ou muscular (T1), a simples colecistectomia é a terapia adequada. Entretanto, se durante a exploração inicial for observada linfadenopatia regional ou a microscopia revelar câncer de vesícula com penetração mais profunda (> T2), então a colecistectomia radical deve ser considerada. Caso o cirurgião não esteja treinado para este tipo de procedimento, então o paciente deve ser referenciado para outra instituição, uma vez que o paciente geralmente tenha apenas uma única chance para ressecção curativa. Se o achado incidental for confirmado durante a realização de uma colecistectomia videolaparoscópica, deve ser realizada a conversão para procedimento aberto, e os portais removidos para evitar a potencial recorrência para os portais. A sobrevida em 5 anos para os tumores T1 é de 100% com a colecistectomia videolaparoscópica (Quadro 28-9 e Fig. 28-2).[1,2,5,14,21,24,36,38,54,55]

TRATAMENTO

Estadiamento por Videolaparoscopia

Tem um papel importante em cirurgia de neoplasia intra-abdominal. Em muitas situações, os exames de imagem não são capazes de indicar a ressecção com finalidade curativa. Uma vez que geralmente o câncer de vesícula não necessite de cirurgia paliativa, e seja grande a incidência de doença metastática oculta, o estadiamento laparoscópico se faz necessário. Particularmente, para evitar laparotomia desnecessária quando há doença metastática, propiciando ao paciente os benefícios da cirurgia minimamente invasiva, como menos dor, menos morbidade e menor tempo de internação hospitalar. Em algumas situações em que é realizada a laparotomia, e o paciente é considerado irressecável, a morbidade do procedimento pode consumir parte de sua sobrevida em ambiente hospitalar.[5,6]

No momento, a única esperança para cura em caso de carcinoma de vesícula biliar é o tratamento cirúrgico. Este tratamento depende basicamente do estadiamento da doença no momento do diagnóstico. Considerando a incidência de câncer da vesícula biliar em pacientes com colelitíase, particularmente aqueles com idade superior a 60 anos, a colecistectomia eletiva deve ser sempre considerada naqueles com boas condições cirúrgicas, mesmo que assintomáticos.[33,54-56]

A sobrevida do paciente depende da capacidade de se alcançar a ressecção curativa (R0), sendo o único tratamento potencialmente curativo. A agressividade do tumor da vesícula e seu padrão de crescimento implicam a necessidade de uma cirurgia extensa, porém apenas 10-30% dos pacientes são candidatos à cirurgia curativa no momento do diagnóstico. A decisão de se realizar ou não a ressecção é com base na avaliação do tumor primário e no envolvimento nodal. Muitos autores têm registrado uma sobrevida a longo prazo superior a 50% em 5 anos após a ressecção cirúrgica. Por outro lado, a sobrevida em 5 anos é de 0-5% em 5 anos após cirurgia não curativa. A abordagem cirúrgica agressiva pode obter uma melhora no prog-

Quadro 28-9	Indicações para colecistectomia aberta[1,2,5]
• Pólipo séssil maior que 10 mm
• Espessamento irregular da parede da vesícula
• Pólipo grande e cálculo
• Cálculo fixo (pode ser decorrente do tumor)
• Pólipo maior que 10 mm em paciente idoso
• Aderências firmes

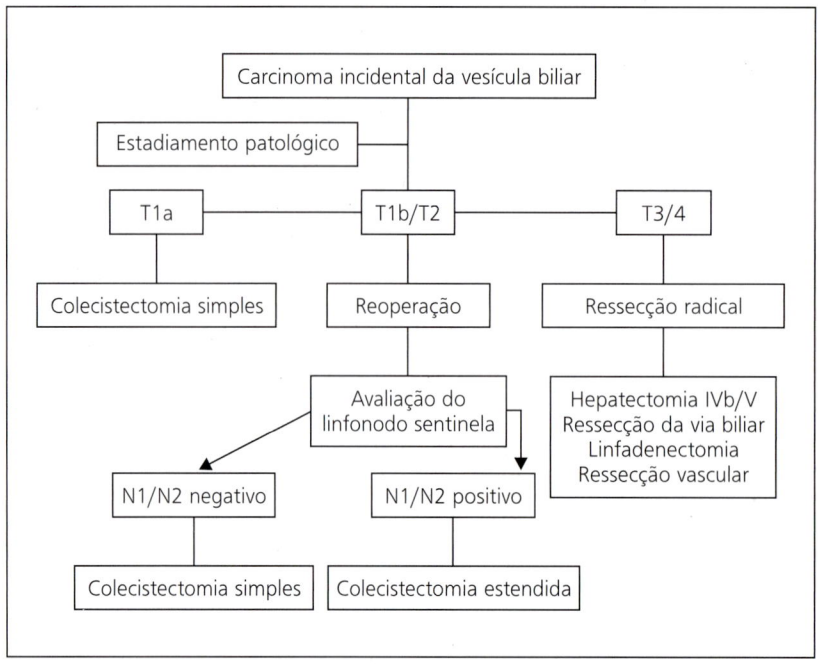

Fig. 28-2. Algoritmo para achado incidental de carcinoma de vesícula biliar.[55]

nóstico em pacientes selecionados. Uma avaliação cuidadosa dos resultados de uma cirurgia agressiva é necessária, a fim de selecionar pacientes em que uma cirurgia mais radical pode melhorar o prognóstico.[33,54-59]

Dividindo por estágio, a cirurgia para câncer de vesícula, resume-se conforme o Quadro 28-10.[1,5,55]

Caso a ressecção seja curativa, o procedimento deve incluir os itens descritos no Quadro 28-11.

O ducto cístico deve ser avaliado. No caso de envolvimento do ducto cístico, positivo para neoplasia, devem ser realizadas a ressecção da via biliar e a reconstrução por meio de derivação bilioentérica. O envolvimento do ducto cístico leva a mau prognóstico. A ressecção de rotina da via biliar tem sido pouco realizada por não aumentar a sobrevida do paciente.[5,60-63]

Linfadenectomia regional: a ressecção de linfonodos do ligamento hepatoduodenal é a linfadenectomia padrão (Quadro 28-12).[2,5,6,64-67]

O objetivo da ressecção hepática é alcançar margem cirúrgica livre de 1 a 2 cm porque não existe serosa na superfície hepática da vesícula biliar.[1] A ressecção padrão é a dos segmentos IVb e V.

Quadro 28-11 — Cirurgia radical[1,5,55]

1. Ressecção hepática (segmentos IVb e V) ou hepatectomia D com colecistectomia
2. Linfadenectomia N1 e N2:
    - Ligamento hepatoduodenal
    - Retropancreático (na cabeça do pâncreas)
    - Artéria hepática comum
    - Artéria celíaca
    - Para-aórtico
3. Com ou sem ressecção da via biliar extra-hepática
4. Excisão dos portais

Quadro 28-10 — Tratamento cirúrgico de acordo com o estágio da doença[1,5,55]

Tumor Tis	Colecistectomia (pode ser por videolaparoscopia)
Tumor T1a	Colecistectomia (pode ser por videolaparoscopia)
Tumor T1b	Colecistectomia (ou colecistectomia estendida)
Tumor T2/T3	Cirurgia radical
Tumor T4	Tratamento paliativo (alguns indicam cirurgia radical)

Quadro 28-12 — Estação linfonodal para dissecção[5]

N1	N2	N3/M1
Cístico	Mesentérica superior	Intercavoaórtico
Pericoledociano	Pancreatoduodenal posterossuperior	
	Retroportal	
	Tronco celíaco	

Entretanto, a hepatectomia direita, incluindo a vesícula biliar, tem sido realizada. Algum grau de hepatectomia, hoje, é aceito para tumores com estadiamento maior que T1a.[4,5,68-71]

A colecistectomia estendida (ressecção hepática de 2 cm em torno da fossa vesicular) até trissetorectomia direita está relacionada com o grau de invasão do tumor no fígado. Ressecções maiores são indicadas por alguns autores em razão dos riscos de ressecções não anatômicas. O envolvimento de órgãos próximos não é contraindicação absoluta para a cirurgia, estando indicada sua ressecção para cirurgia R0.[5,71-73]

Entre as contraindicações absolutas para a cirurgia radical, encontram-se metástase a distância (principalmente hepática ou peritoneal) e envolvimento vascular.[2,71,73-77]

Tumores T1

O manuseio do câncer incidental precoce (T1) geralmente é tratado com simples colecistectomia, não sendo recomendada reoperação para estes pacientes. Entretanto, alguns pacientes com presumida doença precoce, especialmente aqueles com envolvimento da camada muscular (T1b), podem apresentar envolvimento nodal apresentando doença localmente avançada. Os primeiros linfonodos a serem envolvidos no carcinoma de vesícula biliar são o linfonodo cístico ou o linfonodo pericoledociano. Enquanto o linfonodo cístico pode estar incluído no espécime, o pericoledociano não está disponível para exame histológico após simples colecistectomia. Alguns pacientes com carcinoma incidental podem, portanto, ser subestadiados e tratados de forma incorreta. Alguns autores sugerem reoperação e realização de colecistectomia estendida em pacientes com câncer precoce incidental, visto que representa a única chance de cura (Fig. 28-3). Uma vez que a maioria das colecistectomias seja realizada por laparoscopia e se a vesícula apresentar neoplasia, existe um risco elevado de recorrência nos portais e no peritônio que impede a operação curativa.[3,5-7,73,75-79]

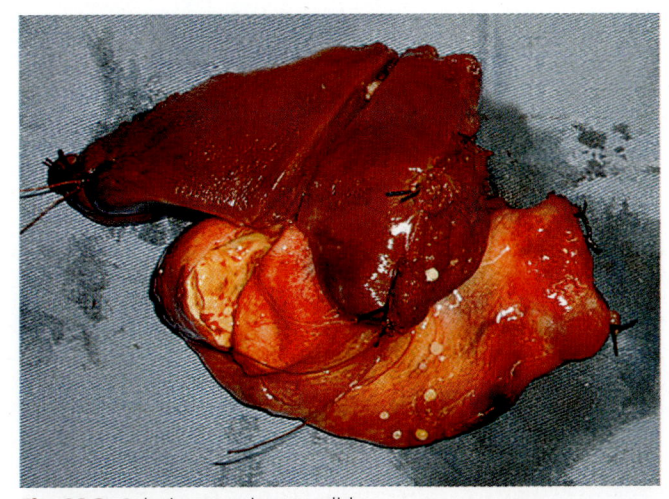

Tumores T2

Alguns autores sugerem a dissecção de linfonodos ao longo da artéria hepática comum, veia portal e pancreato-duodenal posterior para melhorar o prognóstico de pacientes com doença T2.[5,73]

Tumores T3/4

O papel da cirurgia agressiva para tumores T3/T4 é controverso, uma vez que a maioria dos autores relate que pacientes com envolvimento da serosa não sobrevivem por 5 anos, mesmo se grandes ressecções, incluindo hepatectomias, forem realizadas. As taxas de sobrevida em 1 ano e 5 anos em pacientes com tumores T3/T4 são de 24 e 7%, respectivamente. Durante a operação, os linfonodos regionais devem ser examinados por congelação. O envolvimento de linfonodos do tronco celíaco, mesentérico superior e para-aórtico impede uma ressecção R0 e apresenta prognóstico reservado. A ressecção cirúrgica para estes pacientes não deve ser indicada. A tendência é a ressecção, quando o envolvimento nodal está confinado ao ligamento hepatoduodenal (N1).[5,75,76,78]

Na abordagem do paciente com câncer de vesícula biliar diagnosticado, a conduta pode ser conforme a Figura 28-4.[55]

Em razão da baixa incidência relativa desses tumores, não existe um consenso sobre qual a cirurgia ideal e sobre qual a extensão, porém nos últimos anos, existe uma tendência de maior radicalidade. Os fatores analisados para se definir qual cirurgia são: estágio da doença, localização do tumor e se foi realizado ou não colecistectomia prévia.[2,3,5,6,78-80]

Tratamento Paliativo

Quando no momento da exploração cirúrgica o paciente é considerado irressecável, os procedimentos paliativos devem ser indicados. É um procedimento comum, uma vez que a maioria dos pacientes seja irressecável no momento da apresentação da doença. Dos sintomas apresentados em pacientes com doença avançada, a icterícia é o mais comum. Esta pode ser por obstrução da via biliar ou por insuficiência hepática por invasão tumoral.[1,69-73]

O manuseio é individualizado, e em pacientes com icterícia por obstrução da via biliar, a paliação por meio de procedimentos menos invasivos é preferível. Inicialmente, por procedimentos endoscópicos ou por radiologia intervencionista. Entretanto, a hepaticojejunostomia em Y de Roux em pacientes selecionados pode melhorar a qualidade de vida destes pacientes. A derivação externa deve ser reservada para situações excepcionais. A icterícia por insuficiência hepática não é passível de paliação.[74-77]

A obstrução gástrica pode ocorrer em 50% dos pacientes, devendo ser realizada a gastrojejunostomia. A opção por tratamento não cirúrgico inclui a colocação de próteses endoscópicas e sondas de alimentação. Em pacientes assintomáticos com estenoses complexas, o melhor tratamento é evitar procedimentos invasivos.[78-80]

Fig. 28-3. Colecistectomia estendida.

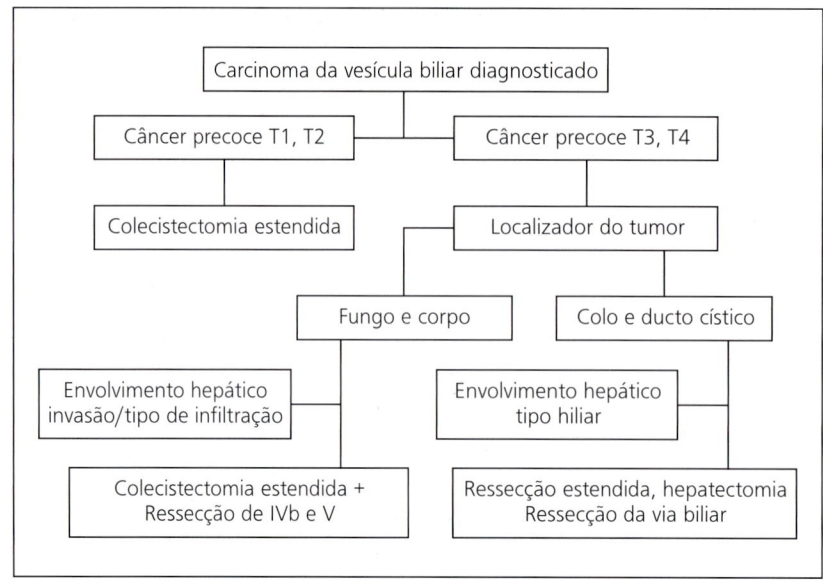

Fig. 28-4. Algoritmo para o carcinoma de vesícula biliar diagnosticado.[55]

Tratamento Adjuvante

Até o momento, não tem sido observado eficácia de drogas na terapia do carcinoma de vesícula biliar. O regime de terapia adjuvante tradicional deve incluir o 5-Fluorouracil. Radioterapia externa tem sido utilizada em conjunto com a sensibilização com fluorouracil, entretanto, existem poucos dados para confirmar a eficácia. Estudos têm utilizado radioterapia adjuvante (54Gy) com 5-fluorouracil e observado sobrevida de 5 anos de 33%. Para aqueles em estádios I-III foi observado sobrevida de 65% em 5 anos e 0% para estádio IV. A sobrevida média foi de 0,6, 1,4 e 5,1 anos para pacientes com doença residual grosseira (R2), tumor residual microscópico (R1) e sem doença residual, (R0) respectivamente. Muitos são questionados por não serem trabalhos randomizados, prospectivos e não avaliar o comportamento biológico do tumor.[78-82]

Alguns estudos em pacientes com câncer de vesícula biliar receberam 5-fluorouracil e mitomicina C durante a cirurgia e por 5 dias consecutivos, durante a primeira e terceira semanas de pós-operatório seguidos por 5-fluorouracil oral começando na 5ª semana do período de pós-operatório até a recorrência do tumor. A sobrevida foi de 26% comparado a 14% no grupo-controle. Apesar da fraca evidência científica, muitas instituições indicam de rotina terapia adjuvante para pacientes com lesão >=T2 ou com linfonodos positivos.[78-82]

Recentemente, a gencitabina tem sido comparada ao 5-fluorouracil e leucovorin em estudos de fase II em câncer de via biliar avançado. Os resultados sugerem que a gencitabina tem atividade equivalente, quando comparada ao 5-fluorouracil e leucovorin. Outras drogas que têm sido estudadas são a triapina, capecitabina, oxaliplatina, bevacizumab associadas à radioterapia ainda com resultados não muito promissores.[80-82]

A predominância de recorrência após neoplasia de vesícula é local, no leito vesicular e linfonodos regionais, logo radioterapia pós-operatória pode diminuir essa taxa, porém, seu impacto na sobrevida ainda é incerto.[78-81]

PROGNÓSTICO

O câncer da vesícula biliar, na maioria dos casos, é diagnosticado em estádio avançado, levando a um prognóstico muito reservado. Este prognóstico depende do estadiamento da doença no momento do diagnóstico. Tem da mesma forma relação com o subtipo histológico, o grau de invasão tumoral na apresentação e o tipo de tratamento realizado. A sobrevida média é de seis meses com uma sobrevida em 5 anos de 5-10%, sem tratamento cirúrgico agressivo. No Japão, em razão da falta de tratamento efetivo, os pacientes apresentam um péssimo prognóstico. Entretanto, recentes estudos têm registrado uma sobrevida a longo prazo após ressecção com margem negativa nos estádios III e IV (Quadros 28-13 e 28-14).[5,10,22,82]

Quadro 28-13 Sobrevida após ressecção de câncer de vesícula biliar estádio II[22]

Autor	N	Procedimento	Sobrevida em 5 anos
Shirai	35	Colecistectomia simples	41%
Yamaguchi	25	Colecistectomia simples	36%
Oertli	17	Colecistectomia simples	24%
Matsumoto	9	Ressecção alargada	100%

Quadro 28-14 — Resultado de cirurgia radical em carcinoma de vesícula biliar[10]

Referência	Classificação TNM	Pacientes	Morbidade operatória (%)	Mortalidade operatória (%)	Sobrevida (%) 1 ano	Sobrevida (%) 3 anos	Sobrevida (%) 5 anos
Shimada et al.	T_1	4	6,8	2,4	–	–	100
	T_2	21			–	–	49,8
	T_{3-4}	16			–	–	0
Nakamura et al.	T_3	4	60,8	0	51	17	11
	T_4	19					
Cubertafond et al.	Tis	23	–	4			93
	T_1	20		4	–		28
	T_2	58	–	4	–		20
	T_3	233	–	13	–		0
	T_4	390	–	24	–		0
Todoroki et al.	T_1	13	13	4	–	–	100
	T_2	24			–	–	69
	T_3	9			–	–	50
	T_4	89			–	–	9,1
Muratore et al.	T_1	4	33	6		75	75
	T_2	8			–	52,5	35
	T_3	12				36,4	36,4
	T_4	9				0	0
Kondo et al.	T_2	7	53	17	43	–	–
	T_3	11				–	–
	T_4	42				–	–
Shirai	T_{3-4}	20					45
Donohue	T_{3-4}	17					29
Onoyama	T_3	12					44
Fong	T_2	37					61
	T_{3-4}	58					28

CONCLUSÃO

Apesar do incremento no diagnóstico e na forma de tratamento de pacientes com neoplasias do sistema digestório, o câncer da vesícula biliar ainda se apresenta com um prognóstico reservado. Os avanços na rotina de investigação do carcinoma inaparente e sua abordagem sistemática permanecem como a principal opção de tratamento curativo. O tratamento radical na doença avançada tem evoluído com a redução da morbidade e mortalidade perioperatórias e algum impacto na sobrevida. A terapia adjuvante tem demonstrado sinais de evolução, entretanto, ainda sem reflexo evidente na sobrevida do paciente.

REFERÊNCIAS BIBLIOGRÁFICAS

1. Torres OJM, Macedo EL, Nunes PMS, Picciani ERG, Barbosa Jr JB, Dietz UA. Câncer da vesícula biliar. 2000;57:602-14.
2. Donohue JH, Nagorney DM, Grant CS, et al. Carcinoma of the gallbladder. Arch Surg 1990;125:237-41.
3. Torres OJM, Caldas LRA, Azevedo RP, Palacio RL, Rodrigues MLS, Lopes JAC. Colelitíase e câncer de vesícula biliar. Rev Col Bras Cir 2002;29: 88-91.
4. Tazuma S, Kajiyma G. Carcinogenesis of malignant lesions of the gallbladder. Langenbeck's Arch Surg 2001;386:224-9.
5. Reid KM, Medina AR, Donohue JH. Diagnosis and surgical management of gallbladder cancer: A review. J Gastrointest Surg 2007;11:671-81

6. Zhu AX, Hong TS, Hezel AF, Kooby DA. Current management of gallbladder carcinoma. *The Oncologist* 2010;15:161-81.
7. Perpetuo MO, Valdivieso M, Heilbrun LK, et al. Natural history study of gallbladder cancer. *Cancer* 1978;42:330-5.
8. Mekeel KL, Hemming AW. Surgical Management of gallbladder carcinoma: A review. *J Gastrointest Surg* 2007;11:1188-93.
9. Donohue JH. Present status of the diagnosis and treatment of gallbladder cancer. *Journal of Hepato-biliary-pancreatic Surgery* 2001;8:530-4.
10. Orth K, Beger HG. Gallbaldder carcinoma and surgical treatment. *Langenbeck's Arch Surg* 2000;385:501-8.
11. Shiva Jayaraman, William R. Jarnagin. *Management of Gallbladder Cancer Gastroenterol Clin N Am* 2010;39:331-42.
12. Csendes A, Becerra M, Rojas J, Medina E. Number and size of stones in patients with asymptomatic and symptomatic gallstones and gallbladder carcinoma: a prospective study of 592 cases. *J Gastrointest Surg* 2000;4:481-5.
13. Torres OJM, Barbosa ES, Pantoja PB, Diniz MCS, Silva JRS, Czeczko NG. Prevalência ultrassonográfica de litíase biliar em pacientes ambulatoriais. *Rev Col Bras Cir* 2005;32:47-9.
14. Jukemura J, Leite KRM, Machado MCC et al. Frequency of incidental gallbladder carcinoma in Brazil. ABCD. *Arq Bras Cir Dig* 1997;12:10-13.
15. Khan ZR, Neugut AI, Ahsan H, Chabot JA. Risk factors for biliary tract cancers. *Am J Gastroenterol* 1999;94:149-52.
16. Sheth S, Bedford A, Chopra S. Primary gallbladder cancer: recognition of risk factors and the role of prophylactic cholecystectomy. *Am J Gastroenterol* 2000;95:1402-10.
17. Yamamoto T, Uki K, Takeuchi K, Nagashima N, Honjo H, Sakurai N, et al. Early gall bladder cancer associated with primary sclerosing cholangitis and ulcerative colitis. *Am J Gastroenterol* 2003;38:704-6.
18. Torres OJM, Cossetti RJD, Bentivi JO, Costa MHA, Farias MAS, Cordeiro GM. Conduta nas lesões polipóides da vesícula biliar. *GED* 2009;28:21-4.
19. Dixit VK, Prakash A, Gupta A, Pandey M, Gautam A, Kumar M, et al. Xanthogranulomatous cholecystitis. *Dig Dis Sci* 1998;43:940-2.
20. Buckles DC, Lindor KD, Larusso NF, Petrovic LM, Gores GJ. In primary sclerosing cholangitis, gallbladder polyps are frequently malignant. *Am J Gastroenterol* 2002;97:1138-42.
21. Tantia O, Jain M, Khanna S, Sen B. Incidental carcinoma gall bladder during laparoscopic cholecystectomy for symptomatic gall stone disease. *Surg Endosc* 2009;23:2041-6.
22. Shoup M, Fong Y. Surgical indications and extent of resection in gallbladder cancer. *Surg Oncol Clin N Am* 2002;11:985-94
23. Edge SB, Byrd DR, Compton CC, Fritz AG, Greene FL, Trotti A, editors. *AJCC cancer staging manual* (7th ed). New York, NY: Springer; 2010.
24. Yamamoto H, Hayakawa N, Kitagawa Y, Katohno Y, Sasaya T, Takara D et al. Unsuspected gallbladder carcinoma after laparoscopic cholecystectomy. *J Hepatobiliary Pancreat Surg* 2005;12:391-8.
25. Cubertafond P, Mathonnet M, Gainant A, Launois B. Radical surgery for gallbladder cancer. Results of the French Surgical Association Survey. *Hepatogastroenterol* 1999;46:1567-71.
26. Abi-Rached B, Neugut AI. Diagnostic and management issues in gallbladder carcinoma. *Oncology* (Williston Park). 1995;9:19-24.
27. Shukla VK, Gurubachan, Sharma D, Dixit VK, Usha. Diagnostic value of serum CA242, CA 19-9, CA 15-3 and CA 125 in patients with carcinoma of the gallbladder. *Trop Gastroenterol* 2006;27:160-5.
28. DeVita VT, Hellman S, Rosenberg SA. *Cancer: principles & practice of oncology.* 6th ed. v. 1 e 2. Washington: Lippincott Williams & Wilkins 2001:1190-237.
29. Peterli R. CA 19-9 has no value as a tumor marker in obstructive jaunduce. *Schweiz Med Wochenchr* 1999;129:77-79.
30. Halm U, Schumann T, Schiefke I, Witzigmann H, Mössner J, Keim V. Decrease of CA 19-9 during chemotherapy with gemcitabine predicts survival time in patients with advanced pancreatic cancer. *Br J Cancer* 2000;82:1013-6.
31. Matthew Kaufman, Bhoomi Mehrotra, Sewanti Limaye, Sherrie White, Alexander Fuchs, Yehuda Lebowicz, Sandy Nissel-Horowitz, Adrienne Thomas. EGFR Expression in Gallbladder Carcinoma in North America. *Int J Med Sci* 2008;5:285-91.
32. Levy AD, Murakata LA, Rohrmann CA Jr: Gallbladder carcinoma: radiologic-pathologic correlation. *Radiographics* 2001;21:295-314.
33. Lee TY, Ko SF, Huang CC, Ng SH, Liang JL, Huang HY, Chen MC, Sheen-Chen SM. Intraluminal versus infiltrating gallbladder carcinoma: clinical presentation, ultrasound and computed tomography. *World J Gastroenterol* 2009;15:5662-8.
34. Fong Y, Jarnagin W, Blumgart LH. Gallbladder cancer: comparison of patients presenting initially for definitive operation with those presenting after prior noncurative intervention. *Ann Surg* 2000 232:557-69.
35. Hawkins WG, DeMatteo RP, Jarnagin WR, et al. Jaundice predicts advanced disease and early mortality in patients with gallbladder cancer. *Ann Surg Oncol* 2004;11:310-5.
36. Chan SY, Poon RT, Lo CM, et al. Management of carcinoma of the gallbladder: a single-institution experience in 16 years. *J Surg Oncol* 2008;97:156-64.
37. Rodríguez-Fernádez A, Gómez-Río M, Medina- Benitez A, et al. Application of modern imaging methods in diagnosis of gallbladder cancer. *J Surg Oncol* 2006;93:650-64.
38. Tsuchiya Y. Early carcinoma of the gallbladder: macroscopic features and sonography findings. *Radiology* 1991;179:171-5.
39. Kim SJ, Lee JM, Lee JY, et al. Analysis of enhancement pattern of flat gallbladder wall thickening on MDCT to differentiate gallbladder cancer from cholecystitis. *AJR Am J Roentgenol* 2008;191:765-71.
40. Gore RM, Shelhamer RP. Biliary tract neoplasms: diagnosis and staging. *Cancer Imaging*. 2007;7:S15-23.
41. Franquet T, Montes M, Ruiz de Azua Y, Jimenez FJ, Cozcolluela R. Primary gallbladder carcinoma: imaging findings in 50 patients with pathologic correlation. *Gastrointest Radiol* 1991;16:143-8.
42. Demachi H, Matsui O, Hoshiba K, Kimura M, Miyata S, Kuroda Y. Dynamic MRI using a surface coil in chronic cholecystitis and gallbladder carcinoma: radiologic and histopathologic correlation. *J Comput Assist Tomogr* 1997;21:643-51.
43. Hederström E, Forsberg L: Ultrasonography in carcinoma of the gallbladder. Diagnostic difficulties and pitfalls. *Acta Radiol* 1987;28: 715-8.
44. Bondestam S: Sonographic diagnosis of primary carcinoma of the gallbladder (summary of one year's examinations). *Diagn Imaging* 1981;50:197-200.
45. Wibbenmeyer LA, Sharafuddin MJ, Wolverson MK, Heiberg EV, Wade TP, Shields JB. Sonographic diagnosis of unsuspected gallbladder cancer: imaging findings in comparison with benign gallbladder conditions. *AJR Am J Roentgenol* 1995;165:1169-74.
46. Richard M. Gore, Kiran H. Thakrar, Geraldine M. Newmark, Uday K. Mehta, Jonathan W. Berlin. Gallbladder Imaging. *Gastroenterol Clin N Am* 2010;39:265-87.
47. Fujita N, Noda Y, Kobayashi G, Kimura K, Yago A: Diagnosis of the depth of invasion of gallbladder carcinoma by EUS. *Gastrointest Endosc* 1999;50:659-63.
48. Sadamoto Y, Kubo H, Harada N, et al. Preoperative diagnosis and staging of gallbladder carcinoma by EUS. *Gastrointest Endosc* 2003;58:536-41.

49. Kim SJ, Lee JM, Lee JY, et al. Accuracy of preoperative T-staging of gallbladder carcinoma using MDCT. *AJR Am J Roentgenol* 2008;190:74-80.
50. Jang JY, Kim SW, Lee SE, et al. Differential diagnostic and staging accuracies of high resolution ultrasonography, endoscopic ultrasonography, and multidetector computed tomography for gallbladder polypoid lesions and gallbladder cancer. *Ann Surg* 2009;250:943-9.
51. Darby E. Robinson O'Neill, Michael D. Saunders. Endoscopic Ultrasonography in Diseases of the Gallbladder. *Gastroenterol Clin N Am* 2010;39:289-305.
52. Furlan A, Ferris JV, Hosseinzadeh K, et al. Gallbladder carcinoma update: multimodality imaging evaluation, staging, and treatment options. *AJR Am J Roentgenol* 2008;191:1440-7.
53. Gore RM, Yaghmai V, Newmark GM, et al. Imaging benign and malignant disease of the gallbladder. *Radiol Clin North Am* 2002;40:1307-27.
54. Taner CB, Nagorney DM, Donohue JH. Surgical treatment of gallbladder cancer. *J Gastrointest Surg* 2004;8:83-9.
55. Sikora SS, Singh RK. Surgical strategies in patients with gallbladder câncer: Nihilism to optimism. *J Surg Oncol* 2006;93:670-81
56. Nakamura S, Suzuki S, Konno H, Baba S. Outcome of extensive surgery for TNM stage IV carcinoma of the gallbladder. *Hepatogastroenterol* 1999;46:2138-43.
57. Strauch GO. Primary carcinoma of the gall bladder: presentation of seventy cases from the Rhode Island Hospital and a cumulative review of the last ten years of the American literature. *Surgery* 1960 Mar;47:368-83.
58. Kondo S, Nimura Y, Hayakawa N, Kamiya J, Nagino M, Uesaka K. Regional and para-aortic lymphadenectomy in radical surgery for advanced gallbladder carcinoma. *Br J Surg* 2000;87:418-22.
59. Muratore A, Polostri R, Bonzari H, Verga V, Capussotti L. Radical surgery for the gallbladder cancer: a worthwhile operation. *Eur J Surg Oncol* 2000;26:160-3.
60. Shimada H, Endo I, Togo S, Nakano A, Izurni T, Nakagawara G. The role of lymph node dissection in the treatment of gallbladder carcinoma. *Cancer* 1997;79:892-9.
61. Todoroki T, Kawamoto T, Takahashi H, Takada Y, Koike N, Otsuka M, Fukao-K. Treatment of gallbladder cancer by radical resection. *Br J Surg* 1999;86:622-7.
62. Hariharan A, Saied A, Kocher H. Analysis of mortality rates for gallbladder cancer across the world. *HPB* 2008;10:327-31
63. Ito H, Matros E, Brooks DC, et al. Treatment outcomes associated with surgery for gallbladder cancer: a 20-year experience. *J Gastrointest Surg* 2004;8:183-90.
64. Dixon E, Vollmer CM Jr, Sahajpal A, et al. An aggressive surgical approach leads to improved survival in patients with gallbladder cancer: a 12-year study at a North American Center. *Ann Surg* 2005;241:385-94.
65. Silk YN, Douglass HO Jr, Nava HR, Driscoll DL, Tartarian G. Carcinoma of the gallbladder. The Roswell Park experience. *Ann Surg* 1989;210:751-7.
66. Malik IA: Clinicopathological features and management of gallbladder cancer in Pakistan: a prospective study of 233 cases. *J Gastroenterol Hepatol* 2003;18:950-3.
67. Kubota H, Kageoka M, Iwasaki H, Sugimoto K, Higuchi R, Honda S, et al. A patient with undifferentiated carcinoma of gallbladder presenting with hemobilia. *J Gastroenterol* 2000;35:63-8.
68. Arminski TC. Primary carcinoma of the gallbladder: a collective review with the addition of twenty-five cases from the Grace Hospital, Detroit, Michigan. *Cancer* 1949;2:379.
69. Kiran RP, Pokala N, Dudrick SJ. Incidence pattern and survival for gallbladder cancer over three decades: an analysis of 10301 patients. *Ann Surg Oncol* 2007;14:827-32.
70. Nakeeb A, Tran KQ, Black MJ, et al. Improved survival in resected biliary malignancies. *Surgery* 2002;132:555-9.
71. Nagorney DM, McPherson GA. Carcinoma of the gallbladder and extrahepatic bile ducts. *Semin Oncol* 1988;15:106-15.
72. Strom BL, Soloway RD, Rios-Dalenz JL, Rodriguez-Martinez HA, West SL, Kinman JL, Polansky M, Berlin JA. Risk factors for gallbladder cancer. An international collaborative case-control study. *Cancer* 1995;76:1747-56.
73. You D, Lee HG, Paik KY. What Is an Adequate Extent of Resection for T1 Gallbladder Cancers? *Ann Surg* 2008;247: 835-8.
74. Yoshimitsu K, Honda H, Jimi M, et al. MR diagnosis of adenomyomatosis of the gallbladder and differentiation from gallbladder carcinoma: importance of showing Rokitansky-Aschoff sinuses. *AJR Am J Roentgenol* 1999;172:1535-40.
75. Corvera CU, Blumgart LH, Akhurst T, DeMatteo RP, D'Angelica M, Fong Y, Jarnagin WR – 18F-fluorodeoxyglucose positron emission tomography influences management decisions in patients with biliary cancer. *J Am Coll Surg* 2008;206:57-65.
76. Shih SP, Schulick RD, Cameron JL. Gallbladder cancer. The role of laparoscopy and radical resection. *Ann Surg* 2007.
77. Shukla P, Barreto S. Gallbladder cancer: We need to do better! *Ann Surg Oncol* 2009;16:2084-5.
78. Darabos N, Stare R. Gallbladder cancer: laparoscopic and classic cholecystectomy. *Surg Endosc* 2004;IS:144-7.
79. D'Angelica M, Dalal KM, DeMatteo RP, et al. Analysis of the extent of resection for adenocarcinoma of the gallbladder. *Ann Surg Oncol* 2009;16:806-16.
80. Mojica P, Smith D, Ellenhorn J. Adjuvant radiation therapy is associated with improved survival for gallbladder carcinoma with regional metastatic disease. *J Surg Oncol* 2007;96:8.
81. Gold DG, et al. Adjuvant chemoradiotherapy for gallbladder carcinoma. *Int J Rad Oncol Biol Phys* 2009;75:(1)150-155.
82. Pawlik TM, Choti MA Biology Dictates Prognosis Following Resection of Gallbladder Carcinoma: Sometimes Less is More. *Ann Surg Oncol* 2009;16:787-8.

CAPÍTULO 29

TUMORES HEPÁTICOS BENIGNOS

Flávio Kreimer ■ João Victor Tenório Cavalcanti de Aragão

INTRODUÇÃO

Os tumores hepáticos benignos podem ser derivados das células parenquimatosas, do epitélio do ducto biliar, dos vasos sanguíneos ou ainda de outras estruturas do mesoderma. Inicialmente vistos como condição clínica rara, tornaram-se cada vez mais comuns nas últimas décadas. O aumento do número de casos reportados (sua prevalência pode alcançar valores entre 10 e 20% da população, a depender da bibliografia utilizada) pode ser reflexo do aumento real na sua incidência, ou ainda, do avanço tecnológico nos métodos diagnósticos e nos procedimentos cirúrgicos realizados.

Sua crescente importância na prática médica atual reside também na possibilidade de transformação maligna ou, ainda, nas complicações causadas, como compressão de estruturas adjacentes ou mesmo hemorragia. Felizmente, a maioria dos tumores é benigna, assintomática e constitui apenas um achado de exame de imagem. A diferenciação entre tumores benignos e malignos é essencial e geralmente pode ser feita de forma segura com base na junção de dados clínicos e de exames complementares.

HEMANGIOMA

Os hemangiomas são os tumores hepáticos mais comuns, sendo identificados em cerca de 5 a 7% das necropsias. Um estudo na literatura refere ocorrência bem superior a essa, tendo sido encontrados em 25% dos casos analisados. São, em sua maioria, incidental, mas com pouca ou nenhuma repercussão clínica que incidem em qualquer idade, sendo mais comuns entre a 3ª e 5ª décadas de vida, acometendo frequentemente as mulheres (relação mulher-homem 3:1), quando tendem a ser maiores em tamanho e múltiplos.

A causa dos hemangiomas ainda não está esclarecida e permanece controversa: presume-se que sejam derivados de hamartomas congênitos que aumentam de tamanho por ectasia ou crescimento próprio. O vínculo entre hormônios sexuais e a sua gênese foi estabelecido em razão das seguintes observações: 1) presença de receptores estrogênios em alguns hemangiomas; 2) prevalência maior nas mulheres, principalmente nas multíparas; 3) aumento de tamanho mais frequente na puberdade, gravidez, uso de anticoncepcionais orais ou hormônios sexuais (estrogênios e androgênios). Porém, cumpre ressaltar que seu crescimento pode acontecer na ausência de picos hormonais, como na menopausa, sugerindo que sua presença não é condição *sine qua non*.

Em sua maioria, os hemangiomas são únicos e medem menos que 5 cm de diâmetro (Fig. 29-1). Somente 10% são múltiplos e podem alcançar dimensões de até 27 cm, sendo classificados como gigantes, quando maiores que 5 cm de diâmetro. O tamanho, em geral, permanece inalterado com o decorrer do tempo. Embora alguns autores afirmem que eles estejam distribuídos igualmente por ambos os lobos hepáticos, outros consideram que eles tenderiam a ter localização mais superficial e nos segmentos posteriores do lobo hepático direito.

A maioria é assintomática, sobretudo, se o tumor tiver menos que 4 cm. Lesões maiores podem causar manifestações, como desconforto, dor abdominal ou alterações ao exame físico. Outros sintomas incluem náuseas, vômitos, sensação de peso em abdome superior, empachamento e saciedade precoce, sendo resultado da compressão de órgãos adjacentes. Dor

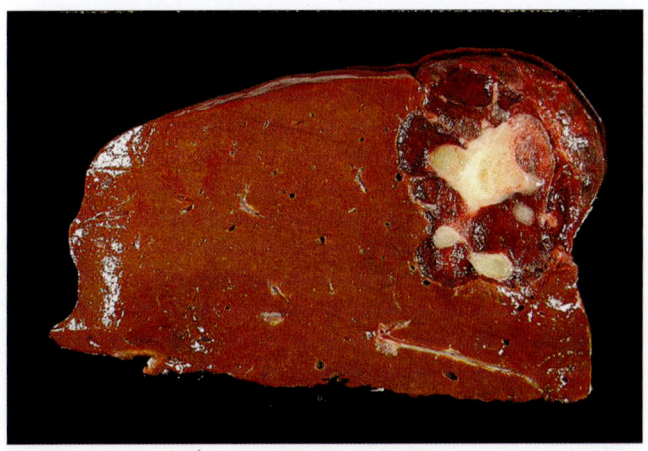

Fig. 29-1. Hemangioma hepático (macroscopia).

pode ser secundária a infarto, ruptura espontânea, torção pedicular, hemorragia ou distensão da Cápsula de Glisson. Marcadores laboratoriais com frequência, negativos, exceto em casos, como sangramento, trombose ou obstrução biliar. Complicações ocorrem raramente e incluem: inflamação, coagulopatia, sangramento (incluindo hemobilia) e compressão das estruturas vizinhas.

Ruptura de hemangioma hepático com consequente sangramento é fato raro, sendo reportados somente 35 casos na literatura. Considerando a elevada prevalência desse tumor, a possibilidade raríssima de ruptura espontânea, mesmo nas lesões gigantes, não deve ser considerada na indicação de tratamento. Os tumores hepáticos com maior possibilidade de sangramento são o adenoma e o hepatocarcinoma. Apesar de rara, a ruptura é associada à elevada mortalidade, variando de 60 a 75%. Casos de hemorragia resultantes da ruptura desses tumores são referidos principalmente em neonatos. Em crianças, algumas particularidades clínicas merecem ser destacadas: esses tumores podem produzir insuficiência cardíaca de alto débito, decorrente da formação de fístulas arteriovenosas; a anemia hemolítica microangiopática, a trombocitopenia e a hipofibrinogenemia podem também acompanhar o quadro. Foi determinada associação a hemangiomas de pele em até 50% dos casos. Habitualmente, as crianças afetadas pelos hemangiomas ou pelos hemangioendoteliomas infantis têm menos de 6 anos de idade, sendo que a maioria é diagnosticada antes de 6 meses de vida.

Crescimento do tumor ou trombose pode causar manifestações clínicas mais intensas, como a síndrome de Kasabach-Merritt. Esta síndrome foi originalmente descrita como sendo a associação entre trombocitopenia e afibrinogenemia (hipofibrinogenemia), com hemangiomas da pele e do baço, que ocorre geralmente em crianças. Entretanto, o termo vem sendo utilizado, atualmente, para designar os quadros de consumo de fatores da coagulação e plaquetas, associados a hemangiomas hepáticos.

O diagnóstico é geralmente estabelecido com os exames de imagem. Do ponto de vista ultrassonográfico, comumente, essas lesões se apresentam como imagens hiperecogênicas (decorrente das múltiplas interfaces entre os espaços vasculares) e homogêneas, bem delimitadas, especialmente aquelas menores que 3-4 cm. A presença de pequena área central hipoecogênica também pode ser observada. Também pode ser evidenciado reforço acústico posterior em algumas lesões. Deve ser notado que, em fígados com esteatose, os hemangiomas podem-se apresentar muitas vezes hipoecogênicos, podendo, ocasionalmente, mudar de ecogenicidade com a mudança de decúbito ou com a manobra de Valsalva. Em algumas situações, apresentam-se como lesão com importante componente cístico (hemangioma cístico), podendo apresentar alterações inflamatórias, fibróticas e trombóticas, contribuindo para a maior rigidez de algumas lesões. Casos com trombose de longa data podem sofrer calcificação. Aspectos mais heterogêneos podem ser identificados, especialmente em lesões maiores que 8 cm. As lesões podem apresentar margens lobuladas, com calcificações presentes em até 20% dos casos. O uso de contraste ultrassonográfico endovenoso (microbolhas) pode ajudar a evidenciar o comportamento vascular dessas lesões, sendo que o uso do Doppler apresenta resultados pouco confiáveis, sem a detecção de sinal intralesional por causa da baixa velocidade do fluxo sanguíneo nessas lesões. Outra ocorrência pouco frequente é o crescimento rápido, não devendo ser interpretado como transformação neoplásica, mas ectasia dos vasos preexistentes, associada a fenômenos necróticos e hemorrágicos. Em casos raros, pode haver acometimento infeccioso. Quando o hemangioma apresenta-se com aspectos mais diversos do que o habitual, a sua diferenciação com outras lesões focais fica consideravelmente prejudicada.

A tomografia computadorizada e a ressonância magnética geralmente estabelecem o diagnóstico, se o padrão típico de impregnação nodular, periférico e descontínuo, com aumento gradual da impregnação e tendência à homogeneização nas fases tardias for observado (Fig. 29-2). Além disso, na ressonância magnética, o hemangioma tipicamente apresenta um alto sinal, ou seja, é brilhante nas sequências ponderadas em T2. A cintilografia com hemácias marcadas apresenta elevada precisão para hemangiomas maiores que 2 cm, mas raramente é necessária. Angiografia é raramente utilizada, sendo reservada para os raros casos em que não se conseguiu certeza diagnóstica, apesar de exames não invasivos. Punção aspirativa por agulha fina não é recomendada decorrente do alto risco de hemorragia.

A maioria dos hemangiomas não necessita de tratamento, mesmo os gigantes. Não existe consenso que determine suspensão do uso de anticoncepcionais hormonais ou evitar a gravidez nas pacientes portadoras de hemangioma hepático. Uma vez estabelecido o diagnóstico, também não existe indicação de realização de exames periódicos de acompanhamento.

As complicações relacionadas com o hemangioma hepático são muito mais frequentes após conduta intervencionista. Apesar de as taxas de complicações das hepatectomias terem sido reduzidas acentuadamente nas últimas décadas, fístulas biliares, hemorragia, coleções abdominais, complicações sistêmicas (tromboembolismo, pneumonia) são relatadas, com mortalidade, atingindo valores entre 0,5 a 1%. Estas complicações operatórias tornam a indicação rotineira de hepatectomia inaceitável nos pacientes com hemangioma (doença benigna com mínima sintomatologia ou complicações), exceto em casos bastante selecionados.

A ressecção de hemangioma está indicada nos casos raros de impossibilidade de excluir neoplasia maligna e na presença de manifestações clínicas importantes, crescimento significati-

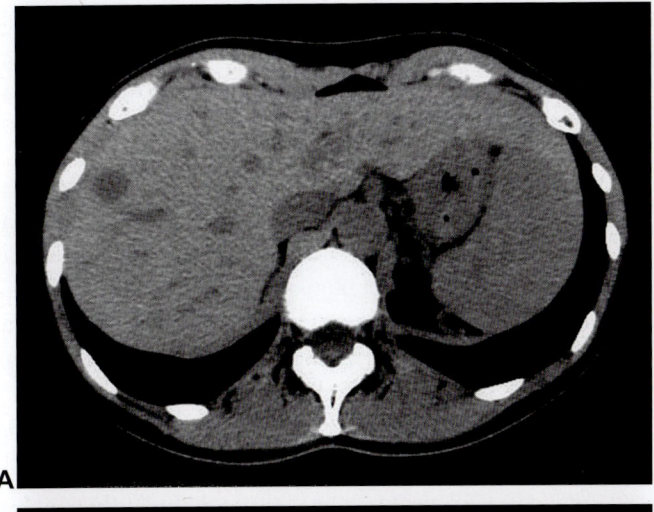

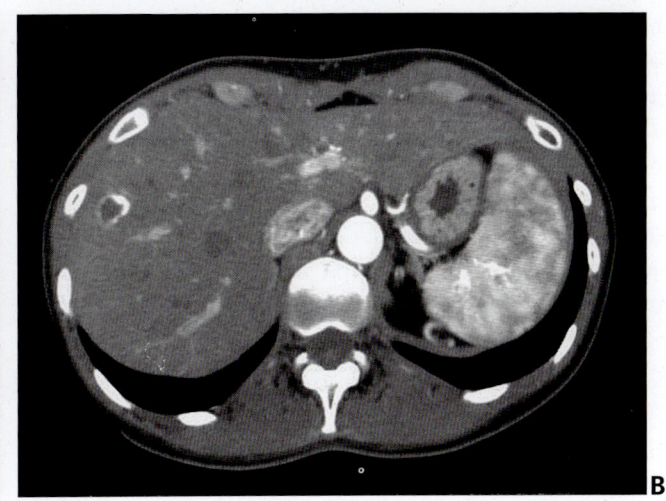

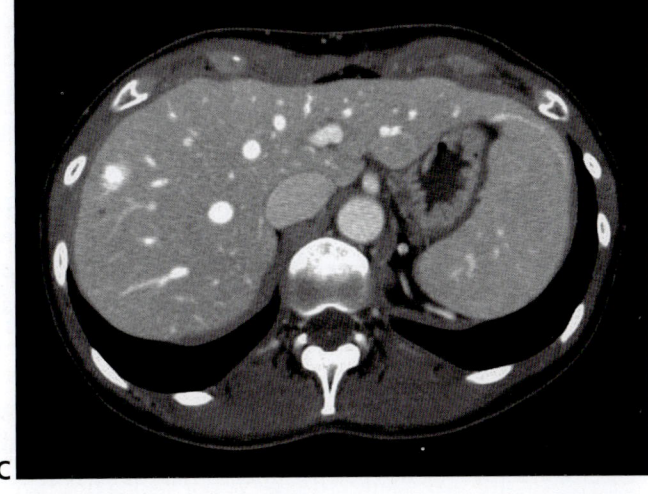

Fig. 29-2. Tomografia computadorizada abdominal: (**A**) sem contraste, mostrando lesão de 1,5 cm de menor densidade que o parênquima hepático; (**B**) com contraste em fase arterial, mostrando típico realce periférico e (**C**) com contraste em fase portal, mostrando lesão captante de aspecto homogêneo.

vo ou síndrome de Kasabach-Merritt. A ressecção geralmente pode ser feita por enucleação do hemangioma, mas, ocasionalmente, ressecções anatômicas do fígado podem ser indicadas. Estudos comparativos de enucleação e ressecção anatômica sugerem que a enucleação é associada à menor taxa de complicações abdominais, principalmente fístula biliar. Uma possível explicação para esta diferença é que o hemangioma comprime o tecido hepático adjacente, fazendo com que a enucleação dentro do espaço fibroso causado pelo tumor evite lesão de ductos biliares e vasos. Em revisão recente da literatura, Corigliano *et al.* relataram a taxa de mortalidade de 36,4% dos pacientes submetidos ao tratamento cirúrgico. A excisão cirúrgica é o tratamento mais frequentemente utilizado. A embolização arterial do vaso roto também tem sido utilizada com sucesso.

ADENOMA

É tumor benigno sólido incomum do fígado, que predomina no sexo feminino (90% dos casos) entre as idades de 20 e 40 anos, acometendo 1-3 em cada 100.000 mulheres, com maior prevalência em idade reprodutiva. Solitário em 80% dos casos, localiza-se mais frequentemente no lobo hepático direito. Dentre os tumores hepáticos benignos, é o terceiro mais comum e, por seu risco de sangramento (tanto intratumoral quanto intracavitário) e malignização (alguns adenomas podem transformar-se em hepatocarcinomas em até 10% dos casos), necessita de uma abordagem mais agressiva. O seu tamanho varia de milímetros a massas que ocupam quase todo o fígado.

De ocorrência inicialmente rara, tornou-se comum na prática médica após a introdução de anticoncepcionais hormonais orais, na década de 1960. Estudos determinaram que a incidência e a evolução do adenoma também estão relacionadas com a dose e duração de seu uso. Seu consumo aumenta o tamanho, o número e o risco de sangramento, assim como a descontinuidade do anticoncepcional oral pode determinar sua regressão. A incidência anual de adenomas hepáticos (AH) é de 1 em 1 milhão nas mulheres que nunca usaram anticoncepcionais orais, comparado à taxa de 30 a 40 por milhão naquelas que utilizam estes medicamentos por tempo prolongado. Alguns casos são associados a uso de esteroides anabolizantes (mais comuns no sexo masculino), betatalassemia, hemocromatose e condições de metabolismo anormal de carboidratos, como diabetes *mellitus* familiar e galactosemia. A incidência de adenomas hepáticos é de 50% nos pacientes com doença de acúmulo do glicogênio tipo I e de 25% no tipo III: nesses casos, ocorre em indivíduos menores de 20 anos, com maior proporção entre o sexo masculino, sendo tipicamente múltiplos. Além do mais, adenomas associados à doença de acúmulo do glicogênio do tipo I tendem à transformação maligna em carcinoma hepatocelular com maior frequência (cerca de 10% dos casos), quando comparados aos adenomas esporádicos. O modo como a glicogenose predispõe ao surgimento dos adenomas ainda é indeterminado. A adoção de dieta específica, assim como controle dos níveis séricos de insulina, glicose e glucagon, pode levar à regressão do quadro. Estes adenomas são mais comuns em homens antes da 3ª década de vida. Já a adenomatose hepática é uma doença rara e caracteriza-se pela presença de mais de 10 adenomas hepáticos no mesmo paciente; excluem-se desse diagnóstico pacientes que tenham na história quadro de glicogenose ou uso de anticoncepcional oral, uma vez que estes fatores estimulam por si só o aparecimento do tumor. Sua patogênese é pouco conhecida até os dias de hoje. Acredita-se ser secundária a anormalidades da vasculatura hepática, sendo mais propensa ao sangramento, especialmente naqueles casos em que existam lesões com mais de 4 cm de tamanho.

O adenoma é uma tumoração de consistência macia, bem delimitada e com pequena ou nenhuma cápsula fibrosa (Fig. 29-3). O tumor é suprido por pequenas arteríolas de paredes finas, não contendo nenhum elemento portal, como os ductos biliares. O fígado ao redor da lesão frequentemente mostra-se esteatótico, não havendo relação com cirrose. Histologicamente, os hepatócitos são de tamanho normal, com citoplasma podendo conter elementos normais, maior quantidade de glicogênio ou gordura. Atipias nucleares e mitoses raramente são vistas, porém, quando encontradas, devem levantar suspeita de transformação maligna. Alterações degenerativas, como dilatação sinusoidal, infartos e peliose, são frequentes e podem resultar em áreas fibróticas ou edematosas.

A apresentação clínica dos adenomas pode ser dividida didaticamente em formas:

A) *Incidental:* trata-se da forma mais comum de apresentação do AH. O diagnóstico é realizado durante investigação radiológica direcionada para outra doença ou condição, como é o caso da ultrassonografia durante a gestação ou para avaliação de casos de dispepsia ou litíase do trato urinário. Importante lembrar que nesses casos o paciente não apresenta sintomas relacionados com o AH.

B) *Alterações clínico-laboratoriais:* a sintomatologia quando presente não é exuberante. Discreta dor abdominal localizada em epigástrio e hipocôndrio direito e distensão abdominal são os sintomas mais encontrados. Laboratorialmente, elevações de enzimas canaliculares (fosfatase alcalina e gama-glutamil transferase) podem estar presentes. Nos casos com transformação maligna, pode-se observar elevação dos níveis séricos de alfafetoproteína.

C) *Emergencial:* uma das complicações do AH é sua ruptura, seguida de hemoperitônio. Esta complicação pode ocorrer em 20 a 30% dos casos, especialmente nos casos de tumores maiores que 5 cm, gravidez, história de uso prolongado de anticoncepcionais orais, adenomas múltiplos e lesões de localização subcapsular. O paciente apresentará quadro de abdome agudo hemorrágico, necessitando tratamento de emergência. Apesar de a ruptura e hemoperitônio serem quadros potencialmente letais, as taxas de instabilidade hemodinâmica nestes casos são baixas.

Os exames laboratoriais são geralmente normais, mas podem elevar-se em pacientes com lesões muito grandes ou que apresentaram hemorragia. A alfafetoproteína é normal, mas pode elevar-se em casos de malignização.

É importante frisar que o AH, por não apresentar características típicas à investigação radiológica, não pode ter seu diagnóstico confirmado por nenhum exame de imagem atualmente disponível; pode ser, no máximo, fortemente suspeitado. O diagnóstico de certeza é realizado por exame anatomopatológico, obtido por biópsia ou ressecção. Portanto, cabe à radiologia sugerir o diagnóstico da lesão e auxiliar no diferencial entre os diversos tipos de nódulos hepáticos. A ultrassonografia de abdome por vezes não consegue diferenciá-lo de outras lesões benignas ou até mesmo malignas. Pode detectar lesão bem delimitada, heterogênea e com áreas de hemorragia intratumoral (calcificações e heterogeneidade) ou áreas com necrose (hiperecogenicidade) (Fig. 29-4). A tomografia computadorizada de abdome revela lesão bem delimitada, com hipervascularização irregular após administração de contraste (Fig. 29-5). Geralmente, tem aspecto heterogêneo decorrente da hemorragia, necrose e fibrose. A ressonância revela os mesmos aspectos

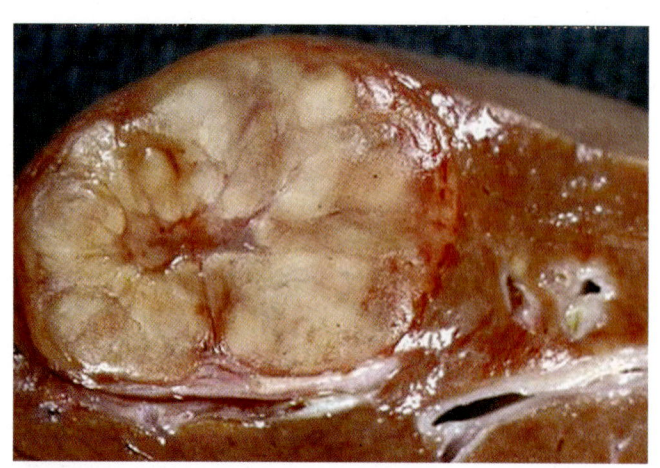

Fig. 29-3. Adenoma hepático (macroscopia).

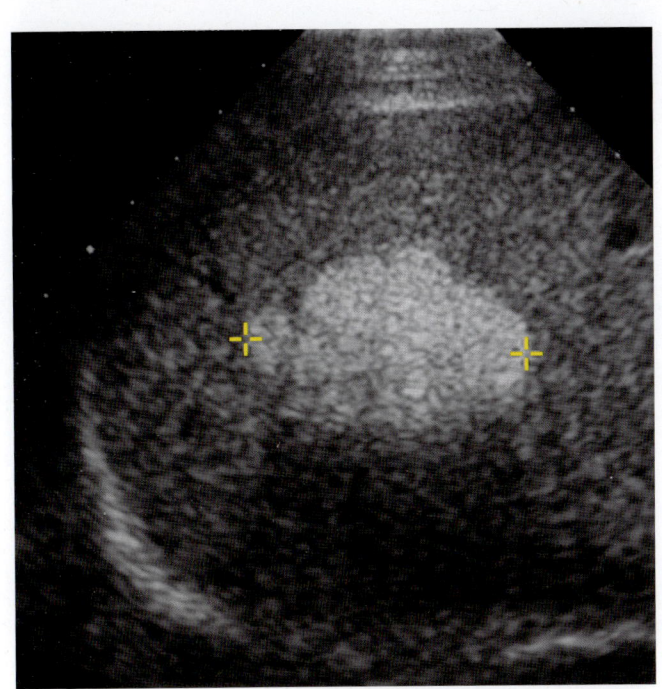

Fig. 29-4. Ultrassonografia abdomnal: lesão hiperecoica com atenuação de (*beam*) sugerindo conteudo lipídico. A aparência à ultrassonografia é variável, e a diferenciação de outras lesões hepáticas, como hiperplasia nodular e focal ou hepatocarcinoma, não é possível mesmo com o uso do Doppler.

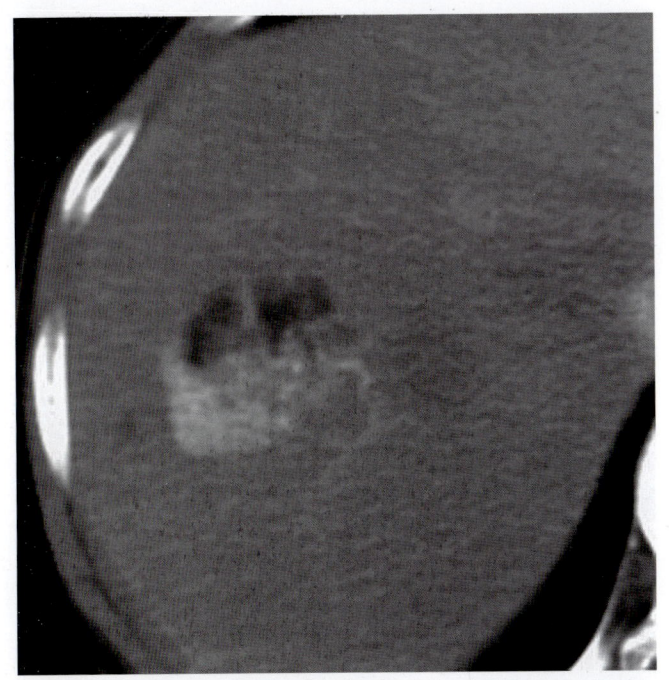

Fig. 29-5. Tomografia computadorizada abdominal com contraste, fase arterial: lesão contém focos lipídicos apresentando realce precoce e *washout* variável durante a fase portal. Lipídios são vistos em 7% dos casos. Calcificações, em 5%; hemorragias são vistas em mais de 40% dos exames.

mente tratar-se de AH. O mapeamento radioisotópico empregando derivados do ácido iminodiacético marcado com ^{99m}Tc (DISIDA) revela lesão captante com eliminação lentificada em relação ao restante do parênquima. A hiperplasia nodular focal apresenta o mesmo achado no DISIDA. Para diferenciar o AH da hiperplasia nodular focal, a cintilografia com enxofre coloidal que marca as células do sistema reticulo-endotelial, no fígado, representado pelas células de Kupffer, deve ser utilizada. Por não apresentar células de Kupffer, ou apresentá-las em estado não funcionante, o AH caracteriza-se como lesão não captante na cintilografia. Já a hiperplasia nodular focal, na qual se encontram células de Kupffer funcionantes, apresenta-se como lesão captante ou hipercaptante. A biópsia transparietal é considerada conduta de exceção, uma vez que a hemorragia pode ocorrer após biópsia nestes nódulos hipervasculares. Indica-se o procedimento, quando os exames de imagem não confirmam o diagnóstico. Estudos recentes mostram taxa de acerto no diagnóstico, somente através de exames de imagem, em 87% dos casos.

O AH pode evoluir de forma desfavorável em duas situações: hemorragia e transformação maligna. A hemorragia é mais comum, podendo ser intratumoral ou por ruptura espontânea para cavidade, causando hemoperitônio. Cho *et al.*, em trabalho retrospectivo com 41 pacientes, mostraram 12 casos (29%) de hemorragia, e três com abdome agudo hemorrágico. Diâmetro maior do que 5 cm esteve presente em 11 dos 12 tumores que sangraram.

Não existem estudos longitudinais sobre a malignização. Deneve *et al.*, em análise retrospectiva de 124 casos, reportaram taxa de malignização em 4% dos casos, com diâmetro mínimo do AH de 8 cm. Dokmak *et al.* descreveram 10% de malignização em sua série, ressaltando somente um caso menor do que 8 cm, e destacando a maior incidência de malignização em homens.

Em decorrência das complicações eventualmente letais, a conduta clássica adotada para o AH era sua ressecção cirúrgica após o diagnóstico. Com o melhor conhecimento da doença, a evolução das técnicas cirúrgicas e da biologia molecular, algumas mudanças na conduta são atualmente adotadas. A decisão acerca do manejo depende da presença de sintomas, do tamanho, do número de lesões e risco de sangramento, risco de ruptura e possibilidade de degeneração maligna (que gira em torno de 10% dos casos, sendo suspeitado pelo aumento progressivo de tamanho ou na elevação dos níveis de alfafetoproteína). O manejo pode ser dividido em três situações:

A) Lesões menores que 5 cm podem ser tratadas conservadoramente com controle imagiológico. Contraceptivos orais e esteroides devem ser descontinuados. Em adenomas que crescem a despeito da descontinuidade de tais medicações, bem como naqueles que são sintomáticos, intervenção deve ser considerada. Opções incluem enucleação, ressecção e, mais raramente, transplante hepático (reservado aos casos de doença do armazenamento de glicogênio ou de adenomas múltiplos). Apesar de ocorrer malignização em até 10% dos adenomas, não há necessidade de margem de ressecção extensa, por causa do fato de as células malignas serem limitadas ao tumor na maioria dos casos. Entretanto, na evidência de neoplasia maligna mais extensa, o tratamento deve ser similar ao do hepatocarcinoma. Os pacientes devem ser precavidos contra a gravidez quando da ressecção, decorrente do aumento do tamanho e consequente risco de hemorragia e ruptura. Mortalidade advinda da ressecção se situa abaixo de 1% em procedimentos eletivos, mas pode atingir até 5-8% em casos de cirurgia de urgência por tais complicações.

B) Ressecção de todos adenomas com mais de 5 cm, inclusive em pacientes com adenomatose; neste último caso, transplante ortotópico de fígado deve ser considerado como alternativa.

C) Ressecção por via laparoscópica nos tumores com indicação cirúrgica em segmentos anatomicamente favoráveis, como no setor lateral esquerdo (segmentos 2 e 3) e os anteriores (4b, 5, 6) se beneficiam da ressecção laparoscópica; ressalva deve ser feita no sentido de não se ampliar a indicação cirúrgica simplesmente pela menor invasibilidade do procedimento.

Em futuro próximo, muito provavelmente, a melhor conduta será com base na biologia molecular do tumor, pesquisada por análise histológica do tecido obtido por biópsia transparietal. Mutações no gene B-catenina podem ter papel importante na detecção de pacientes com maior risco de malignização.

HIPERPLASIA NODULAR FOCAL

Hiperplasia nodular focal (HNF) é o segundo tumor sólido mais comum do fígado, perdendo apenas para o hemangioma. Seu percentual é estimado em 2,5 a 8% de todos os tumores hepáticos, podendo ser encontrado em ambos os sexos e em todas as idades. Sua prevalência gira em torno de 3% da população, sendo mais comum em mulheres do que em homens (proporção de 6 a 8:1), com pico de incidência entre a 3ª e 5ª décadas de vida. Acredita-se que a hiperplasia nodular focal representa uma resposta hiperplásica do parênquima hepático à hiperperfusão ocasionada por malformações vasculares, teoria que foi solidificada pela associação desta a outras anomalias vasculares, como telangiectasia hemorrágica hereditária. É caracterizada histologicamente como um nódulo regenerativo composto de hepatócitos e células de Kupffer, em crescimento desordenado, formando uma massa não encapsulada, porém bem definida, com vasos sanguíneos e ductos bilíferos circundados por septos fibrosos. Até hoje não se encontrou associação causal entre hiperplasia e uso prolongado de anticoncepcionais orais, teoria suportada pela incidência estacionária da mesma desde a introdução na década de 1960. Entretanto, a hiperplasia nodular focal pode ser responsiva ao tratamento hormonal, uma vez que mulheres em uso de tais medicações apresentam, em geral, tumorações vasculares maiores e mais numerosas, como já descrito previamente. A magnitude do risco de crescimento durante o uso de anticoncepcionais permanece incerta, e seu uso não é desencorajado nas pacientes com tal patologia.

Em geral, a hiperplasia nodular focal ocorre de forma solitária (80% dos casos), com lesões apresentando cerca de 3 a 5 cm de diâmetro. A maioria dos casos é detectada acidentalmente, com mais de 75% sendo relatados durante exames de rotina, cirurgia ou como achado de necropsia. Necrose, infarto e hemorragia são extremamente raros, e não há dados consistentes sobre degeneração maligna.

Os achados ultrassonográficos são variáveis, com possibilidade de lesão isoecoica, hipoecoica ou hiperecoica. Por efeito de massa, pode ser visualizado desarranjo da arquitetura vascular intra-hepática. Em cerca de 18% dos casos, encontra-se cicatriz central (Fig. 29-6). À tomografia computadorizada sem contraste a hiperplasia nodular focal é vista como uma área solitária, homogênea e levemente hipo ou isodensa, quando comparada ao restante do parênquima hepático. Em aproximadamente 20% dos pacientes, uma marca central de baixa atenuação pode ser observada. À TC com contraste, a lesão se mostra com realces intenso e imediato, excetuando-se a zona central, cujo realce só aparece em fases mais tardias em razão do abundante estroma fibroso que existe em sua composição. Imagens atípicas incluem hemorragia, necrose, acúmulo de lipídio, realce atrasado, *washout* precoce ou ausência de cicatriz central. À ressonância magnética, a cicatriz central apresenta-se com intensidade de sinal aumentado em T2. Gadolínio produz realce precoce periférico, dando destaque à região central somente nas fases tardias de T1. O uso de radiotraçadores, bem como de angiografia, é raro, dada a alta sensibilidade e especificidade dos exames supracitados.

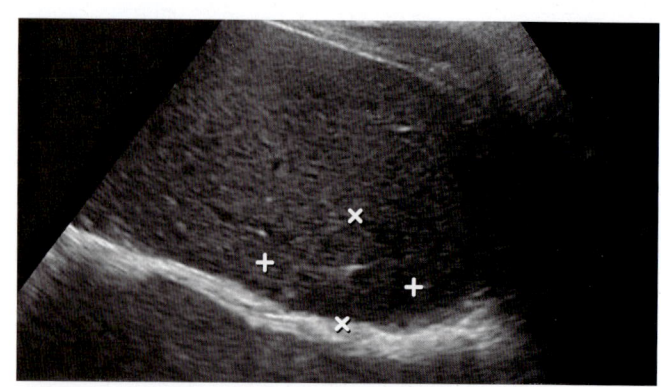

Fig. 29-6. HNF à ultrassonografia – região amorfa e hipoecoica com cicatriz central ecogênica em segmento VII.

O curso da hiperplasia nodular focal é, em geral, benigno, e o índice de complicações é baixo. As lesões mantêm seu tamanho ao longo do tempo e não há evidência de degeneração maligna. Pacientes diagnosticados com esse tipo de lesão devem ser conduzidos de maneira conservadora; cirurgia é reservada para os raros casos sintomáticos e para aqueles que, a despeito do uso de múltiplos tipos de exames de imagem, têm seu diagnóstico incerto ou duvidoso.

ABSCESSOS HEPÁTICOS

Conhecidos desde tempos imemoriais, os abscessos hepáticos foram citados por Hipócrates que, em 400 a.C., correlacionava o seu prognóstico com o tipo de fluido presente na lesão. Osler, em 1890, foi o primeiro a descrever a presença de protozoários no aspirado da secreção, mas, somente no século XX, foi feita a associação entre a etiologia amebiana e a sua gênese. Atualmente, sabemos que, além de protozoários e bactérias, outros microrganismos, como fungos e vírus, podem ser responsáveis pela sua formação, condição cada vez mais frequente nos últimos anos por causa do aumento da prevalência de pacientes imunossuprimidos. Os abscessos hepáticos são considerados o tipo mais comum de abscessos viscerais. Os agentes etiológicos mais frequentemente envolvidos são *Escherichia coli*, *Klebsiella and Enterococcus*. Dentro do grupo dos anaeróbios, *Bacterioides*, *Estreptococcus and Fusobacterium* predominam, podendo ser de difícil detecção na prática clínica, dada a sua dificuldade de crescimento em culturas de laboratório. A alta variedade microbiológica justifica o cuidado na hora de escolher o antibiótico, a depender da definição do patógeno implicado em cada caso. Nos Estados Unidos, a incidência de abscessos piogênicos é estimada em 8 a 15 por 100.000 habitantes ao ano. Seu comportamento clínico se dá de forma diferente a depender da origem de cada paciente: pacientes advindos de regiões ricas têm doença mais aguda e grave, quando comparado aos pacientes vindos de áreas endêmicas, decorrente de reações imunológicas determinadas pelo contato prévio com *E. histolytica* (imunidade deflagrada por IgA após quadro de amebíase intestinal). Abscessos amebianos são mais comuns em áreas de clima tropical, acometendo, sobretudo, homens por volta da 4ª a 6ª décadas de vida (3,3 em homens *versus* 1,3 em mulheres em 100.000 habitantes). Estudos recentes em modelos animais determinaram o papel dos hormônios sexuais na gênese dos abscessos amebianos: Hamsters machos que foram castrados permaneceram com percentuais menores de acometimento, sugerindo que a testosterona poderia favorecer sua gênese. Fatores imunológicos também têm sido implicados nesta questão: Snow *et al.* mostraram que soro retirado de pacientes do sexo feminino é mais efetivo em eliminar trofozoítos de *Entamoeba histolytica* graças a seu sistema complemento. Fêmeas de rato conseguem se recuperar mais rapidamente que os machos por causa de uma maior produção de interferon-gama, secretado pelas células *natural-killer*.

Abscessos hepáticos piogênicos podem ser formados por disseminação direta (como no caso de um episódio de peritonite ou infecção do trato biliar) ou por via hematogênica, quando bactérias entéricas sofrem translocação, atingindo circulação portal. A maioria dos patógenos atinge o fígado através do sistema portal. Em pacientes saudáveis, o sistema imunológico é capaz de prevenir a colonização dos sinusoides e do parênquima via eliminação intra-hepática. Fatores predisponentes, como trauma, diabetes, doença hepática ou pancreática, transplante hepático, hemorragia, tumores, obstrução biliar, microêmbolos (em casos de sepse) ou lesões iatrogênicas, são frequentemente encontrados na história clínica. O lobo hepático direito é o mais acometido, em razão do maior fluxo da veia mesentérica superior, que segue para o lobo de maior tamanho. Abscessos bilaterais são vistos em apenas 1% dos casos. A mortalidade varia entre 2 e 12% a depender do estudo considerado.

Clinicamente, esses pacientes apresentam febre (90% dos casos), dor abdominal frequentemente em quadrante superior direito (50 a 75% dos casos), náuseas, vômitos, perda de peso e astenia. O diagnóstico deve ser confirmado por exame de imagem. Ultrassonografia e tomografia computadorizada de abdome são as modalidades de escolha, mostrando coleção fluida com edema perilesional (Figs. 29-7 e 29-8). Para correta diferenciação entre tumor, cisto e abscesso, deve-se procurar excluir lesões de aspecto sólido ou calcificadas, típicas de etiologia tumoral. A diferenciação pode-se tornar difícil, caso haja complicações, como sangramento associado à necrose, requerendo emprego de exames mais complexos, como ressonância magnética e cintilografia. Cistos apresentam-se como coleções líquidas, sem alterações perilesionais. No manejo destes pacientes, cumpre ressaltar a importância de solicitar hemoculturas (positivas em até 50% dos casos) e cultura de secreção por aspiração guiada. A coleta de material através de drenos ou catete-

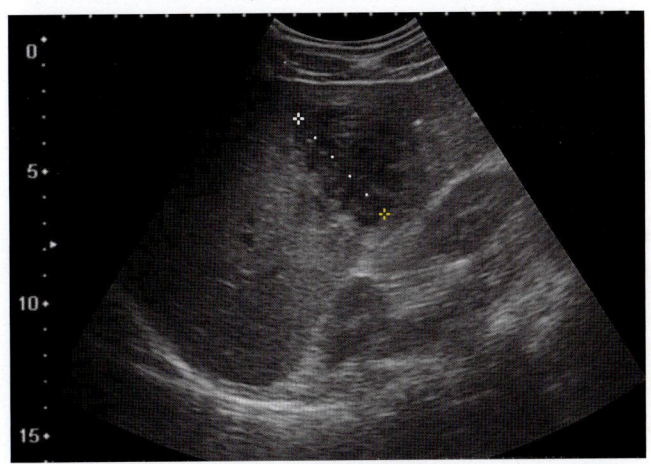

Fig. 29-7. Abscesso hepático à ultrassonografia.

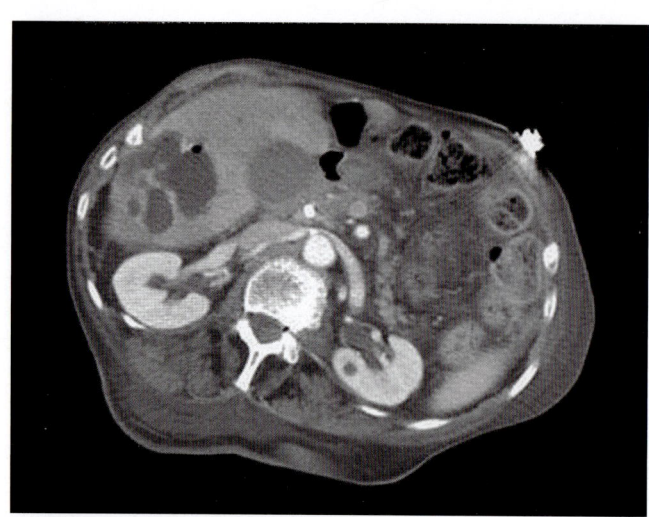

Fig. 29-8. Abscesso hepático em lobo hepático direito à tomografia computadorizada.

res não deve ser encorajada, pois cursa frequentemente com contaminação. Na rotina laboratorial, podemos encontrar elevação de leucócitos, bilirrubinas, enzimas hepáticas, fosfatase alcalina e canaliculares. O tratamento deve incluir drenagem associada à antibioticoterapia de largo espectro, inicialmente, com gradual substituição por medicação específica a partir do resultado das culturas coletadas.

OUTROS TUMORES BENIGNOS

Cistoadenomas são neoplasias císticas benignas do trato biliar, de etiologia indefinida, que respondem por, aproximadamente, 5% de todos os cistos hepatobiliares, acometendo principalmente as vias biliares intra-hepáticas. As mulheres são mais comumente afetadas, sobretudo, por volta da 4ª década de vida. Seu diagnóstico é difícil, uma vez que as características fornecidas pelos exames de imagem sejam pouco específicas. Clinicamente, são caracterizados por dor e desconforto abdominal, náusea, vômitos, perda de peso e intolerância à alimentação gordurosa. Alguns casos cursam com colangite. Enzimas hepáticas, CA-19.9 e CEA podem estar elevados. Histologicamente, cistoadenomas são caracterizados pela presença de cistos alinhados com epitélio colunar ou cuboidal mucinoso. Em 85% dos casos em mulheres pode ser encontrado estroma do tipo ovariano (casos de evolução mais indolente). Apesar de benigno, o cistoadenoma biliar pode sofrer degeneração maligna, levando ao cistoadenocarcinoma (suspeitado se realce irregular de parede ou projeções papilares ao exame de imagem). Transformação sarcomatosa já foi descrita, embora muito mais raramente. Essas neoplasias aparecem aos exames de imagem como massas multiloculadas, com septações, medindo por volta de 15 cm em seu maior diâmetro, à época do diagnóstico. À ultrassonografia, vemos imagens anecoicas com presença marcante de septações. À tomografia computadorizada, observam-se áreas de baixa densidade com realce focal após administração de contraste; à ressonância magnética, o sinal do fluido intracístico varia de acordo com a concentração de proteína e sangue, apresentando frequentemente hipersinal em T2 e hipossinal em T1 com realce de paredes e septações. O diagnóstico diferencial deve incluir cisto hidático, cistoadenocarcinoma e tumor mucinoso intraductal papilar. O tratamento é cirúrgico (justificado pela dificuldade diagnóstica e risco de transformação maligna), devendo incluir ressecção completa com margem de 2 cm, sob pena de recorrência tumoral a longo prazo (descrito em 10% dos casos).

Hamartomas mesenquimais são tumores que ocorrem na infância, em geral, por volta do 20º mês de vida, estando frequentemente associados à doença policística, fibrose hepática congênita, doença de Caroli e hamartoma biliar. Correspondem a 18-29% dos tumores hepáticos da infância, cuja incidência abrange cerca de 0,7 por milhão ao ano. A predominância se dá no sexo masculino na proporção de 3:2. Deleção no gene 19q13.4 é a alteração genética mais associada aos casos, sendo o aumento do volume abdominal com massa palpável em quadrante superior direito os sintomas mais evidentes. Exames de imagem revelam massa de aspecto sólido ou cístico de tamanho variável, podendo chegar a até 30 cm em seu maior diâmetro e estar acompanhada por múltiplos cistos satélites. Embora rara, degeneração maligna para sarcoma embrionário (mesenquimoma maligno) é descrita na literatura. Em razão da idade à apresentação, o diagnóstico diferencial deve incluir hepatoblastoma, hemangioendotelioma infantil e sarcoma indiferenciado (embrionário). O papel da imuno-histoquímica está concentrado na exclusão de outros tipos de tumor, uma vez que os hamartomas mesenquimais não têm marcador específico. O tratamento curativo é obtido com excisão cirúrgica. Recorrência tumoral é rara.

BIBLIOGRAFIA

Acevedo JMP, Lopez BF. Tumores hepáticos benignos. *Rev Esp Enferm Dig*, Madrid, 2009 Nov.;101(11). Acesso em: 29 Jun. 2014. Disponível em: <http://scielo.isciii.es/scielo.php?script=sci_arttext&pid=S1130-01082009001100010&lng=es&nrm=iso>

Ahn SY, Park SY, Kweon YO et al. Successful treatment of multiple hepatocellular adenomas with percutaneous radiofrequency ablation. *World J Gastroenterol* 2013 Nov. 14;19(42):7480-86. Published online: 14 Nov. 2013. doi: 10.3748/wjg.v19.i42.7480.

Bahirwani R, Reddy KR. Review article: the evaluation of solitary liver masses. *Alimentary Pharmacology & Therapeutics* 2008;28(8). Article first published online: 16 July 2008.

Chandrasinghe PC, Liyanage C, Deen KI et al. Obstructive jaundice caused by a biliary mucinous cystadenoma in a woman: a case report. *J Med Case Reports* 2013;7:278.

Coelho JCU, Claus CMP, Balbinot P et al. Indicação e tratamento dos tumores benignos do fígado. *ABCD. Arquivos Brasileiros de Cirurgia Digestiva (São Paulo)*, (2011);24(4):318-23. Acesso em: 16 Abril 2015. Disponível em: <http://www.scielo.br/scielo.php?script=sci_

arttext&pid=S0102-67202011000400013&lng=en&tlng=pt. 10.1590/S0102-67202011000400013>

Dokmak S, Paradis V, Vilgrain V et al. A single-center surgical experience of 122 patients with single and multiple hepatocellular adenomas. *Gastroenterol* 2009;137:1698-705.

Foster JH. Benign liver tumors. In: Blumgart LH. (Ed.). Surgery of the liver and biliary tract. New York: Churchill Livingstone, 1990. p. 1115-27. Citado por: Machado MM et al. Hemangiomas hepáticos: aspectos ultrassonográficos e clínicos. *Radiol Bras*, São Paulo, 2006 Dec.;39(6). Acesso em: 23 Jun. 2014. Disponível em: <http://www.scielo.br/scielo.php?script=sci_arttext&pid=S0100-39842006000600013&lng=en&nrm=iso>

Hermann P, Coelho FF, Perini MV et al. Hepatocellular adenoma: an excellent indication for laparoscopic liver resection. *HPB* (Oxford) 2012 June;14(6):390-95.

Karhunen PJ. Benign hepatic tumors and tumor like conditions in men. *J Clin Pathol* 1996;39:183-88. Citado por Machado MM et al. Hemangiomas hepáticos: aspectos ultrassonográficos e clínicos. *Radiol Bras*, São Paulo, 2006 Dec.;39(6). Acesso em: 23 Jun. 2014. Disponível em: <http://www.scielo.br/scielo.php?script=sci_arttext&pid=S0100-39842006000600013&lng=en&nrm=iso>

Karhunen PJ. Benign hepatic tumors and tumor like conditions in men. *J Clin Pathol* 1996;39:183-88.

Ko KR, Lee DH, Park JS et al. Focal nodular hyperplasia with retraction of liver capsule: a case report. *Korean J Radiol* 2003;4(1):66-69.

Larcher VF, Howard ER, Mowat AP. Hepatic hemangiomata: diagnosis and management. *Arch Dis Child* 1981;56:7-14.

Maillette de Buy Wenniger L, Terpstra V, Beuers U. Focal nodular hyperplasia and hepatic adenoma: epidemiology and pathology. *Dig Surg* 2010;27(1):24-31.

Patel SR, Misra V, Verma K et al. Benign Hepatic Mesenchymal Hamartoma – A Case Report. *J Clin Diagnostic Res* 2014 Mar.;8(3):119-20.

Pol B, Disdier P, Treut PL et al. Inflammatory process complicating giant hemangioma of the liver: report of three cases. *Liver Transplant Surg* 1998;4:204-7.

Romano G, Agrusa A, Frazzetta G et al. Laparoscopic drainage of liver abscess: case report and literature review. *G Chir* 2013 May-June;34(5-6):180-82. Review.

Rosado E, Cabral P, Campo M et al. Mesenchymal hamartoma of the liver – a case report and literature review. *J Radiol Case Reports* 2013;7(5):35-43.

Snow M, Chen M, Guo J et al. Differences in complement-mediated killing of Entamoeba histolytica between men and women–an explanation for the increased susceptibility of men to invasive amebiasis? *Am J Trop Med Hyg* 2008;78:922-23. Citado por: Cordel H, Prendki V, Madec Y et al. Imported Amoebic Liver Abscess in France. *PLoS Negl Trop Dis* 2013;7(8):e2333.

Soochan D, Keough V, Wanless I et al. Intra and extra-hepatic cystadenoma of the biliary duct. Review of literature and radiological and pathological characteristics of a very rare case. *BMJ Case Reports* 2012; doi:10.1136/bcr.01.2012.5497.

Szor DJ, Ursoline M, Herman P. Adenoma hepático. *ABCD, Arq Bras Cir Dig*, São Paulo, 2013 Sept.;26(3). Aceso em: 24 Jun. 2014. Disponível em: <http://www.scielo.br/scielo.php?script=sci_arttext&pid=S0102-67202013000300012&lng=en&nrm=iso>

Takayasu K, Makuuchi M, Takayama T. Computed tomography of a rapidly growing hepatic hemangioma. *J Comput Assist Tomogr* 1990;14:143-45.

Tiferes DA, D'ippolito G. Neoplasias hepáticas: caracterização por métodos de imagem. *Radiol Bras*, São Paulo, 2008 Abril.;41(2). Disponível em: <http://www.scielo.br/scielo.php?script=sci_arttext&pid=S0100-39842008000200012&lng=en&nrm=iso>. http://dx.doi.org/10.1590/S0100-39842008000200012.

Yoon JH, Kim JY. Atypical findings of focal nodular hyperplasia with gadoxetic acid (Gd-EOB-DTPA)-Enhanced Magnetic Resonance Imaging. *Iranian J Radiol* 2014;11(1):e9269.

CAPÍTULO 30

PATOLOGIAS MALIGNAS DO FÍGADO

30-1. CARCINOMA HEPATOCELULAR

Edmundo Pessoa de Almeida Lopes ■ Valéria Gonçalves de Albuquerque ■ Marcelo Sette

INTRODUÇÃO

O carcinoma hepatocelular (CHC) é o tumor maligno primário mais comum do fígado, e uma das neoplasias de maior incidência mundial, à medida que ocupa a 7ª forma de câncer mais frequente no homem e a 9ª na mulher. No mundo, ocorrem cerca de 315 mil novos casos de CHC a cada ano, constituindo 4,1% de todos os casos de câncer em seres humanos.[40] Admite-se que a incidência do CHC venha crescendo, não só pelo aumento da incidência de infecção pelo vírus da hepatite C (VHC), como também pelo aumento do tempo de sobrevida dos pacientes com cirrose, em especial, pelo melhor controle dos quadros de hemorragia digestiva e dos processos infecciosos.[17]

A taxa de mortalidade anual deste tumor é praticamente a mesma da de sua incidência, com cifras em torno de 312 mil mortes por ano, revelando curso rápido e grave prognóstico, com sobrevida menor que 5% em 5 anos.[25] Constitui, ainda, importante causa de morte em pacientes com cirrose, uma vez que 60 a 86% dos pacientes com CHC apresentem cirrose hepática.[5] Em nosso meio, durante a avaliação de 61 pacientes com CHC, no Hospital das Clínicas, nos últimos 4 anos, foi observado que 91% dos casos apresentavam evidências clínicas e através de exames complementares de cirrose hepática.[1] Cabe ressaltar, entretanto, que o diagnóstico histológico de cirrose não foi firmado em todos os pacientes, posto que no momento do diagnóstico do CHC, muitos pacientes já apresentavam elevado grau de insuficiência hepática, que impedia a realização de qualquer procedimento invasivo.

No sudeste da Ásia e na região do subsaara africano, é particularmente frequente.[56] No Brasil, sua incidência parece ser pouco elevada, sendo maior nas regiões Norte, Nordeste e Sudeste do que no Sul do país.[22]

A incidência de CHC se correlaciona com a frequência de infecção crônica pelos vírus da hepatite B (VHB) e pelo VHC, sendo atribuída forte associação, através de estudos epidemiológicos e moleculares, entre estes vírus e o tumor. Juntos ao consumo de etanol e a exposição à aflatoxina B1, os vírus são considerados os principais fatores de risco para o aparecimento do CHC.[39]

ETIOPATOGENIA

A relação entre o VHB e o VHC com o desenvolvimento do CHC ainda não está totalmente elucidada, questionando-se se estes vírus são diretamente carcinogênicos ou se exercem seus efeitos indiretamente, através da inflamação crônica e regeneração do hepatócito. Admite-se que a necrose do hepatócito e a mitose na hepatite crônica, eventualmente, favoreçam o desenvolvimento de displasia e neoplasia.[16]

O envolvimento do VHB e do VHC como fator etiológico do CHC difere de região para região; na maioria das regiões da Ásia e da África, o VHC é menos importante que o VHB, enquanto no Japão e na Itália, acima de 50% dos casos de CHC estão associados à infecção pelo VHC. O Quadro 30-1 demonstra dados sobre a prevalência do antígeno de superfície da hepatite B (AgHBs) e de anticorpos para o VHC (anti-VHC) em casos de CHC em alguns países.

Há uma associação bem definida entre o VHB e o desenvolvimento do CHC, estando a incidência do CHC diretamente relacionada com a prevalência da infecção pelo VHB.[39] Áreas endêmicas com alta prevalência (acima de 8% de prevalência) são observadas na África, Ilhas do Pacífico, partes da América do Sul e na maioria da Ásia, assim como em populações etnicamente definidas da Austrália, Nova Zelândia e Estados Unidos.[7,9,13] Nestas regiões, a infecção é mantida pela transmissão vertical, da mãe para o filho, e a persistência da infecção no recém-nascido aumenta cerca de 100 vezes o risco de CHC.

Quadro 30-1 Prevalência do antígeno de superfície do vírus da hepatite B (AgHBs) e do anticorpo contra o vírus da hepatite C (anti-VHC) em alguns países

País	Nº de casos	AgHBs (%)	Anti-VHC (%)	Autor [ano]
Espanha	96	9	75	Bruix et al., [1989][4]
França	74	ND	33	Ducreux et al., [1990][14]
África do Sul	380	48	29	Kew et al., [1990][28]
Moçambique	189	66	36	Dazza et al., [1990][12]
Japão	148	26	70	Yuri et al., [1992][54]
Taiwan	127	87	11	Lee et al., [1992][31]
Índia	53	28	15	Ramesh et al., [1992][43]
Nigéria	90	48	8	Olubuyide et al., [1997][39]
Brasil	166	36	25	Gonçalves et al., [1997][22]
Recife, PE	88	45	39	Lopes et al., [2001][57]

ND = não disponível.

Por outro lado, no mundo ocidental, a infecção pelo VHB é mais frequentemente adquirida na idade adulta, sobretudo, pela via sexual ou pelo uso de drogas injetáveis.[47] Nem todos os pacientes com infecção crônica pelo VHB, porém, têm o mesmo risco de desenvolver CHC. Aqueles com doença hepática mais ativa e mais grave parecem ter um risco maior de desenvolver câncer, enquanto portadores sadios do AgHBs (com aminotransferases normais e ausência de sinais de replicação) apresentam menor risco.

O mecanismo molecular pelo qual ocorre a transformação maligna induzida pelo VHB ainda não é totalmente conhecido. Evidências demonstram que, no curso da infecção, mecanismos carcinogênicos tanto diretos quanto indiretos estejam envolvidos.[7] A maioria dos CHC associados ao VHB coexiste com cirrose (poucos coexistem com inflamação crônica), sugerindo que a atividade regenerativa extensa (nódulos macrorregenerativos) aumente a seleção de clones de células mutantes, e que a doença parenquimatosa necroinflamatória contribua na patogênese deste tumor. Assim, a transformação neoplásica decorrente de ciclos contínuos ou recorrentes de necrose e regeneração do hepatócito, como a agressão hepática mediada por radicais livres que ocorre como parte do dano hepático crônico, podem causar alterações no ADN, levando ao surgimento do CHC.[47]

Também tem sido demonstrada forte associação entre o VHC e o CHC, sendo mais evidente onde a prevalência do VHB é baixa, como no sudeste Europeu e no Japão. Predomina em indivíduos mais velhos do que naqueles com tumores relacionados com o VHB, e o intervalo de tempo médio entre a infecção pelo VHC e o desenvolvimento de CHC oscila em torno de 30 anos.[50]

O mecanismo pelo qual o VHC causa CHC ainda não está totalmente esclarecido. O ARN do VHC não possui oncogene conhecido, a transcrição reversa do ARN viral para o ADN não ocorre, e a integração de sequência do genoma viral para o ADN da célula não parece ser possível, embora o ARN do VHC possa ser detectado no tumor.[21] A maioria dos casos de CHC nos pacientes com VHC ocorre na presença de cirrose e raramente em pacientes com infecção crônica pelo VHC sem cirrose, sugerindo que o VHC não seja diretamente carcinogênico. Estudos sugerem que o genótipo 1b do VHC tem maior probabilidade de desenvolver CHC.[55]

A cirrose tem sido considerada uma condição pré-neoplásica no desenvolvimento do CHC, embora um possível mecanismo de ação direta do VHC venha sendo proposto por Sakamura et al.[44] com base na propriedade de transformação da proteína NS3 viral. O risco de uma pessoa com hepatite crônica pelo VHC desenvolver cirrose varia de 1 a 5%, após 20 anos, com oscilações nas diferentes áreas geográficas do mundo. Uma vez estabelecida a cirrose, a taxa de desenvolvimento para o CHC é de 1 a 6% ao ano.[11]

Supõe-se que o risco de hepatocarcinogênese esteja ainda mais aumentado em pacientes com coinfecção com ambos os vírus (VHC e VHB), o que pode levar à doença hepática mais severa, assim como naqueles que usam concomitantemente álcool.[29]

De fato, a associação entre o consumo de álcool e o CHC tem sido amplamente investigada. Embora o etanol não possua propriedades mutagênicas *per si*, o seu consumo crônico está associado ao aumento do risco de câncer em vários órgãos, como na cavidade oral, na faringe e no esôfago. O efeito do álcool parece ser dose-dependente, e a cirrose a base para o aparecimento do tumor. Em países, como os Estados Unidos, onde a prevalência do VHB é baixa, o risco de CHC aumenta acima dos 40%, quando há consumo importante de álcool.[9,37] Em alguns países da Europa e no Japão, o consumo de álcool está associado a uma maior incidência de CHC entre os pacientes que apresentam infecção pelo VHC.[37]

Na África e no sudeste da China, uma toxina produzida por fungos (*Aspergillus flavus* e *Aspergillus parasiticus*), denominada aflatoxina, torna-se importante problema ao contaminar alimentos armazenados, como amendoim, milho, soja e arroz, uma vez que esta toxina tenha a capacidade de induzir mutação muito específica do códon 249 do gene p53. A proteína p53 é um gene supressor de tumor, e esta mutação inativa sua capacidade supressora, propiciando o surgimento do CHC.[3]

A hemocromatose primária, enfermidade mais comum em indivíduos da raça branca, também pode propiciar o surgimento do CHC. Suspeita-se que a hemocromatose primária seja a doença que apresenta o maior risco para o desenvolvimento do CHC. A incidência de CHC em pacientes com hemocromatose primária varia de 5 a 20% e, em alguns estudos, a sobrecarga de ferro parece estar relacionada diretamente com a carcinogênese.[20]

A associação entre o CHC e o uso de contraceptivos orais é questionável, havendo a descrição de casos em que o tumor ocorre em fígados sem cirrose.[41] Estudos têm demonstrado que o uso de contraceptivos orais, em áreas não endêmicas para o VHB, resulta em um aumento do risco relativo de CHC, principalmente relacionado com o tempo de uso. Sabe-se que o adenoma hepatocelular e a hiperplasia nodular focal estão associados ao uso de anticoncepcionais, e que a distinção entre carcinoma e adenoma é algumas vezes difícil, especialmente nos casos de CHC bem diferenciado. Em suma, a associação do CHC ao uso de contraceptivos orais continua questionável.[18]

QUADRO CLÍNICO

Em geral, o CHC é um tumor de curso clínico silencioso nos estágios iniciais e só passa a se manifestar clinicamente quando se encontra muito avançado, volumoso ou com disseminação extra-hepática. Em populações onde a incidência de CHC é baixa, o tumor geralmente ocorre como complicação tardia da cirrose e, muitas vezes, sua presença só é suspeitada, quando ocorre deterioração nas condições clínicas de um paciente cirrótico.[29,47]

A queixa do paciente e os sinais clínicos geralmente são consequência do volume da massa no fígado ou decorrentes da cirrose. Astenia, emagrecimento e dor no quadrante superior direito do abdome são os sintomas clínicos mais importantes. Febre, icterícia, ascite e/ou edema e encefalopatia podem também ser observados. O súbito aparecimento de ascite, que pode ser sanguinolenta, sugere trombose da veia hepática ou da veia portal pelo tumor ou sangramento decorrente de necrose tumoral.[38]

O CHC nas regiões de alta incidência acomete indivíduos mais jovens, com tumores já volumosos na vigência do diagnóstico e de crescimento rápido.[13] Shiratori *et al.*,[46] analisando 205 casos de CHC no Japão, no período de 1990 a 1993, constataram que o CHC associado ao VHB tende a acometer com maior frequência o fígado não cirrótico e também pessoas com idade mais jovem. Por outro lado, o CHC associado ao VHC acomete indivíduos mais velhos com cirrose hepática avançada, onde o tumor cresce com padrão menos agressivo. Nos Estados Unidos, o CHC é geralmente complicação tardia de uma cirrose clínica evidente, enquanto em áreas de alta incidência, dor e perda de peso são os sintomas iniciais causados diretamente pelo tumor.[13]

DIAGNÓSTICO

As manifestações clínicas do CHC são variáveis, mas, em geral, são pouco expressivas, fazendo com que os exames laboratoriais e os de imagem tornem-se de grande importância. A elevação súbita da fosfatase alcalina ou da gama-GT em um paciente com cirrose, que vinha estável, pode sugerir o aparecimento do CHC.[19]

Na tentativa de possibilitar o diagnóstico precoce deste tumor, momento em que se dispõe de maiores chances de cura, testes de rastreamento, utilizando-se dosagens seriadas de alfa-fetoproteína (AFP) e exame do abdome através da ultrassonografia, a cada 6 meses, são preconizados nos pacientes cirróticos. Há controvérsias a respeito de quais pacientes teriam risco elevado, particularmente com relação à fase da doença hepática (Classificação de Child-Pugh), mas, aceita-se que os pacientes com cirrose pelo VHB ou VHC, principalmente aqueles com história de uso abusivo de álcool, sejam considerados população de maior risco.[9]

A alfafetoproteína, uma glicoproteína identificada, em 1956, na espécie humana e que se encontra elevada durante o período fetal, foi correlacionada com o CHC, em 1964, e desde então vem sendo largamente empregada como marcador deste tumor.[9]

Embora a elevação da AFP no soro também tenha sido observada em outros tipos de neoplasias, como tumores de linhagem germinativa (teratocarcinoma de ovários e testículos), tumores do trato gastrointestinal e em tumores metastáticos no fígado, seus níveis habitualmente não são muito elevados.[2,8,9] Também se pode observar elevação da AFP em pacientes com hepatite aguda; com hepatite crônica e nos portadores de cirrose hepática, casos em que os níveis séricos encontram-se, em média, acima de 10 ou 20 ng/mL.[2,9]

Há uma correlação entre os níveis de AFP, o grau de diferenciação histológica e o tamanho do tumor.[8] No entanto, 2/3 dos pacientes com tumores pequenos têm menos de 200 ng/mL de AFP, e cerca de 30% dos casos de CHC não produzem níveis elevados de AFP, mesmo nos estágios mais avançados. Apesar de alguns estudos terem demonstrado baixa sensibilidade da AFP, com percentuais menores que 50% no diagnóstico de CHC pequenos, este marcador é considerado específico para CHC, quando são encontrados níveis acima de 400 ng/mL, por ensaio imunorradiológico, ou acima de 500 ng/mL, por ensaio imunoenzimático.[9]

Com base no fato de que hepatócitos malignos têm um defeito adquirido no sistema de carboxilação da vitamina K dependente, o nível sérico da desgama-carboxi protrombina poderia ser utilizado como marcador sorológico do CHC. Cerca de 55 a 95% de todos os pacientes com CHC apresentam DCP elevada, com alterações em 27% dos pacientes com AFP normal. No entanto, uma pequena proporção dos pacientes com tumor menor que 3 cm apresenta DCP normal.[9]

Nos últimos anos, os novos métodos de diagnóstico por imagem, como a ultrassonografia (USG), a tomografia computadorizada (TC) e a ressonância magnética (RM), trouxeram importante contribuição para o diagnóstico do CHC.[51]

Nos exames de imagem são observados três padrões principais de crescimento: massa solitária grande, que pode ou não possuir cápsula; massas nodulares ou multifocais; e CHC difuso ou "cirrótico-mimético". A invasão vascular é comum, enquanto a invasão biliar é rara.[42]

A introdução da USG de tempo real, na prática clínica, utilizando transdutores linear e convexo de alta resolução, tornou-se método muito útil na detecção do CHC de tamanho pequeno, pela facilidade de realização e por ser procedimento não invasivo, inócuo e de baixo custo.[49]

Quando empregados conjuntamente, a dosagem da AFP e a USG do fígado podem detectar cerca de 97% dos casos de CHC, com diâmetro entre 0,5 cm a 2 cm.[48]

A USG avalia a morfologia hepática, detectando alterações focais do seu parênquima, que podem produzir três tipos de imagens sugestivas de CHC: hipoecogênica, isoecogênica e hiperecogênica. O aspecto mais frequente é o de uma massa única que pode provocar bosseladura quando na superfície do lobo hepático, na grande maioria hipoecogênica e homogênea, podendo, em alguns casos, apresentar-se heterogênea; podem ainda ser encontrados halo hipoecogênico, sombra acústica lateral ou reforço acústico posterior.[49] Cerca de 30% dos CHC têm padrão hiperecogênico na USG, assemelhando-se aos hemangiomas.[45]

Para detectar pequenos nódulos neoplásicos, a acurácia da USG tem sido amplamente aceita. Em mãos experientes, 80% dos CHC menores que 2 cm podem ser detectados apenas pela USG.[10] No entanto, por causa das dificuldades técnicas e operacionais, como a localização do tumor (sobretudo em lesões localizadas logo abaixo do diafragma), a densidade de tecido gorduroso do paciente, a experiência do operador e a capacidade de resolução do equipamento, muitas vezes faz-se necessária a associação de outros métodos.

A TC tem papel importante como complemento da USG, principalmente na visualização da lesão e sua relação com o tecido hepático circunvizinho, determinando sua localização e extensão, para avaliação do grau de ressecabilidade e acompanhamento do tamanho pós-tratamento.[9,11,42]

Na TC sem contraste, observa-se o CHC geralmente como uma massa grande hipodensa, frequentemente com áreas centrais de baixa atenuação, representando áreas de necrose. Ocasionalmente, entretanto, o tumor pode ser isodenso com relação ao fígado em imagens sem contraste.[42] Após a administração venosa do contraste, as áreas não necróticas do tumor podem ser realçadas e tornarem-se hiperdensas, assim como se pode evidenciar invasão vascular das estruturas venosas pelo tumor, incluindo a veia portal, as veias hepáticas e a cava inferior, fato este que sugere o diagnóstico de CHC.[42]

Apesar das vantagens apresentadas, a TC é menos precisa que a USG no diagnóstico do CHC com diâmetro inferior a 2 cm. A combinação de angiografia e TC após injeção de óleo iodado (Lipiodol), que é retido pelo tecido tumoral, é o método de imagem mais preciso para o diagnóstico dos tumores hepáticos, principalmente na detecção de CHC menores. Vale lembrar que o lipiodol é muito útil para diferenciar o CHC dos nódulos regenerativos, à medida que estes não apresentam a capacidade de retenção. A retenção do lipiodol, entretanto, pode também acontecer com alguns tumores metastáticos, tornando o diagnóstico diferencial entre os tumores primários e secundários mais difícil.[42]

Na RM, o aspecto do CHC é variável em imagens T1W, dependendo do grau de alteração de gordura, fibrose interna, hemorragia e padrão histológico dominante do tumor. O exame T2W geralmente mostra CHC como hiperintenso com relação ao fígado, com maior intensidade observada em áreas de necrose. No entanto, ainda é um método limitado pelo seu elevado custo e, assim como a TC, sua acurácia é baixa, quando o tumor é menor que 2 cm.[42]

Com base na aparência macroscópica, o CHC é classificado em nodular, massivo ou difuso, e cada um desses padrões pode ocorrer com ou sem cirrose.[15] O tipo nodular ocorre como um ou mais nódulos distintos, bem delimitados, com relação ao tecido hepático circundante, enquanto o tipo difuso é caracterizado pelo envolvimento disseminado do fígado, tornando difícil a distinção entre neoplasia e fígado não tumoral. O tipo massivo refere-se a tumores muito grandes, ocupando todo ou a maioria de um lobo hepático. Em todas as formas de crescimento, o CHC é um tumor mole, com frequente necrose e hemorragia em virtude da ausência de estroma.[30]

De acordo com o grau histológico, o CHC é classificado como bem diferenciado, moderadamente diferenciado, pobremente diferenciado e indiferenciado. Também vem sendo proposta pela OMS uma classificação histológica em padrão trabecular, pseudoglandular, compacto, esquirroso e carcinoma fibrolamelar. Dentro de cada padrão, podem-se encontrar graus de I a IV, com base na diferenciação celular. Os padrões trabecular e pseudoglandular são os subtipos mais comuns entre os bem a moderadamente diferenciados. O padrão compacto é observado nos CHC pobremente diferenciados, e o esquirroso deve ser distinguido do colangiocarcinoma e do câncer metastático. Já o padrão fibrolamelar, que em geral não está associado à cirrose, ocorre mais comumente em adolescentes e adultos jovens.[30] Albuquerque,[1] avaliando 61 pacientes com CHC, observou que três casos (5%) eram do tipo fibrolamelar, e os pacientes não apresentavam cirrose.

TRATAMENTO

O tratamento do CHC pode ser instituído em várias fases, desde a prevenção do aparecimento da infecção viral, pelo uso de vacinas (hepatite B), passando pelo diagnóstico precoce (AFP e USG), até a prevenção de complicações, com o emprego de drogas, na tentativa de impedir a disseminação da neoplasia.

Para o tratamento do nódulo neoplásico propriamente, dispõe-se de amplo arsenal, como a injeção percutânea de etanol a 99% (alcoolização) ou de ácido acético a 50%, a embolização arterial com ou sem quimioterapia (mitomicina e/ou outras drogas), a ablação por radiofrequência, a ressecção cirúrgica e o transplante hepático, além do questionável uso de interferon ou tamoxifeno. Diante de tantas opções terapêuticas, há de se convir que poucas alternativas são realmente eficazes no tratamento do CHC ou que existem controvérsias ou indicações terapêuticas específicas para cada forma de apresentação do CHC.

Seriam interessantes, inicialmente, comentários a respeito da prevenção primária do CHC. Tornou-se clássico o estudo publicado por Chang et al.,[6] avaliando a incidência de CHC em Taiwan após a instituição de programa de vacinação contra a hepatite pelo VHB, que revelou um declínio estatisticamente significativo de 0,70 por 100.000, entre 1981 e 1986, para 0,36, entre 1990 e 1994. Vale salientar que a vacina contra a hepatite B foi a primeira vacina utilizada na prevenção de uma doença neoplásica.

Nos últimos anos, algumas pesquisas têm sugerido que o emprego do interferon-α, como terapia da cirrose pelo VHC, poderia reduzir a incidência de CHC durante a evolução da doença após o tratamento. Alguns autores admitem que a redução do risco ocorreria nos pacientes que persistissem com os níveis séricos de ALT normais ou próximos da faixa da normalidade.[24] Estes dados, no entanto, não têm sido descritos com relação à doença hepática pelo VHB e, além disso, muitos desses estudos são retrospectivos, fazendo com que maiores análises ainda sejam necessárias.[26]

O rastreamento do CHC no paciente cirrótico parece ser de fundamental importância, à medida que aumenta as chances de resposta ao tratamento. Com efeito, Yuen et al.,[53] avaliando 142 pacientes com CHC, diagnosticados durante rastreamento com AFP e USG, e 164 pacientes diagnosticados por referir sintomas, revelaram que os pacientes do segundo grupo apresentaram mais lesões bilobulares, CHC do tipo difuso, envolvimento portal e metástases a distância, do que aqueles assintomáticos. A chance de operabilidade e do emprego de quimioembolização foi maior no grupo assintomático, como também a sobrevida foi maior neste grupo.

Embora os dados descritos anteriormente sejam estatisticamente significativos, a grande questão é se o diagnóstico e a intervenção terapêutica precoces realmente interferem no aumento ou na qualidade da sobrevida dos pacientes com CHC. Para se responder a esta dúvida seria necessária a elaboração de protocolos prospectivos e randomizados, intervindo-se terapeuticamente em apenas metade dos casos. Tais protocolos, no entanto, envolveriam sérios problemas éticos no sentido de se negar tratamento para pacientes potencialmente "curáveis".

Há alguns anos, Livraghi et al.[32] publicaram interessante estudo retrospectivo, avaliando cirróticos Child A e B, com um único nódulo com menos de 5 cm, submetidos à ressecção cirúrgica, alcoolização e nenhum tratamento. Revelaram que não ocorreram diferenças significativas, na sobrevida em 3 anos, entre os pacientes submetidos à ressecção ou à alcoolização, mas que os casos não submetidos à terapia apresentaram sobrevida estatisticamente inferior.

Mais recentemente, Yamamoto et al.[52] publicaram os resultados de interessante estudo, comparando o emprego da alcoolização com a ressecção cirúrgica, em pacientes cirróticos com pequenos CHC (até três nódulos, sendo o maior com menos de 3 cm). Vale salientar que a maioria dos casos – por volta de 70% – apresentava 6 ou menos pontos na Classificação de Child-Pugh. A taxa de sobrevida, em 5 anos, para ambos os procedimentos terapêuticos, oscilou em torno de 60%, sem diferenças significativas. Em suma, a ressecção cirúrgica ou a alcoolização parecem ser opções razoáveis para pacientes com nódulos pequenos e reserva hepática satisfatória.

Cabe aqui salientar que, da mesma forma que para os pacientes com "boa reserva", para os pacientes com pequenos nódulos e sem doença no fígado – como o CHC do tipo fibrolamelar –, a melhor opção terapêutica passa a ser a ressecção cirúrgica.

Outra grande questão na terapia do CHC diz respeito às condições da doença de base (cirrose) do paciente, tanto no sentido de risco cirúrgico para ressecção como na possibilidade de óbito por hemorragia digestiva ou peritonite bacteriana espontânea em um paciente com um nódulo já alcoolizado. Nos últimos anos, alguns autores têm revelado que certos aspectos da doença hepática, como a presença de varizes esofágicas ou esplenomegalia, os níveis séricos de bilirrubina (< 1 mg/dL), os de ureia (< 35 mg/mL) e o gradiente de pressão de supra-hepática livre/ocluída (< 10 mmHg), seriam importantes fatores de risco cirúrgico da ressecção.[33]

Dessa forma, os pacientes que não preenchessem os critérios anteriores não deveriam ser submetidos à ressecção, mas teriam como opção terapêutica o transplante hepático. Estudos iniciais, utilizando o transplante hepático no tratamento do CHC em pacientes cirróticos, revelaram resultados desanimadores, em virtude de inadequados critérios de seleção.[27] Mais recentemente, entretanto, alguns protocolos têm revelado resultados mais favoráveis quando se aplicam certos critérios relacionados com o tamanho ou número de nódulos. Aceita-se que o tamanho máximo do nódulo seria 5 cm de diâmetro em pacientes com um único nódulo ou até 3 cm em pacientes com, no máximo, três nódulos. Lembre-se ainda que o paciente em princípio não poderia apresentar, evidentemente, qualquer indício de doença neoplásica fora do fígado. Utilizando-se estes critérios, a sobrevida em 5 anos após o transplante oscilaria em torno de 70%.[34,35]

De fato, Min et al.,[36] avaliando a sobrevida em 6 anos pós-transplante hepático de 55 pacientes com cirrose e CHC e 55 pacientes com cirrose sem CHC, não encontraram diferenças significativas. Cabe ressaltar, entretanto, que a maioria dos pacientes – mais de 90% – em ambos os grupos apresentavam mais de sete pontos na classificação de Child-Pugh e também que, em mais da metade (53%) dos casos do grupo com CHC, a neoplasia foi diagnosticada após o procedimento no fígado explantado. Diante destes dados, parece razoável supor que o transplante hepático seria boa opção terapêutica para os pacientes com pequenos nódulos e evidências de insuficiência hepática (Child B e C), o que contraindicaria a ressecção, ou que apresentassem irressecabilidade cirúrgica da lesão.

Outro problema, entretanto, vem surgindo com a opção do transplante hepático no tratamento do CHC, em decorrência do aumento do tempo de espera na lista e a possibilidade de crescimento ou disseminação da neoplasia durante este período. Diversos protocolos vêm sendo desenvolvidos, em vários Centros, com o intuito de impedir ou conter a disseminação do CHC antes do transplante, destacando-se os resultados obtidos na Clínica Mayo através da quimioembolização antes do transplante.[23] Assim como, outros protocolos vêm associando ablação por radiofrequência ou alcoolização ou mesmo a ressecção hepática prévia e em seguida o transplante.[34]

Para os pacientes com CHC, que se encontram na lista de espera na Unidade de Transplante Hepático do Hospital das Clínicas (UFPE), vêm sendo realizadas tanto a alcoolização como a quimioembolização ou ambas, de acordo com a apresentação de cada caso.

Já para os pacientes com lesões avançadas, maiores que 5 cm ou múltiplos nódulos, os procedimentos passam a ser considerados paliativos, à medida que os resultados da alcoolização, da injeção percutânea de ácido acético, da ablação por radiofrequência, da embolização com ou sem quimioterápico, do emprego do tamoxifeno ou do interferon, encontrados na literatura, são extremamente questionáveis.

Entre todas estas últimas opções terapêuticas, consideradas "discutíveis", na Disciplina de Gastroenterologia do Centro de Ciências da Saúde (UFPE) tem-se optado pelo tratamento do CHC através da alcoolização, por ser método relativamente simples, com baixo custo e que não necessita de maiores recursos. Vale lembrar que nas regiões menos favorecidas, como a nossa, os métodos de diagnóstico precoce, muitas vezes, não estão disponíveis rotineiramente, e que ainda chegam aos ambulatórios pacientes com imensos tumores palpáveis no quadrante superior direito do abdome. Nestas situações, em geral, os únicos recursos terapêuticos passam a ser os potentes analgésicos.

Enfim, convém enfatizar que estudos mais acurados e com maior abrangência tornam-se fundamentais, tanto no sentido de um diagnóstico ainda mais precoce do CHC nos pacientes com cirrose quanto no que se refere à problemática da terapêutica das lesões mais avançadas.

REFERÊNCIAS BIBLIOGRÁFICAS

1. Albuquerque VMG. *Frequência de marcadores sorológicos da hepatite B e da hepatite C em pacientes com carcinoma hepatocelular.* Tese de Mestrado. Medicina Tropical, Universidade Federal de Pernambuco, 1999.
2. Alpert E, Feller ER. Alfa-fetoprotein (AFP) in benign liver disease: evidence that normal liver regeneration does not induce AFP synthesis. *Gastroenterology* 1978;74:856-58.
3. Bressac B, Kew MC, Wands J et al. Select G to T mutations of p53 gene in hepatocellular carcinoma in Southern Africa. *Nature* 1991;350:429-31.
4. Bruix J, Barrera JM, Calvet X et al. Prevalence of antibodies to hepatitis C virus in Spanish patients with hepatocellular carcinoma and hepatic cirrhosis. *Lancet* 1989;ii:1004-6.
5. Castells L, Vargas V, Comas P et al. Hepatocellular carcinoma: clinical aspects, diagnosis and survival in 140 cases. *Med Clin (Barc)* 1993;100:441-46.
6. Chang MH, Chen CJ, Lai MS et al. Universal hepatitis B vaccination in Taiwan and the incidence of hepatocellular carcinoma in children. *N Engl J Med* 1997;336:1855-59.
7. Chen PJ, Chen DS. Hepatitis B virus and hepatocellular carcinoma. In: Okuda K, Tabor E. (Eds.). *Liver cancer.* New York: Churchill Livingstone, 1997. p. 29-37.
8. Chen DS, Sung JL, Sheu JC et al. Serum alphafetoprotein in early stage of human hepatocellular carcinoma. *Gastroenterology* 1984;86:1404-9.
9. Colombo M. Screening of patients with chronic liver disease. In: Okuda K, Tabor E. (Eds.). *Liver cancer.* New York: Churchill Livingstone, 1997. p. 407-14.
10. Cottone M, Marcenó MP, Maringhini A et al. Ultrasound in the diagnosis of hepatocellular carcinoma associated with cirrhosis. *Radiology* 1983;147:515-19.
11. Cottone M, Turri M, Caltagitone M et al. Screening for hepatocellular carcinoma in patients with Child A cirrhosis: an 8 year prospective study by ultrasound and alphafetoprotein. *J Hepatol* 1994;21:1029-34.
12. Dazza MC, Meneses LV, Girard PM et al. Hepatitis C virus antibody and hepatocellular carcinoma. *Lancet* 1990;335:1216.

13. Di Bisceglie A, Carithers RL, Gores GJ. Hepatocellular carcinoma. *Hepatology* 1998;28:1161-65.
14. Ducreux M, Buffet C, Dussaix E et al. Antibody to hepatitis C virus in hepatocellular carcinoma. *Lancet* 1990;335:301.
15. Edmonson HA, Steiner PE. Primary carcinoma of the liver. *Cancer* 1954;7:462-503.
16. El-Rafaie A, Savage K, Bhaittacharya S et al. HCV-associated hepatocellular carcinoma without cirrhosis. *J Hepatol* 1996;24:277-85.
17. El-Sarag HB, Mason AC. Rising incidence of hepatocellular carcinoma in the United States. *N Engl J Med* 1999;340:745-50.
18. Fiel MI, Min A, Gerber MA et al. Hepatocellular carcinoma in long-term oral contraceptive use. *Liver* 1996;16:372-76.
19. Friedman LS. Liver, biliary tract & pancreas. In: Tierney Jr LM, Mcphee SJ, Papadakis MA. (Eds.). *Current: medical diagnosis & treatment*. 34th ed. Connecticut: P.H. International, 1995. p. 555-92.
20. Geissler M, Gesien A, Wands JR. Molecular mechanisms of hepatocarcino-genesis. In: Okuda K, Tabor E. (Eds.). *Liver cancer*. New York: Churchill Livingstone, 1997. p. 59-88.
21. Gerber MA, Shieh YS, Shim KS. Detection of replicative hepatitis C virus sequences in hepatocellular carcinoma. *Am J Pathol* 1992;141:1271-77.
22. Gonçalves CS, Pereira FEL, Gayoto LCC. Hepatocellular carcinoma in Brazil: report of a national survey (Florianópolis, SC,1995). *Rev Inst Med Trop S Paulo* 1997;39:165-70.
23. Harnois DM, Steers J, Andrews JC et al. Preoperative hepatic artery chemoembolization followed by orthotopic liver transplantation for hepatocellular carcinoma. *Liver Transpl Surg* 1999;5:192-99.
24. Ikeda K, Saitoh S, Arase Y et al. Effect of interferon therapy on hepatocellular carcinogenesis in patients with chronic hepatitis type C: a long-term observation study of 1,643 patients using statistical bias correction with proportional hazard analysis. *Hepatology* 1999;29:1124-30.
25. Ince N, Wands JR. The increasing incidence of hepatocellular carcinoma. *N Engl J Med* 1999;340:798-99.
26. International interferon-a hepatocellular carcinoma study group. Effect of interferon-a on progression of cirrhosis to hepatocellular carcinoma: a retrospective cohort ctudy. *Lancet* 1998;351:1535-39.
27. Iwatsuki S, Starrzl TE, Sheahan DG et al. Hepatic resection versus transplantation for hepatocellular carcinoma. *Ann Surg* 1991;214:221-28.
28. Kew MC, Houghton M, Choo QL et al. Hepatitis C virus antibodies in Southern Africans with hepatocellular carcinoma. *Lancet* 1990;335:873-74.
29. Kew MC. Hepatitis B and C viruses and hepatocellular carcinoma. *Clin Lab Med* 1996;16:395-406.
30. Kojiro M. Pathology of hepatocellular carcinoma. In: Okuda K, Tabor E. (Eds.). *Liver cancer*. New York: Churchill Livingstone, 1997. p. 165-87.
31. Lee SD, Lee FY, Wu JC et al. The prevalence of anti-hepatitis C virus among Chinese patients with hepatocellular carcinoma. *Cancer* 1992;69:342-45.
32. Livraghi T, Bolondi L, Buscarini L et al. No treatment, resection and ethanol injection in hepatocellular carcinoma: a retrospective analysis of survival in 391 patients with cirrhosis. *J Hepatol* 1995;22:522-26.
33. Llovet JM, Fuster J, Bruix J. Intention-to-treat analysis os surgical treatment for early hepatocellular carcinoma: resection versus transplantation. *Hepatology* 1999;30:1434-40.
34. Llovet JM, Bruix J, Gores GJ. Surgical resection versus transplantation for early hepatocellular carcinoma: clues for the best strategy. *Hepatology* 2000;31:1019-20.
35. Mazzaferro V, Regalia E, Doci R et al. Liver transplantation for the treatment of small hepatocellular carcinomas in patients with cirrhosis. *N Engl J Med* 1996;334:693-99.
36. Min AD, Saxena R, Thung SN et al. Outcome of hepatitis C patients with and without hepatocellular carcinoma undergoing liver transplant. *Am J Gastroenterol* 1998;93:2148-53.
37. Okuda K. Hepatocellular carcinoma: recent progress. *Hepatology* 1992;15:948-63.
38. Okuda K. Hepatitis C virus and hepatocellular carcinoma. In: Okuda K, Tabor E, eds. *Liver Cancer*. New York: Churchill Livingstone, 1997. p. 39-50.
39. Olubuyide O, Aliyu B, Olalelye OA et al. Hepatitis B and C virus and hepatocellular carcinoma. *T Royal S Trop Med and Hyg* 1997;91:38-41.
40. Parkin DM, Pisani P, Ferlay J. Estimates of the worldwide incidence of 18 major cancers in 1985. *Int J Cancer* 1993;54:1-13.
41. Perret AN, Mosnier JF, Porcheron J et al. Role of oral contraceptives in the growth of a multilobular adenoma associated with hepatocellular carcinoma in a young woman. *J Hepatol* 1996;25:976-79.
42. Powers C, Ros PR. Lesões em massas hepáticas. In: Haaga JR, Lanzieri CF, Sartoris DJ et al. (Eds.). *Tomografia computadorizada e ressonância magnética do corpo humano*. 3. ed. Rio de Janeiro: Guanabara Koogan, 1994. p. 813-42.
43. Ramesh R, Munshi A, Panda SK. Prevalence of Hepatitis C virus antibodies in chronic liver disease and hepatocellular carcinoma patients in India. *J Gastroenterol Hepatol* 1992;7:393-95.
44. Sakamura D, Furukawa T, Takegami T. Hepatitis C virus non-structural protein NS3 transforms NIH 3T3 cells. *J Virol* 1995;63:3893-96.
45. Shinagawa T, Ohto M, Kimura K et al. Diagnosis and clinical features of small hepatocellular carcinoma with enphasis on the utility of real-time ultrasonography: a study in 51 patients. *Gastroenterology* 1984;86:495-502.
46. Shiratori Y, Shiina S, Imamura M et al. Characteristic difference of hepatocellular carcinoma between hepatitis B and C viral infection in Japan. *Hepatology* 1995;22:1027-33.
47. Tabor E, Di Biseglie AM. Hepatocellular carcinoma. *Clin Liver Dis* 1999;3(2):327-48.
48. Takayasu K, Moriyama N, Muramatsu Y et al. The diagnosis of small hepatocellular carcinomas: Efficacy of various imaging procedures in 100 patients. *Am J Roentgenol* 1990;155:49-54.
49. Tanaka T, Kitamura T, Ohsima A et al. Diagnostic accuracy of ultrasonography for hepatocellular carcinoma. *Cancer* 1986;58:344-47.
50. Tong MJ, El-Farra NS, Reikes AR et al. Clinical outcomes after transfusion-associated hepatitis C. *N Engl J Med* 1995;332:1463-66.
51. Watanabe A, Nishimori H, Tsukishiro T et al. Hepatocellular carcinoma in 13 patients with hepatits C virus-associated chronic hepatitis. *J Gastroentol Hepatol* 1994;9:30-34.
52. Yamamoto J, Okada S, Shimada K et al. Treatment strategy for small hepatocellular carcinoma: comparasion of long-term results after percutaneous ethanol injection therapy and surgical resection. *Hepatology* 2001;34:707-13.
53. Yuen MF, Cheng CC Lauder IJ et al. Early detection of hepatocellular carcinoma increases the chance of treatment: Hong Kong experience. *Hepatology* 2000;31:330-35.
54. Yuri N, Hayashi N, Kasahara A et al. Hepatitis B virus markers and antibodies to hepatitis C virus in Japanese patients with hepatocellular carcinoma. *Dig Dis Sci* 1992;37:65-72.
55. Zein N, Poterucha JJ, Gross JB et al. Increased risk of hepatocellular carcinoma in patients infected with hepatitis C genotype 1b. *Am J Gastroenterol* 1996;91:2560-62.
56. Zhou XD, Tang ZY, Yu YQ et al. Long-term survivors after ressection for primary liver cancer: clinical analysis of 19 patients surviving more than ten years. *Cancer* 1989;63:2201-06.
57. Lopes EPA, Domingues ALC, Bezerra A et al. Prevalência dos vírus da hepatite B, C e G em pacientes com carcinoma hepatocelular em Recife. In: XVI Congresso Brasileiro de Hepatologia, 2001, Vitória. GED-Gastroenterologia Endoscopia Digestiva 2001;20:S90-S91.

30-2. TUMORES METASTÁTICOS DO FÍGADO

Marcelo Sette ■ Edmundo Pessoa de Almeida Lopes

INTRODUÇÃO

O fígado é sede frequente de metástases, à medida que seu rico sistema de irrigação permite que praticamente todos os órgãos do trato digestório façam a drenagem venosa para o sistema portal. Assim, boa parte dos tumores do sistema digestório frequentemente libera suas metástases para o fígado.[1] Acrescente-se ainda que tumores da vesícula biliar, do rim direito e da suprarrenal direita podem produzir metástases hepáticas por contiguidade. Outras neoplasias podem também determinar metástases para o fígado, como os tumores de mama, do pulmão, e da tireoide, dentre outros, embora em situações mais raras. Nestes casos, a disseminação ocorre através do sistema linfático.

Em estudo por necropsia, verificou-se que 41% dos casos de câncer apresentavam metástases para o fígado, sendo que 60% desses tumores eram de órgãos que tinham sua drenagem venosa para o sistema portal.[2]

De um modo geral, os tumores que produzem metástases para o fígado, pelo sistema linfático, apresentam prognóstico mais sombrio, uma vez que, nesta situação, a doença já se encontra mais disseminada. Por outro lado, não é incomum, principalmente em carcinomas do cólon ou do reto, a presença de metástases hepáticas sem que haja disseminação da doença. Nestas situações, o prognóstico da doença torna-se, evidentemente, melhor.[3]

Neste capítulo, serão abordadas apenas alguns tipos de metástases, principalmente aquelas que são mais frequentes e apresentam melhor prognóstico, como as do carcinoma do cólon e do reto.

CARCINOMA DO CÓLON E DO RETO (CCR)

Aproximadamente, metade dos pacientes com carcinoma do CCR apresentará metástase hepática no curso da doença.[4,5] Estima-se que nos EUA sejam diagnosticados 150.000 novos casos de CCR, por ano, e que cerca de 70.000 deles desenvolverão metástases para o fígado. Em torno de metade daqueles com metástases apresentará recorrência da doença no fígado, e destes apenas 10% se beneficiarão de reoperação radical.[4,5] Quando as metástases hepáticas aparecem por ocasião do diagnóstico do sítio primário da lesão, são ditas sincrônicas e representam 25% dos casos. Por outro lado, aquelas que aparecem após a ressecção do sítio primário são chamadas de metacrônicas e representam os 75% restantes.[6]

DIAGNÓSTICO

Com o desenvolvimento da biotecnologia, o diagnóstico precoce das metástases hepáticas de CCR passou a ser mais fácil, tornando-se um fator de extrema importância, uma vez que, como em outras neoplasias, quanto mais precoce for o diagnóstico, melhor será o prognóstico do paciente.

Testes bioquímicos, como a dosagem da fosfatase alcalina (FA) e da gama-glutamil transpeptidase (GGT), encontram-se alterados em 60% dos pacientes com CCR, que apresentam metástases no fígado, porém com baixa especificidade.[7] Vale lembrar que a maioria das lesões que ocupam espaço no fígado, incluindo as benignas, pode elevar os níveis séricos destas enzimas. Por outro lado, a dosagem do antígeno carcinoembriogênico (CEA) apresenta acurácia da ordem de 80%.[8] Seus altos níveis estão associados a um pior prognóstico, e a elevação dos níveis após a cirurgia representa forte indício de recorrência da doença neoplásica. A dosagem do CEA deve ser considerada como teste de escolha para acompanhamento de pacientes submetidos à operação de ressecção tumoral. A associação da elevação dos níveis do CEA com métodos de imagem, praticamente, pode confirmar o diagnóstico da metástase hepática do CCR.

A ultrassonografia deve fazer parte do acompanhamento pós-operatório, juntamente ao CEA, por ser método simples, barato, não invasivo e com acurácia em torno de 90%.[9] A tomografia computadorizada (TC) é também método de excelente acurácia, permite não só o diagnóstico das metástases no fígado, como também as localizadas fora do órgão, como no hilo hepático ou em linfonodos para-aórticos entre outros locais.

Quando se realiza a TC em associação à fase portal da artéria mesentérica superior, por meio de arteriografia, pode-se obter imagem de todo o parênquima hepático contrastado, exceto as áreas que contêm as metástases, uma vez que, estas são irrigadas exclusivamente pela artéria hepática. Esta associação de métodos permite o diagnóstico de lesão menor que 2 cm de diâmetro e tem sensibilidade da ordem de 92%.[9] Outra modalidade de associação de tomografia com angiografia é a injeção de lipiodol, através da artéria hepática, e a realização de TC 15 dias depois. Os tumores hipervascularizados reterão o lipiodol por cerca de 20 dias. Embora os tumores de CCR, na sua maioria, sejam hipovascularizados, algumas vezes esse método pode ser de grande importância não só no diagnóstico, como também no tratamento, como será descrito adiante. A TC tem como desvantagem o alto custo e por ser método invasivo, devendo ser indicada apenas para o diagnóstico e o planejamento terapêutico, após a ultrassonografia sugerir o diagnóstico.

A ressonância magnética é indicada nos casos em que nem a TC nem ultrassonografia puderam definir o diagnóstico. Por ser método de excelente resolução, permite com facilidade o diagnóstico diferencial, por exemplo, entre o hemangioma hepático e as metástases.[10] Outros métodos, como a angiografia isoladamente ou a cintilografia, não têm muita utilidade na prática clínica.

A videolaparoscopia constitui excelente método, à medida que permite o diagnóstico por meio de biópsia da lesão, bem como o estadiamento da doença. Saliente-se que pela videolaparoscopia pode-se indicar ou contraindicar o procedimento cirúrgico. Além disso, por meio da videolaparoscopia, pode-se realizar ultrassonografia intra-abdominal, que talvez seja a maneira mais eficaz de se fazer o estadiamento das metástases hepáticas.

Por fim, a tomografia por emissão de pósitron (PET scan) é um método que se baseia no fato de que os tumores têm um metabolismo aumentado e, portanto, consomem mais glicose que o parênquima normal. Além disso, a permeabilidade da membrana celular apresenta-se muito aumentada para a glicose em relação às células normais. Após a injeção de glicose marcada com flúor 18-flúor-desoxi-D-Glicose (18-FDG), substância que tem o poder de permanecer em alta concentração na célula neoplásica, e no seu caminho de degradação libera prótons, estes prótons colidem com elétrons gerando dois fótons. Esses fótons, por sua vez, são capitados por equipamentos que fazem cortes tomográficos, ficando as áreas, que contêm células neoplásicas, marcadas pela maior liberação de fótons, de sorte que, onde existir metástases, intra ou extra-hepáticas, serão detectadas por áreas de maior concentração destes fótons. Este método tem sensibilidade da ordem de 90%, e sua grande vantagem é o diagnóstico de tumores menores que 1 cm, seja dentro do fígado, seja em outros locais.

TRATAMENTO

As metástases hepáticas do CCR podem ser tratadas por meio de ressecção, quimioterapia sistêmica ou intra-arterial, quimioembolização, ablação por radiofrequência, crioterapia ou alcoolização. Todas essas formas de tratamento têm indicação precisa, e a utilização dos critérios de indicação caso a caso é, sem dúvida, a melhor forma de tratar esses pacientes. Quanto menor o risco de recidiva da doença, melhor é o prognóstico. Dessa forma, Fong *et al.*,[11] definiram escore de risco para esses pacientes, com base nos seguintes critérios: presença de nódulo extra-hepático, tempo de aparecimento da metástase maior que 1 ano, tumor maior que 5 cm, mais que um nódulo, e CEA > 200 ng/mL; cada fator deste equivale a um ponto (Quadro 30-2).

Ressecção Hepática

A ressecção hepática deve ser indicada, quando:

A) Não existem evidências de doença extra-hepática.
B) Menos de quatro nódulos.
C) Ressecção com margens livres de, pelo menos, 10 mm.

As ressecções que seguem estes critérios apresentam melhor prognóstico, com sobrevida de 5 anos de aproximadamente 40%.[1] Além disso, devem-se sempre respeitar os critérios anatômicos das ressecções. Dessa forma, é possível ressecar nódulo em vários segmentos do fígado. De fato, existe situação em que se tem grande massa tumoral em lobo direito e um pequeno nódulo no segmento III; neste caso, deve-se proceder à hepatectomia direita regrada com nodulectomia esquerda. Outras formas de apresentação podem ocorrer, e só a experiência do cirurgião pode definir a ressecabilidade das lesões.

A sobrevida de 5 anos dos pacientes submetidos à ressecção hepática varia de 25 a 37% (Quadro 30-3). Aproximadamente metade dos pacientes submetidos a esse procedimento apresenta recorrência da doença, 20% desenvolvem metástases extra-hepáticas, e 43%, intra-hepática.

Quadro 30-2 Risco de recidiva da doença em pacientes portadores de metástases hepáticas de carcinoma de colo e reto

Grau	Sobrevida (%)			
	1 ano	3 anos	5 anos	Mediana meses
0	93	72	60	74
1	91	66	44	51
2	89	60	40	47
3	86	42	20	33
4	70	38	25	20
5	71	27	14	22

Fong et al.[11]

Quadro 30-3 Ressecção hepática de carcinoma de colo e reto

Autor/ano	N	Sobrevida (%)		
		1 ano	3 anos	5 anos
Rosen, 1992	280	84	47	25
Gayowski, 1994	204	91	43	32
Scheele, 1995	434	85	45	33
Fong et al., 1999[11]	1.001	89	57	37

Tranberg modificado.[1]

A quimioterapia adjuvante pode, em pacientes de alto risco de recidiva, prevenir a recorrência da doença.[12] De fato, alguns estudos referem melhora da sobrevida com o uso de quimioterapia intra-arterial, com floxiuridina e dexametasona, seguido de infusão sistêmica de 5-fluorouracil e leucovorin, após ressecção curativa de metástases hepáticas.[13] Por outro lado, existem controvérsias em relação à sobrevida, posto que a quimioterapia pode determinar efeitos colaterais muitas vezes graves, em pacientes que talvez já estivessem curados da sua doença. Serão necessários mais estudos controlados para definir o real papel da quimioterapia adjuvante após ressecção curativa das metástases de CCR.[1,14]

Metástases hepáticas de CCR podem apresentar-se como grande massa hepática, que inviabiliza a ressecção anatômica do tumor. Nestas situações, se a doença estiver restrita ao fígado, pode-se lançar mão da terapia neo-adjuvante, que consiste em quimioterapia agressiva, com o objetivo de diminuir o tamanho do tumor, tornado-o ressecável cirurgicamente.[15] Com efeito, estudo mostra que estes pacientes podem se beneficiar de quimioterapia com 5-FU, leucovorin e oxaliplatina por 8 meses antes da operação, e 6 meses depois da cirurgia. Nesta situação, observou-se sobrevida de 5 anos de 40% com índice de recidiva tumoral de 60%.[16,17]

O acompanhamento desses pacientes deve ser rigoroso no sentido de diagnosticar precocemente a recorrência da doença. Como rotina, deve-se utilizar o seguinte esquema: dosagem dos níveis sericos do CEA, da fosfatase alcalina e da GGT, associada à ultrassonografia de abdome, a cada 3 meses, para detectar a recidiva de metástase no fígado. Deve-se também realizar a pesquisa de sangue oculto nas fezes, também a cada 3 meses, para se detectar a recidiva da metástase nos colos. Quando pelo menos um desses exames se apresentar alterado, deve-se aprofundar a investigação com TC e/ou colonoscopia. A utilização de TC como rotina é bastante limitada, em virtude do alto custo, da nefrotoxicidade do contraste e da carga de irradiação.

O tratamento da recidiva das metástases do CCR é, em geral, paliativo e realizado, na maioria das vezes, com o emprego da quimioterapia. Contudo, cerca de 1/3 dos pacientes com metástases hepáticas do CCR apresentam condições favoráveis para a reoperação para ressecção da lesão e podem-se beneficiar dessa modalidade terapêutica com melhora da sobrevida.[18]

Quimioterapia Intra-Arterial

Pacientes com metástases hepáticas do CCR restritas ao fígado, porém sem condições clínicas de se submeter à cirurgia, seja por doenças ou estado mórbido, seja por irressecabilidade anatômica, podem se beneficiar de outros métodos terapêuticos. Dentre os quais, destaca-se a quimioterapia intra-arterial com bomba de infusão ou intermitente por meio de cateterismo arterial.[19] Após a definição da irressecabilidade e a não comprovação de doença extra-hepática, deve-se realizar arteriografia hepática com dois objetivos: 1) confirmar a irressecabilidade da lesão; 2) verificar variações anatômicas dos vasos arteriais que irrigam o fígado. Essas variações ocorrem em cerca de 38% da população normal, sendo de fundamental importância o seu conhecimento prévio, para que não se administre o quimioterápico em artéria que não irriga o tumor. Feito isto, procede-se à cirurgia, inicialmente ligando-se todas as artérias acessórias, em seguida coloca-se cateter de silicone na artéria que irriga o tumor. Na maioria das vezes não existe variação anatômica, e o cateter é implantado na artéria gastroduodenal. Este método é superior à quimioterapia sistêmica em relação à diminuição do tumor, porém, não modifica a sobrevida. Tem a vantagem, como referido anteriormente, de poder tornar o nódulo ressecável cirurgicamente.[16]

Ablação

Muitas são as técnicas utilizadas no tratamento das metástases hepáticas do CCR, como o emprego de procedimentos que provocam necrose total do tumor, deixando o tecido peritumoral sadio. Estes métodos terapêuticos são bem indicados para pacientes que não são candidatos à ressecção cirúrgica, por apresentarem múltiplos nódulos distribuídos em todo o parênquima do fígado, ou por serem cirróticos e, portanto, sem reserva da função hepática para suportar agressões cirúrgico-anestésicas.

A utilização da radiofrequência para tratamento das metástases do CCR vem ocupando espaço cada vez maior, em consequência dos promissores resultados obtidos em pacientes que não são candidatos à ressecção cirúrgica e apresentam metástases restritas ao fígado. Saliente-se que este método é pouco invasivo e realizado apenas com infiltração local de anestésico para punção por agulha-eletrodo de 17 Gauge. Alguns estudos vêm demonstrando sobrevida de 1, 2 e 3 anos de 93, 69 e 46%, respectivamente.[20,21]

Alcoolização

Outra forma de tratamento dos nódulos restritos ao fígado, em pacientes que não são candidatos à cirurgia, é a alcoolização. Este método consiste na punção do nódulo por agulha de Chiba, guiada por ultrassonografia, e injeção de 5 a 10 mL de álcool absoluto no centro da lesão.[22] Isto provoca necrose do tumor, seja por ação direta do álcool, seja por trombose dos vasos que irrigam a lesão. Este método vem sendo bastante utilizado para tratamento do carcinoma hepatocelular, em pacientes com cirrose, obtendo-se excelentes resultados. Veja Capítulo de HCC.

Existem alguns estudos que mostram benefício deste método para tratamento das metástases de CCR, quando são grandes ou múltiplas ou quando existe falha da quimioterapia intra-arterial. Admite-se sobrevida média de 94, 80, 80 e 44% em 1, 2, 3 e 3,6 meses, respectivamente.[23] Este método tem como principais vantagens ser relativamente simples e de baixo custo, mas como inconveniente ser doloroso, devendo ser realizado sob sedação.

▸ Quimioterapia Sistêmica

Quando o diagnóstico da metástase do CCR é estabelecido tardiamente, muitas vezes, a doença já se encontra disseminada, tornando sem indicação os procedimentos terapêuticos citados anteriormente. O envolvimento neoplásico de linfonodos no hilo hepático, no mesentério ou implantes peritoneais são as formas mais comuns de apresentação da doença disseminada. Nesta situação, indica-se a quimioterapia sistêmica com 5-fluorouracil e leucovorin. A sobrevida média dos pacientes com essa forma de tratamento oscila em torno de 10 a 14 meses.[14] Uma outra forma de emprego da quimioterapia sistêmica é em pacientes com doença restrita ao fígado, sem indicação de cirurgia; neste caso, pode-se optar por quimioterapia intra-arterial, associado à quimioterapia sistêmica, a sobrevida é de cerca de 50%, em 1 ano.[16] A via de administração do 5-fluorouracil pode ser venosa ou oral, os resultados são semelhantes.

▸ Quimioembolização

A quimioembolização consiste na injeção de substâncias embolizantes, como o Lipiodol®, o Geofoan® ou o Ivalon®, entre outras, associadas a drogas quimioterápicas. Quando é realizada com geofoan® ou ivalon®, os resultados são mais efetivos, porém, os efeitos colaterais são bem mais evidentes. Dentre os efeitos colaterais, salientam-se forte dor em hipocôndrio direito, náuseas, vômitos e febre. Deve-se sempre proceder com anestesia peridural, e realizar antibioticoprofilaxia pra prevenir a formação de abscessos nas áreas necrosadas.

Este método é muito utilizado para tratamento dos tumores hipervascularizados, como o carcinoma hepatocelular ou metástases de tumores neuroendócrinos. Em geral, as metástases hepáticas do CCR são hipovascularizadas e, em princípio, não sofreriam ação da sustância embolizante, entretanto, alguns autores referem bons resultados com esta forma de tratamento.[24,25]

▸ Novas Perspectivas

Ultimamente, alguns estudos vêm sugerindo que inibidores da enzima ciclo-oxigenase (COX) poderiam prevenir o aparecimento do CCR, em cerca de 50% dos indivíduos.[26] Suspeita-se que o mecanismo de ação dos inibidores da COX ocorra, provavelmente, por intermédio da ação que bloqueia a atividade da prostaglandina, necessária ao crescimento e à formação da neoplasia. Contudo, este mecanismo ainda precisa ser mais bem investigado. Estudos mais recentes revelaram diminuição acentuada no tamanho e no número de pólipos, em pacientes com polipose familiar, tratados com anti-inflamatórios não-esteroides.[27] Sabe-se também que a COX-2 é encontrada em tecido tumoral de colo e reto, e que não é ausente em epitélio normal. Estes fatos mostram um novo caminho que pode trazer benefícios no que se refere à profilaxia e ao tratamento do CCR.

TUMORES NEUROENDÓCRINOS

Tumores neuroendócrinos são aqueles que se originam de células que produzem polipeptídeos ou substâncias hormonais. Salientam-se o carcinoide, o insulinoma, o gastrinoma, o glucagonoma, dentre outros. Na maioria das vezes, o quadro clínico das metástases para o fígado depende do tipo de tumor. Assim, tumores que secretam insulina determinam quadro clínico relacionado com os sinais e sintomas da hipoglicemia, já os que secretam gastrina desencadeiam quadros de hipersecreção gástrica. Torna-se, portanto, fundamental o conhecimento da farmacologia dessas substâncias para compreender, diagnosticar e tratar as metástases hepáticas das neoplasias neuroendócrinas.

Os tumores carcinoides, de modo geral, só determinam sintomas quando apresentam metástase no fígado, isto porque, a serotonina, substância secretada pelo tumor, é metabolizada no fígado. Quando o tumor encontra-se no seu sítio primário, a serotonina liberada é carreada para o sistema portal e, consequentemente, para o fígado onde será metabolizada. Por outro lado, quando o tumor já se encontra no fígado, a serotonina liberada vai para as veias hepáticas e daí para a circulação sistêmica, determinando a síndrome carcinoide.

Estes tumores, por serem hipervascularizados e apresentarem crescimento lento, são tratados, de modo geral, com embolização e droga quimioterápica, como a estreptozotocina.[1,28] Para se evitarem os efeitos agudos da liberada maciça de serotonina, decorrente da necrose tumoral, pode-se utilizar antagonista da serotonina, como a p-clorfenilalanina. A somatostatina e o octeotride podem melhorar alguns sintomas, porém o uso crônico destas substâncias pode levar à formação de cálculos na vesícula biliar.[1] Outra forma de tratar estas metástases é o transplante hepático. Este método pode determinar uma sobrevida de 5 anos em 50% dos pacientes.[29,30]

OUTRAS NEOPLASIAS

Tumores do pâncreas, estômago, rim e suprarrenal, dentre outros, de modo geral, quando apresentam metástases para o fígado, já se encontram com gânglios linfáticos comprometidos e, portanto, com a doença disseminada. Nestas neoplasias, raramente, consegue-se demonstrar doença restrita ao fígado após a ressecção do tumor primário. Por isto, estas metástases são tratadas, na maioria das vezes, com quimioterapia sistêmica.

Alguns tumores, como os da suprarrenal e do rim direito, podem apresentar metástases por contiguidade e, nestes casos, a ressecção em bloco da área hepática comprometida com o órgão que originou o tumor pode, eventualmente, determinar prognóstico melhor.

REFERÊNCIAS BIBLIOGRÁFICAS

1. Tranberg KG, Bengmark S. Metastatic tumor of the liver. In: Blungart LH, Fong Y. (Eds.). *Surgery of the liver and biliary tract.* 2nd ed. New York: Longman Group limited CD-ROM, 1994. p. 16136-313.
2. Pickren JW, Tsukada Y, Lane WW. Liver metastases: analysis of autopsy data. In: Gilber HA. (Ed.). *Liver metastases.* Boston: GK Hall, 1982. p. 2-18.
3. Huang A, Hindle KS, Tsavellas G. Colorectal cancer surveillance post-surgery. *Hosp Med* 2001;62(8):490-91.
4. Blungart LH, Fong Y. Surgical options in the treatment of hepatic metastases from CRC. *Curr Probl Surg* 1995;32:333-421.
5. Fong Y, Cohen AM, Fortner JG. Liver resecction for colorecyal metastases. *J Clin Oncol* 1997;15:938-46.
6. Bengmark S, Hafstrom L. The natural history of primary and secondary malignant tumor of the liver. I. The prognosis for patients with hepatic metastases from colonic and rectal carcinoma by laparotomy. *Cancer* 1989;23:198-202.
7. Aronsen KF, Nosslin B, Pihl B. The value of gamma-glutamyltranspeptidase as a screen test for liver tumour. *Acta Chirurgica Scandinavica* 1970;136:17-22.
8. Kemeny M, Sugarbaker PH, Smith TJ. A prospective analysis of laboratory tests and imaging studies to detect hepatic lesions. *Ann Surg* 1992;195:163-67.
9. Temple DF, Parthasarathy KL, Bakshi SP et al. A comparison of isotopic and computerized tomographic scanning in the diagnosis of metastasis to the liver in patients with adenocarcinoma of the colon and rectum. *Surg Gynecol Obstetr* 1983;156:205-8.
10. Ogunbiyi OA, Dehdashti F et al. Detec-tion of recurrent and metastatic CRC: comparison of positron emission tomography and computed tomography. *Ann Surg Oncol* 1997;4:613-20.
11. Fong Y, Sun RL, Brennan MF et al. Clinical score for predicting recurrence after hepatic resection for metastatic colorectal cancer. *Ann Surg* 1999;230:309.
12. Aldrighetti L, Arru M, Caterini R et al. Right hepatic artery indwelling catheter for adjuvant chemotherapy after right hepatectomy. *Hepatogastroenterology* 2000;47(35):1264-65.
13. Kemeny N, Cohen AM et al. Hepatic arterial infusion of chemotherapy after resection of hepatic metastases from colorecal cancer. *N Engl J Med* 1999;341:2039-48.
14. Andrew JS, Dematteo RP, Fong Y et al. Blumgart, metastatic liver cancer. In: Leslie H. Blumgart YF, Jarnagin WR. (Eds.). *Atlas of clinical oncology hepatobiliary cancer.* London: BC Decker, 2001. p. 75-95.
15. Kubicka S, Manns MP. Adjuvant chemotherapy in liver malignancy for improving operability. *Chirurg* 2001;72(7):759-64.
16. Richard A, Allegra CJ, Lawrence TS. Treatment of metastatic cancer-metastatic cancer to the liver. In: Vita D. (Ed.). *Cancer: principles and practice of oncology.* 6th ed. Westmont: Lippincott Williams & Wilkins, 2001.
17. Adam R, Avisar E, Ariche A et al. Five-year survival following hepatic resection after neoadjuvant therapy for nonresectable colorectal. *Ann Surg Oncol* 2001;8(4):347-53.
18. Fortner JG. Recurrence of colorectal cancer after hepatic resection. *Am J Surg* 1988;155:387-82.
19. Cyjon A, Neuman-Levin M, Rakowsky E et al. Liver metastases from colorectal cancer: regional intra-arterial treatment following failure of systemic chemotherapy. *Br J Cancer* 2001;85(4):504-8.
20. Solbiati L, Livraghi T, Goldberg SN et al. Percutaneous radio-frequency ablation of hepatic metastases from colorectal cancer: long-term results in 117 patients. *Radiology* 2001;221(1):159-66.
21. Beppu T, Doi K, Ishiko T et al. Efficacy of local ablation therapy for liver metastasis from colorectal cancer–radiofrequency ablation and microwave coagulation therapy. *Nippon Geka Gakkai Zasshi* 2001;102(5):390-97.
22. Giovannini M, Seitz JF. Ultrasound-guided percutaneous alcohol injection of small liver metastases. Results in 40 patients. *Cancer* 1994;73(2):294-97.
23. Giorgio A, Tarantino L, Mariniello N et al. Ultrasonography-guided percutaneous ethanol injection in large an/or multiple liver metastasis. *Radiol Med* (Torino) 1998;96(3):238-42.
24. Fiorentini G, Poddie DB, Cantore M et al. Locoregional therapy for liver metastases from colorectal cancer: the possibilities of intraarterial chemotherapy, and new hepatic-directed modalities. *Hepatogastroenterology* 2001;48(38):305-12.
25. Tarazov PG. Transcatheter therapy of gastric cancer metastatic to the liver: preliminary results. *J Gastroenterol* 2000;35(12):907-11.
26. Rosenberger L, Palmer JR, Zauber AG. A hypothesis: Nonsteroidal anflammatoty grug reduce the incidence of large-bowel cancer. *J Natl Cancer Inst* 1991;83:355-58.
27. Piazza GA, Kulchak R, Krutzsc M. Antineoplastic drug sulidac sulfide and sulfone inhibit cell grow by inducing apopitosis. *Cancer Res* 1995;55:3110-16.
28. Bader TR, Semelka RC, Chiu VC et al. MRI of carcinoid tumors: spectrum of appearances in the gastrointestinal tract and liver. *J Magn Reson Imaging* 2001;14(3):261-69.
29. Olausson M, Friman S, Johanson V et al. Liver transplantation in neuroendocrine tumors prolongs symptom-free period, might also be a cure. *Lakartidningen* 1999;96(36):3783-86.
30. Lehnert T. Liver transplantation for metastatic neuroendocrine carcinoma: an analysis of 103 patients. *Transplantation* 1998;66(10):1307-12.

CAPÍTULO 31

DOENÇAS BENIGNAS DO CÓLON

Raquel Kelner Silveira

DIVERTICULITE

A doença diverticular ou diverticulose são termos empregados para definir a presença de divertículos ao longo do cólon. Divertículo é definido como uma herniação da parede de qualquer órgão oco. Os divertículos verdadeiros são formados por todas as camadas da parede da víscera oca, enquanto os falsos divertículos não possuem a camada muscular em sua estrutura, sendo chamados de pseudodivertículos. Estes são adquiridos, comumente múltiplos, podem-se localizar ao longo de todo o intestino grosso, exceto no reto, e estão associados à doença diverticular. Ao passo que o divertículo verdadeiro é geralmente congênito, único, e sua localização mais frequente é no íleo terminal.

Epidemiologia

A doença diverticular é a quinta doença mais rara do trato gastrointestinal. A diverticulite é a forma de apresentação mais comum da doença com variação de apresentação clínica da forma leve até a sepse secundária à perfuração livre. Nos EUA, são realizadas anualmente 50.000 colectomias e 300.000 internamentos para tratamento de diverticulite. Sua prevalência é maior nos países industrializados e aumenta com a idade. O fenômeno da urbanização e as modificações na dieta, que se tornou pobre em fibras e rica em proteína animal, também são fatores contribuintes para o aumento dessa doença no mundo ocidental. As diferenças de prevalência da doença em países ocidentais industrializados, quando comparados aos continentes africano e asiático, particularmente com as áreas rurais, reforçam a influência da dieta como fator ambiental importante na patogenia da diverticulose.

Fisiopatologia

É importante se diferenciar a fisiopatologia da doença diverticular da diverticulite. A hipertrofia da camada muscular da parede é o evento inicial, seguido da formação dos divertículos (herniação). A teoria mais conhecida refere que a hipertrofia é secundária ao aumento da pressão luminar necessária para propulsão das fezes. Quanto menos fibra na luz do intestino, maior a pressão necessária para a propulsão. A herniação ocorre em pontos de maior fragilidade da parede e corresponde aos locais de penetração das arteríolas na camada muscular. Em virtude da ausência de arteríolas perfurantes na porção antimesentérica da alça colônica, não há formação de divertículos nessa região. Em alguns casos, essa arteríola pode ser deslocada para o fundo do divertículo, o que pode explicar a ocorrência de hemorragia maciça em alguns portadores de doença diverticular.

O local mais frequentemente acometido por divertículos é o cólon sigmoide (50% dos portadores de diverticulose), seguido do descendente, e somente 5 a 10% dos pacientes apresentam a doença de distribuição universal. A localização mais frequente dos divertículos no sigmoide ocorre porque é o segmento do cólon com menor diâmetro e onde há um maior esforço para propulsão do conteúdo fecal.

Somente 20% dos pacientes com doença diverticular evoluem para diverticulite ao longo da vida. A provável explicação para esse comportamento ainda não está totalmente esclarecida. Anteriormente, o início do processo inflamatório era atribuído à obstrução do divertículo pela presença de um fecálito, o que explicaria os ataques agudos de diverticulite. Entretanto, mais recentemente, novas teorias surgiram, considerando o papel de um processo inflamatório crônico associado a alterações da microbiota intestinal na gênese dos sintomas da diverticulite. A teoria defende que há uma relação simbiótica entre a composição da microbiota e o seu hospedeiro. Os microrganismos da flora têm um impacto direto sobre a morfologia do intestino e estão também envolvidos com uma função imune. Essa camada de microrganismos da flora do hospedeiro sobre a mucosa exerce uma função de barreira tornando a mucosa resistente à ação dos patógenos, controlando a proliferação das células epiteliais e promovendo a homeostase imunológica. Além disso, a barreira mucosa tem uma função metabólica, atuando na fermentação de resíduos da dieta de difícil digestão, transformando-os em ácidos graxos de cadeia curta.

A colonização inicial logo após o nascimento exerce um papel fundamental na formação da flora permanente do adulto. Indivíduos com uma microbiota intestinal saudável têm evolução caracterizada pela ausência de sintomas da doença. A estabilidade dessa microbiota é influenciada por inúmeros fatores: pH, temperatura, ácidos biliares, intercâmbio da microbiota, uso de drogas, respostas imunes entre outros. A composição da microbiota individual pode variar em decorrência de infecções intestinais, antibioticoterapia, intervenções dietéticas e, mais recentemente, devemos também considerar a possibilidade de as cirurgias disabsortivas para obesidade mórbida serem responsáveis por uma modificação da microbiota intestinal desses indivíduos.

Sintomas crônicos da doença diverticular, como dor abdominal, distensão, tenesmo e flatulência, podem ser consequentes a uma inflamação leve da mucosa, semelhante à descrita na doença inflamatória intestinal crônica inespecífica, precipitada pela alteração da microbiota peridiverticular. A presença do *Bifidobacterium longum* e o *B animalis* na flora é significativamente mais frequente nos indivíduos com diverticulite do que em pacientes com câncer de cólon ou DII.

Algumas bactérias anaeróbias são capazes de induzir a reações imunológicas, cuja resposta envolve o acúmulo de colágeno nos tecidos. Sabe-se que os indivíduos com doença diverticular têm um aumento da deposição de elastina na parede do intestino. Dessa forma, pode-se inferir que esses estímulos inflamatórios levam à fragilidade da parede intestinal, favorecendo a formação dos divertículos.

Outro aspecto relevante é que o tipo de dieta influencia a microbiota. Há diferenças marcantes de microbiotas entre as populações rurais da África e a população inglesa, reforçando a já estabelecida correlação do tipo de dieta com a doença diverticular.

Diagnóstico

Nesse capítulo, a ênfase será dada à diverticulite. A doença diverticular tem diferentes formas de apresentação clínica:

- *Diverticulose:* indivíduos são assintomáticos, sendo o diagnóstico um achado durante colonoscopia.
- *Diverticulite:* geralmente localizada e restrita ao sigmoide. Pode cursar com inflamação sem complicações, cujo quadro clínico mais comum é a dor localizada em quadrante inferior esquerdo associado ou não à massa dolorosa palpável nessa localização, correspondendo ao sigmoide inflamado (fleimão). Pode ou não vir acompanhada de febre ou vômitos. A diverticulite aguda complicada pode apresentar os sintomas descritos anteriormente, associados às complicações (fístulas, estenose, abscessos, peritonite e sepse).
- *Sangramento diverticular:* manifestação clínica com sangramento digestivo baixo (melena ou enterorragia). Evento presente entre 4 a 17% dos portadores de diverticulose. Na maioria dos casos, o sangramento cessa espontaneamente, entretanto, 10 a 20% dos pacientes podem cursar com sangramento contínuo com indicação de algum tipo de intervenção (embolização arterial, tratamento endoscópico ou cirurgia). O risco de ressangramento é de 25% após o primeiro episódio e aumenta, à medida que o paciente apresenta hemorragias de repetição. Muitas vezes, há dificuldade de se distinguir o diagnóstico diferencial da hemorragia digestiva, já que é frequente a associação à angiodisplasia de cólon. Portanto, a incidência do sangramento diverticular é difícil de ser dimensionada.

A avaliação inicial do paciente com diverticulite deve incluir:

- *História clínica:* dirigida.
- *Exame físico:* exames geral e abdominal.
- *Exames laboratoriais de rotina:* leucograma, sumário com sedimentoscopia.

A história clínica deve incluir um interrogatório dirigido para os fatores de risco (principalmente, idade e história prévia de diverticulite), além de atenção especial às comorbidades que pioram a evolução e o prognóstico da doença, como imunodeprimidos e os transplantados. A combinação de dor localizada em quadrante inferior esquerdo acompanhada ou não de irritação peritoneal associada à leucocitose com desvio à esquerda é fortemente sugestiva do diagnóstico de diverticulite aguda. Sintomas urinários ou um sumário alterado pode significar inflamação (fleimão) em cima da bexiga ou o diagnóstico diferencial de pielonefrite e litíase renal. Presença de fecalúria, pneumatúria e piúria sugere a presença de fístula.

Diagnóstico Diferencial

Os diagnósticos diferenciais mais importantes são:

- Pielonefrite.
- Litíase renal.
- Câncer de cólon.
- Síndrome do intestino irritável.
- Doença pélvica inflamatória.
- Colite isquêmica.

Estadiamento e Complementação Diagnóstica

Tomografia computadorizada é o exame mais apropriado para a avaliação inicial do paciente com suspeita de diverticulite aguda. É a ferramenta adequada para o diagnóstico e o estadiamento da diverticulite aguda (critérios de Hinchey), fornecendo informações a respeito da gravidade e orientando o planejamento terapêutico (Quadro 31-1). Tem sensibilidade de 98 a 99% para o diagnóstico, utilizando-se contrastes venoso e luminal, e os achados comuns são: espessamento de alça de sigmoide, borramento da gordura pericólica, fleimão, gás extraluminal, abs-

Quadro 31-1 — Critérios de Hinchey

Estágio	Grau de perfuração	Mortalidade (%)
I	Abscesso pericólico confinado	< 5%
II	Grande abscesso que se estende para a pelve	< 5%
III	Ruptura de abscesso pélvico ou pericólico com peritonite generalizada	13%
IV	Peritonite fecal por perfuração livre	43%

cessos, fístulas e estenoses. A TC também é importante para controle do tratamento clínico e para avaliação de suspeita de malignidade, fornecendo informações de estadiamento locorregional e metástases hepáticas. Radiologia convencional fornece poucas informações. Geralmente, os achados só serão significativos em fases avançadas da doença.

Dica: pacientes imunodeprimidos podem não apresentar sinais radiológicos típicos.

A USG pode ser uma alternativa para os pacientes com alergia a contraste iodado, gestantes e portadores de lesão renal aguda. Entretanto, tem limitações em obesos, é mais operador-dependente, tem limitações para outros diagnósticos diferenciais e pode ser difícil de realizar em indivíduos com muita dor abdominal. A RM pode ser uma boa alternativa no futuro com o progresso tecnológico, evitando radiação nos pacientes. Mas, ainda é cara e demanda mais tempo de exame. Tem uma boa sensibilidade (92 a 94%).

Colonoscopia deve ser realizada após a resolução do quadro agudo. É importante para fazer diagnóstico diferencial com câncer colorretal, colite isquêmica e doença inflamatória intestinal. Todo paciente com história de diverticulite deve ser submetido à colonoscopia em 6 a 8 semanas após a resolução do quadro agudo, caso não tenha colonoscopia prévia recente. Enema opaco somente utilizado após a fase aguda, quando há necessidade de avaliação da doença diverticular universal. Entretanto, é cada vez menos indicado.

Tratamento

Tratamento Clínico da Diverticulite Aguda

Tratamento clínico da diverticulite não complicada pode ser feito ambulatorialmente com dieta oral branda, hidratação e antibioticoterapia oral com cobertura para bactérias Gram-negativas e anaeróbias.

O tratamento clínico da diverticulite aguda com o paciente internado e antibioticoterapia venosa deve estar indicado nos pacientes com TC com evidências de abscessos, perfuração bloqueada, estenose ou aqueles pacientes com comorbidades, pouca estrutura na residência. O tratamento é bem-sucedido em 91% dos casos.

Drenagem Percutânea Guiada por Tomografia Computadorizada

A formação de abscessos ocorre em 15 a 20% dos casos de diverticulite aguda. A drenagem percutânea evita consideravelmente a abordagem cirúrgica de urgência. A literatura sugere que abscessos menores do que 4 cm em pacientes clinicamente estáveis devem ser tratados apenas com antibioticoterapia. Entretanto, aqueles pacientes que não evoluírem de forma satisfatória, após terapia inicial com antibiótico, devem ser drenados. Os abscessos maiores que 5 cm devem ser drenados por via percutânea com colocação de dreno tipo *pigtail*. Quando não houver janela radiológica satisfatória para drenagem percutânea desses abscessos, os mesmos poderão ser drenados por via laparoscópica com colocação de dreno e evitando-se uma laparotomia.

Avaliação após a Resolução Clínica do Quadro Agudo de Diverticulite

1. A colectomia eletiva deve ser considerada, mas não obrigatoriamente indicada, em pacientes com quadro de diverticulite aguda complicada.
   - As indicações clássicas são: perfuração livre, resultando em peritonite purulenta (Hinchey III), peritonite fecal (Hinchey IV).
   - A presença de fleimão ou de gás livre NÃO DEVEM ser motivo para indicação cirúrgica. Devem ser considerados alguns critérios para indicação ou não de cirurgia: evolução clínica do paciente diante do tratamento clínico, exame físico, perfil do paciente (imunodeprimidos, por exemplo). A indicação de cirurgia em paciente com abscesso mesocólico ou pélvico maior do que 5 cm pode ser postergada ou mesmo evitada naqueles indivíduos que respondem bem ao antibiótico com ou sem drenagem percutânea e cursam sem sintomas no acompanhamento.
   - A cirurgia eletiva está indicada naqueles pacientes com estenoses, fístulas para alívio dos sintomas e para diagnóstico diferencial no caso das estenoses.
2. A colectomia eletiva de rotina não está mais indicada nos indivíduos com menos de 50 anos.
   - A diverticulite aguda em indivíduos jovens vinha sendo associada a um pior prognóstico, mesmo após um único episódio. Por esse motivo existia uma indicação clássica de colectomia nesses pacientes. Contudo, a literatura vem desconstruindo esse paradigma e mostrando que as taxas de complicações e hospitalizações são semelhantes nos grupos de pacientes mais jovens e mais velhos (> 50 anos). Dessa forma, a indicação para esses pacientes segue o mesmo protocolo apresentado anteriormente.

Indicações para Colectomia de Urgência

1. A cirurgia de urgência está indicada naqueles pacientes com peritonite difusa e naqueles com evolução desfavorável apesar do tratamento clínico adequado.

2. A decisão de restaurar o trânsito intestinal na urgência deve depender de fatores relacionados com o paciente, a experiência do cirurgião e de fatores intraoperatórios.
    - As opções após a ressecção na urgência são: reconstrução com anastomose primária com ou sem estomia de proteção e, realização de colostomia terminal e fechamento do coto retal (cirurgia de Hartmann). Na literatura, os trabalhos publicados comparando as taxas de complicações após diferentes opções de reconstruções são retrospectivos com bias de seleção e conclusões indefinidas a respeito da melhor conduta. A metanálise recente, comparando-se reconstrução primária e cirurgia de Hartmann em pacientes Hinchey II, não demonstrou diferenças de mortalidade. Nos pacientes Hinchey III e IV, um estudo com amostra ainda pequena, porém controlado e randomizado, compara pacientes submetidos à cirurgia de Hartmann e posterior reversão com pacientes submetidos à ressecção e anastomose primária com ou sem estomia de proteção e posterior fechamento dessa estomia. Este estudo foi interrompido por demonstrar que as complicações nos pacientes submetidos à reversão da cirurgia de Hartmann eram significativamente maiores do que no grupo de fechamento das estomias. Outro aspecto relevante demonstrado no estudo foi que os pacientes de cirurgias de Hartmann tinham uma chance significativamente maior de não serem submetidos à cirurgia para reversão. Portanto, a anastomose primária com estomia de proteção deve ser preferencial, sempre que possível, para pacientes Hinchey III e IV.
3. A lavagem peritoneal por laparoscopia sem ressecção não deve ser alternativa para os pacientes com peritonite purulenta ou fecal.
    - A lavagem utilizando-se a laparoscopia vem surgindo como alternativa para redução de morbidade nesses pacientes. Entretanto, nos pacientes com peritonite purulenta ou fecal, a permanência do foco séptico é o ponto crítico dessa modalidade de tratamento, devendo ficar restrita aos casos de pacientes Hinchey I ou II que não responderam ao tratamento ou sem janela radiológica para drenagem percutânea.

Considerações Técnicas

1. A extensão da ressecção deve incluir todo o cólon sigmoide com a margem distal no nível do reto proximal.
    - A extensão da ressecção deve ser guiada pela anatomia e pela presença de tecido saudável (não inflamado). A margem distal deve obrigatoriamente se estender até o reto proximal, a fim de se evitar recidiva da diverticulite. A remoção de divertículos saudáveis não é necessária, entretanto, é prudente não englobar nenhum divertículo na linha de anastomose.
2. O acesso laparoscópico é preferencial desde que o cirurgião tenha experiência.
    - O acesso laparoscópico é comprovadamente melhor: menor perda sanguínea, menor tempo de íleo paralítico, menor tempo de hospitalização e menos dor. A segurança do procedimento está intimamente relacionada com a experiência e *expertise* do cirurgião.
3. O teste do borracheiro deve ser realizado rotineiramente.
    - O uso rotineiro do teste do borracheiro reduz a taxa de vazamento pós-operatório. Portanto, deve ser realizado de rotina.
4. A utilização de *stents* ureterais não está indicada de rotina.
    - A lesão de ureter durante colectomias por diverticulite é menor do que 1% e não justifica o uso rotineiro de *stents*.
5. Preparo mecânico do cólon por via oral (lavagem total de cólon).
    - O preparo de cólon não influencia a taxa de complicações infecciosas no pós-operatório. Entretanto, ainda há necessidade de mais estudos considerando a colectomia por laparoscopia.
    - Alguns estudos apontam que o uso de antibióticos orais sem absorção intestinal administrado antes da cirurgia eletiva reduz as taxas de infecção do sítio cirúrgico.

DOENÇA INFLAMATÓRIA INTESTINAL

Doença inflamatória crônica intestinal idiopática (DII) é um termo utilizado para designar um grupo de doenças que inclui: doença de Crohn, retocolite ulcerativa e a colite indeterminada. Cada doença tem características próprias e evolução diferenciada, entretanto, tem como característica comum uma hiper-reatividade da resposta imune com localização predominante no tubo digestório, e é tratada com terapias anti-inflamatórias e imunossupressão.

Epidemiologia

A incidência da DII varia de acordo com a localização geográfica. Incidências mais elevadas são encontradas nos países desenvolvidos da Escandinávia, norte da Europa e na América do Norte. Embora ainda baixa, tem-se observado um aumento da incidência da DII nos países em desenvolvimento, à medida que esses se tornam mais industrializados, como o caso de alguns países da África, Ásia e América do Sul, lugares tradicionalmente com baixa frequência da doença. A DII afeta mais comumente indivíduos jovens. Entretanto, na retocolite ulcerativa a distribuição pode apresentar uma característica bimodal com um pico entre a 2ª e 3ª décadas de vida e um segundo pico a partir da 5ª década de vida.

Etiologia

A etiologia da DII é multifatorial. Inúmeros fatores estão implicados na etiologia da DII, como fatores genéticos (algumas etnias são mais acometidas, como os judeus Askenazi), ambientais (exposição ao tabaco, AINH, anticoncepcionais) e fatores de desregulação da imunidade no tubo digestório que podem ser consequência de infecções prévias (*Listeria, Micobacterium paratuberculosis, Bacillus, E. coli*, entre outros).

Fisiopatologia

A doença inflamatória intestinal (DII) tem um curso crônico, recidivante, caracterizado por um processo inflamatório da mucosa intestinal comum em ambas as doenças, consequência de uma resposta anormal do sistema imunológico à flora intestinal. Em condições normais, a luz intestinal tem uma flora (microbioma) não patogênica responsável pela manutenção da homeostase luminal com funções imunológicas e metabólicas já discutidas no capítulo de diverticulite. Essa homeostase está prejudicada na DII. Ocorre uma hiper-reatividade imunológica contra a própria floral comensal precipitada por fatores ambientais e genéticos. Fatores ambientais, como infecções por *Cytomegalovirus*, colite pseudomembranosa por *Clostridium difícile*, utilização de anti-inflamatórios não esteroides, podem precipitar uma colite com evolução para DII. O tabagismo é um fator ambiental com efeitos diferentes nas DIIs. Na doença de Crohn tem efeito que dobra o risco, enquanto na retoclolite ulcerativa tem um efeito protetor, se comparado a indivíduos que nunca fumaram. O componente genético também existe. A DII também é mais frequente entre os judeus Askenazi, contudo, é mais evidente na doença de Crohn, na qual a taxa de concordância entre gêmeos monozigóticos chega a 60%. Na retocolite ulcerativa essa concordância cai para 18%. Essa informação confirma a grande importância do fator ambiental como contribuinte para o aparecimento da doença. Vários genes localizados no cromossoma 16, denominado IBD (*Inflammatory Bowel Disease*), foram identificados, como o CARD15/NOD2 e o IL23R. Essas mutações não são determinantes da doença, mas conferem o risco para Crohn.

Mecanismos moleculares e imunológicos ainda precisam de maior esclarecimento na gênese da DII. A descoberta dos genes anteriores indicam que a DII é uma resposta imunológica precipitada por bactérias e perpetuada pela ação das citocinas inflamatórias. A partir de modelos experimentais em animais, foi possível determinar que subtipos de células T (Th1, Th2 e Th17) têm participação importante na cascata inflamatória. Uma atividade celular regulatória insuficiente associada a uma produção de citocinas resulta em processo inflamatório permanente, caracterizando a cronicidade e o caráter recorrente da DII.

Diagnóstico Clínico

Retocolite Ulcerativa Inespecífica (RCUI)

A RCUI tem como característica clínica uma inflamação crônica, não infecciosa, limitada ao reto e cólon, e que do ponto de vista patológico é restrita à mucosa e submucosa. A evolução clínica apresenta períodos de atividade entremeados por períodos de remissão dos sintomas. O reto está acometido na quase totalidade dos casos, partindo desse ponto o processo inflamatório contínuo ao longo do cólon. O quadro clínico pode variar desde uma leve diarreia associada ou não a muco e sangue até sinais crônicos de desnutrição ou ao quadro grave de megacolon tóxico caracterizado por uma dilatação intestinal não mecânica associada à toxemia. Os sintomas mais comuns são: sangramento retal, diarreia, tenesmo, dor abdominal, perda de peso, anemia. A intensidade do quadro clínico vai variar de acordo com a extensão da doença que pode ser dividida em: proctite (restrita ao reto), proctossigmoidite, colite esquerda e pancolite. Pancolite ocorre quando a inflamação ultrapassa a flexura esplênica. A pancolite é encontrada em 15% dos adultos com RCUI.

A RCUI também apresenta sintomas extraintestinais característicos, como as manifestações dermatológicas: pioderma gangrenoso e eritema nodoso; manifestações oculares: irite e uveíte; e manifestações articulares: dor articular e artrites. A colangite esclerosante primária também é encontrada em portadores de RCUI.

Outro aspecto clínico importante a ser enfatizado é o risco aumentado para câncer colorretal nos pacientes portadores de RCUI. O processo inflamatório crônico sobre a mucosa e submucosa promove o aumento das reações oxidativas intracelulares e altera a regulação da proliferação celular, levando a crescimentos aberrantes. A associação da displasia nos pacientes portadores de processos inflamatórios crônicos já está bem estabelecida. Na doença inflamatória crônica, 90% dos cânceres são originários da transição celular, portanto, é fundamental a vigilância das áreas de displasias nesses indivíduos. A proctite isolada não aumenta o risco de câncer. Contudo, a idade do diagnóstico e a extensão da doença estão associadas ao risco aumentado para neoplasia.

Doença de Crohn

A doença de Crohn também é decorrente de um processo inflamatório crônico na ausência de infecção e, assim como a RCUI, tem um quadro crônico caracterizado por períodos de remissão e de atividade da doença. Entretanto, algumas diferenças podem ser observadas: a doença pode acometer da boca ao ânus. Os três locais mais comumente afetados são o intestino delgado isoladamente, o cólon isoladamente e o acometimento associado do intestino delgado e do cólon. O íleo terminal é a localização do delgado mais frequentemente acometida e encontrada em 2/3 dos pacientes com Crohn. Em alguns pacientes, a doença pode afetar a região perianal, causando lesões fistulizantes complexas. O duodeno, estômago e a boca são raramente acometidos. A doença de Crohn, diferente da RCUI, pode atingir todas as camadas da parede das vísceras ocas, causando lesões mais profundas, úlceras aftoides e apresenta lesões tipicamente salteadas com áreas sadias intercaladas com áreas de processo inflamatório intenso (Quadro 31-2).

Dependendo da área afetada, a doença apresenta quadro clínico diferente. O quadro clínico da doença de Crohn é mais heterogêneo do que a RCUI. Sintomatologia mais comum inclui diarreia por mais de 6 semanas, dor abdominal e perda de peso. Podem estar presentes sintomas sistêmicos, como febre, astenia e anorexia. Na faixa pediátrica, o retardo de crescimento e anemia devem levantar suspeita diagnóstica.

▸ Diagnóstico das DIIs

O diagnóstico deve ser com base em uma combinação de informações da história clínica, características endoscópicas e de imagem já citadas, e a confirmação histológica com biópsia colônica e de intestino delgado. Na doença de Crohn, o achado histológico clássico é o granuloma não caseoso composto por células epitelioides, macrófagos, linfócitos e células gigantes multinucleares.

Os testes laboratoriais podem ser usados para avaliar a atividade da doença e incluem hemograma, ureia, creatinina, ionograma, proteína C reativa, VSH, ferro e enzimas hepáticas. É necessária a exclusão de infecção por *Clostridium difficile* e de parasitoses, como a amebíase. Alguns marcadores inflamatórios, como a calprotectina e proteína derivada do neutrófilo, ainda não têm o uso na rotina clínica, embora citados pela literatura como promissores. O marcador sorológico pANCA (anticorpo citoplasmático antineutrófilo perinuclear) está presente em 50 a 60% dos portadores de RCUI, contudo, sua sensibilidade em diferenciar a RCUI de Crohn ainda não justifica sua indicação como exame primordial para o diagnóstico. Outros anticorpos com o ASCA, Ompc, antiflagelina, ALCA, ACCA, cBir são mais frequentemente relacionados com doença de Crohn.

A genotipagem ainda não tem aplicação na rotina clínica, mas também pode auxiliar no diagnóstico, sobretudo, na identificação de alguns pacientes mais resistentes a determinados esquemas terapêuticos, tornando o tratamento cada vez mais individualizado. Genes, como receptor da interleucina-23 (IL23R), DLG5 e MDR, têm sido relacionados com a doença de Crohn.

Os exames de imagem que fazem parte da investigação diagnóstica na RCUI são a colonoscopia com biópsia e a radiografia com duplo contraste (enema opaco). Na doença de Crohn, além dos citados anteriormente, devem ser incluídas a endoscopia digestiva alta, CT enterografia e a RM, essas últimas capazes de detectar alterações transmurais características da doença de Crohn. A USG e a RM podem também ser úteis para detecção de abscessos e de fístulas entéricas. A colonoscopia virtual está indicada naqueles pacientes com estenose no cólon para acesso de possíveis lesões proximais à estenose. Já a utilização da cápsula endoscópica fica reservada para casos de dúvida diagnóstica de doença de Crohn, somente quando a ileocolonoscopia e os exames radiológicos forem normais, a fim de se evitar o risco de obstrução em pacientes com estenoses. A enteroscopia com duplo balão pode ser utilizada em casos de necessidade de biópsia em delgado sem acesso por EDA e colonoscopia e para o acesso em áreas de estenose com indicação de dilatação por balão endoscópico.

Diagnóstico Diferencial

O diagnóstico diferencial incluem: colite isquêmica, síndrome do intestino irritável e enterocolites infecciosas.

▸ Tratamento

Em razão de a fisiopatologia das DIIs, já discutido anteriormente nesse capítulo, envolver uma hiper-reatividade da resposta imunológica no nível intestinal, a utilização de drogas imunossupressoras e a terapia anti-inflamatória são os pilares do tratamento dessas doenças. Os biológicos fazem parte do grupo mais recentemente introduzido no arsenal para o combate das DIIs com o objetivo de atuar em aspectos mais específicos dessa desregulação imunológica intestinal encontrada nesses indivíduos.

Quadro 31-2 Características clínicas da RCUI X Crohn

Características	RCUI	Crohn
Área afetada	Reto e cólon	Da boca ao ânus
Distribuição	Contínua	Lesões salteadas
Características microscópicas	Acometimento da mucosa e submucosa, abscessos de criptas, úlceras superficiais	Granulomas transmurais, úlceras aftoides
Características macroscópicas	Mucosa friável, pseudopólipos, perda das haustrações (cronicidade)	*Cobblestoning*, fístulas e fissuras
Sintomas	Sangramento retal, diarreia geralmente com sangue, dor abdominal, perda de peso	Dor abdominal, febre, fístulas, diarreia, perda de peso

O tratamento das DIIs deve ser individualizado e envolve muitos fatores, como aspectos de comportamento clínico (fenótipo), alterações endoscópicas e histológicas (índice da atividade da doença), farmacogenética, interações de drogas, aderência ao tratamento, efeitos colaterais das drogas, taquifilaxia, reações adversas, entre outros.

O objetivo principal do tratamento das DIIs é a redução ou eliminação dos sintomas de diarreia, anemia, deficiência nutricional, fadiga, diminuição das hospitalizações, redução da inflamação intestinal, manifestações extraintestinais, complicações, infecções oportunistas, vigilância para displasias e, sobretudo, melhora da qualidade de vida desses pacientes. O tratamento também retarda ou mesmo evita a indicação de cirurgias.

O tratamento pode ser dividido basicamente em dois grandes grupos: agentes para indução de remissão e os agentes para manutenção de remissão. Dependendo da complexidade da doença, pode haver superposição dessas drogas até que se atinja o ajuste fino para manutenção.

Tratamento Clínico da RCUI

Serão abordados os esquemas preconizados pelo consenso Europeu, 2012, levando em consideração a extensão da doença e o padrão de comportamento clínico que diz respeito à frequência de recaídas, padrão de respostas aos tratamentos prévios, curso clínico da doença, perfil prévio de efeitos colaterais aos medicamentos e a presença ou não de manifestações intestinais. Outros fatores importantes que devem ser levados em conta são a idade de início e duração da doença.

Na prática clínica, a fim de planejar a terapia, é fundamental identificar a gravidade dos pacientes e separá-los naqueles com indicação de tratamento hospitalar daqueles de tratamento ambulatorial. Existem vários escores para medir a atividade da RCUI, mas um dos mais validados e utilizados na prática clínica é o escore de Truelove e Witts que está indicado para avaliar a severidade da RCUI: qualquer paciente com seis ou mais evacuações com sangue por dia; taquicardia maior que 90 bpm; temperatura maior ou igual a 37,8°C; anemia (Hb menor ou igual a 10,5 g/dL) ou VSH elevado (maior que 30 mm/h) tem uma colite grave.

Antes de iniciar o tratamento para RCUI deve ser realizado sempre que possível: sigmoidoscopia para confirmar a atividade da doença e excluir outras causas que podem mimetizar atividade da doença, como colite por citomegalovírus, doença hemorroidária, síndrome do intestino irritável. Todos os pacientes de RCUI com atividade da doença devem ser testados para infecção por *Clostridium difficile* e exclusão de parasitoses, como a amebíase.

O Quadro 31-3 descreve os principais esquemas terapêuticos de acordo com a distribuição e atividade da doença.

Esquema de tratamento para colite grave:

1. Tratamento deve ser multidisciplinar, inclusive é essencial o acompanhamento do cirurgião.
2. Todos os pacientes devem ser hospitalizados.
3. Exclusão de infecção entérica (CMV e *Clostridium difficile*).
4. Reposição hidreletrolítica.
5. Correção rigorosa do potássio e magnésio para evitar o megacolon tóxico.
6. Profilaxia para TVP com heparina de baixo peso molecular.
7. Suporte nutricional, preferencialmente nutrição enteral.

Quadro 31-3 Tratamento clínico da RCUI

Distribuição da doença	Esquema inicial	Esquema alternativo	Esquema para doença refratária
Proctite ativa	Supositório de mesalazina Dose: 1 g/dia	Enema de mesalazina ou combinação de terapia tópica com mesalazina oral	Imunossupressor e/ou biológicos
Colite esquerda leve a moderada	Enema de mesalazina (1 g/dia) em combinação com mesalazina oral (> 2 g/dia)	Corticosteroides sistêmicos, se não responder ao esquema anterior	Hospitalização para tratamento sistêmico em caso de colite esquerda grave
Colite extensa de leve a moderada	Mesalazina oral ou combinada com mesalazina tópica	Corticosteroides sistêmicos, se não responder ao esquema anterior	Hospitalização para tratamento sistêmico em caso de colite extensa grave (Critérios de Truelove e Witts)
Colite grave	Metilprednisolona 60 mg/24 horas IV ou hidrocortisona 100 mg de 6/6 horas IV	Sem resposta ao esquema anterior até o dia 3, iniciar ciclosporina ou infliximab ou tacrolimus	Colectomia total deve ser considerada já na refratariedade da corticoterapia. O esquema alternativo deve ser realizado somente em centros especializados

8. Suspensão de anticolinérgicos, antidiarreicos e anti-inflamatórios para prevenção de dilatação colônica.
9. Antibioticoterapia deve ser considerada, apenas se houver suspeita de infecção.
10. Transfusão sanguínea, se Hb < 10 g/dL.

Atenção especial aos sinais de megacólon tóxico definido como uma dilatação não mecânica do cólon (> 5,5 cm) associada a um quadro séptico grave, complicação com mortalidade alta da RCUI. Os fatores de risco para essa condição são: hipocalemia, hipomagnesemia, antidiarreicos e preparo de cólon. Outras complicações graves da RCUI são perfuração, hemorragia e tromboembolia, particularmente do seio cavernoso. A perfuração é uma complicação com mortalidade maior que 50%.

Os probióticos também têm sido usados com terapia adjuvante para manutenção da remissão na RCUI leve a moderada com resultados satisfatórios.

Tratamento Cirúrgico para RCUI

Cerca de 25% dos pacientes portadores de RCUI têm indicação de tratamento cirúrgico. A maioria é submetida à cirurgia eletiva. As indicações de urgência podem acontecer na refratariedade ao tratamento das colites graves, como discutido anteriormente, e para o tratamento das complicações (Quadro 31-4).

As principais indicações cirúrgicas:

1. Pacientes com sinais evidentes de megacólon tóxico, sem resposta ao tratamento clínico instituído (após período de 48 a 96 horas) e risco de perfuração devem ser submetidos à cirurgia de urgência.
2. Intratabilidade clínica (em pediatria, retardo de crescimento pode ser considerado motivo para indicação cirúrgica).
3. Pacientes com carcinoma, lesão associada à displasia não adenoma like (DALM), displasia de alto grau e displasia de baixo grau associada à estenose. Alguns autores já indicam cirurgia para displasia de baixo grau sem a presença da estenose, entretanto, ainda há controvérsia da literatura.
4. Pacientes com doença de longa duração que desenvolvem estenose.

A proctocolectomia total com anastomose ileoanal com bolsa em J deve ser acompanhada de ileostomia de proteção, embora possa ser dispensada em serviços com grande volume com esse tipo de cirurgia. É importante que se faça uma vigilância endoscópica da bolsa ileal para detecção de áreas de displasia.

Tratamento Clínico da Doença de Crohn

Na doença de Crohn, para o planejamento terapêutico, devem ser considerados a atividade da doença, a localização (ileal, ileocolônica, colônica, perianal, outras), o comportamento clínico da doença (inflamatório, fistulizante, estenosante) e a evolução clínica do paciente (curso clínico, resposta prévia aos medicamentos, efeitos colaterais, manifestações extraintestinais). É importante excluir outras causas que podem piorar o quadro clínico do paciente, mas que não estão necessariamente relacionadas com a atividade inflamatória da doença, por exemplo: supercrescimento bacteriano, má absorção de sais biliares, litíase biliar e infecções. A PCR ou VSH podem ser utilizadas na rotina para avaliação da atividade inflamatória antes de iniciar a medicação. As drogas mais utilizadas na prática clínica estão incluídas no Quadro 31-5 preconizado pelo segundo consenso europeu para o tratamento da doença de Crohn, em 2009. Contudo, há uma tendência progressiva, que as medicações devem ser prescritas considerando-se as particularidades de cada paciente, inclusive o perfil farmacogenético.

O tratamento da doença de Crohn deve preferencialmente seguir a ordem de escalonamento de drogas do quadro acima, classicamente partindo-se do mais simples ao mais complexo (abordagem *step up*), de acordo com a resposta do paciente. Entretanto, é possível se utilizar a chamada abordagem *top down*, em um estágio inicial, naqueles pacientes mais graves a depender da experiência do especialista e das particularidades de cada paciente.

O uso de antibióticos na doença de Crohn deve ser feito somente mediante a presença de complicações sépticas, supercrescimento bacteriano e na doença de Crohn perianal.

A doença de Crohn perianal tem tratamento específico. O Crohn perianal ocorre em 30 a 80% dos pacientes, e o seu tratamento pode ser um desafio. O tratamento inicial da fístula perianal no Crohn é clínico. A cirurgia fica restrita ao controle da sepse ou como adjuvante ao tratamento medicamentoso. Nesses casos, a antibioticoterapia é efetiva, e podem ser usados o metronidazol e as fluorquinolonas, havendo melhora dos sintomas em 90% dos indivíduos. O infliximab, agente biológico, anticorpo monoclonal anti-TNF, tem sido aplicado no tratamento do Crohn perianal com resultados satisfatórios em

Quadro 31-4 Opções cirúrgicas

Tipo de cirurgia	Situação
Colectomia total ou subtotal e ileostomia	Urgência
Proctocolectomia total e ileostomia terminal	Eletiva (pacientes com impossibilidade de realização da bolsa, problema de incontinência anal, doenças perianais, câncer de reto baixo e outras comorbidades)
Proctocolectomia total com anastomose ileoanal com bolsa associado à mucosectomia ou utilizando grampeamento	Eletiva (Primeira linha). O tipo de bolsa a ser utilizado é com base na experiência da cirurgia. A mais comumente utilizada é a J

Quadro 31-5 — Tratamento clínico da doença de Crohn

Localização da doença	Grau de atividade	Esquema terapêutico
Ileocecal	Leve a moderada	Budesonida 9 mg é o tratamento preferido. O benefício de mesalazina é limitado. Antibioticoterapia não está indicada
Ileocecal	Moderada	Budesonida 9 mg ou corticosteroides sistêmicos. Antibioticoterapia só está indicada em caso de suspeita de complicações sépticas
Ileocecal	Grave	Corticosteroides sistêmicos. Pacientes refratários, adicionar azatriopina/mercaptopurina. Se intolerante aos últimos, considerar metotrexato. Infliximab deve ser considerado em pacientes intolerantes ao esquema acima com cautela, e a cirurgia também pode ser uma alternativa
Colônica	Leve	Sulfassalazina ou corticosteroides sistêmicos. Pacientes refratários, adicionar azatriopina/mercaptopurina. Se intolerante aos últimos, considerar metotrexato. Infliximab deve ser considerado em pacientes intolerantes ao esquema acima, e a cirurgia também pode ser uma alternativa. Tratamento tópico pode ser feito em doença distal
Doença extensa em delgado	Moderada a grave	Corticosteroides sistêmicos. Pacientes refratários, adicionar azatriopina/mercaptopurina. Se intolerante aos últimos, considerar metotrexato. Infliximab deve ser considerado em pacientes intolerantes ao esquema acima, e a cirurgia também pode ser uma alternativa. Considerar suporte nutricional para esses pacientes
Doença esofágica e gastroduodenal	–	Inibidor de bomba de prótons associado, se necessário, a corticoesteroides sistêmicos. Pacientes refratários, adicionar azatriopina/mercaptopurina. Se intolerante aos últimos, considerar metotrexato. Infliximab deve ser considerado em pacientes intolerantes ao esquema acima. Considerar dilatação ou cirurgia para tratar sintomas obstrutivos

46% dos casos. A opção pelo tratamento cirúrgico deve ser discutida com cautela, visto que pode ser necessária uma proctectomia com estoma definitivo. Fístulas assintomáticas não têm indicação de tratamento cirúrgico.

Tratamento Cirúrgico da Doença de Crohn

O tratamento cirúrgico da doença de Crohn está indicado nas complicações da doença estenosante que causa obstrução intestinal, fistulizante que leva a infecções localizadas, sistêmicas e à perfuração, complicações inflamatórias e hemorrágicas, na ausência de resposta ao tratamento clínico e por conta das neoplasias (Quadro 31-6).

As principais indicações cirúrgicas:

1. Pacientes com falha de tratamento clínico: a cirurgia está indicada nos pacientes que persistem com sintomas, apesar de todo o arsenal terapêutico empregado ou aqueles que apresentem efeitos colaterais graves.

2. Pacientes com sinais de perfuração livre para cavidade abdominal: a ressecção do segmento perfurado associado ou não a estoma é preferível à sutura simples. Essa última está relacionada com morbidade alta.

3. Pacientes com abscessos grandes entre alças ou retroperitoneais que já foram tratados com antibioticoterapia e/ou

Quadro 31-6 — Opções cirúrgicas da doença de Crohn

Localização da doença	Procedimentos indicados
Estômago, duodeno	*Bypass* ou plastia de estenose. Dilatação com balão por endoscopia
Jejuno, íleo, ileocecal sem síndrome do intestino curto	Ressecção intestinal de área afetada. Dilatação com balão por enteroscopia de duplo balão
Jejuno, íleo, ileocecal com síndrome do intestino curto	Plastias de estenoses. Dilatação com balão por enteroscopia de duplo balão
Cólon	Ressecção colônica segmentar, subtotal ou total, com ou sem estomias
Perianal com fístula simples e baixa	Fistulotomia
Perianal com fístula complexa	Podem ser paliadas com seton e associar tratamento clínico com infliximab. Podem ser tratadas com avanço de retalho mucoso, se a mucosa retal for macroscopicamente normal. Podem precisar de protectomia com estoma definitivo, quando houver sintomalogia de difícil controle

drenagem percutânea sem sucesso devem ser submetidos à drenagem cirúrgica com ou sem ressecção.

4. Pacientes com fístulas entéricas (internas), associados a sintomas de infecção localizada ou sistêmica que persistem apesar do tratamento clínico instituído, devem ser submetidos a tratamento cirúrgico. Atenção: pacientes assintomáticos com fístulas internas não devem ser tratados com cirurgia.
5. Pacientes com estenoses sintomáticas (quadro de semi-oclusão) e não são passíveis de tratamento clínico ou por dilatação endoscópica devem ser submetidos à plastia da estenose ou ressecção cirúrgica. Atenção: estenoses assintomáticas em intestino delgado não devem ser tratadas com cirurgia.
6. Pacientes com estenose de cólon em que não é possível a vigilância com biópsia ou citologia com escova devem ser submetidos à cirurgia. Cerca de 7% das estenoses colônicas na doença de Crohn podem ser malignas.
7. Pacientes com colite aguda grave com risco de perfuração iminente.
8. Pacientes com colite aguda grave que não respondem ao tratamento clínico em 48 a 96 horas após início do mesmo.
9. Pacientes com hemorragia grave que não responderam ao tratamento endoscópico ou da radiologia intervencionista devem ser submetidos a tratamento cirúrgico.
10. Pacientes com doença ileocecal ou colônica têm risco aumentado de câncer e devem ser seguidos por colonoscopia com biópsia. Pacientes com displasia de alto grau, carcinoma, DALM ou displasia de baixo grau em reto e cólon devem ser submetidos a tratamento cirúrgico.
11. Pacientes na fase pré-púbere com retardo de crescimento devem ter o tratamento cirúrgico como opção.
12. Pacientes com manifestações extraintestinais sem resposta ao tratamento clínico, a cirurgia pode ser uma alternativa.

BIBLIOGRAFIA

Andeweg CS, Mulder IM, Felt-Bersma RJF et al. Guidelines of Diagnostics and Treatment of Acute Left-Sided Colonic Diverticulitis. *Dig Surg* 2013;30:278-292

Behrns KE, Cedan JC. Associated neoplastic disease in inflammatory bowel disease. *Surg Clin N Am* 2007;87:659-72.

Cullen JJ, Thoreson R. Pathophysiology of inflammatory bowel disease: an overview. *Surg Clin N Am* 2007;87:575-85.

Dharmarajan S et al. The efficacy of nonoperative management of acute complicated diverticulitis. *Dis Colon Rectum* 2011;54:663-71.

Dignass A et al. Second European evidence-based consensus on the diagnosis and management of ulcerative colitis Part 2: Current management. *J Crohn's Colitis* 2012;6:991-1030.

Elagili F et al. Outcomes of percutaneous drainage without surgery for patients with diverticular abscess. *Dis Colon Rectum* 2014;57:331-36.

Ephgrave K. Extra-intestinal manifestations of crohn's disease. *Surg Clin N Am* 2007;87:673-80.

Gaertner WB, Willis DJ, Madoff RD et al. Percutaneous drainage of colonic diverticular abscess: is colon resection necessary? *Dis Colon Rectum* 2013;56:622-26.

Hwang SS et al. Diverticulitis in transplant patients and patients on chronic corticosteroid therapy: a systematic review. *Dis Colon Rectum* 2010;53:1699-707.

Ince MN, Ellitot DE. Immunologic and molecular mechanisms in inflammatory bowel disease. *Surg Clin N Am* 2007;87:681-96.

Lidewine D, Philipszoon LE, Boermeester MA. A hypothesis: important role for gut microbiota in the etiopathogenesis of diverticular disease. *Dis Colon Rectum* 2014;57:4.

Metcalf AM. Elective and emergent operative management of ulcerative colitis. *Surg Clin N Am* 2007;87:633-41.

Mulhall AM et al. Diverticular disease associated with inflammatory bowel disease-like colitis: a systematic review. *Dis Colon Rectum* 2009;52:6.

Rahier JF et al. Second European evidence-based consensus on the prevention, diagnosis and management of opportunistic infections in inflammatory bowel disease. *J Crohns Colitis* 2014.

Rogers et al. Laparoscopic Lavage for perforated diverticulitis: a population analysis. *Dis Colon Rectum* 2012;55:9.

Shergill AK et al. ontroversies in the treatment of Crohn's disease: the case for an accelerated step-up treatment approach. *World J Gastroenterol* 2008 May 7;14(17):2670-77.

Stange et al. European evidence-based consensus on the diagnosis and management of ulcerative colitis: Definitions and diagnosis. *J Crohn's Colitis* 2008;2:1-23.

Strong SA et al. Practice parameters for the surgical management of crohn's disease. *Dis Colon Rectum* 2007;50:1735-46.

Tampoli C. Current medical therapy for chronic inflammatory bowel diseases. *Surg Clin N Am* 2007;87:697-725.

Van Assche G et al. Second European evidence-based consensus on the diagnosis and management of ulcerative colitis Part 3: special situations. *J Crohn's Colitis* 2013;7:1-33.

Van Assche G et al. The second European evidence-based consensus on the diagnosis and management of Crohn's disease: Definitions and diagnosis. *J Crohn's Colitis* 2010;4:7-27.

CAPÍTULO 32

CÂNCER COLORRETAL

Raquel Kelner Silveira ■ Marcello Jorge de Castro Silveira

INTRODUÇÃO

Nos últimos anos, os estudos sobre o câncer da região colorretal evidenciaram avanços significativos. Os conhecimentos adquiridos sobre as bases moleculares da doença se somaram ao desenvolvimento de novas práticas terapêuticas, resultando no aprimoramento do tratamento da doença. As novas estratégias, objetivando a vigilância dos pacientes, tornaram possível se detectar mais precocemente a doença reincidente, contribuindo, diretamente, para o plano terapêutico e o seguimento dos pacientes portadores de câncer colorretal.

O câncer colorretal (CCR) é uma das doenças neoplásicas malignas mais frequentes no mundo e, geralmente, resulta de uma série de erros genéticos que se manifestam ao longo da vida, promovendo o aparecimento de lesões pré-cancerosas que terminam, na maioria das vezes, evoluindo para o câncer. Como esse processo evolutivo é lento, os meios diagnósticos existentes possibilitam a detecção e o tratamento precoce de tais lesões antes que a doença se instale ou se dissemine por meio da polipectomia. Atualmente, pacientes com câncer colorretal localizado têm 90,5% de taxa de sobrevida em 5 anos. Ao passo que aqueles com doença regional e/ou a distância apresentam uma sobrevida de 71,9 e 12,5%, respectivamente. Este fato evidencia a importância do rastreamento populacional e/ou individual na busca da identificação e cura do câncer colorretal.

EPIDEMIOLOGIA

Dados epidemiológicos revelam que cerca de 15% dos cânceres colorretais aparecem em indivíduos com predisposição hereditária para a doença.[1] Menos de 5% podem desenvolver a lesão pela ação de genes mutantes. A incidência global de câncer colorretal aproxima-se dos 10% de todos os casos de câncer incidental diagnosticados, o que corresponde a cerca de 800 mil novos casos por ano no mundo.[2,3] A mortalidade anual atinge pouco mais de 50% desses pacientes. Estudos sobre a prevalência estimada do câncer colorretal revelam que uma população acima dos 50 anos tem uma probabilidade de desenvolver a doença invasiva, em cerca de 0,5 a 2%; carcinoma in situ, entre 1 e 1,6%; lesões acima de 1 cm, entre 7 e 10% e adenomas de qualquer tamanho, entre 25 e 40%.[1-3]

Na população em geral, o risco de câncer colorretal, ao longo da vida, é cerca de 5 a 6%. No entanto, pacientes com antecedentes familiares de câncer colorretal presentes em dois ou mais parentes do primeiro ou segundo grau têm o risco elevado de CCR em cerca de 20%, considerando todos os pacientes portadores da referida doença maligna.

A idade é o principal fator demográfico atuante na ocorrência do câncer colorretal, uma vez que se observa a nítida elevação da taxa de incidência nos indivíduos com mais de 50 anos, exceto nas formas hereditárias de câncer colorretal, em que o aparecimento da doença tende a ocorrer aos 40 anos.

Em quase todos os países a incidência do CCR é maior nos homens do que nas mulheres, embora nos Estado Unidos, esses valores não apresentem diferenças significativas nos dias atuais. Apesar desses elevados valores, tem sido observada, desde 1985, uma tendência de queda da incidência de CCR nos países desenvolvidos. A mortalidade esperada por câncer colorretal, ao longo da vida, é discretamente superior nas mulheres do que nos homens.[2]

A variação geográfica do câncer colorretal é evidente, apresentando diferenças que vão de 2 até 10 casos por 100 mil indivíduos em populações de regiões, como Gâmbia e Argélia, alcançando cifras de 70 casos por 100 mil habitantes no Alasca.[5] Contudo, é possível afirmar que a incidência de câncer colorretal e a taxa de mortalidade são maiores nos países ocidentais desenvolvidos.[6]

A migração de grupos populacionais de áreas de baixa incidência de câncer colorretal para áreas de alta incidência tem demonstrado modificação do padrão registrado no país de origem, configurando valores semelhantes aos observados na nova região habitada.[1] Esses dados salientam a importância de fatores ambientais, como a dieta e o estilo de vida, na ocorrência de câncer colorretal. Não obstante esses achados, parece haver particularidades relacionadas com as linhagens racial e étnica, sendo relatadas mutações de genes específicos em determinadas populações, conferindo mudanças na incidência do risco de CCR.[7,8]

Embora classicamente o câncer do colo seja uma doença que atinge preferencialmente o lado esquerdo, existem trabalhos demonstrando uma mudança desse comportamento em populações dos Estados Unidos, da Europa e, em menor escala, da Ásia. Dentre os fatores citados para justificar o aumento da incidência de tumores no colo direito, relacionam-se: a) o aumento da longevidade; b) resposta diversa aos procarcinógenos e carcinógenos luminares nos vários seguimentos do colo; e c) fatores genéticos envolvendo falha de genes responsáveis pela reparação de erros observados em regiões específicas dos cromossomas, chamadas de áreas de "instabilidade de microssatélites" (MSI).[1] Essas alterações genéticas levam a transformações estruturais no colo, merecendo atenção especial dos procedimentos de vigilância, o que vai impactar, diretamente, sobre as respostas à quimioprevenção e à quimioterapia, ou seja, sobre a história natural específica da doença, notadamente, de caráter hereditário.

ETIOLOGIA: FATORES DE RISCO AMBIENTAL E GENÉTICO

A etiologia do câncer colorretal é complexa e implica um intercâmbio entre os fatores ambientais e genéticos. Essas condições, em conjunto, contribuem para promoção de alterações da mucosa intestinal normal que, ao longo do tempo, transforma-se, dando origem às lesões pré-malignas (pólipos), que podem evoluir para o câncer.

A predisposição hereditária é uma condição que confere aos portadores de história familiar de câncer colorretal um risco aumentado de desenvolver a doença durante a vida. Esse risco, no entanto, depende tanto do grau de parentesco entre os indivíduos quanto da idade em que o câncer se manifesta. Neste sentido, é descrito que o risco de câncer é duas vezes maior entre os parentes de primeiro grau, tornando-se mais evidente, quando a instalação da doença ocorre em pacientes com menos de 60 anos. Essa relação entre o grau de parentesco e idade é, também, observada nas lesões pré-malignas.[3,9]

O risco aumentado de CCR atribuído à história familiar está ligado a duas vertentes de alterações genéticas: a) maior suscetibilidade de genes específicos (APC, p53 e K-ras) que podem sofrer mutações, determinando o aparecimento de lesões do epitélio colônico; b) instabilidade de microssatélites (MSI), em setores do cromossoma, que provocam erros de cópia durante a replicação do DNA na sequência de proteínas ou de nucleotídeos. Se essas mutações não forem adequadamente corrigidas pelas proteínas reparadoras (MMR), o defeito persiste, podendo ocasionar o aparecimento das lesões do epitélio.[9,10]

É importante considerar que a maioria dos casos de CCR não é atribuída a defeitos genéticos, mesmo quando associados à história de antecedentes familiares.[11] Nessa situação, a história familiar está ligada a outros fatores genéticos, como: gene recessivo, gene dominante autossômico de baixa penetrância ou interações individuais entre fatores genéticos e ambientais.

Os fatores ambientais são reconhecidamente importantes na patogênese do câncer colorretal. O Quadro 32-1 descreve os fatores ambientais relacionados com a etiologia do câncer do colo.

Considerações sobre a Dieta

O colo está constantemente exposto às substâncias ingeridas e aos metabólitos decorrentes da degradação do processo de digestão. Assim, o papel da dieta na patogênese do CCR deve ser considerado. Contudo, a relação entre dieta e risco de câncer colorretal ainda necessita de esclarecimentos, uma vez que esses estudos sejam complexos e apresentem inúmeros fatores de confusão, dificultando as conclusões.

Embora a ingestão elevada de calorias e a obesidade sejam consideradas fatores de risco independentes, o aumento da massa corporal parece estar associado ao crescimento do risco de câncer colorretal na população em geral.

Existem evidências que os distúrbios metabólicos, como a diabetes e a obesidade, estão relacionados com a maioria dos casos de cânceres colorretais esporádicos. As dietas ricas em lipídios, particularmente aquelas contendo gordura animal saturada, são classicamente implicadas na carcinogênese da região colorretal.[1,12] Países que utilizam dietas ricas em gordura apresentam incidência de CCR maior do que aqueles com baixo consumo de gordura. No entanto, os resultados dos vários estudos realizados não fornecem dados fidedignos para se definir uma relação de causa e efeito.

O consumo elevado de carne vermelha, diferentemente do uso da carne branca, parece ser um potente fator de risco,

Quadro 32-1 Etiologia do câncer do colo – fatores ambientais

Aumentam a incidência	Reduzem a incidência
• Dieta hipercalórica	• Consumo de vitaminas antioxidantes
• Consumo de carne vermelha	• Consumo de frutas e vegetais frescos
• Consumo de carne vermelha hipercozida	• Uso de anti-inflamatórios não esteroides e aspirina
• Consumo de gordura hipersaturada	• Dieta rica em cálcio
• Consumo em excesso de álcool	
• Fumo	
• Sedentarismo	
• Obesidade	

contribuindo para aumentar a incidência do câncer do colo.[12-14] Esta relação se torna mais evidente quando a carne ingerida é processada. Os componentes lipídicos da carne vermelha podem ser metabolizados pelas bactérias intraluminares do colo, transformando-os em substâncias carcinogênicas, que podem provocar alterações na proliferação da mucosa epitelial colônica, no sentido de induzir a formação de tumores.[1,14] Entretanto, sabe-se que as dietas com grande quantidade de carne vermelha têm, geralmente, poucos componentes dietéticos considerados, como antioxidantes, de efeito protetor.[14] Isto cria uma variável potencialmente de confusão que tem dificultado a interpretação da referida associação. Outro dado importante é a inexistência de provas que a abstinência de carne vermelha venha a contribuir para a redução da incidência de câncer colorretal.

Historicamente, as dietas ricas em fibra parecem funcionar como um agente protetor, contribuindo para a baixa incidência de câncer colorretal.[15] Inicialmente, pensou-se que a ação protetora dessas dietas estava subordinada ao processo de diluição de substâncias carcinogênicas presentes no conteúdo intestinal, fruto da maior osmolaridade conferida pela presença da fibra. Este fato atrairia água, determinando o aumento do volume do conteúdo intestinal, provocando a aceleração do trânsito colônico e, consequentemente, promovendo a diminuição da exposição do epitélio colorretal aos agentes carcinógenos intraluminares. Trabalhos controlados seguindo mulheres, entre 34 e 59 anos, durante 16 anos, mostraram que as dietas ricas em fibra não apresentam papel importante na proteção do câncer colorretal, como se supunha. Entretanto, em recente estudo multicêntrico com controle rigoroso dos fatores de confusão confirma o papel protetor da dieta rica em fibra.[16]

O consumo de frutas e vegetais crus ou verdes, em geral, tem sido reconhecido como agente protetor, evitando o desenvolvimento de câncer colorretal.[17]

As vitaminas antioxidantes (A, C e E), folatos, tioésteres, usados em esquemas quimiopreventivos, necessitam de novas investigações para serem, definitivamente, considerados como protetores. Por fim, o efeito do cálcio, aceito classicamente como protetor do epitélio colônico, parece atuar na remoção de ácidos biliares lesionados, mas também apresenta controvérsias quanto à sua ação.

Considerações sobre o Estilo de Vida

A inatividade tem sido associada, principalmente, ao câncer de colo, mais do que do reto, embora o mecanismo seja ainda desconhecido. No contexto sobre o estilo de vida, o uso abusivo do álcool parece contribuir para o aumento do risco de câncer, notadamente no reto, assim como o uso prolongado de cigarros, em uma quantidade superior a 35 pacotes por ano. Por fim, não existe associação reprodutível entre o uso crônico de chá e café com o aumento da incidência de câncer colorretal.[1,14]

Considerações sobre Drogas Anti-Inflamatórias Não Esteroides e Aspirina

Estudos têm verificado a presença da hiperexpressão da ciclo-oxigenase-2 (COX-2) nos pacientes com pólipos adenomatosos e câncer de cólon. Por conta disso, os anti-inflamatórios não esteroides (AINH) que são inibidores da COX-2, como a aspirina e o celecoxib e, ultimamente, o sulindac, têm sido empregados na quimioprevenção desses indivíduos. Os estudos, como PreSap *(Prevention of Colorectal Sporadic Adenomatous Polyps)* e o APC trial *(Adenoma Prevention with Celecoxib trial)*, demonstraram uma redução significativa da ocorrência de pólipos, quando o medicamento é utilizado após um tratamento endoscópico ou cirúrgico até 3 anos de seguimento após o procedimento. Entretanto, os estudos não promovem informação conclusiva sobre a prevenção de câncer colorretal e a utilização de drogas anti-inflamatórias não esteroides, notadamente, com relação à duração, dose e tipo específicos da droga.[18] Com esse objetivo, foram realizados estudos retrospectivos em indivíduos com mais de 65 anos e uso por, pelo menos, 5 anos de uma das drogas, sendo demonstrado que o uso continuado de drogas anti-inflamatórias não esteroides parece reduzir o risco de câncer de colo. Este resultado é consistente com os achados de outros estudos, que sugerem ser o tempo de uso da medicação mais importante do que a dose empregada.[19] O resultado dessas pesquisas tem encorajado o uso de anti-inflamatórios não esteroides na quimioprevenção, notadamente com referência ao colo direito. Até o momento, não houve recomendação formal da FDA para utilização dessas drogas com esses objetivos.

BIOLOGIA DO CÂNCER COLORRETAL – FATORES DE RISCO DA CLÍNICA E DA GENÉTICA MOLECULAR

O epitélio colônico e a mucosa normal constituem um sistema dinâmico. Habitualmente, ocorre migração de células oriundas do compartimento proliferativo das criptas que se diferenciam dos colonócitos superficiais. Essas células descamam e promovem a renovação do epitélio intestinal a cada 5 dias.[20] Embora o entendimento dos mecanismos que orquestram o processo celular tenha avançado no sentido de se esclarecerem os distúrbios genéticos envolvidos, a discussão sobre os mecanismos da progressão de uma mucosa normal para a lesão epitelial (intermediária) e daí para o câncer instalado necessita ser mais consistente. Contudo, os caminhos genéticos para o carcinoma colorretal podem ser resumidos nas etapas de iniciação, promoção e progressão. O estágio de iniciação envolve um complexo inter-relacionamento entre os fatores ambientais e a suscetibilidade hereditária do hospedeiro. Nos pacientes com CCR hereditário, os fatores ambientais são menos importantes do que a força das mutações genéticas. A Figura 32-1 mostra esquematicamente as etapas de dois diferentes caminhos para o câncer colorretal.

Fig. 32-1. Caminhos para o câncer colorretal.

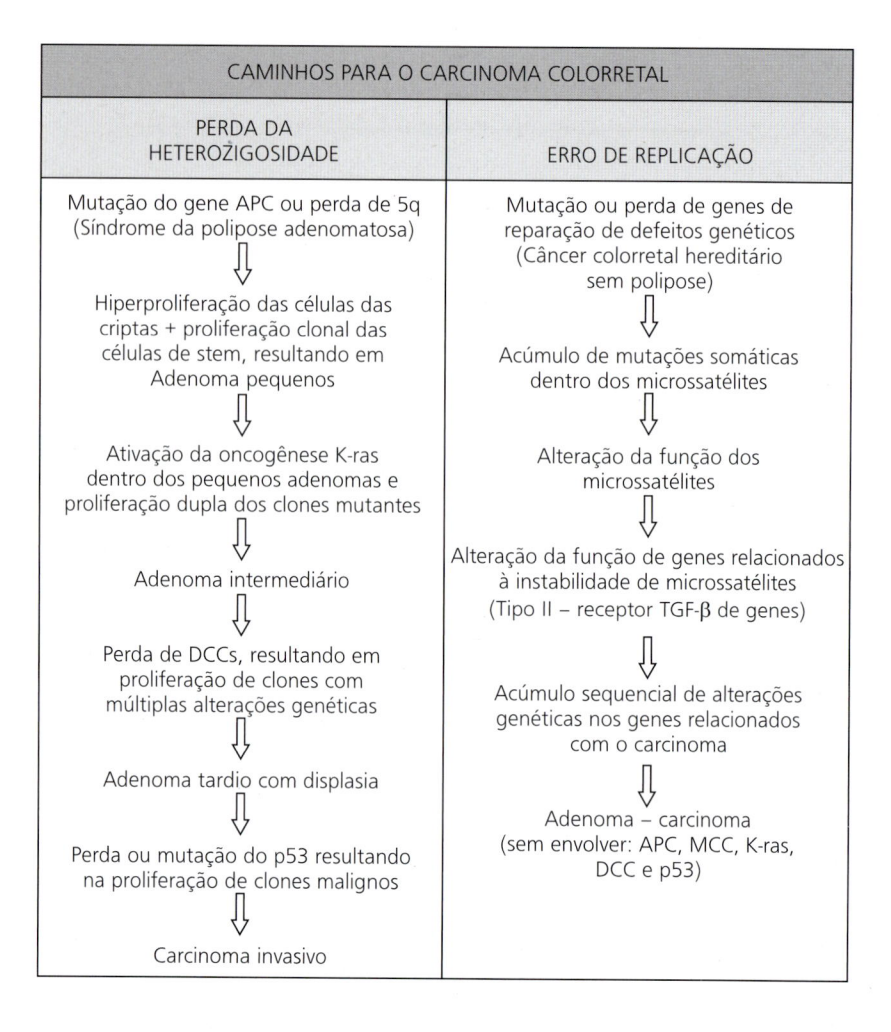

CAMINHOS PARA O CARCINOMA COLORRETAL	
PERDA DA HETEROZIGOSIDADE	**ERRO DE REPLICAÇÃO**
Mutação do gene APC ou perda de 5q (Síndrome da polipose adenomatosa) ⇩	Mutação ou perda de genes de reparação de defeitos genéticos (Câncer colorretal hereditário sem polipose) ⇩
Hiperproliferação das células das criptas + proliferação clonal das células de stem, resultando em Adenoma pequenos ⇩	Acúmulo de mutações somáticas dentro dos microssatélites ⇩
Ativação da oncogênese K-ras dentro dos pequenos adenomas e proliferação dupla dos clones mutantes ⇩	Alteração da função dos microssatélites ⇩
Adenoma intermediário ⇩	Alteração da função de genes relacionados à instabilidade de microssatélites (Tipo II – receptor TGF-β de genes) ⇩
Perda de DCCs, resultando em proliferação de clones com múltiplas alterações genéticas ⇩	Acúmulo sequencial de alterações genéticas nos genes relacionados com o carcinoma ⇩
Adenoma tardio com displasia ⇩	Adenoma – carcinoma (sem envolver: APC, MCC, K-ras, DCC e p53)
Perda ou mutação do p53 resultando na proliferação de clones malignos ⇩	
Carcinoma invasivo	

As mutações iniciais observadas nos carcinomas colônicos parecem ter origem no *loci* 5q21 que contém o gene APC suscetível de se alterar em cerca de 70% das lesões neoplásicas.[9,10] A inativação do gene APC leva ao que se conhece como perda da heterozigosidade, dando origem ao processo neoplásico nos pacientes com polipose familiar adenomatosa. O aparecimento de um epitélio hiperproliferativo vem seguido do crescimento de um pequeno adenoma, cujo genoma é hipometilado. Nos eventos seguintes surge a ativação da oncogênese K-*ras* para formar o adenoma intermediário.[9]

Diferentemente da oncogênese, os tumores oriundos de genes supressores são expressos de forma recessiva. Nesses casos, as cópias alélicas são perdidas ou inativadas, geralmente nos genes DCC do cromossoma 18q, desenvolvendo o adenoma em uma etapa posterior.

SÍNDROMES HEREDITÁRIAS E PREDISPOSIÇÃO PARA CÂNCER COLORRETAL

Polipose Adenomatosa Familiar (PAF)

A polipose adenomatosa familiar constitui cerca de 1% dos cânceres colorretais, e sua característica é o desenvolvimento de inúmeros pequenos pólipos (100 a 1.000) distribuídos por inteiro no colo de indivíduos com idade entre 13 e 30 anos. A esse registro se associa 100% de probabilidade para que as lesões polipoides se transformem em câncer, caso o colo não tenha sido removido cirurgicamente. Essas lesões podem-se manifestar sistemicamente de forma benigna ou maligna.

É descrito também uma forma atenuada da PAF caracterizada pela manifestação clínica mais tardia da doença e pela menor quantidade de pólipos, habitualmente > 10 e < 100 pólipos, cuja distribuição é frequentemente no lado direito do cólon e caracteriza-se pela presença de pequenos pólipos sésseis adenomatosos. Nesses indivíduos, a frequência de câncer sobe a partir dos 40 anos e atinge 70% aos 80 anos.

Aspectos Clínicos da Polipose Adenomatosa Familiar

As manifestações clínicas benignas da PAF clássica são: a hipertrofia congênita do epitélio pigmentar da retina; osteoma mandibular; dentes extranumerários; cistos epidérmicos; adenomas do córtex suprarrenal e tumores dermoides.

As malignas se caracterizam pelos tumores da tireoide; pólipos gástricos e do intestino delgado com risco de evoluir em 5 a 10% para adenocarcinoma duodenal e/ou ampular; tumores do cérebro (glioblastoma multiforme ou meduloblastoma), este último, quando associado à polipose adenomatosa familiar, é chamado de Síndrome de Turcot.[1,20]

Considerações Genéticas

A polipose adenomatosa familiar é um distúrbio autossômico dominante com 100% de penetrância. Na análise do cariótipo do cromossoma pode-se identificar o gene da Polipose Adenomatosa Coli (APC gene), localizado no cromossoma 5q21 detectado em 80% dos indivíduos portadores da PAF, cuja mutação é reconhecida como sendo o primeiro evento na formação das lesões da polipose familiar adenomatosa e da maioria dos adenomas esporádicos do colo.[9] Os pacientes com esse tipo de polipose herdam o gene APC mutante e passam a ser predispostos ao aparecimento precoce dos pólipos colônicos. Estudos podem identificar mutações do gene APC nas famílias de portadoras de polipose adenomatosa familiar, nas quais as alterações da proteína APC são detectadas por meio de métodos diagnósticos moleculares.[10]

Conduta na Polipose Adenomatosa Familiar

Estes pacientes devem ser tratados em centro de referência, e o planejamento terapêutico deve ser individualizado, levando-se em consideração o genótipo, o fenótipo e as condições de saúde do paciente. O primeiro caso (caso-índice) diagnosticado de polipose adenomatosa familiar deve ser seguido de uma consistente avaliação dos familiares de primeiro e segundo graus, incluindo aqueles em idade escolar, fazendo-se a notificação dos familiares comprometidos.[13] Testes genéticos estimativos da existência de mutações ou análise do comprometimento genético devem, obrigatoriamente, ser estendidos a toda a família. Concluído o diagnóstico de polipose adenomatosa familiar, há que se realizar, anualmente, uma colonoscopia com o propósito de detectar o aparecimento de pólipos colônicos e rastrear as manifestações clínicas extracolônicas.

O diagnóstico de pólipos implica a discussão e o planejamento de uma ressecção cirúrgica, embora a decisão de indicação do procedimento, como meio profilático para evitar a doença maligna, envolva diferentes especialistas, buscando o melhor momento para indicação cirúrgica.[14] Uma vez que a incidência de câncer aumente muito após a 3ª década de vida, normalmente a cirurgia é indicada na 2ª década de vida para os portadores de PAF.

O procedimento de escolha, nesses casos, é a proctocolectomia total e anastomose ileoanal com bolsa. No caso de se optar pela colectomia total e preservação do reto, este paciente deve ser rastreado por toda vida, em razão do risco de câncer no reto. Naqueles pacientes com diagnóstico de câncer de reto distal avançado, é preferível a amputação abdominoperineal com ileostomia definitiva decorrente do risco de recorrência local.

A vigilância nos pacientes com o reto preservado deve ser realizada a cada 6 a 12 meses; naqueles com bolsa ileal, a vigilância deve ser feita a cada 1 a 3 anos. A duodenoscopia (endoscópio com visão lateral) está indicada por risco de câncer de duodeno nos pacientes com PAF.

A quimioprevenção com AINH (aspirina) pode ser recomendada nos pacientes submetidos à colectomia com preservação do reto, mas o benefício do uso como tratamento primário na polipose não foi comprovado. O celecoxib também demonstrou redução significativa da ocorrência de novos pólipos após colectomia e/ou polipectomia até 3 anos do procedimento, entretanto, em razão do risco de eventos cardiovasculares relacionados com o uso desse medicamento, sua indicação deve levar em consideração esses riscos.

▶ Câncer Colorretal Hereditário (CCH) sem Polipose (Síndrome de Lynch)

Aspectos Genéticos

O câncer colorretal hereditário sem polipose é um distúrbio autossômico dominante com, aproximadamente, 80% de penetrância. Estudos genéticos e bioquímicos demonstraram haver uma consistente relação entre o gene reparador de erros (MMR) durante a replicação do DNA e o aparecimento do CCR hereditário sem polipose.[21] A presença de mutação em um desses genes, responsável pela correção dos erros genéticos, durante a replicação do DNA, resulta na "instabilidade de microssatélites" (MSI), provocando um grande número de mutações no gene-alvo.[1,20] Cerca de 60% dos casos de CCR hereditário sem polipose apresentam mutações germinativas do tipo gene hMLH1 ou gene hMSH2.

Testes genéticos podem ser realizados com o objetivo de predizer o aparecimento do câncer colorretal hereditário (Quadro 32-2).

Aspectos Clínicos

O câncer colorretal hereditário sem polipose corresponde a 3% dos cânceres colorretais, acometendo pacientes com idade média de 43 anos.[22] Os pólipos podem ocorrer, preferencialmente, no colo direito e, em geral, em número inferior a 10. O câncer colorretal é frequentemente mal diferenciado e de aspecto mucinoso, mostrando células em anel de sinete e intenso infiltrado linfocitário.[1]

A existência de lesões extracolônicas (estômago, delgado, ducto biliar, pelve renal, ureter, bexiga, útero, ovário e pele) distingue o CCR hereditário sem polipose do tipo II do CCR hereditário sem polipose do tipo I.

A variedade do CCR hereditário sem polipose do tipo II associada à presença de tumor de pele é chamada de síndrome de Muir-Torre. O Quadro 32-3 descreve os critérios clínicos para o diagnóstico dos cânceres colorretais de CCR hereditários sem polipose.

Quadro 32-2 — Teste genético no câncer colorretal hereditário

Polipose familiar hereditária
- Teste para proteína APC truncada
- Mutação da proteína APC positiva: rastrear mutação na família
- Menos alternativas desejadas: sequenciar genes, teste de ligação

Câncer colorretal hereditário sem polipose
- Teste de instabilidade de microssatélites (MSI) no tumor
- MSI presente: sequenciar os genes hMLH1 e hMSH2
- Mutação positiva: Rastrear mutação na família

Síndrome de pólipos hamartomatosos: Peutz-Jeghers – Polipose juvenil – Doença de Cowden
- Análise de mutação genética

Quadro 32-3 — Critérios para o diagnóstico do câncer colorretal hereditário sem polipose

Critério de Amsterdã I
- Câncer colorretal em, pelo menos, três parentes
- Um dos familiares deve ter parentesco de primeiro grau com os outros dois
- Duas sucessivas gerações devem ser afetadas
- Ter um caso de câncer colorretal com idade inferior aos 50 anos
- Excluir polipose adenomatosa familiar
- Verificar o tumor histopatologicamente

Critério de Amsterdã II
- Três familiares com o diagnóstico de CCH sem polipose associado a câncer extracolônico (endometrial, intestino delgado, ureter, pelve renal)
- Duas sucessivas gerações devem ser afetadas pelo CCR
- Pelo menos um caso com idade inferior aos 50 anos
- Excluir polipose adematosa familiar
- Verificar o tumor histopatologicamente

Critério de Bethesda (diagnóstico de tumor colorretal que deve ser submetido ao teste de instabilidade de microssatélites)
- Câncer em famílias que satisfaz o critério de Amsterdam
- CCH sem polipose em dois parentes, incluindo lesões colorretais e extracolônicas
- Câncer colorretal e um parente de primeiro grau com câncer colorretal e/ou CCH sem polipose relatado
- Câncer extracolônico e/ou adenoma colorretal: o câncer antes de 45 anos e o adenoma antes de 40 anos
- Câncer colorretal ou câncer endometrial antes dos 45 anos
- Câncer do colo direito antes dos 45 anos e padrão indiferenciado na análise histológica
- Câncer colorretal com células em anel de sinete antes dos 45 anos
- Adenoma antes dos 40 anos

Conduta no Câncer Colorretal Hereditário sem Polipose

Os pacientes portadores de câncer colorretal hereditário sem polipose devem ser selecionados, de acordo com os critérios de Amsterdã I e II (Grupo Colaborador Internacional – ICG), para serem submetidos aos testes de avaliação das mutações dos genes MMR. As famílias definidas como portadoras de CCR hereditário sem polipose devem ser registradas em um serviço clínico de genética que será responsável pelas informações sobre os riscos, os testes genéticos e o rastreamento de câncer colorretal ou de outras localizações. Nesses casos, está indicada a colonoscopia bianual, a partir dos 25 anos de idade, objetivando identificar lesões pré-malignas. A colectomia com anastomose ileorretal está indicada, mesmo em pacientes com câncer localizado nos segmentos proximais, uma vez que cerca de 45% desenvolvem lesões metacrônicas.[23,24] As lesões extracolônicas não devem ser esquecidas e fazem parte do programa de rastreamento.

Síndrome de Pólipos Hamartomatosos

A síndrome de pólipos hamartomatosos é rara e ocorre em menos de 1% dos cânceres colorretais, atingindo, principalmente, as populações de crianças e adolescentes.[1]

Síndrome de Peutz-Jeghers

Na síndrome de Peutz-Jeghers os pólipos são histologicamente definidos como uma malformação focal, caracterizada pela hipertrofia ou hiperplasia dos músculos lisos da parede dos intestinos grosso e do delgado. A doença pode provocar manifestações gastrointestinais, como sangramento e obstrução, além do risco aumentado de câncer colorretal.[1]

É comum se observarem manchas escuras nas mãos, mucosa bucal, lábios e região periorbital nos portadores da doença. Menos frequentemente, são encontrados pólipos bronquiais na bexiga e nos seios da face. Em cerca de 5 a 10% dos casos os pacientes podem desenvolver adenocarcinoma no pulmão ou no pâncreas.

Geneticamente, a doença está caracterizada como uma síndrome hereditária, autossômica dominante, cujo gene responsável é conhecido como LKB1.

Polipose Juvenil

A polipose juvenil tem manifestação clínica semelhante à síndrome de Peutz-Jeghers, porém, os pólipos tendem a ficar restritos ao colo. Têm sido descritos pólipos no estômago e no delgado, associados ao aumento do risco de câncer colorretal. É uma doença poligênica envolvendo mutações germinativas do tipo PTEN, SMAD4 e BMPR1.[1]

Doença de Cowden

A doença de Cowden é muito rara e se caracteriza por apresentar pólipos nos diferentes sítios do trato gastrointestinal. Não tem risco aumentado de câncer colorretal, mas em cerca de 10% dos pacientes pode-se desenvolver câncer de tireoide, e em 50%, tumores de mama. A mutação germinativa presente é PTEN.[1]

Câncer Colorretal Familiar

O câncer colorretal familiar coexiste com uma predisposição hereditária que assegura um aumento da incidência de pólipos adenomatosos nesses pacientes.[1] No entanto, não se pode afirmar que a doença seja uma síndrome mendeliana específica. Habitualmente, descreve-se como sendo uma doença caracterizada pela presença de uma variante genética maldefinida, que não pode ser detectada pelos testes genéticos conhecidos. A história familiar e a idade avançada conferem aos dependentes não afetados um risco aumentado de câncer colorretal. A incidência entre os cânceres colorretais é de cerca de 20% (Quadro 32-4).

Polipose Associada ao MUTYH (MAP)

É uma síndrome, caracterizada por apresentar uma polipose adenomatosa atenuada e risco aumentado para o câncer colorretal, causada por mutações no gene MUTYH. Pacientes portadores dessa mutação também apresentam risco aumentado de tumores extracolônicos, como câncer de duodeno. O número de pólipos é habitualmente menor que 100, porém pode chegar até 1.000, e os tipos histológicos mais prevalentes são pólipos hiperplásicos e serrilhados, estes últimos, quando em número maior do que cinco e de localização proximal ao sigmoide ou maior que 20 independente da localização colônica, passam a ser denominados como síndrome polipose serrilhada descrita na MAP. A idade média do aparecimento de câncer colorretal é entre 45 a 59 anos.

A vigilância por colonoscopia deve ser iniciada a partir dos 25 a 30 anos e deve ser realizada entre 2 a 3 anos, em caso de achado negativo. A decisão de fazer a colectomia deve ser considerada individualmente e quando não for possível o manejo, utilizando-se polipectomia endoscópica.

Quadro 32-4 — Classificação dos cânceres colorretais de origens familiar e não familiar

Padrão genético	CCR %	Aspectos clínicos
Perda da heterozigosidade		
Esporádico	35	Distal (70%), DNA aneuploide, sem história familiar de pólipos ou CCR, idade > 60 anos
Familiar	25	Distal, DNA aneuploide, história familiar de pólipos ou CCR em mais de dois parentes, idade entre 50 e 60 anos
Síndrome de pólipos hereditários		Mais de 100 pólipos, início dos pólipos entre 10 e 25 anos, início do CCR entre 30 e 40 anos
FAP		Pólipos gastrointestinais, carcinoma e alterações na retina
Síndrome de Gardner	1 a 3	Neoplasma desmoide e anormalidades ósseas
Síndrome de Turcot		Meduloblastomas
HFAS/AAPC		Adenomas pequenos e planos no colo proximal (< 10 unidades), início > 50 anos, pólipo de fundo gástrico
Erros de replicação		
Esporádico	20	Proximal (70%), DNA diploide, idade > 60 anos com melhor prognóstico
Familiar	6	Proximal, DNA diploide, história familiar de carcinoma e pólipos colorretais, idade de início entre 50 e 60 anos
CCR hereditário sem polipose		
Síndrome de Lynch I		Carcinoma localizado apenas no colo, proximal (70%), DNA diploide, CCR sincrônico ou metacrônico (40%), idade entre 40 e 45 anos
Síndrome de Lynch II	10	Síndrome de Linch I associada a tumores de endométrio, ovário, pâncreas, estômago, laringe, sistema urinário, delgado, ductos biliares
Muir-Torre		Síndromes de Linch associadas a lesões de pele
Síndrome de Turcot		Glioblastoma

DOENÇA INTESTINAL INFLAMATÓRIA E PREDISPOSIÇÃO PARA O CÂNCER COLORRETAL

Classicamente, os pacientes portadores de doença inflamatória do colo de longa evolução (20 anos) apresentam risco aumentado de CCR, em uma incidência que varia entre 5,5% e 21% dos casos.[1,25] Outros fatores de risco considerados são: história familiar de câncer colorretal, extensão do envolvimento colônico, idade de início dos sintomas e presença de colangite esclerosante primária. A estimativa da magnitude desse risco apresenta grandes variações, em função dos resultados obtidos com o rastreamento e os tratamentos propostos para controle clínico da doença, o que tem influenciado a evolução dos casos.

CONSIDERAÇÕES SOBRE O RASTREAMENTO DO CÂNCER COLORRETAL

Na avaliação do câncer colorretal, devem ser considerados os seguintes parâmetros para definir os níveis de risco: idade, história individual ou familiar de polipose, câncer colorretal ou câncer ovariano/endometrial (< 60 anos), doença inflamatória intestinal, inclusão de indivíduos em grupos portadores de câncer colorretal hereditário e inclusão de indivíduos em grupos portadores de câncer colorretal hereditário sem polipose (Quadros 32-5 a 32-7).[25]

CONSIDERAÇÃOES SOBRE A PATOLOGIA DO CÂNCER COLORRETAL

As doenças malignas colorretais podem ser classificadas, de acordo com a histologia, nos seis tipos resumidos no Quadro 32-8.

Quadro 32-5 Avaliação do risco de câncer colorretal

Risco médio
- Idade superior aos 50 anos
- Sem história de adenomas ou câncer colorretal
- Sem história de doença inflamatória intestinal
- Sem história familiar

Risco aumentado
História individual
- Adenoma/pólipo serrilhado séssil
- Câncer colorretal
- Câncer ovariano/endométrio antes dos 60 anos
- Doença inflamatória intestinal (colite ulcerativa, doença de Crohn)

História familiar positiva
- Câncer colorretal em um parente de primeiro grau
- Câncer colorretal em dois parentes de segundo grau
- Grupo familiar com história de câncer colorretal
- Pertencente à família com história de CCR hereditário sem polipose

Risco alto hereditário
- CCR hereditário sem polipose
- Síndromes da polipose
- Polipose adenomatosa familiar (FAP-1)
- Polipose adenomatosa familiar atenuada (AFAP-1)
- Polipose associada à MYH
- Síndrome de Peutz-Jeghers
- Síndrome da polipose juvenil
- Síndrome da polipose hiperplásica

Quadro 32-6 Diretrizes para o paciente com risco médio de câncer colorretal

Diretrizes			
Colonoscopia	Pólipos ausentes	Colonoscopia (10 anos)	
	Pólipos presentes	Adenoma/pólipo serrilhado séssil*	
		Hiperplásico	Colonoscopia (5 anos)
Pesquisa de sangue oculto nas fezes ou teste de imuno-histoquímica fecal (anual), sigmoidoscopia flexível (5 anos)	Positivo (colonoscopia)	Adenoma/pólipos serrilhado séssil*	
		Hiperplásico	Colonoscopia (5 anos)
Sigmoidoscopia flexível	Pólipos presentes	Adenoma/pólipos serrilhado séssil*	Colonoscopia
		Hiperplásico	Colonoscopia (5anos)
	Pólipos negativos	Repetir sigmoidoscopia flexível a cada 5 anos	

*Tratar adenomas e pólipos serrilhados de formas semelhantes, por meio da exérese das lesões.

Quadro 32-7 — Diretrizes para o paciente com risco aumentado de câncer colorretal

História individual de adenoma ou adenoma diagnosticado pela colonoscopia

Adenoma de baixo risco

< 2 pólipos, < 1 cm, tubular	Polipectomia e repetir a colonoscopia a cada 5 anos	Normal	Repetir a colonoscopia entre 5 e 10 anos
		Lesão*	

Adenomas múltiplos ou avançados

Displasia de alto grau	Polipectomia e repetir a colonoscopia a cada 3 anos	Lesão*	
Maior 1 cm			
Viloso (25%)		Normal	Repetir a colonoscopia a cada 5 anos
Entre 3 e 10 pólipos			
Mais de 10 adenomas ou 15 cumulativos em 10 anos	Considerar síndrome da polipose**		
Polipectomia incompleta	Repetir a colonoscopia dentro de 2 a 6 meses		
Pólipo maligno***			

*Retornar ao início do programa.
**Seguir a conduta proposta para a síndrome da polipose.
***Seguir as diretrizes para tratamento de câncer colorretal.

Os adenocarcinomas, que correspondem a cerca de 97% dos casos, podem-se apresentar, macroscopicamente, em uma das quatro seguintes formas: ulcerativa, polipoide, anular e infiltrante.[1,26]

O carcinoma ulcerativo é o mais frequente e, geralmente, surge no colo ascendente. Apresenta-se como uma massa circular, maldefinida, de bordas irregulares e fundo friável. Geralmente, cresce ocupando uma parte da parede intestinal, mas pode, nas formas avançadas, invadir quase toda a circunferência.

A forma polipoide, também conhecida como couve-flor, é uma massa fungoide que se projeta para dentro da luz intestinal, caracterizando-se por apresentar um baixo grau de malignidade e ser rica em mucina, o que lhe confere aspecto gelatinoso. O sítio de predileção é o colo direito.

O tumor anular ou estenosante ocupa toda a circunferência da alça intestinal, comprometendo o lúmen, o que determina uma dilatação do segmento intestinal acima da zona de obstrução. Os sítios mais frequentes são o transverso e o colo descendente.

O carcinoma difusamente infiltrante produz um espessamento da parede do intestino, tornando-a rígida. A mucosa da área comprometida pode estar aparentemente normal, assim como as outras camadas da parede do colo. Embora o sítio preferencial seja sigmoide e reto, a lesão pode ser vista em qualquer segmento do colo. Alguns autores fazem referência à associação entre tipo de tumor e a colite ulcerativa. A forma infiltrante, também conhecida como linite plástica do colorreto, caracteriza-se por apresentar-se de forma insidiosa, mas com grande agressividade e em pacientes mais jovens.[25,26]

A aparência microscópica varia consideravelmente e está relacionada com o prognóstico. A lesão bem diferenciada ocorre em cerca de 20% dos casos e está associada a um baixo grau de malignidade, influenciando a sobrevida de 77%, para 5 anos. A forma moderadamente diferenciada (60%) tem um grau de malignidade médio, com sobrevida estimada de 61% para 5 anos. Por fim, a forma mal diferenciada (20%) que tem o pior prognóstico, com sobrevida estimada de 29% para 5 anos.[1,25,26]

Quadro 32-8 — Tipos histológicos dos tumores da região colorretal

Classificação por tipo histológico	
Adenocarcinoma	97%
• Colo	66%
• Reto	34%
Diferente de adenocarcinoma	3%
• Carcinoma de células escamosas*	34%
• Carcinoide	33%
• Células transicionais*	17%
• Linfomas	11%
• Sarcomas	4%
• Melanomas	0,9%

*Possivelmente de canal anal.

As metástases para gânglios linfáticos ocorrem também diferentemente, 25, 50 e 80%, respectivamente, para as formas bem moderadamente e mal diferenciadas.

Em 1925, Broders[27] difundiu o método de classificação dos adenocarcinomas em quatro graus histológicos, de acordo com o percentual de células diferenciadas, enfatizando o princípio biológico que estabelece que as células com alto grau de diferenciação tendem a ter uma velocidade de reprodução mais lenta (Quadro 32-9).

Ao contrário da classificação histológica de Broders, Dukes,[28] em 1932, também com o mesmo objetivo de agrupar os casos favoráveis e não favoráveis, procurou medir os limites do crescimento das lesões, definindo os tipos Dukes A, B e C. O Quadro 32-10 mostra a classificação de Dukes modificada por Astler-Coller.

Estadiamento dos Tumores Colorretais

É muito importante o conhecimento do grau de disseminação dos tumores. Como regra, as lesões podem penetrar através da muscular da mucosa e, a partir daí, ser consideradas invasivas. A presença de células malignas, apenas na camada superficial da mucosa, define o carcinoma *in situ*. A classificação TNM, tumor/gânglio linfático (nodo)/metástase, foi proposta para incorporar achados intraoperatórios, visando à precisão do prognóstico de subgrupos de tumores (Quadro 32-11).

Com o auxílio da classificação TNM, foi possível separar os tumores em subgrupos, visando à orientação do esquema terapêutico a ser empregado. Contudo, não se deve esquecer da importância de variáveis patológicas clássicas, como a gra-

Quadro 32-9 Classificação dos adenocarcinomas colorretais, segundo Broders

Grau 1	75-100% das células são diferenciadas
Grau 2	50-75% das células são diferenciadas
Grau 3	25-50% das células são diferenciadas
Grau 4	0-25% das células são diferenciadas

Quadro 32-10 Classificação de Dukes modificada por Astler-Coller para tumores colorretais

Dukes A	A lesão está limitada à parede intestinal
Dukes B	A lesão inclui áreas de disseminação direta, como a serosa e a gordura adjacente
Dukes C₁*	A lesão envolve gânglios linfáticos regionais
Dukes C₂*	A lesão envolve gânglios linfáticos a distância, dentro dos limites de ressecção cirúrgica
Dukes D*	A lesão avança além da área de ressecção cirúrgica

*Acrescentado à classificação original.

Quadro 32-11 Classificação TNM para câncer colorretal

Tumor primário (T)	
(TX)	Tumor primário inacessível
(T0)	Sem evidência de tumor primário
(Tis)	Carcinomas *in situ*: intraepitelial ou invadindo a lâmina própria
(T1)	Tumor invade a submucosa
(T2)	Tumor invade a camada muscular da parede do colorreto
(T3)	Tumor invade serosa e/ou as zonas não peritonizadas pericólicas e tecidos parietais
(T4a)	Tumor invade a superfície visceral do peritônio
(T4b)	Tumor invade diretamente ou está aderido a outras estruturas e/ou órgãos
Gânglios linfáticos regionais (N)	
(NX)	Gânglios regionais inacessíveis
(N0)	Sem evidência de gânglios regionais
(N1)	Metástase para um a três gânglios regionais
(N1a)	Metástase para um linfonodo regional
(N1b)	Metástase para dois a três linfonodos regionais
(N1c)	Implante tumoral em subserosa, mesentério e/ou tecidos pericólicos, perirretais não peritonielizados
(N2)	Metástase para quatro ou mais gânglios regionais
(N2a)	Metástase para 4-6 linfonodos regionais
(N2b)	Metástase de 7 ou mais linfonodos regionais
Metástase a distância (M)	
(MX)	Metástase a distância inacessível
(M0)	Sem metástase a distância
(M1)	Metástase a distância
(M1a)	Metástase confinada a um órgão ou sítio
(M1b)	Metástase em mais de um órgão sítio ou peritônio

dação histológica, a profundidade da penetração tumoral, o tipo de célula, o envolvimento de gânglios linfáticos, a invasão dos linfáticos, das veias, das artérias e do sistema nervoso, além da definição da margem distal de ressecção, a resposta inflamatória adjacente ao tumor, presença de perfuração e/ou invasão de órgãos vizinhos, todos são fatores prognósticos importantes (Quadro 32-12).

Mais recentemente, foi introduzido o procedimento do mapeamento do gânglio linfático sentinela, que tem promovido um grande impacto no processo de estadiamento, levando a implicações terapêuticas significativas na conduta de pacientes portadores de câncer colorretal. O objetivo principal do mapeamento do gânglio linfático sentinela é identificar o gân-

Quadro 32-12 Estadiamento em grupos para o câncer colorretal

Estágio	Tumor (T)	Nódulo (N)	Metástase (M)	Dukes
0	Tis	N0	M0	–
I	T1	N0	M0	A
	T2	N0	M0	A
IIA	T3	N0	M0	B
IIB	T4a	N0	M0	B
IIC	T4b	N0	M0	B
IIIA	T1-T2 T1	N1/N1c N2a	M0 M0	C
IIIB	T3-T4a T2-T3 T1-T2	N1 N2a N2b	M0 M0 M0	C
IIIC	T4a T3-T4a T4b	N2a N2b N1-N2	M0 M0 M0	C
IVA	Qualquer T	Qualquer N	M1a	–
IVB	Qualquer T	Qualquer N	M1b	–

glio com potencial para crescimento de metástase. Embora a incidência de falso-negativo seja de 10%, o método está sendo considerado muito promissor, justificando a utilização sistemática do procedimento, com vistas a diagnosticar micrometástases no carcinoma colorretal.[25]

A produção de metástases de células malignas é um processo que se segue à invasão e à embolização dos sistemas linfático venoso e arterial, chegando à rede capilar vascular distal, extravasando para os diferentes órgãos parequimatosos, onde se multiplica.

O tumor localizado pode produzir metástases de diferentes maneiras, na dependência da interação entre as células metastáticas e múltiplos fatores relacionados com o hospedeiro. Assim, é possível a metástase ocorrer por continguidade, disseminação transperitoneal, disseminação linfática, hematogênica e implante.

Considerações sobre as Manifestações Clínicas

A maioria dos cânceres colorretais resulta das transformações malignas dos pólipos que crescem no intestino. No entanto, sabe-se que apenas 10% dos adenomas, com mais de 1 cm de tamanho, evoluem para o câncer em 10 anos.[25,29] Esse longo período necessário para que o pólipo sofra a transformação maligna, somado ao fato de que cerca de 90% dos cânceres colorretais ocorrem após os 60 anos, sugere que a indicação do início de rastreamento deva ser a partir dos 50 anos.

O rastreamento deve ser simples, factível e aplicável na população em geral. O método mais simples e de menor custo é a aplicação de questionários sobre os sintomas, mas a experiência tem demonstrado que os resultados só são significativos quando os tumores já se encontram avançados. Os exames do toque retal e a sigmoidoscopia rígida cobrem cerca de 30% dos casos de câncer colorretal, mas sofrem limitações relacionadas com o constrangimento provocado pelos exames e, principalmente, pelo caráter invasivo, desagradável, relatado pelos pacientes submetidos à sigmoidoscopia rígida. O sigmoidoscópio flexível eleva essa capacidade diagnóstica para 70%, uma vez que alcança todo colo esquerdo. Além disso, tem a vantagem de ser menos agressivo do que o rígido, sendo por isso mais bem aceito pelos pacientes. Nos Estados Unidos da América, alguns entusiastas advogam a utilização da colonoscopia como meio ideal de rastreamento de câncer colorretal.[25] No entanto, há que se considerar o elevado custo do exame, a necessidade de preparação prévia do colo, sedação do paciente, além do pequeno risco de complicações, como a perfuração, inaceitável em um programa de rastreamento.

Embora o enema baritado seja mais barato e menos suscetível a complicações, quando comparado à colonoscopia, registra-se o risco da exposição dos pacientes à radiação e menor acurácia diagnóstica para lesões planas. À semelhança da colonoscopia, requer preparação prévia ao exame, mas está em desvantagem por não permitir procedimentos terapêuticos ou biópsia de áreas suspeitas. Hoje, praticamente não se utiliza como ferramenta diagnóstica para câncer colorretal.

A colonoscopia virtual realizada pela tomografia computadorizada é um método recente ainda sem aplicação nos programas de rastreamento. É bastante útil quando há dificuldade técnica da realização da colonoscopia óptica até o íleo terminal, por conta de variações anatômicas ou aderências.

A pesquisa de sangue oculto nas fezes é o método mais empregado para o rastreamento de câncer colorretal. No entanto, a sensibilidade do teste é de cerca de 50 a 60%, com especificidade elevada, na faixa de 95%. É importante relatar que os cânceres detectados com o auxílio do teste de sangue oculto nas fezes estavam em um estágio mais precoce do que aqueles diagnosticados quando sintomáticos. A introdução da imunoquímica no teste de sangue oculto nas fezes aumentou a sensibilidade para 90%, além de dispensar a restrição dietética para a realização do exame.

Outra modalidade de rastreamento que vem sendo desenvolvida é a detecção da mutação do DNA nas fezes. Este teste é com base no princípio de que as mutações ocorridas nas células da parede intestinal nos portadores de adenomas ou carcinomas podem ser identificadas nas fezes, por meio de testes genéticos. Embora a sensibilidade desse teste seja apenas de 52%, sua especificidade atinge 94%, colocando-o como uma alternativa promissora no futuro próximo. O custo desse teste ainda é alto, porém tem a vantagem de não ser invasivo, não necessitar de lavagem colônica ou internamento para sua realização.

Sintomas

Os pacientes com carcinoma colorretal podem apresentar uma das seguintes alternativas de evolução clínica: a) sintomas crônicos de início insidioso (77%); b) obstrução intestinal aguda (16%); c) perfuração e peritonite (7%).[29]

De acordo com a localização, pode haver predominância de uma ou outra manifestação clínica. O sangramento é, provavelmente, o sintoma mais comumente encontrado nos cânceres colorretais e, por isso, merece atenção especial no sentido de identificar sua origem, notadamente, nos pacientes portadores de doença hemorroidária, com idade avançada. Em geral, indica-se a exploração de lesão maligna sempre que o sangramento colorretal ocorrer em indivíduos com mais de 50 anos.[25] No entanto, existem autores que já consideram essa possibilidade em pacientes a partir dos 40 anos.

O Quadro 32-13 define os critérios que indicam quais os pacientes portadores de sangramento colorretal eleitos para se submeter à investigação para exploração do sintoma. Nesse contexto, o perfil do sangramento deve ser pesquisado, buscando definir: a) cor do sangue eliminado (vermelho claro ou escuro); b) o início do sintoma (recente, misturado com fezes, pequeno ou grande volume); c) presença de massa palpável na região anorretal; d) sangramento retal associado a alterações dos hábitos intestinais; e) sangramento retal sem sintomas perianais. Sem dúvida, a correlação entre a idade e a presença de sangramento tem valor preditivo na indicação de pacientes a serem estudados.

A conduta proposta para os diferentes graus de risco dos pacientes com sangramento retal está resumida a três alternativas (Fig. 32-2).

O segundo sintoma mais frequente é o aparecimento de alterações dos hábitos intestinais, representadas pela constipação ou diarreia. A presença de tumor colônico deve ser lembrada sempre que houver desvio do padrão intestinal próprio do indivíduo para uma nova situação. Infelizmente, algumas lesões, como as localizadas no colo direito, só se manifestam quando a lesão já atingiu grandes proporções. O processo obstrutivo incide preferencialmente no colo esquerdo e pode ser evidenciado precocemente. Um terceiro sintoma, tão frequente quanto os anteriores, é a dor abdominal, de características variadas e, muitas vezes, não bem definida quanto à sua localização. Na fase tardia da doença, a dor se apresenta sob a forma de cólicas, como resultado do processo de suboclusão intestinal, determinado pelo comprometimento da luz do intestino, provocado pelo tumor. O processo de suboclusão pode estar associado ao desconforto provocado pela distensão dos gases, náuseas e até vômitos. A dor retal está, geralmente, relacionada com o comprometimento dos ramos dos nervos sacrais ou do ciático.

Quadro 32-13 Critérios determinantes da estratégia de conduta

Sintomas de alto risco
- Sangramento retal associado à alteração persistente dos hábitos intestinais e/ou aumento da frequência da defecação por pelo menos 6 semanas
- Sangramento retal persistente sem sintoma anal em pacientes com mais de 60 anos

Sintomas de baixo risco
- Sangramento retal com sintoma anal sem alteração dos hábitos intestinais e sem a presença de massa anal
- Sangramento retal persistente com alteração transitória dos hábitos intestinais, particularmente, redução da frequência da defecação, fezes endurecidas e esforço durante a defecação

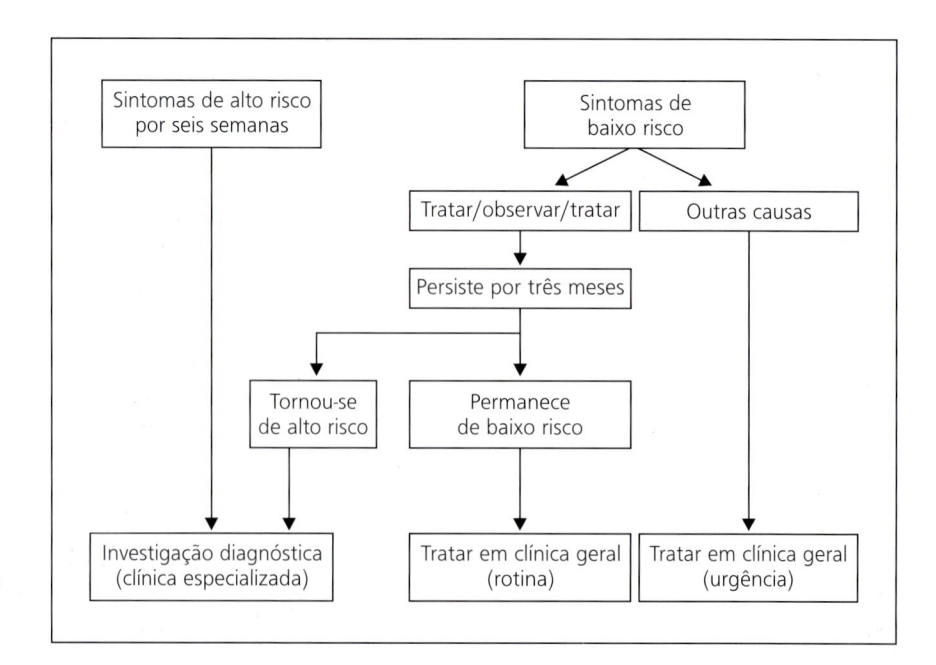

Fig. 32-2. Métodos alternativos relacionados com o risco de pacientes com sangramento retal.

Outros sintomas menos frequentes incluem tenesmo, presente no carcinoma retal, e a descarga de muco, envolvendo as fezes ou misturada a elas. Perda de peso é rara, mas, quando presente, está associada ao carcinoma colorretal, indica caso avançado e de mau prognóstico. Alguns sintomas inespecíficos podem ocorrer, como fadiga, anemia e febre. Em situações especiais, pode haver queixas urinárias, indicando o envolvimento do sistema urinário pelo processo neoplásico.

Anemia crônica, com deficiência de ferro, é observada nos tumores do colo direito, justificando uma exploração da doença mesmo na ausência de outras manifestações clínicas.

Exame Físico

O exame físico está orientado para a verificação dos estados geral e nutricional do paciente. A presença de emagrecimento significativo indica doença avançada. Em geral, exame do abdome não revela alterações importantes, e a presença de massa pode sugerir, além da doença primária, a existência de metástases. O fígado deve ser avaliado com relação ao tamanho e a consistência com a observação de presença de ascite. A distensão do abdome pode sugerir processo obstrutivo intestinal parcial decorrente da presença de lesões constritivas. Embora não muito frequentes, gânglios inguinais e supraclaviculares podem estar presentes, indicando disseminação da doença.

O exame anorretal pelo toque digital é da maior importância e deve ser sempre seguido da retossigmoidoscopia rígida ou flexível.

Os carcinomas sincrônicos do colo são descritos em uma incidência que varia de 2 a 8%, sugerindo que a avaliação do colo por inteiro não pode ser negligenciada no período pré-tratamento. A colonoscopia será também útil para excluir a existência de pólipos adenomatosos colônicos que poderão ser ressecados por ocasião do exame endoscópico, evitando eventual crescimento de uma lesão maligna metacrônica.

Complicações

Obstrução

A obstrução do colo depende da característica e da localização da lesão existente. A incidência dessa complicação é, em torno, de 15% de todos os casos de câncer colorretal. O lado esquerdo do colo, notadamente, o sigmoide e o reto, são as áreas mais comprometidas pelo processo obstrutivo, graças ao menor calibre do intestino, a consistência do conteúdo fecal, tendendo a sólido, e a característica infiltrativa dos tumores dessa região. Associadas ao processo obstrutivo estão presentes outras manifestações clínicas decorrentes da redução do fluxo do conteúdo intestinal, provocando distensão, cólicas, ruídos intestinais hiperativos, náuseas e vômitos. O aparecimento de obstrução da luz intestinal no lado direito é muito raro e geralmente está relacionado com lesões oriundas da colite ulcerativa de longa duração.

Perfuração

A incidência dessa complicação varia entre 6 e 12% dos casos de carcinoma colorretal. A sequência de eventos decorrentes da perfuração é de grande significância, podendo levar o paciente a óbito, caso não se tomem medidas urgentes para controlar a peritonite, formação de abscessos, fístulas e aderências intestinais. O procedimento de urgência indicado é a laparotomia exploradora, depois da correção dos distúrbios hidreletrolíticos e metabólicos presentes, com o propósito de remover o segmento doente associado ou não à derivação do trânsito intestinal. A presença de perfuração é fator de mau prognóstico.

Outros Sintomas mais Raros

O sangramento intenso no câncer colorretal é raro e deve ser diferenciado de outras causas de sangramento, frequentes nessa faixa etária.

Igualmente rara, é a existência de infecção associada ao câncer colorretal, muitas vezes, surgindo como a única manifestação clínica presente.

Métodos de Investigação

Pesquisa de Sangue Oculto

A determinação da presença de sangue oculto nas fezes é utilizada nos programas de rastreamento da doença maligna colônica. Quando já existem sintomas presentes, a pesquisa não está indicada.

Endoscopia

Anoscopia está indicada em todos os casos de doença benigna orificial. No entanto, se existe suspeita diagnóstica de carcinoma, o exame preferencial é a sigmoidoscopia rígida ou flexível. A flexível tem melhor aceitação dos pacientes e pode alcançar todo o segmento esquerdo, aumentando a margem de acerto diagnóstico.

A colonoscopia é o exame de escolha, uma vez que se visualizam todo o colo, válvula ileocecal e porção terminal do íleo. Durante o exame podem-se realizar biópsias de áreas suspeitas e, até, tratar lesões bem definidas, como os pólipos colônicos.

Radiologia

O enema opaco é o exame mais tradicional nas pesquisas diagnósticas de câncer colorretal. A introdução da colonoscopia reduziu drasticamente o número de indicações para esse método. O uso de duplo contraste com insuflação de ar ajuda na identificação de lesões pequenas, como os pólipos.

A indicação sistemática da pielografia endovenosa na avaliação pré-operatória para orientação anatômica da localização dos ureteres ou do seu envolvimento no processo neoplásico vem sendo substituída pela tomografia computadorizada capaz de detectar de forma mais detalhada casos suspeitos de fístulas entre os sistemas urinário e intestinal, com uma riqueza de informações superior.

A ultrassonografia de abdome é útil na identificação de metástases hepáticas, presença de ascite, adenopatias intra-abdominais, além da constatação de comprometimento do omento, contudo, a tomografia é mais precisa. A modalidade de USG intracorporal, realizada pelas vias endoluminar, intraoperatória ou laparoscópica, tem ajudado a refinar o diagnóstico do processo invasivo tumoral.

A tomografia computadorizada (CT) é muito útil na determinação da extensão da doença, particularmente para o fígado e pulmão, e está indicada rotineiramente como método de estadiamento.

A ressonância magnética (RM) é uma técnica que forma a imagem a partir da absorção ou emissão de energia eletromagnética na presença de um campo magnético estável. É um método de fundamental importância no estadiamento locorregional dos tumores de reto médio e inferior associado à ultrassonografia endorretal 3D (Quadros 32-14 e 32-15).

A tomografia com emissão de pósitrons (PET) é outro método de diagnóstico que demarca a imagem a partir de pósitrons emitidos de compostos químicos fixados a um isótopo radioativo. Esses compostos reagem bioquimicamente nos tecidos ou órgãos, sendo incorporados. Diferentemente da TC e RM, as características anatômicas e morfológicas dos órgãos estudados pelo PET não são bem delimitadas, mas as imagens produzidas por esse método refletem informações relevantes acerca da natureza e da fisiologia da função celular dos tecidos, uma vez que os tecidos infiltrados por células malignas parecem ter maior avidez pela glicose, componente utilizado no material injetado.

Diagnóstico com Material Radiomarcado

A detecção de tumores colorretais pelo uso de material radiomarcado, emissor de radiação gama, é obtida pelo processo de mapeamento realizado pela gama câmara de corpo inteiro. O radionucleotídeo injetado por via intravenosa nos pacientes em estudo deve-se fixar nos tecidos, emitindo radiações gama que serão detectadas pelo equipamento, mapeando as áreas suspeitas. As lesões hepáticas e ósseas são bem visualizadas com esse procedimento diagnóstico, sugerindo metástases dos tumores colorretais.

Citologia

O uso da citologia no estabelecimento do diagnóstico do câncer colorretal é limitado, sendo apenas relevante quando a redução da luz intestinal impede a progressão do colonoscópio, dificultando a obtenção de fragmento de tecido para estudo.

Marcadores Sanguíneos

Antígeno carcinoembrionário (CEA) é uma glicoproteína presente no endoderma primitivo. Está ausente na mucosa normal, mas pode reaparecer, se a mucosa for invadida pelas células malignas, passando assim a ser um marcador da presença de tumores.[30] Os níveis sanguíneos do CEA não estão relacionados com o grau da invasão tumoral. No entanto, observa-se queda significativa dos níveis, se a lesão for completamente removida. A recidiva do câncer vem acompanhada de aumento dos níveis do CEA, sugerindo que esse marcador seja considerado útil na avaliação prognóstica dos tumores colorretais.

Considerações sobre o Tratamento

Atualmente, as estratégias utilizadas para o tratamento do câncer de colo e reto são diferentes em muitos aspectos e serão discutidas separadamente. Outro aspecto importante a ser discutido é a conduta terapêutica diante dos pólipos colônicos.

Tratamento dos Pólipos Malignos de Colo e Reto

A polipectomia colonoscópica representa uma importante ferramenta na prevenção dos cânceres colorretais. Estudo randomizado controlado, comparando sigmoidoscopia flexível e colonoscopia com polipectomia para qualquer pólipo *versus* nenhum tipo de rastreamento, demonstrou uma redução de 80% na incidência de CRC no grupo sob vigilância.[31] É verdade, entretanto, que a colonoscopia também falha na detecção de pólipos. Uma remoção inadequada pode ser responsável por

Quadro 32-14 Estratégias para o tratamento do câncer do colo: pólipos malignos

Apresentação clínica	Conduta	Achado	Cirurgia
Pólipo pediculado com lesão maligna: adenoma (tubular, tubuloviloso ou viloso)	Revisão da patologia	• Remoção completa com histologia favorável	Observar
	Colonoscopia		
	Marcar o sítio do pólipo maligno	• Margem não visualizada ou histologia duvidosa	Colectomia com remoção em bloco dos gânglios linfáticos
Pólipo séssil com lesão maligna: Adenoma (tubular, tubuloviloso ou viloso)	Revisão da patologia	• Remoção completa com histologia favorável	Considerar a observação (risco: 10-15%) ou colectomia com remoção em bloco dos gânglios linfáticos
	Colonoscopia		
	Marcar o sítio do pólipo maligno	• Margem não visualizada ou histologia duvidosa	Colectomia com remoção em bloco dos gânglios linfáticos

Quadro 32-15 — Estratégias para o tratamento do câncer do colo: tumor presente sem metástase

Conduta	Achado	Cirurgia
Revisão da patologia	Ressecável, sem obstrução	Colectomia com remoção em bloco dos gânglios linfáticos
Colonoscopia	Ressecável, com obstrução	Colectomia com remoção em bloco dos gânglios linfáticos (um estágio), ou ressecção com colostomia ou apenas colostomia ou *stent*
Avaliação laboratorial – CEA	Irressecável	Terapia paliativa
TC (tórax, abdome e pelve) ou RM de pelve/US 3D de reto		
PET-TC: considerar		

cerca de 30% dos cânceres colorretais, mesmo após a realização de colonoscopias previamente.[32]

Todos os pólipos adenomatosos devem ser removidos durante a colonoscopia, assim como todos os pólipos hiperplásicos localizados em colo direito, particularmente os pólipos grandes, maiores do que 2 cm.[33] Os pólipos grandes da polipose juvenil e da síndrome de Peutz-Jeghers também devem ser removidos por causa do risco de transfomação em pólipos adenomatosos.

Os pólipos hiperplásicos pequenos são os tipos mais frequentemente encontrados no colo distal. Outros pólipos inflamatórios ou as hiperplasias linfoides encontrados nos pacientes com doença inflamatória intestinal também não precisam ser retirados.

O pólipo maligno é definido como aquele em que ocorre invasão de células neoplásicas através da muscular da mucosa atingindo a submucosa (pT1) e são encontrados em 2 a 12% nas polipectomias realizadas. O pólipo com carcinoma *in situ* é aquele em que o câncer não penetrou a submucosa e, portanto, não atingiu a rede linfática, sendo pouco provável a possibilidade de metástase linfonodal. A classificação de Haggitt para pólipos malignos feita é com base no nível da invasão. Todos os pólipos sésseis são considerados Haggitt 4. Kudo criou uma estratificação para os pólipos sésseis, levando em consideração o grau de penetração na submucosa (Quadros 32-16 e 32-17).

O risco de metástase linfonodal é menor do que 1% para os pólipos pediculados Haggitt 1, 2 e 3. Contudo, o risco aumenta para 12 a 25% nos pólipos pediculados ou sésseis Haggitt 4. O pólipo Sm^3 da classificação de Kudo também está associado a um maior risco de metástase linfonodal e pode ser considerado um fator de risco independente.[34]

Recomenda-se a marcação do local de retirada do pólipo em caso de suspeita de malignidade durante a colonoscopia com objetivo de se identificar corretamente a região após estudo histopatológico.

A polipectomia é considerada adequada para pólipos malignos, quando a margem de ressecção é maior do que 2 mm, e as características histológicas são favoráveis (bem ou moderadamente diferenciados, sem invasão angiolinfática).

Pacientes com pólipos com margem de ressecção inadequada, ou pólipos Haggitt 4 com características histológicas desfavoráveis (mal diferenciados, invasão angiolinfática), ou com lesões sésseis Sm^3 devem ser encaminhados para ressecção do segmento do colo com remoção dos linfonodos em bloco por via laparoscópica, preferencialmente (Quadro 32-18).[35]

Quadro 32-16 — Estratégias para o tratamento do câncer do colo: tumor presente com metástase suspeita ou comprovada

Conduta	Achado	Cirurgia
Colonoscopia	Metástases sincrônica ou não do fígado e pulmão	Ressecável → Considerar terapia adjuvante
Avaliação laboratorial – CEA		Irressecável → Terapia adjuvante
Determinação do estado do gene Kras	Metástases abdominal e peritoneal	Terapia adjuvante
Biópsia com agulha		
PET-CT: considerar		
Avaliação multidisciplinar		

Quadro 32-17 — Estratégias para o tratamento do câncer do colo: terapia adjuvante

Estado patológico	Conduta	Vigilância
Tis T1, N0, M0 T2, N0, M0	• Sem indicação de terapia adjuvante	• Avaliação clínica: 3-6 meses por 2 anos → a cada 6 meses, por 5 anos • CEA: 3-6 meses por 2 anos → a cada 6 meses, por 5 anos (T2 ou lesões maiores) • TC (tórax, abdome, pelve): anualmente por 3 anos, nos pacientes com alto risco de recidiva • Colonoscopia: a cada ano, exceto se no pré-operatório o tumor era obstrutivo → 3-6 meses • Se adenoma avançado → repetir com 1 ano • Se adenoma não avançado, → repetir com 3-5 anos
T3, N0, M0 (sem alto risco)	• Considerar: Capecitabine ou 5-FU/leucovorin • Inclusão em protocolo de estudo • Observação	
T3, N0, M0: (alto risco de recidiva) Graus 3-4, invasão linfática/vascular, obstrução intestinal, < 12 gânglios examinados. T4, N0, M0: T3: com perfuração localizada ou tamponada ou indeterminada e margens positivas.	• 5-FU/leucovorin e oxaliplatina • Inclusão em protocolo de estudo • Observação	
T1, N1, M0; T4, N1-2, M0	• 5-FU/leucovorin • Oxaliplatina • Capecitabine • 5-FU/leucovorin	

Tratamento do Câncer de Colo Invasivo Não Metastático

Os pacientes portadores de câncer de colo invasivo devem ser estadiados, conforme protocolo discutido anteriormente. As lesões ressecáveis devem ser tratadas por meio de colectomia associada à remoção dos linfonodos em bloco. A extensão da colectomia varia de acordo com a localização do tumor, e o objetivo deve ser a remoção de toda a área comprometida, incluindo a arcada arterial, contendo a rede de linfonodos regionais (Fig. 32-3).

É preciso um número mínimo de 12 linfonodos examinados pelo patologista na peça cirúrgica para considerar o paciente estádio II. Em caso de um número menor de 12 linfonodos removidos, o paciente deve ser tratado como estádio III (doença com linfonodo positivo). Aqueles linfonodos com aparência macroscópi-

Quadro 32-18 — Estratégias para o tratamento do câncer do reto: pólipos malignos

Pólipo pediculado com lesão maligna: Adenoma (tubular, tubuloviloso ou viloso)		
Conduta	Achado	Cirurgia
Revisão da patologia Colonoscopia Marcar o sítio do pólipo maligno	Achado isolado: remover completamente, se a histologia for favorável e as margens livres	Observar
		Ressecção transabdominal e/ou tratamento adjuvante
	Espécime fragmentada ou margem não visualizada: se a histologia for duvidosa	Excisão transanal e tratamento adjuvante
Pólipo séssil com lesão maligna: Adenoma (tubular, tubuloviloso ou viloso)		
Conduta	Achado	Cirurgia
Revisão da patologia Colonoscopia Marcar o sítio do pólipo maligno	Achado isolado: remover completamente, se a histologia for favorável e as margens livres	Considerar a observação (avaliar risco)
		Ressecção transabdominal e/ou tratamento adjuvante
		Excisão transanal e tratamento adjuvante
	Espécime fragmentada ou margens não visualizadas: se a histologia for duvidosa	Ressecção transabdominal e/ou tratamento adjuvante
		Excisão transanal e tratamento adjuvante

Adaptado do National Cancer Conference Network (NCCN 2015).[35]

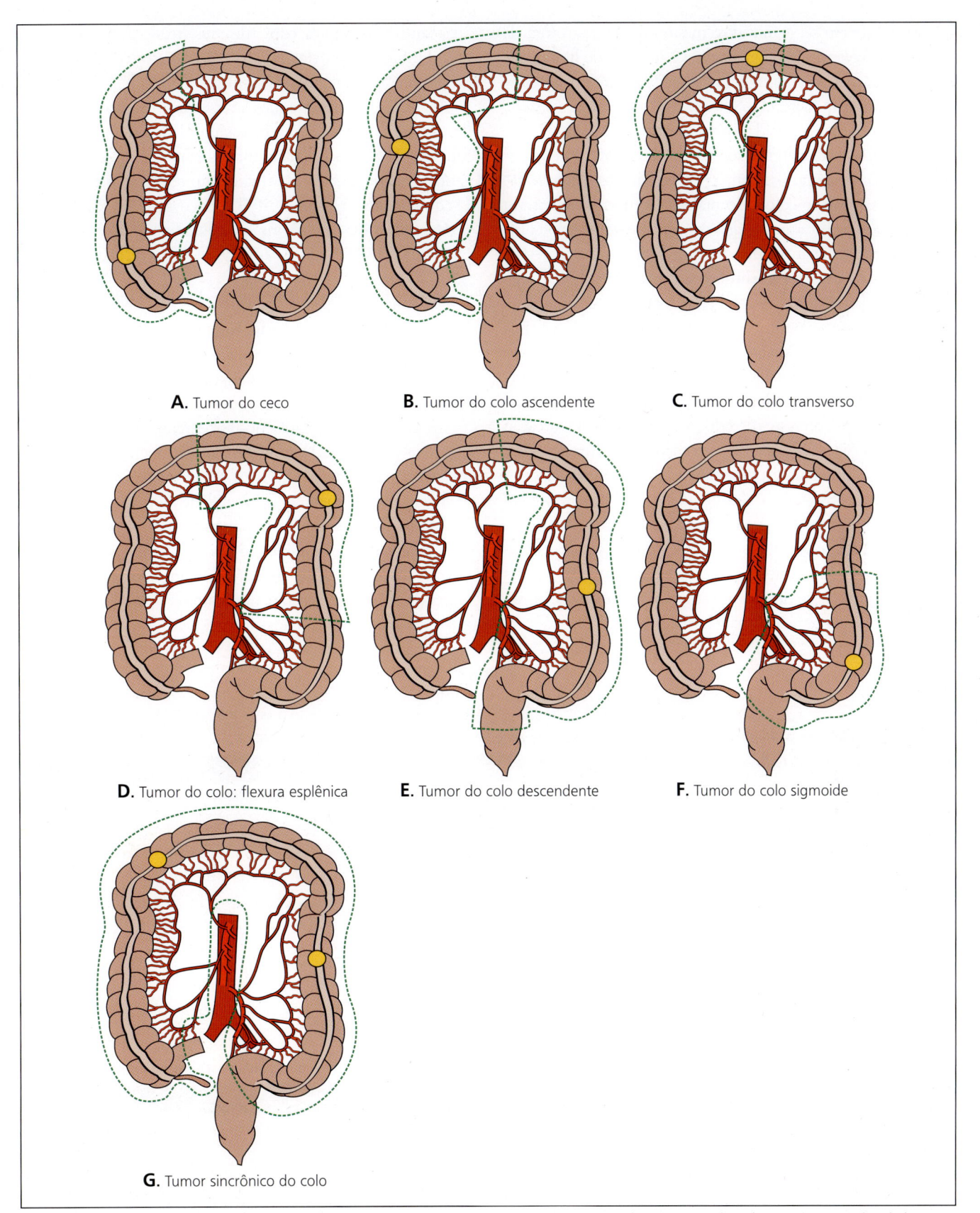

A. Tumor do ceco **B.** Tumor do colo ascendente **C.** Tumor do colo transverso

D. Tumor do colo: flexura esplênica **E.** Tumor do colo descendente **F.** Tumor do colo sigmoide

G. Tumor sincrônico do colo

Fig. 32-3. (**A-F**) Extensão da ressecção do colo de acordo com a localização. (**G**) Extensão da ressecção do colo nos tumores sincrônicos.

ca suspeita devem ser removidos, mesmo que estejam fora da extensão da colectomia programada. O número de linfonodos com ou sem metástase é um fator prognóstico tanto para recorrência quanto para sobrevida, contudo, isto só pode ser aplicado, se a peça cirúrgica examinada tiver pelo menos 12 linfonodos.

A abordagem cirúrgica por via laparoscópica vem-se popularizando e firmando-se com a principal opção para o tratamento de câncer de colo. Metanálises recentes demonstram que não há diferença da cirurgia convencional, quando comparada ao acesso laparoscópico no que diz respeito à sobrevida e recorrência local em pacientes com câncer do colo.[35] É importante registrar que esses resultados foram obtidos naqueles serviços, em que o volume cirúrgico é grande e realizado por especialistas, devendo a técnica laparoscópica para tratamento de câncer de colo ser considerada apenas quando houver cirurgiões devidamente treinados ou sob supervisão de profissionais mais experientes com esse método. Recomenda-se a marcação na colonoscopia das lesões de colo menores, a fim de evitar dificuldades durante a cirurgia para a localização da lesão. O acesso laparoscópico não é recomendado para pacientes obstruídos, com perfuração ou com tumores localmente avançados que invadem estruturas adjacentes. Pacientes com obstrução podem ser submetidos à ressecção e colostomia ou, quando possível, colocação de *stent* por colonoscopia e ressecção eletiva, posteriormente (Quadros 32-19 e 32-20).

Aqueles pacientes com tumores irressecáveis devem ser encaminhados para tratamento paliativo com quimioterapia ou radioterapia e terapia de suporte.

Os pacientes submetidos à ressecção curativa para câncer de colo com estádios III/IV ou estádio II com menos de 12 linfonodos deverão ser encaminhados para quimioterapia adjuvante. Vários esquemas de tratamento têm sido preconizados. Os quatro principais são: 5-FU e leucovorin (FOLFOX), capecitabina, 5-FU, leucovorin e oxaliplatina (FLOX4) e oxaliplatina, leucovorin e 5-FU (mFOLFOX 6) (Quadro 32-21).

Tratamento do Câncer de Reto Invasivo Não Metastático

Para evitar controvérsias dos limites superiores do reto, convencionou-se que os tumores localizados até 12 cm da margem anal, utilizando-se um proctoscópio rígido, devem ser tratados como tumores de reto.[36]

A estratégia terapêutica no câncer retal deve buscar quatro objetivos principais: 1) controle local da doença; 2) aumento de sobrevida; 3) preservação esfincteriana, sexual e urinária; 4) manutenção e melhora da qualidade de vida. Para a obtenção de bons resultados, o tratamento deve ser realizado por uma equipe multidisciplinar composta de cirurgião colorretal oncológico, oncologista clínico, radiologista, patologista, estomaterapeuta, radioterapeuta, nutricionista e psicólogo integrando as diferentes modalidades terapêuticas.[37]

Quadro 32-19 Estratégias para o tratamento do câncer do colo: tumor presente sem metástase

Conduta	Achado	Cirurgia**
Revisão da patologia Colonoscopia Avaliação laboratorial CEA TC (tórax, abdome e pelve) PET-TC: (considerar)	Ressecável, sem obstrução	Colectomia com remoção em bloco dos gânglios linfáticos
	Ressecável, com obstrução	Colectomia com remoção em bloco dos gânglios linfáticos (um estágio)
		Ressecção com desvio
		Stent/desvio*
	Irressecável	Terapia paliativa

*Posterior colectomia com remoção em bloco dos gânglios linfáticos.
**De acordo com o estágio patológico, considerar terapia adjuvante.
Adaptado do National Cancer Conference Network (NCCN 2015).[35]

Quadro 32-20 Estratégias para o tratamento do câncer do colo: tumor presente com metástase suspeita ou comprovada

Conduta	Achado	Cirurgia
Colonoscopia Avaliação laboratorial CEA Determinação do estado do gene Kras Biópsia com agulha PET-CT: considerar Avaliação multidisciplinar	Metástases sincrônica ou não do fígado e pulmão	Ressecável → considerar terapia adjuvante
		Irressecável → terapia adjuvante
	Metástases abdominal e peritoneal	Terapia adjuvante

Adaptado do National Cancer Conference Network (NCCN 2015).[35]

Quadro 32-21 — Estratégias para o tratamento do câncer do colo: terapia adjuvante

Estado patológico	Conduta	Vigilância
Tis T1, N0, M0 T2, N0, M0	Nada	• Avaliação clínica: 3-6 meses por 2 anos → cada 6 meses por 5 anos • CEA: 3-6 meses por 2 anos → cada 6 meses por 5 anos (T2 ou lesões maiores) • TC (tórax, abdome, pelve): anualmente por 3 anos, nos pacientes com alto risco de recidiva • Colonoscopia: cada ano, exceto se no pré-operatório o tumor era obstrutivo → 3-6 meses • Se adenoma avançado → repetir com 1 ano • Se adenoma não avançado → repetir com 3-5 anos
T3, N0, M0 (sem alto risco)	Considerar: Capecitabine ou 5-FU/leucovorin Grupo de estudo Observação	
T3, N0, M0 (alto risco de recidiva) Graus 3-4, invasão linfática/vascular, obstrução intestinal, < 12 gânglios examinados T4, N0, M0: T3: com perfuração localizada ou tamponada ou indeterminada e margens positivas	5-FU/leucovorin e oxaliplatina Grupo de estudo Observação	
T1, N1, M0; T4, N1-2, M0	5-FU/leucovorin oxaliplatina Capecitabine 5-FU/Leucovorin	

Adaptado do National Cancer Conference Network (NCCN 2015).[35]

O estadiamento pré-operatório dos tumores de reto é fundamental, uma vez que norteará a seleção dos pacientes para a radioterapia e quimioterapia neoadjuvante. A terapia neadjuvante (pré-operatória) tem como finalidade o bloqueio da replicação celular, a redução volumétrica da massa tumoral *(downstaging)*, a redução dos efeitos colaterais nos órgãos vizinhos, a limitação dos campos para irradiação, aumento da preservação esfincteriana e redução do risco de depósitos tumorais microscópicos, diminuindo a recidiva local.[38] A rádio e a quimioterapia neoadjuvantes quando comparadas à adjuvante demonstraram menor incidência de toxicidade e um melhor controle local da doença, sem entretanto melhorar a sobrevida dos pacientes.[39] Alguns centros já publicaram ensaios clínicos acompanhando cuidadosamente pacientes submetidos à rádio e quimioterapia neoadjuvantes com resposta patológica completa do tumor sem a cirurgia. Contudo essa modalidade terapêutica encontra-se em fase experimental, necessita de acompanhamento, seleção criteriosa, assim como a aprovação de um Comitê de Ética.[40,41]

Os exames mais importantes para o estadiamento pré-operatório, já citados anteriormente, incluem a ultrassonografia endorretal 3D, a ressonância magnética, a tomografia computadorizada, e, mais recentemente, o PET *scan*. Os dois primeiros são mais utilizados para o estadiamento locorregional, avaliando-se a penetração tumoral na parede, envolvimento do mesorreto (T) e o acometimento dos linfonodos regionais (N).

A RM tem um papel fundamental para o planejamento cirúrgico, para a indicação da terapia neoadjuvante e para a avaliação prognóstica dos pacientes com câncer de reto. Particularmente, os tumores T3 de reto têm prognósticos diferentes de acordo com a profundidade da invasão extramural. Tumores com invasão extramural maior do que 5 mm têm uma taxa de sobrevida relacionada com o câncer em 5 anos de 54%, enquanto os T3 com invasão menor que 5 mm, independente do acometimento dos linfonodos, têm uma taxa de sobrevida maior do que 84%. Dessa forma, RM tem um papel importante na seleção adequada de pacientes, o que permite evitar que aqueles com benefício mínimo de neoadjuvância sejam encaminhados para o tratamento cirúrgico mais precocemente. A tomografia computadorizada de abdome total e tórax é mais empregada para estadiar lesões metastáticas distantes do tumor primário intra-abdominais e na cavidade torácica. O PET *scan* tem como indicação atual o estadiamento de pacientes já submetidos a tratamento cirúrgico com suspeita de recidiva, CEA elevado, mas com tomografia e ressonância magnética normais.

Concluído o estadiamento, os pacientes poderão ser submetidos a diferentes tipos de procedimentos. Os tumores de reto, limitados à submucosa (T1, N1, M0) com características histológicas de baixo risco (tumores bem diferenciados, sem invasão linfovascular e neural), podem ser tratados com ressecção local. Embora alguns trabalhos ainda relatem um percentual de recidiva maior nas ressecções locais do que nas cirurgias radicais, essa modalidade terapêutica vem-se popularizando, particularmente com a introdução da microcirurgia transanal endoscópica. Este procedimento permite acessar lesões em todo o reto para ressecção local, utilizando um aparelho especial, composto de um proctoscópio cirúrgico acoplado a um insuflados, e uma imagem de magnificação, permitindo uma melhor visualização das lesões. Através do proctoscópio, é possível introduzir pinças de trabalho para realizar a ressecção das lesões, envolvendo todas as camadas da parede retal e, posteriormente, a confecção da sutura. A microcirurgia endoscópica transanal não acessa os linfonodos e, portanto, não está indicada em pacientes com acometimento linfonodal. A indicação dessa técnica para os pacientes com tumores T2, N0, M0 ainda é muito controversa e deve ser considerada, preferencialmente, naqueles pacientes com limitações para cirurgia radical e com complementação com rádio e quimioterapia adjuvantes.

O risco de metástase linfonodal varia de 0 a 12% em tumores T1, 12 a 28% em tumores T2 e 36 a 79% em tumores T3. Características associadas a um maior risco de disseminação linfonodal incluem tumores mal diferenciados, com invasões linfovascular e neural e tumores maiores que 3 cm. Dessa forma, a seleção adequada dos pacientes é importante para obtenção de resultados satisfatórios.

Os pacientes com tumores mais avançados (invasão transmural ou com acometimento linfonodal) sem metástases a distância devem ser submetidos à rádio e quimioterapia neoadjuvantes seguidas de cirurgia radical. O tipo de cirurgia realizada dependerá da distância do tumor em relação ao aparelho esfincteriano, do estadiamento pré-operatório, das características histológicas do tumor e, principalmente, do *status* clínico do paciente para suportar ou não um procedimento mais agressivo. Para os tumores de retos superior e médio, a abordagem cirúrgica recomendada é a ressecção anterior de reto. Já nos tumores de reto inferior, quando não houver envolvimento dos esfíncteres anais, pode-se optar pela ressecção anterior de reto, caso contrário, a realização de amputação abdominoperineal com colostomia definitiva é mandatória. As opções de anastomoses na ressecção anterior de reto incluem a anastomose colorretal, a anastomose coloanal, a anastomose colorretal com coloplastia e a anastomose com confecção de bolsa em J colônica. Estas duas últimas opções foram idealizadas para aumentar a função de reservatório colônico, diminuindo a frequência das evacuações e melhorando a qualidade de vida desses pacientes. Entretanto, os pacientes com a coloplastia tiveram uma maior incidência de vazamentos de anastomose no pós-operatório quando comparados aos pacientes com bolsa em J com resultados funcionais semelhantes no primeiro ano de seguimento.

No planejamento cirúrgico dos pacientes com câncer de reto avançado, devem ser considerados alguns aspectos importantes, como: a excisão total do mesorreto, a preservação da inervação autonômica, a margem de ressecção circunferencial, a margem de ressecção distal e a preservação esfincteriana.

A dissecção precisa do plano areolar entre as fáscias parietal e visceral do mesorreto, contendo os linfonodos e gordura perirretais, é fundamental para um resultado oncológico satisfatório. A excisão total do mesorreto reduz a recidiva local para menos de 3% e promove uma sobrevida maior de 80%, em 5 anos.[37] Outras vantagens da excisão total do mesorreto são a facilitação da preservação da inervação autonômica, evitando a lesão do plexo hipogástrico e dos nervos eringentes, prejudicando as funções urinária e sexual, interferindo na qualidade de vida e a ressecção adequada da margem circunferencial do tumor. A margem circunferencial também está associada à sobrevida e à recidiva local. Margem circunferencial maior que um milímetro tem uma taxa de recidiva local menor do que 5%, ao passo que uma margem circunferencial menor do que um milímetro está associada a uma recidiva local maior que 20%. A margem distal do tumor igualmente influencia no resultado oncológico. Margem distal comprometida por mais de 1 cm é encontrada em apenas 10% dos pacientes com tumores mal diferenciados e com linfonodos positivos. A maioria dos autores advoga uma margem distal de 2 cm como suficiente para resultados oncológicos adequados.

A preservação dos esfíncteres anais é outro importante aspecto a ser considerado no planejamento cirúrgico. A seleção dos pacientes dependerá da altura do tumor, como já relatado anteriormente, assim como da avaliação funcional do aparelho esfincteriano. Pacientes com lesões localizadas a 1 cm do anel anorretal podem ser submetidos à cirurgia de preservação esfincteriana desde que tenham uma boa musculatura anorretal e boa continência fecal. Naqueles com hipotonia esfincteriana importante e outros fatores, como pelve muito estreita e obesidade, há dificuldade para realização desse tipo de cirurgia, ficando reservada a amputação abdominoperineal com colostomia definitiva.

A utilização do acesso laparoscópico para tratamento dos tumores de reto vem conquistando espaço cada vez maior. Essa modalidade terapêutica proporciona uma menor agressão cirúrgica, recuperação pós-operatória mais rápida e resultados oncológicos semelhantes a curto prazo.[42] Contudo, é necessária a realização de ensaios randomizados com seguimento mais longo para uma melhor avaliação dos desfechos e resultados oncológicos. É importante ressaltar que o treinamento em laparoscopia colorretal e a supervisão de cirurgiões mais experientes com o método são imprescindíveis para evitar complicações pós-operatórias e a realização de cirurgias oncologicamente inadequadas (Quadro 32-22).

Quadro 32-22 Estratégias para o tratamento do câncer do reto: tumor ressecável

Conduta	Achado	Cirurgia
Biópsia Revisão da patologia Colonoscopia Proctoscopia rígida CEA TC (tórax, abdome, pelve) US endorretal RM endorretal ou pélvica PET-CT: considerar	T1-2, N0	Ressecar via transabdominal e/ou tratamento adjuvante
		Excisão transanal e tratamento adjuvante
	T3, N0	Quimioterapia pré-operatória → ressecar via transabdominal
	T (qquer), N1-2	
	T4 e/ou lesão não ressecável	Quimioterapia pré-operatória → ressecar, se possível
	T (qquer), N (qquer), M1, metástases ressecáveis	Quimioterapia pré-operatória → estadiar → ressecar a lesão primária e as metástases
		Estadiar → ressecar a lesão primária e as metástases
	T (qquer), N (qquer), M1, metástases não ressecáveis	Quimioterapia

Adaptado do National Cancer Conference Network (NCCN 2015).[35]

CONSIDERAÇÕES FINAIS

A evolução no tratamento do câncer colorretal nos últimos 50 anos foi extraordinária.[43] Hoje, dispomos de um arsenal de ferramentas para diagnóstico que incluem imagens geradas pela RM, tomografia computadorizada de última geração, PET-*scan*, endoscopia de alta resolução, equipamentos para realização de cirurgias minimamente invasivas, drogas para quimioterapia e antiangiogênicos, e a radioterapia conformacional, proporcionando melhora significativa da sobrevida desses pacientes e diminuindo os efeitos indesejáveis desses tratamentos. A biologia molecular avança rapidamente, identificando o perfil e comportamento biológico de cada tumor. O rastreamento do câncer colorretal caminha para a realização de exames de DNA fecal adequados para triagem populacional com custo aceitável e diagnóstico mais precoce. No futuro próximo, o tratamento do câncer colorretal deverá ser cada vez mais individualizado, planejado, baseando-se na anatomia, perfil biológico do tumor e genética do paciente, assim como o seu *status* clínico. A cirurgia robótica aumentará a eficiência e segurança das técnicas cirúrgicas minimamente invasivas. Novos métodos de imagem surgirão, como ressonância magnética difusional, diferenciando a fibrose pós-radioterapia de tumor residual, aumentando a acurácia do estadiamento. Agentes biológicos direcionados especificamente para a biologia do tumor serão utilizados naqueles pacientes com resposta insatisfatória à quimioterapia de primeira linha. Muito provavelmente, a cirurgia radical ficará reservada a um número mais limitado de pacientes.

REFERÊNCIAS BIBLIOGRÁFICAS

1. Gordon PH. Malignant neoplasms of the colon. In: Principles and practice of surgery for the colon, rectum, end anus. 3rd ed. St. Louis: Quality Medical Publishing, 2006. p. 489-643.
2. Parkin DM, Pisani P, Ferlay J. Global cancer statistics. *CA Cancer J Clin* 1999;49:33.
3. Landis SH, Murray T, Bolden S et al. Cancer statistics 1998. *CA Cancer J Clin* 1998;48:6.
4. Brown MO, Lanier AP, Becker TM. Colorectal cancer incidence and survival among Alaska Natives, 1969-1993. *Int J Epidemiol* 1998;27:388.
5. Armstrong B, Doll R. Environmental factors and cancer incidence and mortality in different countries, with special reference to dietary practices. *Int J Cancer* 1975;15:617.
6. Henderson MM. International differences in diet and cancer incidence. *J Natl Cancer Inst Monogr* 1992;599.
7. Nelson RL, Persky V, Turyk M. Determination of factors responsible for the declining incidence of colorectal cancer. *Dis Colon Rectum* 1999;42:741.
8. McMichael AJ, Giles GG. Cancer in migrants to Australia: extending the descriptive epidemiological data. *Cancer Res* 1988;48:751.
9. Rozen P, Shomrat R, Strul H et al. Prevalence of the I1307K APC gene variant in Israeli Jews of differing ethnic origin and risk for colorectal cancer. *Gastroenterology* 1999;116:54.
10. Weber TK, Chin HM, Rodriguez-Bigas M et al. Novel hMLH1 and hMSH2 germline mutations in African Americans with colorectal cancer. *JAMA* 1999;281:2316.
11. Wilmink AB. Overview of the epidemiology of colorectal cancer. *Dis Colon Rectum* 1997;40:483.
12. Chen J, Stampfer MJ, Hough HL et al. A prospective study of N-acetyltransferase genotype, red meat intake, and risk of colorectal cancer. *Cancer Res* 1998;58:3307.
13. Potter JD. Colorectal cancer: molecules and populations. *J Natl Cancer Inst* 1999;91:916.
14. Burnstein MJ. Dietary factors related to colorectal neoplasms. *Surg Clin North Am* 1993;73:13.
15. Fuchs CS, Giovannucci EL, Colditz GA et al. Dietary fiber and the risk of colorectal cancer and adenoma in women. *N Engl J Med* 1999;340:169.
16. Dahm CC, Keogh RH, Spencer EA et al. Dietary fiber and colorectal cancer risk: a nested case-control study using food diaries. *J Natl Cancer Inst* 2010;102(9):614-26.
17. Schatzkin A, Lanza E, Corle D et al. Lack of effect of a low-fat, high-fiber diet on the recurrence of colorectal adenomas. Polyp Prevention Trial Study Group. *N Engl J Med* 2000;342:1149.
18. Alberts DS, Martinez ME, Roe DJ et al. Lack of effect of a high-fiber cereal supplement on the recurrence of colorectal adenomas. Phoenix Colon Cancer Prevention Physicians' Network. *N Engl J Med* 2000;342:1156.

19. Smalley W, Ray WA, Daugherty J et al. Use of nonsteroidal anti-inflammatory drugs and incidence of colorectal cancer: a population-based study. *Arch Intern Med* 1999;159:161.
20. Powell SM, Petersen GM, Krush AJ et al. Molecular diagnosis of familial adenomatous polyposis. *N Engl J Med* 1993;329:1982.
21. Marra G, Boland CR. Hereditary nonpolyposis colorectal cancer: the syndrome, the genes, and historical perspectives. *J Natl Cancer Inst* 1995;87:1114.
22. Burt RW. Familial risk and colorectal cancer. *Gastroenterol Clin North Am* 1996;25:793.
23. Winawer SJ, Zauber AG, Gerdes H et al. Risk of colorectal cancer in the families of patients with adenomatous polyps. National Polyp Study Workgroup. *N Engl J Med* 1996;334:82.
24. Ahsan H, Neugut AI, Garbowski GC et al. Family history of colorectal adenomatous polyps and increased risk for colorectal cancer. *Ann Intern Med* 1998;128:900.
25. Chang GJ, Feig BW. Cancer of the colon, rectum, and anus. In: MD Anderson Surgical Oncology Handbook, The 4th ed. Philadelphia: Lippincott Williams & Wilkings, 2010. p. 3-34.
26. Stein W, Farina A, Gaffney K et al. Characteristics of colon cancer at time of presentation. *Fam Pract Res J* 1993;13:355.
27. Broders AC. Grading of carcinoma. *Minn Med* 1925;8:726-30.
28. Dukes CE. The classification of cancer of the rectum. *J Pathol Bacteriol* 1932;35:323-32.
29. Majumdar SR, Fletcher RH, Evans AT. How does colorectal cancer present? Symptoms, duration, and clues to location. *Am J Gastroenterol* 1999;94:3039.
30. Rocklin MS, Senagore AJ, Talbott TM. Role of carcinoembryonic antigen and liver function tests in the detection of recurrent colorectal carcinoma. *Dis Colon Rectum* 1991;34:794.
31. Thiis-Evensen E, Hoff GS, Sauar J et al. Population-based surveillance by colonoscopy: effect on the incidence of colorectal cancer. Telemark Polyp Study I. *Scand J Gastroenterol* 1999;34:414-20.
32. Farrar WD, Sawhney MS, Nelson DB et al. Colorectal cancers found after a complete colonoscopy. *Clin Gastroenterol Hepatol* 2006;4:1259-64.
33. Kelvin AT, Douglas KR. Colonoscopic polipectomy. In: gastroenterology. *Clin North Am* 2008;37:229-51.
34. Kikuchi R, Takano M, Takagi K et al. Management of early invasive colorectal cancer: risk of recurrence and clinical guidelines. *Dis Colon Rectum* 1995;38:l286-95.
35. National Cancer Conference Network. Clinical practice guidelines in oncology. Genetic/Familial assessment: colorectal. 2015, vol I. Acesso em: 7 Jun. 2015. Disponível em: <www.nccn.org/guidelines>
36. Hoffe SE, Shibata D, Meredith KL. The multidisciplinary management of rectal cancer. *Surg Clin N Am* 2009;89:177-215.
37. Balch GC, De Meo A. Guillem JG. Modern management of rectal cancer: a 2006 update. *World J Gastroenterol* 2006;12(20):3186-95.
38. Tonelli F, Asteria CR, Marcucci T. The rational principles of neo-adjuvant therapy for rectal cancer. *Acta Bio Medica* 2003;74(Suppl 2):96-102.
39. Sauer R, Becker H, Hohenberger W et al. Preoperative versus postoperative chemoradiotherapy for rectal cancer. *N Engl J Med* 2004;351:1731-40.
40. O'Neill BDP, Brown G, Heald RJ et al. Non-Operative treatment after neoadjuvant chemoradiotherapy for rectal cancer. *Lancet Oncol* 2007;8:625-33.
41. Habr-Gama A, Perez RO, Nadalin W et al. Operative versus nonoperative treatment for stage 0 distal rectal cancer following chemoradiation therapy: long-term results. *Ann Surg* 2004;240:711-18.
42. Aziz O, Constantinides V, Tekkis PT et al. Laparoscopic versus open surgery for rectal cancer: a meta-analysis. *Ann Surg Oncol* 2006; 13(3):413-24.
43. Aguilar G. The future of surgical management of colorectal cancer. *Dis Colon Rectum* 2008;51:1455-58.

CAPÍTULO 33

DOENÇAS ANORRETAIS BENIGNAS

Orcina Fernandes Duarte Neta

INTRODUÇÃO

A prevalência de doenças anorretais benignas é alta e causa de frequente atendimento em todos os centros e níveis de assistência médica. A maioria das doenças afeta significativamente a qualidade de vida. Em razão de sua característica assistencial, o número de pacientes que procuram o hospital de nível terciário por doença hemorroidária, fístulas perianais, fissuras, condilomas, incontinência, defecação obstruída é grande, resultando na hipertrofia dos ambulatórios e lentidão para o tratamento cirúrgico preconizado, por serem preteridos por doenças colorretais malignas e benignas.

Afetividade do tratamento depende do conhecimento abrangente sobre anatomia, fisiologia anorretal e diagnósticos diferenciais. Permanecem essenciais: história e exame físico dirigidos, com inspeção – estática e dinâmica; toque retal e anuscopia/retoscopia. Todavia, a doença fistulizante, a defecação obstruída e a incontinência fecal continuam um desafio com altas taxas de insucesso e reoperação. O estudo funcional do anorreto – pela manometria anorretal e identificação do dano anatômico local – pela ressonância magnética ou ultrassonografias endoanal e endorretal multiplanares; são hoje, também necessários para escolha do melhor tratamento.

O estudo sobre doenças sexualmente transmissíveis e distúrbios funcionais da defecação (constipação por obstrução de saída e incontinência) não será abordado neste capítulo.

NOÇÕES DA ANATOMIA E FISIOLOGIA DA REGIÃO ANORRETAL

O segmento final do aparelho digestório é formado pelo reto e canal anal, tem íntima relação com os músculos do assoalho pélvico e é responsável pelos mecanismos de armazenamento e continência fecal. Sua formação embriológica inicia na 3ª e termina na 12ª semana, com o desenvolvimento do aparelho esfincteriano. O reto e o canal anal proximal à linha pectínea têm origem endodérmica (intestino posterior) e epitélio colunar, e, o canal anal distal, origem ectodérmica e epitélio escamoso. A linha pectínea delimita a origem das drenagens venosa e linfática e da inervação, distintas para estes segmentos, e contêm as válvulas anais com suas depressões – as criptas de Morgagni, comunicando-se com glândulas (aproximadamente 4 a 12, mais concentradas nos quadrantes posteriores), que quando obstruídas, originam abscessos e fístulas anais (Fig. 33-1).

O reto tem início na 3ª vértebra sacral e estende-se por 12 a 15 cm com término à altura dos elevadores do ânus. Dividido nos segmentos: alto, médio e baixo, tem uma porção intra e extraperitoneal, com importância cirúrgica na determinação das anastomoses colorretais. O reto extraperitoneal relaciona-se anteriormente com a fáscia de Denonvilliers, que se estende da reflexão peritoneal, e, posteriormente, com a fáscia retossacral de Waldeyer, que contém os nervos pélvicos hipogástricos.

O canal anal é definido de maneira distinta e tem anatomia peculiar e fisiologia complexa. O canal anal "anatômico ou embriológico" é mais curto, tem cerca de 2 cm e se estende da borda anal à linha pectínea. O canal anal "cirúrgico ou funcional", com 3 a 6 cm, corresponde ao segmento entre a borda anal e o anel anorretal, sendo constituído pelo esfíncter anal interno e o complexo motor estriado (esfíncter anal externo e alça do músculo puborretal). Os estudos com ultrassonografia endoanal tridimensional – 3D e manometria anorretal dividem-no em três regiões anatomofuncionais:

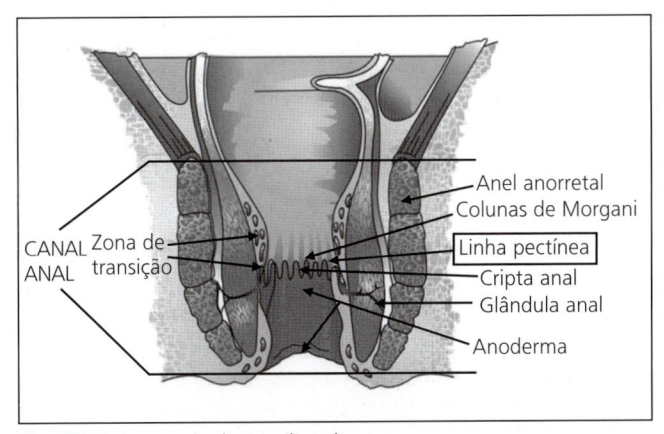

Fig. 33-1. Anatomia do canal anal.

Canal anal superior: revestido por epitélio colunar, é limitado pelas linhas anorretal e pectínea. Este segmento proximal é envolto em toda sua circunferência pelas fibras musculares lisas do esfíncter anal interno (condensação distal da camada muscular interna ou circular do reto) e, posteriormente, pelas fibras estriadas da alça do músculo puborretal, que na junção anorretal traciona-o para frente, formando um ângulo importante na continência e na evacuação, que confere assimetria vetorial fisiológica, por maiores pressões posteriores (Figs. 33-2 e 33-3).

Canal anal médio: zona cloacogênica, com epitélio transicional, contendo faixa proximal de 0,5 a 4 cm, proximal à linha pectínea, rica em terminações nervosas responsáveis pela percepção da presença e consistência do conteúdo armazenado no reto – onde ocorrem os reflexos de amostragem e inibitório retoanal, importantes para início e inibição do ato defecatório voluntário.

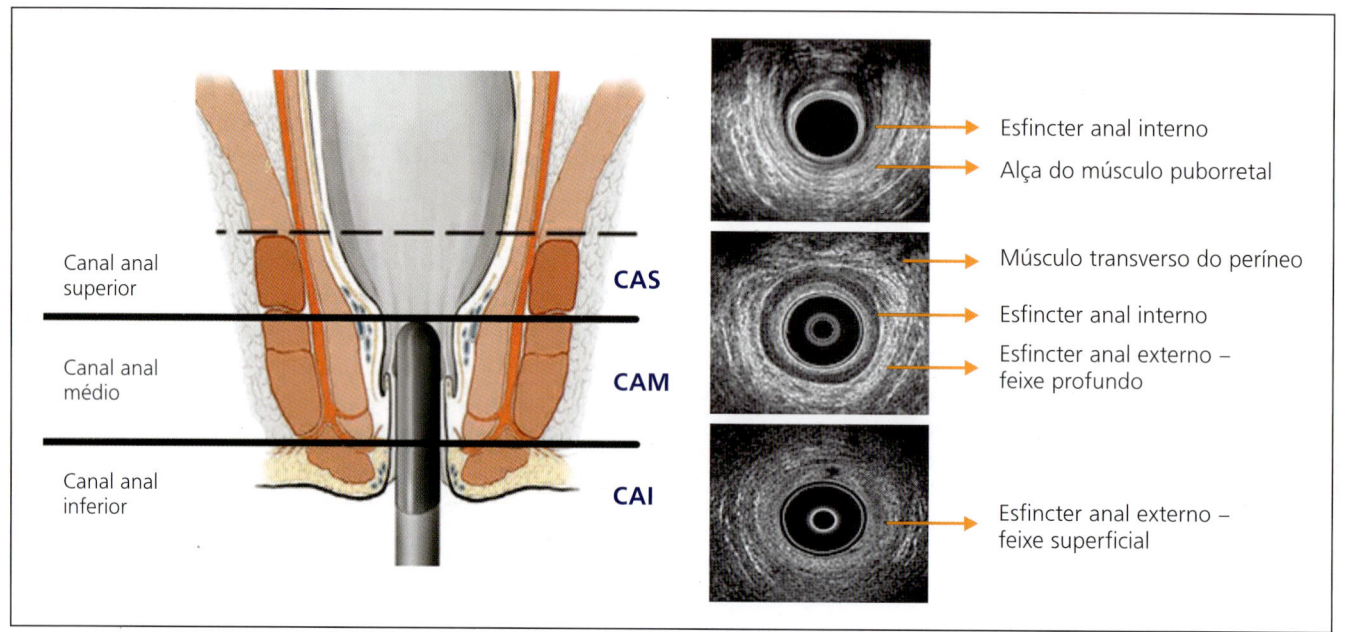

Fig. 33-2. Ecossonografia axial do canal – superior, médio e inferior. Imagens hiperecoicas – musculatura estriada do complexo motor (esfíncter anal externo e puborretal) e hipoecoicas – musculatura lisa do esfíncter anal interno.

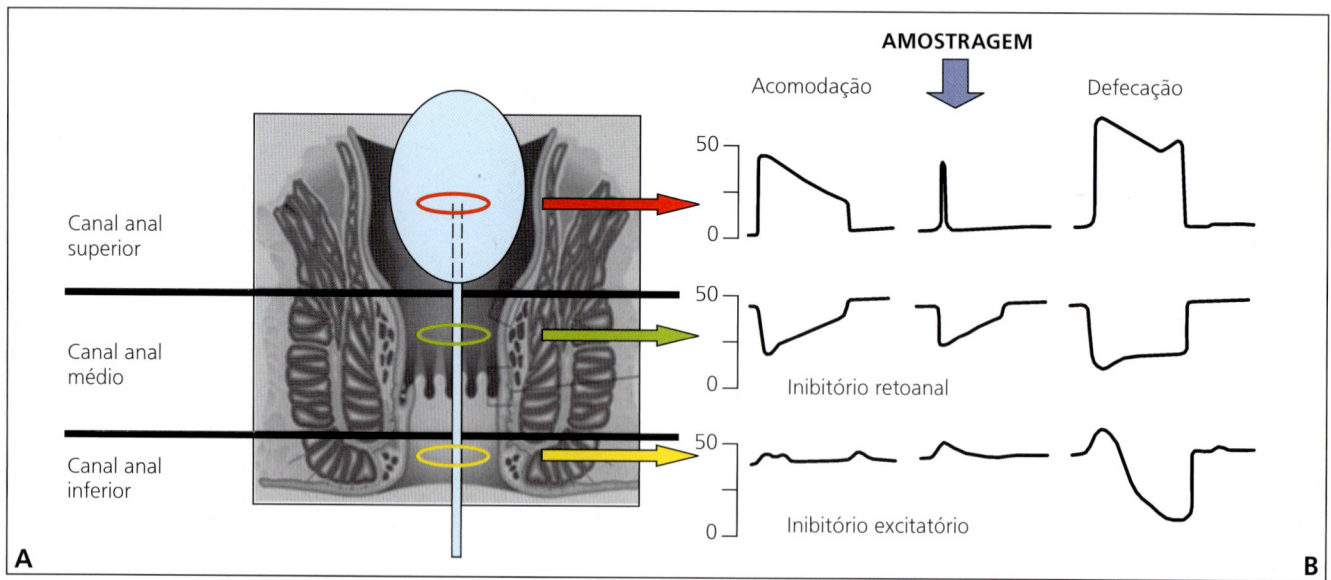

Fig. 33-3. Canal anal funcional – superior, médio e inferior. Reflexos anorretais: de acomodação (o aumento da pressão intrarretal relaxa o canal anal proximal, mantendo o canal distal fechado para a "amostragem" – a percepção da presença e do tipo de conteúdo retal sucederá à inibição ou início do esvaziamento do reto), inibitório retoanal (redução temporária das pressões na zona de alta pressão do canal anal) e defecatório (aumento da pressão intrarrretal segue-se ao relaxamento descendente de todo o canal anal e eliminação do conteúdo fecal).

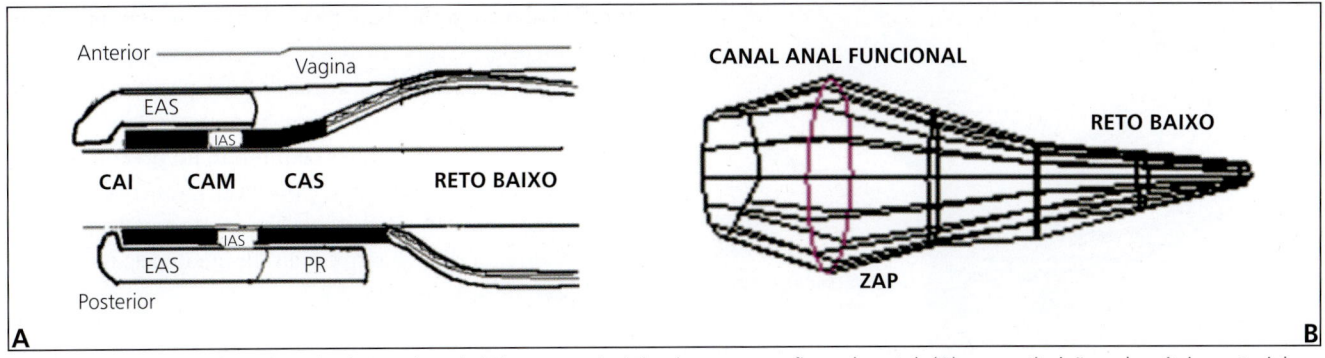

Fig. 33-4. Diagramas da assimetria do canal anal: (**A**) corte sagital da ultrassonografia endorretal; (**B**) reconstituição volumétrica vetorial com menores pressões intrarretais e maiores ao longo do canal anal funcional. CAS = canal anal superior; CAM = canal anal médio; CAI = canal anal inferior; EAS = esfíncter anal externo; EAI = esfíncter anal interno; PR = alça do músculo puborretal; ZAP = zona de alta pressão – maiores pressões de repouso do canal anal funcional.

O terço médio do canal anal é envolto de forma simétrica, anelar, pelo esfíncter anal interno e pelas fibras proximais do esfíncter anal externo – feixes profundo (extensão distal do puborretal) e médio (Fig. 33-2). A contração tônica destes músculos e a presença local do plexo hemorroidário interno determinam a zona de alta pressão responsável pela oclusão do canal anal em repouso (Fig. 33-4). É necessário gradiente de pressão descendente, com aumento da pressão intrarretal e relaxamento do anel anorretal, para que ocorra a abertura do canal anal e o esvaziamento satisfatório da ampola retal (Fig. 33-3).

Canal anal inferior: tem início na linha pectínea e término na fenda anal. É revestido por epitélio escamoso modificado, desprovido de queratina, pelos e glândulas, mas contendo terminações neurais sensitivas aos estímulos: tátil, térmico e doloroso. O plexo hemorroidário externo está aí localizado. Este segmento distal é envolto, também de forma anelar, por fibras musculares estriadas do feixe superficial do esfíncter anal externo (Fig. 33-2).

Integrado às estruturas musculares do anel anorretal e ao longo do canal anal temos o músculo longitudinal – de estrutura mista, com fibras lisas do prolongamento da camada longitudinal do reto e fibras estriadas, oriundas do puborretal, pubococcígeo e feixes profundo e médio do esfíncter anal externo. Com importância na fixação do anorreto à pelve e dos coxins hemorroidários internos, no suporte dos esfíncteres interno e externo e na septação dos espaços perianais, tem relevante papel na contenção da sepse perianal.

PAPEL DO ASSOALHO PÉLVICO

O assoalho pélvico é um diafragma fibromuscular afunilado, provido de aberturas na sua linha média que permitem a passagem do canal anal, da uretra e, na mulher, da vagina. Ele é constituído, principalmente, por um conjunto de três pares de músculos, mais ou menos distintos, conhecido como músculo elevador do ânus: o puborretal, o pubococcígeo e o ileococcígeo.

O pubococcígeo e o ileococcígeo inserem-se no púbis e no ilíaco, respectivamente, e ambos se dirigem para baixo e para trás onde se prendem ao cóccix no ligamento anococcígeo (Fig. 33-5). Os ramos direito e esquerdo do músculo puborretal constituem a parte medial do elevador do ânus, originam-se anteriormente no púbis e unem-se à parte baixa do reto, formando uma alça que contorna a junção anorretal, tracionando-a no sentido anterior e formando o ângulo anorretal, responsável pela continência fecal grosseira (Fig. 33-6).

O corpo perineal ou septo retovaginal é uma estrutura fibrotendinosa central que dá suporte ao períneo feminino, separando o ânus da vagina. Ocorre na área de encontro do esfíncter anal externo, bulbo esponjoso e músculos transversos superficiais e profundos, à altura do canal anal médio (Fig. 33-6). Tra-

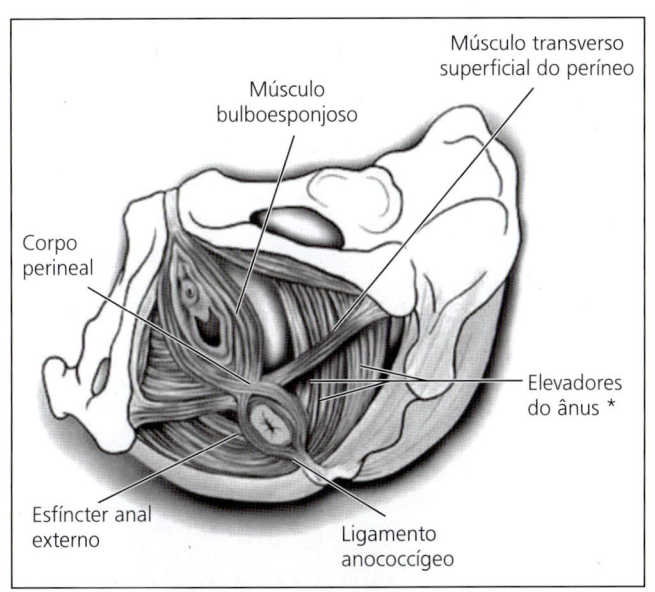

Fig. 33-5. Diagrama urogenital. Corpo perineal – ponto de fixação central muscular central. Ligamento anococígeo – fixação posterior do canal anal ao cóccix. (*) = músculos elevadores do ânus: puborretal, íleococcígeo e pubococcígeo.

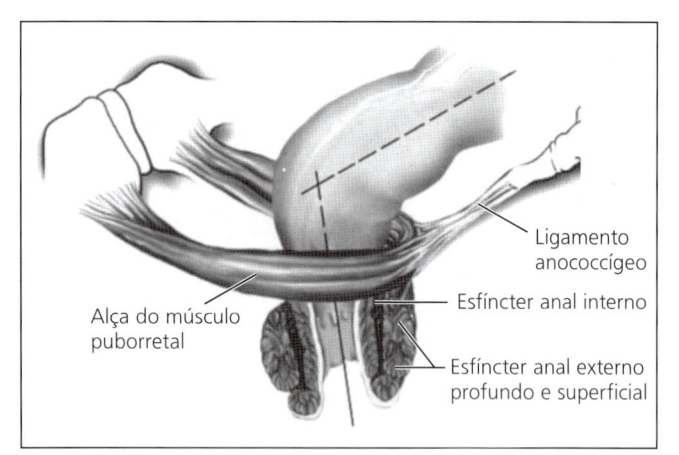

Fig. 33-6. Diagrama sagital da junção anorretal – ângulo anorretal.

umas perineais podem reduzir sua espessura normal (6 a 8 mm na ultrassonografia endoanal) por lesões focais, muitas vezes ocultas.

ESPAÇOS PERIANAIS

A área que circunda o anorreto é dividida em "espaços" que são preenchidos por gordura, nervos e vasos, e tem grande importância no diagnóstico e tratamento da sepse perianal. A saber: 1) espaços isquiorretais (lateralmente ao esfíncter anal, limitados pelo músculo obturador interno e o elevador do ânus); 2) perianais (circundam o canal anal inferior, correspondendo à margem anais em toda sua circunferência, contém o plexo hemorroidário externo); 3) interesfincterianos (ocorrem entre as fibras dos esfíncteres anal externo e interno – as glândulas anais terminam nele); 4) submucosos (entre o esfíncter anal interno e o revestimento do canal anal acima da linha pectínea contíguos com a camada submucosa do reto); 5) supraelevadores ou pelvirretais (acima dos elevadores com limite no peritônio pélvico); 6) pós-anais superficiais; 7) profundo, também conhecido como espaço retroesfincteriano de Courtney (envolvido na fístula "em ferradura"); e 8) retrorretais (limitado pela fáscia pressacral posteriormente) (Fig. 33-7).

DOENÇA HEMORROIDÁRIA

A doença hemorroidária é a principal causa da procura pelo coloproctologista. Ainda que seja outro o motivo da consulta, constitui-se um achado comum no exame proctológico. Incide igualmente em ambos os sexos, sendo mais frequente a partir da 4ª década de vida, com decréscimo depois dos 65 anos. Estima-se que 50% da população acima dos 50 anos tenha sintomas relacionados em algum momento da vida. O tratamento cirúrgico é necessário em, aproximadamente, 10 a 20% dos pacientes sintomáticos.

Anatomia e Função

Hemorroidas são coxins vasculares que fazem parte da anatomia normal do canal anal em todas as faixas etárias. Constituídos por verdadeiros *shunts* arteriovenosos, envoltos por tecido conectivo, entremeado por fibras musculares lisas e revestido por epitélio local, são supridos por ramos terminais das artérias retais: superior (ramo da mesentérica inferior), média (ramo da

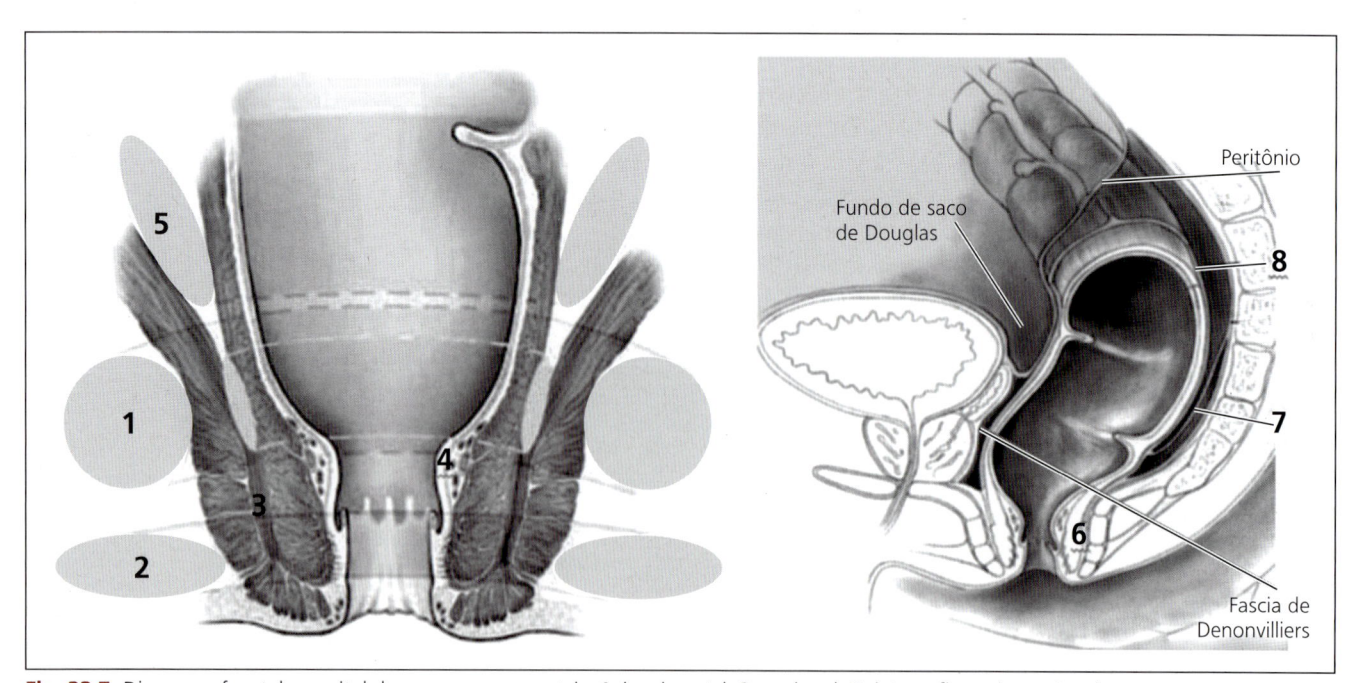

Fig. 33-7. Diagrama frontal e sagital dos espaços anorretais: **1.** isquiorretal; **2.** perianal; **3.** interesfincteriano; **4.** submucoso; **5.** supraelevador ou pelvirretal; **6.** retroesfincteriano superficial; **7.** de Courtney; **8.** retrorretal.

artéria ilíaca interna) e inferior (ramo da pudenda interna). A localização destes coxins, acima ou abaixo da linha pectínea, divide-os em plexo hemorroidário superior (interno ou submucoso) e inferior (externo ou subcutâneo).

O plexo hemorroidário interno, suprido por ramos terminais da artéria retal superior, é fixado no canal anal superior por fibras longitudinais lisas do músculo de Treitz, faz sua drenagem para o sistema porta através da veia hemorroidária superior. Constituído por três principais coxins vasculares – anterior e posterior direitos e lateral esquerdo (triângulo de Milligan); e coxins acessórios – nas pontes cutâneo-mucosas, participa na oclusão do canal anal com 15 a 20% da pressão basal de repouso e possui receptores sensoriais importantes para a continência fina do canal anal. Podem ainda proteger o esfíncter anal durante a defecação.

O plexo hemorroidário externo drena para as veias retais inferiores ou hemorroidárias, tributárias das veias pudendas internas e sistema Cava, pode estar ligado ou plexo interno (hemorroidas mistas) e evoluir com trombose e hematoma perianal.

Etiologia

A doença hemorroidária interna resulta da congestão e prolapso mucoso. As duas teorias mais aceitas para explicar sua evolução são: 1) degenerativa (enfraquecimento dos elementos de sustentação e músculo de Treitz e/ou lesão do esfíncter anal interno) – justificado esforço prolongado, trauma, envelhecimento, aumento da pressão intra-abdominal secundária a ascite, obesidade, ou gravidez e 2) hiperfluxo local e hipertensão dos ramos hemorroidários terminais, desde alterações locais ou secundárias à hipertensão do sistema portocava.

Sintomas

Os sintomas frequentemente referidos são: prurido, sangramento, muco, dor e prolapso.

A dor está relacionada mais com a trombose do plexo hemorroidário externo, embora 20% dos pacientes com hemorroidas tenham também fissura anal. O sangramento provém das arteríolas pré-sinusoidais, logo é visto e pode ser intenso, ocorrendo no momento da defecação ou da higiene anal. Embora na maioria dos casos ocorra o tipo misto – fusão das hemorroidas internas e externas, a queixa do prolapso classifica a doença hemorroidária em graus I a IV, importante para proposição do tratamento. A saber:

- **Grau I:** sangramento, sem prolapso.
- **Grau II:** prolapso hemorroidário através do ânus, mas com redução espontânea.
- **Grau III:** exteriorização ao esforço defecatório, mas redução com auxílio digital.
- **Grau IV:** prolapso que não reduz.

Diagnóstico

São necessários ao diagnóstico apenas a história clínica e o exame proctológico completo com toque e anuscopia. A avaliação pressórica do canal anal com a manometria anorretal é necessária em pacientes idosos, com passado de cirurgias esfincterianas e disfunções anorretais, para prevenir riscos de incontinência após tratamento cirúrgico. Na busca do diagnóstico diferencial e de doenças associadas, a colonoscopia é também indicada nos pacientes acima de 40 anos.

Diagnóstico Diferencial

Sangramento, quando associado à dor anal e prurido anal, sugere a presença de fissura anal que, também, pode estar associada à doença hemorroidária. Sangramento indolor e muco nas fezes são inespecíficos e ocorrem nos processos inflamatórios intestinais (Crohn e proctocolite ulcerativa autoimune, parasitária, bacteriana ou viral), pólipos e processos neoplásicos do reto e canal anal. Ainda, a exteriorização da mucosa *per anus* pode corresponder a prolapso retal (que tem aspecto circunferencial) e a prolapso anal hemorroidário (quando radial, raramente excedendo 5 cm). A procidência do reto ocorre, quando todas as camadas do reto são exteriorizadas.

Tratamento

Conservador

Como as hemorroidas são parte da anatomia anorretal normal, o tratamento é indicado nos pacientes com sintomas. Apenas 15 a 20% requerem tratamento cirúrgico.

A prioridade inicial é diminuir o desconforto e a irritação anal, e reduzir ou estancar o sangramento. É essencial a correção do hábito intestinal com aumento na ingestão de água e fibras, e prática de atividade física de moderada intensidade. Laxantes podem ser necessários para este fim. A higienização da região anal deve ser realizada com água e lenços umedecidos, evitando-se o atrito com o papel. O uso de cremes, pomadas ou supositórios, que contenham componentes lubrificantes, anestésicos e corticoides, alivia os sintomas com a redução do componente inflamatório e edema consequente. Derivados bioflavoides (diosminas), via oral, têm ação anti-inflamatória e agem sobre a fragilidade capilar, aliviando especialmente a sensação de peso e desconforto local nas hemorroidas internas e na crise da trombose hemorroidária externa.

Tratamentos Ambulatoriais

Pouco invasivos têm indicação na doença hemorroidária interna graus I, II e III. São eles: esclerose submucosa, a fotocoagulação a *laser/infrared* e a ligadura elástica. Destes, a **ligadura elástica** tem sido o método mais eficaz na falha do manejo inicial. A técnica é simples e de baixo custo, geralmente bem tolerada e segura para realização no consultório. Consiste no posicionamento de um anel elástico na base do mamilo hemorroidário que é aspirado ou tracionado por aparelho específico acima da linha pectínea. Por um mecanismo de estrangulamento, há necrose entre 3 a 7 dias, e formação de uma úlcera que fixa a mucosa local. Deve-se excluir hipertensão portal, previamente. Complicações associadas são pouco frequentes (< 2%) e incluem dor anal, edema e trombose do componente externo, sepse e sangramento.

Trombectomia

Método indicado na trombose hemorroidária quando a extrusão do trombo é iminente, para alívio da tensão e dor local. Consiste na remoção do coágulo por uma incisão feita no mamilo sob anestesia local (Fig. 33-8).

Tratamento Cirúrgico

Indicado na doença hemorroidária interna graus III e IV, com ou sem componente hemorroidário externo, refratário às medidas conservadoras. É efetivo e tem baixo índice de recorrência (3%). As técnicas são várias: aberta (Milligan-Morgan, 1937), fechada (Ferguson-Heaton, 1959), mista, anopexia mecânica grampeada (*procedure for prolapse and hemorrhoids* – PPH. Longo, 1998), desarterialização com anopexia – THD (Morinaga, 1995) (Figs. 33-9 a 33-12). O objetivo é o tratamento do mamilo hemorroidário com sua remoção – hemorroidectomia ou atuação nos princípios fisiopatológicos do hiperfluxo e prolapso mucoso – hemorroidopexia. Nas hemorroidectomias abertas e fechadas, pontes com pele e mucosa devem ser preservadas entre a ressecção dos mamilos principais, para que não ocorra estenose no processo cicatricial. As técnicas com PPH e THD têm a vantagem de menor manipulação da área sensitiva do canal anal, sendo menos dolorosas. O tratamento cirúrgico da doença hemorroidária deve ser realizado no ambiente hospitalar sob anestesia, que pode ser desde sedação com local, geral ou bloqueio (raque ou peridural).

Critérios na indicação e experiência das diversas técnicas e táticas, associados a cuidados pós-operatórios adequados, são indispensáveis para obtenção de bons resultados cirúrgicos com

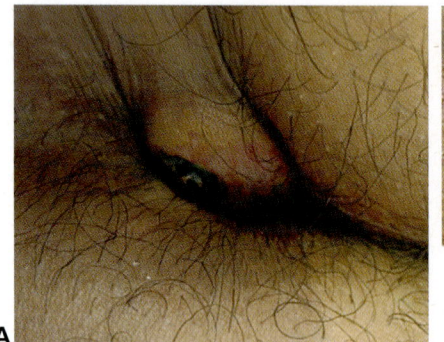

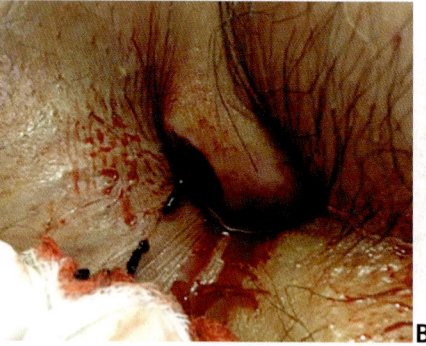

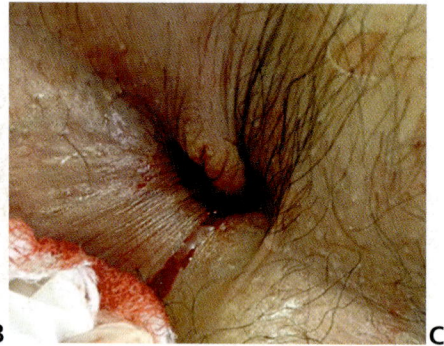

Fig. 33-8. Trombose hemorroidária: (**A**) antes e; (**B** e **C**) depois de trombectomia ambulatorial.

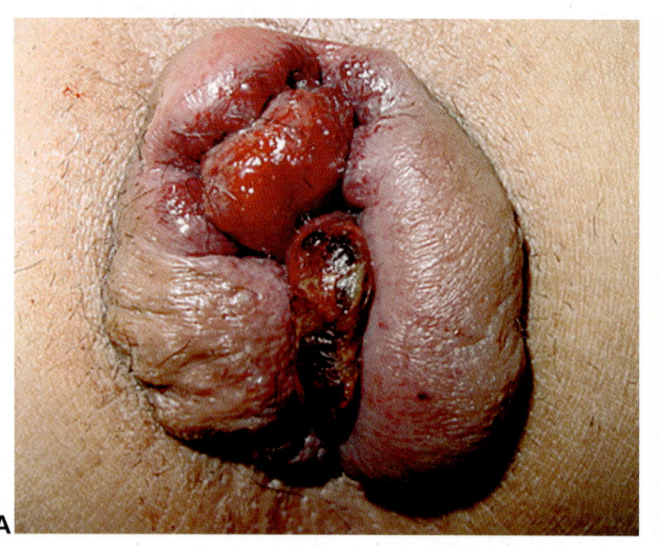

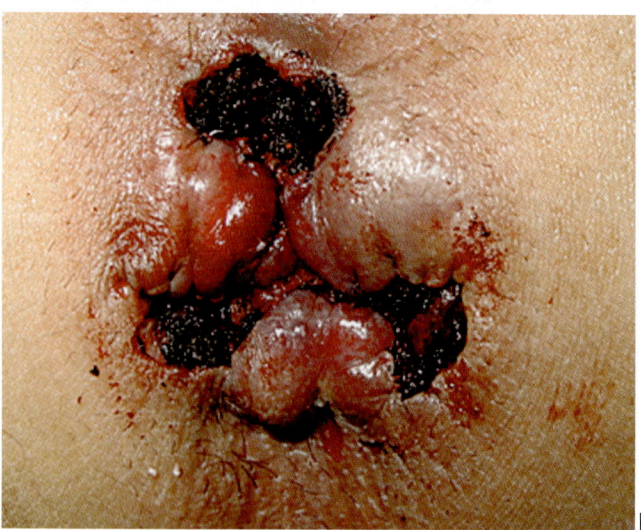

Fig. 33-9. (**A**) Técnica aberta ou de Milligan-Morgan. (**B**) Excisão do mamilo hemorroidário com incisão "em raquete" e ligadura do pedículo logo acima da linha pectínea, mantendo-se o leito de dissecção aberto para cicatrização por segunda intenção.

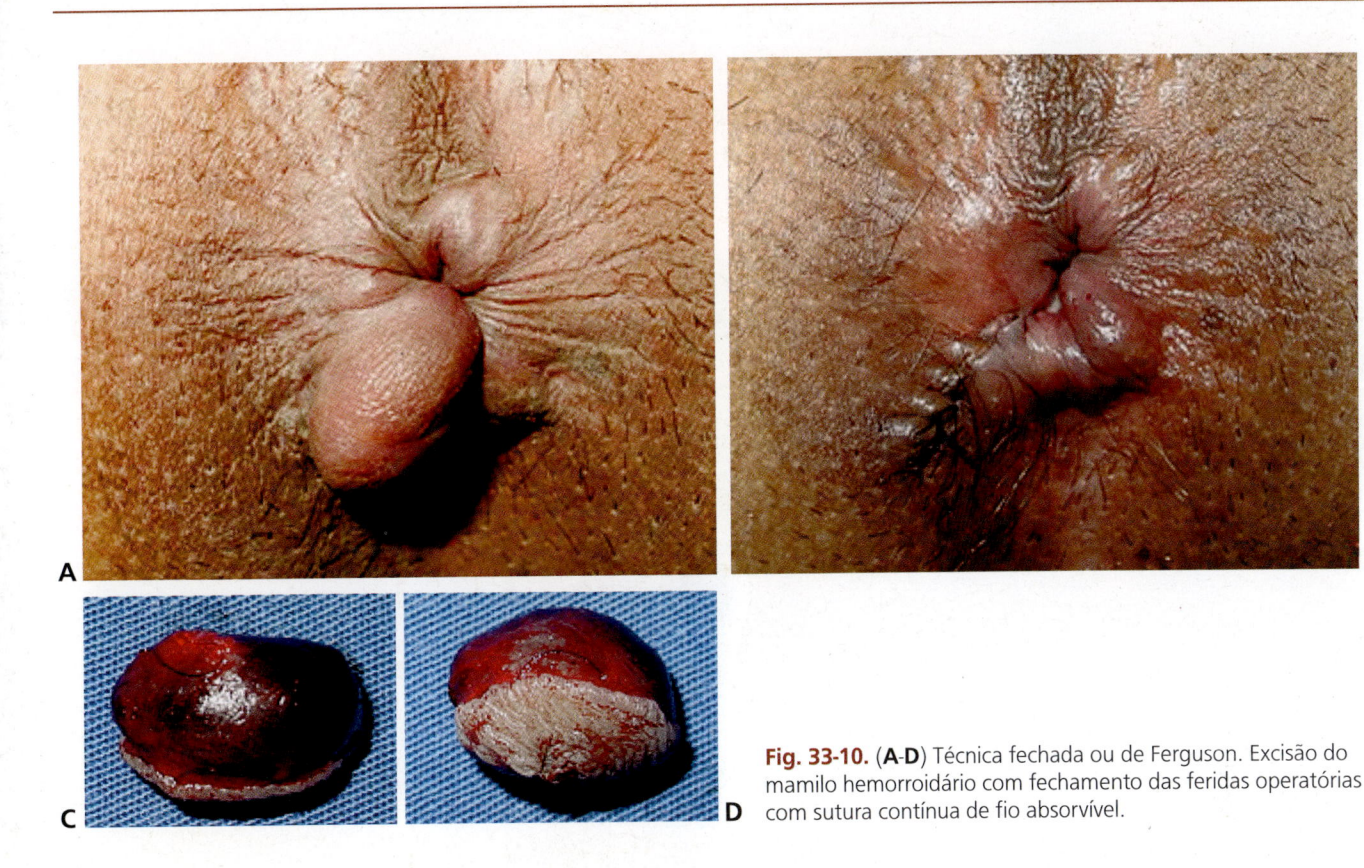

Fig. 33-10. (**A-D**) Técnica fechada ou de Ferguson. Excisão do mamilo hemorroidário com fechamento das feridas operatórias com sutura contínua de fio absorvível.

menos complicações. Estas podem ser divididas em precoces (dor, retenção urinária, sangramento, infecção, constipação que pode evoluir para fecaloma, tenesmo e trombose do componente externo quando não ressecado) e tardias (plicoma, fissura, ectrópio de mucosa e estenose). Embora raros, fístulas retovaginais e divertículos retais são descritos após o uso do PPH e do THD.

FISSURA ANAL

A fissura anal é uma das doenças mais dolorosa do ânus. Comum na prática proctológica, tende a ocorrer no grupo etário mais jovem (idade média de 39 anos), com incidência semelhante entre os sexos. É definida como uma solução de continuidade no eixo vertical do epitélio escamoso do canal anal entre a borda anal e a linha pectínea, relacionada com trauma local. Em cerca de 90% das vezes, a fissura anal é única e está localizada na linha média posterior, mas também na linha média anterior, situação mais frequente em mulheres (10-25%). Localizações atípicas – laterais e múltiplas – ocorrem em 1 a 4,5%, quando devemos investigar outras enfermidades.

▶ Diagnóstico Diferencial

Neoplasia do ânus, leucemia, doença de Crohn, psoríase, tuberculose, sífilis, citomegalovírus, herpes, Clamídia, infecção pelo HPV e HIV, entre outras.

▶ Fisiopatologia

A principal hipótese é que a linha média posterior tem a menor vascularização do ânus (distribuição anatômica vascular derivada dos vasos retais inferiores), e o trauma local, por fezes endurecidas ou diarreicas, atrito na higiene perianal ou manipulação instrumental durante exames proctológicos, causaria a lesão mucosa. O espasmo reflexo do esfíncter anal interno agravaria a redução do fluxo sanguíneo e isquemia do epitélio. Ciclo de dor e hipertonia compromete a cicatrização e aprofunda a úlcera que evolui para sua forma crônica, se não tratado. Há, entretanto, formas com pressão normal do esfíncter anal, em que o espasmo não ocorre – implicadas nas apresentações, nas quais a fissura é manifestação secundária.

▶ Classificação

- *Fissura anal aguda:* abertura superficial do epitélio que tende à cicatrização espontânea ou com tratamento clínico por 2 semanas (Fig. 33-13A).
- *Fissura anal crônica:* fissuras que persistem por mais de 6 semanas e passam a apresentar sinais conhecidos como "complexo da fissura": úlcera profunda com exposição de fibras do esfíncter anal interno, bordas endurecidas, papila hipertrófica e plicoma sentinela (Fig. 33-13B). A hipertonia do esfíncter anal interno está, quase sempre, presente.

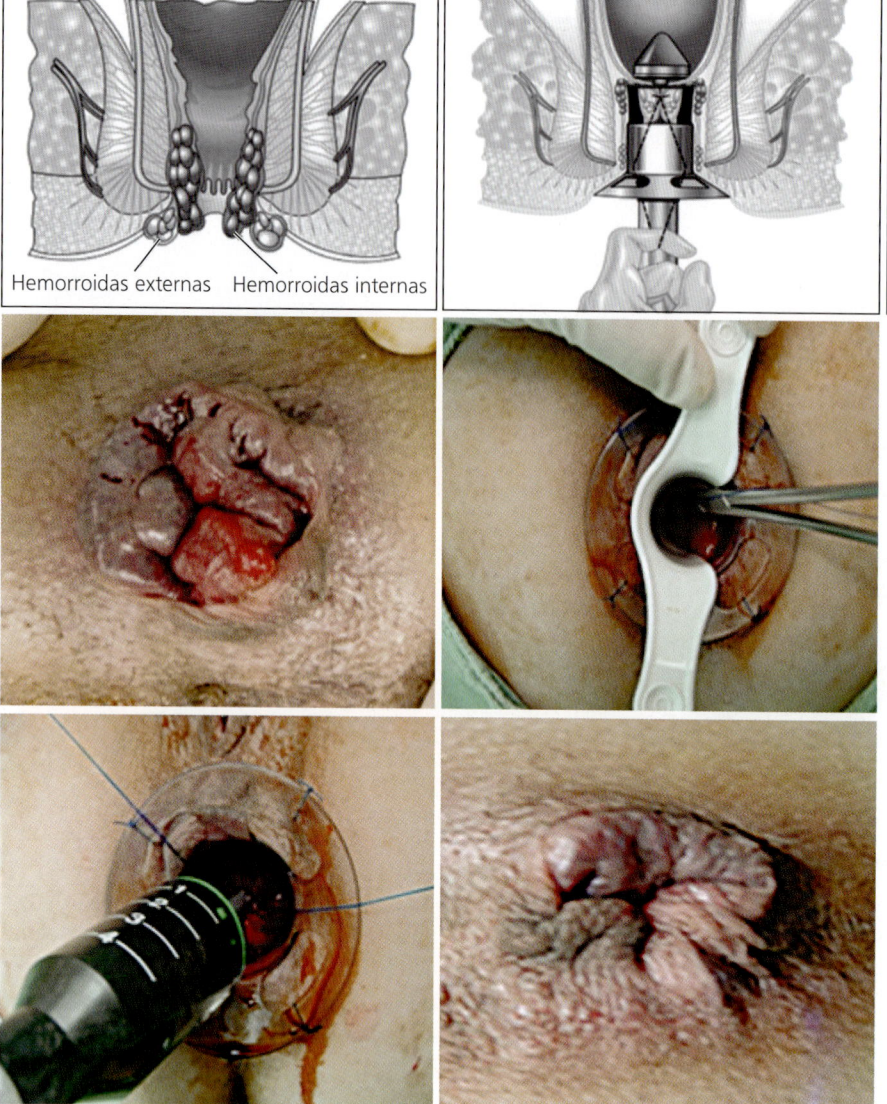

Fig. 33-11. Hemorroidopexia circular mecânica – PPH. Utilização de grampeador circular com excisão de uma faixa transversal de mucosa retal distal, seguida de anastomose mucomucosa acima da linha pectínea, permitindo tração e fixação proximal do anoderma com o plexo hemorroidário.

Diagnóstico

O diagnóstico é feito pela história e pelo exame proctológico.

- *Anamnese:* a clínica de dor intensa, que ocorre durante e após as evacuações, e o sangramento vivo em pequenas quantidades são característicos. Também ocorrem prurido anal, secreção e, quando há infecção, abscessos e fístulas, geralmente superficiais.
- *Exame proctológico:* a fissura é vista na inspeção. O desconforto do paciente pode limitar o toque retal e anuscopia no exame inicial.
- *Manometria anorretal:* o estudo da pressão do esfíncter anal é indicado nos pacientes com fissura anal crônica. Identificar a presença ou não de hipertonia, a altura da zona de alta pressão e presença de assimetria pressórica é importante para definir o tratamento e avaliar resultados.

Tratamento

As medidas farmacológicas têm por finalidade reduzir o tônus do esfíncter anal interno, facilitando, a irrigação e cicatrização da fissura anal. Esperam-se bons resultados em 30 a 96% dos pacientes com fissura aguda e metade dos pacientes com fissura anal crônica. O tratamento cirúrgico é indicado nas fissuras crônicas refratárias ao manejo clínico. A esfincterotomia lateral interna e anoplastia com retalho de avanço são as técnicas com melhores resultados.

O tratamento clínico consiste no: 1) alívio da dor (analgésicos orais e tópicos); 2) promoção da passagem do bolo fecal sem traumas (aumento da ingesta de líquidos e fibras, laxantes); e 3) relaxar o esfíncter anal (banhos com água morna esfincterotomia química). A higienização local deve ser feita de forma rigorosa com água, evitando o atrito com o papel após a defecação. A esfincterotomia química reduz a pressão anal de

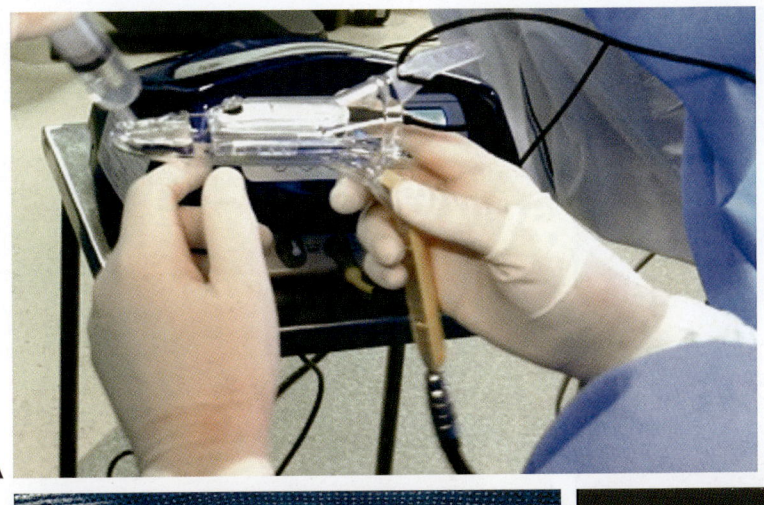

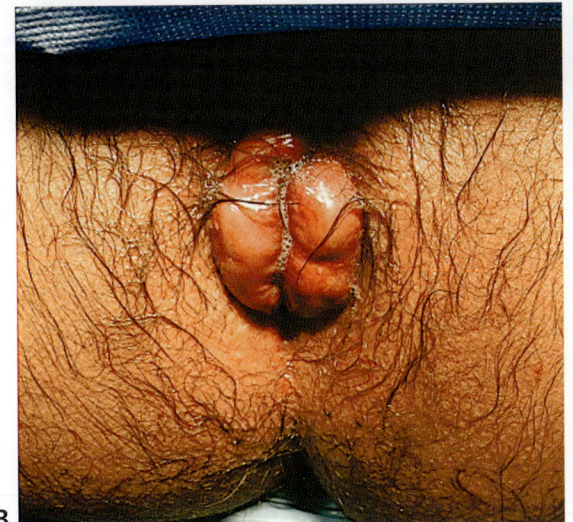

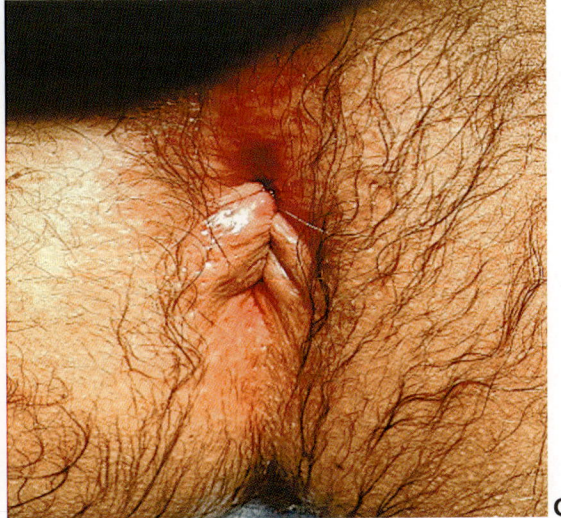

Fig. 33-12. Desarterialização hemorroidária transanal – DHT. Ligadura dos seis ramos terminais da artéria retal superior guiada por transdutor de Doppler (**A**) seguida de mucopexias, sem cortes. Aspectos antes (**B**) e após (**C**).

repouso e é obtida com uso tópico de cremes com nitratos (Dinitrato de Isossorbida 2%), bloqueadores de canal de cálcio (Diltiazem 2% ou Nifedipina 0,2%) e com injeção intraesfincteriana de Toxina Botulínica (20U). Cursam sem complicações e com taxas de cicatrização em torno de 70 a 90%.

A esfincterotomia lateral interna é a cirurgia de eleição para fissuras crônicas com hipertonia anal mantida. Consiste na secção de cerca de 30% das fibras laterais do esfíncter anal interno por técnica aberta ou fechada. Tem taxa de sucesso alto (até 95%), mas risco de incontinência fecal para flatos e fezes de 6 a 30%.

A fissurectomia com retalho de avanço anocutâneo é a técnica de escolha para os pacientes com fissura anal sem hipertonia esfincteriana (manometria normal), com queixas de incontinência, com fissura recidivada após esfincterotomia, mulheres multíparas, idosos e com antecedente de cirurgias proctológicas prévias. É um procedimento seguro com baixas taxas de complicações e bom resultado funcional (Fig. 33-13C).

FÍSTULA E ABSCESSO ANAL

A fístula anal é uma comunicação anormal entre a pele perianal (orifício externo) e o canal anal ou reto (orifício interno), criando um trajeto tubular. O abscesso e a fístula anal são manifestações agudas e crônicas de mesmo processo patogênico perianal que expressam como estado infeccioso leve ou sepse grave com alta morbimortalidade. Incide mais em pacientes de idade média e do sexo masculino. O conhecimento profundo da anatomia anorretal é essencial para o sucesso do tratamento da fístula e do abscesso anal. De acordo com a sua relação às estruturas do canal anal, as fístulas foram classificadas por Parks *et al.* em: interesfincterianas (mais frequentes), transesfincterianas (altas ou baixas), supra e extraesfincterianas (Fig. 33-14A). Há ainda o trajeto submucoso. Podem ainda ser simples ou complexas – quando o trajeto: envolve mais de 30% do esfíncter anal externo, é anterior em mulher, tem extensão acessória, é recorrente, ocorre em áreas irradiadas ou está associada à doença de Crohn.

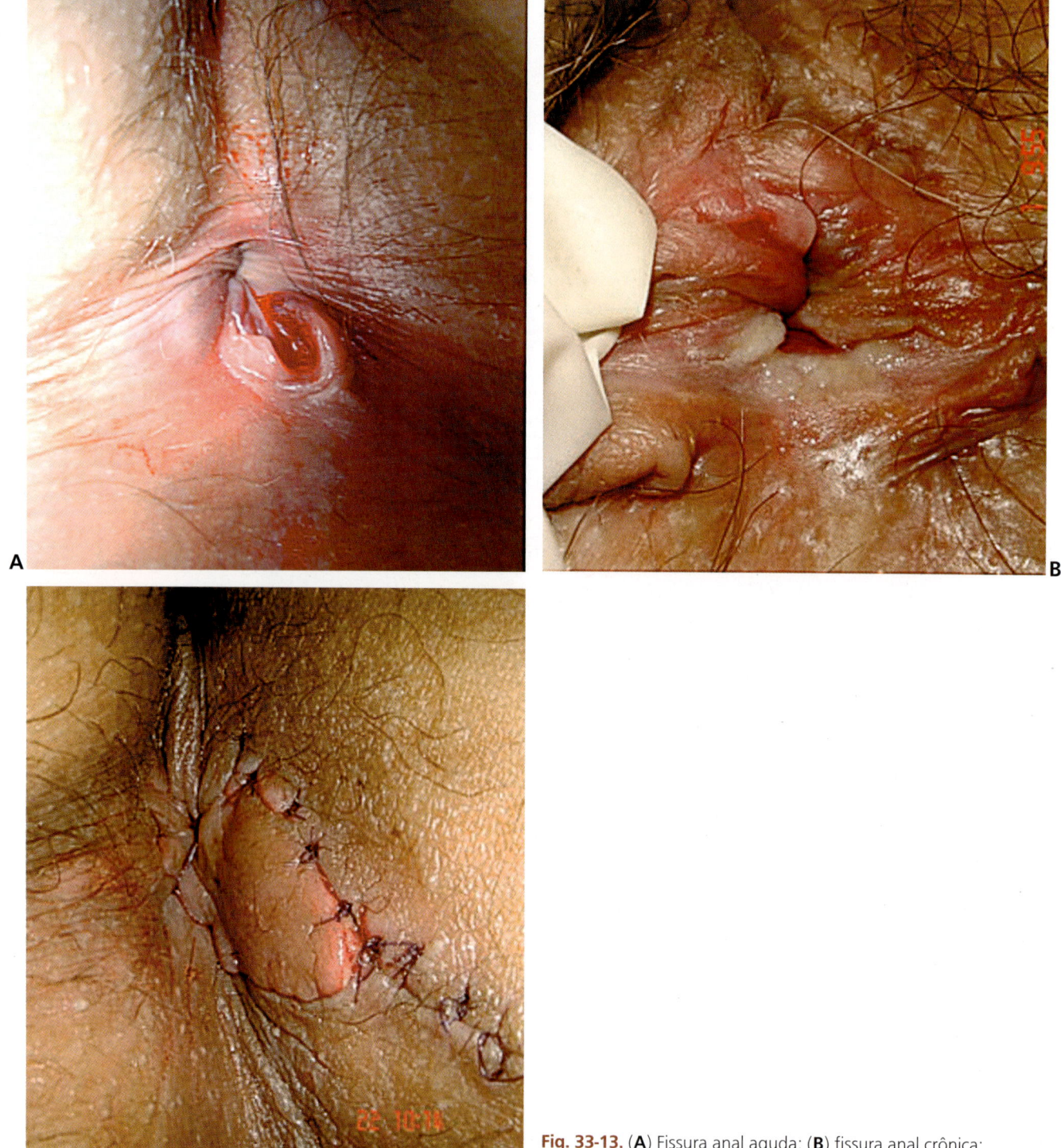

Fig. 33-13. (**A**) Fissura anal aguda; (**B**) fissura anal crônica; (**C**) estado após retalho anocutâneo V-Y.

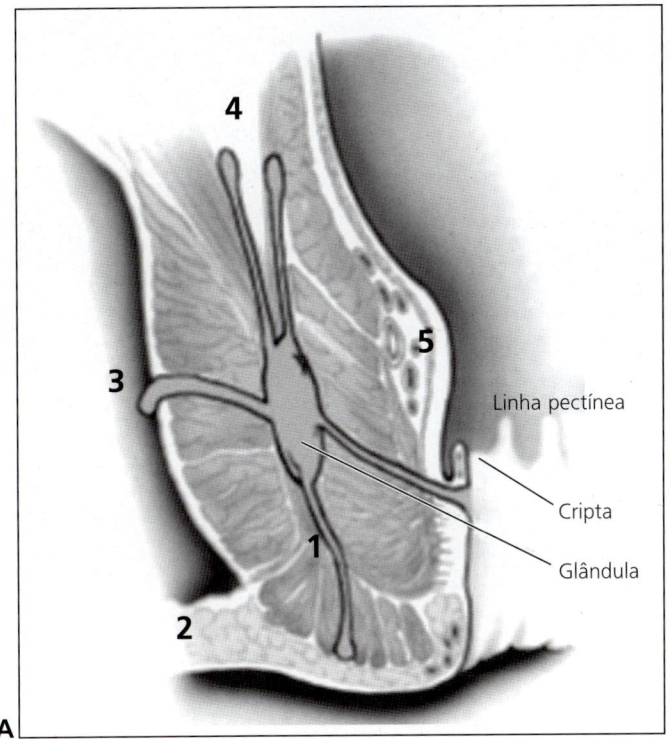

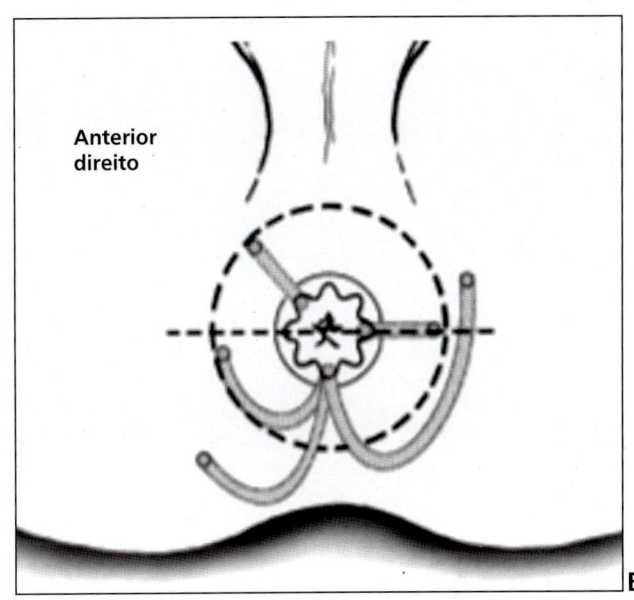

Fig. 33-14. Diagramas da propagação do processo infeccioso glandular nos planos (**A**) sagital: **1.** espaço interesfincteriano; **2.** perianal; **3.** isquioanal; **4.** isquiorretal e **5.** submucoso; (**B**) radial – lei de Goodsall.

▸ Etiopatogenia

A origem criptoglandular é defendida em 90% dos abscessos anorretais. Um traumatismo local leva à criptite – infecção ou inflamação da cripta, com obstrução e estase das glândulas. O processo infeccioso propaga-se no espaço interesfincteriano e ao longo do músculo longitudinal conjunto em várias direções. Embora com correlação na literatura entre 45-95%, de acordo com a lei de Goodsall, orifício externo (OE) visto anterior a uma linha transversa imaginária no ânus, comunica-se com o canal anal (orifício interno-OI) por trajeto simples retilíneo; e OE posterior à linha, por trajeto complexo lateral para OI, localizado na linha média posterior (Fig. 33-14B).

As fístulas podem estar associadas a outras doenças, como câncer, Crohn e proctites.

Os abscessos têm como fatores predisponentes e agravantes estados de imunossupressão (diabetes, AIDS, linfomas, leucemias, doenças inflamatórias intestinais), radio e/ou quimioterapia.

▸ Sintomas

Os abscessos cursam com dor perianal progressiva. Os pacientes podem apresentar astenia, mal-estar, febre, tenesmo, retenção urinária e dor glútea – sintomas presentes em abscessos profundos. Tumoração perianal sensível ao toque e à movimentação pode também ser referida. Quando ocorre o rompimento espontâneo, há o sangramento e a perda de secreção purulenta por orifício externo ou *per*-ânus.

EXAME PROCTOLÓGICO

A inspeção identifica a tumoração dolorosa com sinais flogísticos característica do abscesso. Pode haver flutuação ou não e drenagem espontânea de secreção fétida. O toque retal é doloroso. Por vezes, a anuscopia só pode ser realizada sob anestesia.

A identificação do orifício fistuloso externo à inspeção sugere a presença de fístula perianal. O toque retal identifica o orifício interno em 80% dos casos, à altura da linha pectínea. O trajeto, quando não totalmente palpável, indica a presença de fístula complexa, envolvendo musculatura profunda do esfíncter anal.

▸ Diagnóstico

O diagnóstico e a localização dos abscessos e fístulas são feitos pela história clínica e exame proctológico, por vezes associados a métodos de imagem que permitam a visão multiplanar da região perianal, do reto e canal anal – ultrassonografia anorretal ou ressonância magnética, ambos com acurácia superior a 90% (Fig. 33-15).

Nos pacientes com fístulas complexas e risco aumentado para incontinência fecal – idosos, diabéticos, multíparas, um estudo funcional com **manometria anorretal** deve ser feito para definir necessidade de cirurgias mais conservadoras e de fisioterapia *(biofeedback)* no pós-operatório.

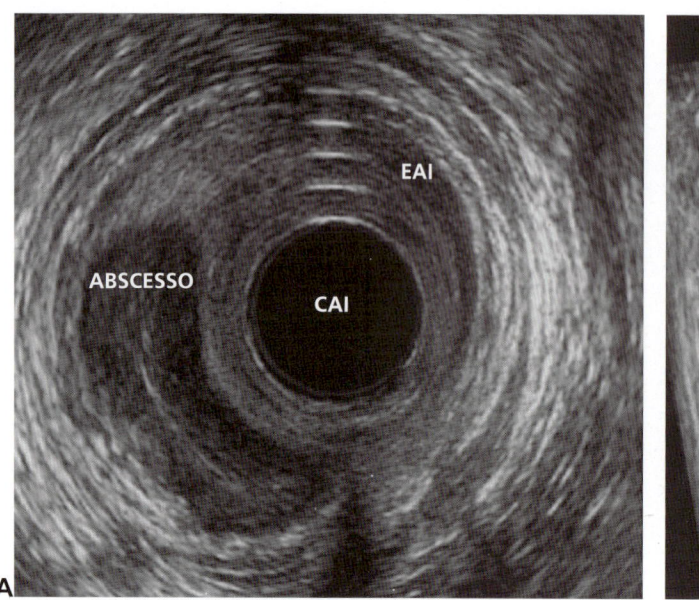

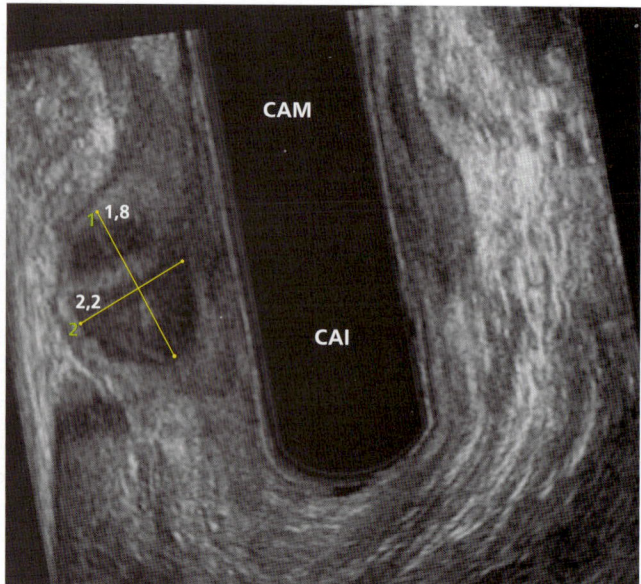

Fig. 33-15. Imagens de abscesso interesfincteriano, posterolateral direito, envolvendo canais anais médio e inferior por ultrassonografia anorretal 3D: (**A**) corte axial e (**B**) corte coronal.

Tratamento

O tratamento é essencialmente cirúrgico com o objetivo de curar a doença sem perda da função esfincteriana. O mapeamento prévio por imagem, quando possível, permite melhor planejamento cirúrgico ao definir o local do abscesso, todo o trajeto fistuloso principal, a presença de trajetos acessórios e a relação com o complexo muscular esfincteriano, essencial para escolha da melhor técnica cirúrgica com menor risco de incontinência fecal no pós-operatório. No intraoperatório, a identificação do orifício interno pode ser obtida com a injeção de peróxido de hidrogênio ou azul de metileno através da cateterização do orifício externo.

Para abscesso superficial, a incisão com drenagem sob anestesia local resolve. Abscesso profundo requer bloqueio anestésico locorregional (Fig. 33-16).

O tratamento da fístula pode ocorrer no momento da drenagem do abscesso ou após.

Fistulotomia

Indicada para fístulas simples, submucosas, interesfincterianas e transesfincterianas baixas de origem criptoglandular, desde que não anteriores em mulheres. A ferida é deixada aberta, mas tem seu tempo de cicatrização encurtado, quando os bordos são marsupializados.

Fistulotomia Anal em Dois Tempos – Colocação de Sedenho

Indicada para fístulas que envolvem mais de 50% do aparelho esfincteriano, fístulas transesfincterianas altas, fístulas anteriores em mulheres. O *Seton* pode ser de vários materiais (fios não absorvíveis, drenos, cateteres...) posicionado com o objetivo de drenagem ou secção lenta do trajeto (Fig. 33-17).

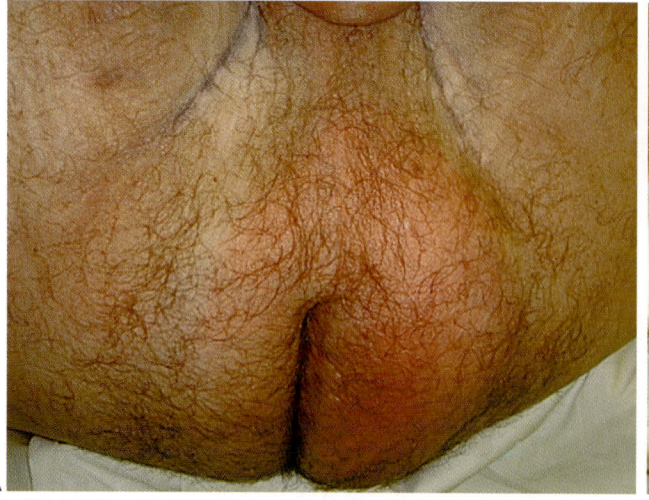

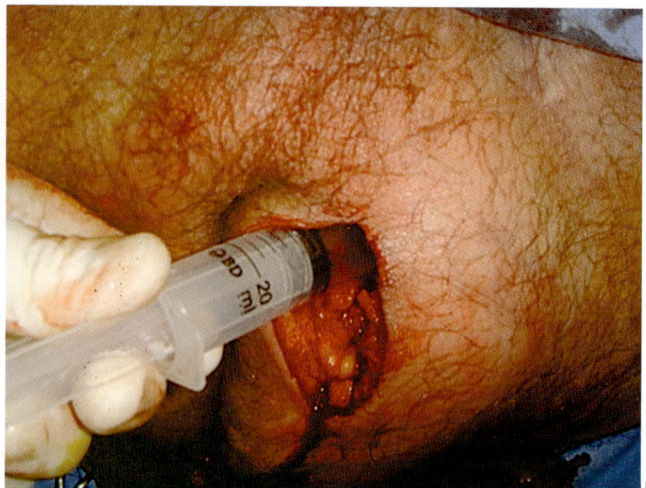

Fig. 33-16. (**A** e **B**) Drenagem externa de abscesso perianal.

Fig. 33-17. Fistulotomia anal em dois tempos: (**A-F**) etapas da cirurgia com colocação do sedenho; (**G**) aspecto da cicatrização depois de 1 mês; (**H**) aspecto final com a retirada do *seton* (2 meses após).

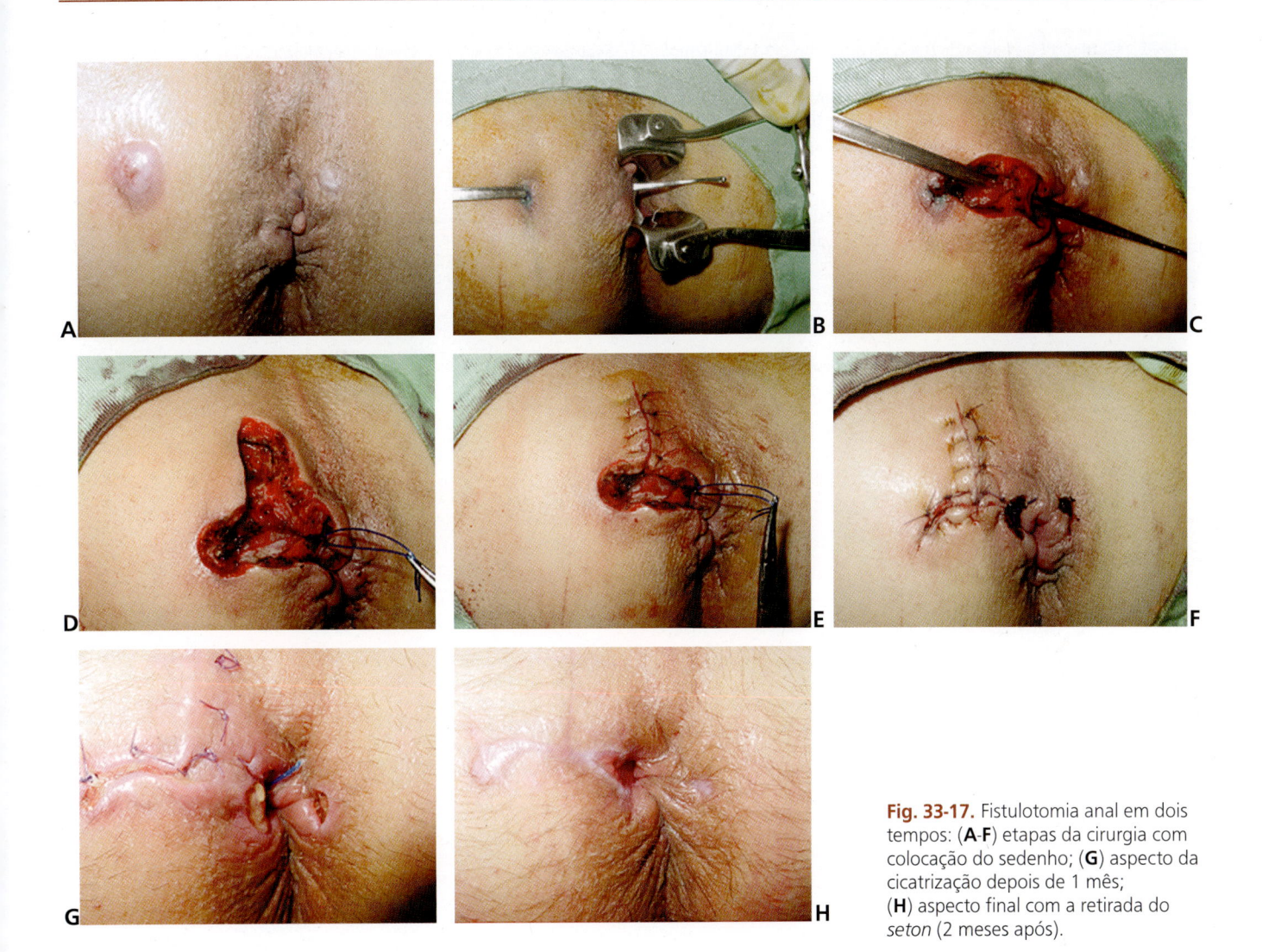

Cirurgia de Avanço de Retalho – Taxa de Sucesso de 50-90%

Tem menor dano ao aparelho esfincteriano por não abrir o trajeto fistuloso. Faz-se o desbridamento, fechamento do orifício interno e mobilização de retalho da mucosa retal ou do anorreto (com parte da musculatura mural) suturado abaixo do orifício.

Outras técnicas, como o LIFT *(Ligation of the intersphincteric fistula tract)* – ligadura da porção interesfincteriana do trajeto fistuloso –, e o preenchimento da fístula por agente biológico (cola de fibrina) ou plugue anal, existem como opções ao tratamento da fístula anal alinhadas aos princípios da cirurgia minimamente invasiva, que busca o tratamento eficaz com menor deformidade anal cicatricial e menores taxas de incontinência.

BIBLIOGRAFIA

Aryrizono MLS. Tratamento cirúrgico da fístula anorretal. Fistulotomia ou fistulectomia? In: Sobrado CW, Nadal RS, Sousa Jr AHS. (Eds.). *Manual de doenças anorretais – Aspectos práticos.* São Paulo: ACESP, 2013. p. 176-83.

Bluemetti J, Abcarian A, Quitera F et al. Evolution of treatment of fístula in ano. *World J Surg* 2012;36:1162-67.

Campos FG, Araujo SEA, Habrr-Gama A. Etiologia e tratamento cirúrgico das fissuras anais: revisão sobre aspectos históricos, técnicos e resultados. *Rev Bras Coloproctol* 2001;21:239-45.

Fargo MV, Latimer KM. Avaluation and management of commum anorectal conditions. *Am Farm Physician* 2012 Mar. 15;85(6):624-30.

Fergurson JA, Heaton JR. Closed hemorrhoidectomy. *Dis Colon Rectum* 1959;2:176-79.

Foxx-Orenstein AE, Umar SB, Crowel MD. Common anorectal disorders. *Gastroenterol Hepatol* (NY), 2014 May;10(5):294-301.

Jorge JMN, Sousa MM. Anatomia do assoalho pélvico. In: Oliveira LCC. (Ed.). *Fisiologia anorretal.* Rio de Janeiro: Rubio, 2010. p. 1-19.

Milligan ET, Morgan CN, Jones LE. Surgical anatomy of the canal anal and the operative treatment of haemorrohds. *Lancet* 1937;2:1119-24.

Morinaga K, Hasuda K, Ikeda T. A novel therapy for internal hemorrhoids: ligation of hemorrhoidas artery wuthnewly devised instrument in conjunction with Doppler flowmeter. *Am J Gastroenterol* 1995;90:610-13.

Nivatvongs S, Gordon PH. Surgical anatomy. In: Gordon PH, Nivatvongs S. (Eds.). Principle and practice of surgery for the colon, rectum and anus. St Louis: Quality Medical, 2006. p. 1-28.

Parks AG, Gordon PH, Hardcastle JD. A classification of fístula-in-ano. *Br J Surg* 1976;63:1-12.

Poh A, Tan KY, Seow-Choen F. Innovations in chronic anal fissure treatment: A systematic review. *World J Gastrointent Surg* 2010;27:231-41.

Regadas FSP, Murad-Regadas SM *et al*. Anal canal anatomy showed by three-dimensional anorectal ultrasonography. *Surg Endoscopy* 2007;21:2207-11.

Russell KP. Anatomy the pelvic floor, rectal and anal canal. In: Smith LE. *Practical guide to anorectal testing*. New York: Igaku-Shoin Medical, 1991. p. 744-47.

Santoro GA, Di Falco G. Endosonographic anatomy of the normal anal canal. In: Santoro GA, Di Falco G. (Eds.). *Benign anorectal diseases – Diagnosiswith endoanaland endorectal ultrasoundand new treatment options*. Italia: Springer-Verlag, 2006. p. 35-54.

Sneider EB, Maykel JA. Diagnosis e management of symptomatic hemorrhoids. *SurgClin N Am* 2010;90:17-32.

Tjandra JJ, Cahn MK. Systematic review on the procedure for prolapso hemorrhoids (stapled hemorrhoidopexy). *Dis Colon Rectum* 2007;50:878-92.

CAPÍTULO 34

PATOLOGIAS MALIGNAS DE CANAL ANAL E MARGEM ANAL

Vandré Cabral Gomes Carneiro ▪ Diego Nunes de Albuquerque Oliveira ▪ Walyson Silva Surimã ▪ Waryson Silva Surimã

PATOLOGIA MALIGNA DO CANAL ANAL

O câncer de canal anal é uma doença incomum e é responsável por 2,5% de todas as malignidades do trato digestório. Sua incidência vem aumentando nos últimos 30 anos.[1,2] A maioria dos cânceres de canal anal são carcinomas epinocelulares (CEC) com suas variantes.[3] Os tumores basaloides, também chamados juncionais ou cloacogênicos, são variantes do CEC de canal anal que se originam da zona transicional e são responsáveis por até 25% dos casos. Outros tipos menos comuns são os adenocarcinomas, neuroendócrinos, melanoma maligno, tumores mesenquimais e linfomas.[4] De acordo com os dados americanos do SEER, a idade média de diagnóstico é aos 60 anos, tendo uma incidência maior em mulheres. A sobrevida em 5 anos, de acordo com SEER de 2000 a 2007, girou em torno de 65%.[5]

Anatomia e Histologia do Canal Anal

O canal anal representa o fim do trato digestório, localizado entre o reto e a margem anal. Estende-se superiormente até o anel anorretal, a junção do puborretal e o esfíncter anal interno, que fica aproximadamente 1 a 2 cm acima da linha denteada. Inferiormente, estende-se até a borda inferior do esfíncter anal interno, que coincide com a depressão interesfincteriana. O canal anal tem um comprimento aproximado de 4 cm.[6,7] A margem anal representa a pele que circunda a borda anal, estendendo-se por 5 cm.[8]

O canal anal é dividido em três zonas de acordo com sua histologia. Proximal à linha denteada é recoberto por epitélio colunar. A linha denteada corresponde à junção do endoderma e ectoderma, onde as glândulas, os ductos e as criptas anais se localizam. Imediatamente acima da linha denteada localiza-se a zona de transição, também conhecida como zona intermediária ou cloacogênica, cuja mucosa apresenta tecido escamoso não ceratinizado, transicional, células basais, cuboides e epitélio colunar. Distal à linha denteada, existe epitélio escamoso estratificado sem os apêndices da pele.[6]

A disseminação linfática do canal anal depende da localização com relação à linha denteada, seguindo a irrigação arterial. Acima da linha denteada seguem as irrigações perirretal e mesentérica inferior, abaixo seguem os linfonodos inguinais e femorais.

Disseminação hematogênica é rara, mas pode seguir para fígado, pulmão, mais raro para cérebro, tecido subcutâneo, peritônio, coração, pescoço e osso.[9-12]

Fatores de Risco

O CEC de canal anal tem sido associado aos seguintes fatores de risco: infecção pelo papilomavírus humano (HPV), carcinoma genital ou displasia, condiloma anal, imunossupressão, malignidades hematológicas, transplante de órgãos, intercurso anal, tabagismo. Com relação ao HPV, alguns genótipos são considerados de alto risco para desenvolvimento de displasia e câncer, principalmente o genótipo 16.[13-16]

Quadro Clínico

O sangramento retal é um dos sintomas iniciais mais comuns no câncer de canal anal, presente em, aproximadamente, 45% dos pacientes. Dor anorretal e sensação de massa retal estão presentes por volta de 30% dos pacientes. Cerca de 20% dos pacientes são assintomáticos.[17-19] Os sintomas podem ser inespecíficos, similares às doenças benignas anorretais, como desconforto hemorroidário, prurido anal e incontinência fecal.

Diagnóstico e Estadiamento

O diagnóstico histológico é feito por biópsia da lesão. A avaliação da lesão é feita por toque retal e anuscopia, algumas vezes com necessidade de anestesia. A palpação de linfonodos inguinais faz parte do exame físico de estadiamento, que segue a classificação do AJCC, 2010, 7ª edição (Quadro 34-1).

Quadro 34-1 Estadiamento TNM para câncer do canal anal

T	
Tx	Tumor não avaliado
T0	Sem evidência de tumor primário
Tis	Carcinoma *in situ*
T1	Tumor < ou = 2 cm
T2	Tumor > 2cm < ou = 5 cm
T3	Tumor > 5 cm
T4	Tumor de qualquer tamanho que invade órgãos adjacentes

N	
Nx	Linfonodos não avaliados
N0	Sem linfonodos metastáticos
N1	Metástase em linfonodos perirretais
N2	Metástase em linfonodos unilaterais (ilíacos internos ou inguinais)
N3	Metástase em linfonodos perirretais e inguinais ou bilaterais (ilíacos internos ou inguinais)

M	
M0	Sem metástase a distância
M1	Com metástase a distância

Estágio	T	N	M
Estágio 0	Tis	N0	M0
Estágio I	T1	N0	M0
Estágio II	T2	N0	M0
	T3	N0	M0
Estágio IIIA	T1	N1	M0
	T2	N1	M0
	T3	N1	M0
	T4	N0	M0
Estágio IIIB	T4	N1	M0
	Qualquer T	N2	M0
	Qualquer T	N3	M0
Estágio IV	Qualquer T	Qualquer N	M1

Fonte: AJCC, 2010, 7ª edição.[7]

A avaliação local e regional deve ser feita com exames de imagem, como tomografia computadorizada (TC) de pelve, ultrassonografia (USG) transretal e ressonância magnética (RM) de pelve. A avaliação de doença a distância é feita com TC de tórax, abdome e/ou PET-CT.[20,21] Após o diagnóstico deve ser realizada uma avaliação ginecológica completa para exclusão de displasia ou malignidade cervical, vaginal ou vulvar. Pacientes de alto risco devem realizar testes para infecção pelo HIV.

Tratamento do Carcinoma Espinocelular

No passado, a ressecção abdominoperineal era considerada o tratamento de escolha para os tumores de canal anal, e consiste na ressecção anorretal e colostomia permanente. Este tratamento conseguia prover uma taxa de sobrevida em 5 anos de 40 a 70%, com mortalidade perioperatória de 3%.[22-25]

Extrapolando os conhecimentos sobre a ação da potencialização da radioterapia com fluoropirimidinas em vários tumores do trato gastrointestinal, pesquisadores da *Wayne State University* propuseram um protocolo de Radioquimioterapia para tentar diminuir as taxas de recorrência pós-cirúrgicas do câncer de canal anal. O esquema proposto por Nigro era com 5-FU (1.000 mg/m² ao dia em infusão contínua do dia 1 ao 4 e do 29 ao 32), mitomicina (10 a 15 mg/m² no 1º dia) e uma dose intermediária de radioterapia (RT) de 30 Gy. Foi observado que os primeiros pacientes apresentaram resposta patológica completa. Este fato levou à modificação do tratamento do câncer de canal anal.[26]

Outros estudos randomizados comprovaram a eficácia do tratamento multimodal sobre a ressecção abdominoperineal, mostrando uma diminuição de taxa de recorrência local e menor taxa de colostomias, apesar de não mostrar melhora na sobrevida global.[27,28]

O esquema de RT é de 45 Gy mais *boost* de 10 a 14 Gy se T3/T4, linfonodo positivo ou T2 com lesão residual.

Avaliação pós-tratamento com radioquimioterapia é feita com exame físico após 6 a 8 semanas. O toque retal deve ser feito após 8 a 12 semanas. Caso haja resposta clínica, o paciente deve ser acompanhado a cada 3 a 6 meses com toque retal, palpação dos linfonodos inguinais e anuscopia até 5 anos. Caso haja resposta parcial, devem-se esperar mais 4 semanas para nova reavaliação, e se houver progressão, deve ser feito um exame histológico.

Existem discussões sobre a real avaliação de resposta ao tratamento com radioquimioterapia, pois sabe-se que o CEC responde lentamente ao tratamento. Segundo alguns trabalhos, é esperada a resposta ao tratamento até 26 semanas.[29,30]

A cirurgia atualmente está reservada para o tratamento de doença residual ou recorrência. Apesar de sobrevida pobre, a ressecção abdominoperineal tem potencial de oferecer aumento de sobrevida.

PATOLOGIA MALIGNA DA MARGEM ANAL

Margem anal é geralmente definida como a área que se estende por 5 cm a partir da borda anal.[8] A incidência de carcinoma de margem anal é bastante baixa, e o prognóstico é mais favorável do que o do câncer de canal anal. É mais comum na 7ª e 8ª décadas de vida, com uma ligeira predominância do sexo feminino. Na maioria dos casos, esses tumores são bem diferenciados, de crescimento lento, e metástases a distância são raras.[31]

Tipos Histológicos

Os principais tipos histológicos são carcinoma de células escamosas, condiloma gigante (carcinoma verrucoso), carcinoma basocelular, doença de Bowen, doença de Paget, adenocarcinoma, melanoma, neuroendócrino, sarcoma e linfoma.

Comportamento e Potencial de Disseminação

A presença de metástase em linfonodos está diretamente relacionada com o tamanho do tumor, e, quando presente, ocorre para regiões inguinal e femoral.[31] Tumores menores que 2 cm raramente têm metástase linfática, enquanto os tumores entre 2 a 5 cm podem apresentar acometimento em 23% dos casos, e os tumores maiores que 5 cm em 67%. Metástases a distância são raras.[31]

Estadiamento

O estadiamento TNM das lesões de margem anal difere das lesões de canal anal, pois esses tumores são biologicamente comparáveis e estadiados como os tumores de pele (Quadro 34-2).

Tratamento

O tratamento deve ser individualizado, baseando-se no tamanho e localização da lesão. Tumores pequenos e superficiais podem ser tratados com ressecção local com 1 cm de margem. Quando o tumor é avançado ou se localiza muito próximo ao canal anal e não é possível dar uma margem adequada, pode-se realizar tratamento combinado com radioterapia e quimioterapia, porém a ressecção abdominoperineal deve ser considerada para alguns casos.[31]

Subtipos Incomuns

Também conhecido como tumor de Buschke-Lowenstein, o carcinoma verrucoso é uma variação rara do carcinoma de células escamosas e pode ser confundido ao exame clínico com condiloma acuminado.[31] O carcinoma basocelular se assemelha ao espinocelular, porém não costuma evoluir com metástases linfonodais, tendo um comportamento de invasão locorregional, podendo acometer esfíncter anal. Geralmente, apresenta-se como uma úlcera menor do que 2 cm, de bordas endurecidas e irregulares.[32]

A doença de Bowen é um carcinoma espinocelular de crescimento lento intraepidermal que macroscopicamente simula dermatite perianal. Semelhante ao Paget de mama, o Paget de margem anal se apresenta com lesões eczematosas, porém metade dos pacientes possui um adenocarcinoma em curso, geralmente na região anorretal.[31] Adenocarcinoma anal corresponde a uma neoplasia rara, de difícil diagnóstico em algumas situações, quando pode mimetizar uma patologia benigna anorretal.[33] Possui prognóstico reservado, e o tratamento permanece controverso.[34] Tem como fatores de risco: infla-

Quadro 34-2 — Estadiamento TNM para câncer da margem anal

T	
Tx	Tumor não avaliado
T0	Sem evidência de tumor primário
Tis	Carcinoma *in situ*
T1	Tumor < ou = 2 cm, com menos de 2 fatores de risco
T2	Tumor > 2 cm ou com 2 ou mais fatores de risco
T3	Tumor com invasão da maxila, mandíbula, órbita ou osso temporal
T4	Tumor com invasão do esqueleto (apendicular ou axial) ou invasão perineural da base do crânio

Fatores de risco:
- Profundidade de invasão > 2 mm, Clark > ou = IV ou Invasão perineural
- Tumores indiferenciados ou pouco diferenciados

N	
Nx	Linfonodos não avaliados
N0	Sem linfonodos metastáticos
N1	Metástase em linfonodo único ipsolateral e < ou = 3 cm
N2a	Metástase em linfonodo único ipsolateral e > 3 cm e < ou = 6 cm
N2b	Metástase em múltiplos linfonodos ipsolateral e < ou = 6 cm
N2c	Metástase em linfonodos bilaterais ou contralaterais e < ou = 6 cm
N3	Metástase em linfonodos > 6 cm

M	
M0	Sem metástase a distância
M1	Com metástase a distância

Estágio	T	N	M
Estágio 0	Tis	N0	M0
Estágio I	T1	N0	M0
Estágio II	T2	N0	M0
Estágio III	T3	N0	M0
	T1	N1	M0
	T2	N1	M0
	T3	N1	M0
Estágio IV	T1	N2	M0
	T2	N2	M0
	T3	N2	M0
	Qualquer T	N3	M0
	T4	Qualquer N	M0
	Qualquer T	Qualquer N	M1

Fonte: AJCC, 2010, 7ª edição.[7]

mação crônica, fístula anal e doença de Chron.[35] O uso de terapia biológica por meio de imunossupressores parece ter uma associação ao desenvolvimento do adenocarcinoma anal.[36] Pacientes com fístulas anais de longa data e diagnóstico de doença de Chron devem ser submetidos a exame físico e biópsia sob anestesia geral, principalmente, antes do início do infliximab.[36] O prognóstico está associado ao tipo de tratamento cirúrgico e ao grau de diferenciação do câncer.[37] A presença de linfonodos comprometidos também reserva um pior prognóstico.[35] Existem diversos tipos de tratamento, como quimioterapia, radioterapia, quimiorradioterapia e cirurgia, que por sua vez pode ser através de uma excisão local da lesão ou um procedimento radical, como a ressecção abdominoperineal.[34] O tratamento multimodal com a associação da cirurgia radical melhora a sobrevida, assim como um alto risco de presença de doença a distância, exige um tratamento adjuvante adequado, por radio-quimioterapia.[37]

O melanoma anal corresponde a cerca de 1% de todos os melanomas e 2% de todas as neoplasias anais. Apresenta uma sobrevida muito ruim, de 2,5% em 10 anos.[38] O tratamento cirúrgico radical, pela ressecção abdominoperineal, não parece mudar a sobrevida, quando comparado à excisão local, desde que obtido margens negativas.[39] Diagnóstico precoce e tratamento cirúrgico com ressecção R0 são fundamentais para uma melhor sobrevida dos pacientes com melanoma anal.[40]

Pacientes com tumores neuroendócrinos (TNE) apresentam uma sobrevida de cerca de 25% em 10 anos, similar aos pacientes com carcinoma espinocelular (22,3%), porém, quando, o TNE é do subtipo de pequenas células, esta sobrevida cai para 5,3%.[38] Os sarcomas e linfomas são muito raros na região anal e devem ser tratados a depender dos seus subtipos histológicos.

REFERÊNCIAS BIBLIOGRÁFICAS

1. Siegel R, Ma J, Zou Z et al. Cancer Statistics. *CA Cancer J Clin* 2014;64(1):9.
2. Johnson LG, Madeleine MM, Newcomer LM et al. Anal cancer and survival the survillance, epidemiology, and end results experience, 1973-2000. *Cancer* 2004;101(2):281.
3. Nigro ND. An evaluation of combined therapy for squamous cell cancer of the anal canal. *Dis Colon Rectum* 1984;27(12):763-66.
4. Shia J. An update on tumors of the anal canal. *Arch Pathol Lab Med* 2010;134(11):1601-11.
5. Surveillance Epidemiology and End Results (SEER). *SEER stat fact sheets: anal cancer.* Bethesda: SEER; 2011.
6. Chawla AK, Willett CG. Squamous cell carcinoma of the anal canal and anal margin. *Hematol Oncol Clin North Am* 2001;15(2):321-44.
7. Edge SB, Byrd DR, Compton CC et al. (Eds.). *American Joint Committee on Cancer Staging Manual.* 7th ed. New York: Springer, 2010. p. 165.
8. Balamucki CJ, Zlotecki RA, Rout WR et al. Squamous cell carcinoma of the anal margin: the University of Florida experience. *Am J Clin Oncol* 2011;34(4):406-10.
9. Cohen AM, Wong WD. Anal squamous cell cancer nodal metastases: prognostic significance and therapeutic considerations. *Surg Oncol Clin N Am* 1996;5(1):203-10
10. De Nardi P, Carvello M, Canevari C et al. Sentinel node biopsy in squamous-cell carcinoma of the anal canal. *Ann Surg Oncol* 2011;18(2):365-70.
11. Clark J, Petrelli N, Herrera L et al. Epidermoid carcinoma of the anal canal. *Cancer* 1986;57(2):400-6.
12. Kuehn PG, Eisenberg H, Reed JF. Epidermoid carcinoma of the perianal skin and anal canal. *Cancer* 1968;22(5):932-38.
13. Frisch M, Glimelius B, van den Brule AJ et al. Sexually transmitted infection as a cause of anal cancer. *N Engl J Med* 1997;337(19):1350.
14. Daling JR, Madeleine MM, Johnson LG et al. Human papillomavirus, smoking, and sexual practices in the etiology of anal cancer. *Cancer* 2004;101(2):270.
15. Zaki SR, Judd R, Coffield LM et al. Human papillomavirus infection and anal carcinoma. Retrospective analysis by in situ hybridization and the polymerase chain reaction. *Am J Pathol* 1992;140(6):1345.
16. Palefsky JM, Holly EA, Gonzales J et al. Detection of human papillomavirus DNA in anal intraepithelial neoplasia and anal cancer. *Cancer Res* 1991;51(3):1014.
17. Singh R, Nime F, Mittelman A. Malignant epithelial tumors of the anal canal. *Cancer* 1981;48(2):411.
18. Schneider TC, Schulte WJ. Management of carcinoma of anal canal. *Surgery* 1981;90(4):729.
19. Schraut WH, Wang CH, Dawson PJ et al. Depth of invasion, location, and size of cancer of the anus dictate operative treatment. *Cancer* 1983;51(7):1291.
20. Stearns MW Jr, Quan SH. Epidermoid carcinoma of the anorectum. *Surg Gynecol Obstet* 1970;131(5):953-57.
21. Mistrangelo M, Pelosi E, Bello M et al. Comparison of positron emission tomography scanning and sentinel node biopsy in the detection of inguinal node metastases in patients with anal cancer. *Int J Radiat Oncol Biol Phys* 2010;77(1):73-78.
22. Hardcastle JD, Bussey HJ. Results of surgical treatment of squamous cell carcinoma of the anal canal and anal margin seen at St. Mark's Hospital 1928–66. *Proc R Soc Med* 1968;61(6):629-30.
23. Boman BM, Moertel CG, O'Connell MJ et al. Carcinoma of the anal canal. A clinical and pathologic study of 188 cases. *Cancer* 1984;54(1):114-25.
24. Frost DB, Richards PC, Montague ED et al. Epidermoid cancer of the anorectum. *Cancer* 1984;53(6):1285-93.
25. Greenall MJ, Quan SH, Urmacher C et al. Treatment of epidermoid carcinoma of the anal canal. *Surg Gynecol Obstet* 1985;161(6):509-17.
26. Nigro ND, Vaitkevicius VK, Considine Jr B. Combined therapy for cancer of the anal canal: a preliminary report. *Dis Colon Rectum* 1974;17(3):354.
27. UKCCCR Anal Cancer Trial Working Party. UK Co-ordinating Committee on Cancer Research. Epidermoid anal cancer: results from the UKCCCR randomised trial of radiotherapy alone versus radiotherapy, 5-fluorouracil, and mitomycin. *Lancet* 1996;348(9034):1049-54.
28. Bartelink H, Roelofsen F, Eschwege F et al. Concomitant radiotherapy and chemotherapy is superior to radiotherapy alone in the treatment of locally advanced anal cancer: results of a phase III randomized trial of the European Organization for Research and Treatment of Cancer Radiotherapy and Gastrointestinal Cooperative Groups. *J Clin Oncol* 1997;15(5):2040-49.
29. Cummings BJ, Keane TJ, O'Sullivan B et al. Epidermoid anal cancer: treatment by radiation alone or by radiation and 5-fluorouracil with and without mitomycin C. *Int J Radiat Oncol Biol Phys* 1991;21(5):1115.

30. Glynne-Jones R, James R, Meadows H *et al.* Optimum time to assess complete clinical response (CR) following chemoradiation (CRT) using mitomycin C (MMC) or cisplatin (CisP) with or without maintenance CisP/FU in squamous cell carcinoma of the anus. *J Clin Oncol* 2012;30.
31. DeVita Jr VT, Lawrence TS, Rosenberg AS *et al. Cancer principles & practice of oncology: cancer of the anal region.* 9th ed. Philadelphia, PA: Lippincott Williams & Wilkins, 2011. p. 1142-53, chap 91.
32. Ferraz EM. *Condutas em cirurgia geral.* Rio de Janeiro: Medsi, 2003.
33. Colvin M, Delis A, Bracamonte E *et al.* Infiltrating adenocarcinoma arising in a villous adenoma of the anal canal. *World J Gastroenterol* 2009 July 28;15(28):3560-64.
34. Anwar S, Welbourn H, Hill J *et al.* Adenocarcinoma of the anal canal – A systematic review. *Colorectal Dis* 2013 Dec.;15(12):1481-88.
35. Iesalnieks I, Gaertner WB, Glass H *et al.* Fistula-associated anal adenocarcinoma in Crohn's disease. *Inflamm Bowel Dis* 2010 Oct.;16(10):1643-48.
36. Ogawa H, Haneda S, Shibata C *et al.* Adenocarcinoma associated with perianal fistulas in Crohn's disease. *Anticancer Res* 2013 Feb.;33(2):685-89.
37. Chang GJ, Gonzalez RJ, Skibber JM *et al.* A twenty-year experience with adenocarcinoma of the anal canal. *Dis Colon Rectum* 2009 Aug.;52(8):1375-80.
38. Metildi C, McLemore EC, Tran T *et al.* Incidence and survival patterns of rare anal canal neoplasms using the surveillance epidemiology and end results registry. *Am Surg* 2013 Oct.;79(10):1068-74.
39. Kiran RP, Rottoli M, Pokala N *et al.* Long-term outcomes after local excision and radical surgery for anal melanoma: data from a population database. *Dis Colon Rectum* 2010 Apr.;53(4):402-8.
40. Che X, Zhao DB, Wu YK *et al.* Anorectal malignant melanomas: retrospective experience with surgical management. *World J Gastroenterol* 2011 Jan. 28;17(4):534-39.

CAPÍTULO 35

HÉRNIAS DE PAREDE ABDOMINAL

Flávio Kreimer ▪ Tiago Cavalcante Iwanaga ▪ José Tarcísio Dias

HÉRNIAS INGUINAIS

Uma hérnia é definida como uma protrusão anormal de um órgão ou tecido através de um defeito nas suas paredes adjacentes. As hérnias de parede abdominal só ocorrem nos locais em que a aponeurose e a fáscia não são cobertas por músculo estriado.

Cerca de 5% da população é acometida por algum tipo de hérnia, sendo a hernioplastia a cirurgia mais realizada em todo o mundo, em torno de 20 milhões de reparos por ano.

Os números variam entre 100 e 300 procedimentos por 100.000 habitantes nos diversos países.

As hérnias de parede abdominal podem ser classificadas, de acordo com sua localização:

1. **Virilha:** inguinal e femoral.
2. **Anterior:** umbilical, epigástrica e de Spiegel.
3. **Pélvica:** obturadora, ciática e perineal.
4. **Posterior:** lombar: trígonos superior e inferior.

As hérnias incisionais são aquelas que ocorrem em área de cicatriz cirúrgica prévia.

As hérnias inguinais correspondem a 75% de todos os tipos de hérnias, seguido pelas hérnias incisionais (15 a 20%), umbilicais e epigástricas (10%) e femoral (5%).

As hérnias inguinais são mais comuns à direita e 2/3 do seu total são indiretas, independentemente do sexo. Os homens são 25 vezes mais propensos a ter uma hérnia inguinal do que as mulheres.

Anatomia da Virilha

Como a maioria das hérnias são reparadas pela via anterior, é de fundamental importância o conhecimento da anatomia da pele até o espaço pré-peritoneal.

Abaixo da pele, o tecido celular subcutâneo tem pedículos vasculares bem definidos (vasos epigástricos superficiais e circunflexos). Possui duas fáscias: a areolar *(camper)* e a fibrosa ou lamelar (Scarpa).

O plano seguinte é a aponeurose do músculo oblíquo externo, que é uma membrana bilaminar (superficial e profunda), que funciona como a borda superficial do canal inguinal e acaba se moldando posteriormente de forma curvilínea para constituir o ligamento inguinal. Este ligamento se estende da crista ilíaca anterossuperior até o tubérculo púbico. A aponeurose do músculo oblíquo externo que se reflete lateral e inferiormente no púbis é chamada de ligamento lacunar (Gimbernart). O ligamento lacunar continua subindo no braço do púbis, completando o trajeto em U, essa continuação se dá por cima da eminência pectínea e se chama de ligamento pectíneo ou de Cooper (Fig. 35-1).

Aberta a aponeurose do músculo oblíquo externo, penetra-se no canal inguinal (que no adulto tem extensão aproximada de 4 cm), estende-se do anel inguinal interno (profundo) até o anel inguinal externo, podendo conter o cordão espermático ou o ligamento redondo do útero, nas mulheres.

O canal inguinal é delimitado, superiormente, pela borda livre do músculo oblíquo interno e arco aponeurótico do transverso; inferiormente, pela borda livre da aponeurose do músculo oblíquo externo (ligamento inguinal); e posteriormente, pela fáscia transversal. O limite lateral é constituído pelo anel inguinal profundo, já o limite medial é constituído pela bainha do músculo reto abdominal (Fig. 35-2).

No cordão (funículo) espermático encontram-se as fibras do músculo cremáster, o plexo venoso pampiniforme, a artéria testicular, o ramo genital do nervo genitofemoral, o ducto deferente, a artéria cremastérica, linfáticos e o processo vaginal, normalmente obliterado. No interior do canal encontra-se também o nervo ileoinguinal.

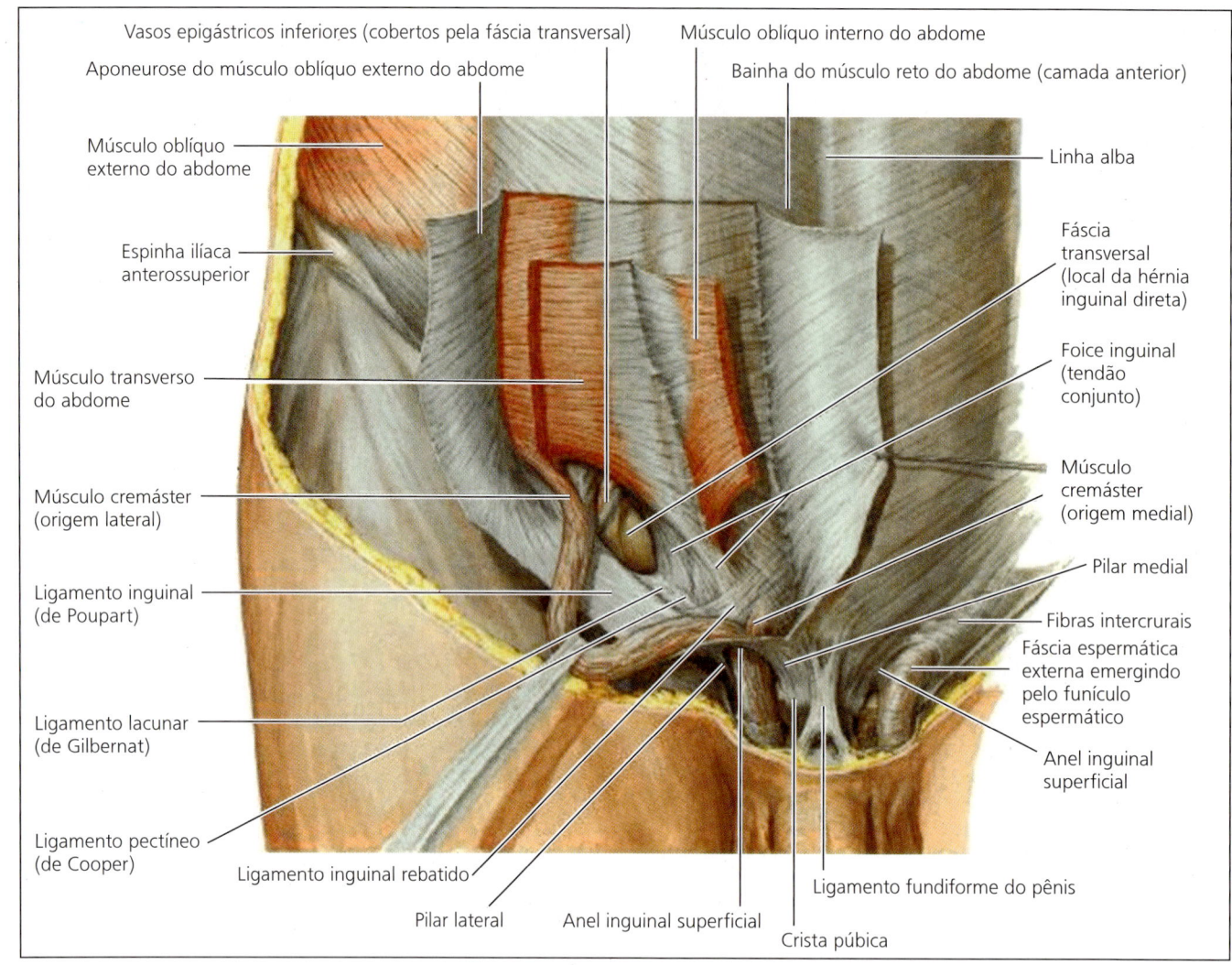

Fig. 35-1. Região inguinal – dissecção, vista anterior.

Na parede posterior, existe uma área totalmente vulnerável à formação de hérnias, conhecida como triângulo de Hasselbach, delimitado inferiormente pelo ligamento inguinal, medialmente pela borda do músculo reto abdominal e lateralmente pelos vasos epigástricos inferiores.

A porção medial da aponeurose do oblíquo interno se une com a aponeurose do transverso abdominal para formar, no tubérculo púbico, o tendão conjunto.

A incidência de um verdadeiro tendão conjunto é bastante debatida entre os cirurgiões, mas a maioria acredita que ele ocorra em menos de 10% dos pacientes.

Abaixo da região muscular inguinal, encontraremos a gordura pré-peritoneal, peritônio e vísceras.

Etiologia das Hérnias Inguinais

A patogênese das hérnias inguinais é multifatorial, podendo ser dividida em congênita e adquirida.

As hérnias diretas resultam dos pontos de menor resistência da musculatura da região inguinal (triângulo de Hasselbach) associado a fatores que levam ao aumento da pressão intra-abdominal (tossir, dificuldade para urinar ou defecar, levantamento de peso, entre outros).

A persistência do conduto peritônio-vaginal não obliterado é considerada como fator causal das hérnias infantis. Já no adulto, mesmo que a sua persistência tenha sido observada em aproximadamente 20% dos casos, admite-se que sua origem (hérnias indiretas) se deve à fraqueza tecidual na borda do anel inguinal profundo, e que o aumento da pressão abdominal impulsione progressivamente o peritônio no funículo espermático.

O decréscimo de hidroxiprolina no colágeno, que leva ao enfraquecimento da aponeurose, a proliferação anormal dos fibroblastos e a ocorrência de irregularidades nas microfibras colágenas são fatores intracelulares e bioquímicos que estão diretamente relacionados com a formação das hérnias inguinais.

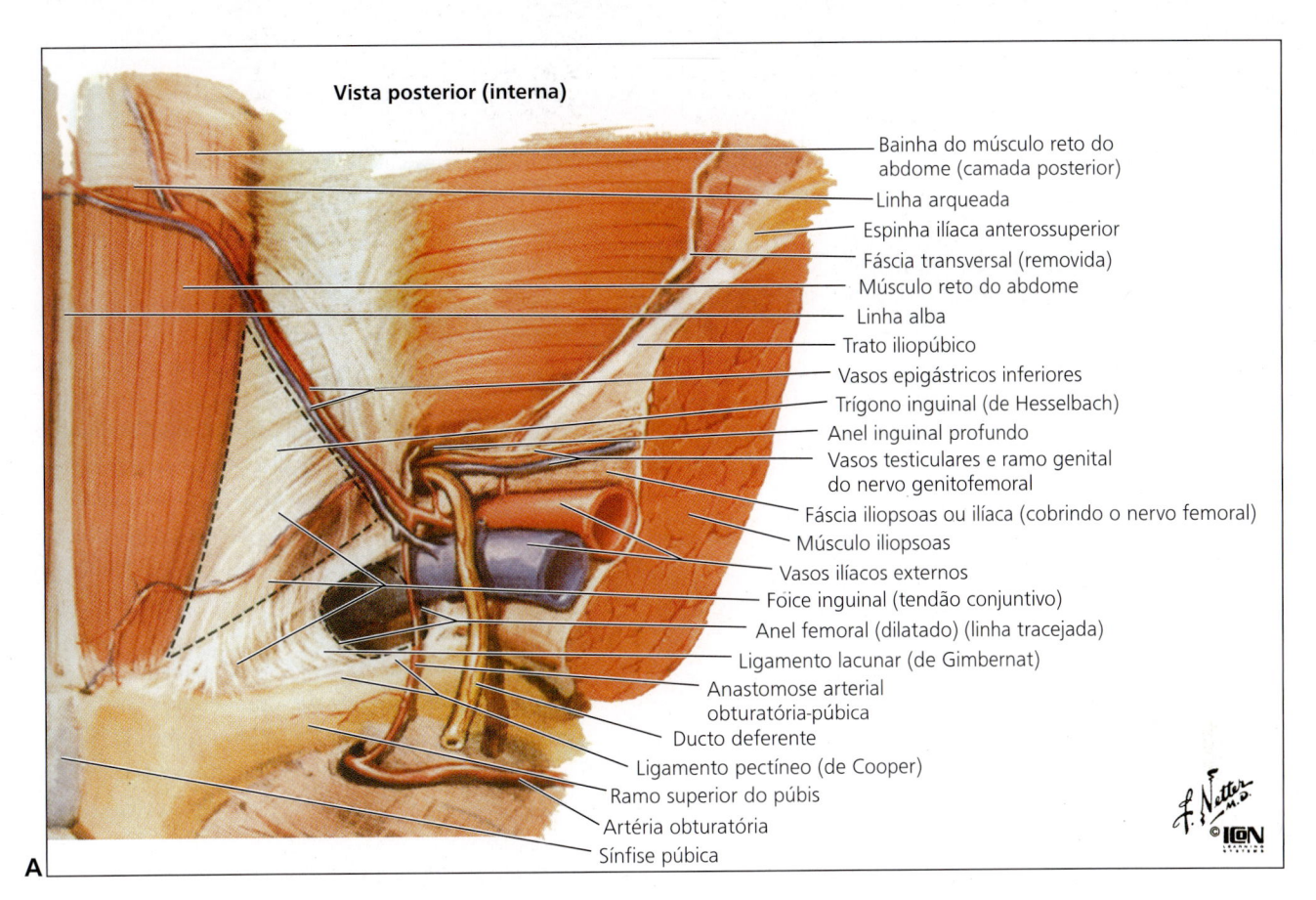

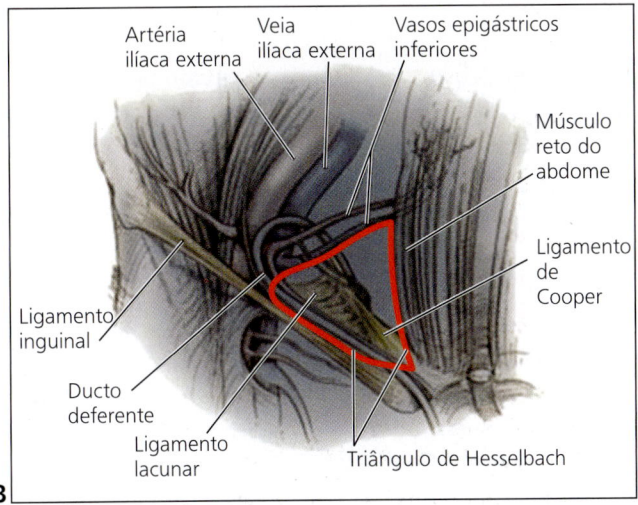

Fig. 35-2. Região inguinal – dissecção, vista posterior: (**A**) interna; (**B**) externa.

▸ Quadro Clínico

As hérnias inguinais podem-se apresentar de diversas formas clínicas, desde um abaulamento percebido apenas em exame físico de rotina até como abdome agudo decorrente de perfuração ou obstrução intestinal.

A maioria dos pacientes é oligossintomática e refere sensação de peso ou desconforto na região inguinal, que podem piorar com os esforços. Os pacientes podem referir ainda sensação de parestesias relacionadas com compressão ou irritação dos nervos inguinais pela hérnia. Quando muito dolorosas, deve-se suspeitar de encarceramento e estrangulamento.

O paciente deve ser examinado em pé e deitado. No homem faz-se a exploração da região, invaginando com o dedo indicador a pele do escroto para dentro do canal inguinal e solicita ao paciente para realizar a manobra de Valsalva. Esta manobra distingue as hérnias diretas das indiretas, no entanto, é de pouca valia por ser imprecisa e pelo fato que durante a correção, a exploração cirúrgica da região deve ser completa. Outra manobra é a compressão da parede abdominal que bloqueia o aparecimento das hérnias indiretas. Nas mulheres, o abaulamento se prolonga em direção ao lábio maior, não sendo possível a palpação do anel inguinal superficial.

A USG da região inguinal e a tomografia computadorizada poderão ser solicitadas em casos de dúvida ao exame físico.

Classificação

A maioria das classificações para as hérnias inguinais é incompleta e conflitante. A maioria dos cirurgiões continua descrevendo as hérnias por seu tipo, localização e volume do saco herniário.

Uma classificação que tenta simplificar e promover uma linguagem em comum é a de NYHUS (Quadro 35-1).

Diagnóstico Diferencial

Doenças que causam abaulamento na região inguinal ou próximo a ela como: hidrocele, varicocele, testículo ectópico, adenite inguinal, lipoma, cisto de cordão, tumor testicular, torção testicular e epididimite. E por situações em que não há abaulamento, porém a sintomatologia do paciente levanta a possibilidade de hérnia oculta, por exemplo: osteíte púbica, tensões musculares, radiculopatia lombar, problemas no quadril.

COMPLICAÇÕES

Toda hérnia está sujeita a encarceramento e estrangulamento. Por isso, uma vez diagnosticada, indica-se procedimento cirúrgico, exceto em pacientes em mau estado geral.

Caso o intestino esteja envolvido no encarceramento, instala-se um quadro de obstrução intestinal mecânica. No encarceramento agudo é possível a redução manual em até 6 horas, prazo em que o sofrimento vascular seria irreversível.

Casos em que apenas uma das paredes intestinais (a borda antimesentérica) sofra encarceramento – hérnia de Ritcher – não haverá interrupção do trânsito intestinal, mas poderá evoluir para comprometimento vascular.

REPAROS CIRÚRGICOS

Reparo de Bassini, 1884

Foi a técnica mais popular utilizada antes do advento dos reparos sem tensão, no entanto, apresenta o maior índice de recidiva. O reforço é realizado por sutura dos arcos dos músculo-aponeuróticos, do transverso abdominal e do oblíquo interno (ou tendão conjunto) ao ligamento inguinal (Fig. 35-3).

Reparo de Shouldice (1949)

Realizado pelo embricamento de várias camadas da parede posterior do canal inguinal através de sutura contínua.

Está associada a uma taxa de recidiva muito baixa (1%) em uma extensa série de pacientes e elevado grau de satisfação.

A 1ª camada une a borda livre inferolateral da fáscia transversal por debaixo de retalho superomedial dessa faixa. A mesma linha de sutura segue unindo a borda medial livre da fáscia ao ligamento inguinal (2ª camada). Mais duas linhas de sutura são aplicadas (3ª e 4ª) unindo o tendão conjunto à superfície inferior da aponeurose do oblíquo externo próximo ao ligamento inguinal (Fig. 35-4).

Quadro 35-1 — Classificação de NYHUS

Tipo I: Hérnia inguinal indireta – anel inguinal interno normal (p. ex., hérnia pediátrica)

Tipo II: Hérnia inguinal indireta – anel inguinal interno dilatado, mas parede inguinal posterior intacta

Tipo III: Defeito da parede posterior
- Hérnia inguinal direta
- Hérnia inguinal indireta – anel inguinal interno muito dilatado, invadindo os limites medialmente ou destruindo a fáscia transversal do triângulo de Hasselbach (p. ex., hérnia escrotal maciça, por deslizamento ou em pantalonas)
- Hérnia femoral

Tipo IV: Hérnia recidivada
- Direta
- Indireta
- Femoral
- Combinada

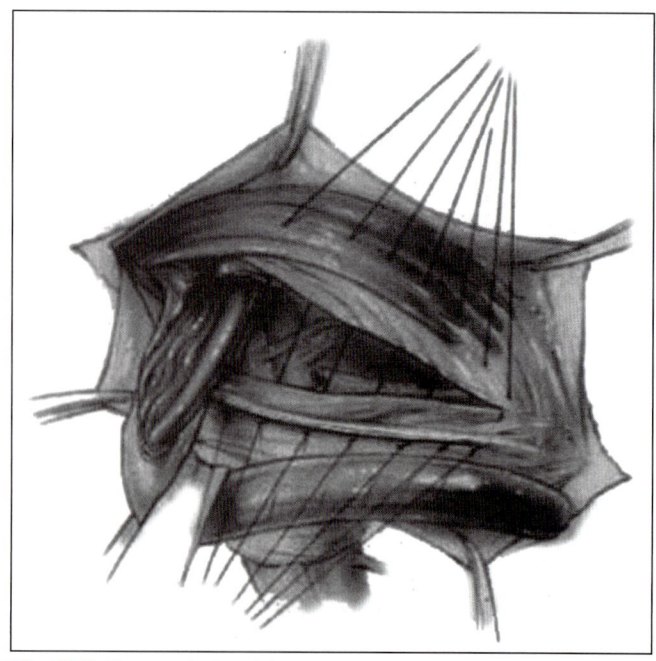

Fig. 35-3. Reparo de Bassini.

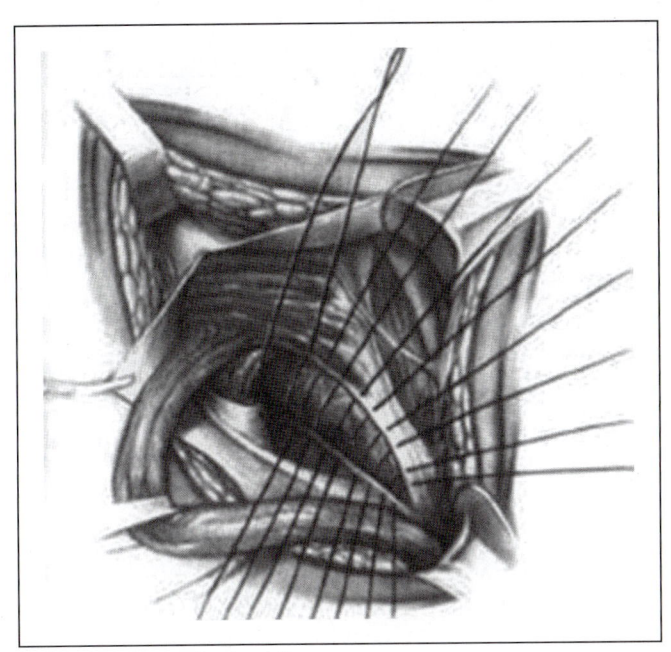

Fig. 35-4. Reparo de Shouldice.

◆ Reparo de McVay (1948)

Tradicionalmente utilizado para correção de hérnias inguinais diretas, hérnias inguinais recidivadas e hérnias femorais.

O reparo é iniciado no tubérculo púbico, através de suturas interrompidas para aproximar a borda da aponeurose do transverso abdominal ao ligamento de Cooper. Alcançada a face medial do canal femoral, é realizada uma sutura para unir o ligamento de Cooper ao trato iliopúbico.

A aponeurose do transverso é fixada ao trato iliopúbico lateralmente a este ponto.

Realizam-se incisões de relaxamento, refletindo a aponeurose do músculo oblíquo externo superior e medialmente para expor a bainha anterior dos retos. Uma incisão curvilínea é iniciada, a 1 cm do tubérculo púbico, até a borda lateral do M. reto abdominal.

◆ Reparo de Stoppa (1973)

A característica essencial é a substituição da fáscia transversal na região inguinal por uma grande prótese. É especialmente apropriado para o reparo de hérnias bilaterais e recorrentes, pois minimiza o risco de complicações (atrofia testicular e neuralgia crônica). Tem como objetivo reter o peritônio em vez de reparar os defeitos na parede abdominal.

◆ Reparo de Lichtenstein (1986)

É uma das técnicas abertas mais realizadas no mundo. Lichtenstein demonstrou que um reparo sem tensão reduzia significativamente a taxa de recidiva. Consiste em realizar uma cobertura da parede posterior com tela, após dissecção e redução do saco herniário. Fixa-se a prótese no tubérculo púbico, ligamento inguinal e tendão conjunto (Fig. 35-5).

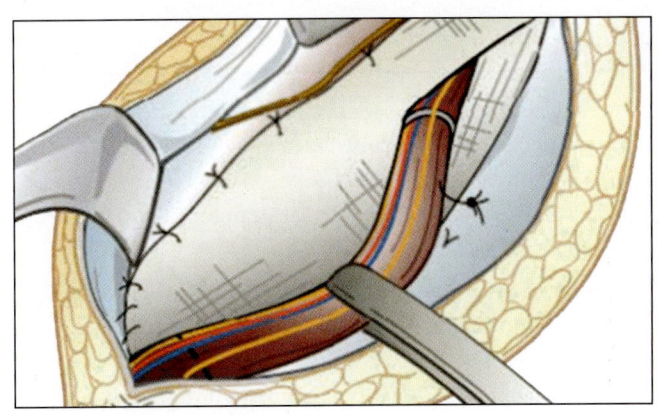

Fig. 35-5. Reparo de Lichtenstein.

◆ Correção Laparoscópica

As técnicas mais populares para correção de hérnias inguinais por via laparoscópica são: a transabdominal pré-peritoneal e a totalmente extraperitoneal.

O reparo da hérnia é semelhante às duas abordagens. O princípio do reparo laparoscópico incorpora os mandamentos de Lichtenstein de uma correção sem tensão, utilizando tela de polipropileno (Fig. 35-6).

Os proponentes dessa técnica enfatizam os seguintes benefícios: excelente visibilização, pouca dor no pós-operatório, menores incisões com consequente melhor resultado estético, menores taxas de complicações infecciosas e menores custos em razão do rápido retorno às atividades.

Os críticos dessa abordagem, por outro lado, salientam os seguintes problemas: necessidade de anestesia geral, alto custo, violação da cavidade peritoneal, necessidade de treinamento especializado e ausência de acompanhamento clínico a longo prazo. Entretanto, eles acreditam que essa abordagem seria útil nas hérnias multirrecidivadas e nas bilaterais.

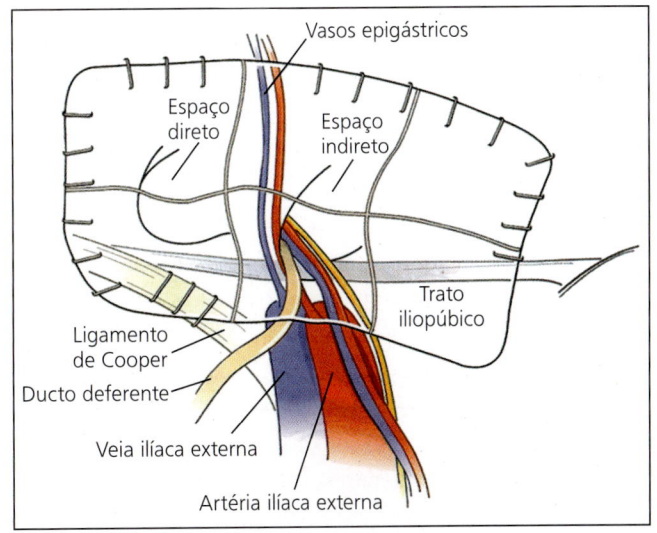

Fig. 35-6. Correção laparoscópica.

HÉRNIA UMBILICAL

A hérnia umbilical pode ser definida como a persistência do anel umbilical sem o fechamento de sua camada aponeurótica após o nascimento. Caracteriza-se pela passagem através do orifício herniário de gordura peritoneal, grande omento ou menos comumente de alças intestinais.

A patogênese da hérnia umbilical é explicada pela falha no processo de proliferação do tecido aponeurótico do anel herniário com aderência às estruturas que passam pelo orifício os quais atrofiam ou trombosam (ligamento umbilical mediano e ligamentos umbilicais mediais). Além disso, existe um espessamento da fáscia endoluminal (Fáscia de Richet).

A hérnia umbilical congênita desaparece na maioria das vezes até o 4º ano de vida. No adulto, cerca de 10% das hérnias umbilicais são oriundas da infância, sendo, portanto, a maioria adquirida. São mais comuns em mulheres e em pacientes que possuem aumento da pressão intra-abdominal, como gravidez, obesidade e ascite.

Os sintomas decorrentes de uma hérnia umbilical são comuns aos outros tipos de hérnias e incluem dor nas regiões umbilical e paraumbilical que piora com esforço físico, abaulamento e sintomas obstrutivos nos casos de conteúdo intestinal.

O diagnóstico se faz geralmente pelo exame físico, que dimensiona o tamanho do anel herniário, bem como se existe presença de conteúdo encarcerado. Exames complementares, como USG de abdome, podem ser necessários em caso de hérnias pequenas ou em pacientes obesos.

As hérnias umbilicais com anel herniário menor que 2 cm e assintomáticas podem ser apenas acompanhadas, tendo em vista que o risco de encarceramento e estrangulamento é baixo.

A cirurgia está indicada para as hérnias sintomáticas, as irredutíveis e as que aumentam de tamanho (cujo anel herniário mede mais que 2 cm).

A herniorrafia pode ser realizada pela incisão curvilínea infraumbilical, supraumbilical ou por incisão longitudinal transumbilical. Após dissecção da aponeurose, o fechamento pode ser realizado borda a borda ou utilizar a técnica de Mayo (jaquetão).

Para anéis herniários com diâmetro maior que 3 cm o uso de prótese está indicada, pois o uso da mesma nesses casos diminui a recidiva. A prótese pode ser colocada acima da aponeurose ou no espaço subaponeurótico.

Mais recentemente, o reparo laparoscópico vem sendo realizado em hérnias umbilicais com anéis herniários grandes e nas recidivadas. É realizado com uso de prótese, cuja face peritoneal possa ficar em contato com alças intestinais. Há diminuição nas taxas de complicações com a ferida operatória (dentre elas a infecção do sítio cirúrgico).

HÉRNIA EPIGÁSTRICA

A hérnia epigástrica é um tipo de hérnia da linha alba que ocorre acima do umbigo. Há teorias que tentam explicar sua formação, como a proposta por Moschowitz, em que as hérnias epigástricas se formariam em um ponto fraco ocasionado pela passagem de vasos sanguíneos. Outra teoria (atualmente mais aceita) defende que, assim como a hérnia umbilical, a hérnia epigástrica é mais comum em indivíduos com uma decussação aponeurótica simples (presença de um único cruzamento aponeurótico, tanto da lâmina anterior quanto da lâmina posterior da bainha do músculo reto abdominal).

As hérnias epigástricas são 2 a 3 vezes mais comuns nos homens. O anel herniário geralmente é pequeno medindo de 1-2 cm na maioria dos pacientes. Podem se associar à hérnia umbilical ou serem múltiplas (até 20% dos pacientes). Geralmente, há dor desproporcional ao seu tamanho decorrente do encarceramento da gordura pré-peritoneal.

O tratamento é realizado nas hérnias sintomáticas ou nas que aumentam de tamanho. É realizada a sutura da falha aponeurótica simples. Em caso de hérnias múltiplas é realizada exploração de toda linha alba para correção da mesma. Em caso de fechamento com tensão ou em falhas maior que 3 cm está indicada o uso de prótese. O reparo por videolaparoscopia tem sido feito em alguns casos (defeitos grandes ou recidivas).

HÉRNIAS INCISIONAIS

São hérnias que se desenvolvem em sítio de incisão prévia decorrentes do excesso de tensão e da cicatrização inadequada. Como fatores de risco temos a obesidade, infecção do sítio cirúrgico, hematoma do sítio cirúrgico, senilidade, desnutrição, ascite, gravidez, diálise peritoneal, uso crônico de esteroides e quimioterápicos, doença pulmonar obstrutiva crônica, *diabetes mellitus*, entre outros. Geralmente, estas hérnias aumentam de tamanho ao longo do tempo, ocasionando dor, obstrução intestinal, encarceramento e estrangulamento.

O fechamento da falha associado à colocação de prótese é o padrão para o tratamento. Esta prótese pode ser colocada acima da aponeurose ou preferencialmente posterior à aponeurose, porém acima do peritônio (para evitar contato da tela com alças intestinais, o que predisporia à formação de fístulas digestivas).

O reparo laparoscópico tem sido realizado com as vantagens de menor complicação do sítio cirúrgico e menos dor pós-operatória.

HÉRNIA DE SPIEGEL

São hérnias que ocorrem lateralmente à borda do músculo reto abdominal e medialmente à linha semilunar. Praticamente, todas as hérnias de Spiegel ocorrem abaixo ou sobre a linha arqueada. A ausência de fáscia posterior do reto abdominal nessa região pode contribuir para a fraqueza inerente dessa área. A maioria das hérnias de Spiegel é pequena (1-2 cm de diâmetro) e em pacientes mais idosos (em torno de 70 anos).

Geralmente, os pacientes se queixam de dor, porém o abaulamento não ocorre em razão de a aponeurose do oblíquo externo estar intacta. A USG e a TAC de abdome podem ser úteis para estabelecer o diagnóstico.

O tratamento da hérnia de Spiegel é cirúrgico decorrente da grande chance de encarceramento. É realizado o reparo primário e em grandes defeitos optados pela colocação de tela.

HÉRNIA OBTURADORA

É uma hérnia rara que ocorre no canal obturador quando este se alarga e se forma um saco herniário, que pode levar ao encarceramento e estrangulamento. O paciente pode apresentar evidências de compressão do nervo obturador (sinal de Howship-Romberg) que é dor na face medial da coxa. Boa parte dos pacientes é diagnosticada na vigência de obstrução intestinal. Uma TAC de abdome pode estabelecer o diagnóstico.

A abordagem posterior é requerida, seja por via laparoscópica, seja aberta, e consta da redução do saco herniário e reparo do forame obturador com pontos ou tela, com o cuidado de não lesar o nervo obturatório e os vasos.

HÉRNIA LOMBAR

Pode ser congênita ou adquirida e ocorre na região lombar na parede abdominal posterior. As hérnias podem ocorrer no triângulo lombar superior (triângulo de Grynfelt), que é o mais comum, e no triângulo lombar inferior (Petit). Geralmente, são hérnias que não encarceram.

O triângulo lombar superior é delimitado pela 12ª costela, pelos músculos paraespinais e pelo músculo oblíquo interno. Já o triângulo lombar inferior é delimitado pela crista ilíaca, pelo músculo grande dorsal e pelo músculo oblíquo interno.

O reparo é realizado pela colocação de uma prótese, sendo realizada por via convencional ou laparoscópica.

HÉRNIA CIÁTICA

São hérnias extremamente raras e geralmente assintomáticas, além de difícil diagnóstico. Quando vêm a dar sintomas, geralmente cursam com obstrução intestinal, além de dor por compressão do nervo ciático.

O tratamento pode ser feito por via transperitoneal (principalmente na urgência em casos de obstrução intestinal) ou por via glútea. É realizado reparo primário com pontos ou colocação de prótese e fixação da mesma.

HÉRNIA PERINEAL

São causadas por defeitos congênitos ou adquiridos (após prostatectomia perineal ou amputação abdominoperineal) e são muito raras. O saco herniário sobre protrusão através do diafragma pélvico. Os sintomas são referidos como abaulamento na região principalmente, quando o paciente se levanta ou faz esforço.

O tratamento deve ser realizado por via transabdominal ou pela combinada com abordagem perineal, com redução do saco herniário, utilizando síntese com pontos inabsorvíveis ou com prótese.

HÉRNIAS DE AMYAND

A hérnia de Amyand é definida como uma hérnia inguinal, na qual o apêndice vermiforme está presente no saco herniário, e podendo este ser ou não ser acompanhado por um processo inflamatório. A incidência deste tipo de hérnia é inferior a 1%, e ainda mais rara quando existe apendicite aguda no saco herniário, em que a incidência cai para 0,13%.

O tratamento se dá pela apendicectomia associada a tratamento da hérnia inguinal com ou sem uso de prótese a depender do grau de contaminação.

HÉRNIA DE GARENGEOT

É uma hérnia femoral, cujo conteúdo do saco herniário é o apêndice. A hérnia de Garengeot é um achado raro e acidental que ocorre em 0,9% das reparações de hérnia femoral, e com apendicite é mais raro ainda, com uma incidência de 0,08-0,13%.

O tratamento é feito por apendicectomia e tratamento da hérnia femoral com ou sem prótese.

BIBLIOGRAFIA

Clínica Brasileira de Cirurgia. na qual Rio de Janeiro: Atheneu, 1997, ano III, vol. 1.

Current: inguinal hernia in the 21st century: an evidence-based review. *Curr Probl Surg* 2008 Apr.;45(4):261-312.

Kingsnorth A, LeBlanc K. Hernias: inguinal and incisional. *Lancet* 2003;362:1561-71.

Martins Filho ED, Kreimer F, Martins ACA et al. *Clínica cirúrgica. Hérnias da parede abdominal.* Medbook, 2011. p. 159-64.

Milanchi S, Allins AD. Amyand's hernia: history, imaging, and management. *Hernia* 2008 June;12(3):321-22.

Osorio JK, Guzmán-Valdivia G. Ipsilateral Aymand's and Richter's hernia, complicated by necrosing fascitis. *Hernia* 2006 Oct.;10(5):443-46.

Petroianu A. Clínica cirúrgica do Colégio Brasileiro de Cirurgiões 2010. p. 187-200.

Ruikow I. Cirurgia da hérnia inguinal. 1998, vol. 6.

Sabiston Jr DC, Townsend MC. *Tratado de cirurgia.* 17. ed. Rio de Janeiro: Guanabara Koogan, 2005.

Sharma H, Jha PK, Shekhawat NS et al. De Garengeot hernia: an analysis of our experience. *Hernia* 2007 June;11(3):235-38.

CAPÍTULO 36

PATOLOGIAS CIRÚRGICAS DO BAÇO

Fábio Mesquita Moura ■ Victor Hugo Oliveira de Melo

ANATOMIA

O baço tem sua origem embriológica a partir de uma diferenciação à esquerda do mesogástrio dorsal. Durante a fase inicial do seu desenvolvimento, é representado por lobos que são separados por pequenos septos que posteriormente sofrem um processo de coalescência para formar o órgão definitivo. Em alguns casos, pode ocorrer uma formação anômala de pequenas massas mesodérmicas em outros sítios orgânicos, denominados baços acessórios. Pesa em média de 100 a 150 g. Localiza-se no quadrante superior esquerdo do abdome e possui íntima relação com a grande curvatura do estômago, cauda do pâncreas, rim esquerdo e ângulo esplênico do cólon. É um dos órgãos mais vascularizados do corpo humano, sendo sua vascularização aceita como circulação dividida em que o sangue arterial penetra no baço pela artéria esplênica, e a drenagem venosa do órgão se processa principalmente pela veia esplênica que aflui para a veia mesentérica superior, originando a veia porta.

FISIOLOGIA

O baço possui inúmeras funções, dentre as quais, fagocitose, produção de células linfoides e macrófagos, participação na formação de anticorpos específicos, entre outras, configurando sua heterogeneidade funcional. Uma das principais funções do órgão é proteger o organismo contra germes invasores e antígenos por intermédio das suas células de defesa. O aumento da predisposição às infecções pode estar relacionado com a ausência de opsonização do sangue de um indivíduo normal, provavelmente pela falta de estímulo antigênico eficaz. Dessa forma, quando a remoção cirúrgica do baço é realizada nas fases iniciais da vida, é provável que haja uma predisposição a uma gama maior de infecções.

HISTOLOGIA

O baço constitui o maior acúmulo de tecido linfoide do organismo. Possui uma cápsula própria composta por tecido conectivo denso fibroelástico, envolvendo fibras musculares lisas, vasos sanguíneos e linfáticos, além de ramos do sistema nervoso autônomo. Esta cápsula insinua-se pelo parênquima, formando trabéculas, cuja constituição se assemelha ao tecido que envolve o órgão. O parênquima é composto por células reticuloendoteliais e linfoides, e é dividido em quatro regiões: rima perivascular, poupa branca, região perifolicular e poupa vermelha.

A poupa branca constitui 5 a 13% do volume esplênico e é rica em linfócitos e células mononucleares. Produz imunoglobulinas e células mesenquimais, sendo os linfócitos T dispostos em torno de suas arteríolas. A poupa vermelha é responsável por 80 a 88% do parênquima esplênico, e é composta por seios venosos sustentados por um arcabouço de fibras reticulares. Dentro da poupa vermelha, existem áreas sem capilares sinusoidais, porém, ricas em linfócitos B e T, que não participam diretamente da filtração do sangue. Entre as poupas branca e vermelha localiza-se a região perifolicular rica em capilares sinusoidais e eritrócitos que, mesmo constituindo apenas 5% do tecido esplênico, possui destacável papel no aspecto imunológico.

ESPLENOSE

A possibilidade de autoimplante acidental do tecido esplênico normal para outros sítios da cavidade abdominal ou, mais raramente, para locais mais distantes deve ser conhecida. Estes fragmentos de glândula lienal conservam a maioria das características histológicas e funcionais, podendo crescer e atingir dimensões próximas ao órgão normal. Nos ferimentos por arma branca e arma de fogo, a esplenose pode ocorrer inclusive na cavidade torácica. Dessa forma, em indivíduos esplenectomizados por trauma, a esplenose pode explicar a menor incidência de infecção, quando comparados àqueles pacientes que tiveram seus baços retirados por doenças hemato-oncológicas. A Cintilografia com Tecnécio pode confirmar a presença desses implantes acidentais.

ESPLENOMEGALIA

Com frequência, o baço pode-se tornar palpável em consequência da execução das suas próprias funções, a hipertrofia de trabalho. Sendo o baço o principal local para retirar do sangue os microrganismos, partículas de antígenos, eritrócitos gastos ou anormais e os complexos imunes. A causa mais comum de esplenomegalia na prática clínica é a sua hipertrofia de trabalho. Em segundo lugar, situa-se a esplenomegalia congestiva induzindo o baço à sua expansão em resposta à hipertensão portal.

Uma terceira função é a eritropoiese embrionária que, em certas doenças mieloproliferativas, poderá reativar-se sob a forma de eritropoiese extramedular. Entre outras causas de esplenomegalia se incluem as neoplasias, infiltração, trauma e defeitos de desenvolvimento. Percebe-se, então, que a esplenomegalia reflete em geral uma reação a uma doença sistêmica e só ocasionalmente resulta de uma doença primária do baço.

A lista de indicações para esplenectomia vem sendo reduzida, à medida que os conhecimentos sobre este órgão aumentam. Os avanços tecnológicos têm possibilitado a manutenção parcial ou total do baço com resultados pós-operatórios melhores do que os obtidos com sua remoção completa. Serão discutidas, a seguir, algumas condições patológicas em que são indicados procedimentos cirúrgicos relacionadas com o baço.

MALFORMAÇÕES

Raras são as malformações esplênicas que necessitam de abordagem cirúrgica. A ptose esplênica acentuada por lassidão (congênita ou adquirida) dos ligamentos que fixam o baço pode deslocá-lo para posições não anatômicas. O risco de este órgão torcer o seu pedículo e necrosar justifica sua operação para fixação em loja esplênica. A ptose esplênica acentuada pode eventualmente comprimir outras vísceras, levando a obstruções intestinais, urgência miccional ou até tenesmo.

Na eventualidade de se formarem aderências anômalas entre o baço e outros órgãos ou com o próprio peritônio, deve-se atentar para possibilidade de hérnias internas. Havendo torção esplênica com isquemia parcial do órgão pode-se remover apenas o segmento necrosado. Ocorrendo acidente cirúrgico no órgão, a esplenectomia total será uma indicação, sendo indispensável a realização de autoimplante sobre o omento maior.

TRAUMA ESPLÊNICO

Com base nos trabalhos de Campos Christo (1959), o tratamento conservador do trauma esplênico tornou-se rotineiro nos serviços de urgência (Quadro 36-1). Diante de lesões esplênicas muito graves ou quando o pedículo vascular estiver afetado no trauma, pode-se optar por esplenectomia subtotal com preservação apenas do polo superior suprido pelos vasos esplenogástricos. Diante da impossibilidade de tal procedimento, o cirurgião deve optar por esplenectomia total e implante de tecido esplênico sobre o omento maior.

Quadro 36-1 Graduação da lesão no trauma esplênico pela Sociedade Americana de Cirurgia

Grau	Descrição
I	Hematoma subcapsular, não expansivo, < 10% superfície; laceração capsular, não sangrante, < 1 cm parênquima
II	Hematoma subcapsular, não expansivo, 10 a 15% da superfície; hematoma intraparenquimatoso não expansivo, < 5 cm diâmetro; laceração capsular, hemorragia ativa, 1-3 cm profundidade, não afeta vasos trabeculares
III	Hematoma subcapsular > 50% superfície ou expansivo; ruptura hematoma com hemorragia; hematoma intraparenquimatoso expansivo > 5 cm diâmetro; laceração > 3 cm profundidade comprometendo vasos trabeculares
IV	Hematoma parenquimatoso roto com hemorragia; laceração comprometendo vasos segmentários do hilo, com desvascularização maior (> 25% do baço)
V	Laceração estrelada esplênica; vascular: lesão hilar com desvascularização do baço

A indicação mais clara para a cirurgia de urgência é a instabilidade hemodinâmica (Quadro 36-2). Os riscos associados a uma laparotomia não terapêutica, pela indicação cirúrgica equivocada, são superados pelos riscos de um choque secundário a uma hemorragia intraperitoneal prolongada. A falha do tratamento conservador em trauma esplênico deve-se, em grande parte, à presença de um *"blush vascular"*, muitas vezes visto em exames de tomografia. Estes *blushes* vasculares representam falsos aneurismas nos ramos da artéria esplênica após o trauma, podendo ocorrer ruptura esplênica tardia.

ANEURISMA DE ARTÉRIA ESPLÊNICA

O aneurisma da artéria esplênica é o mais comum dos aneurismas de estruturas viscerais (Fig. 36-1). Pode ocorrer por causa de complicações de algumas patologias pancreáticas, incluindo pseudocisto pancreático ou pancreatite aguda. Dessa forma, em pacientes com pancreatite aguda que evoluem com sangra-

Quadro 36-2 Recomendações no tratamento cirúrgico do trauma esplênico

Grau	Conduta cirúrgica
I e II	Compressão, cauterização ou cola de fibrina. Se insucesso, esplenorrafia
III	Esplenorrafia. Se insucesso, esplenectomia parcial ou total
IV	Esplenorrafia ou esplenectomia parcial. Se insucesso, esplenectomia total
V	Esplenectomia

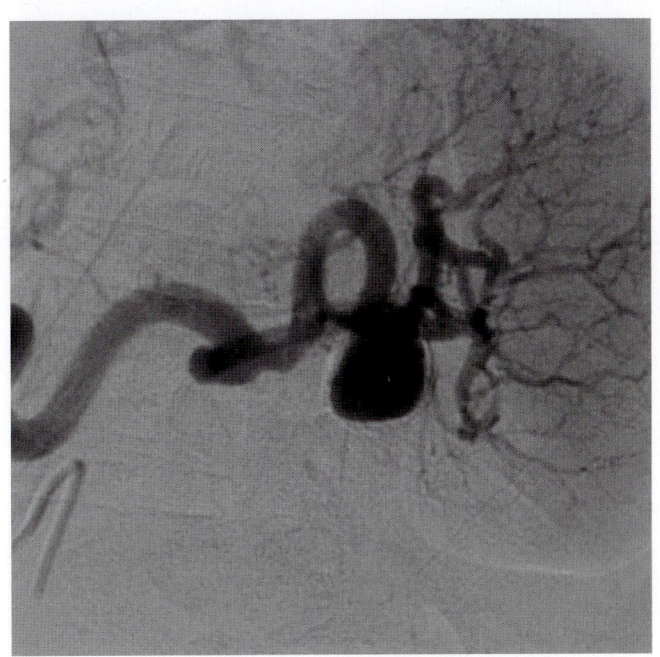

Fig. 36-1. Angiotomografia mostrando aneurisma de artéria esplênica. Fonte: Jornal Vascular Brasileiro. 2010;9.

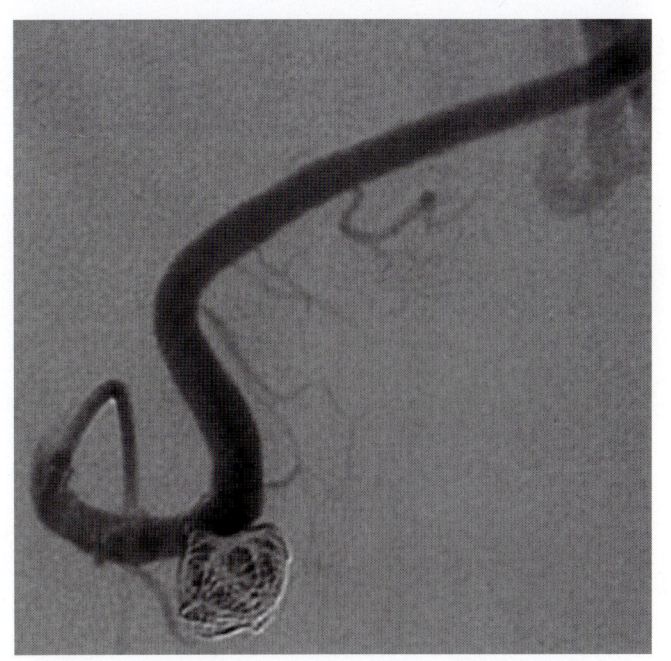

Fig. 36-2. Angiografia de controle intraoperatório mostrando exclusão do aneurisma com molas. O *stent* de suporte de nitinol tinha baixa radiopacidade e não apareceu na imagem angiográfica. Fonte: Jornal Vascular Brasileiro. 2013;12.

mento gastrointestinal sem causa aparente, deve ser investigado este tipo de aneurisma. Diante destes casos, a arteriografia torna-se o exame padrão ouro, uma vez que tem proposta diagnóstica e terapêutica através da embolização, alcançando sucesso em 73% dos casos. Hemorragias tardias são prevenidas pela drenagem de pseudocistos pancreáticos.

Acomete principalmente mulheres na 6ª década de vida, estando bastante relacionado com a aterosclerose. Apenas 17% dos pacientes possuem sintomatologia no momento do diagnóstico, apresentando sintomas, como epigastralgia e dor em abdome superior esquerdo. A ruptura do aneurisma é relatada como uma dor abdominal intensa e súbita, mas quando há calcificação do aneurisma, seu risco de ruptura torna-se bastante reduzido. Pacientes assintomáticos com diâmetro do aneurisma da artéria esplênica menor do que 2 cm não têm indicação cirúrgica. Pacientes sintomáticos e com aneurismas maiores do que 2 cm devem ser operados. Lesões distais ou múltiplas geralmente requerem esplenectomia. O tratamento com a colocação de *stent* e oclusão com molas por hemodinâmica é uma alternativa menos invasiva (Figs. 36-2 e 36-3). Em mulheres que desejam engravidar e que foram diagnosticadas com aneurisma de artéria esplênicas, há indicação de cirurgia antes da gravidez ou, se grávidas, antes do 3º trimestre de gravidez.

tária (doença hidática ou equinococose). A esplenectomia é o tratamento de escolha, sendo necessária esterilização do interior do cisto pela injeção de NaCl 3% ou substancia esclerosante (álcool), evitando-se, assim, que caia líquido cístico em cavidade peritoneal, provocando choque anafilático.

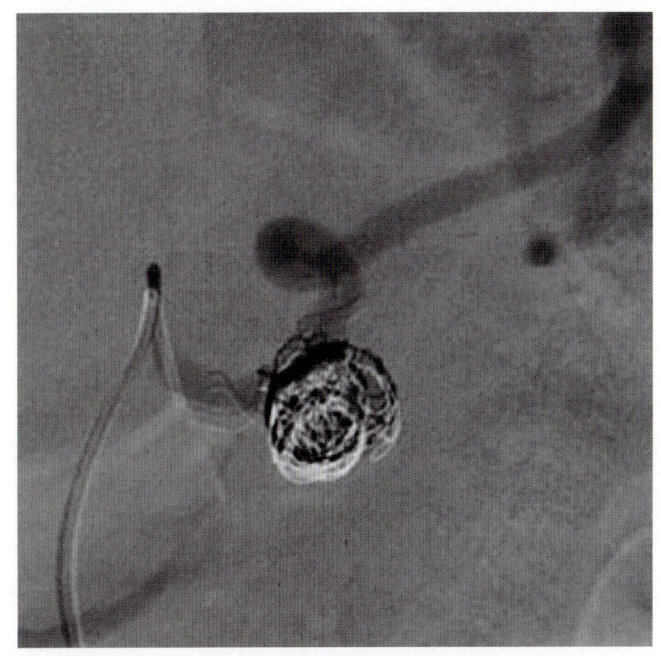

Fig. 36-3. Arteriografia de controle (2 anos) mostra artéria esplênica pérvia e aneurisma excluso, sem fluxo sanguíneo em seu interior. Fonte: Jornal Vascular Brasileiro. 2013;12.

CISTOS ESPLÊNICOS

Cistos em parênquima esplênico podem ser divididos em verdadeiros (parasitários e não parasitários) e pseudocistos (Fig. 36-4). A maioria dos cistos esplênicos verdadeiros é cisto parasi-

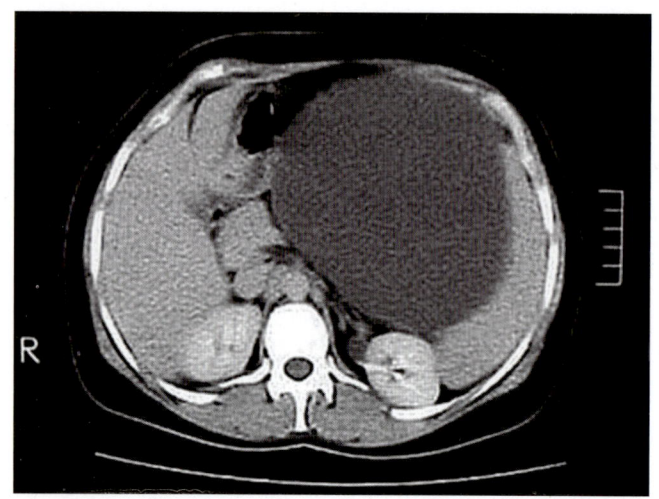

Fig. 36-4. Imagem tomográfica evidenciando grande lesão cística esplênica. Fonte: Revista Brasileira de Videocirurgia. 2006;4.

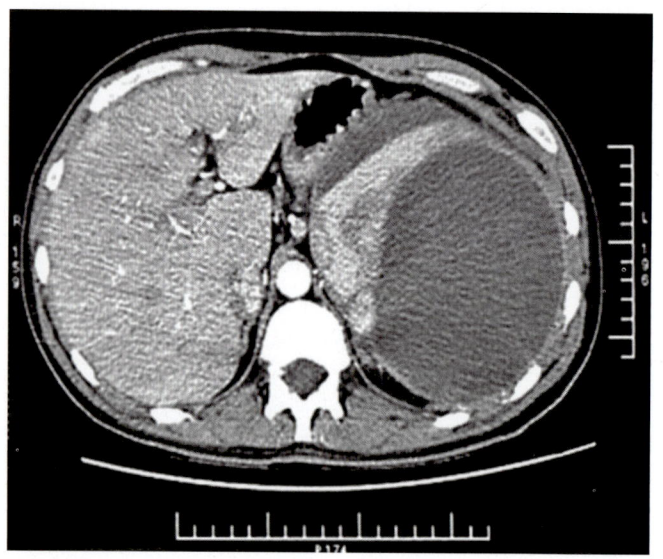

Fig. 36-5. Imagem de tomografia computadorizada de abdome com contraste mostrando abscesso esplênico em seu maior diâmetro anteroposterior. Fonte: Revista Sociedade Brasileira de Medicina Tropical. 2007;40.

Os cistos verdadeiros não parasitários caracterizam-se por revestimento interno epitelial escamoso, são assintomáticos e de diagnóstico incidental, pois raramente causam sintomas. Quando maiores que 8 cm podem causar sensação vaga de plenitude e desconforto abdominal. Quando sintomáticos e grandes devem ser abordados cirurgicamente por esplenectomia total ou parcial.

Responsáveis por 70-80% de todos os cistos não parasitários do baço, os pseudocistos esplênicos não possuem revestimento interno epitelial e correlacionam-se com história prévia de trauma abdominal. Quando menores que 4 cm costumam ser assintomáticos e involuem espontaneamente. Lesões sintomáticas costumam provocar dor e, se em condições de mobilização completa e segura do baço. A esplenectomia parcial pode ser indicada. Atualmente, a drenagem percutânea para pseudocistos esplênico tem sido proposta.

ABSCESSOS ESPLÊNICOS

Mesmo raro, os abscessos esplênicos podem alcançar uma alta mortalidade quando múltiplos ou quando acometem pacientes imunodeprimidos. Algumas doenças podem predispor o abscesso esplênico, como endocardite, infecção urinária, AIDS, uso de drogas intravenosas, neoplasias malignas ou trauma prévio. Cerca de 70% resultam da disseminação hematogênica do microrganismo a partir de outro sítio. Germes Gram-positivos *(Sthaphylos, Streptococcus ou Enterococcus)* e Gram-negativos são os agentes mais comuns. Há relatos de abscessos *por Mycobacterias, Actinomices e Candida*. O quadro clínico costuma ser inespecífico e insidioso, e inclui febre, dor abdominal, peritonite e dor pleurítica. Abscessos uniloculares respondem bem à drenagem percutânea e aos antibióticos venosos, já os multiloculares devem ser tratados com esplenectomia (Fig. 36-5).

NEOPLASIAS BENIGNAS DO BAÇO

As neoplasias benignas do baço são raras, sendo a mais comum o hemangioma, com diagnóstico incidental na maioria das vezes. A esplenectomia é reservada para lesões grandes e sintomáticas.

NEOPLASIAS MALIGNAS DO BAÇO

As neoplasias malignas primárias do baço são extremamente raras e geralmente ocorrem por degeneração de tecido vascular, sendo os hemangiendoteliomas e angiossarcomas os mais comuns. Por serem raros e pouco sintomáticos, geralmente sua descoberta se faz nas fases avançadas da doença.

A maioria das patologias oncológicas do baço está associada a doenças hematológicas. O acometimento secundário de carcinomas é extremamente raro e geralmente associado ao envolvimento de outros órgãos-alvo e também do peritônio. Com relação às doenças linfoproliferativas, o tratamento específico com esplenectomia tem indicações controversas, geralmente para tratamento de anemia refratária ou quando o baço é o principal órgão acometido, porém sem ganho de sobrevida. Nas doenças mieloproliferativas, as indicações também são de exceção, geralmente para melhora do sequestro esplênico.

DOENÇAS HEMATOLÓGICAS

Esferocitose e Eliptocitose

A esferocitose é uma doença autossômica dominante, caracterizada por hemácias com membrana celular fragilizada e esférica. Tanto a esferocitose como a eliptocitose possuem controle clínico, e a esplenectomia é reservada para os casos mais graves. Mesmo nessas condições, a esplenectomia parcial já vem sendo adotada com sucesso, especialmente em crianças e adolescentes. Nesta população, o melhor momento para indicação cirúrgica é após os 5 anos.

◗ Beta-Talassemia Major (Doença de Cooley)

Doença hematológica congênita autossômica dominante em que ocorre um defeito na síntese das cadeias de globina, resultando na precipitação da hemoglobina no interior dos eritrócitos (Corpúsculos de Henz). A forma homozigótica (Talessemia major) cursa com anemia e retardo do crescimento ponderoestatural. Alguns pacientes desenvolvem crise de dor intensa em abdome superior, relacionadas ou não com infartos esplênicos. A esplenectomia está indicada para pacientes sintomáticos e, embora não influenciando no defeito hematológico básico, reduz a destruição acelerada de eritrócitos, diminuindo a necessidade de transfusões. A esplenectomia pode ser cogitada também para alívio do desconforto abdominal por esplenomegalia gigante.

◗ Anemia Falciforme

Padrão homozigoto SS possui hemácias em formas de foice com fragilidade na membrana celular. De 6 meses a 3 anos de vida, o baço aumenta de tamanho com precipitação em seus cordões esplênicos de sais de Cálcio e Ferro (nódulos de Gandy-Gamma). Estes trombos provocam isquemia segmentar e necrose focal com progressiva diminuição do baço. Neste contexto, a esplenectomia para reduzir a hemólise não se aplica, estando indicada para tratamento de dor muito intensa de origem esplênica que não cede a analgésicos potentes ou à síndrome do sequestro esplênico que não regrida com hidratação, analgesia e hemotransfusão.

◗ Púrpura Trombocitopênica Idiopática (PTI)

Doença autoimune mediada por anticorpo antiplaquetário, geralmente da classe IgG. O tratamento da PTI varia de acordo com a gravidade da trombocitopenia. Pacientes com plaquetas acima de 50.000/mm^3 podem ser acompanhados clinicamente, sem tratamento específico, uma vez que raramente apresentem sangramento espontâneo significativo. Pacientes com contagem plaquetária entre 30.000 e 50.000/mm^3 assintomáticos necessitam de cuidadoso acompanhamento clínico, já que correm risco de trombocitopenia mais grave.

A esplenectomia está indicada em pacientes sintomáticos que não tenham respondido ao tratamento conservador; assintomáticos com contagem de plaquetas menor que 30.000/mm^3; pacientes com recidiva da trombocitopenia mesmo após tratamento com corticoides e pacientes que necessitam de doses elevadas de corticoide para manter níveis aceitáveis de plaquetas. O aumento de 2 a 3 vezes do número total de plaquetas nas 6 semanas após esplenectomia sugere cura definitiva, e o aumento lento pode ser sinal de recaída precoce. Não havendo resposta após a esplenectomia, alguns pacientes podem-se beneficiar com terapia com corticoides a longo prazo ou monoterapia com ciclofosfamida ou azatioprina. Lembrando que, nesses casos, é necessária a investigação de baço acessório por causa do insucesso da esplenectomia.

HIPERESPLENISMO

Doença de origem desconhecida em que o baço destrói células íntegras e interfere negativamente no sistema imunológico, promovendo distúrbios de coagulação e anemia. Diferente da esplenomegalia que, por dificuldade de drenagem venosa, causa pouca repercussão clínica e se resolve com desobstrução da veia esplênica ou derivação adequada de seu sangue para circulação sistêmica, o hiperesplenismo costuma ser mais grave e refratário ao tratamento clínico, sendo a melhor opção a remoção cirúrgica do baço por completo e de eventuais baços supranumerários.

COMPLICAÇÕES DE ESPLENECTOMIA

Sepse fulminante pós-esplenectomia é a mais grave e temida complicação pós-ressecção do baço. O risco ocorre tanto em adulto quanto em crianças, podendo surgir em qualquer época após a cirurgia, e seu risco independe da indicação cirúrgica. As crianças apresentam maior possibilidade de sepse após esplenectomia decorrente do predomínio esplênico na fagocitose de microrganismos durante os primeiros anos de vida.

Os agentes etiológicos mais frequentes são as bactérias encapsuladas: *Streptococcus pneumoniae, Haemophilus influenzae tipo B e Neisseria meningitidis*. O tratamento deve ser precoce e agressivo, e qualquer quadro febril em pacientes esplenectomizados leva a alto índice de suspeição de sepse pós-esplenectomia sendo antibiótico empírico mandatório, enquanto se aguarda elucidação diagnóstica. A profilaxia para esta enfermidade visa à imonoprofilaxia e quimioprofilaxia. A vacinação é recomendada anualmente para pacientes imunodeprimidos e pode ser importante em pacientes asplênicos, reduzindo risco de infecções secundárias. Em esplenectomias eletivas, a vacinação deve ser feita ao menos 2 semanas antes da cirurgia. Pacientes submetidos à cirurgia em caráter de urgência devem ser vacinados logo após a cirurgia ou em até 14 dias.

A reimunização com vacina pneumocócica está indicada em todo paciente asplênico ou hipoesplênico cada 5 a 10 anos. No período pós-operatório imediato da esplenectomia podem ocorrer complicações agudas, como abscesso subfrênico, principalmente quando realizados outros procedimentos associados. Nestas situações, os agentes mais comumente encontrados são os *Stafilococcus* e os bacilos entéricos Gram-negativos, diferentemente dos organismos causadores da sepse pós-esplenectomia. A trombocitose pós-esplenectomia se observa entre 2 a 10 dias após a cirurgia e está associada a fenômenos hemorrágicos e tromboembólicos.

BIBLIOGRAFIA

Berman RS, Feig BW, Hunt KK *et al.* Platelet kinetics and decreased transfusion requirements after splenectomy for hematologic malignancy. *Ann Surg* 2004 Nov.;240(5):852-57.

Carvalho JS, Carranza-Tamayo CO, Romero GAS. Febre crônica associada a abscesso esplênico causado por Staphylococcus epidermidis. *Rev Soc Bras Med Trop* 2007;40(5):588-90.

Cocanour CS, Moore FA, Ware DN *et al.* Delayed complications of nonoperative management of blunt adult splenic trauma. *Arch Surg* 1998;133:619.

Davis KA, Fabian TC, Croce MA *et al.* Improved success in nonoperative management of blunt splenic injuries: embolization of splenic artery pseudoaneurysms. *J Trauma* 1998;44(6):1008-1015.

Fleming CR, Dickson ER, Harrison Jr EG. Splenosis: autotransplantation of splenic tissue. *Am J Med* 1976 Sept.;61(3):414-19

Hildebrand DR, Ben-Sassi A, Ross NP *et al.* Modern management of splenic trauma. *BMJ* 2014 Apr. 2;348.

Pino RMAS *et al.* Splenic artery aneurysm treated by coil embolization. *J Vasc Bras* 2010;9(4):249-53.

CAPÍTULO 37

TRANSPLANTE DE FÍGADO

José Huygens Parente Garcia ▪ Gustavo Rêgo Coelho ▪ Denissa Ferreira Gomes Mesquita

INTRODUÇÃO

A ideia de substituir um órgão doente por outro sadio data do segundo século da era cristã, com o registro do milagre de São Cosme e São Damião, que substituíram a perna necrosada de um cristão por uma de um mouro morto em combate.

Os transplantes de órgãos sólidos passaram a ser o tratamento de escolha para as doenças renal, hepática, cardíaca e pulmonar, na sua fase final. A história dos transplantes de órgãos sólidos iniciou-se com o desenvolvimento de técnicas de sutura vascular por Alexis Carrel, no início do século XX, que permitiu, dessa forma, que o sonho de transplantar órgãos pudesse se concretizar. Por essa importante contribuição, Alexis Carrel recebeu o prêmio Nobel de Medicina e Fisiologia, em 1912. A primeira descrição de um transplante de fígado, data de 1955, quando Welch implantou um fígado, de forma heterotópica, na pelve de um cão. Cannon, em 1956, implantou um fígado de maneira ortotópica, também em cão, mas ambos sem sucesso.

Starzl *et al.*, em 1959, descreveram técnicas de hepatectomia total que são utilizadas até hoje. No mesmo período, desenvolveu-se o conceito de que a perfusão hipotérmica intraportal com ringer lactato e solução de Collins poderia manter os fígados preservados por até 12 horas.

Em primeiro de março de 1963, Starzl e sua equipe, em Denver, após 8 anos do início dos estudos experimentais, realizaram o primeiro transplante de fígado em humano. O paciente era uma criança de 3 anos de idade, portadora de atresia das vias biliares, tendo evoluído para óbito por sangramento durante o procedimento. Esta história está relatada no livro *The Puzzle People: Memoirs of a Transplant Surgeon* (Starzl, 1992). Posteriormente, Starzl realizou mais dois transplantes com sobrevida de 7 e 22 dias, respectivamente.

Somente em 22 de julho de 1967, estimulado pelo Professor Calne a usar soro antilinfocitário, Starzl conseguiu realizar um transplante de fígado com êxito, tendo a paciente sobrevivido 1 ano e 6 meses. Nos anos seguintes, um pequeno número de procedimentos foi realizado, nos Estados Unidos e na Europa, registrando sobrevida em 1 ano de apenas 30%.

Na década de 1960, Peter Medawar ganhou o Prêmio Nobel de Medicina por seus estudos relacionados com as bases imunológicas de rejeição da pele e a tolerância adquirida, abrindo espaços para diversos outros estudos em imunossupressão em transplantes.

Durante o período de 1967 a 1972, foram realizadas diversas tentativas de transplantes de fígado em todo o mundo. Como os resultados não foram satisfatórios, somente quatro grandes centros continuaram com seus programas de transplantes – os serviços do Professor Thomas Starzl, em Pittsburgh, Estados Unidos; o do Professor Roy Calne, em Cambridge, Inglaterra; o do Professor Ruud Krom, em Gröningen, Holanda; e o do Professor Rudolf Pichlmayr, em Hannover, Alemanha.

Os Professores Roy Calne e Roger Williams, em 1968, relataram experiência inicial com cinco pacientes no Reino Unido. Este grupo inovou também, realizando o primeiro transplante de fígado heterotópico, em maio de 1967, e o primeiro procedimento pela técnica de *piggyback*, em fevereiro de 1968. Diversos cirurgiões por todo o mundo tentaram desenvolver seus programas, mas todos sem sucesso, segundo Busuttil, em 2010 (Quadro 37-1).

No Brasil, em agosto de 1968, o Hospital das Clínicas da Universidade de São Paulo (HC/USP) realizou o primeiro transplante de fígado da América Latina, mas com sobrevida de apenas 7 dias, como descrito em Bacchella e Machado, em 2004. Em 1985, o programa de transplantes foi reiniciado no HC/USP, sendo realizado o primeiro transplante de fígado do Brasil com sucesso, pela equipe coordenada pelo Prof. Silvano Raia, com sobrevida de 13 meses, descrito por Mies *et al.*, em 2006. Raia *et al.*, em 1989, descreveram também o primeiro transplante intervivos de fígado do mundo.

No início da década de 1980, Calne introduziu na prática clínica a ciclosporina, uma nova droga imunossupressora, inicialmente usada em transplantes renais (Calne *et al.*, 1979). Strarzl *et al.*, em 1981, associaram a ciclosporina à prednisona

Quadro 37-1 — Início dos programas de transplantes hepáticos no mundo

Ano	País	Cirurgião
1964	Japão	Nakayama e Iwasaki
1968	Brasil	Machado
1968	Estados Unidos	Fonkalsrud
1969	Inglaterra	Orr
1970	Canadá	Dalazone
1972	Alemanha	Pichimayr
1974	França	Bismuth
1977	Áustria	Margreiter
1977	China	Lin
1979	Holanda	Krom
1982	Itália	Cortesini
1982	Finlândia	Hoekerstedt

e posteriormente à azatioprina, tendo resultados animadores com os pacientes transplantados. No início da década de 1990, surgiu então o FK506, inibidor de calcineurina, como a ciclosporina, mas com maior potência, contribuindo para uma sobrevida de 1 ano maior que 90% (Starzl et al., 1989).

Em 1983, mais de 500 transplantes de fígado já haviam sido realizados no mundo. Assim sendo, o Governo Americano promoveu uma reunião em Washington, com o intuito de definir consensualmente aspectos controversos, passando o transplante de fígado a ser considerado um procedimento terapêutico e não mais experimental (*National Institutes of Health Consensus Development Conference Statement*, 1984). Por esse consenso, o transplante de fígado deveria ser indicado nos portadores de doença hepática crônica progressiva e irreversível, sem alternativas tradicionais de tratamento, e que não houvesse contraindicações.

Segundo Jamieson *et al.* e Kalayoglu *et al.*, em 1988, o surgimento de uma nova solução de preservação de órgãos, UW-Belzer, apresentada à comunidade científica, em 1987, por Folkert Belzer da Universidade de Wisconsin, possibilitou a preservação do fígado por um tempo bem maior, permitindo captação de enxertos em outras regiões, facilitando a programação cirúrgica.

Atualmente, o Brasil possui o maior sistema público de transplantes do mundo. Mais de 95% dos transplantes são realizados pelo Sistema Único de Saúde (SUS), tendo em 2014 realizado mais de 1.700 transplantes de fígado com nove doadores de fígado por milhão de população, conforme dados da ABTO, em 2014.

Cerca de 45 anos depois do primeiro transplante de fígado, realizando mais de 10.000 transplantes/ano e com sobrevida no primeiro ano que varia de 80 a 90%, o problema dos hepatopatas terminais não está resolvido no mundo. Hoje, vivemos uma era de enormes desproporções entre o número de doadores e o de receptores.

LEGISLAÇÃO DO BRASIL

Os transplantes de órgãos e tecidos no Brasil são regulamentados pela Portaria nº 1.160, de abril de 2009, do Ministério da Saúde. Estes procedimentos somente podem ser realizados em Hospitais e Equipes médicas previamente credenciadas pelo Sistema Nacional de Transplantes (SNT), utilizando doadores vivos ou com morte encefálica.

O Conselho Federal de Medicina estabeleceu os critérios de morte encefálica pela Portaria nº 1.480, de 8 de abril de 1997. Morte encefálica é definida pela perda irreversível das funções do encéfalo, de causa conhecida, como trauma cranioencefálico e acidente vascular encefálico. O potencial doador é submetido a duas avaliações médicas, com intervalo mínimo de 6 horas, sendo um dos examinadores neurologista ou neurocirurgião. O diagnóstico clínico deve ser confirmado por um exame complementar, demonstrando ausência de atividade elétrica cerebral, ausência de atividade metabólica ou ausência de perfusão sanguínea cerebral. Os exames mais realizados com essa finalidade são o eletroencefalograma, o Doppler transcraniano e a arteriografia dos 3 vasos cerebrais (carótidas e vertebral).

O potencial doador de múltiplos órgãos é submetido a diversos exames laboratoriais para avaliar a viabilidade dos enxertos (hemograma, AST, ALT, bilirrubinas, tempo de protrombina, glicemia, amilase, lipase, ureia, creatinina) e excluir a possibilidade de doenças transmissíveis (sorologias para citomegalovírus, HIV, hepatites C e B, doença de Chagas, toxoplasmose).

Após conclusão de todas essas etapas, a família é entrevistada e tem livre arbítrio para autorizar ou negar a doação dos órgãos. Caso autorize, a Central de Transplantes estadual abre o *ranking* de acordo com o grupo sanguíneo e seleciona os receptores, obedecendo a critérios previamente estabelecidos.

INDICAÇÕES GERAIS

Em 1983, uma Reunião de Consenso, do Instituto Nacional de Saúde, realizada em Washington – EUA, considerou que o transplante de fígado não era mais uma terapia experimental e recomendou como o tratamento principal para pacientes com doença hepática terminal. Este evento foi o marco para o início da era moderna do transplante de fígado, resultando na criação de vários centros nos Estados Unidos, na Europa e estimulou o reinício das atividades no Brasil.

Pacientes com doença hepática terminal devem ser alocados em lista de espera para transplante, quando a expectativa de vida com base na história natural da doença for menor que 90% em 1 ano, de acordo com o consenso da Sociedade Americana de Transplantes e da Associação Americana para Estudo das Doenças do Fígado. O transplante de fígado (TF) está indicado para muitas causas de falências aguda e crônica do fígado. As indicações mais comuns em adultos são hepatite crônica pelo vírus C e cirrose alcoólica, enquanto atresia de vias biliares e deficiência de alfa-1-antitripsina predominam no grupo pediátrico. Outras indicações frequentes em adultos incluem as hepatopatias crônicas colestáticas, como cirrose biliar primária e colangite esclerosante primária, a hepatite autoimune, a hepatite pelo vírus B, as doenças metabólicas, como hemocromatose e doença de Wilson, a falência hepática aguda e o carcinoma hepatocelular.

Os critérios mínimos, nas cirroses, independente de doença específica, são com base na classificação de Child-Turcotte-Pugh (Quadro 37-2). Pacientes com cirrose hepática com 7 ou mais pontos (Child B ou C) devem ser referenciados para um centro de transplantes.

Independentes dos escores Child, pacientes cirróticos com complicações, como ascite refratária, peritonite bacteriana espontânea, devem ser inscritos para transplante de fígado. O surgimento da síndrome hepatorrenal diminui a sobrevida de 1 ano para menos de 20%. Outras indicações são prurido intratável, doença óssea progressiva e colangite bacteriana, encontradas principalmente nas doenças hepáticas colestáticas. Encefalopatia severa ou persistente, fadiga e fraqueza crônica, desnutrição progressiva e a presença de carcinoma hepatocelular precoce são também indicações bem-aceitas para transplante.

Um grupo menor de doenças que se beneficia com o TF inclui distúrbios genéticos, como a polineuropatia amiloidótica familiar, síndrome de Crigler Najjar tipo I, hipercolesterolomia familiar tipo IIA, doença de Gaucher, doença de Niemann-Pick e doenças de armazenamento do glicogênio dos tipos IA e IV.

INDICAÇÕES ESPECÍFICAS

As hepatopatias com indicação específica de TF são divididas em seis grupos: doença colestática, doença hepatocelular, neoplasias malignas, doenças metabólicas, doenças vasculares e hepatite fulminante (Quadro 37-3).

Hepatite B

A hepatite pelo vírus B é uma doença comum no Brasil, principalmente na região Norte do país, onde é endêmica a coinfecção pelo vírus D. Durante muito tempo, foi uma contraindicação ao transplante por causa da alta recidiva pós-operatória com perda do enxerto e morte. Está claro que o controle da carga viral pré-transplante com fármacos específicos, como lamivudina e, atualmente, com entecavir, é essencial para prevenir a reinfecção do enxerto. No pós-operatório, iniciando-se no centro cirúrgico, na fase anepática, é administrado por via parenteral imunoglobulina específica para o vírus B (HBIg), associada ao antiviral que estava em uso. Com essa conduta, essa doença tem uma das melhores taxas de sobrevida a longo prazo.

Quadro 37-2 Classificação de Child

Pontos	1	2	3
Bilirrubinas (mg/dL) (CBP e CEP*)	< 2 < 4	2-3 4-10	> 3 > 10
Albumina (g/dL)	> 3,5	2,8-3,5	< 2,8
TP prolongado (s) INR	1-3 < 1,7	4-6 1,8-2,3	> 6 > 2,3
Ascite	Não	Leve ou controlada	Moderada ou severa
Encefalopatia	Não	Graus 1-2	Graus 3-4

A (5-6 pontos), B (7-9 pontos), C (10-15 pontos).
CBP = cirrose biliar primária; CEP = colangite esclerosante primária.

Quadro 37-3 Quadro com as indicações para o transplante de fígado

Categoria	Doença
Insuficiência hepática aguda	• Hepatite aguda A • Hepatite aguda B • Hepatotoxicidade por drogas ou toxinas
Hepatopatias crônicas com cirrose	• Hepatite crônica pelo vírus C • Hepatite crônica pelo vírus B • Doença hepática alcoólica • Hepatite autoimune • Doença hepática criptogênica • Cirrose biliar primária • Colangite esclerosante primária • Cirrose biliar secundária
Doenças metabólicas	• Deficiência de alfa-1-Antitripsina • Hemocromatose hereditária • Doença de Wilson
Doenças malignas	• Hepatoblastoma • Carcinoma fibrolamelar • Carcinoma hepatocelular • Hemangioendotelioma epitelioide • Metástase hepática de tumor neuroendócrino
Outros	• Doença hepática policística • Síndrome de Budd-Chiari

Adaptado de Song ATW. World J Gastroenterol, 2014.

Hepatite C

Cirrose pelo vírus C permanece como a indicação mais frequente de TF na Europa, nos Estados Unidos e no Brasil. A maioria absoluta dos pacientes transplantados é reinfectada, e a recorrência da doença é universal. Diferente da evolução lenta no fígado nativo, a progressão da fibrose no enxerto é rápida com desenvolvimento de cirrose em cerca de 30% dos pacientes após 5 anos de transplante. Perda do enxerto pela recorrência da hepatite C representa a principal fonte de morbidade e mortalidade, e retransplante pode ser considerado. No entanto, pacientes retransplantatos por recidiva da hepatite C têm pior prognóstico, e muitos centros consideram o retransplante, nessa situação, uma contraindicação, especialmente se a falência do enxerto ocorreu no primeiro ano do transplante.

O tratamento da recorrência do vírus C após TF pode ser tratado com o esquema padrão composto por ribaverina e interferon peguilhado por 48 semanas. Em um estudo da Universidade Federal do Ceará (UFC), 40 pacientes foram tratados com o esquema padrão descrito anteriormente, sendo que 28 (70%) concluíram o tratamento. A taxa de resposta virológica sustentada foi de 55% por intenção de tratar.

Recentemente, novos esquemas de tratamentos, livres de interferon e associando novos e potentes antivirais, prometem a cura definitiva do vírus C em mais de 90% dos casos. O Ministério da Saúde do Brasil deverá disponibilizar os antivirais sofosbuvir, daclastavir e simeprevir esse ano, e os pacientes transplantados serão priorizados.

Cirrose Alcoólica

O candidato a TF que apresenta uma cirrose induzida por álcool deve estar em abstinência por um período de, no mínimo, 6 meses. Um dos motivos é avaliar a reversibilidade da lesão hepática. Em algumas situações, a recuperação pode evitar a necessidade de um transplante. Outro benefício desse período de abstinência é identificar pacientes com risco de voltar a beber e instituir terapias adequadas.

Cerca de 20% dos candidatos a TF tem história de abuso de álcool. A associação com hepatite C é comum, e a progressão da doença hepática é mais rápida. O índice de sobrevida de pacientes transplantados por doença alcoólica é semelhante ao de outras doenças hepáticas e superior ao da hepatite C. Na maioria das séries, a recorrência do alcoolismo se situa entre 10 a 20%.

Um tema controverso é a hepatite aguda alcoólica grave, que não responde a tratamento clínico e apresenta uma mortalidade estimada em 6 meses de cerca de 70%. Alguns estudos mostram excelente sobrevida com o transplante em pacientes altamente selecionados. No Brasil, o SNT não permite TF para essa condição.

Carcinoma Hepatocelular

O carcinoma hepatocelular (CHC) é a quinta causa de câncer no homem e a oitava na mulher, com cerca de 500.000 mortes por ano no mundo. O CHC é associado à cirrose em cerca de 90 a 95% dos casos. Ressecção e transplante são as principais formas de tratamento curativo. Ressecção é o tratamento de escolha em pacientes com cirrose compensada (CHILD A, MELD < 10), sem hipertensão porta, caracterizada pela ausência de varizes esofagogástricas, sem esplenomegalia e com plaquetas acima de 100.000/mL. A ressecção deve envolver, no máximo, dois segmentos, em razão do risco de falência hepática pós-operatória. Por esses motivos, menos de 5% dos pacientes com CHC são candidatos à ressecção. A recorrência do tumor após ressecção atinge a marca de 70% em 5 anos.

O transplante de fígado é o tratamento ideal, pois promove uma cirurgia radical (hepatectomia total), cura a cirrose, a hipertensão portal e evita o aparecimento de novos tumores. No entanto, o fator limitante é a escassa oferta de órgãos. Na década de 1980 e início da 1990, TF era realizado de forma indiscriminada como tratamento para o CHC, com resultados desastrosos pela recidiva precoce da neoplasia. Em 1996, Mazzaferro *et al.* publicaram uma série de pacientes bem selecionados com pequenos tumores, com excelente sobrevida após 5 anos. Esta seleção ficou conhecida como Critérios de Milão (Quadro 37-4). No Brasil, somente é permitido transplantar CHC dentro dos Critérios de Milão. Os Estados Unidos da América seguem critérios mais expandidos, conhecidos como Critérios de São Francisco (Quadro 37-5). O diagnóstico de CHC é realizado com segurança, por exames de imagens contrastados, em cerca de 90% dos casos, sem necessidade de biópsia. A característica principal do CHC é a hipervascularização na fase arterial seguida de lavagem rápida do contrate na fase portal. Alfafetoproteina é o marcador biológico principal, embora tenha uma baixa sensibilidade. Valores séricos acima de 1.000 UI/mL estão relacionados com mau prognóstico após o transplante. O diagnóstico de CHC é com base nos Critérios de Barcelona (Quadro 37-6). Tumores fora dos Critérios de

Quadro 37-4 Critérios de Milão

Nódulo único ≤ 5 cm ou
Até três nódulos ≤ 3 cm

Ausência de sinais de invasão vascular

Ausência de doença extra-hepática

Quadro 37-5 Critérios de São Francisco

Um nódulo ≤ 6,5 cm ou
Até três nódulos, sendo o maior ≤ 4,5 cm

A soma dos nódulos ≤ 8 cm

Quadro 37-6	Critérios de Barcelona para diagnóstico de CHC

I – Critério anatomopatológico: biópsia

II – Critério radiológico
- Duas imagens coincidentes entre quatro técnicas (ultrassonografia com Doppler ou com contraste por microbolhas, tomografia computadorizada, ressonância magnética e arteriografia) que demonstram lesão focal igual ou maior que 2 cm com hipervascularização arterial
- Um único método de imagem trifásico (tomografia computadorizada helicoidal *multislice*, ressonância magnética, ultrassonografia com contraste por microbolhas) que demonstre lesão focal igual ou maior que 2 cm com padrão hemodinâmico de hipervascularização arterial e depuração rápida do contraste na fase portal ou de equilíbrio (*washout*)

III – Critério combinado
- Uma imagem técnica associada à alfafetoproteína (AFP) que demonstre lesão focal igual ou maior que 2 cm com hipervascularização arterial e níveis de AFP > 200 ng/mL

Milão podem ser tratados por quimioembolização transarterial, empregando microsferas para oclusão dos vasos nutrientes e administração intratumural de agentes quimioterápicos, como mitomicina e cisplatina. Se exames de imagem de controle evidenciarem redução dos nódulos para dentro dos Critérios de Milão *(downstaging)*, estes pacientes são aceitos para transplante.

O estadiamento do CHC é feito por tomografia computadorizada de tórax e cintilografia óssea de corpo inteiro. Os exames de imagem e um relatório médico completo são enviados para a Câmara Técnica Estadual, que, após avaliação de seus membros, é atribuído um escore MELD 20. Após 3 meses, esse escore sobe para 24 e após 6 meses para 29. Como o CHC é priorizado pela legislação vigente, cerca de 25% do total dos transplantes é realizado por essa etiologia.

Um estudo da UFC, publicado em 2014, analisou 140 TF realizados por CHC com bons resultados a longo prazo. A taxa de recidiva foi de 8,57% e ocorreu principalmente nos 2 primeiros anos. Os fatores de risco significativos foram longo tempo em fila de espera, número de nódulos e invasão microvascular no anatomopatológico.

Falência Hepática Aguda

A falência hepática aguda ou hepatite fulminante é uma afecção rara, caracterizada por uma disfunção aguda e severa, na ausência de doença hepática preexistente. Manifesta-se clinicamente com icterícia, encefalopatia e coagulopatia. Pode ser classificada em hiperaguda, aguda e subaguda, com base no intervalo entre icterícia e o surgimento de encefalopatia, de 7 dias, 8 a 28 dias e 29 dias a 12 semanas, respectivamente. As principais causas encontradas em 17 centros norte-americanos estão listadas no Quadro 37-7.

Quadro 37-7	Causas de falência hepática aguda
Acetaminofen	39%
Outras drogas	13%
Hepatite B	7%
Hepatite A	4%
Hepatite autoimune	4%
Doença de Wilson	4%
Desconhecida	17%

Até 1980, a sobrevida era menor de 10%. O TF de fígado revolucionou o tratamento desses casos, com uma sobrevida superior a 70%. A seleção dos pacientes, que apresentarão alta mortalidade com tratamento conservador e que deverão ser submetidos ao transplante, está fundamentada em parâmetros clínicos e bioquímicos estabelecidos pelo King's College de Londres e pelo Hospital Paul Brousse de Paris. No Brasil, são mais frequentemente empregados, na avaliação da indicação de transplante de fígado, os critérios do King's College (Quadro 37-8).

Os pacientes devem ser referenciados precocemente para o transplante, antes que falências de outros órgãos ocorram, o que significativamente diminui a sobrevida. No Brasil, quando um paciente com hepatite fulminante é inscrito para transplante, há uma prioridade regional. O primeiro órgão ABO compatível doado na região é direcionado para este paciente.

CONTRAINDICAÇÕES AO TRANSPLANTE

À medida que os centros de TF vão adquirindo experiência, a lista de contraindicações diminui progressivamente. No entanto, pacientes com doença maligna extra-hepática, sepse não tratada e doença cardiopulmonar avançada devem ser excluídos do transplante. O alcoolismo ativo ou o abuso de drogas tóxicas

Quadro 37-8	Critérios do King's College

I – Toxicidade por acetaminofen

A) pH < 7,3 ou

B) INR > 6,5 e creatinina sérica > 3,4 mg/dL

II – Outros casos

A) INR > 6,5 ou

B) Pelo menos três das seguintes variáveis:
1. Idade < 10 ou > 40
2. Etiologia: hepatites não A, não B, reação a drogas
3. Duração da icterícia antes da encefalopatia > 7 dias
4. INR > 3,5
5. Bilirrubinas séricas > 17,6 mg/dL

com período de abstinência menor que 6 meses, a deterioração neuropsíquica relevante e circunstâncias sociofamiliares desfavoráveis, também, são contraindicações ao transplante.

Alguns países, como Espanha e Itália, limitam o TF para pacientes com até 65 anos de idade. No Brasil, a última portaria do SNT omitiu a idade. Atualmente, todos os Estados aceitam inscrições de receptores até 70 anos. Acima dessa idade, faz-se necessária avaliação completa cardiopulmonar e aprovação da câmara técnica estadual.

A trombose da veia porta afeta 3 a 10% dos cirróticos candidatos ao TF e era, inicialmente, considerada uma contraindicação absoluta ou relativa, em razão das dificuldades técnicas da revascularização e alta porcentagem de retrombose. Avanços na técnica cirúrgica permitiram que o fluxo da veia porta do receptor pudesse ser restaurado, na maioria das vezes, por tromboendovenectomia ou por enxertos vasculares. No entanto, a trombose completa do sistema porta tem alta taxa de mortalidade com o TF, sendo o transplante multivisceral a opção mais recomendada.

ALOCAÇÃO DOS ENXERTOS

No mundo, há uma progressiva discrepância entre o número de doadores e receptores, acarretando mortalidade em lista de espera. O modelo ideal para distribuição de órgãos somente é possível com aumento da doação e consequente baixa mortalidade em lista e excelente sobrevida pós-transplante.

Em fevereiro de 2002, um modelo inicialmente empregado para avaliar a mortalidade de 90 dias de cirróticos, com varizes de esôfago sangrantes, submetidos a *shunt* percutâneo transjugular (TIPS), foi implantado nos Estados Unidos, na alocação de enxertos hepáticos. Nascia, assim, o escore MELD (*Model End-stage Liver Disease*), que utiliza os exames de sangue de creatinina, bilirrubinas e INR em uma equação logarítmica. Os valores variam de 6 a 40 pontos. Em 2005, Merion *et al.*, analisando 12.996 transplantes realizados na era MELD, mostraram o grande benefício desse sistema de seleção por gravidade, com aumento significativo e progressivo de sobrevida com escore igual ou maior a 17.

No Brasil, a partir de 2006, a priorização para transplante de fígado mudou da seleção cronológica para a de gravidade, com base no escore MELD. Embora esse escore priorize os pacientes mais graves, cerca de 20% de cirróticos podem não ser contemplados. Pacientes com ascite refratária, definida pelo Clube Internacional de Ascite, como aquela que continua necessitando de paracenteses de grande volume, a despeito de dieta hipossódica e doses máximas de diuréticos (160 mg de furosemida e 400 mg de espironolactona), apresentam alta mortalidade sem transplante e, comumente, tem escore MELD baixo. Outras situações, como encefalopatia persistente grave e colangites de repetição encontradas nas doenças colestáticas, interferem de forma negativa na qualidade de vida e na sobrevida. Essas três situações podem receber um escore MELD adicional, semelhante ao CHC, quando encaminhadas com documentação comprobatória para a Câmara Técnica Nacional. O escore MELD inicial conferido a todas as situações especiais é 20; após 3 meses da inscrição, 24, e após 6 meses, 29.

SELEÇÃO DOS DOADORES

Doadores com morte encefálica, após cumprimento de todas as etapas diagnósticas, são responsáveis por mais de 90% dos transplantes de fígado. O doador ideal tem menos de 40 anos, morte encefálica por trauma, estabilidade hemodinâmica, ausência de esteatose, sem doenças transmissíveis e curto tempo de internamento. Essa condição ideal é pouco frequente, levando as equipes a utilizarem doadores com critérios expandidos (DCE). Enxertos de doadores idosos com menos de 30% de esteatose e curto tempo de isquemia fria podem ser utilizados com segurança em receptores selecionados. A esteatose macrogoticular é classificada em leve (< 30%), moderada (30-60%) e acentuada (> 60%), sendo a biópsia o padrão ouro. No entanto, a logística é complexa, pois a maioria dos transplantes é realizada no período noturno. Um cirurgião experiente pode estimar essa porcentagem de esteatose, avaliando o enxerto antes e após a perfusão *in situ*, como comprovado em um estudo da UFC com 117 doadores falecidos, quando a concordância com a microscopia foi de 94%. Enxertos com menos de 30% de esteatose podem ser utilizados em quaisquer receptores. Enxertos entre 30 e 60% de esteatose podem ser usados com cautela, com um curto tempo de isquemia fria (< 6 horas) e preferencialmente em receptores com escores MELDs mais baixos. Enxertos com mais de 60% de esteatose devem ser descartados.

ETAPAS DO TRANSPLANTE HEPÁTICO

O transplante hepático é realizado de maneira universalmente aceita, dividido em quatro etapas: cirurgia do doador, cirurgia do preparo do enxerto em mesa, hepatectomia do receptor e implante do enxerto hepático.

Cirurgia do Doador

Consiste na perfusão com solução de preservação a 4°C através da aorta infrarrenal e, simultaneamente, pela porta através da cateterização da veia mesentérica inferior ou superior. Ao mesmo tempo, os órgãos intra-abdominais são exanguinados pela abertura da veia cava inferior próximo ao átrio direito. Inicia-se a isquemia fria, momento também em que o fígado é mantido em contato com soro fisiológico congelado e picado. Procede-se à retirada em bloco do órgão, preservando as estruturas vasculares – artéria hepática, veia porta, veia cava retro-hepática e colédoco. As soluções de preservação mais utilizadas na perfusão simultânea dos órgãos abdominais são Belzer, Celsior, Custodiol e IGL1.

Cirurgia do Preparo do Enxerto em Mesa

Realizada com o fígado imerso em solução de preservação, que por sua vez está em contato com gelo estéril. Esta etapa da cirurgia tem o objetivo de realizar a dissecção das estruturas vasculares e corrigir alguma lesão que possa ter ocorrido.

Hepatectomia do Receptor

Existem três técnicas operatórias de TF com doador falecido:

1. A primeira, denominada clássica, implica na utilização de circulação extracorpórea após a retirada do fígado nativo em bloco com a veia cava inferior (VCI). Uma bomba drena o sangue proveniente da VCI e veia porta para a veia cava superior através de uma cânula introduzida geralmente na veia jugular esquerda (Fig. 37-1). Este desvio evita a estagnação sanguínea no território esplâncnico e permite um melhor controle hemodinâmico do paciente.
2. A segunda difere da primeira, por não utilizar circulação extracorpórea, mesmo ressecando a veia cava em conjunto com o fígado. Alguns pacientes podem não tolerar o pinçamento da veia cava retro-hepática, apresentando instabilidade hemodinâmica. Por outro lado, mesmo os pacientes que suportam a oclusão da veia cava, geralmente, necessitam de aporte de grande volume de soluções salinas e coloides, que podem acarretar efeitos adversos após a revascularização do enxerto.
3. A terceira técnica, descrita por Calne e William, em 1968, evita a interrupção do fluxo da VCI, através da dissecção do fígado e sua liberação da veia cava retro-hepática até a emergência das veias hepáticas. Após a hepatectomia do órgão doente, a veia cava supra-hepática do enxerto é anastomosada diretamente na união das veias hepáticas esquerda, média e direita. A veia cava infra-hepática do enxerto é ligada. Uma variante dessa técnica é o fechamento da veia cava supra e infra-hepática do enxerto e confecção de uma ampla anastomose laterolateral entre as veias cavas do enxerto e do receptor. Este método, conhecido como *piggyback*, foi difundido principalmente por Tzakis em transplante pediátrico. Esta técnica tem a preferência da maioria dos grupos de transplante por propiciar mais estabilidade hemodinâmica, menor índice de transfusão de hemoderivados e de disfunção renal (Fig. 37-2).

Na UFC, a monitorização peroperatória consiste na aposição de um cateter de grosso calibre em veia periférica de membro superior, cateter de duplo lúmen em veia jugular interna e cateterismo por punção de artéria radial para aferição contínua da pressão arterial média. Não é utilizado cateter de Swan-Ganz. De rotina, é usado o dispositivo de recuperação transoperatória de sangue *(cell saver)*. A incisão é subcostal bilateral com prolongamento xifoidiano. Em mais de 1.100

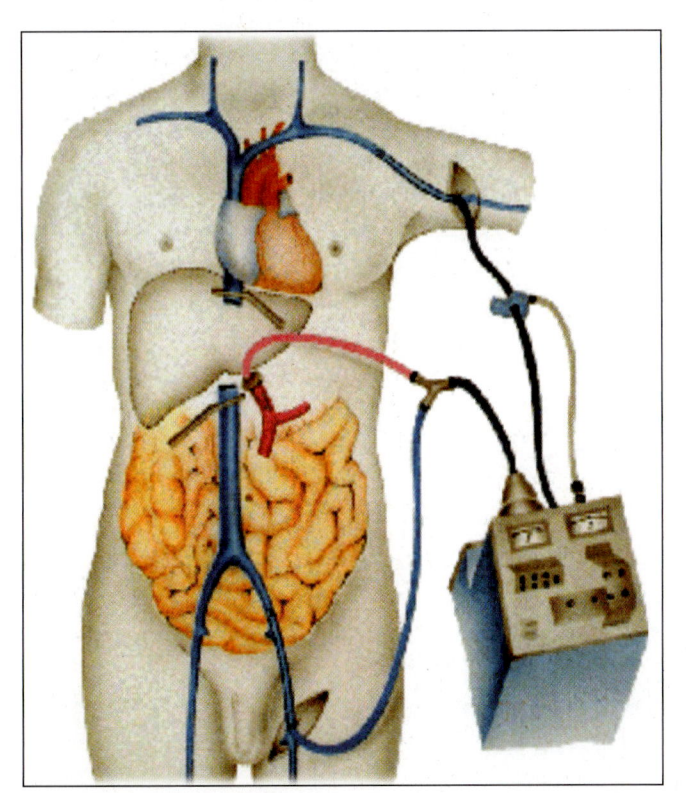

Fig. 37-1. Técnica clássica.

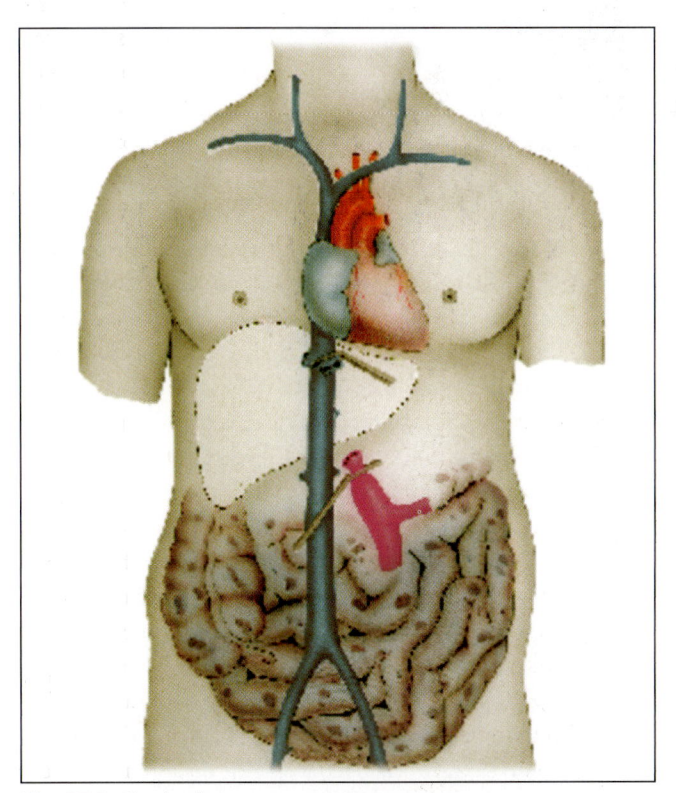

Fig. 37-2. *Piggback*.

transplantes, a hepatectomia do fígado nativo foi realizada com a técnica de preservação da veia cava – técnica de *piggyback*, em mais de 95% dos casos. Nessa casuística, nunca foi instalada circulação extracorpórea.

Após a hemostasia adequada, o enxerto hepático é retirado da solução com gelo estéril para o início do implante do órgão. Nesse momento, termina a isquemia fria, e começa a isquemia quente.

Implante do Enxerto Hepático

É realizado com a confecção das anastomoses da veia cava do enxerto com as três veias hepáticas do receptor e da veia porta do enxerto com veia porta do receptor. Após essas duas anastomoses, o fluxo sanguíneo, através das veias hepáticas e da veia porta, é restabelecido, e o enxerto reperfundido, finalizando o tempo de isquemia quente. Nesse momento, podem surgir alterações importantes definidas com síndrome pós-reperfusão, manifestando-se com hipotensão, arritmias, hipercalemia, coagulopatia e acidose. Após estabilização hemodinâmica e hemostasia, é realizada a reconstrução arterial. Nos primeiros 105 transplantes, o grupo da UFC realizou anastomose contínua com fio polipropileno 7.0 e com auxílio de lupas com uma taxa de 9% de trombose. Em seguida, passou a realizar anastomose arterial com sutura com pontos interrompidos com queda da taxa de trombose para 2%.

A anastomose biliar utilizada de rotina é a colédoco-colédoco terminoterminal sem dreno, com fio absorvível monofilamentar PDS 6.0. Em casos selecionados, é utilizada a colédoco-jejuno anastomose com alça em Y de Roux.

COMPLICAÇÕES PÓS-OPERATÓRIAS

As complicações precoces do TF podem ser relacionadas com problemas vasculares, disfunção primária do enxerto, disfunção renal, rejeição aguda, quadros infecciosos e complicações biliares. No entanto, a hemorragia intraperitoneal é a principal causa de hipotensão no pós-operatório imediato. A laparotomia exploradora para controle do sangramento é necessária em 5 a 10% dos transplantes. Nas primeiras 72 horas pós-transplante, as alterações na bioquímica do fígado são comuns e refletem uma série de insultos ao enxerto hepático, oriundos do tempo de isquemia durante a captação do órgão e da lesão de isquemia e reperfusão subsequente.

Mesmo com os grandes avanços na última década, a disfunção primária do fígado continua sendo a mais grave complicação imediata após o TF, acarretando significativa morbidade e mortalidade. É bem conhecida a não função primária do enxerto, caracterizada por grande aumento de transaminases, geralmente acima de 10.000 unidades, coagulopatia, acidose metabólica, encefalopatia e instabilidade hemodinâmica. Nessa situação catastrófica, o retransplante de urgência é a única solução. No entanto, outra forma menos grave, denominada disfunção primária ou função inicial pobre, incide em 5 a 35% dos TF, dependendo dos critérios usados para diagnóstico. Os mais utilizados são os critérios de Oltohoff, publicados em 2010 (Quadro 37-9).

Infecção é uma das principais causas de mortalidade após TF. Séries prospectivas indicam uma taxa de 53 a 67% no primeiro ano, com a maioria das infecções ocorrendo nos dois primeiros meses, com uma mortalidade variando de 8 a 26%. Infecções bacterianas são responsáveis pela metade dos casos, seguidas por infecções fúngicas, virais e, raramente, parasitárias. Bactérias Gram-negativas (*E. coli, Enterobacter, Pseudomonas*) são mais prevalentes, seguidas por Gram-positivas, especialmente *S. Aureus*. Administração parenteral imediata de antibióticos de largo espectro é essencial para o sucesso do tratamento.

A principal infecção oportunística, após transplantes de órgãos sólidos, é a causada pelo citomegalovírus (CMV). Pacientes de alto risco são aqueles soronegativos que recebem enxertos de doadores soropositivos. Manifestações podem ocorrer em todos os órgãos, mas hepatite, enterite e pneumonite são mais comuns. O diagnóstico é confirmado por PCR quantitativo, e o tratamento é com altas doses de ganciclovir por 2 a 4 semanas.

Com a melhoria na sobrevida dos pacientes transplantados, as complicações tardias se tornaram cada vez mais frequentes. A longo prazo, as principais complicações estão relacionadas com a imunossupressão, como a insuficiência renal crônica, o diabetes *mellitus*, a hipertensão arterial, a dislipidemia e a obesidade.

Em um grande estudo de 3.200 casos de TH da Universidade da Califórnia, Los Angeles (UCLA), a incidência de complicações foi a infecciosa (29,1%); biliar (12,1%); não função do enxerto (9,17%); trombose da artéria hepática (3,1%) e trombose da veia porta (1,16%).

Em outro estudo da UCLA, em que foram analisadas as complicações cirúrgicas pós-transplantes hepáticos em 1.620 pacientes, as principais complicações foram sangramento (17,3%), reoperação por coagulopatia (6,2%), retransplante por não função do enxerto (5,2%) e complicações biliares (4,1%).

A via biliar é o "calcanhar de Aquiles" do transplante de fígado, como afirmado por Roy Calne, em 1976. Mesmo com os avanços nas últimas décadas, as complicações biliares ainda ocorrem em 10-30% dos casos de TF, resultando em uma taxa de mortalidade de até 10%, e pode ser considerada uma causa

Quadro 37-9 Critérios de Oltohoff para disfunção do enxerto

- Pico de transaminases > 2.000 UI/mL dentro de 7 dias
- BT > 10 mg/dL até 7º dia
- INR > 1,6 até 7º dia

importante de morbidade e mortalidade. Existe uma grande variedade de potenciais complicações biliares, entretanto, a estenose biliar e a fístula biliar são as mais comuns. A maior parte dos casos de estenose ocorre no sítio da anastomose biliar (80% dos casos) e é observada em 9 a 12% dos TH com doadores falecidos. A estenose pode também ocorrer fora do sítio da anastomose (20% dos casos). As fístulas compreendem os vazamentos oriundos da anastomose ou do orifício de inserção do tubo T, e são relatadas em 5 a 10% dos transplantes de fígado. Os defeitos de enchimento da via biliar, como os cálculos e a lama biliar, aparecem em cerca de 5% dos casos.

O manejo das complicações biliares pós-transplante requer uma equipe multidisciplinar de cirurgiões, endoscopistas e radiologistas intervencionistas. Inicialmente, é obrigatório que se faça a exclusão de complicações da artéria hepática, como a estenose ou a trombose, que podem comprometer a via biliar. Nos últimos anos, a terapia endoscópica, de maneira geral, desenvolveu-se bastante com a utilização de novos materiais, como *stents* de plástico e de metal, *stents* revestidos e autoexpansíveis. Atualmente, o tratamento endoscópico tem um papel fundamental no tratamento das complicações biliares pós-transplante. Cirurgia é reservada, principalmente, quando ocorre insucesso da terapia endoscópica, e o procedimento de eleição é derivação biliodigestiva com alça jejunal exclusa.

IMUNOSSUPRESSÃO

O grande desafio na escolha do esquema de imunossupressão é encontrar a medida certa entre a prevenção da rejeição do enxerto e os efeitos adversos, como aumento das taxas de infecções, nefrotoxidade, neurotoxicidade, diabetes *mellitus,* entre outras. O esquema mais utilizado é o de corticosteroides nos primeiros meses, associado a um inibidor da calcineurina (ciclosporina ou tacrolimus). O tacrolimus é o preferido por ser mais potente e propiciar uma menor taxa de rejeição crônica. Outra opção comumente usada é a associação de micofenolato mofetil ou micofenolato sódico com o objetivo principal de redução dos níveis séricos do tacrolimus em pacientes com algum grau de disfunção renal.

O enxerto hepático é imunologicamente privilegiado, evidenciado por uma baixa incidência de rejeição hiperaguda e baixa incidência de perda de enxerto por rejeição crônica. A taxa de rejeição celular aguda é de 20 a 30%, e os episódios ocorrem mais frequentemente nos primeiros 7 a 10 dias de transplante. Embora possa se manifestar com febre e dor no hipocôndrio direito, a maioria dos casos se apresenta com elevação assintomática das enzimas hepáticas. A biópsia hepática percutânea guiada por ultrassom é o padrão ouro, revelando inflamação da tríade portal, endotelite e colangite não supurativa. A maioria absoluta dos casos responde à pulsoterapia com 1 g de metilprednisolona por 3 dias.

RESULTADOS

Nas últimas décadas houve um aumento significativo da sobrevida do paciente transplantado de fígado, ocasionado pela melhoria das técnicas cirúrgica e anestésica, dos cuidados intensivos pós-operatórios, dos agentes imunossupressores e do controle mais adequado das infecções.

A sobrevida de 1 e 5 anos, em vários centros na Europa e nos Estados Unidos, ultrapassa 90 e 80%, respectivamente. Em 2014, foram realizados, no Brasil, 1.755 transplantes de fígado, sendo 1.605 (91,5%) com doador falecido e apenas 150 (8,5%) com doador vivo (Figs. 37-3 e 37-4). A sobrevida no Brasil, principalmente no primeiro ano, é inferior aos dados europeus e americanos.

PERSPECTIVAS

Com a introdução dos novos agentes para tratamento da hepatite pelo vírus C, no pré- e no pós-transplante, espera-se um aumento importante da sobrevida desses pacientes. É bem provável que, na próxima década, com controle adequado dessa doença, a indicação de transplante caia drasticamente.

Resultados iniciais de estudos multicêntricos internacionais, utilizando máquinas de perfusão normotérmica, prometem melhorar a qualidade dos enxertos hepáticos com critérios expandidos, aumentando a oferta de órgãos, sem comprometer os resultados.

O adequado conhecimento da tolerância imunológica do fígado poderá permitir, a longo prazo, em pacientes selecionados, a redução ou até mesmo a supressão completa dos imunossupressores.

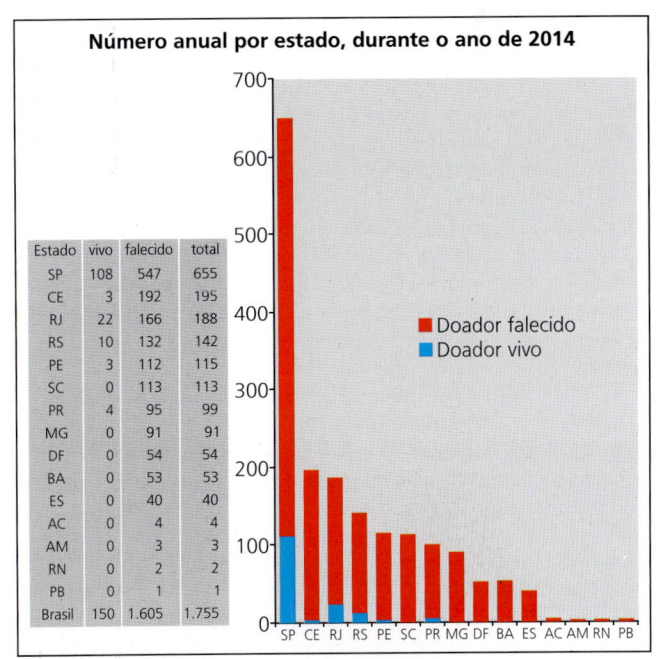

Número anual por estado, durante o ano de 2014

Estado	vivo	falecido	total
SP	108	547	655
CE	3	192	195
RJ	22	166	188
RS	10	132	142
PE	3	112	115
SC	0	113	113
PR	4	95	99
MG	0	91	91
DF	0	54	54
BA	0	53	53
ES	0	40	40
AC	0	4	4
AM	0	3	3
RN	0	2	2
PB	0	1	1
Brasil	150	1.605	1.755

Fig. 37-3. Número de doadores por Estado em 2014.

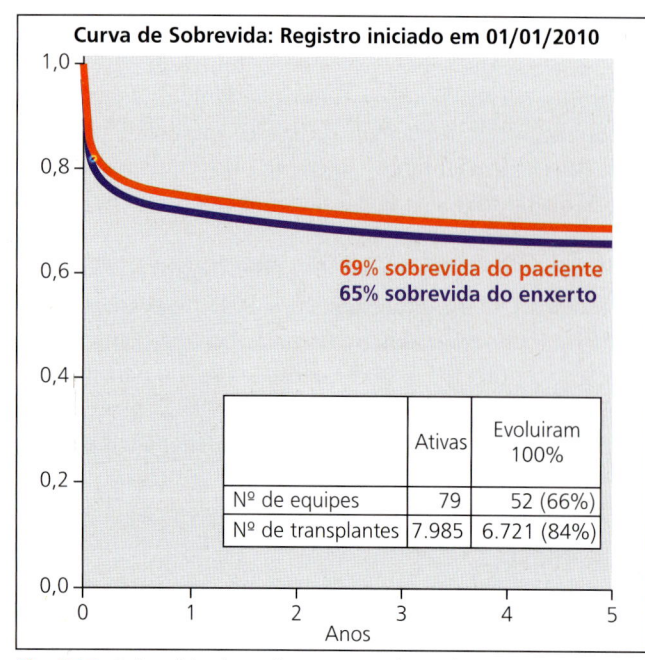

Fig. 37-4. Sobrevida de pacientes transplantados.

BIBLIOGRAFIA

Adam R, Bhangui P, Vibert E et al. Resection or transplantation for early hepatocellular carcinoma in a cirrhotic liver: does size define the best oncological strategy? *Ann Surg* 2012 Dec.;256(6):883-91.

Akamatsu N, Sugawara Y, Hashimoto D. Biliary reconstruction, its complications and management of biliary complications after adult liver transplantation: a systematic review of the incidence, risk factors and outcome. *Transpl Int* 2011;24:379-92.

Associação Brasileira de Transplantes de Orgãos (ABTO). Registro Brasileiro de Transplantes 2012 (RBT). São Paulo, 2012.

Bacchella T, Machado MC. The first clinical liver transplantation of Brazil revisited. *Transplant Proc* 2004 May;36(4):929-30.

Balderramo D, Navasa M, Cardenas A. Current management of biliary complications after liver transplantation: emphasis on endoscopic therapy. *Gastroenterol Hepatol* 2011;34(2):107-15.

Benichou J, Halgrimson CG, Weil R et al. Canine and human liver preservation for 6 to 18 hr by cold infusion. *Transplantation* 1977;24(6):407-11.

Billingham RE, Medawar PB. Desensitization to skin homografts by injections of donor skin extracts. *Ann Surg* 1953;137(4):444-49.

Busuttil RW. International Liver Transplantation Society 2009 presidential address: the internationalization of liver transplantation. *Liver Transpl* 2010;16(5):558-66.

Busuttil RW; Farmer DG, Yersiz H et al. Analysis of long-term outcomes of 3200 liver transplantations over two decades. A single-center experience. *Ann Surg* 2005;241(6):905-16.

Calne RY, Rolles K, White DJ et al. Cyclosporin A initially as the only immunosuppressant in 34 recipients of cadaveric organs: 32 kidneys, 2 pancreases, and 2 livers. *Lancet* 1979 Nov.;2(8151):1033-36.

Calne RY, Williams R. Liver transplantation in man. I. Observations on technique and organization in five cases. *Br Med J* 1968 Nov.;4(5630):535-40.

Cannon JA. *Organs Transplant Bull*, Baltimore, 1956;3:7.

Chiao H, Chao-Hsiung EY, Catherine TF. Review on liver transplant for hepatocellular carcinoma. *Translational Cancer Research* 2013;2(2).

Coelho GR, Feitosa Neto BA, de G Teixeira CC et al. Single-center transfusion rate for 555 consecutive liver transplantations: impact of two eras. *Transplant Proc* 2013 Nov.;45(9):3305-9.

Coelho GR, Leitao Jr AS, Cavalcante FP et al. Continuous versus interrupted suture for hepatic artery anastomosis in liver transplantation: differences in the incidence of hepatic artery thrombosis. *Transplant Proc* 2008 Dec.;40(10):3545-47.

Cooper A, Aloia TA. Surgical resection for hepatocellular carcinoma. *Translational Cancer Research* 2013;2(6).

Costa PE, Vasconcelos JB, Coelho GR et al. Ten-year experience with liver transplantation for hepatocellular carcinoma in a Federal University Hospital in the Northeast of Brazil. *Transplant Proc* 2014 July-Aug.;46(6):1794-98.

Dumonceau JM, Tringali A, Blero D. European Society of Gastrointestinal Endoscopy. Biliary stenting: indications, choive of stents and results: European Society of Gastrointestinal Endoscopy (ESGE) clinical guideline. *Endoscopy* 2012;44:277-98.

Dutkowski P, Schlegel A, Slankamenac K et al. The use of fatty liver grafts in modern allocation systems: risk assessment by the balance of risk (BAR) score. *Ann Surg* 2012 Nov.;256(5):861-68.

Jain A, Reyes J, Kashyap R et al. Long-term survival after liver transplantation in 4,000 consecutive patients at a single center. *Ann Surg* 2000 Oct.;232(4):490-500.

Jalan R, Fernandez J, Wiest R et al. Bacterial infections in cirrhosis: a position statement based on the EASL Special Conference 2013. *J Hepatol* 2014 June;60(6):1310-24.

Jamieson NV, Sundberg R, Lindell S et al. Preservation of the canine liver for 24-48 hours using simple cold storage with UW solution. *Transplantation* 1988;46(4):517-22.

Kalayoglu M, Sollinger HW, Stratta RJ et al. Extended preservation of the liver for clinical transplantation. *Lancet* 1988;1(8586):617-19.

Krom RA, Gips CH, Houthoff HJ et al. Orthotopic liver transplantation in Groningen, the netherlands (1979-1983). *Hepatology* 1984;4(1):61-65.

Martins AM, Coelho GR, Marques GA et al. Hepatic steatosis assessment: a comparative study between surgeon evaluation and forward histopathologic findings. *Arq Gastroenterol* 2013 Jan.-Mar.;50(1):15-18.

Medawar PB. A second study of the behaviour and fate of skin homografts in rabbits: A Report to the War Wounds Committee of the Medical Research Council. *J Anat* 1945;79:157-76.

Medawar PB. The behaviour and fate of skin autografts and skin homografts in rabbits: A report to the War Wounds Committee of the Medical Research Council. *J Anat* 1944;78:176-99.

Merion RM, Sharma P, Mathur AK et al. Evidence-based development of liver allocation: a review. *Transpl Int* 2011;24:965-72.

Mies S, Baia CE, Almeida MD et al. Twenty years of liver transplantation in Brazil. *Transplant Proc* 2006 July/Aug.;38(6):1909-10.

National Institutes of Health. Consensus Development Conference Statement: liver transplantation – June 20-23, 1983. *Hepatology*, Baltimore, 1984 Jan./Feb.;4(1 Suppl):107S-10S.

Nothen RR. A doação de órgãos no cenário da unidade de terapia intensiva. São Paulo: Artmed/Panamericana, 2005.

Pichlmayr R, Brolsch C, Wonigeit K et al. Liver transplantation from live donors. *Lancet* 1989 Aug.;2(8661): 497.

Rolles K, Williams R, Neuberger J et al. The Cambridge and King's College Hospital experience of liver transplantation, 1968-1983. *Hepatology* 1984;4(1):50-55.

Schmidt FW, Burdelski M et al. Experiences with liver transplantation in Hannover. *Hepatology* 1984 Jan./Feb.;4(1 Suppl):56S-60S.

Song ATW, Avelino-Silva VI, Pecora RAA et al. Liver transplantation: fifty years of experience. *World J Gastroenterol* 2014;20(18):5363-74.

Starzl TE, Bernhard VM, Benvenuto R et al. A new method for one-stage hepatectomy for dogs. *Surgery* 1959;46:880-86.

Starzl TE, Demetris A, Van Thiel D. Liver transplantation (2). *N Engl J Med*, Boston, 1989 Oct.;321(16):1092-99.

Starzl TE, Groth CG, Brettschneider L *et al.* Orthotopic homotransplantation of the human liver. *Ann Surg* 1968;168:392-415.

Starzl TE, Iwatsuki S, Shaw Jr BW *et al.* Analysis of liver transplantation. *Hepatology* 1984;4(1):47-49.

Starzl TE, Marchioro TL, Vonkaulla KN *et al.* Homotransplantation of the liver in humans. *Surg Gynecol Obstet* 1963;117:659-76.

Starzl TE. *The puzzle people: memoirs of a transplant surgeon*. Pittsburgh: University of Pittsburgh, 1992.

Tzakis A, Todo S, Starzl TE. Orthotopic liver transplantation with preservation of the inferior vena cava. *Ann Surg* 1989;210:649-52.

Vianna RMM. Transplante hepático: biliary. In: Coelho J. *Aparelho digestivo clínica e cirurgia*. 4. ed. Rio de Janeiro: Atheneu, 2012. p. 1749-78.

Wall WJ, Calne RY, Herbertson BM *et al.* Simple hypothermic preservation for transporting human livers long distances for transplantation. Report of 12 cases. *Transplantation* 1977;23(3):210-16.

Welch CS. A note on transplantation of the whole livers in dogs. *Transplant Bull*, Baltimore, 1955;2:54-55.

Wojcicki M, Milkiewicz P, Silva M. Biliary tract complications after liver transplantation: a review. *Dig Surg* 2008;25:245-57.

CAPÍTULO 38

TUMORES ESTROMAIS DO TRATO GASTROINTESTINAL

Luciana Teixeira de Siqueira ■ Hérika Rafaella de Abreu ■ Clarissa Guedes Noronha

INTRODUÇÃO

Os tumores estromais são o grupo das neoplasias de origem mesenquimal mais comum do trato gastrointestinal, embora sejam entidade rara comparada às demais neoplasias.[1] Entender as bases moleculares, bem como as diferenças de cada grupo de neoplasia, é fundamental no diagnóstico correto e manejo adequado da doença.

EPIDEMIOLOGIA

O GIST (tumor estromal do trato gastrointestinal) tem sido reportado em todas as faixas etárias, inclusive em recém-nascidos. Tem a idade média de aparecimento entre 60 e 65 anos. Sua ocorrência é extremamente rara abaixo dos 30 anos.

Em crianças, predomina no sexo feminino e raramente apresenta a mutação do receptor de tirosina quinase ou do tipo alfa de fator de crescimento derivado de plaquetas (PDGFα), sendo a maioria localizada no estômago, mais comumente no antro, com multifocalidade e linfonodos positivos e padrão histológico epitelioide.[2]

O diagnóstico de GIST tem aumentado drasticamente, desde 1992, e a sobrevivência aumentado, desde 2002, com a aprovação pelo FDA do mesilato de imatinib. O número crescente de diagnósticos dado ao ano, em parte, deve-se à melhoria das técnicas histopatológicas de detecção, embora a verdadeira incidência também possa estar aumentando.

Pequenos GISTs (de poucos milímetros) são comuns na população em geral de adultos. Esses GISTs são positivos para os genes KIT ou PDGFα. Em séries de necropsias realizadas na Alemanha, GISTs entre 1-10 mm foram encontrados em 22,5% da população maior de que 50 anos, o que sugere que esses tumores demoram a progredir para tamanhos maiores, apesar da mutação dos genes KIT ou PDGFα.

APRESENTAÇÃO CLÍNICA

Em adultos, a ocorrência do GIST é mais comum no estômago (60%) e intestino delgado (30%), são raros no duodeno (5%), cólon e reto (< 5%). Apenas em um pequeno número de casos (< 1%) foi reportado ocorrer no apêndice. Em ocasiões raras, ocorre fora do trato gastrointestinal, como no mesentério, omento ou retroperitônio.

Tumores estromais extragastrointestinais são histológica e imunofenotipicamente similares aos tumores estromais do trato gastrointestinal, mas têm um curso mais agressivo, mais semelhante ao comportamento do GIST de intestino delgado do que ao de estômago.

Recorrência após ressecção é predominantemente intra-abdominal, e o fígado é o sítio mais comum de recorrência naqueles com apresentação da doença primária e naqueles com apresentação da doença metastática. Metástases linfonodais são extremamente incomuns, assim como a disseminação para os pulmões ou outro sítio de localização extra-abdominal.

GISTs estão associados a um amplo espectro de manifestações clínicas, podem apresentar sintomas ou apenas serem identificados em necropsias. Quando são pequenos, < 2 cm, frequentemente não produzem muitos sintomas, e são detectados pelo exame físico abdominal, endoscopia ou exames de imagem.

Os sintomas podem ser muito variáveis, como saciedade precoce, fadiga secundária à anemia, hemorragia intraperitoneal, sangramento intraluminal no trato gastrointestinal, ou desconforto gastrointestinal pela dor ou distensão.

Alguns pacientes podem-se apresentar com abdome agudo, como resultado de ruptura tumoral, obstrução gastrointestinal por efeito de massa, ou dor semelhante à apendicite aguda.

Algumas famílias com a mutação autossômica dominante do gene *c-kit* ou PDGF têm sido descritas, apresentando-se com múltiplos GISTs e aparecimento em idade mais precoce.[3]

SÍNDROMES ASSOCIADAS AO GIST

- *Tríade de Carney:* síndrome neoplásica multicêntrica, que ocorre predominantemente em mulheres jovens composta por GIST gástrico, paraganglioma e condroma pulmonar.[4]

- *Neurofibromatose tipo 1:* a ocorrência do GIST predomina no intestino delgado e possivelmente multicêntrico.[5]

- *Síndrome de Carney-Stratakis:* mutação germinativa da subunidade B da succinato desidrogenase (SDHB), subunidade C e subunidade D, levando à díade GIST e paraganglionoma.[6,7]

PATOLOGIA E DIAGNÓSTICOS DIFERENCIAIS

GISTs apresentam-se como uma grande variação do tamanho das lesões, que varia desde pouco milímetros até massas de 35 cm, com tamanho médio de apresentação de 5 cm.

Os tumores estão geralmente centrados na parede da víscera, mas podem se apresentar na forma polipoide na serosa ou na mucosa. Ulcerações na mucosa estão associadas a sangramento gastrointestinal. A maioria dos GISTs apresenta-se como um nódulo único bem circunscrito. A superfície de corte pode mostrar áreas de degeneração cística, necrose ou hemorragia. Ocasionalmente, nódulos satélites estão dentro da superfície peritoneal. Raramente, um paciente terá dois GISTs em diferentes localizações no trato gastrointestinal. Nesses casos, GIST familiar deve ser considerado, o que é associado tipicamente à hiperplasia da célula intersticial de Cajal dentro do plexo mioentérico.

A maioria dos GISTs mostra um dos três padrões histológicos: células fusiformes (70%), predomínio do tipo célula epitelioide (20%), ou uma mistura dos tipos. O tipo epitelioide pode-se apresentar de maneira difusa ou com arquitetura mais aninhada.

O diagnóstico morfológico diferencial com GIST de células fusiformes é amplo, incluindo tanto lesões benignas quanto malignas, como tumores musculares (leiomioma, leiomiossarcoma), schwannoma, fibromatose intra-abdominal tipo desmoide, tumor miofibroblástico inflamatório, tumor fibroso solitário e carcinoma sarcomatoide.

O diagnóstico diferencial com o GIST epitelioide inclui carcinoma, melanoma metastático, sarcoma de células claras, variantes epitelioides do leiomiossarcoma e hemangioendotelioma epitelioide.

Como esses tumores costumam ser friáveis e de paredes tênues, com componente cístico algumas vezes, uma biópsia pode-se tornar desafiante, podendo até causar ruptura e risco de disseminação do tumor.

DIAGNÓSTICO

Em tumores esofagogástricos ou duodenais < 2 cm, a biópsia endoscópica pode ser difícil, e a excisão laparoscópica ou laparotômica pode ser a única maneira de ser obter um diagnóstico histopatológico (Fig. 38-1). A maioria desses nódulos, se diagnosticados como GIST, é de baixo risco ou entidade clínica de significado incerto. A abordagem padrão desses pacientes é a avaliação por ultrassonografia endoscópica, acompanhamento anual e reservar a excisão cirúrgica para os casos de tumores que crescem ou tornam-se sintomáticos. De modo alternativo, se o paciente for muito idoso, a depender da expectativa de vida, a decisão de biopsiar pode ser dividida com o paciente, e fazer um acompanhamento curto com nova imagem após 3 meses, depois aumentar o intervalo de tempo do *follow-up*.

Diante de uma biópsia positiva para um GIST pequeno, a terapêutica de escolha é a excisão, lembrando que a decisão pode ser compartilhada com o paciente em casos de GIST de baixo risco, optando-se por acompanhamento com exame de imagem.

Já para nódulos retais ou do espaço retovaginal, deve ser feita biópsia ou excisão, após avaliação ultrassonográfica, independente do tamanho, pelo risco de um GIST nesse sítio ser maior, e as implicações locais para cirurgia serem mais críticas.

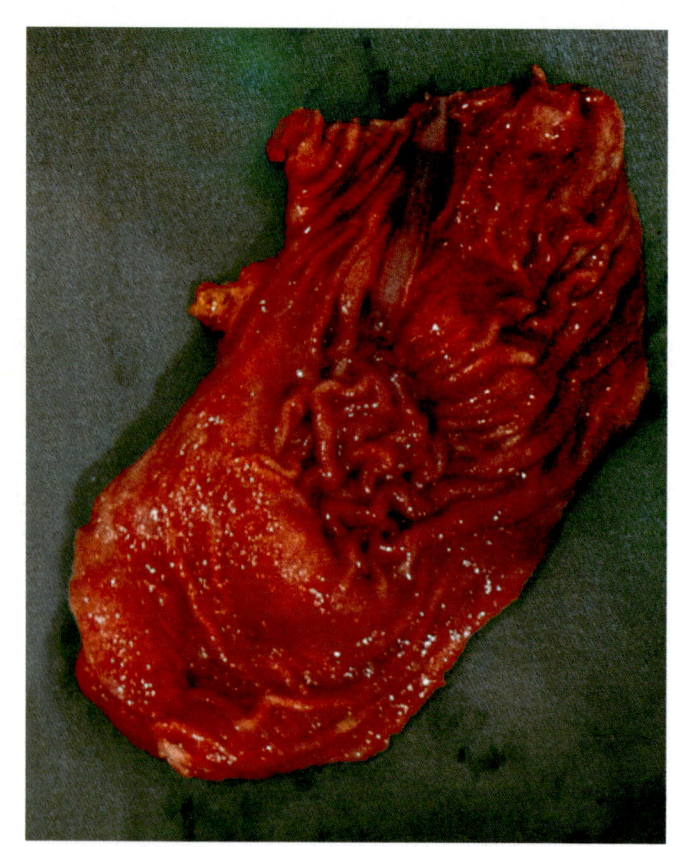

Fig. 38-1. Produto de gastrectomia subtotal com GIST em antro, aspecto macroscópico.

A abordagem padrão para os tumores ≥ 2 cm é biópsia ou excisão, pois se forem GISTs, estão associados a um risco mais elevado. Se for um nódulo não atingível pela endoscopia, deve ser realizada laparoscopia ou laparotomia. Se for uma massa, especialmente se a cirurgia envolver ressecção de múltiplas vísceras, múltiplas biópsias agulhadas serão necessárias. Devem ser obtidas guiadas por USG endoscópica, ou percutâneas guiadas por tomografia ou ultrassonografia. Isto permite ao cirurgião a melhor abordagem e evita cirurgias desnecessárias (linfomas, fibromatose mesentérica, tumores de células germinativas). O risco de contaminação cavitária com células tumorais é irrelevante, se o procedimento for realizado corretamente. No caso de massas císticas, devem ser biopsiados apenas em centros especializados. Excisão laparoscópica ou laparotômica imediata é uma alternativa. Um paciente que se apresente com doença metastática evidente, a biópsia do foco metastático é suficiente, e o paciente não será submetido à laparotomia com finalidade diagnóstica.

O diagnóstico é com base em morfologia tecidual e imuno-histoquímica. Aproximadamente 5% dos GISTs são CD-117 negativos. A contagem mitótica tem valor prognóstico, expressada pelo número de mitoses em uma área de 5 mm². Mutações envolvendo os genes CD117 e PDGFα podem confirmar o diagnóstico, particularmente em casos duvidosos, como na ausência de CD117 e DOG1-negativos. A análise mutacional tem um valor preditivo para sensibilidade da terapia de alvo molecular e valor prognóstico, deve ser considerado uma prática padrão (excluindo os casos dos GISTs não retais menores do que 2 cm, que não serão submetidos a tratamento médico).

Recentemente, tem-se sugerido que o diagnóstico definitivo de GIST deve ser fundamentado em biópsia por agulha fina guiada por ultrassonografia endoscópica. No entanto, a biópsia pode não ser necessária em tumores facilmente ressecáveis, e quando terapia pré-operatória não é necessária.

Deve-se considerar biópsia naqueles casos inicialmente irressecáveis ou parcialmente ressecáveis.

ESTADIAMENTO

De acordo com o consenso do National Institutes of Health, em 2001, o risco de comportamento clínico agressivo deve ser estratificado com base no tamanho do tumor e número de mitoses (Quadro 38-1). Recentemente, a *European Society of Medical Oncology (ESMO)* e o *National Comprehensive Cancer Network* reconheceram uma classificação que coloca o tamanho do sítio do tumor com melhor valor prognóstico, com base na observação de que o GIST gástrico está associado a melhor prognóstico do que o de intestino delgado, ou retal, mesmo tendo todos o mesmo tamanho e o mesmo número de mitoses. Além disso, a ruptura do tumor é considerada pela ESMO como fator prognóstico adverso.

O tipo de mutação também pode afetar o prognóstico. Por exemplo, a mutação do tipo deleção do éxon 11 da KIT (tirosina proteína quinase) está associada à doença mais agressiva do que substituições no éxon 11, embora o mesmo não seja verdade para o GIST intestinal. Além disso, tumores com homozigota mutação no éxon 11 sempre têm um curso agressivo. Mutação do éxon 13 da *kit* parece ser mais agressiva do que outras mutações no GIST gástrico.

Mutações PDGFα têm uma baixa taxa de mitose e conferem um prognóstico favorável. Apesar disso, o tipo de mutação não foi incluído como parte da avaliação prognóstica nos principais *guidelines* no assunto.

Quadro 38-1 Estratificação do risco para GIST primário pelo índice mitótico, tamanho e sítio

Parâmetros tumorais		Risco de progressão da doença, com base no sítio de origem (%)			
Índice mitótico	Tamanho	Estômago	Jejuno/íleo	Duodeno	Reto
≤ 5 por 50 HPF	≤ 2 cm	0%	0%	0%	0%
	> 2 ≤ 5 cm	Muito baixo (1,9%)	Baixo (4,3%)	Baixo (8,3%)	Baixo (8,5%)
	> 5 ≤ 10 cm	Baixo (3,6%)	Moderado (24%)	Informação insuficiente	Informação insuficiente
	> 10 cm	Moderado (10%)	Alto (52%)	Alto (34%)	Alto (57%)
> 5 por 50 HPF	≤ 2 cm	Nenhum	Alto	Dados insuficientes	Alto (54%)
	> 2 ≤ 5 cm	Moderado (16%)	Alto (73%)	Alto (50%)	Alto (52%)
	> 5 ≤ 10 cm	Alto (55%)	Alto (85%)	Dados insuficientes	Dados insuficientes
	> 10 cm	Alto (86%)	Alto (90%)	Alto (86%)	Alto (71%)

Extraído e adaptado do *Journal of the National Comprehensive Cancer Network*, 2010 Apr.;8(Suppl 2). (NCCN Task Force Report: Update on the Management of Patients with Gastrointestinal Stromal Tumors).
Tabela com base em um segmento a longo prazo de 1.055 GISTs gástricos, 629 de delgado, 144 duodenais e 111 retais.
HPF = campo de grande aumento.

A ESMO indica tomografia computadorizada da pelve e do abdome como imagens de escolha para estadiamento, que leva em conta que a maior parte das metástases ocorre em fígado e peritônio. Ressonância magnética é preferível para estadiar GIST retal.

O NCCN recomenda tomografia contrastada como modalidade de imagem de escolha para avaliação inicial e reconhece que o PET-CT pode ser útil no estadiamento. Já o *Canadian guidelines* defende a combinação dos dois exames, como maneira de delinear as lesões mais apropriadamente, particularmente no estágio inicial. Ultrassonografia endoscópica é recomendada para tumores pequenos que são identificados incidentalmente.

TRATAMENTO

Doença Localizada

O tratamento padrão é a excisão cirúrgica completa, sem necessidade de ressecção de linfonodos negativos. A abordagem laparoscópica não é recomendada para lesões grandes, pelo risco de ruptura, que está associada a altos índices de recorrência. Ressecção R0 é o objetivo (margens livres). Quando a cirurgia R0 implica em grandes perdas funcionais ou sequelas, deve-se dividir a decisão pela cirurgia R1 (margens contendo tumor) com o paciente. Tratamento adjuvante com imatinibe por 3 anos foi associado à sobrevivência livre de recorrência para os casos de alto risco. No entanto, terapia adjuvante não é indicada para tumores de baixo risco.[8-10]

Metastático e Localmente Avançado

Nesses casos, imatinibe é o tratamento padrão, aplicando-se aos casos de pacientes com metástases que haviam sido submetidos à remoção cirúrgica de todas as lesões, ainda que essa remoção não seja recomendada em casos de GIST metastático como abordagem inicial. A dose padrão de imatinibe é de 400 mg/dia. Há demonstrações de pacientes com mutação KIT em éxon 9 que respondem melhor a uma dose de 800 mg/dia.

O tratamento deve ser continuado indefinidamente, uma vez que a interrupção seja seguida de uma progressão relativamente rápida do tumor, mesmos nos já ressecados.

No caso de ser obtida uma boa resposta, o acompanhamento pode passar de ser 3/3 meses para 6/6 meses, especialmente depois de 5 anos de tratamento bem-sucedido, o que serve de parâmetro para um decréscimo no risco de recorrência.

Excisão completa da doença metastática residual tem-se associado a bom prognóstico, oferecida aos pacientes que estão respondendo ao imatinibe, mas não se sabe se o resultado é pela cirurgia ou pela seleção desses pacientes responsivos ao imatinibe.[11-13]

A abordagem padrão em casos de tumores em progressão na vigência de uso de 400 mg de imatinibe, é passar para uma dose de 800 mg/dia.

De acordo com o *Canadian Advisory Committee on GIST*, o uso de terapia neoadjuvante para casos de irressecabilidade ou risco de perda de função de algum órgão, a cirurgia deve ser considerada 4 meses a 12 meses após o menor tamanho do tumor atingido.

Segunda Linha

A segunda linha de tratamento com Sunitinib para GIST avançado é outra opção após uma progressão da doença em vigência de altas doses de imatinibe, ou mesmo em casos de intolerância. Sunitinib tem uma atividade contra o KIT e PDGFα, bem como atua em outros mecanismos, como no fator de crescimento endotelial, e em outras mutações secundárias, como o sítio de ligação de trifosfato de adenosina (ATP), em que ocorre a resistência ao imatinibe.

AVALIAÇÃO DA RESPOSTA AO TRATAMENTO

A diminuição do tamanho do tumor, da densidade ou mudanças consistentes na ressonância devem ser considerados critérios de resposta do tumor (Fig. 38-2).[14,15]

O PET-Scan provou ser mais sensível em avaliação inicial da resposta tumoral e tem sido usado em casos duvidosos, quando a previsão de resposta é muito útil (no caso de cirurgias citorredutoras). Uma pequena proporção dos GISTs não tem captação pelo PET, no entanto. A ausência de progressão depois de meses de tratamento tem significado de resposta tumoral.[16]

Uma progressão no tumor pode não ser acompanhada em mudanças no tamanho do mesmo (Fig. 38-3).[14] De fato, um aumento da densidade do tumor pode ser indicativo de progressão. Um típico padrão de progressão é o "nódulo dentro da massa".

FOLLOW-UP

O acompanhamento é mandatório em todos os pacientes, até mesmo na ausência de malignidade. Devem ser revistos a cada 3-6 meses nos primeiros 5 anos. Endoscopia anual e tomografia são necessárias para avaliar recorrência.[17] Sobrevivência é de 90% dos tumores não avançados.[18] Fatores de risco para recorrência são: tamanho maior que 10 cm, alto grau de mitoses e ruptura intraoperatória.[19]

Não há publicações, até o presente momento, que indique uma única estratégia de acompanhamento ideal para pacientes tratados cirurgicamente com doença localizada. Recidivas ocorrem mais comumente no fígado e/ou peritônio (outros sítios de metástases, incluindo lesões ósseas, são raros).

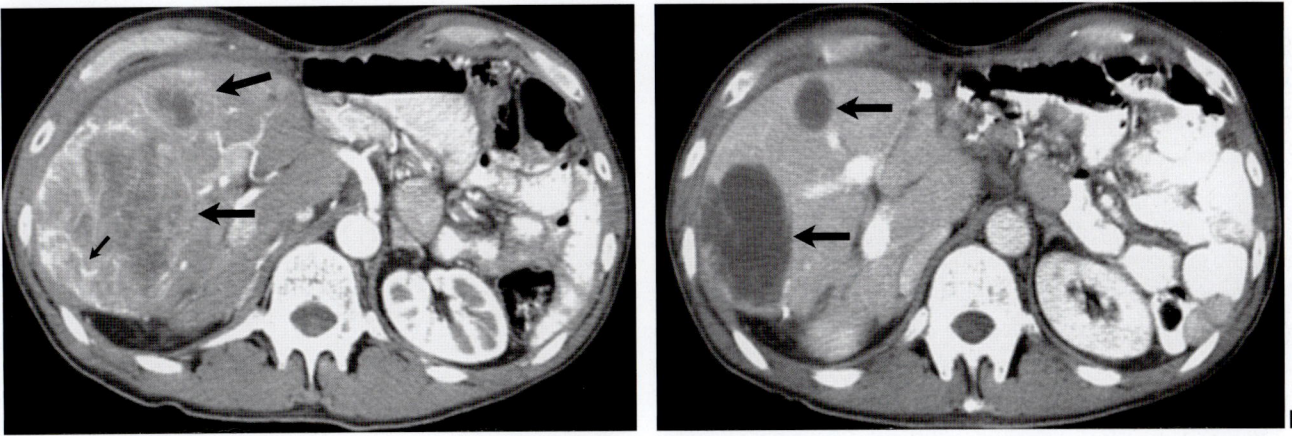

Fig. 38-2. Boa resposta ao tratamento com imatinibe em paciente com 50 anos com GIST metastásico no estômago. (**A**) Fase arterial tardia antes do tratamento, mostrando muitas metástases hipervascularizadas no fígado. Note pequenos vasos na seta menor.
(**B**) Após 8 semanas de tratamento, a massa torna-se hipodensa, e os vasos ao longo do tumor não são mais vistos. Figura extraída do NCCN Task Force Report, 2012.[14]

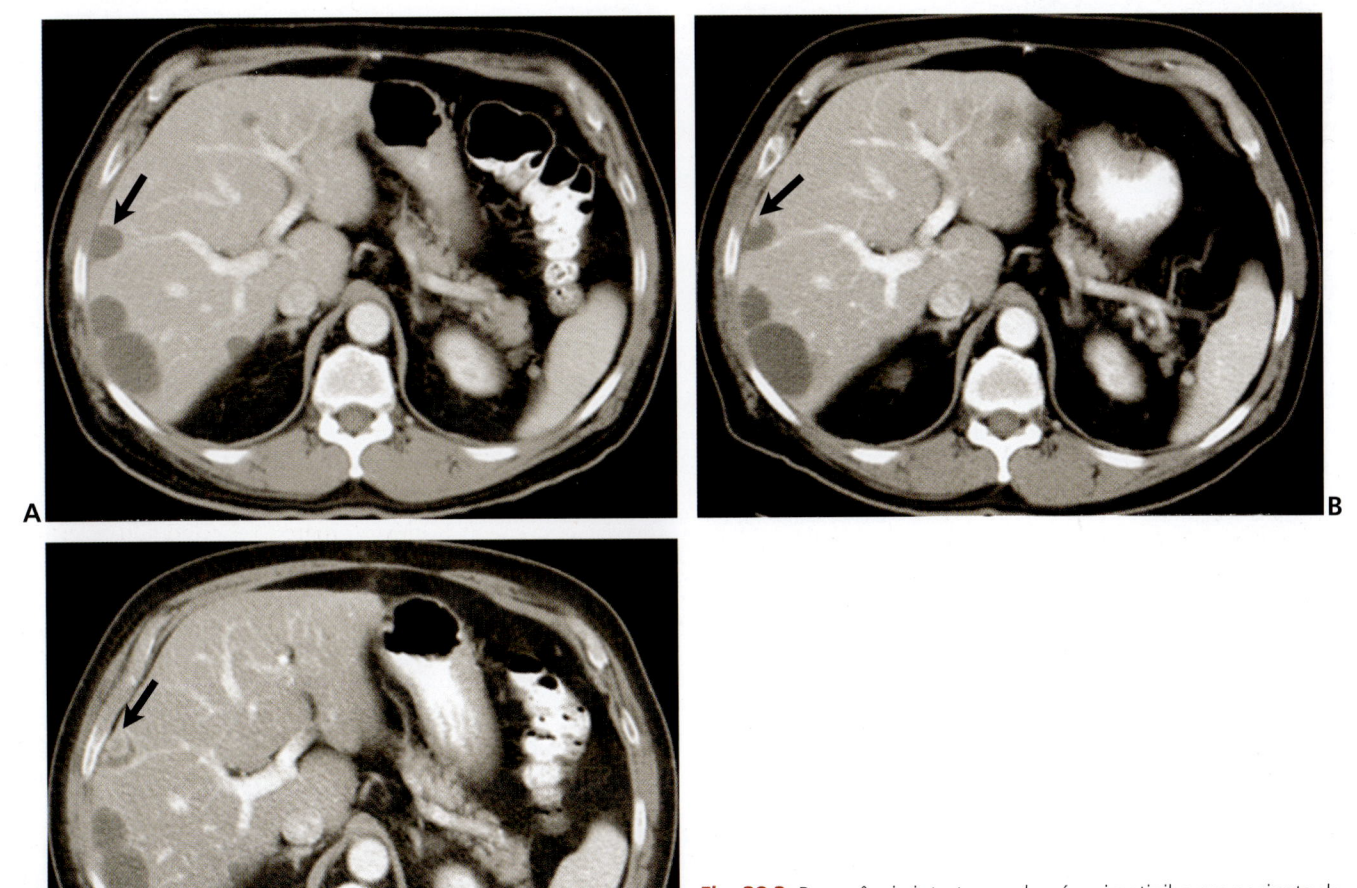

Fig. 38-3. Recorrência intratumoral após o imatinibe em paciente de 72 anos, homem, com GIST primário de duodeno. (**A**) Após 12 meses do tratamento, múltiplas metástases hipodensas, nos dois lobos hepáticos, com crescimento de nódulo intratumoral (seta); com 17 meses; (**B**) com 22 meses; (**C**) após o tratamento.
Figura extraída do NCCN Task Force Report, 2012.[14]

A taxa mitótica afeta a velocidade com que as recidivas ocorrem. Parâmetros, como taxa mitótica, tamanho do tumor e sítio do tumor, são úteis na escolha da rotina de acompanhamento. Pacientes de alto risco geralmente têm recidiva com 1 a 2 anos após a terapia adjuvante.

Pacientes de baixo risco têm recidivas mais tardias, embora seja muito menos provável. Em algumas instituições, pacientes de alto risco realizam tomografia ou ressonância a cada 3-6 meses por 3 anos, durante a terapia adjuvante, com um intervalo menor pela necessidade de controlar os efeitos colaterais da terapia adjuvante, a menos que contraindicada, então após suspender o uso da terapia adjuvante a cada 3 meses por 2 anos, depois a cada 6 meses até 5 anos após parada da terapia adjuvante, e anualmente após os 5 anos subsequentes.

Para tumores de baixo risco, a rotina mais usual é um acompanhamento com tomografia ou RM a cada 6-12 meses, por 5 anos.

Para GIST de muito baixo risco provavelmente não requer uma rotina de acompanhamento, embora seja preciso estar ciente de que o risco não é nulo.

REFERÊNCIAS BIBLIOGRÁFICAS

1. Raut CP, Morgan JA, Ashley SW. Current issues in gastrointestinal stromal tumors: incidence, molecular biology, and contemporary treatment of localized and advanced disease. *Curr Opin Gastroenterol* 2007;23:149-58.
2. Pappo AS, Janeway KA. Pediatric gastrointestinal stromal tumors. *Hematol Oncol Clin North Am* 2009;23(1):15-34.
3. ESMO Guidelines Working Group, ESMO Head Office, Via L. Taddei 4, CH-6962 Viganello-Lugano, Switzerland. E-mail: clinicalguidelines@esmo.org
4. Zhang L, Smyrk TC, Young Jr WF *et al.* Gastric stromal tumors in Carney trial are different clinically, pathologically, and behaviorally from sporadic gastric gastrointestinal stromal tumors: findings in 104 cases. *Am J Surg Pathol* 2010;34(1):53-64.
5. Miettinen M, Fetsch JF, Sobin LH *et al.* Gastrointestinal stromal tumors in patients with neurofibromatosis 1: a clinicopathologic and molecular genetic study of 45 cases. *Am J Surg Pathol* 2006;30(1):90-96.
6. Pasini B, McWhinney SR, Bei T *et al.* Clinical and molecular genetics of patients with the Carney-Stratakis syndrome and germline mutations of the genes coding for the succinate dehydrogenase subunits SDHB, SDHC, and SDHD. *Eur J Hum Genet* 2008;16(1):79-88.
7. Gaal J, Stratakis CA, Carney JA *et al.* SDHB immunohistochemistry: a useful tool in the diagnosis of Carney-Stratakis and Carney triad gastrointestinal stromal tumors. *Mod Pathol* 2011;24(1):147-51.
8. Joensuu H, Eriksson M, Sundby Hall K *et al.* One vs three years of adjuvant imatinib for operable gastrointestinal stromal tumor: a randomized trial. *JAMA* 2012;307(12):1265-72.
9. Dematteo RP, Ballman KV, Antonescu CR *et al.* Adjuvant imatinib mesylate after resection of localised, primary gastrointestinal stromal tumor: a randomised, double-blind, placebo-controlled trial. *Lancet* 2009;373:1097-104.
10. Gronchi A, Judson I, Nishida T *et al.* Adjuvant treatment of GIST with imatinib: solid ground or still quicksand? A comment on behalf of the EORTC Soft Tissue and Bone Sarcoma Group, the Italian Sarcoma Group, the NCRI Sarcoma Clinical Studies Group (UK), the Japanese Study Group on GIST, the French Sarcoma Group and the Spanish Sarcoma Group (GEIS). *Eur J Cancer* 2009;45:1103-6.
11. Raut CP, Posner M, Desai J *et al.* Surgical management of advanced gastrointestinal stromal tumors after treatment with targeted systemic therapy using kinase inhibitors. *J Clin Oncol* 2006;24:2325-31.
12. Gronchi A, Fiore M, Miselli F *et al.* Surgery of residual disease following molecular-targeted therapy with imatinib mesylate in advanced/metastatic GIST. *Ann Surg* 2007;245:341-46.
13. Mussi C, Ronellenfitsch U, Jakob J *et al.* Post-imatinib surgery in advanced/metastatic GIST: is it worthwhile in all patients? *Ann Oncol* 2010;21:403-8.
14. NCCN Task Force Report: update on the management of patients with gastrointestinal stromal tumors, 2012.
15. Gastrointestinal stromal tumors: ESMO Clinical Practice Guidelines for diagnosis, treatment and follow-up. *Ann Oncol* 2012;23(Suppl 7):vii49-vii55.
16. Blackstein ME, Blay JY, Corless C *et al.* Gastrointestinal stromal tumours: consensus statement on diagnosis and treatment. *Can J Gastroenterol* 2006;20:157-63.
17. Roggin KK, Posner MC. Modern treatment of gastric gastrointestinal stromal tumors. *World J Gastroenterol* 2012;18:6720-28.
18. Fujimoto Y, Nakanishi Y, Yoshimura K *et al.* Clinicopathologic study of primary malignant gastrointestinal stromal tumor of the stomach, with special reference to prognostic factors: analysis of results in 140 surgically resected patients. *Gastric Cancer* 2003;6:39-48.
19. Joensuu H, Vehtari A, Riihimäki J *et al.* Risk of recurrence of gastrointestinal stromal tumour after surgery: an analysis of pooled population-based cohorts. *Lancet Oncol* 2012;13:265-74.

PARTE III

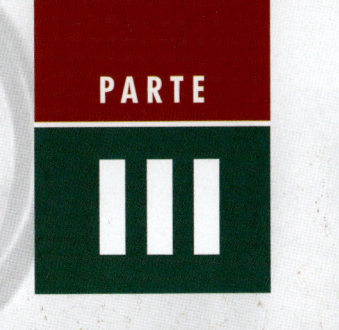

TRAUMA

CAPÍTULO 39

EPIDEMIOLOGIA E PREVENÇÃO DO TRAUMA

Maíra Danielle Gomes de Souza ▪ Josemberg Marins Campos ▪ Luciana Teixeira de Siqueira

INTRODUÇÃO

O trauma é definido como um conjunto de lesões de tecidos, órgãos ou segmentos do corpo que ocorre de maneira acidental ou intencional, ameaçando a vida do ser humano. Tem etiologia súbita, de natureza e extensão variadas, sendo atualmente considerado um problema de grande impacto na morbimortalidade das faixas etárias socialmente ativas.[1] Este fato deve-se à multiplicação da violência e da quantidade de veículos automotores nas grandes cidades, ocupando espaço gradativamente nas estatísticas de diagnósticos e internações hospitalares.[2]

O trauma atingiu a maior morbimortalidade na população com idade abaixo de 39 anos, sendo um grave problema de saúde pública. Assim, são necessárias medidas imediatas de caráter intervencionista, considerando que ocorrem em torno de 150 mil mortes/ano; este número é triplicado quando são incluídas as vítimas por invalidez permanente.[2] Além disso, é a causa do maior número de anos perdidos, superando o câncer e doenças cardiovasculares, com custo que excede 400 bilhões de dólares (Fig. 39-1).[3,4]

Em 2008, no Brasil, houve a implantação da Lei nº 11.705, a "Lei Seca", introduzindo dispositivos que inibem o consumo de bebida alcoólica em condutores de veículo automotor. Foi realizado um estudo comparativo, com o banco de dados do Sistema de Informação de Mortalidade (SIM), nos anos de 2008-2009; foram incluídos dados de mortalidade por Acidentes de Transporte Terrestres (ATT), sendo identificada redução significativa na taxa de mortalidade de 18,7/100 para 17,3/100 mil habitantes.[5]

Este capítulo tem como objetivo abordar aspectos epidemiológicos das lesões por causas externas e descrever a epidemiologia do trauma no mundo, Brasil e Recife. Isto orienta o leitor sobre a importância da realização de práticas preventivas, e incentiva a implementação de programas que tornem os profissionais de saúde agentes da prevenção da violência e de acidentes.

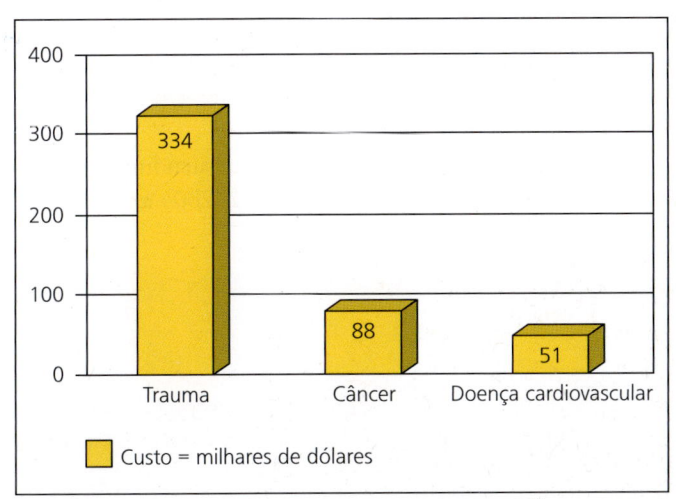

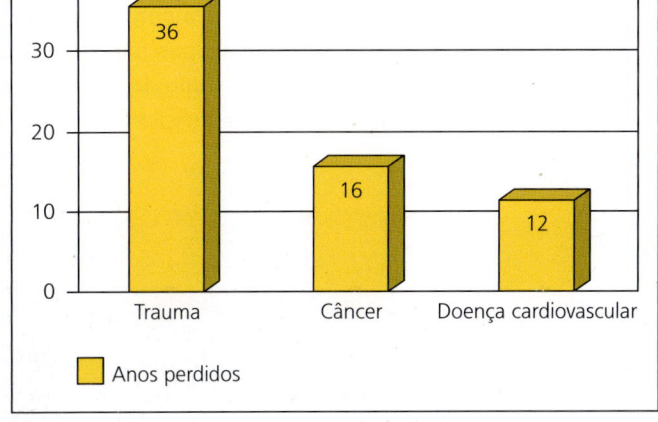

Fig. 39-1. Atendimento pré-hospitalar. McSwain et al.[10]

EPIDEMIOLOGIA DAS CAUSAS EXTERNAS

Estes dados são diferenciados em relação às outras enfermidades, pois as causas são comportamentais e sem estágios predefinidos, o que dificulta a aplicação de métodos tradicionais de estudos epidemiológicos. A quantificação dos eventos por causas externas permite estabelecer prioridades de atuação no problema, determinando metas de controle e criando políticas públicas de ação. Isto envolve o estudo dos seguintes aspectos: momento da lesão, local, mecanismo e características da vítima.[6]

Na atualidade, a mortalidade por causas externas na população em geral ocupa a 5ª posição, ultrapassando doenças cardíacas e câncer, com elevados custos econômicos (Fig. 39-1). Em todo o mundo, um em cada 10 óbitos decorre do trauma, enquanto nos EUA as causas externas ocupam o 4º lugar na classificação de morte em todas as faixas etárias.[6]

EPIDEMIOLOGIA DO TRAUMA NO BRASIL

Dados da Secretaria de Vigilância em Saúde do Ministério da Saúde (SVS/MS) mostram o perfil epidemiológico e demográfico brasileiro com alta morbimortalidade relacionada com a violência e o acidente de trânsito entre jovens até 40 anos. Acima dessa faixa, ocorre alta morbimortalidade relacionada com as doenças do aparelho circulatório (Quadro 39-1). Os dados oficiais do MS, de 1996 a 2006, foram consultados apontando a ocorrência de 1.348.224 mortes por traumas, os valores anuais oscilaram entre 120 a 130 mil óbitos, representando um percentual de 12,5% da totalidade de mortes ocorridas no Brasil em cada um desses anos (Quadro 39-2).[7]

Além da mortalidade precoce e das sequelas decorrentes dos acidentes de trânsito e outras violências, devem-se considerar os sofrimentos enfrentados pelas pessoas acometidas por essas condições clínicas e suas famílias, somando o alto custo socioeconômico.[8]

Dados do SIM, entre 1990 e 2007, demonstram que o número de acidentes terrestres provocados por motocicletas tem aumentado consideravelmente, bem como de ocupantes de automóveis, extrapolando os limites de atuação do setor de saúde. Isto leva à necessidade de articulação e desenvolvimento de políticas intersetoriais de promoção e prevenção da saúde, especialmente neste contexto de doenças e agravos por causas externas (Fig. 39-2).[8]

SURGIMENTO DO SAMU NO BRASIL

Neste País, o Sistema de Atendimento Médico de Urgência (SAMU) teve início com um acordo bilateral assinado entre Brasil-França, por solicitação do MS. O modelo de assistência é padronizado pelo acionamento à Central de Regulação das Urgências, linha 192, de fácil acesso e discagem gratuita, com regulação médica regionalizada, hierarquizada e descentralizada. Regido pela Portaria nº 1.010, de 21 de maio de 2012, sendo o principal componente da Política Nacional de Atenção às Urgências, com a finalidade de proteger a vida e garantir qualidade no atendimento no SUS.[9]

A divisão regionalizada do SAMU apresenta 156 Centrais de Regulação Médica, atingindo 1.468 municípios brasileiros e 110,55 milhões de pessoas que podem contar com o Serviço de Atendimento Móvel de Urgência (Fig. 39-3).[9]

SAMU EM RECIFE

Esta instituição foi inaugurada em 2001 na capital de Pernambuco, e conta atualmente com dois mil atendimentos mensais, em média; a sede possui uma Central de Regulação Médica do SAMU Metropolitano do Recife, que regula também outros 17 municípios nessa região.[9]

O Serviço conta com uma frota de 6 unidades de suporte avançado, 18 unidades de suporte básico, 3 motocicletas e 2 helicópteros, que fazem parte de convênio firmado entre a Polícia Rodoviária Federal – PE e o Grupamento Tático Aéreo/Secretaria de Defesa Social de Pernambuco.[9]

As equipes são formadas por médicos, enfermeiros, técnicos de enfermagem e condutores, treinados pelo Núcleo de Educação Permanente (NEP/SAMU) – Recife, em parceria com diversas instituições.[10]

O Quadro 39-3 mostra os principais atendimentos realizados no SAMU – Recife, no período de 2004 a 2010.

Quadro 39-1 Principais cargas de morbimortalidade no país

	FAIXA ETÁRIA (ANOS)										
	1	1-4	5-9	10-14	15-19	20-29	30-39	40-49	50-59	60+	Total
1ª	Afecções perinatais 25.637	Causas externas 1.578	Causas externas 1.528	Causas externas 2.431	Causas externas 13.595	Causas externas 37.306	Causas externas 24.057	DAC 20.641	DAC 40.436	DAC 241.607	DAC 314.506
2ª	Anomalia congênita 7.973	DAR 1.162	Neoplasia 669	Neoplasia 681	Neoplasia 899	DIP 2.822	DAC 7.016	Causas externas 17.816	Neoplasia 30.047	Neoplasia 108.857	Neoplasia 166.317
3ª	DAR 2.363	DIP 1.003	Sistema nervoso 436	Sistema nervoso 483	DAC 659	Neoplasia 2.665	DIP 5.832	Neoplasia 15.924	Causas externas 11.865	DAR 81.926	Causas externas 133.644

DAC = doenças do aparelho circulatório; DAR = doenças do aparelho respiratório; DIP = doenças infecciosas e parasitárias.
Fonte: SIM/SVS, 2010.[7]

Quadro 39-2 Distribuição dos óbitos por causas externas, segundo o tipo de trauma e o sexo

Tipo de trauma	Masculino		Feminino		Total	
	n	%	n	%	n	%
Acidente de transporte	293.705	80,7	70.330	19,3	364.035	100
Agressões	464.037	91,8	41.463	8,2	505.500	100
Quedas	43.264	71,3	17.423	28,7	60.687	100
Suicídios	65.401	79,3	17.073	20,7	82.474	100
Outras causas	262.397	78,5	72.131	21,5	335.528	100
Total	1.129.804	83,8	218.420	16,2	1.348.224	100

Dados do Sistema de Informações sobre Mortalidade (SIM/SVS/MS). Brasil, 1996 a 2006.[7]

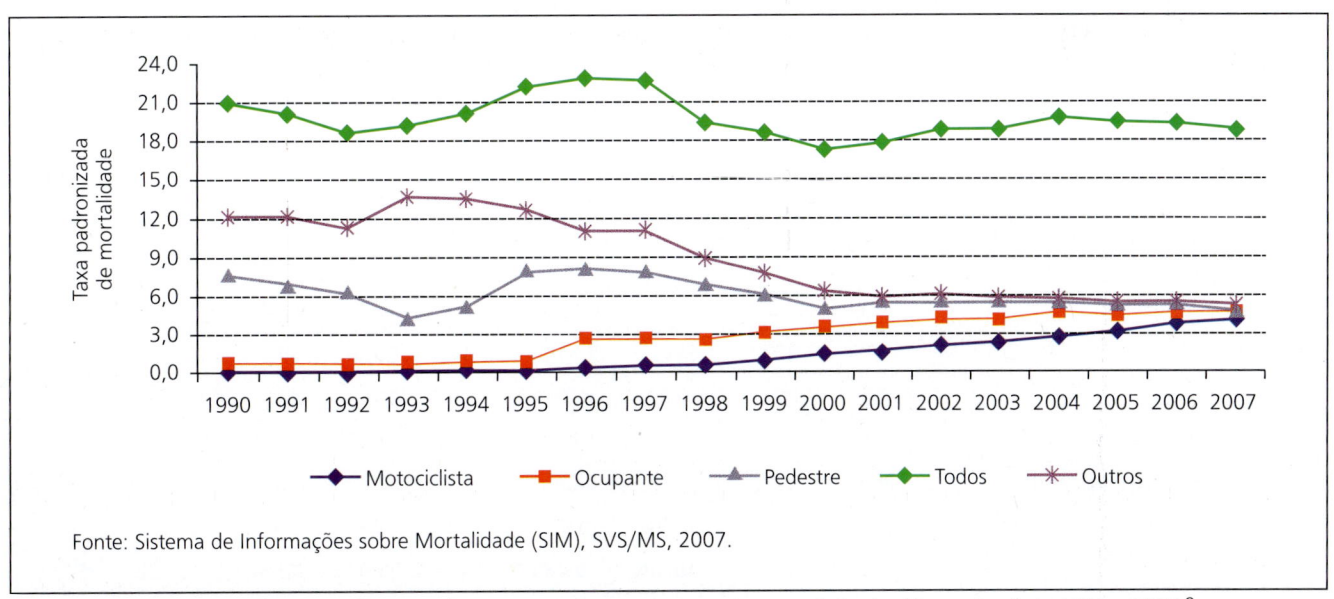

Fig. 39-2. Taxa de mortalidade por acidentes de transporte terrestre, segundo a condição da vítima – Brasil de 1990 a 2007.[8]

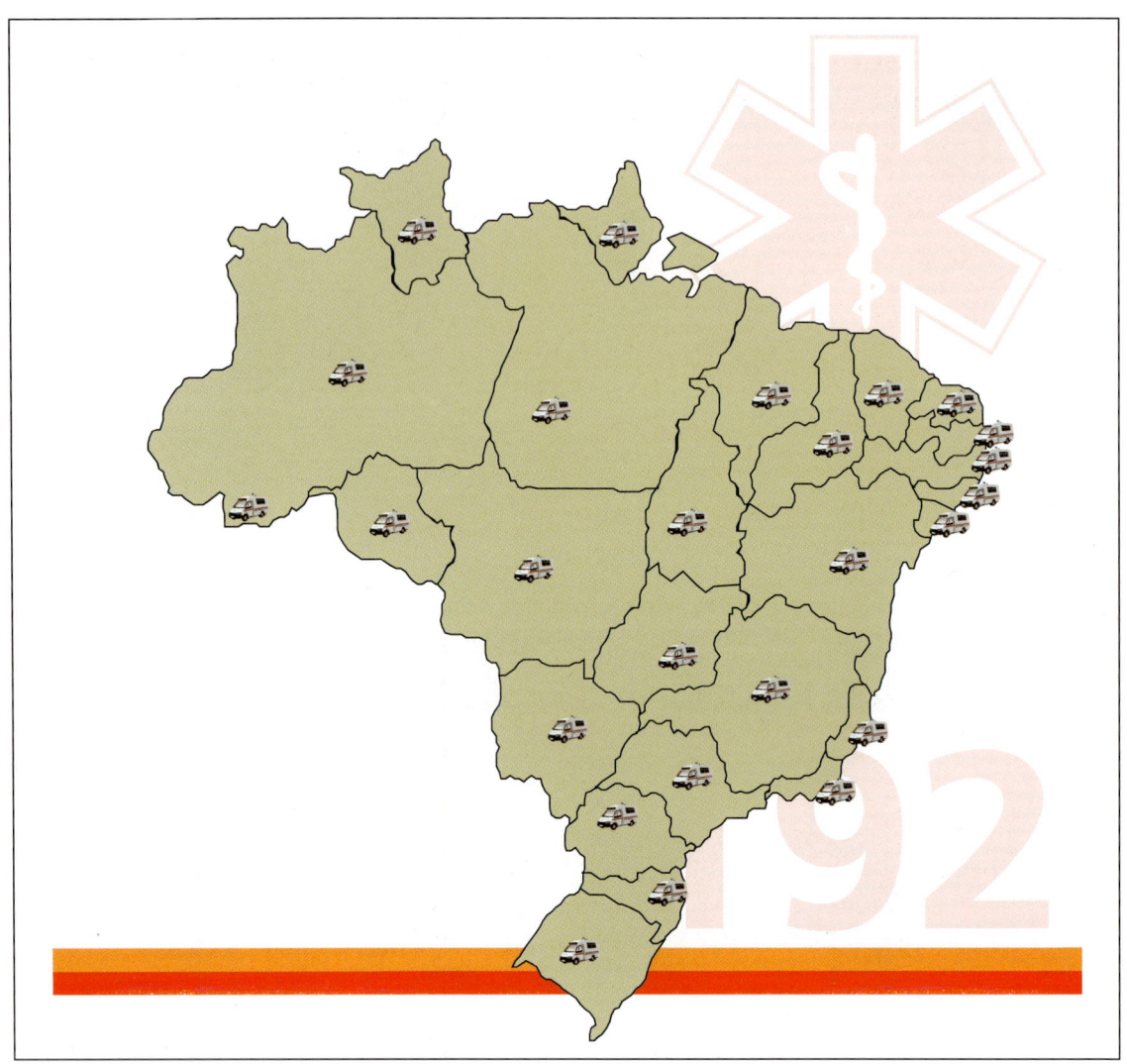

Fig. 39-3. Rede Nacional SAMU 192 (Divisão Regionalizada).[9]

Quadro 39-3. Principais atendimentos do SAMU Recife, anos de 2004 a 2010

Ano de ocorrência	2004	2005	2006	2007	2008	2009	2010	TOTAL	%
Domiciliar:	9.542	8.401	8.202	7.025	7.885	7.296	8.725	48.351	38,9
• Domiciliar clínico	8.379	7.310	7.347	6.107	6.774	5.944	7.298	41.861	33,7
• Domiciliar causas externas	1.163	1.091	855	918	1.111	1.352	1.427	6.490	5,2
Via pública:	7.134	6.648	6.780	7.419	8.194	7.349	7.714	43.524	35,0
• Via pública clínico	1.938	1.779	1.818	1.619	1.548	1.548	1.071	10.250	8,2
• Via pública causas externas	5.196	4.869	4.962	5.800	6.646	5.801	6.643	33.274	26,8
Eventos	1.194	897	196	1.518	128	1.528	50	5.461	4,4
Obstétrico	855	872	542	313	287	249	211	3.118	2,5
Remoções entre unidades	2.335	2.311	2.706	1.864	1.795	1.646	1.711	12.657	10,2
Óbitos antes do atendimento	288	249	159	175	293	409	421	1.573	1,3
Canceladas/trotes ou não localizadas	2.031	1.533	1.024	922	1.659	2.468	3.190	9.637	7,8
Total	23.379	20.911	19.609	19.236	20.241	20.945	22.022	124.321	100,0

Fonte: SAMU/Secretaria de Saúde do Recife.[9]

PREVENÇÃO DO TRAUMA

O acidente é um evento não intencional e evitável, causador de lesões físicas e emocionais nos mais variados âmbitos de trabalho, trânsito, escola, lar, entre outros.[11]

A doença e o trauma se comportam de maneira similar, requerendo a presença de três elementos: agente, hospedeiro e ambiente.

William J. Haddon Jr, pai da ciência de prevenção do trauma, reconhece três fases:

- *Pré-evento:* antes de o trauma ocorrer, quando a energia ainda permanece sob controle.
- *Evento:* momento do trauma, quando a energia é descontrolada e liberada.
- *Pós-evento:* que são as consequências do trauma.[11]

As estratégias de prevenção podem ser organizadas de acordo com o efeito no evento do trauma, coincidindo com a Matriz de Haddon:[4]

- *Intervenções pré-evento:* conhecidas como primárias, que tentam evitar a ocorrência do trauma, cujas ações têm como objetivos manter motoristas embriagados longe das estradas, manter limites de velocidade mais baixos e instalar mais semáforos para evitar colisões.
- *Fase do evento:* tem a finalidade de reduzir a gravidade do trauma, aliviando o impacto das lesões, pelo uso de cinto de segurança, instalação de painéis acolchoados nos veículos e cumprimento de leis que tratam do uso de assentos de segurança para crianças.
- *Intervenções do pós-evento:* propiciam um meio de aumentar a probabilidade de sobrevivência dos traumatizados por meio do incentivo à boa forma física, desenvolvimento dos sistemas de combustíveis para veículos que não explodam com o impacto, e implementação de sistemas nos Serviços Médicos de Emergências (SME) de alta qualidade.[4]

PROGRAMAS DE PREVENÇÃO DE TRAUMA

Têm como objetivo proporcionar mudança no conhecimento, na atitude e no comportamento da sociedade, considerando que somente o fornecimento de informações às vítimas não é suficiente para a prevenção. Assim, a implementação de programas deve influenciar a atitude e mudança do comportamento de pessoas por intermédio da educação continuada, realizados por profissionais de saúde, a longo prazo, desde a atenção primária (nos serviços de atenção básica) até os níveis mais complexos de atendimento à saúde.[4]

Para a atuação da equipe de emergência de forma preventiva é necessário investir em:

1. Sensibilização e capacitação de toda a equipe, valorizando a importância de sua atuação.
2. Criação de rotinas institucionais para atuação nos casos de acidentes e violências de forma multiprofissional, com enfoque interdisciplinar.
3. Articulação com serviços, instituições, organizações governamentais e não governamentais que possam receber estes encaminhamentos, interagindo, assim, com uma rede de prevenção.
4. Melhorar o sistema de registros para que possam subsidiar o planejamento de ações futuras, obedecendo à rotina institucional.[11]

Os avanços na prevenção do trauma vão depender da adoção desse novo papel pelo socorrista que deve acreditar na sua importância.[4]

CONSIDERAÇÕES FINAIS

Os estudos epidemiológicos sobre trauma são imprescindíveis na determinação da extensão e do estabelecimento de prioridades e metas; no Brasil, os dados oficiais ainda retratam de modo parcial a realidade epidemiológica e de assistência ao politraumatizado no país, sendo necessária a implementação e realização sistemática de programas preventivos.

REFERÊNCIAS BIBLIOGRÁFICAS

1. Pires ACF. *Epidemiologia do trauma na beira interior*. Covilhã: Universidade da Beira Interior; 2012.
2. Braga Jr MB, Chagas Neto FA, Porto MA et al. Epidemiologia e Grau de Satisfação do Paciente Vítima de Trauma Músculo-Esquelético atendido em Hospital de Emergência da Rede Pública Brasileira. *Acta Ortop Bras* 2005;13(3):137-40.
3. Frame SB. Musculoskeletal trauma. In: *Basic and advanced prehospital life support*®. 5th ed. St Louis: Mosby, 2003. p. 272-86.
4. McSwain NE, Frame S, Salomone JP. *Prevenção de trauma. PHTLS – Atendimento pré-hospitalar ao traumatizado*. 6. ed. Rio de Janeiro: Elsevier, 2007. p. 14-28
5. Malta DC, Soares Filho AM, Montenegro MMS et al. Análise da mortalidade por acidentes de transporte terrestre antes e após a Lei Seca – Brasil, 2007-2009. *Epidemiol Serv Saúde Brasília* 2010;19(4):317-28.
6. Imamura JH. Epidemiologia dos traumas em países desenvolvidos e em desenvolvimento. São Paulo: FMUSP; 2012.
7. Ministério da Saúde (BR), Secretaria de Atenção à Saúde, Departamento de Atenção Especializada. Manual Instrutivo da Rede de Atenção às Urgências e Emergências no Sistema Único de Saúde (SUS). Brasília: Ministério da Saúde, 2013.
8. Passos ADC, Pereira Jr GA, Monteiro RA, Scarpelini S. Epidemiologia do trauma no Brasil. In: Ferrada R, Rodriguez A. *Trauma: Sociedade Panamericana de Trauma*. São Paulo: Atheneu; 2010. p. 2-4.
9. Núcleo de Educação em urgência. SAMU Regional de Ribeirão Preto [Internet]. Ribeirão Preto. Acesso em: 11 Jul. 2013. Disponível em: <http://www.ribeiraopreto.sp.gov.br/ssaude/programassamu/apresentacao.pdf>
10. Prefeitura da Cidade do Recife. Recife. Acesso em: 12 Jul. 2013. Disponível em: <http://www2.recife.pe.gov.br/pcrservicos/samu/>
11. Pavelqueires S, Marçal AA, Gomes CPML et al. *A prevenção do trauma. MAST: Manobras avançadas de suporte ao trauma e emergências cardiovasculares*. 6. ed. Marília: manual do curso, 2006. p. 11-1.

CAPÍTULO 40

ATENDIMENTO INICIAL AO POLITRAUMATIZADO

Josemberg Marins Campos ▪ Maíra Danielle Gomes de Souza ▪ Milton Ignacio Carvalho Tube ▪ Lyz Bezerra Silva

INTRODUÇÃO

O paciente politraumatizado é potencialmente grave, e a avaliação inicial é a base de todas as decisões de atendimento e transporte centradas na estabilização das condições vitais. A equipe de atendimento pré-hospitalar deve ser qualificada e, logo após a primeira abordagem ao paciente, deve transportá-lo de maneira segura ao hospital.[1,2]

Há maior mortalidade nos primeiros minutos após o evento, cujo período tem sido conhecido como a "hora de ouro".[3] Assim, o tempo de atendimento é crucial e requer uma avaliação rápida e sistematizada, que envolve as seguintes etapas: preparação, triagem, exame primário, reanimação, medidas auxiliares ao exame primário e reanimação, exame secundário, medidas auxiliares ao exame secundário, reavaliação e cuidados definitivos.[4]

Dessa forma, é fundamental a identificação das prioridades dos exames primário e secundário, com reanimação e monitorização adequada, reconhecendo o valor da história do paciente e da biomecânica do trauma.

Este capítulo objetiva demonstrar a sequência correta das prioridades na avaliação e no atendimento inicial do politraumatizado.

PREPARAÇÃO

- *Fase pré-hospitalar:* a equipe é preparada para atuar no local da ocorrência, estabilizando o paciente e estruturando a logística, de modo que o hospital seja notificado antes da remoção. Nesta fase, é primordial o controle das vias aéreas, da hemorragia e do choque.
- *Fase intra-hospitalar:* a equipe que recebe o traumatizado deve ter conhecimento prévio sobre o paciente, visando à melhor preparação e atendimento. Os equipamentos devem estar organizados, testados e disponíveis, além da existência de cristaloides devidamente aquecidos, com fácil acesso ao pessoal de laboratório e radiologia.

A regulação médica tem a função de intermediar as equipes do pré-hospitalar e do intra-hospitalar, enviando viaturas para o atendimento da ocorrência, de acordo com as informações prestadas. Além disso, este serviço verifica e indica o hospital para a continuidade do atendimento de emergência.[5]

TRIAGEM

Esta etapa também é denominada de **Classificação de Risco**, na qual as vítimas são atendidas de acordo com a gravidade das lesões e o tipo de tratamento necessário, verificando-se os recursos disponíveis.

Podem ocorrer no local do acidente:

- *Cenário 1:* o número de vítimas e a gravidade das lesões não excedem a capacidade de atendimento. As vítimas mais graves são tratadas primeiramente, baseando-se nas prioridades de acordo com o ABCDE.[4]
- *Cenário 2:* o número de vítimas e a gravidade das lesões excedem a capacidade de atendimento, em que os pacientes com maiores chances de sobrevivência têm prioridade.[5]

AVALIAÇÃO PRIMÁRIA

Tem como fundamentação identificar lesões que comprometem a vida do paciente, que deve ser avaliado de forma rápida, precisa e eficiente, em uma sequência lógica de prioridades para o suporte da vida. O ABCDE segue uma ordem de prioridades, sendo iguais para criança, adultos, gestantes e idosos. Esta avaliação é constituída de cuidados com o traumatizado e identifica as ameaças à vida que requerem ação imediata.[3]

▶ A) Avaliação das Vias Aéreas e Estabilização da Coluna Cervical

O examinador deve identificar e solucionar problemas relacionados com a permeabilidade das vias áreas, como corpos estranhos, fraturas complexas de face, inconsciência com queda posterior da língua, entre outros, além de situações predisponentes de broncoaspiração, com o intuito de proteger a via aérea do paciente (Fig. 40-1).[6]

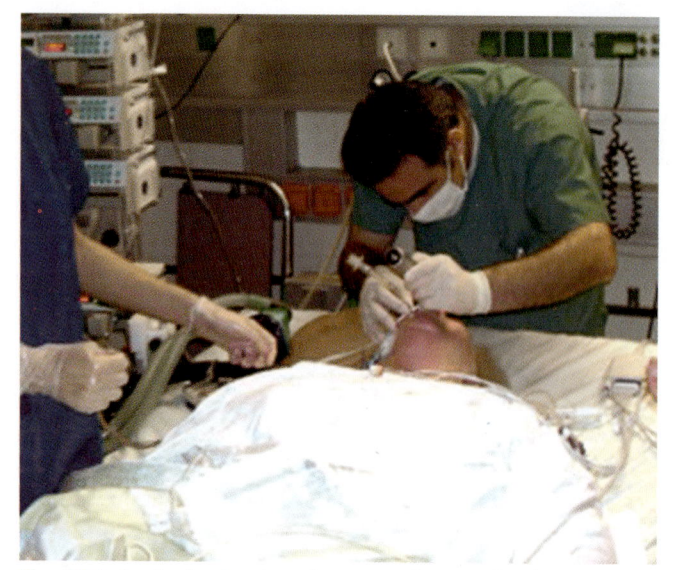

Fig. 40-1. Avaliação das vias aéreas superiores realizada por médico durante atendimento de emergência.[6]

A proteção da coluna com o colar cervical tem o intuito de evitar danos à medula da vítima que possua lesões instáveis, evitando-se a hiperextensão do pescoço.[7] Paciente com trauma multissistêmico, é portador em potencial de lesão de coluna cervical, principalmente se houver evidência de trauma fechado acima das clavículas. Assim, a manipulação da cabeça e do pescoço deve ser realizada com técnica adequada para evitar piora do quadro clínico (Fig. 40-2).[8]

B) Respiração e Ventilação

O examinador deve identificar e adotar terapêutica para situações que coloquem em risco imediato a dinâmica respiratória. As seguintes alterações devem ser resolvidas antes de passar para a próxima etapa: pneumotórax hipertensivo, hemotórax maciço, tórax instável com contusão pulmonar e pneumotórax aberto (Fig. 40-3).[7]

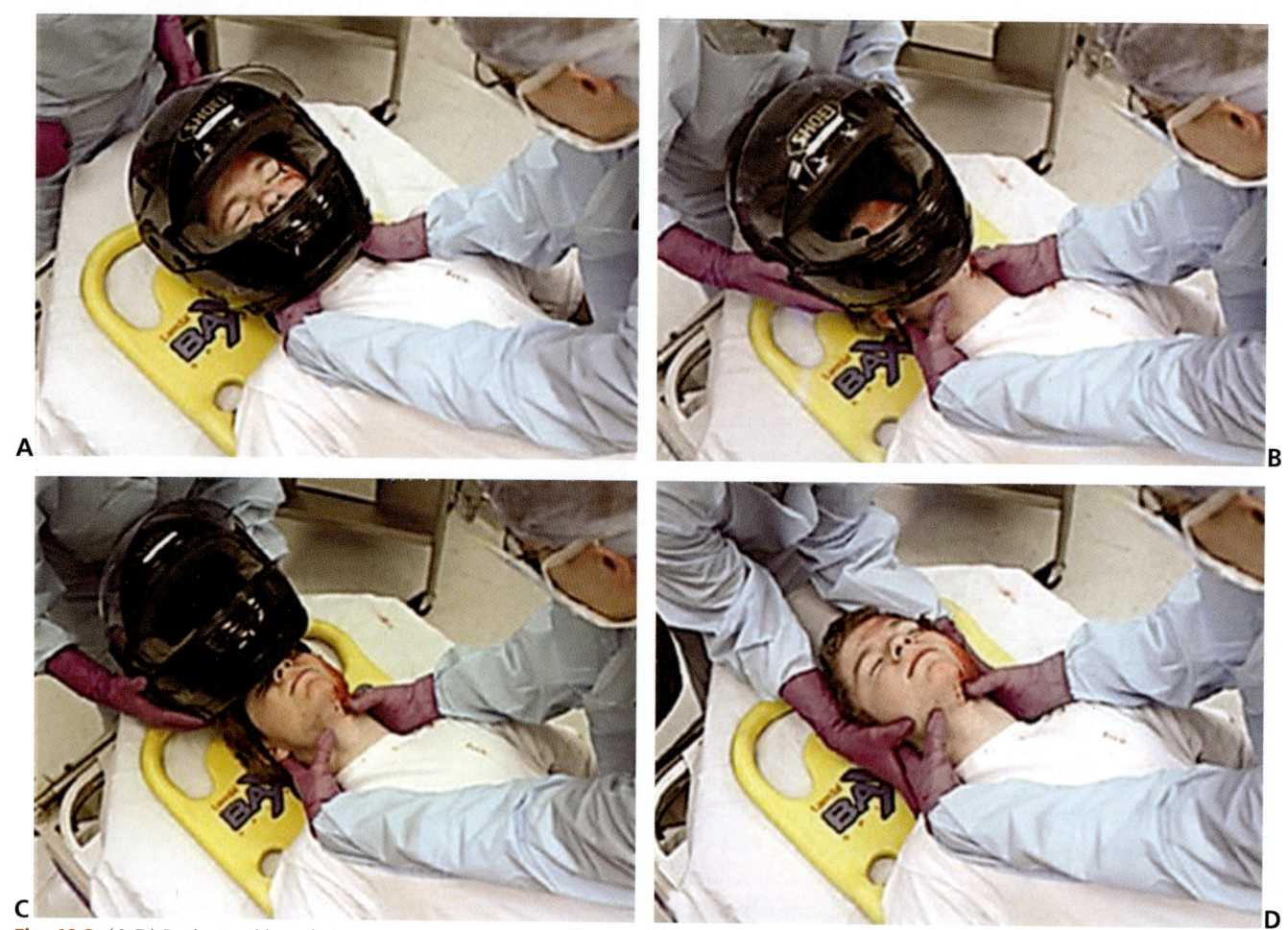

Fig. 40-2. (**A-D**) Paciente vítima de trauma com capacete sendo removido com técnica adequada para não piorar a provável lesão de coluna cervical.[8]

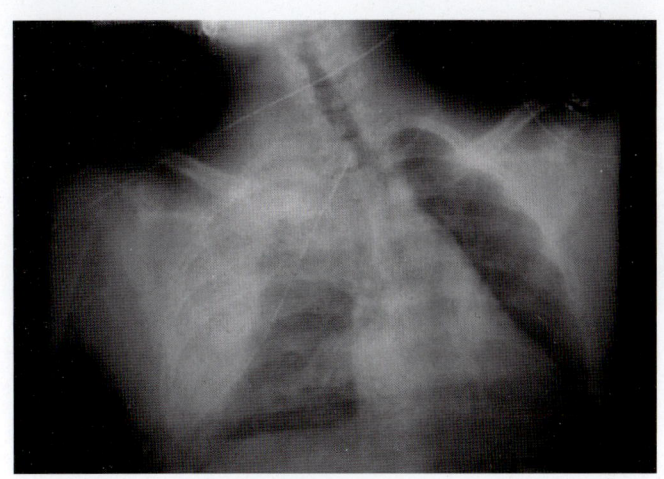

Fig. 40-3. Radiografia de tórax mostrando hemotórax maciço.[7]

C) Circulação com Controle de Hemorragia

A hemorragia é a principal causa de morte evitável, cujo prognóstico é modificado por rápido atendimento hospitalar, com meta de identificar e iniciar o tratamento de sangramento. O diagnóstico pode ser realizado pelos seguintes parâmetros: avaliação do nível de consciência, cor da pele e frequência de pulso. A compressão direta de uma ferida superficial controla o sangramento externo (Fig. 40-4).[9]

D) Avaliação do Estado Neurológico

O examinador deve avaliar o nível de consciência por meio das seguintes respostas objetivas do paciente: alerta, resposta verbal, resposta à dor e não responde. A escala de coma de Glasgow é outro método objetivo de avaliação neurológica (Capítulo 46 – Traumatismo Cranioencefálico – TCE).

Se houver diminuição do nível de consciência, a reavaliação pode identificar hipóxia ou hipotensão arterial. Na ausência dessas alterações, deve-se pensar no diagnóstico de TCE.

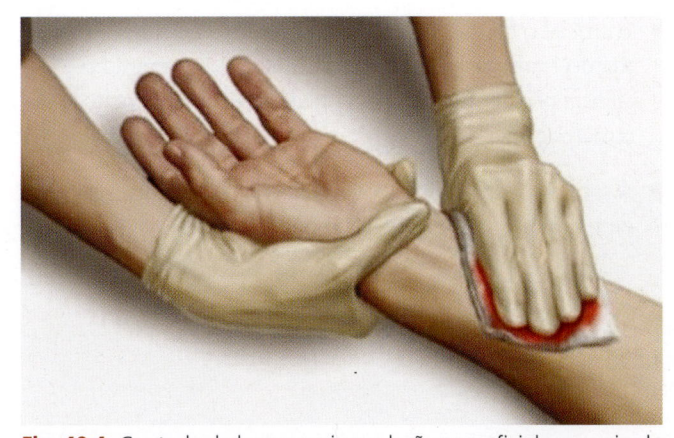

Fig. 40-4. Controle da hemorragia em lesão superficial por meio de compressão direta da ferida.[9]

E) Exposição com Controle de Hipotermia

O examinador deve retirar as roupas do paciente para facilitar a avaliação e identificação das lesões. Logo em seguida, deve-se proteger o corpo do meio externo para evitar hipotermia.

Cada etapa busca o diagnóstico de alterações e a tomada de decisões antes de proceder ao próximo passo, lembrando que na prática a sequência é realizada simultaneamente por equipe de emergência.

O atendimento de gestante e criança segue a mesma sistematização, com algumas diferenças que são demonstradas em capítulo específico deste livro. Os pacientes idosos vítimas de trauma requerem cuidados especiais, considerando que o envelhecimento diminui as reservas fisiológicas associadas às doenças crônicas, que comprometem o estado de saúde.[1,5]

Reanimação – Estabilização

Esta etapa é realizada simultaneamente ao diagnóstico do problema no exame primário.

- Realizar as manobras de elevação do mento *(chin lift)* e tração da mandíbula *(jaw thrust)* para aumentar a capacidade de oxigenação tecidual pela desobstrução das vias áreas superiores (Fig. 40-5).[8]
- Fornecer oxigênio suplementar para todos os pacientes através de cateter nasal.
- Se houver insuficiência respiratória após as medidas inicias descritas anteriormente, considerar a realização de uma via aérea definitiva (intubação oro ou nasotraqueal, ou cricotireoidostomia ou traqueostomia), seguida de ventilação mecânica (Capítulo 41 – Vias Aéreas) (Fig. 40-6).[8]
- Providenciar acesso venoso periférico, preferencialmente com 2 cateteres calibrosos (14 ou 16 fr) em membros superiores, e infundir rapidamente 2 litros de soro ringer lactato aquecido e coletar sangue para a realização de exames laboratoriais e tipagem sanguínea, visando à reserva de concentrado de hemácias e possível hemotransfusão, caso ocorra sangramento moderado a intenso.[8]
- A monitorização eletrocardiográfica é necessária em todo politraumatizado para a identificação de arritmias, que podem indicar contusão miocárdica e sinais de tamponamento cardíaco. Também é usada para evitar lesão do miocárdio durante punção pericárdica.
- A sondagem vesical permite a avaliação do volume e da característica macroscópica da urina, além de o débito urinário ser um indicador de reposição volêmica. Este procedimento não deve ser realizado quando há sinais sugestivos de lesão de uretra, como: uretrorragia, hematoma em bolsa escrotal, ausência ou deslocamento da próstata no toque retal. A presença de sangue no coletor de urina através da sonda (hematúria) sugere trauma das vias urinárias (rins e bexiga).

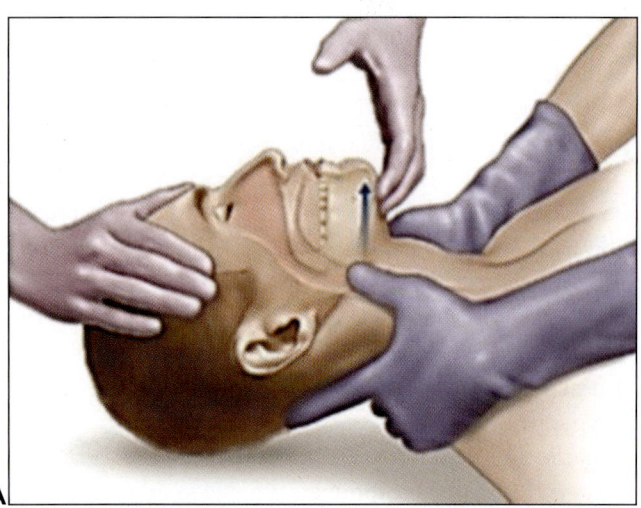

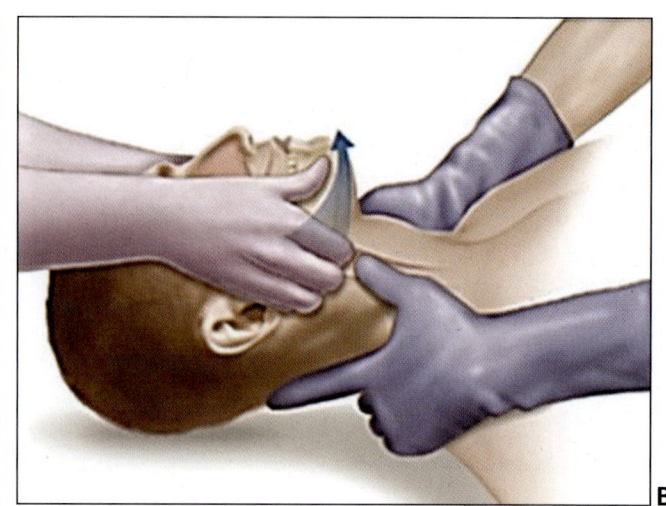

Fig. 40-5. (**A** e **B**) Manobras de elevação do mento e tração da mandíbula.[8]

- A sondagem do estômago possibilita a redução da pressão da câmara gástrica, diminui o risco de broncoaspiração e permite o diagnóstico de traumas digestivo (presença de sangue) e diafragmático. Neste caso, a sonda é visualizada no estômago posicionado no interior do tórax.
- A inserção de sonda por via nasal é contraindicada em pacientes com sinais sugestivos de fratura de base de crânio: Sinal de Battle, equimose e edema periorbitário e hemotímpano (Fig. 40-7).[1,5]

AVALIAÇÃO SECUNDÁRIA

Tem início quando a avaliação primária é completada e visa estabilizar qualquer descompensação clínica existente que possa causar morte ou sequela. É realizado exame físico completo visando à detecção de lesões que passaram despercebidas, especialmente quando há alteração do nível de consciência.

Os antecedentes clínicos podem ser fornecidos por familiares, acompanhantes ou paramédicos que realizaram o resgate, podendo ser memorizado pela sigla AMPLA:[4]

- Alergia.
- Medicamentos em uso.
- Passado mórbido.
- Líquidos ou alimentos ingeridos.
- Ambiente e evento com relação ao trauma.

Medidas auxiliares, como lavado peritoneal diagnóstico e tomografia computadorizada, são realizadas. Pacientes com instabilidade hemodinâmica não devem ser submetidos a exame radiológico ou tomografia.[10]

REAVALIAÇÃO

Todas as etapas devem ser avaliadas constantemente em busca de novos achados ou alterações dos sinais e sintomas já detectados, e devem-se assegurar a regularidade dos sinais vitais, débito urinário (em torno de 50 mL/hora ou 1 mL/kg/h) e escala de coma de Glasgow. Analgesia deve ser ofertada ao paciente, evitando-se droga que mascara sintomas neurológicos.[11]

TRANSFERÊNCIA DO PACIENTE

Após todas as etapas completadas, o médico que estiver prestando a assistência deve decidir a transferência do paciente, porém a responsabilidade é de toda a equipe.

CONSIDERAÇÕES FINAIS

- É crucial o conhecimento das etapas do atendimento à vítima do trauma, que devem ser realizadas com rapidez e eficiência por equipe treinada, obedecendo à sequência da sistematização.
- A sobrevida do politraumatizado depende, em grande parte, de um atendimento inicial com eficácia.

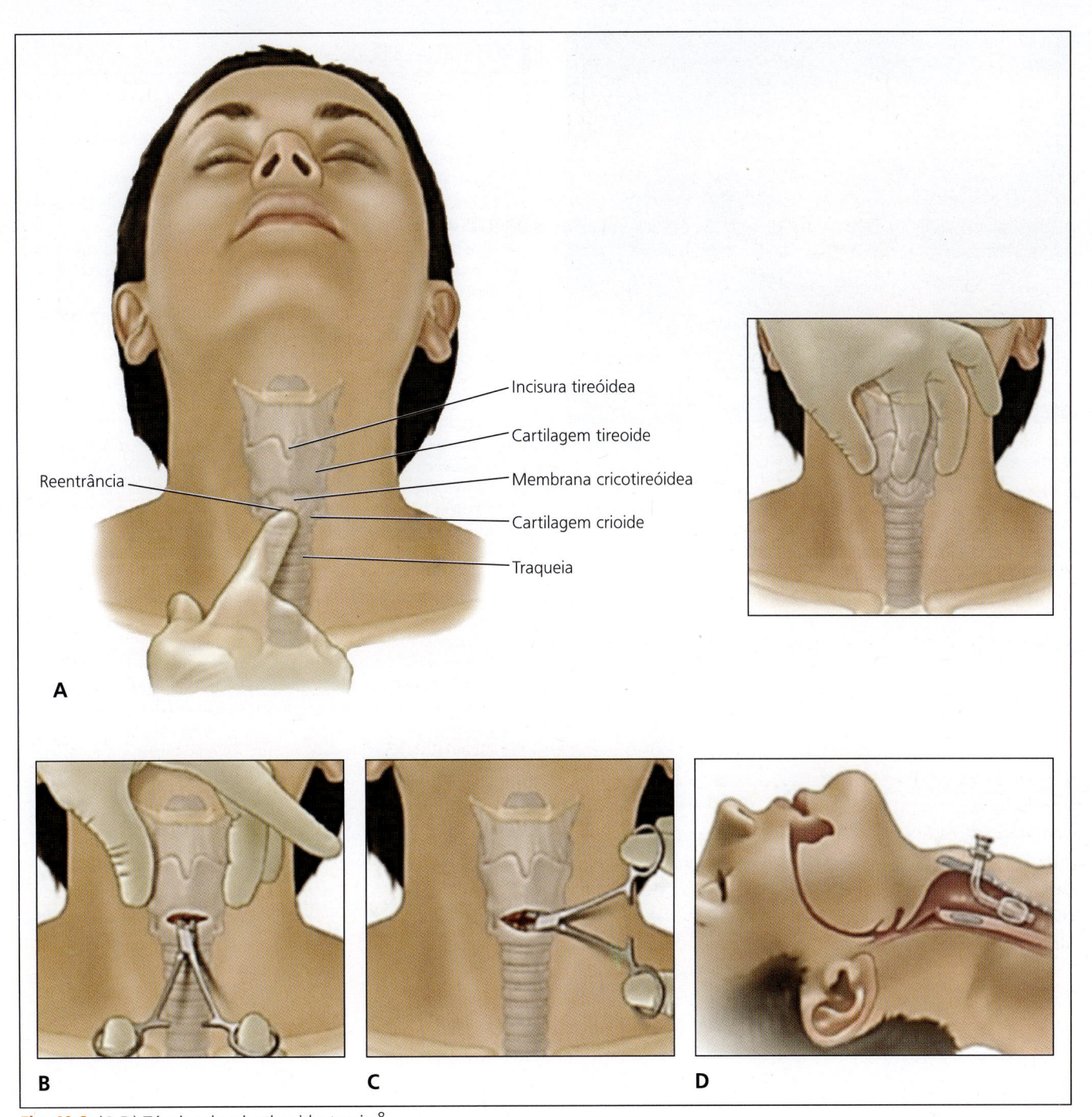

Fig. 40-6. (**A-D**) Técnica de cricotireoidostomia.[8]

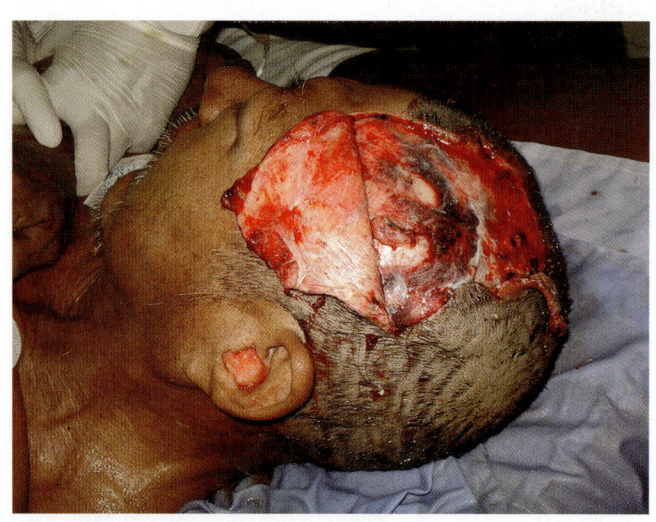

Fig. 40-7. Sinais sugestivos de fratura de base de crânio: sinal de Battle, equimose, edema periorbitário e hemotímpano.

REFERÊNCIAS BIBLIOGRÁFICAS

1. Pavelqueires S, Marçal AA, Gomes CPML et al. Atendimento inicial à vítima de trauma. MAST: Manobras avançadas de suporte ao trauma e emergências cardiovasculares. 6. ed. Marília: manual do curso. 2006. p. 36-48.
2. McSwain NE, Frame S, Salomone JP. Paciente. PHTLS – Atendimento pré-hospitalar ao traumatizado. 6. ed. Rio de Janeiro: Elsevier, 2007. p. 92-115.
3. Programa Avançado de Apoio vital em trauma para médicos. Comitê de Trauma do Colégio Americano de Cirurgiões. 7. ed. Manual do curso, 2005.
4. Colégio Americano de Cirurgiões – Comitê de Trauma. Suporte Avançado de Vida no Trauma para médicos (ATLS®). 8. ed. 2008.
5. Masella CA. Avaliação inicial do politraumatizado. SAMU Regional de Ribeirão Preto [Internet]. Ribeirão Preto. Acesso em: 17 Jul. 2014. Disponível em: <http://www.ribeiraopreto.sp.gov.br/ssaude/programas/samu/neu-pdf/01-av_inicial.pdf>
6. Arrázola Cabrera BV, Tomaszewska JB, Walczak AP et al. Guías para el Manejo de la Vía Aérea durante la Extubación – Parte 1. Rev electron Anestesia R 2012;4(12):221. Revista Electronica de Anestesia. Número 12.
7. Moore FA, Moore EE. Initial approach to the critically injured patient. Trauma and thermal injury. ACS surgery: principles and practice. BC Decker Inc 2010;7:3-10.
8. Advanced Trauma life Support – ATLS 9. ed. Chicago: ACS; 2012.
9. Salud Siglo XXI. Disponível em: <http://elmercaderdelasalud.blogspot.com.br/2012/06/hemorragias.html>
10. Jiménez MF, Puyana JC, Fraga GP et al. Avaliação e tratamento inicial ao politraumatizado. In: Ferrada R, Rodriguez A. Trauma: Sociedade Panamericana de trauma. São Paulo: Atheneu, 2010. p. 102-11.
11. Albino RM, Riggenbach V. Atendimento hospitalar inicial ao politraumatizado. Arq Catar de Med 2004;33(3):18-2

CAPÍTULO 41

VIAS AÉREAS – MANEJO DE EMERGÊNCIA

Lyz Bezerra Silva ■ Milton Ignacio Carvalho Tube ■ Helga Cristina Almeida Wahnon Alhinho Cahetê ■ Josemberg Marins Campos

INTRODUÇÃO

Com o passar dos anos, o número de vítimas por violência no trânsito vem aumentando. Em 2009, ocorreu cerca de 1,3 milhão de mortes por acidentes de trânsito no mundo. Este fato levou a Organização Mundial de Saúde (OMS) a declarar a década de ação pela segurança no trânsito 2011/2020, buscando por intermédio de planos nacionais e mundiais a redução desses números. A falta de planejamento e a não realização dessas medidas podem aumentar a incidência desse agravo, estimando-se que, em 2020, ocorram cerca de 1,9 milhão de mortes no trânsito e 2,4 milhões, em 2030.[1]

O controle da via aérea constitui uma prioridade absoluta no atendimento inicial ao paciente politraumatizado, a garantia de uma via aérea pérvia permite a ventilação e a oxigenação adequada, evitando lesão cerebral secundária.[2] Assim, o objetivo deste capítulo é apresentar as condutas com base no protocolo de atendimento à vítima do trauma, seguindo o manejo sequencial das lesões das vias aéreas superiores e inferiores diante de uma emergência.

FISIOPATOLOGIA

A lesão traumática pode atingir a capacidade do sistema respiratório de fornecer oxigênio e eliminar dióxido de carbono das seguintes formas:[3]

▶ Hipoventilação

Após uma lesão cerebral traumática (depressão neurológica) pode ocorrer a falta de estímulo do centro respiratório. Também pode ser ocasionada por obstrução das vias aéreas superiores/inferiores ou diminuição da expansão pulmonar.

▶ Hipóxia

Imperfeição na oxigenação dos tecidos pode ser ocasionada pela diminuição do fluxo sanguíneo nos alvéolos; obstrução dos alvéolos por líquidos ou detritos (incapacitando o ar de chegar aos capilares).

▶ Hipoxemia

Corresponde à diminuição do nível de oxigênio no sangue (↓ difusão de oxigênio na membrana alveolocapilar).

A hipoventilação não tratada pode causar acúmulo de dióxido de carbono, acidose e evolução com morte. Para seu tratamento, é necessário o aumento da frequência e da profundidade da ventilação pela correção de quaisquer problemas de vias aéreas e de ventilação assistida.[3]

Para prevenir a hipoxemia, é necessário que a via aérea esteja protegida e desobstruída. Além de uma ventilação adequada, esta etapa requer prioridade absoluta em relação às demais etapas.[2]

AVALIAÇÃO DO PACIENTE COM LESÕES DE VIAS AÉREAS

A constatação dos sinais de hipoxemia e obstrução de vias aéreas é fundamental permitindo a resolução desses problemas. A utilização de três sentidos, associados ao conhecimento do mecanismo do trauma, permite o reconhecimento de possíveis lesões:[4]

▶ Avaliação Primária

Observar os sinais descritos a seguir; caso estejam presentes, a vítima deve ser tratada como uma portadora de hipoxemia, sendo as condutas de desobstrução das vias aéreas priorizadas.

- *Visão:* a inspeção de alguns sinais levanta a suspeita de obstrução da via aérea (ansiedade, retração, esforço respiratório, agitação, cianose, uso de músculos acessórios na respiração, lesões em face).
- *Audição:* vítimas com vias aéreas obstruídas emitem sons anormais (roncos). A disfonia pode indicar que houve um comprometimento de via aérea (laringe).
- *Tato:* durante os movimentos expiratórios é possível sentir a saída do ar.
- *Mecanismo do trauma:* o socorrista deve atentar-se ao mecanismo do acidente e associá-lo à obstrução de via aérea.

PERMEABILIZAÇÃO DAS VIAS AÉREAS

O primeiro contato do socorrista com a vítima politraumatizada permite uma resposta de que as vias aéreas estão pérvias. Perguntas simples, como: Qual o seu nome? O que aconteceu? facilitam a abordagem inicial e orientam as condutas a serem tomadas.[4]

Nessa etapa, procedimentos básicos podem ser suficientes para um bom prognóstico, o socorrista deve sempre considerar a possibilidade de lesão na coluna cervical, pois manobras inadequadas podem transformar lesões estáveis em complexas (com comprometimento neurológico), assim devem-se obedecer as seguintes etapas:[3,4]

- *Imobilização da coluna cervical:* realizada com colar cervical semirrígido, de acordo com o tamanho do paciente. Sempre que possível, deve-se conduzir a imobilização cervical com auxílio de coxins (protetores laterais da cabeça) e fixados em uma prancha rígida.
- *Visualização da cavidade oral:* deve-se realizar a inspeção direta em busca de corpos estranhos (dentes quebrados, próteses, restos alimentares, sangue etc.).
- *Posicionamento da língua:* o rebaixamento do nível de consciência torna a língua flácida com queda posterior, obstruindo a hipofaringe, sendo uma das causas mais comuns de obstrução das vias aéreas. A realização da manobra *Chin-Lift* é fundamental nessa fase, que consiste em posicionar os dedos de uma das mãos do socorrista sob o mento da vítima, sendo suavemente tracionado para cima e para frente; o polegar da mesma mão deprime o lábio inferior para abrir a boca, a outra mão do examinador é colocada na região frontal, fixando a cabeça da vítima (Fig. 41-1).
Já a manobra de *Jaw-Thrust* consiste na utilização das duas mãos do examinador. Assim, os dedos médios e indicadores ficam posicionados no ângulo da mandíbula, projetando-a para frente; os polegares, por sua vez, deprimem o lábio inferior, abrindo a boca, avaliando a presença de qualquer corpo estranho (Fig. 41-2).
- *Aspiração das cavidades oral e nasal:* a aspiração é realizada com o intuito de ajudar na eliminação do acúmulo de sangue, secreções e vômitos presentes na traqueia. Deve-se estar atento quanto ao uso de aspiradores com ponta maleável, pois podem ser mordidos pelas vítimas e se tornará um corpo estranho. De uma forma geral indica-se o uso de aspiradores de ponta rígida.

É importante observar sinais sugestivos de lesão de placa cribriforme (equimose periorbitária, otorragia/rinorragia, hemotímpano, sinal de Battle) antes de realizar a aspiração pelas narinas. Em trauma de face, a aspiração nasal é contraindicada, pois a sonda pode fazer um falso trajeto.

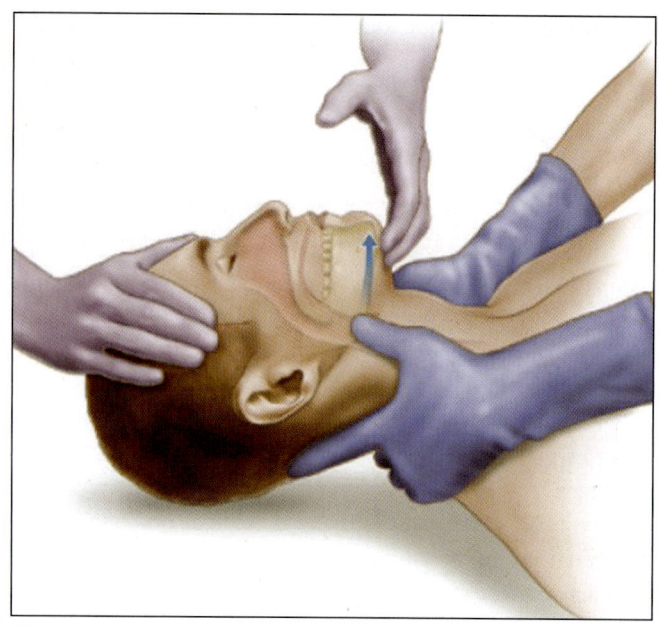

Fig. 41-1. Manobra *Chin-Lift,* diminuindo o risco de queda da língua sob as vias aéreas.[2]

Há vítimas que possuem uma grande quantidade de corpo estranho nas vias aéreas, opta-se, então, pela imobilização da coluna cervical e rolamento em bloco para decúbito lateral, pois a gravidade auxilia na eliminação desses resíduos.

Cuidados a Serem Tomados na Aspiração

Durante a aspiração ocorre o estímulo do reflexo nauseoso, que estimula os vômitos, assim é necessário que as vias aéreas estejam protegidas com intubação traqueal.

A aspiração prolongada, por sua vez, pode ocasionar a hipóxia acidental; a falta de destreza na manipulação da sonda de aspiração durante o processo pode causar hemorragias e lesões.

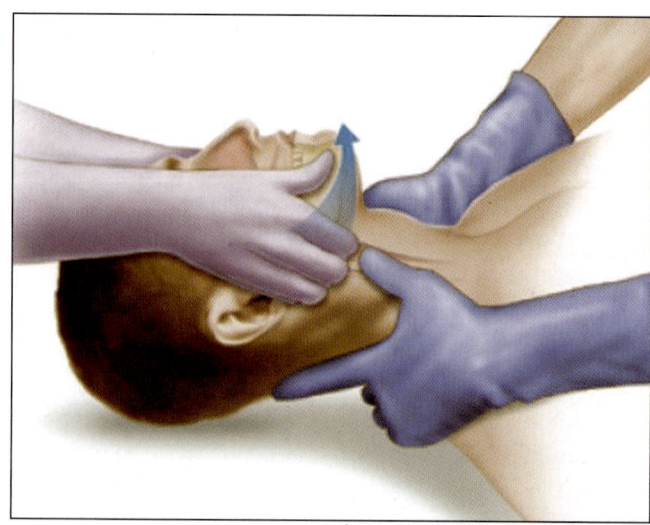

Fig. 41-2. Manobra *Jaw-Thrust* para avaliação de corpo estranho na cavidade oral.[2]

Recomenda-se que, durante a aspiração, tenha-se sempre a precaução de manter a perviedade das vias aéreas, verificando a monitorização cardíaca e a oximetria de pulso, bem como manter o material de reanimação cardiopulmonar organizado e próximo ao paciente.[2-4]

Manutenção Contínua da Permeabilidade das Vias Aéreas

Em casos de falha nas técnicas manuais, é necessária a manutenção contínua das vias aéreas através da utilização de acessórios:[3,4]

Cânula Orofaríngea (Guedel)

- Mantém a língua em posição que não comprometa a passagem do ar.
- Previne a mordida do tubo endotraqueal.
- É contraindicada em pacientes conscientes e semiconscientes.
- O comprimento da cânula é medido entre a distância da comissura labial e lóbulo da orelha.
  - Introdução da cânula:
    - Crianças: concavidade voltada para a língua, utiliza-se um abaixador de língua para facilitar a introdução.
    - Adultos: concavidade voltada para o palato duro e, ao atingir o palato mole, sofre um giro de 180° (Fig. 41-3).

Cânula Nasofaríngea

Deve ser inserida na narina aparentemente desobstruída, após lubrificação. Esta cânula não deve ser utilizada em pacientes com suspeita de fratura da placa cribriforme.[2]

Equipamentos Supraglóticos

São indicados em pacientes que necessitam de intubação endotraqueal, em que houve insucesso ou há grande probabilidade de falha do procedimento, já que podem ser introduzidos sem visualização da glote. São estes: máscara laríngea, tubo laríngeo ou *combitube* (tubo de duplo lúmen). Assim que possível estes equipamentos devem ser substituídos por uma via aérea definitiva (Figs. 41-4 e 41-5).[2]

Cricotireoidostomia por Punção

Realizada com um jelco calibroso, inserido na membrana cricotireoidiana. Deve ser conectado a oxigênio a 15 L/min, com oclusão por 1 segundo a cada 4 segundos, e pode ser mantida por até 45 minutos, quando começa a haver hipercapnia, devendo, então, ser substituída por via aérea definitiva (Fig. 41-6).[2]

Via Aérea Definitiva

A via aérea é considerada definitiva quando há uma cânula endotraqueal fixada, com balão insuflado, conectada à ventilação assistida com mistura enriquecida de oxigênio. São consideradas vias aéreas definitivas: intubação oro ou nasotraqueal, cricotireoidostomia cirúrgica ou traqueostomia.[2,4]

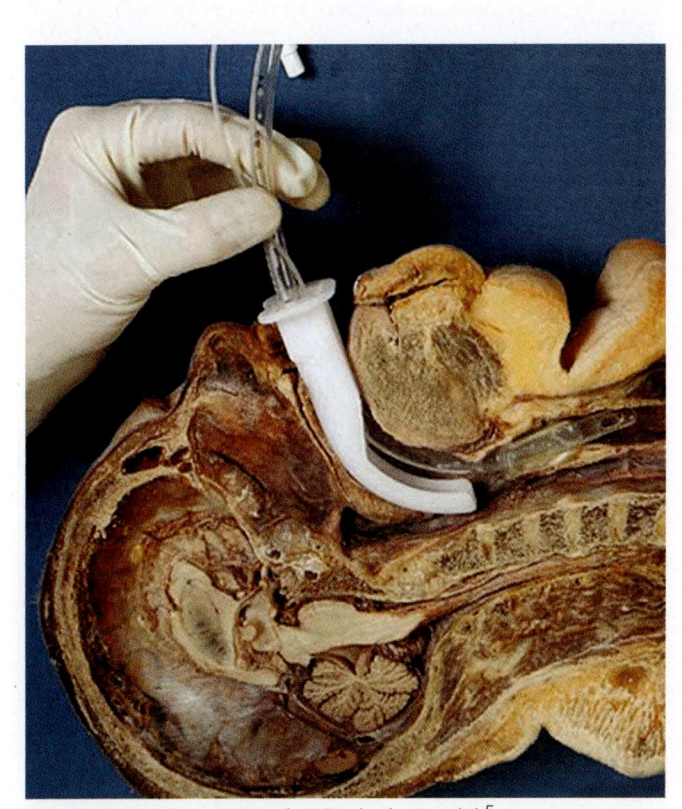

Fig. 41-3. Posicionamento da Cânula de Guedel.[5]

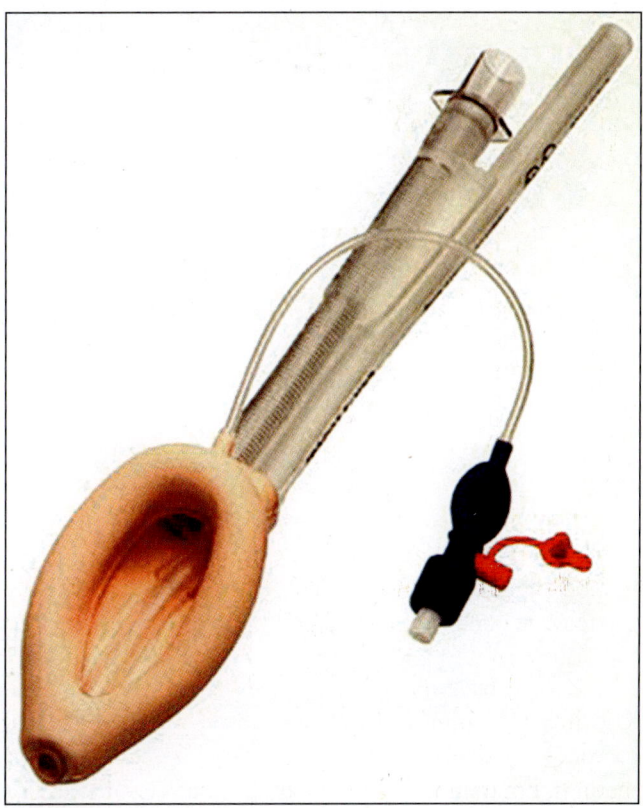

Fig. 41-4. Máscara laríngea.[5]

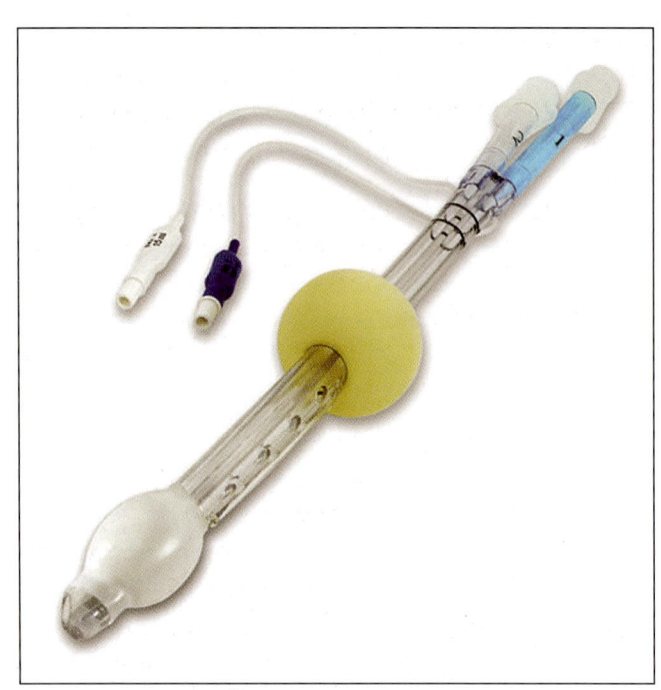

Fig. 41-5. *Combitube.*[5]

As indicações específicas de via aérea definitiva são:

- Paciente inconsciente, com Glasgow ≤ 8.
- Fraturas faciais graves, fratura de mandíbula: perda do suporte natural da via aérea.
- Risco de aspiração e/ou obstrução.
- Apneia, movimentos respiratórios anormais.

- Traumas maxilofaciais graves, com grande edema das partes moles.
- Traumas contusos cervicais: lesões laringotraqueais com obstrução de via aérea ou hemorragias profusas.
- Trauma laríngeo: rouquidão, enfisema subcutâneo, fratura palpável da laringe (tríade).
- Impossibilidade de manter via aérea permeável por outros métodos, com saturação reduzida ou em queda.

Intubação Orotraqueal

Possui indicação imediata em pacientes com apneia, consiste na colocação de um tubo dentro da traqueia através da boca. Em vítimas politraumatizadas, esse procedimento deve ser realizado por, pelo menos, duas pessoas (uma para imobilizar o pescoço da vítima e outra para a intubação), já em pacientes não traumatizados essa intubação ocorre com a hiperextensão da cervical. A técnica de realização desse procedimento está detalhada no Capítulo 52 – Intubação Endotraqueal e Cricotireoidostomia: Abordagem Prática.[2,3]

Para verificar se o posicionamento do tubo está correto, é preciso perceber alguns sinais: o embaçamento da cânula quando o ar é expelido na expiração; a expansibilidade torácica e a ausculta dos murmúrios vesiculares em ambos os pulmões. O tubo inserido de forma incorreta (esôfago) pode provocar distensão gástrica, vômitos e consequente aspiração (Fig. 41-7).[2,3]

Via Aérea Cirúrgica

Consiste na cricotireoidostomia e na traqueostomia. Indicada diante de edema de glote, fratura de laringe, hemorragia orofaríngea severa e na falha da intubação endotraqueal. A traqueostomia não deve ser a primeira escolha na emergência,

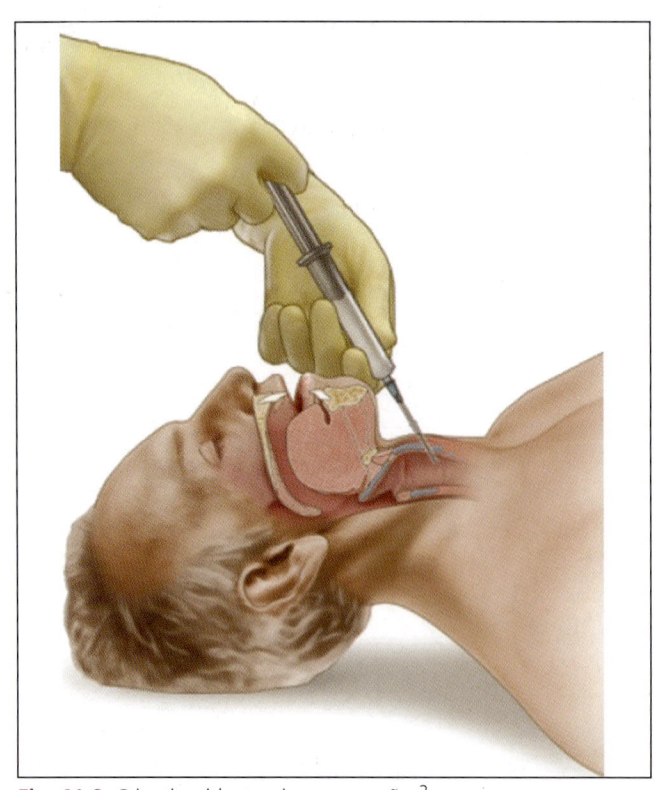

Fig. 41-6. Cricotireoidostomia por punção.[2]

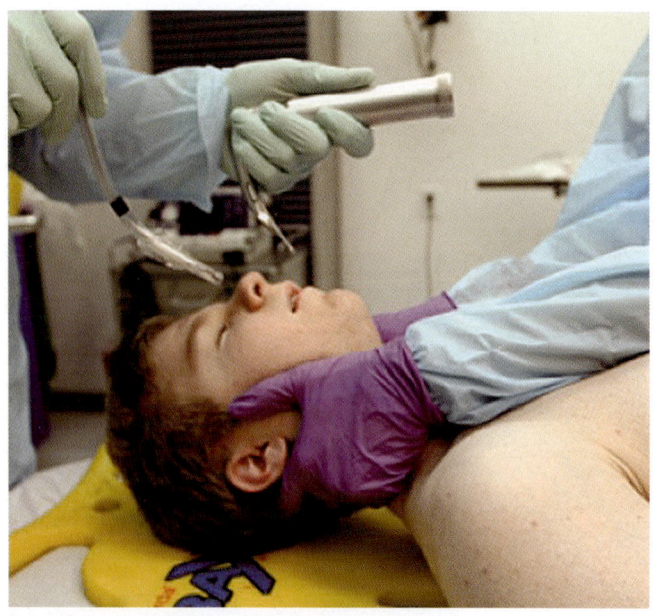

Fig. 41-7. Intubação orotraqueal com técnica de imobilização da coluna.[2]

devendo ser evitada com exceção de casos de fratura de laringe ou pacientes menores que 12 anos. No trauma, é preferível que se realize uma cricotireoidostomia, em razão de sua maior facilidade de execução. A cricotireoidostomia cirúrgica é contraindicada em crianças menores que 12 anos, pelo risco de lesão a cartilagem cricoide, sendo substituída pela cricotireoidostomia por punção. A técnica de realização desse procedimento está detalhada no Capítulo 52 – Intubação Endotraqueal e Cricotireoidostomia: Abordagem Prática.[2]

COMPLICAÇÕES

Intubação Endotraqueal

- Traumatismo de glote, cartilagem hioide e pregas vocais, se utilizada a técnica de maneira inadequada.
- Fratura de dentes e ossos por movimentação indevida do laringoscópio.
- Intubação esofágica ou seletiva do brônquio-fonte direito (com hipoventilação e colapso do pulmão esquerdo).
- Ruptura do *Cuff* (balonete).
- Comprometimento neurológico decorrente da manipulação inadequada do pescoço.[4]

Cricotireoidostomia

- Estenose subglótica e de laringe.
- Perfuração de esôfago ou traqueia.
- Hemorragia ou hematomas.[4]

MEDICAÇÕES DE URGÊNCIA

O uso de drogas de emergência para o manejo da via aérea deve ser por necessidade e não por conveniência, assim podemos utilizar:[2]

- *Succinilcolina:* 1 a 2 mg/kg. Início de ação em 1 min, dura 4-5 min. A complicação mais perigosa é o insucesso na intubação. As contraindicações relativas são insuficiência renal crônica, paralisias crônicas, doenças crônicas neuromusculares ou esmagamentos/lesões musculares (queimaduras – risco de liberação excessiva de mioglobina).
- *Etomidato:* 0,3 mg/kg ou 30 mg. Não tem efeito significativo sobre a pressão intracraniana, não fornece sedação adequada (desvantagem).
- *Tiopental e outros sedativos:* é arriscado o uso em vítimas com hipovolemia.
- *Midazolam:* 2-5 mg em baixas doses ajudam a diminuir a ansiedade, durante seu uso é obrigatório ter à disposição flumazenil (antagonista).

CONSIDERAÇÕES FINAIS

O conhecimento da anatomia das vias aéreas superiores e inferiores é fundamental, assim como o domínio nos procedimentos invasivos de emergência.

A habilidade na realização da anamnese, coleta de história clínica e avaliação inicial do paciente politraumatizado vão determinar o resultado final do manejo da via aérea.

O mais importante diante do comprometimento de vias aéreas é garantir sua perviedade e ventilação, prevenindo a broncoaspiração; estas são a base do atendimento inicial do paciente politraumatizado.

REFERÊNCIAS BIBLIOGRÁFICAS

1. Waiselfisz JJ. Mapa da violência 2012. Caderno complementar: acidentes de trânsito. São Paulo. Instituto Sangari. 2012. Acesso em: 5 Mai 2015. Disponível em: <http://www.mapadaviolencia.org.br/pdf2012/mapa2012_transito.pdf>
2. Advanced Trauma life Support – ATLS 9. ed. American College of Surgeons, 2012.
3. McSwain NE, Frame S, Salomone JP. *Controle das vias aéreas e ventilação*. PHTLS – Atendimento Pré-Hospitalar ao Traumatizado. 6. ed. Rio de Janeiro: Elsevier, 2007. p. 117-37.
4. Pavelqueires S, Marçal AA, Gomes CPML et al. *Vias Aéreas e ventilação*. MAST: Manobras avançadas de suporte ao trauma e emergências cardiovasculares. 6. ed. Marília: manual do curso, 2006. p. 50-62.
5. Orebaugh SL. *Atlas of airway management:* Techniques and tools, 2007.

CAPÍTULO 42

CHOQUE

Josemberg Marins Campos ■ Milton Ignacio Carvalho Tube ■ Guilhermino Nogueira Neto ■ Helga Cristina Almeida Wahnon Alhinho Cahetê

INTRODUÇÃO

O choque é uma condição que ameaça à vida, decorrente de uma má distribuição generalizada de fluxo sanguíneo, que resulta em falência da oferta de oxigênio (DO_2) e/ou consumo de oxigênio (VO_2), levando à hipóxia tecidual.[1] A presença de hipotensão arterial isolada não é uma condição definidora de choque, apesar de ser frequentemente encontrada. Para diagnosticar o choque é essencial a evidência de uma perfusão tecidual inadequada.[2]

A síndrome do choque é uma das condições clínicas mais temidas na prática diária e, para o adequado manejo, é essencial seu reconhecimento precoce. A manifestação clínica da hipoperfusão tecidual é particular a cada órgão ou sistema acometido: alteração do nível de consciência, acidose láctica, oligúria, extremidades frias e vasoconstritas, hipotensão, hiperbilirrubinemia, plaquetopenia etc.[3]

O presente capítulo busca o reconhecimento da síndrome do choque, correlacionando os sinais clínicos agudos do paciente com o grau de déficit de volume, explicando a importância da identificação precoce do quadro e controle da fonte da hemorragia. Além de diferenciar a clínica dos diferentes tipos de choque e descrever o manejo do choque hemorrágico, reconhecendo a resposta fisiológica e a reanimação do paciente.

EPIDEMIOLOGIA

O choque é uma das causas mais comuns de admissão do paciente nas Unidades de Terapia Intensiva e, apesar dos avanços tecnológicos e do entendimento de sua fisiopatologia e tratamento, permanece como uma condição de alta morbidade e mortalidade.[3]

As **causas externas** representam hoje a terceira causa de morte entre os brasileiros, ficando atrás apenas de doenças do aparelho cardiocirculatório e de cânceres. Muitos desses óbitos são secundários a acidentes de trânsito, onde o Brasil ocupa a posição de 5º lugar no mundo em mortes provocadas pelo trânsito, destas 48% relacionadas com motocicletas.[4]

FISIOPATOLOGIA

A síndrome do choque possui inúmeras etiologias, com um fator comum em todas: disfunção cardiovascular a ponto de prejudicar a perfusão tecidual.[3,5]

O débito cardíaco, definido como o volume de sangue bombeado pelo coração a cada minuto (litros/minuto), é determinado pela multiplicação do volume de ejeção sistólica (VES), sangue bombeado, pela frequência cardíaca.[6]

O VES é classicamente determinado por três fatores (Fig. 42-1):[7]

- *Pré-carga:* definida como o volume de retorno venoso, é determinada pela volemia e pela capacitância venosa. Exemplo: pré-carga diminui na hemorragia → diminuição da volemia.[8]

- *Contratilidade cardíaca:* é um atributo que, independente das condições de pré-carga e pós-carga, reflete a capacidade intrínseca da bomba ventricular de ejetar sangue.[7]

- *Pós-carga:* representa a resistência vascular periférica ou simplesmente a resistência ao fluxo sanguíneo. Exemplo: vasodilatação abundante do choque séptico promove a diminuição da pós-carga (Fig. 42-2).[8,9]

A deficiência no funcionamento desses componentes resulta na diminuição ou ausência de oxigênio e nutrientes nos tecidos, culminando, em última situação, na morte celular.

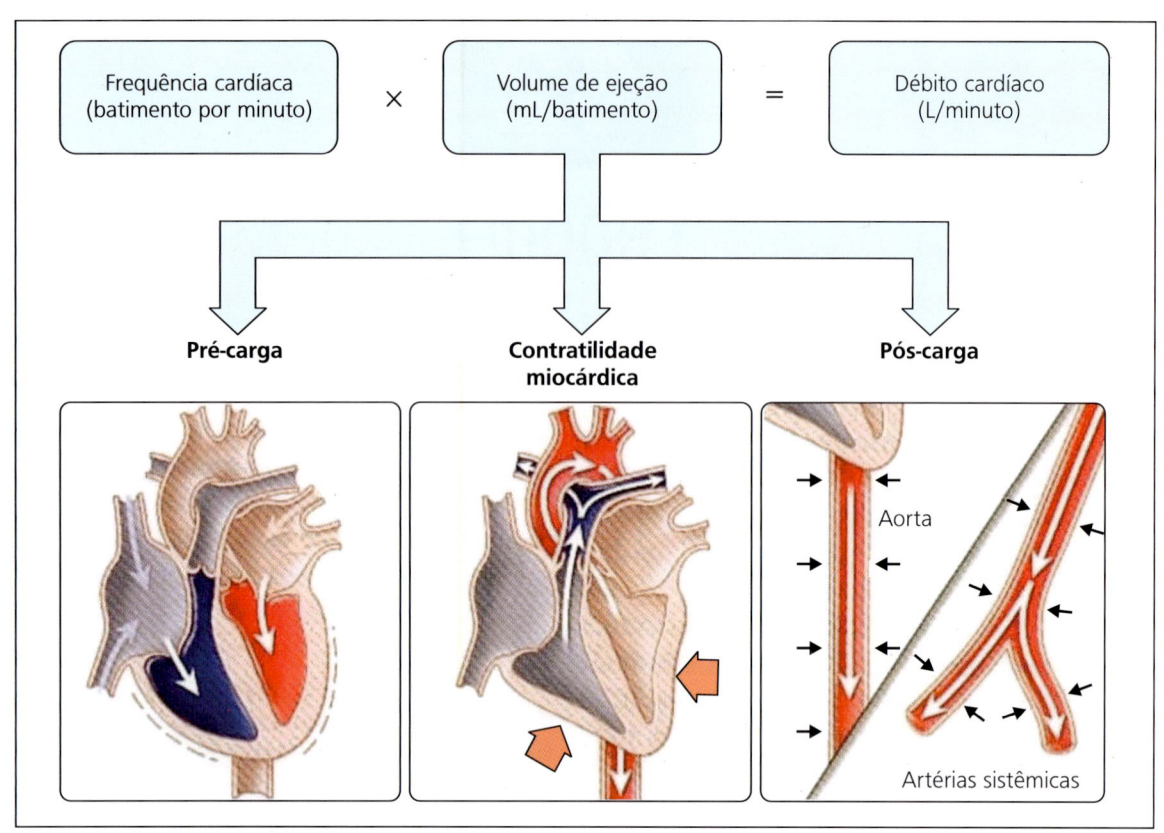

Fig. 42-1. Débito cardíaco.[6]

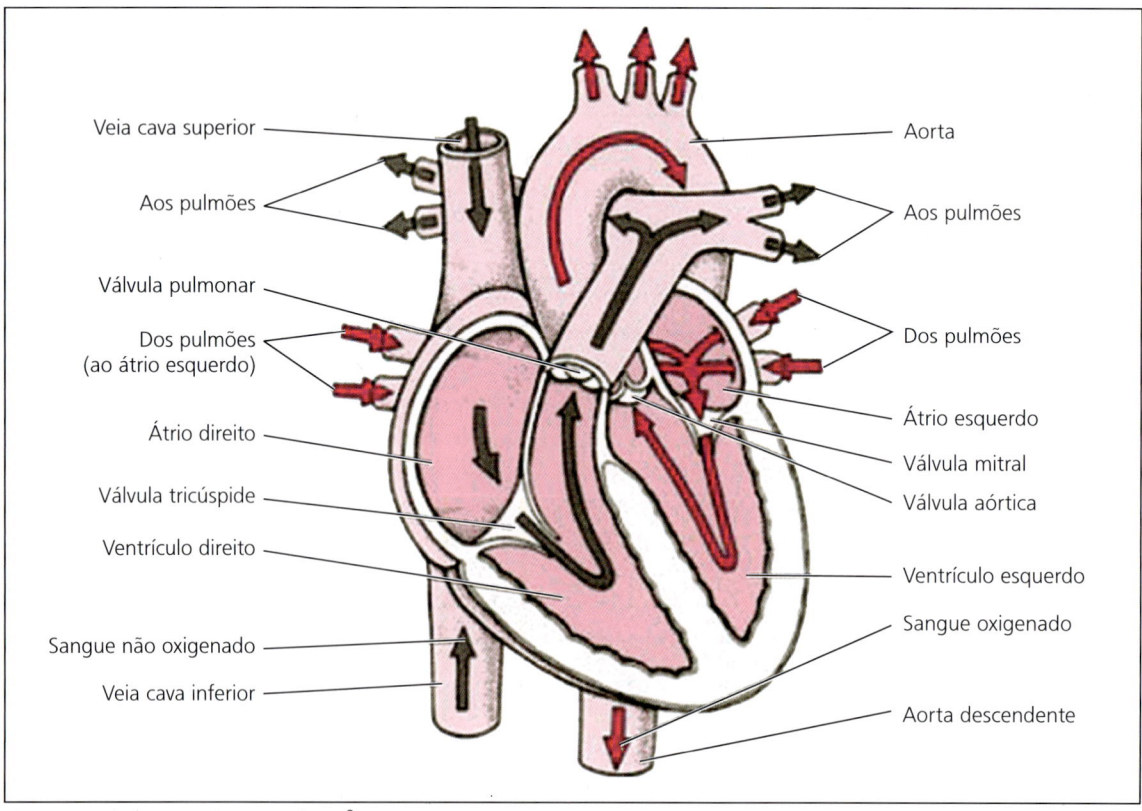

Fig. 42-2. Fluxo sanguíneo cardíaco.[9]

CLASSIFICAÇÃO E ETIOPATOGENIA DO CHOQUE

Do ponto de vista puramente didático, levando em conta o processo fisiopatológico principal que desencadeou o evento, pode-se classificar o choque em quatro tipos:[2]

- *Choque hipovolêmico:* consequência do volume inadequado de sangue para preencher o sistema vascular. É a causa mais comum no paciente politraumatizado e está relacionado com a hemorragia e perda de volume de sangue circulante (Quadro 42-1 e Fig. 42-3).[3,10]

- *Choque distributivo:* apresenta importante vasodilatação, secundária à vasoplegia, que promove aumento do continente (vasos), mantendo o mesmo conteúdo (sangue). É de natureza multifatorial, e o exemplo mais típico é o choque séptico (outros exemplos seriam choque anafilático e choque neurogênico).[3]

- *Choque cardiogênico:* relacionado com a função de bombeamento do coração.[3] A causa mais comum é o infarto extenso do ventrículo esquerdo, ocasionando comprometimento severo da produção de contrações eficazes para bombear o sangue. O débito cardíaco diminui, e há comprometimento na perfusão do organismo.

  Também pode ser causado por outras doenças que provoquem severa disfunção ventricular. Exemplo: insuficiência mitral aguda, ruptura do septo interventricular (Fig. 42-4).[3,11]

- *Choque obstrutivo:* o choque obstrutivo, tendo como principais exemplos o tamponamento cardíaco, o pneumotórax hipertensivo e o tromboembolismo pulmonar (TEP) maciço, é consequência de uma redução do débito cardíaco pela incapacidade de um adequado enchimento ventricular.

O pneumotórax hipertensivo pode reduzir o retorno venoso pela torção dos grandes vasos, enquanto o TEP maciço provoca imensa resistência à saída de sangue do ventrículo direito.[3]

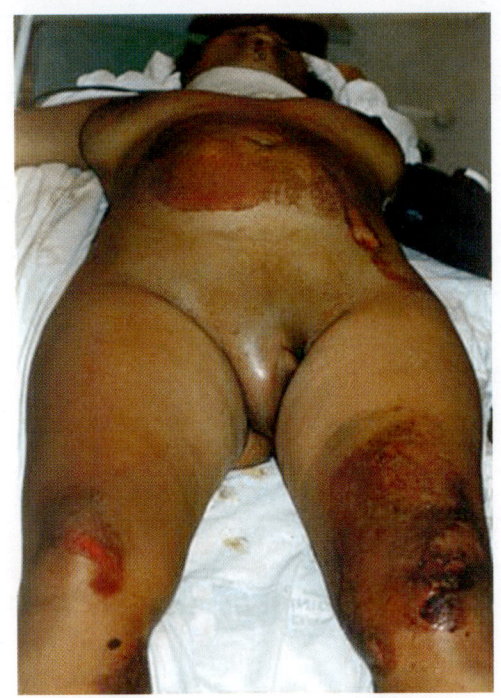

Fig. 42-3. Choque hemorrágico causado por politraumatismo com fratura complexa de bacia em paciente gestante.

AVALIAÇÃO INICIAL DO PACIENTE

A presença de choque no trauma é comum, e pode ser subdividido em **não hemorrágico** e **hemorrágico**. A história clínica bem colhida e o exame físico cuidadoso são fundamentais para determinar a causa.[12]

Choque Não Hemorrágico

Inclui choque cardiogênico secundário à contusão miocárdica, pneumotórax hipertensivo, choque neurogênico e, mais raramente, choque séptico.

Choque Cardiogênico

Disfunção miocárdica por trauma contuso, embolia aérea, tamponamento cardíaco ou, mais raramente, infarto agudo do miocárdio associado à lesão do paciente.

Quadro 42-1 Classificações do choque hemorrágico[10]

Perda sanguínea (mL)	750 mL	750-1.500 mL	1.500-2.000 mL	2.000 mL
(% do volume de sangue perdido)	< 15%	15-30%	30-40%	> 40%
Frequência do pulso	< 100	100-120	120	> 140
Pressão arterial sistólica	Normal	Normal	Diminuída	Muito diminuída
Pressão do pulso (mmHg)	Normal ou aumentada	Diminuída	Diminuída	Diminuída
Frequência respiratória (VPM)	14-20	20-30	30-40	> 35
Diurese (mL/hora)	Normal	20-30	5-15	Mínimo
SNC – estado mental	Levemente ansioso	Moderadamente ansioso	Ansioso e confuso	Confuso e letárgico
Restituição de líquidos	Cristaloides	Cristaloides	Cristaloides e sangue	Cristaloides e sangue

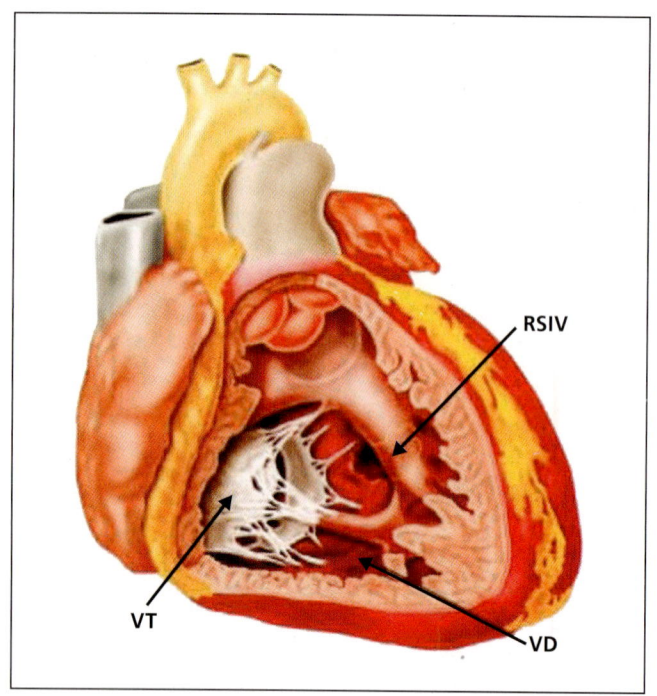

Fig. 42-4. Choque cardiogênico – rotura do septo interventricular.[11] VT = válvula tricúspide; VD = ventrículo direito; RSIV = ruptura do septo interventricular.

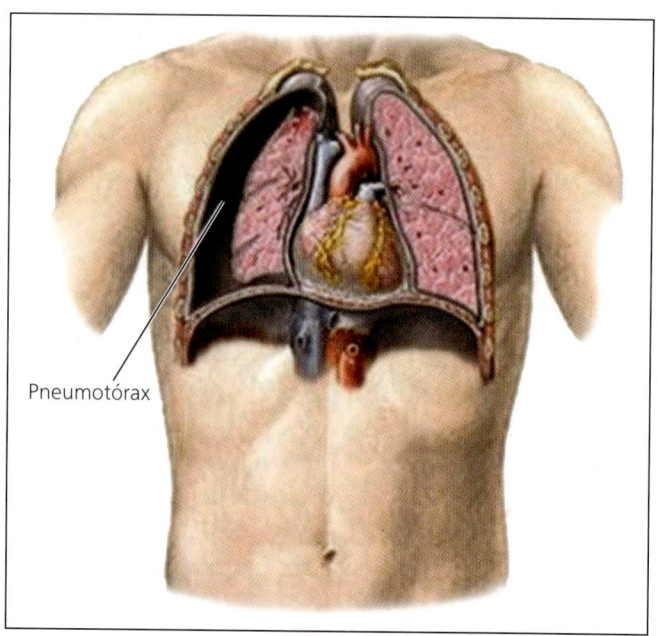

Fig. 42-5. Choque não hemorrágico.[13]

Todos os pacientes com trauma torácico contuso devem realizar ECG e marcadores de necrose miocárdica, a fim de flagrar arritmias e/ou lesão miocárdica (MNM → CK, CPK).

Tamponamento Cardíaco

Comumente identificado em trauma torácico penetrante deve ser suspeitado quando se encontram taquicardia, bulhas cardíacas abafadas e veias do pescoço ingurgitadas com hipotensão refratária à reposição volêmica.

A pericardiocentese pode ser realizada como manobra temporária salvadora, quando a toracotomia não é uma opção disponível.[6]

Pneumotórax Hipertensivo

Trata-se de uma verdadeira urgência cirúrgica e requer imediato diagnóstico e tratamento. O ar sai dos pulmões, invade o espaço pleural, mas não retorna aos pulmões por um mecanismo valvular que permite a saída, mas não o retorno do ar (Fig. 42-5).[13]

Decorre que a pressão intrapleural aumenta progressivamente, causando o total colabamento do pulmão e desvio do mediastino para o lado contralateral (nesse desvio há torção dos grandes vasos e consequente diminuição do retorno venoso).

Pode mimetizar o tamponamento cardíaco, contudo, se diferencia pela ausência de murmúrio vesicular, desvio de traqueia e percussão torácica hipertimpânica. O tratamento temporário baseia-se em inserir um Jelco® no espaço pleural, permitindo a saída do ar aprisionado.[6] Pode ser realizada uma drenagem torácica de emergência (Capítulo 53 – Drenagem Torácica: Abordagem Prática).

Choque Neurogênico

Deve-se salientar que traumatismo cranioencefálico isoladamente não causa choque.[2] O foco deve ser no traumatismo raquimedular, produzindo hipotensão pela perda da inervação simpática.[14]

O quadro clássico é hipotensão sem taquicardia ou vasoconstrição periférica. A hipotensão refratária à reposição volêmica no paciente politraumatizado deve levantar a suspeita de choque hemorrágico (hemorragia contínua) ou choque neurogênico.

Choque Séptico

Pouco comum no paciente vítima de trauma, contudo, pode ocorrer no paciente que somente tem acesso a um serviço de emergência horas após o ocorrido. A etiologia pode ser a contaminação da cavidade peritoneal por conteúdo intestinal ou falha de múltiplos órgãos.[15]

▶ Choque Hemorrágico

É a causa mais comum de choque no trauma.

A resposta fisiológica do organismo à perda sanguínea é promover vasoconstrição da pele, músculos e circulação visceral (estruturas menos nobres), desviando o fluxo para rins, coração e cérebro (Fig. 42-6).

Além da vasoconstrição, ocorre também o aumento da frequência cardíaca, sendo a taquicardia o sinal mensurável mais precoce do choque. Ocorre, ainda, a contração do sistema venoso na tentativa de manter o retorno venoso e, consequentemente, o débito cardíaco.

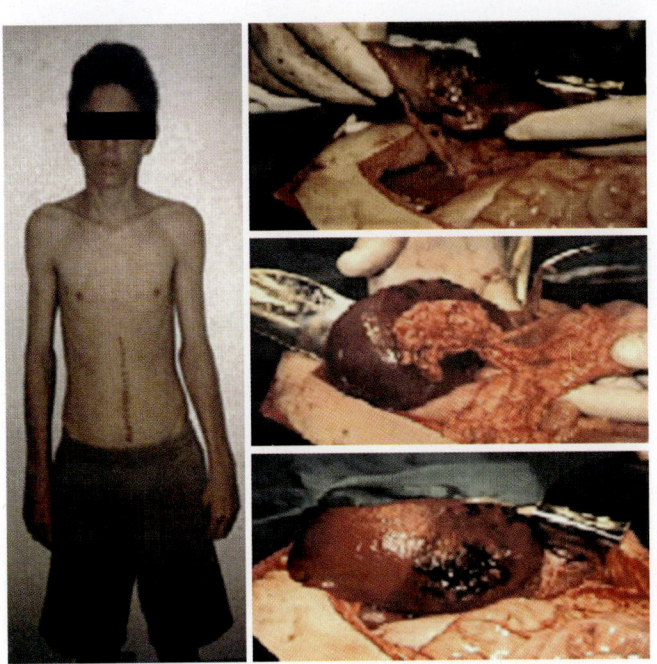

Fig. 42-6. Criança em pós-operatório de tratamento cirúrgico conservador de lesão esplênica. As demais mostram a epiplonpexia com a superfície do baço.

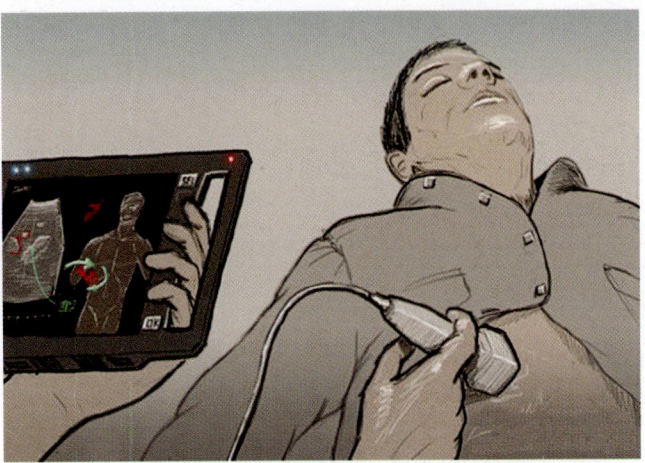

Fig. 42-7. Método complementar de diagnóstico FAST *(Focused Assessment with Sonography for Trauma)*.[17]

A resposta compensatória é limitada e, caso não haja identificação do sangramento com adequada hemostasia e estabilização hemodinâmica, a tendência do organismo é, ao nível celular, iniciar o metabolismo anaeróbio (não há aporte de nutrientes e O_2). A cascata que se segue continua com aumento de ácido láctico e progressiva acidose metabólica, levando ao desfecho final da síndrome de disfunção de múltiplos órgãos (SDMO).[16]

Caso os sinais de choque estejam presentes, o protocolo de tratamento instituído a seguir é o de choque hipovolêmico até que se estabeleça a real etiologia. O foco principal no choque hemorrágico é identificar e parar a causa da hemorragia.

Torna-se fundamental avaliar rapidamente possíveis fontes de perda sanguínea (tórax, abdome, pelve, retroperitônio e extremidades).[6]

Pode-se fazer uso de métodos complementares para auxiliar nessa busca, realizando radiografias de tórax, pelve, FAST *(Focused Assessment with Sonography for Trauma)* ou lavagem peritoneal diagnóstica (LPD) e passagem de sonda vesical (Fig. 42-7).[6,17]

O tratamento consiste em prover adequada oxigenação, ventilação, reposição de fluidos e parada do foco de sangramento. É discutido o uso de vasopressores no tratamento do choque hemorrágico, pois pioram a perfusão periférica.[18]

DIAGNÓSTICO DO CHOQUE

O choque grave com colapso hemodinâmico e evidente comprometimento da perfusão da pele, rins e sistema nervoso central é de fácil reconhecimento. O desafio é observar os sinais precoces do choque.

Na ausência de hipotensão, mas com história e exame físico sugestivos de choque, é recomendado que marcadores de perfusão e oxigenação tecidual (lactato, déficit de bases, saturação venosa mista de oxigênio – SvO_2 – ou saturação venosa central de oxigênio – $SvcO_2$) sejam avaliados.[5]

Deve-se observar a frequência cardíaca (> 100 bpm), as características do pulso (filiforme, fraco), a pressão de pulso (estreitada inicialmente pela resposta compensatória), a frequência respiratória (elevada) e a perfusão cutânea (baixa). Os sinais precoces são, na maioria dos pacientes, a taquicardia e a vasoconstrição cutânea (pele fria).[6]

Achados no exame:

- Temperatura da pele: fria, pegajosa, intensa sudorese.
- Cor da pele: palidez generalizada, cianose de mucosas.
- Comprometimento do sensório: não coordena ideias, ansiedade, angústia, rebaixamento do nível de consciência.
- Respiratório: taquipneia, respiração superficial.
- Cardiovascular: taquicardia, pulsos finos, rápidos, filiformes.
- Tempo de enchimento capilar aumentado (> 2 segundos).
- Diminuição do débito urinário.
- Hipotensão.

EXAME FÍSICO

O exame físico segue o preceito básico do ATLS de encontrar as condições ameaçadoras à vida por ordem de prioridade (ABCDE).[6]

Vias Aéreas e Controle Cervical

A prioridade está dirigida a estabelecer e garantir uma via aérea pérvia seguindo o protocolo de atendimento inicial do ATLS e, se necessário, realizando procedimentos cirúrgicos de emergência, como cricotireoidostomia ou traqueostomia. Manter adequado controle da coluna cervical (Capítulo 53 – Intubação Endotraqueal e Cricotireoidostomia: Abordagem Prática).[6]

Ventilação com Aporte de Oxigênio

Avaliar se ambos os pulmões estão sendo ventilados e fornecer oxigênio suplementar, visando manter $SpO_2 > 95\%$.[6]

Circulação com Controle de Hemorragias

A prioridade é controlar fontes óbvias de sangramentos através da compressão direta (feridas externas) ou até mesmo o uso de torniquetes (sangramento massivo, abundante) e providenciar acessos venosos calibrosos. É essencial reforçar que o objetivo principal é parar o sangramento, não calcular o volume já perdido (Capítulo 54 – Dissecção Venosa: Abordagem Prática).[6]

Déficit Neurológico

Realiza-se um rápido exame neurológico determinando o nível de consciência mediante a escala de Glasgow (movimento ocular, resposta da pupila, melhor resposta motora e sensibilidade). Alterações no nível de consciência em pacientes com choque hipovolêmico não devem ser atribuídas inicialmente à lesão intracraniana, tendo em vista o estado de hipoperfusão cerebral.[6]

Exposição e Controle da Hipotermia

O objetivo é despir o paciente completamente e buscar, por cuidadoso exame, lesões associadas. Ao despir o paciente é necessário tomar medidas que evitem a hipotermia.[6]

Tratamento do Choque Hemorrágico

Hemorragia é definida como uma perda aguda do volume de sangue circulante. O volume de sangue de um adulto normal é de, aproximadamente, 7% de seu peso corporal (ex.: 70 kg, 7% × 70 = 5 L). Os objetivos principais são estabilizar hemodinamicamente o paciente e conter o sangramento.

Acesso Venoso

Devem ser prontamente providenciados dois acessos venosos periféricos, no mínimo, 16-Gauge (16 G), objetivando inserir cateter curto e calibroso para atingir maior fluxo de fluidos (Fig. 42-8).[19]

Assim que o acesso venoso for estabelecido, é importante coletar sangue para análise laboratorial e tipagem sanguínea (Capítulo 54 – Dissecção Venosa: Abordagem Prática).

Infusão Inicial de Fluidos

A infusão de fluidos deve ser iniciada o mais precocemente possível, antes mesmo da certeza de que se trata de um choque hipovolêmico e/ou de estimar a perda volêmica.[20]

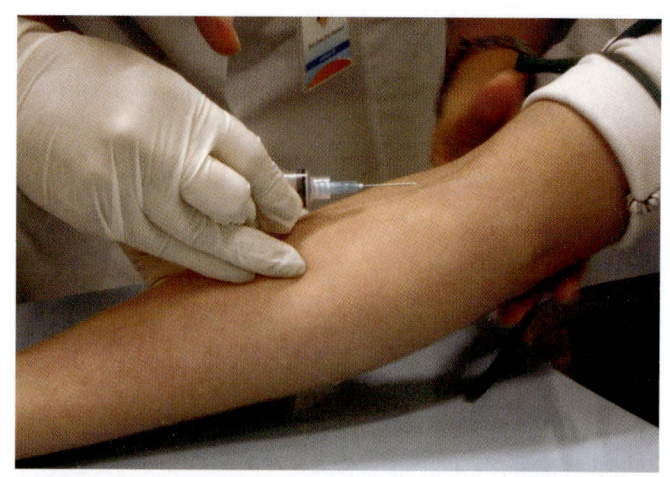

Fig. 42-8. Tratamento de choque hipovolêmico – acesso venoso periférico com Jelco.[19]

Os cristaloides (ringer lactato ou soro fisiológico) infundidos devem estar aquecidos, e a dose inicial, em *bolus*, deve ser de 1 a 2 litros da solução. A continuidade e o volume total a ser infundido dependerão da resposta individual de cada paciente (nível de consciência, perfusão periférica, débito urinário, frequência cardíaca).

O excesso de fluidos infundido pode exacerbar a conhecida "tríade da morte" no trauma: coagulopatia, acidose e hipotermia.[21] A ressuscitação volêmica se propõe a ser a ponte, não a substituta, do tratamento cirúrgico definitivo da hemorragia.

Avaliação da Resposta à Infusão de Fluidos

Os mesmos parâmetros utilizados para reconhecer e diagnosticar o choque devem ser utilizados para avaliar a resposta ao tratamento inicial.[2]

Objetiva-se a normalização da pressão arterial, pressão de pulso, frequência cardíaca e perfusão periférica. Outras medidas objetivas que auxiliam na análise da resposta/evolução do quadro são: a medida do débito urinário e a avaliação do balanço acidobásico.

- *Débito urinário:* pacientes com boa resposta produzem um débito de, aproximadamente, 0,5 mL/kg/h.
- *Balanço acidobásico:* pacientes mal perfundidos e que permanecem em choque, a despeito das medidas iniciais, estão realizando metabolismo anaeróbio, produzindo constantemente lactato (marcador de má perfusão).[2]

A reavaliação deve conter mensurações seriadas do lactato arterial, e, caso não haja melhora, deve ser considerada a terapêutica cirúrgica, indo além do manejo clínico inicial.[8]

Pacientes que não responderam adequadamente e/ou tiveram uma resposta transitória às medidas iniciais requerem mais atenção, e uma reavaliação detalhada deve ser realizada. É provável que seja necessária a intervenção cirúrgica para controle da hemorragia, assim como transfusão de hemoderivados.

CONSIDERAÇÕES FINAIS

Choque é uma síndrome grave, de evolução variável, e apresentação diferenciada segundo a faixa etária do paciente, a idade, gravidez, sexo, comorbidades, medicações, tempo de atendimento e qualidade dos procedimentos.

São esses elementos que vão determinar o prognóstico e a reversibilidade do choque. Organizar o equipamento, ativar a equipe médica, comunicar o caso à unidade de terapia intensiva e, principalmente, seguir um protocolo básico de atendimento são atividades que devem fazer parte da rotina do médico na unidade de trauma.[6]

REFERÊNCIAS BIBLIOGRÁFICAS

1. Rocha RM. Shock of the initial approach. *Revista Sociedade de Cardiologia do Estado do Rio de Janeiro* 2001;(24):2.
2. Felice CD, Susin CF, Costabeber AM *et al.* Choque: diagnóstico e tratamento na emergência. *Revista da AMRIGS* Porto Alegre 2011;55(2):179-96.
3. Schettino G, Cardoso LF, Mattar Jr J *et al. Paciente crítico, diagnóstico e tratamento.* Hospital Sírio Libanês. 2. ed. Barueri: Manole, 2012.
4. Morais Neto OL, Montenegro MMS, Monteiro RA *et al.* Mortalidade por acidentes de transporte terrestre no Brasil na última década: tendência e aglomerados de risco. *Ciência & Saúde Coletiva*, Rio de Janeiro 2012 Sept.;17(9):2223-36.
5. Azevedo LC, Ladeira JP, Oliveira AR. *Medicina intensiva baseada em evidências.* São Paulo: Atheneu, 2009.
6. Shock. Advance Trauma Life Support – ATLS. *Student Course Manual.* 9. ed. Chicago: ACS, 2012. 62-81.
7. Ochagavía A, Zapata L, Carrillo A *et al.* Evaluation of contractility and postloading in the intensive care unit. *Med Intensiva*, Barcelona 2012 June-July;36(5):365-74.
8. Marson F, Pereira Jr GA, Filho AP *et al. A síndrome do choque circulatório.* Simpósio: Medicina Intensiva: I Infecção e Choque Ribeirão Preto, 1998. p. 369-79. Jul.- Set. Acesso em: 22 Abr. 2015. Disponível em: <http://revista.fmrp.usp.br/1998/vol31n3/a_sindrome_choque_circulatorio.pdf>
9. Lookfordiagnosis. Acesso em: 22 Abr. 2015. Disponível em: <www.lookfordiagnosis.com>
10. American College of Surgeons Committe: advance trauma life support for doctors. Student Course Manual. 8th ed. Chicago: ACS, 2008.
11. Mello RP, Santana MV, Silva MAP *et al.* Ventricular septal rupture following blunt chest trauma. *Arq Bras Cardiol,* São Paulo 2006 Dez.;87(6).
12. Rocha RM. Abordagem inicial do choque. *Rev Bras Cardiol* 2001; 14(2).
13. Health. Acesso em: 15 Abr. 2015. Disponível em: <www.health.com.kh>
14. Meister R, Pasquier M, Clerc D *et al.* Neurogenic shock. *Revue Medicale Suisse* 2014;10(438):1506-10.
15. Fitzwater J, Purdue GF, Hunt JL *et al.* The risk factors and time course of sepsis and organ dysfunction after burn trauma. *J Trauma* 2003;54(5):959-66.
16. López MCO, Salaiman JDA. Imunoglobulina endovenosa em pacientes pediátricos e adultos em unidades de terapia intensiva com síndrome de resposta inflamatória sistêmica grave e/ou síndrome de disfunção de múltiplos órgãos. *Brazilian Journal of Allergy and Immunology* 2013;1(3):149-54.
17. Kitware. Acesso em: 15 Abr. 2015. Disponível em: <www.kitware.com>
18. Beloncle F, Meziani F, Lerolle N *et al.* Does vasopressor therapy have an indication in hemorrhagic shock? *Ann Intensive Care* 2013;3(1):13.
19. Grupo Cefapp. Acesso em: 15 Abr. 2015. Disponível em: <www.grupocefapp.com.br>
20. Ertmer C, Kampmeier T, Rehberg S *et al.* Fluid resuscitation in multiple trauma patients. *Current Opinion in Anesthesiology* 2011.
21. Mitra B, Tullio F, Cameron PA *et al.* Trauma patients with the 'triad of death'. *Emergency Medicine Journal* 2012;29(8):622-25.

CAPÍTULO 43

TRAUMA TORÁCICO

Josemberg Marins Campos ▪ Antônio Moreira Mendes Filho ▪ Guilhermino Nogueira Neto ▪ Fernanda Barbosa de Andrade

INTRODUÇÃO

O trauma torácico representa uma importante causa de morte associada ao trauma, sendo muitas destas mortes evitáveis com diagnóstico e tratamento precoces. A maioria das lesões torácicas requer apenas pequenos procedimentos, sendo necessário o tratamento cirúrgico apenas em menos de 10% dos casos.[1]

Existem três consequências preocupantes do trauma torácico: hipóxia, hipercarbia e acidose. São frutos da cascata de eventos que decorrem de uma ventilação inadequada, perda sanguínea com consequente hipovolemia e hipoperfusão e alterações na pressão intratorácica (pneumotórax). Portanto, um dos objetivos precoces no manejo inicial do trauma torácico é prevenir ou corrigir a hipóxia.[1]

De acordo com o ATLS (Advanced Trauma Life Support), pode-se dividir o manejo do trauma em três grandes grupos:

- Lesões com imediato risco de vida.
- Lesões com potencial risco de vida.
- Outras lesões.

Trata-se de uma divisão didática e que enfatiza a prioridade para avaliação das lesões por ordem de gravidade.

AVALIAÇÃO DO PACIENTE VÍTIMA DE TRAUMA TORÁCICO

É vital lembrar que a avaliação do paciente deve ser rápida e seguir a sequência ABCDE.[2]

▶ Avaliação Primária – Lesões com Imediato Risco de Vida

Assim que o diagnóstico de uma das lesões for realizado, seu tratamento deve ser imediato, não esperando pelo fim da avaliação do paciente. O padrão de lesão provocado pelo trauma depende de seu mecanismo: penetrante ou contuso. Alguns indícios de que houve trauma torácico devem ser sempre observados: traumas na cabeça e no abdome, evidência de sangramento importante na ausência de causa abdominal e/ou lesão óssea, feridas em topografia torácica, marcas do cinto de segurança na parede torácica e qualquer grau de desconforto respiratório.[2]

Cianose é um sinal tardio da hipóxia, e sua ausência não afasta uma lesão torácica grave.[1]

Vias Aéreas (A)

Obstrução de Vias Aéreas/Trauma Laríngeo

É essencial observar os movimentos respiratórios, uso de musculatura acessória, inspecionar a orofaringe, buscando corpos estranhos e, nos traumas torácicos mais graves, suspeitar de trauma laríngeo. Atentar para deslocamento da cabeça da clavícula que pode causar obstrução da via aérea superior (identificada pelo estridor e pela mudança na voz do paciente), sendo tratado com redução manual da luxação.

Ventilação (B)

Pneumotórax Hipertensivo

Pneumotórax é a presença de ar entre as duas pleuras (pleura parietal e pleura visceral), ou seja, houve uma lesão que permitiu a entrada de ar onde fisiologicamente existe apenas uma fina lâmina de líquido com a função de permitir o deslizamento entre as pleuras. No pneumotórax hipertensivo, o ar aprisionado entre as pleuras decorre, geralmente, de um vazamento de ar através do pulmão lesado (ou da própria via aérea lesada) e, uma vez entrando na cavidade pleural, o ar não tem rota de saída (mecanismo de válvula unidirecional). O ar acumula-se na cavidade e progressivamente causa o colapso do pulmão ipsilateral, desvio das estruturas do mediastino para o lado oposto e, consequentemente, diminuição do retorno venoso e do débito cardíaco (choque obstrutivo) (Fig. 43-1).[1]

O diagnóstico é clínico e é evidenciado pelo progressivo desconforto respiratório e dor torácica. Os sinais clássicos ainda incluem desvio da traqueia para o lado oposto, movimento torácico reduzido, hipertimpanismo e murmúrios vesiculares diminuídos do lado afetado, turgência da veia jugular, taquicardia e hipotensão. Caso não seja rapidamente tratado, evoluirá para colapso circulatório total e parada cardíaca com atividade elétrica sem pulso (AESP). Na prática, os sinais clássicos

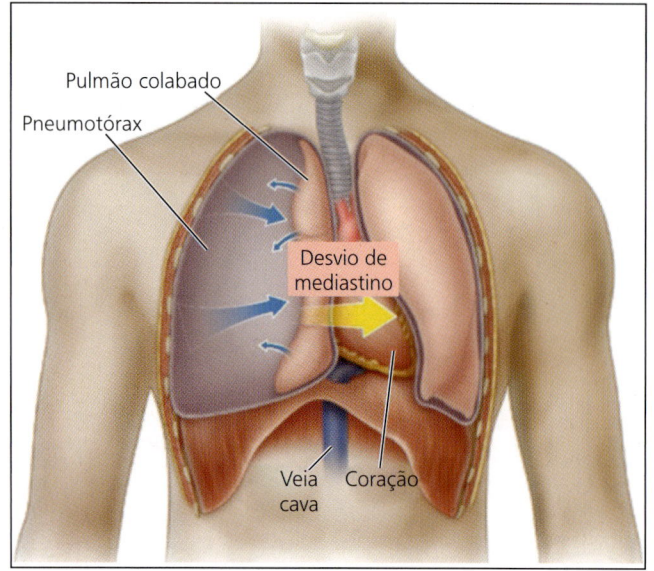

Fig. 43-1. Pneumotórax hipertensivo que se desenvolve a partir do vazamento de ar através da parede torácica (forçando para dentro do espaço pleural), causando colapso do pulmão ipsilateral.[1]

O tratamento consiste em imediata descompressão, convertendo o pneumotórax hipertensivo em um pneumotórax simples pela punção do 2º espaço intercostal na linha clavicular média, utilizando um Jelco® 16. O paciente deve ser novamente examinado, e uma drenagem torácica fechada em selo d'água deve ser realizada no 5º espaço intercostal anterior à linha axilar média (Fig. 43-2).[1,3]

Pneumotórax Aberto

Ocorre com grandes lesões da parede torácica, onde o orifício da parede é pelo menos 2/3 da circunferência traqueal. O ar tende a passar pelo caminho de menor resistência, e nesta situação, quando ocorre a inspiração, o ar entra pela ferida aberta na parede torácica e invade a cavidade pleural. A consequência dessa lesão é a ventilação pulmonar inadequada e consequente hipóxia (Fig. 43-3).

O tratamento inicial é a oclusão do orifício com um curativo de três pontas (qualquer filme plástico ou alumínio com três bordas ocluídas por fita adesiva e uma borda livre) (Fig. 43-4). Quando o paciente inspira, o curativo oclui a ferida, impedindo a entrada do ar; quando expira, a ponta aberta do curativo permite a saída de ar do espaço pleural. O tratamento definitivo é a drenagem pleural fechada em selo d'água e o fechamento da ferida.[1]

geralmente estão ausentes ou são difíceis de serem avaliados no ambiente da sala de trauma, sendo necessário suspeitar da lesão em todo paciente taquicárdico e taquipneico.[2]

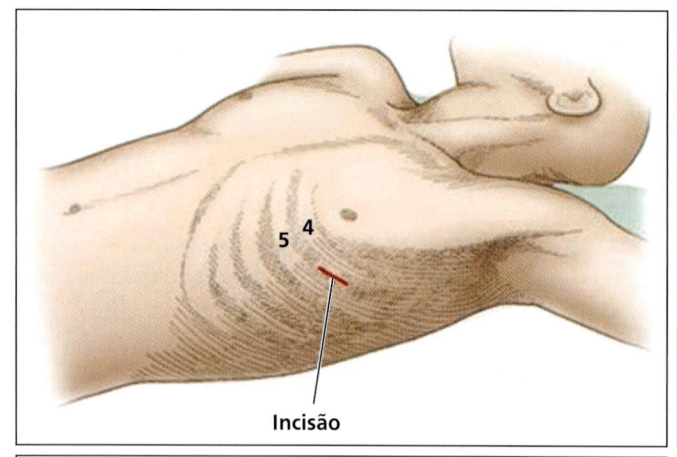

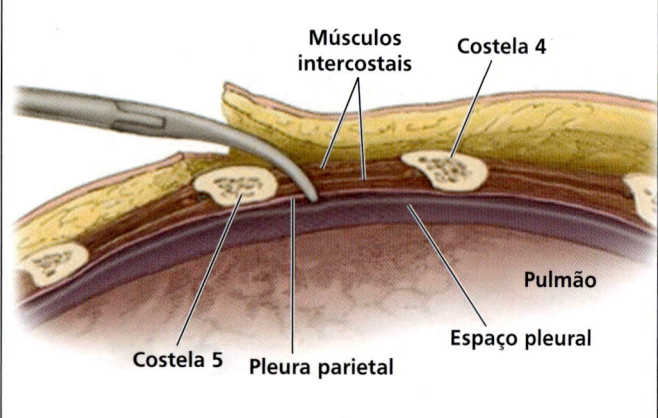

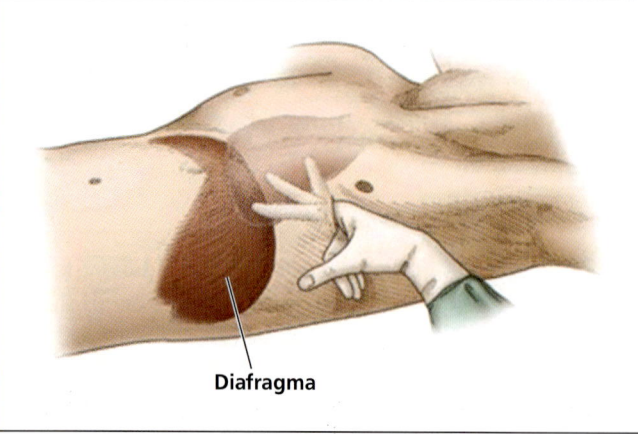

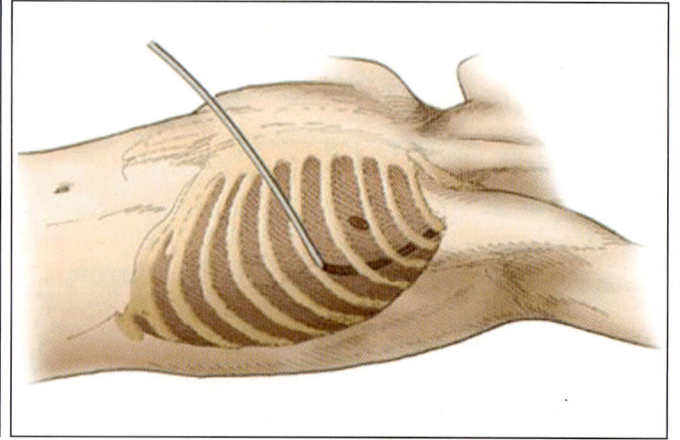

Fig. 43-2. Realização da drenagem torácica.[3]

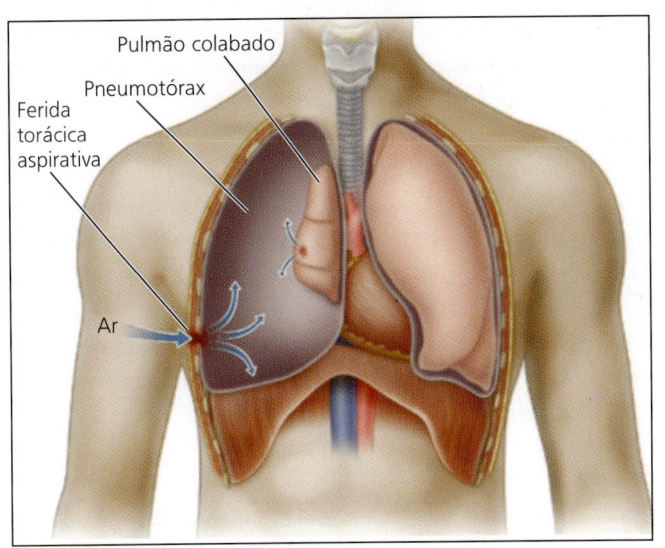

Fig. 43-3. Pneumotórax aberto, no qual feridas na parede torácica que permanecem abertas podem ocasionar o processo.[1]

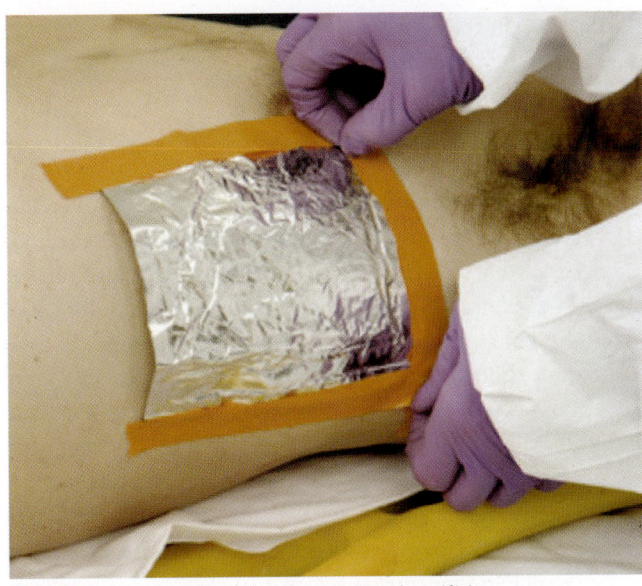

Fig. 43-4. Pneumotórax aberto: oclusão de orifício com um curativo de três pontos.[1]

→ **Cuidado:** se o curativo for realizado erroneamente e forem ocluídas as quatro bordas, o ar ficará aprisionado na cavidade torácica, resultando em um pneumotórax hipertensivo.[2]

Tórax Instável – Contusão Pulmonar

Ocorre quando existem dois ou mais arcos costais adjacentes fraturados em pelo menos dois lugares cada, gerando a perda da continuidade óssea daquele segmento com o restante da caixa torácica. O tórax instável fica evidente pela movimentação paradoxal daquele segmento durante a inspiração e a expiração. Entretanto, a preocupação nesta situação deve-se não ao tórax instável em si, mas à lesão adjacente no parênquima pulmonar (lesão de grande energia). A contusão pulmonar concomitante pode levar à hipóxia severa, principalmente quando associada à restrição dos movimentos respiratórios secundária à dor (fraturas dos arcos costais) (Fig. 43-5).

O tratamento dessa condição é ventilar adequadamente o paciente, fornecer oxigênio suplementar, repor fluidos cuidadosamente e garantir analgesia adequada. Esta analgesia pode ser alcançada por opioides intravenosos e/ou anestésicos locais (bloqueio intercostal/analgesia peridural).[1]

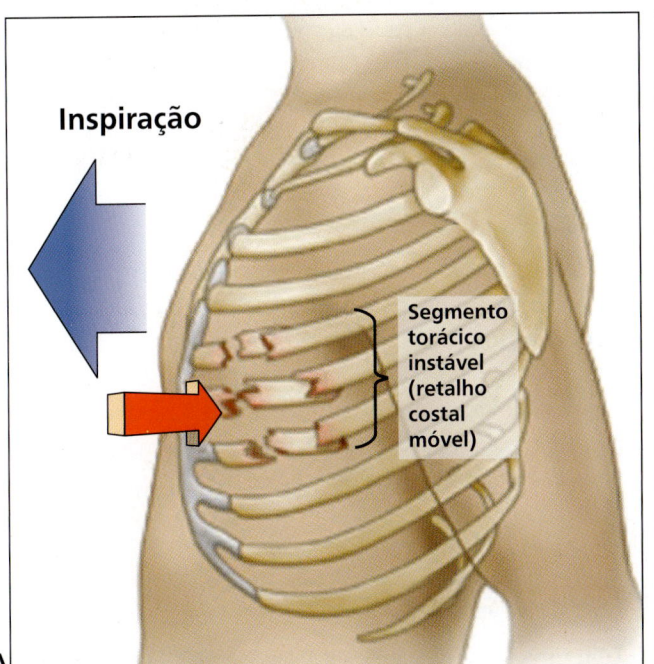

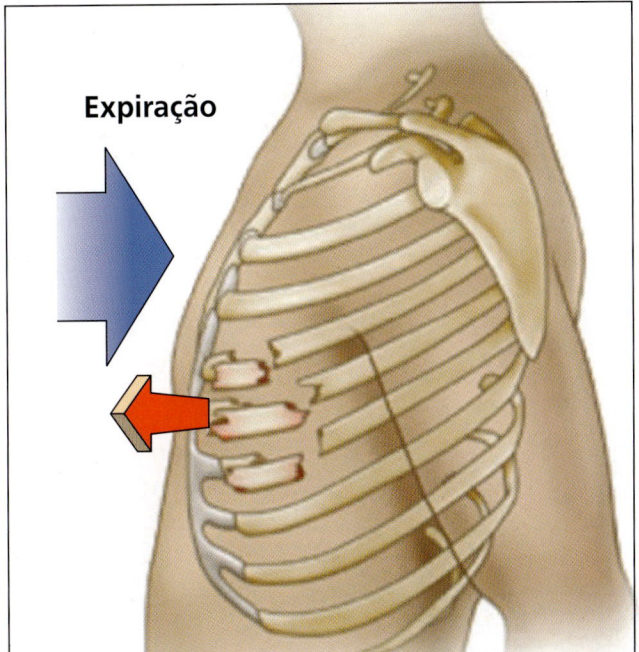

Fig. 43-5. Tórax instável (arcos costais fraturados), com perturbações no movimento normal da parede torácica, podendo levar à hipóxia severa.[1]

O tórax instável por si só não justifica iniciar a ventilação mecânica, embora frequentemente seja necessária para o manejo inicial do paciente dispneico e hipoxêmico.[2]

Hemotórax Maciço

Hemotórax é o acúmulo de sangue na cavidade torácica secundário ao trauma contuso ou penetrante, e é tipicamente causado pelas fraturas de arcos costais, lesões ao parênquima pulmonar ou lesões vasculares. A maioria é pequena e autolimitada, contudo, em algumas situações, principalmente após trauma penetrante, pode haver hemotórax maciço por lesão no coração, grandes vasos ou hilo pulmonar.[2] Hemotórax maciço é definido como o acúmulo de mais de 1.500 mL de sangue na cavidade torácica e deve ser suspeitado na presença de choque com ausência de murmúrios vesiculares e macicez à percussão torácica. A perda sanguínea é complicada pela hipóxia resultante da ventilação inadequada (Fig. 43-6).

O tratamento consiste na reposição de fluidos e sangue associada à descompressão da cavidade torácica através de drenagem pleural fechada com dreno calibroso (36 ou 40 Fr).[1] Caso haja a saída imediata de pelo menos 1.500 mL ou débito da drenagem de 200 mL/h por 2 horas, será quase sempre necessária a realização da toracotomia.[2] As lesões penetrantes anteriores mediais à linha mamilar e as lesões posteriores mediais à escápula devem levantar a suspeita de lesões de grandes vasos, hilo pulmonar e coração com consequente possibilidade de hemotórax maciço.[1]

Circulação (C)

Tamponamento Cardíaco

Frequentemente associado ao trauma penetrante, quando há lesão de grandes vasos ou lesão direta ao coração, ocorrendo o preenchimento do saco pericárdico por sangue. Tal condição impede o adequado relaxamento cardíaco e enchimento ventricular, acarretando redução importante do débito cardíaco. As consequências se manifestam classicamente pela **tríade de Beck** (turgência jugular, hipotensão arterial e bulhas cardíacas abafadas), embora sejam difíceis de serem avaliadas no ambiente da sala de trauma. O FAST se mostra como método diagnóstico rápido e preciso para evidenciar o tamponamento cardíaco, devendo ser realizado em todo paciente sob suspeita de tamponamento.

Imediata pericardiocentese deve ser realizada em pacientes com suspeita de tamponamento cardíaco que não responderam às medidas de reanimação iniciais e devem posteriormente submeter-se ao tratamento cirúrgico definitivo pela equipe especializada (Fig. 43-7).[2]

Avaliação Secundária – Lesões com Potencial de Risco de Vida

Pneumotórax Simples

É uma coleção não expansível de ar no espaço pleural.[2] Os sinais clássicos, como hipertimpanismo à percussão e murmúrios vesiculares diminuídos, são difíceis de serem avaliados na sala de trauma, e o diagnóstico normalmente é dado pela radiografia de tórax. Deve ser sempre suspeitado no paciente com fraturas de costelas e/ou hemotórax. O tratamento é a inserção do dreno intercostal (drenagem pleural fechada), principalmente no paciente submetido à ventilação mecânica ou aquele que será transportado, pois o pneumotórax simples pode rapidamente tornar-se um pneumotórax hipertensivo, ocasionando as repercussões clínicas já discutidas.[1]

Hemotórax

Boa parte dos pacientes com hemotórax pequeno/moderado só será diagnosticada depois da realização da radiografia de tórax, tomografia ou FAST. O tratamento é a drenagem pleural fechada, e a ausência do diagnóstico pode acarretar hemotórax infectado, levando ao empiema e consequente comprometimento da função pulmonar.[2]

Contusão Pulmonar

É a lesão do parênquima pulmonar associada ao trauma contuso, onde se acumulam sangue e edema no interior dos alvéolos. Essa situação provoca disfunção da troca gasosa, aumento da resistência vascular pulmonar e diminuição da complacência pulmonar, fatores que associados levam à hipóxia.[2] Normalmente, as manifestações clínicas aparecem de maneira insidiosa e, quando há evidências de hipóxia significativa ($PaO_2 < 65$ e/ou $SpO_2 < 90\%$ em ar ambiente), deve-se proceder à intubação e à ventilação mecânica.

Lesão da Árvore Traqueobrônquica

Este tipo de lesão é incomum, mas, quando ocorre, carrega consigo uma alta taxa de morbimortalidade. A maioria das vítimas vai a óbito no próprio local do trauma. Pode-se apresentar

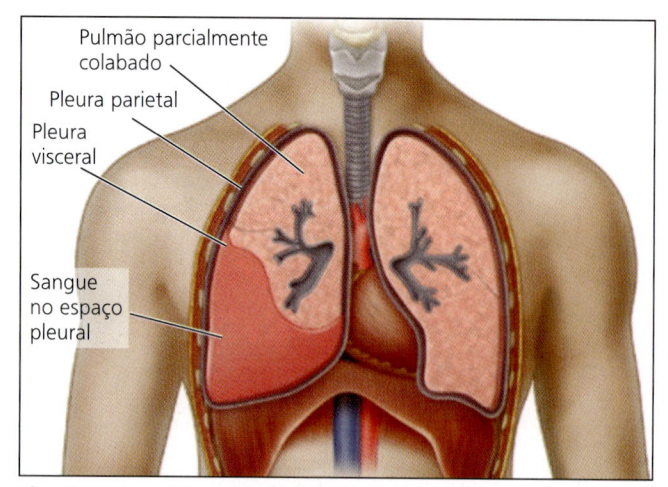

Fig. 43-6. Hemotórax maciço que leva ao rápido acúmulo de sangue no espaço pleural.[1]

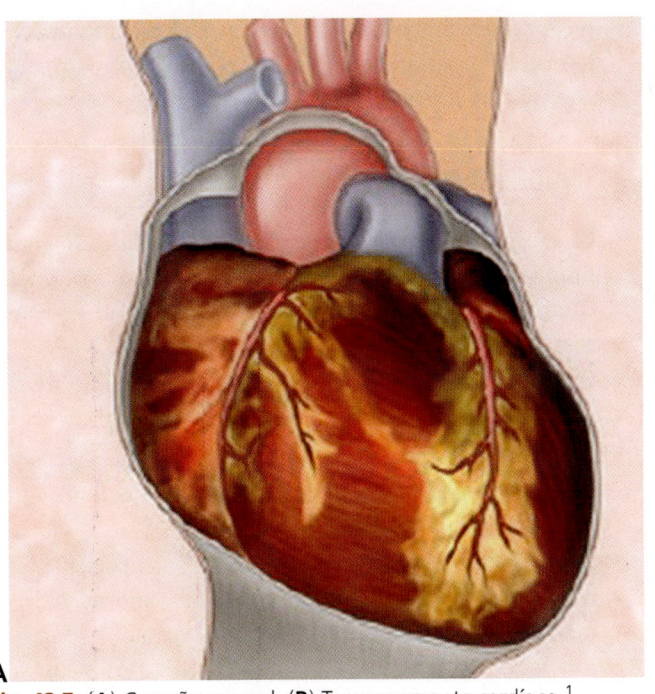

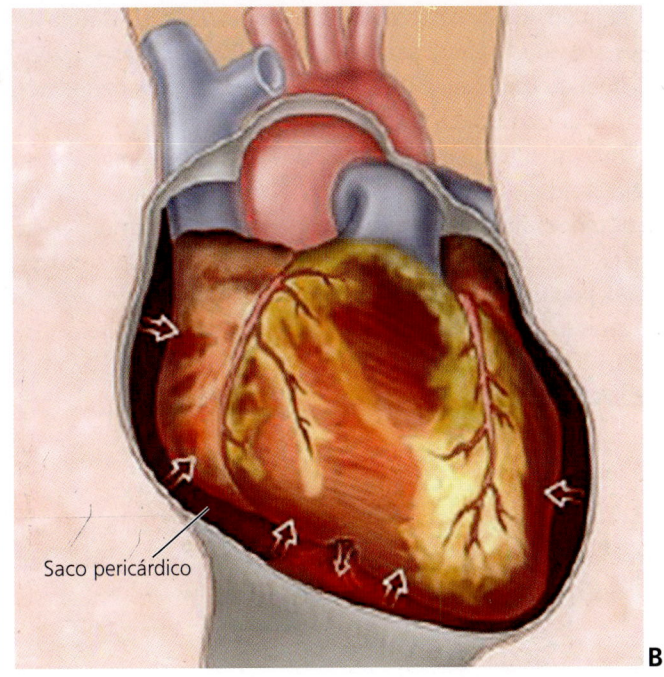

Fig. 43-7. (**A**) Coração normal. (**B**) Tamponamento cardíaco.[1]

na presença de hemoptise importante, enfisema subcutâneo e pneumotórax hipertensivo. A expansão incompleta do pulmão após a drenagem do pneumotórax hipertensivo sugere lesão de árvore traqueobrônquica, e a broncoscopia pode confirmar o diagnóstico. O tratamento definitivo é cirúrgico, mas pode ser necessária a intubação seletiva do brônquio contralateral, a fim de estabilizar o paciente.[1]

Contusão Cardíaca

Uma condição frequentemente subdiagnosticada na sala de trauma e que pode ter graves consequências, como ruptura de câmaras cardíacas, tamponamento cardíaco, trombose/ruptura das artérias coronárias e ruptura valvar.[1] O diagnóstico da maioria dessas lesões é dado pela ecocardiografia transtorácica. Pacientes vítimas de trauma cardíaco contuso estão sob o risco de desenvolver arritmias, e a presença delas requer uma monitorização mínima por, pelo menos, 24 horas.[4]

Ruptura Traumática da Aorta

É a lesão mais letal no trauma torácico e pode levar rapidamente à morte. Alguns sinais que devem elevar o grau de suspeita de ruptura da aorta são o alargamento do mediastino, desvio da traqueia para direita, hemotórax esquerdo e fraturas do primeiro e segundo arcos costais e/ou escápula. O diagnóstico normalmente é realizado pela tomografia computadorizada do tórax com uso de contraste endovenoso (Fig. 43-8).[1] O tratamento cirúrgico vem gradativamente perdendo espaço para o tratamento endovascular das lesões de aorta torácica. Por meio de estudo contrastado endovascular é posicionado um *stent* em cima da lesão aórtica. Estudos evidenciam eficácia semelhante e menor morbimortalidade no grupo de pacientes que foram submetidos ao tratamento endovascular.[5]

Lesão Traumática do Diafragma

Lesões penetrantes podem causar pequenas perfurações no diafragma que raramente tem grande importância imediata, mas

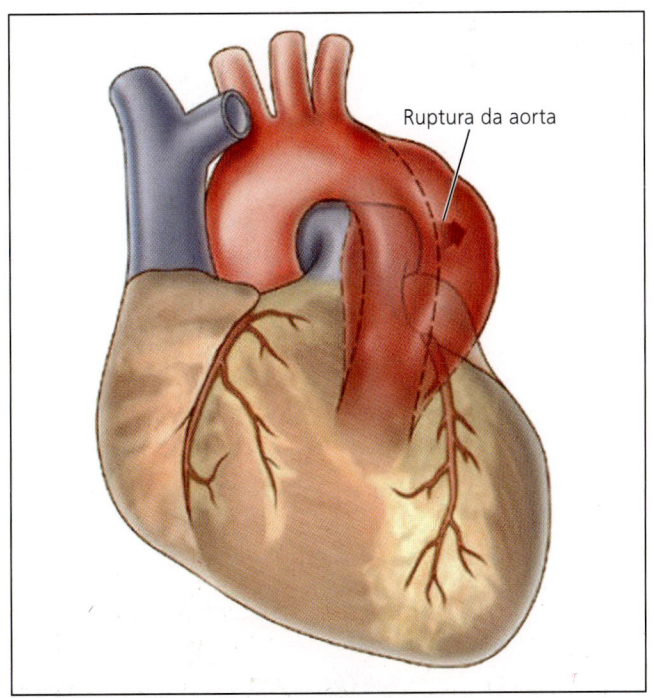

Fig. 43-8. Ruptura traumática da aorta (causa comum de morte súbita).[1]

pode-se apresentar como uma hérnia diafragmática ao longo de meses/anos. O hemidiafragma direito é protegido pelo fígado, e lesões do lado esquerdo são mais comuns e mais frequentemente diagnosticadas pela facilidade de observar o conteúdo gástrico ou intestinal dentro do hemitórax esquerdo.[2] Na suspeita da lesão, deve ser passada uma sonda nasogástrica e realizada uma radiografia torácica, na qual será possível evidenciar a sonda dentro da cavidade torácica. Se o diagnóstico não estiver claro, pode ser realizado, ainda, um exame contrastado do trato gastrointestinal. O tratamento é o reparo cirúrgico direto.[1]

Outras Lesões

Enfisema Subcutâneo

O enfisema subcutâneo pode ser resultado de lesões nas vias aéreas e pulmonares. Se for necessária a ventilação com pressão positiva, a drenagem pleural fechada deve ser considerada com o objetivo de evitar o pneumotórax hipertensivo.[1]

Fratura de Costelas, Esterno e Escápulas

A fratura de múltiplas costelas está associada, inclusive, à diminuição da qualidade de vida mesmo após reabilitação.

Existem alguns estudos recentes evidenciando que a fixação cirúrgica das fraturas de costelas pode ser indicada em um número maior de pacientes do que ocorre atualmente, promovendo menor número de dias em ventilação mecânica, diminuição da morbimortalidade e melhora da reabilitação. Este tema ainda é controverso e requer mais estudos para averiguação destes resultados.[6]

PAPEL DO FAST NO TRAUMA TORÁCICO

Boa parte das lesões provenientes do trauma torácico pode ser detectada pelo FAST bem realizado, e decisões vitais podem ser tomadas com base nesse exame ultrassonográfico. O método é capaz de diferenciar contusão pulmonar, derrame pleural, tamponamento cardíaco, pneumotórax, fraturas de costelas e esterno. É uma ferramenta que deve ser utilizada para decisão diagnóstica, principalmente nos pacientes clinicamente instáveis, pois fornece importantes informações por meio de um exame rápido e à beira do leito.[7]

CONSIDERAÇÕES FINAIS

- O trauma torácico tem a particularidade de que um grande número das mortes é evitável por procedimentos simples, como inserção de agulha no espaço pleural ou drenagem torácica sob selo d'água.
- Os pacientes, invariavelmente, vão padecer de hipóxia, hipercapnia e acidose.
- Os problemas mais graves e ameaçadores à vida são diagnosticados e tratados ainda no exame primário, seguindo o protocolo de atendimento inicial do ATLS.
- Em síntese, o trauma torácico é comum no paciente politraumatizado e continua associado à alta mortalidade. O manejo inicial seguindo o protocolo sequencial de atendimento resulta em um melhor desfecho neste grupo de pacientes.

REFERÊNCIAS BIBLIOGRÁFICAS

1. American College of Surgeons. Thoracic Trauma. *Advanced Trauma Life Support for Doctors*. 9th ed. Chicago: ACS, 2012. p. 94-112.
2. Practice ABC of Major Trauma. Thoracic trauma. *British Med J* 2014. Acesso em: 28 Abr. 2015. Disponível em: <http://www.bmj.com/content/348/bmj.g1137>
3. Moore FA, Moore EE. Principles and practice. *ACS Surgery* 2010.
4. Bahar AM, Nouri M, Alizadeh L *et al*. Estimated incidence of cardiac contusion using transthoracic echocardiography in patients suffering from severe blunt trauma to the chest. *Acta Chir Belg* 2014 Mar.-Apr.;114(2):105-9.
5. Fish A, Shaikh F, Sanchez R *et al*. Blunt chest trauma. *J Surg Case Rep* 2014 June 2;2014(6):1-3.
6. Marasco S, Lee G, Summerhayes R *et al*. Qualidade de vida após trauma grave, com múltiplas fraturas de costelas. *Injury* 2015 Jan.;46(1):61-65.
7. Horn R, Krähenbühl G. Emergency ultrasound diagnosis of the thorax for internal medicine and traumatology patients. *Praxis* (Bern 1994) 2014 June 4;103(12):689-95

CAPÍTULO 44

TRAUMA ABDOMINAL

44-1. LESÃO INTRA-ABDOMINAL – COMO DIAGNOSTICAR

Carolina Talini ■ André Westphalen ■ Fernando Antônio Campelo Spencer Netto ■ Miguel Arcanjo dos Santos Júnior

INTRODUÇÃO

A lesão intra-abdominal não diagnosticada continua sendo uma causa frequente de morte evitável entre as vítimas de trauma.

No traumatismo fechado, durante a avaliação primária da circulação (C do ABCDE), deve-se suspeitar da presença de hemorragia de fonte oculta no abdome e pelve.[1] O pronto reconhecimento de lesões intra-abdominais influencia significativamente a morbimortalidade relacionada com o sangramento (precoce) e com a complicação séptica por lesão de víscera oca (tardia).[2]

No traumatismo contuso, os movimentos de aceleração e desaceleração, compressão e cisalhamento, nas mais diversas direções, provocam lesões principalmente em vísceras parenquimatosas. O baço é o órgão lesado em cerca de 40-55% dos casos, e o fígado em 35-45%.[1]

Deve-se considerar a possibilidade de lesão de víscera intra-abdominal quando ocorre trauma penetrante entre a linha dos mamilos e o períneo.[1] Os sintomas abdominais secundários ao trauma podem ser encobertos por lesões associadas, com dor referida, além de alterações do nível de consciência, que dificultam a avaliação clínica.

Nas lesões penetrantes existe acometimento direto de estruturas intraperitoneais. Em geral, a arma branca determina lesões adjacentes ao ferimento, com envolvimento mais frequente do fígado (40%), intestino delgado (30%), diafragma (20%) e cólon (15%). Nas lesões por armas de fogo, as estruturas atingidas dependem da trajetória do projétil no organismo, podendo também haver traumatismo em órgãos sem contato direto com o projétil, por mecanismo de cavitação. Estes lesam com maior frequência o intestino delgado (50%), cólon (40%), fígado (30%) e estruturas vasculares abdominais (25%).[1]

AVALIAÇÃO CLÍNICA

Quando há suspeita de trauma abdominal é importante identificar lesão intraperitoneal, sendo que o diagnóstico específico do local/órgão lesado tem menor importância. Assim, deve-se inspecionar todo abdome anterior, posterior, tórax e períneo. A presença de escoriações, contusões, hematomas e ferimentos cortantes são sugestivos de trauma e devem ser bem definidos. O sinal do cinto de segurança na parede abdominal é forte indicativo de lesões tanto da musculatura da parede, quanto de lesão de vísceras ocas e mesentério (Fig. 44-1).

A percussão da parede abdominal provoca um leve deslocamento do peritônio e, quando dolorosa, é um indicativo de peritonite. A rigidez involuntária da musculatura abdominal é um sinal confiável de irritação peritoneal. A dor à descompressão brusca em geral indica peritonite em virtude de sangramento ou de extravasamento de conteúdo enteral.[1]

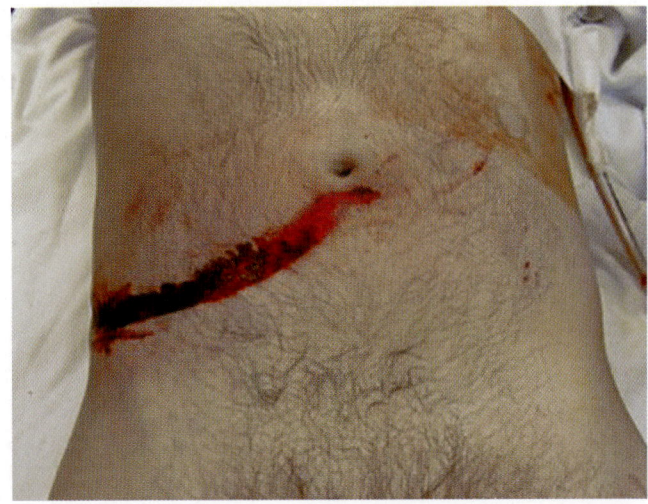

Fig. 44-1. Paciente vítima de colisão automobilística apresentando sinal do cinto de segurança em parede abdominal.

A presença de líquido livre no abdome, seja sangue, seja conteúdo entérico, pode levar à redução dos ruídos hidroaéreos secundários ao íleo paralítico.

Um achado positivo no exame físico deve sugerir a presença de lesão interna, porém a ausência não exclui possibilidade de lesões.

ESTABILIDADE HEMODINÂMICA

A importância da definição da situação hemodinâmica deve-se ao fato de pacientes estáveis permitirem investigação diagnóstica e com isso investigação e tratamento específico das lesões, bem como planejamento de ação entre especialidades envolvidas no tratamento do paciente. Deve-se salientar que por vezes o paciente pode mudar de categoria durante a avaliação.

Um dado paciente inicialmente considerado instável pode-se tornar estável hemodinamicamente em razão da ressuscitação inicial, ou vice-versa, devendo a conduta ser tomada segundo o estado do paciente no momento da avaliação. Como exemplo, um paciente estável com trauma fechado e líquido livre visível no ultrassom FAST (*Focused Assessment for Sonography of Trauma*) com sangue presumido, deve realizar uma tomografia para definir a fonte do líquido. Caso este mesmo paciente apresente-se instável, a melhor conduta seria levá-lo imediatamente à cirurgia, visando ao controle da hemorragia (Fig. 44-2).

Instabilidade Hemodinâmica

Esta é definida como a incapacidade de manter uma perfusão normal dos órgãos, a despeito da utilização de mecanismos fisiológicos de compensação. Isto leva a uma redução do retorno venoso e, consequentemente, do débito cardíaco.[1] De forma prática, a redução na pressão arterial (choque grau III) é o principal indicativo de instabilidade.

Os pacientes com instabilidade hemodinâmica e sinais de sangramento abdominal devem ser submetidos à exploração cirúrgica imediata.

Estabilidade Hemodinâmica

Na vigência de hemodinâmica estável, particularmente no trauma contuso, podem-se realizar exames diagnósticos para confirmar ou afastar a presença de lesão intra-abdominal, além da caracterização anatômica das lesões.

INVESTIGAÇÃO DIAGNÓSTICA

- *Radiografia simples de abdome:* tem pouca sensibilidade e especificidade na avaliação do trauma abdominal, podendo ser útil em duas situações: a) identificação de pneumoperitônio, caso o paciente possa assumir posição ortostática ou decúbito lateral esquerdo (Fig. 44-3); b) caracterização das cúpulas diafragmáticas para diagnóstico de hérnia diafragmática traumática (Fig. 44-4). Além disso, o achado de fraturas de arcos costais inferiores e da coluna lombar pode sugerir lesão de órgãos intra-abdominais adjacentes, como baço, fígado e rins.

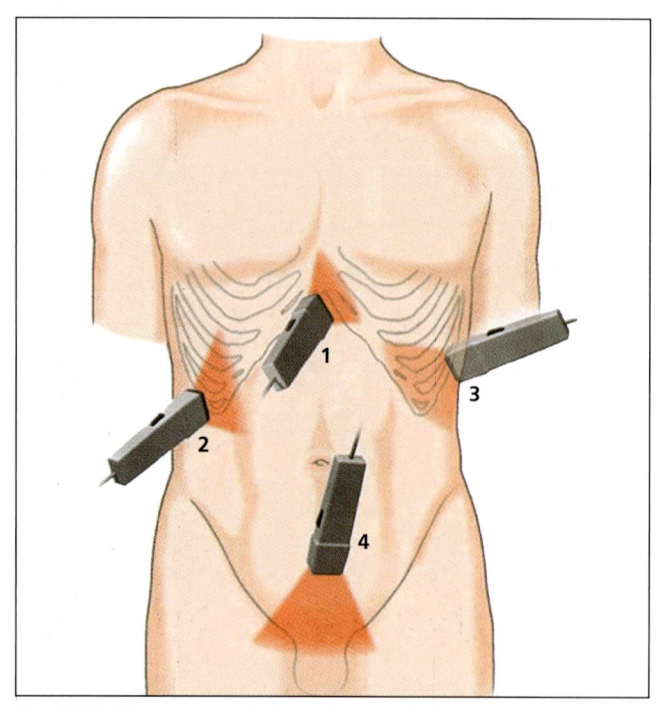

Fig. 44-2. Ultrassonografia FAST (*Focused Assessment for Sonography of Trauma*) procura por líquido livre em quatro regiões intra-abdominais: saco pericárdico, fossa hepatorrenal, esplenorrenal e pelve.

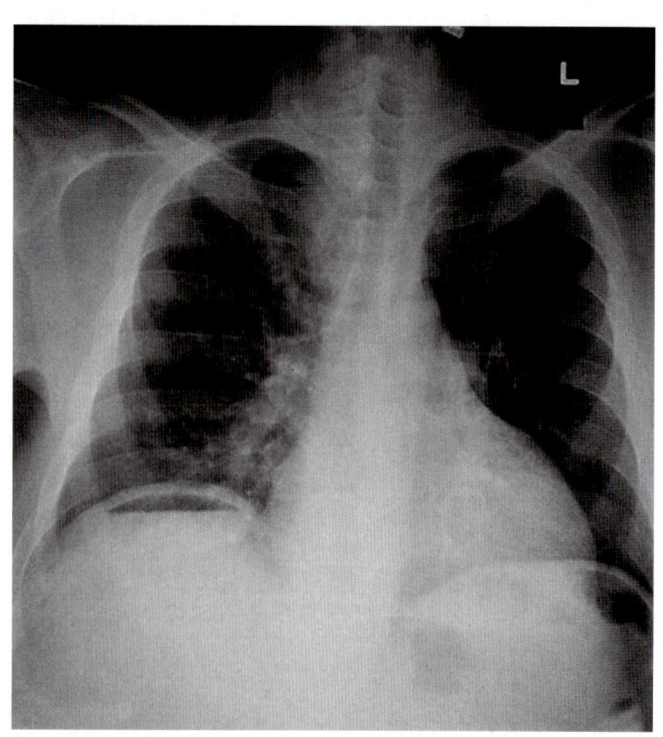

Fig. 44-3. Radiografia de tórax mostrando pneumoperitônio decorrente de lesão de víscera oca.

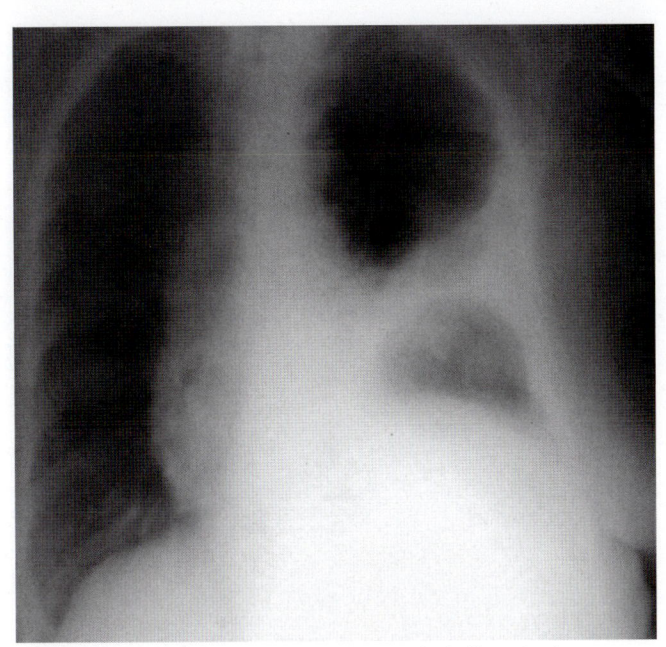

Fig. 44-4. Radiografia de tórax evidenciando bolha gástrica no interior do hemitórax esquerdo decorrente de lesão diafragmática.

- *Radiografias contrastadas:* em especial, a uretrografia retrógrada pode ser usada na suspeita de trauma de uretra (uretrorragia, hematoma de períneo ou próstata elevada ao toque retal), antes da realização de sondagem vesical e também quando há possibilidade de lesão vesical.

- *FAST:* exame de ultrassonografia que tem como objetivo avaliar a presença de líquido livre na cavidade, possuindo alta sensibilidade. São examinadas quatro regiões à procura de líquido, que são: saco pericárdico, fossa hepatorrenal, esplenorrenal e pelve. É um exame de fácil utilização, portátil, rápido e que pode ser repetido posteriormente. Tem maior contribuição nos pacientes hemodinamicamente instáveis.[1] Um exame normal não exclui lesão intra-abdominal.[3]

- *LPD (lavado peritoneal diagnóstico):* muito sensível à presença de sangramento volumoso, relativamente rápido, fácil de ser realizado e não requer equipamentos específicos. Está indicado em pacientes politraumatizados instáveis que necessitam de imediata definição do abdome como possível fonte de hemorragia e não há FAST disponível. Em certas ocasiões, deixa dúvidas quanto à positividade e à real necessidade de laparotomia; portanto, vem sendo substituído na maioria das vezes pelo FAST ou pela tomografia. A única contraindicação absoluta para sua realização é a presença de indicação formal para laparotomia exploradora. Entre as contraindicações relativas, ressaltam-se obesidade e cirurgias abdominais prévias. São considerados critérios de positividade do exame: saída de mais de 10 mL de sangue na aspiração inicial após abertura do peritônio; saída de sangue à drenagem do líquido infundido; mais de 100.000 hemácias ou 500 leucócitos por campo e saída de restos alimentares, bile ou conteúdo enteral (Fig. 44-5).[1]

- *Tomografia computadorizada de abdome:* por causa da elevada especificidade, tornou-se o método de escolha para investigação de pacientes estáveis com trauma abdominal. Permite a identificação de líquido e ar livre na cavidade peritoneal e também a definição anatômica dos locais de lesão. Não deve ser realizada quando há instabilidade hemodinâmica, nem diante de indicação cirúrgica bem definida. Na ausência de lesões de vísceras parenquimatosas, a presença de líquido livre pode indicar lesão de mesentério ou víscera oca. Com o advento dos tomógrafos com multidetectores, tem-se tornado mais rápido, preciso e seguro.[4]

Pacientes estáveis do ponto de vista hemodinâmico ou sem evidências de peritonite podem ser submetidos a exames mais detalhados para determinar se existem lesões específicas que podem levar à morbidade ou mortalidade tardias.

SUGESTÃO DE INVESTIGAÇÃO QUANTO AO TIPO DE TRAUMA

Trauma Penetrante (Fig. 44-6)

- *Pacientes instáveis:* devem ser submetidos à laparotomia imediata para controle de sangramento.

- *Ferimentos por arma branca da parede anterior do abdome:* deve-se realizar exploração digital do local da ferida (associado à antissepsia e anestesia local), com o objetivo de avaliar se houve violação da camada externa das aponeuroses da parede abdominal. O resultado pode ser positivo, negativo ou inconclusivo. Em caso de dúvida, o paciente pode ser mantido em observação clínica ou submetido a testes adicionais.

- *Ferimentos por arma branca nos flancos e dorso:* em razão da espessura da camada muscular dessa topografia, a exploração digital torna-se difícil (Fig. 44-7). Nestes casos, a melhor forma de avaliar a suspeita de lesão é pela tomografia com triplo contraste (endovenoso, oral e retal).

- *Ferimentos por arma de fogo:* na maioria dos casos requer laparotomia imediata para controle do sangramento e da contaminação intestinal, visto que lesões intra-abdominais estão presentes em mais de 90% dos casos. Caso haja suspeita de trajeto tangencial ou retroperitoneal, pode-se empregar a tomografia de abdome.

- *Ferimentos penetrantes da transição toracoabdominal:* ferimentos do lado direito podem ser investigados com exame físico seriado e tomografia, enquanto ferimentos do lado esquerdo, em sua maioria, requerem laparotomia exploradora. O uso da laparoscopia é aconselhado em lesões do lado direito, hemodinamicamente estáveis, sem sinais de irritação peritoneal, para exclusão de lesão diafragmática.[5]

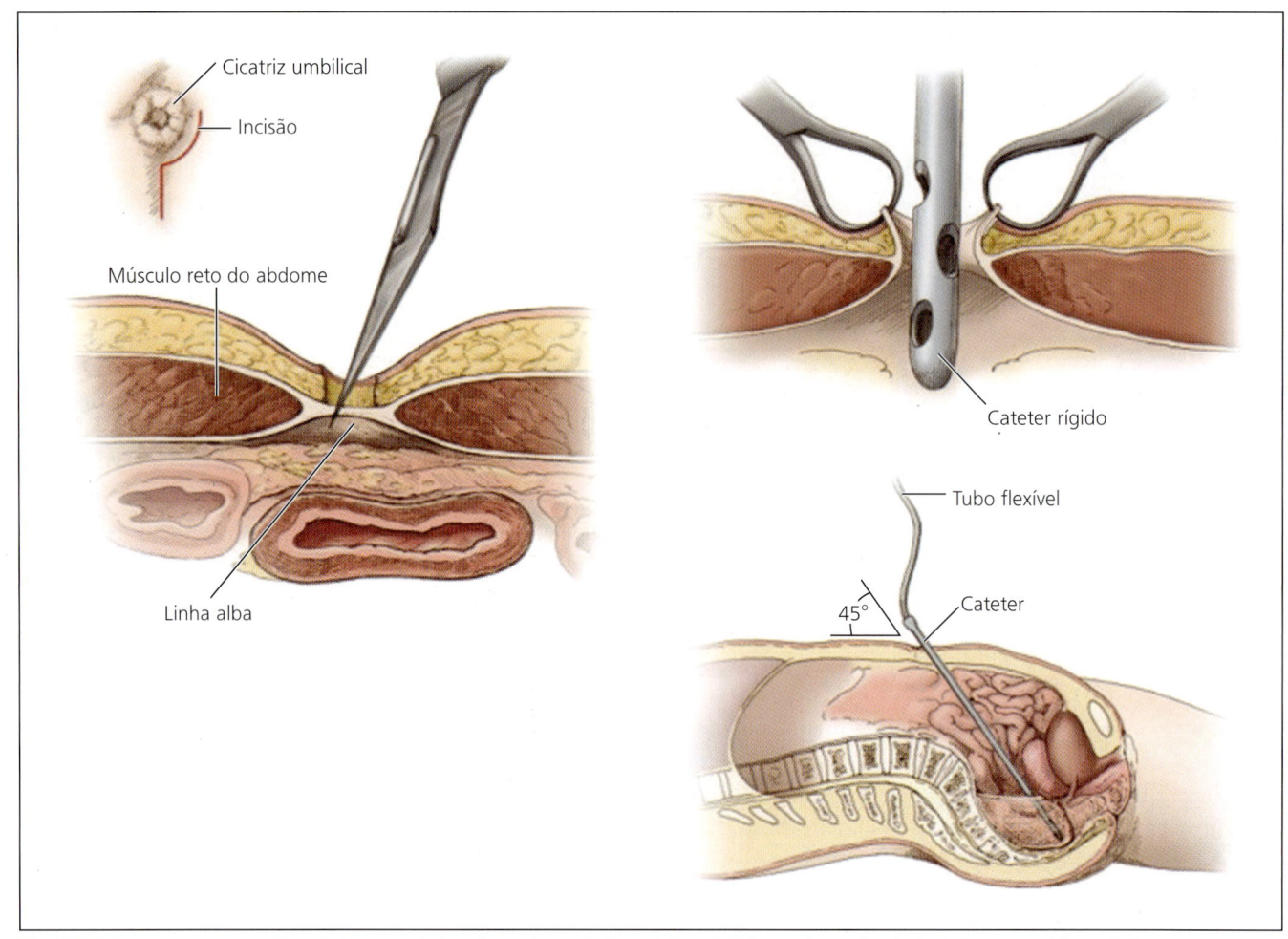

Fig. 44-5. Imagem esquemática da técnica de lavado peritoneal diagnóstico (LPD), sendo realizada incisão na cicatriz umbilical, com elevação da parede abdominal com duas pinças, seguida da introdução do cateter em direção à pelve.

Trauma Contuso (Fig. 44-8)

- *Instabilidade hemodinâmica:* devem ser utilizados o FAST ou LPD, na sala de emergência, por sua alta sensibilidade em identificar presença de líquido livre. Na presença de líquido livre intra-abdominal em paciente com instabilidade, deve-se realizar laparotomia.
- *Estabilidade hemodinâmica:* exame de escolha é a tomografia computadorizada por sua alta especificidade que permite definição anatômica do local da lesão e pode guiar a terapêutica.

TRATAMENTO

Estabilização Inicial

Esta deve seguir os princípios gerais do ATLS *(Advanced Trauma Life Support),* priorizando a perviedade de via aérea com controle da coluna cervical, ventilação e circulação adequadas.

Especificamente no que tange ao trauma abdominal, a sondagem vesical de demora tem utilidade de avaliar a perfusão tecidual e verificar a presença de hematúria, achado frequente em lesões do trato urinário. Se necessária a introdução de sonda gástrica, atentar para o risco de aspiração relacionado com o procedimento.[1]

Com relação à reposição volêmica, a hipotensão permissiva ou controlada deve ser empregada até o controle definitivo do sangramento, objetivando a manutenção da pressão arterial média entre 40-60 mmHg e pressão arterial sistólica em cerca de 90 mmHg. A reposição volêmica agressiva pode aumentar a pressão arterial e reverter a vasoconstrição, desalojando trombos, aumentando a hemorragia e a incidência de distúrbio de coagulação, bem como as chances de ressangramento. Sendo assim, a recomendação é que a reposição volêmica não deve objetivar a normalização da pressão arterial e da frequência cardíaca do paciente, mantendo seus níveis inferiores aos normais, até controle definitivo da fonte de hemorragia.[6]

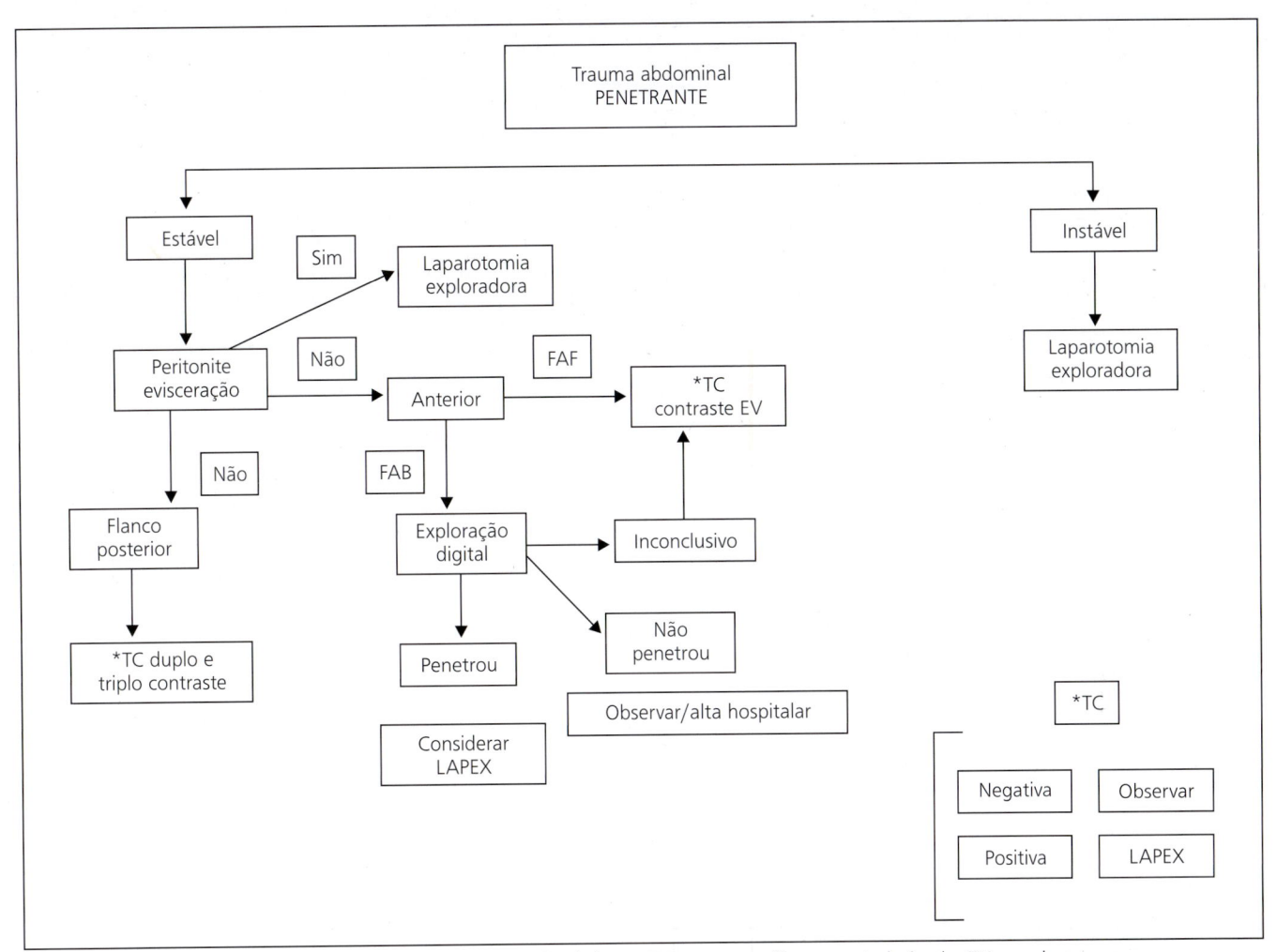

Fig. 44-6. Fluxograma de conduta no trauma penetrante de abdome. TC = tomografia computadorizada; EV = endovenosa; LAPEX = laparotomia exploradora.

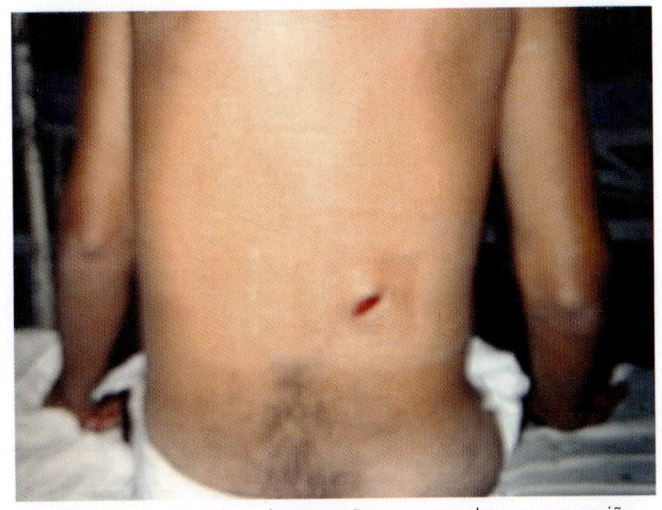

Fig. 44-7. Paciente vítima de agressão por arma branca na região dorsal.

▶ **Tratamento Não Operatório das Lesões Intra-Abdominais**

No trauma contuso, é possível realizar tratamento conservador (não cirúrgico) para a maior parte das lesões de vísceras maciças (fígado, baço e rins) em pacientes estáveis hemodinamicamente. Isto deve-se a:

1. Capacidade destes órgãos de parar espontaneamente o sangramento.
2. Acurácia da tomografia em definir as lesões destes órgãos e de excluir outras lesões significativas.[1]

No trauma penetrante, a discussão sobre tratamento conservador em casos selecionados existe, sendo ainda controversa e variando de indicação entre serviços. A disponibilidade da tomografia de abdome e laparoscopia tem contribuído para tanto.

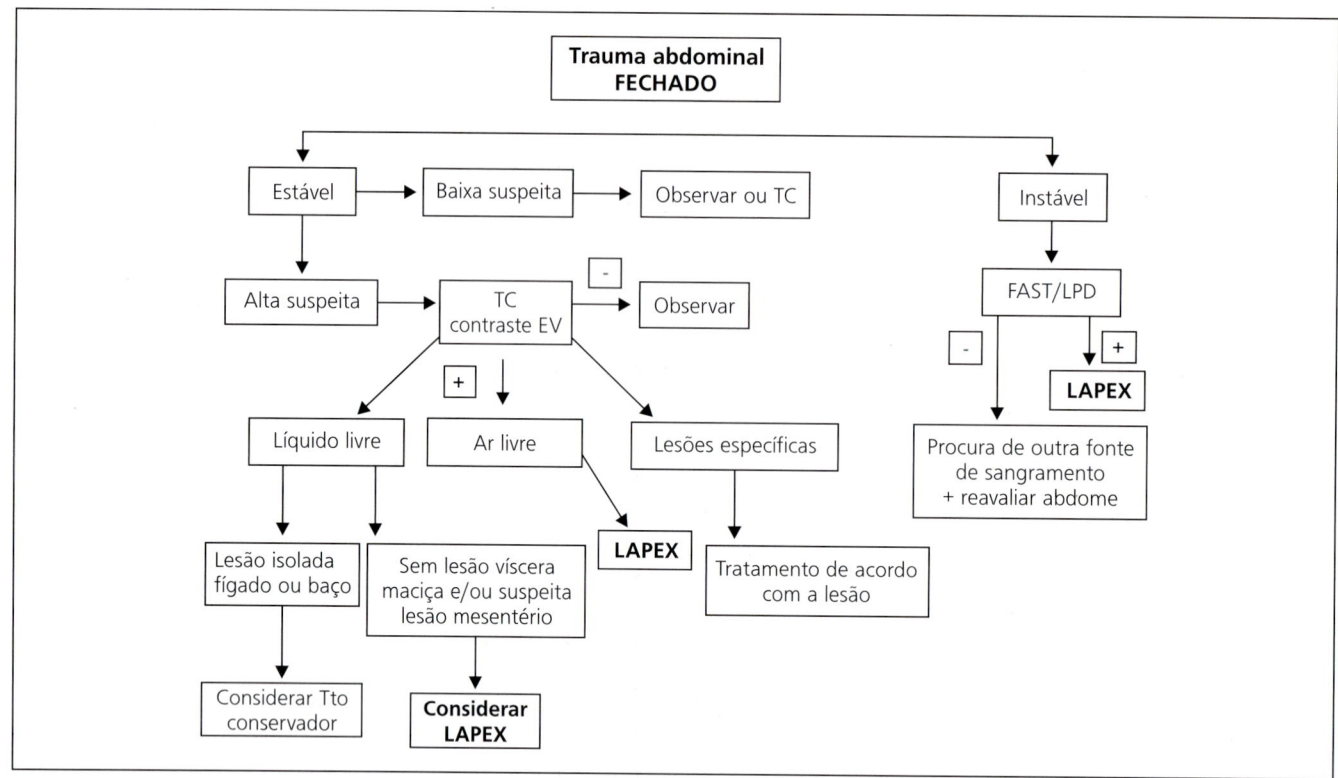

Fig. 44-8. Fluxograma de conduta no trauma fechado de abdome. TC = tomografia computadorizada; EV = endovenosa; LAPEX = laparotomia exploradora.

Como modalidade adicional de tratamento não cirúrgico, cabe mencionar a radiologia intervencionista, particularmente útil na embolização de sangramentos pélvicos e de vísceras maciças abdominais.

Quando se opta por não operar o paciente com diagnóstico de lesão intra-abdominal, ele deve ser mantido em ambiente de terapia intensiva com monitorização contínua. Não deve receber analgésicos potentes e deve estar em repouso no leito. A equipe deve estar atenta ao desenvolvimento de hipotensão arterial, taquicardia, febre ou dor à palpação abdominal.

Indicação Cirúrgica

De modo geral, a cirurgia está indicada nos seguintes casos.[1,2]

Trauma Contuso

- Trauma abdominal fechado com hipotensão e FAST/LPD positivos ou evidências clínicas de hemorragia intraperitoneal.
- Presença de hérnia diafragmática.
- Presença de peritonite.
- Diagnóstico de ar livre ou lesão específica na tomografia.

Trauma Penetrante

- Hipotensão associada a ferimento penetrante do abdome.
- Presença de evisceração (Fig. 44-9).
- Peritonite.
- Hemorragia oriunda do estômago, reto ou trato urinário, resultantes de ferimento penetrante.
- Tomografia contrastada evidenciando lesões específicas.

Tratamento Cirúrgico das Lesões Intra-Abdominais

Embora a laparoscopia possa ser usada em pacientes selecionados com trauma abdominal, a indicação clássica e predomi-

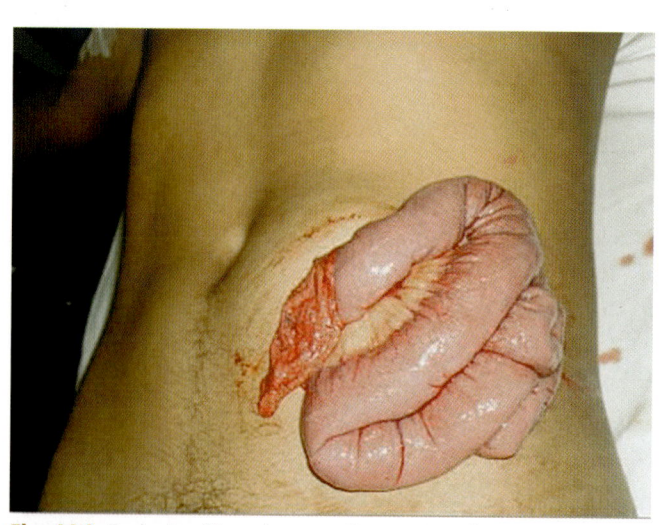

Fig. 44-9. Paciente vítima de agressão por arma branca na parede anterior do abdome, apresentando evisceração de intestino delgado e epíplon.

nante de cirurgia para tratamento de lesões intra-abdominais é através de laparotomia mediana ampla.

Como indicações da laparoscopia no trauma, podemos incluir: persistência da suspeita de lesão intra-abdominal apesar dos exames iniciais negativos no trauma fechado, ferimentos por arma branca em que a penetração da aponeurose é difícil de ser comprovada, ferimentos por arma de fogo em abdome com trajeto intraperitoneal duvidoso, diagnóstico de lesão diafragmática em ferimentos toracoabdominais e confecção de janela pericárdica para descartar lesão cardíaca.[4]

Um conceito importante é a abordagem cirúrgica para "controle do dano" ou laparotomia abreviada. A opção por esta abordagem deve ser tomada tão logo se constate déficits metabólicos e instabilidade persistente do paciente (ver capítulo específico).[7]

Uma vez indicada laparotomia para tratamento de trauma abdominal, esta seguirá alguns passos estrategicamente delimitados:

1. **Controle de hemorragia:** a forma mais rápida de controlar a hemorragia é por compressão direta. A aplicação de compressas em geral permite este controle, ainda que temporariamente, para que haja tempo para estabilização do paciente;
2. **Evitar contaminação:** neste momento, fontes de contaminação grosseira são interrompidas temporariamente com uso de compressas, pinças, fios e fitas cirúrgicas.
3. **Inventário detalhado de todo abdome:** apenas indicado continuar com a fase 3, se paciente encontra-se estável. Caso contrário, deve-se considerar a adoção da tática de controle do dano e retornar para completar fases 3 e 4 em um momento posterior, com paciente estável.
4. **Tratamento definitivo das lesões:** quando se faz a correção definitiva das lesões.

TRAUMA PÉLVICO E LESÕES ASSOCIADAS

A presença de fraturas pélvicas ou ruptura de ligamentos pélvicos pressupõe um trauma de grande energia, sendo que 20% dos politraumatizados graves com ISS *(injury severity escore)* > 15 apresentam alguma forma de fratura pélvica. Com frequência as fraturas de pelve estão associadas à lesão de vísceras intra-abdominais, retroperitoneais e também de estruturas vasculares.[1,8]

A hemorragia é a causa de morte em 40% dos pacientes com trauma pélvico grave. Pacientes instáveis com fraturas pélvicas possuem quatro fontes potenciais de sangramento: superfícies ósseas, plexos venosos pélvicos, lesão arterial pélvica e fontes extrapélvicas.

A instabilidade mecânica do anel pélvico pode ser suspeitada em uma avaliação clínica rápida. Seu primeiro indicativo é a presença de discrepância no comprimento dos membros inferiores ou rotação anormal de um deles; a movimentação dos ossos pode ser percebida por manobra de compressão das cristas ilíacas. Uma vez que a instabilidade tenha sido identificada, não é necessária a realização de manobras posteriores, que podem levar a sangramento adicional. A pelve deve ser temporariamente fechada, utilizando de meios de compressão externa disponíveis, como cinta e enfaixamento (Fig. 44-10). Uma radiografia da pelve em incidência AP deve ser realizada.[1]

A opção pelo tratamento definitivo cirúrgico depende do grau de instabilidade da fratura e do estado hemodinâmico do paciente. A fixação da pelve, mesmo que temporária, e a reposição volêmica inicial estabilizarão o paciente na maioria dos casos. A fixação da pelve impede que ocorra o deslocamento do coágulo já que impossibilita a movimentação do foco da fratura e promove tamponamento da pelve, realizando a hemostasia.

A escolha do tratamento se baseia principalmente na classificação de Tile para as fraturas de anel pélvico, conforme descrição a seguir:

A) Estável (com arco posterior intacto).
B) Parcialmente estável (disjunção parcial do arco posterior).
C) Instável (disjunção completa do arco posterior).

Nas fraturas Tile A e em alguns casos de B1 (fratura em livro aberto com instabilidade rotacional externa) o tratamento pode ser conservador, com analgesia, mobilização precoce e controle do apoio. As demais fraturas da classe B requerem tratamento com fixador externo anterior ou redução aberta e

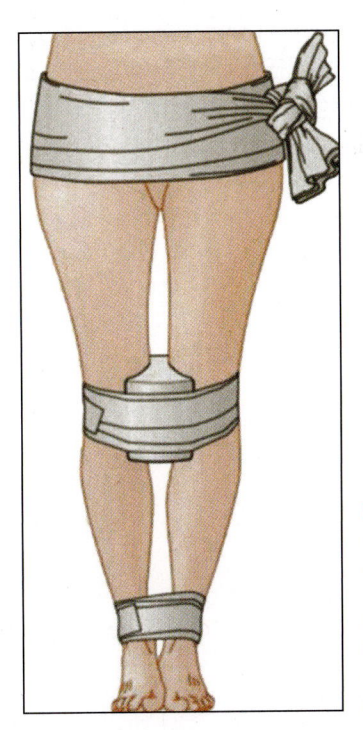

Fig. 44-10. Técnica de enfaixamento e fixação dos membros inferiores para compressão externa temporária da pelve com fratura instável, visando ao controle do sangramento pélvico.

fixação interna anterior. As fraturas Tile C necessitam de fixação posterior para ganho de estabilidade vertical.[8]

Todo paciente com trauma pélvico e instabilidade hemodinâmica deve ser submetido à realização de um FAST para afastar hemorragia intraperitoneal concomitante.

Se depois das medidas iniciais adequadas o paciente não apresentar resposta clínica satisfatória, a chance de a hemorragia se originar em um vaso arterial é de cerca de 70%. Caso o paciente persista instável após ressuscitação inicial, na ausência de lesão concomitante que justifique choque hipovolêmico, é necessária a avaliação do sangramento pélvico, geralmente realizada por TC com contraste venoso.[1,9]

O estudo angiográfico realizado na tomografia inicial inclui a avaliação da aorta torácica, abdominal e vasos da pelve. As artérias lombares, frequentemente lesadas no trauma pélvico, devem também ser avaliadas.

Cerca de 10% dos pacientes com trauma pélvico vão necessitar de embolização, e a eficácia do método é estimada entre 85-95%. Imagens que sugerem presença de lesão vascular são: extravasamento de contraste, dissecção com oclusão do vaso ou formação de pseudoaneurisma e amputação arterial.[9] Em alguns casos em que haja dificuldade em determinar a topografia exata do sangramento, pode-se realizar a embolização troncular da artéria ilíaca interna.

Na presença de fratura de pelve, deve-se atentar para a investigação de lesões de reto e do sistema urinário, em especial da uretra e bexiga. As lesões de reto são comumente associadas e de investigação obrigatória nas fraturas pélvicas. A presença de sangue ao toque retal ou de solução de continuidade no reto devem levar à avaliação específica pelo cirurgião.

Quando há lesão vesical, a fratura pélvica está associada em mais de 90% dos casos. A presença de retenção urinária, dor em baixo ventre e hematúria macroscópica são sinais sugestivos de lesão da bexiga. O exame complementar de escolha para confirmação diagnóstica é a cistografia retrógrada. O tratamento depende da localização da alteração:

- *Lesão de bexiga extraperitoneal:* o tratamento é conservador com sondagem vesical de demora por 14 dias e antibioticoterapia.

- *Lesão de bexiga intraperitoneal:* deve ser realizado tratamento cirúrgico com rafia primária da lesão e cistostomia, além do uso profilático de antibióticos.[1,10]

As lesões de uretra podem ser divididas em:

- *Anterior (bulbar e peniana):* que são as mais comuns e em geral associadas ao trauma direto do períneo.

- *Posterior (membranosa e prostática):* que está associada à fratura de pelve, em que a disjunção ligamentar e espículas ósseas provocam secção da uretra. A presença de sangue no meato uretral é o principal sintoma. Na suspeita de lesão uretral, deve-se realizar uma uretrografia retrógrada antes da tentativa de sondagem vesical. Caso haja confirmação da lesão, o tratamento mais simples consiste em uma cistostomia suprapúbica isolada, sem manipulação da área lesionada.[1,10]

REFERÊNCIAS BIBLIOGRÁFICAS

1. American College of Surgeons. *Advanced trauma life suport student course manual. Abdominal and pelvic trauma*. 9th ed. Chicago: 2012. p. 122-40, cap. 5.
2. Mattox K, Feliciano DV, Moore EE. *Trauma. Indications for and techiques of laparotomy*. 7. ed. Rio de Janeiro: Revinter, 2012 Oct. p. 607-22, cap. 30.
3. Nishijima DK, Simel DL, Wisner DH *et al*. Does this adult patient have a blun intra-abdominal injury? *JAMA* 2012;307(14):1517-27.
4. Soto JA, Anderson SW. Multidetector CT of blunt abdominal trauma. *Radiology* 2012 Dec.;265(3):678-93.
5. O'Malley E, Boyle E, O'Callaghan A *et al*. Role of laparoscopy in penetrating abdominal trauma: a systematic review. *World J Surg* 2013 Jan.;37(1):113-22.
6. Santry HP, Alam HB. Fluid resuscitation: past, present and the future. *Shock* 2010 Mar.;33(3):229-41.
7. Ball CG. Damage control resuscitation: history, theory and technique. *Can J Surg* 2014 Fev.;57(1):55-60.
8. Bucholz RW, Court-Brown CM, Heckman JD *et al. Fraturas em adultos de Rockwood & Green. Fraturas da Pelve*. 7th ed. São Paulo: Manole, 2013. p. 1402-11, cap. 17.
9. Abrão GP. Embolização arterial no trauma pélvico [Tese de Doutorado]. *Radiol Bras* 2009 Jun.;42(3):178-78.
10. Cury J, Mesquita JLB de, Pontes J *et al*. Trauma urológico. *Rev Med* (São Paulo) 2008 Jul.-Set.; 87(3):184-94.

44-2. PRINCÍPIOS DO CONTROLE DO DANO NO TRAUMA ABDOMINAL

Camila Sommer ■ Allan Cezar Faria de Araújo ■ Fernando Antônio Campelo Spencer Netto

INTRODUÇÃO

O trauma é a sexta causa mais comum de mortalidade e a quinta causa de incapacidade permanente. Apresenta impacto enorme sobre a população jovem em todo o mundo, tendo assim repercussão importante na mortalidade e expectativa de vida dessa população, principalmente nos países desenvolvidos.[1]

A abordagem tradicional ao politraumatizado, com trauma abdominal e indicação de laparotomia de emergência, consistia em cirurgia seguida do reparo complexo de todas as lesões existentes. Embora tecnicamente correta, a mortalidade nesse grupo de paciente era extremamente elevada, pois o tempo cirúrgico prolongado e sangramento persistente levavam à chamada **tríade letal – coagulopatia, acidose metabólica e hipotermia**. Por esse motivo, nas duas últimas décadas, grandes avanços têm ocorrido no tratamento inicial ao traumatizado, buscando pela **cirurgia de controle de danos** *("damage control")* com intuito de **combater o esgotamento fisiológico** decorrente da tríade letal.[2]

O termo *"damage control"* foi utilizado pela Marinha Americana para descrever a capacidade de um navio em reparar os danos estritamente necessários e manter a integridade da missão, sendo as correções definitivas realizadas posteriormente. A cirurgia de controle do dano parte do mesmo princípio. Os princípios do controle do dano em cirurgia foram descritos pela primeira vez por Stone *et al.*, em 1983, na tentativa de reduzir a mortalidade em pacientes com coagulopatia após trauma.[2] Eles observaram uma taxa de mortalidade de 35% em pacientes submetidos à cirurgia de controle do dano comparada ao grupo-controle que apresentou uma taxa de mortalidade de 98% em pacientes submetidos ao procedimento tradicional.[3]

A cirurgia de **controle de dano** aborda **cinco estágios** no tratamento de pacientes com trauma abdominal, sendo destinada a restabelecer a fisiologia antes da anatomia no paciente instável.[4]

TRÍADE LETAL

A tríade letal – **hipotermia, coagulopatia e acidose metabólica** leva a um ciclo sangrento e de subsequente exaustão fisiológica.[3]

▶ Hipotermia

É considerada hipotermia a temperatura central inferior a 35°C, e se torna clinicamente significativa a temperaturas abaixo desse valor durante um período superior a 4 horas.[3] Hipotermia leve define-se como temperaturas no intervalo entre 34-35°C, hipotermia moderada entre 34-32°C e hipotermia grave abaixo de 32°C.[1] Pacientes gravemente feridos que apresentam hipotermia têm prognóstico ruim, sendo que uma temperatura menor que 32°C está associada a 100% de mortalidade.[3]

A perda de calor começa no momento do trauma, por alteração da resposta termorreguladora normal.[1] A hipotermia é uma consequência de grande perda sanguínea. A hemorragia leva à hipoperfusão tecidual e redução no fornecimento de oxigênio, reduzindo assim a capacidade de geração de calor pelo corpo.[3] Além da hipovolemia, existem outros fatores que contribuem para o agravo da hipotermia, como a exposição prolongada do paciente durante o transporte e na sala de emergência, a imobilização do paciente, o uso de vestimentas molhadas e a reposição volêmica com fluidos frios.[2]

Hipotermia leva a **arritmias cardíacas, redução do débito cardíaco, aumento da resistência vascular sistêmica** e **deslocamento da curva de dissociação de oxigênio** para a esquerda, agravando a hipoxemia, além de **suprimir o sistema imunológico**.[3]

A hipotermia tem um efeito prejudicial sobre a cascata de coagulação, conduzindo a **coagulopatia** e exacerbando a tríade letal. Temperaturas corporais inferiores a 35°C provocam alterações da cascata de coagulação por interferência enzimática, com prolongamento do tempo de protrombina e do tempo de ativação da tromboplastina. A hipotermia também leva à disfunção plaquetária por diminuição da produção de tromboxano B2 e da expressão de moléculas de superfície plaquetárias, as prostaciclinas. Ocorre ainda inibição do sistema fibrinolítico, por interferência com a alfa-2-antiplasmina e com o inibidor da ativação do plasminogênio.[1]

No sistema cardiovascular, com o agravamento da hipotermia estabelece-se um efeito inotrópico negativo, com diminuição do débito cardíaco e aparecimento de hipotensão. Com temperaturas de 30°C e 25°C, podem ocorrer respectivamente fibrilações auricular e ventricular.[1]

O **fluxo sanguíneo cerebral diminui** cerca de 6% por cada grau centígrado de queda da temperatura corporal, o que contribui para o estado de confusão de desorientação frequentemente observado nestes pacientes.[1]

A motilidade gastrointestinal diminui com a hipotermia, podendo ocorrer um estado de íleo paralítico causado por temperaturas corporais inferiores a 32°C.[1]

Coagulopatia

O trauma perturba o equilíbrio entre a hemostasia e o sistema fibrinolítico, levando a um estado de alteração da coagulação. Cada etapa da coagulação é afetada no paciente com hemorragia e hipotermia.[3] Essa coagulopatia pode levar a um sangramento excessivo e anormal nas lesões traumáticas. A coagulopatia ocorre em aproximadamente 25% dos politraumatizados e pode ser definida como um tempo de protrombina (TP) e tempo de tromboplastina ativada (TTPA) superiores a 2 vezes o valor normal.[1]

A reposição volêmica maciça agrava a coagulopatia decorrente da hemodiluição, perpetuando ainda mais o sangramento.[3] A administração de fluidoterapia endovenosa é mais um mecanismo que reconhecidamente contribui para o desenvolvimento de coagulopatia, por diluição dos fatores de coagulação e das plaquetas.[1]

O diagnóstico de coagulopatia pode-se tornar extremamente complexo, uma vez que testes, como o TP e o TTPA, sejam realizados sob condições padrão que nem sempre se verificam *in vivo*. Estes exames são realizados em temperaturas de 37°C, não valorizando assim o papel da hipotermia na coagulação. Portanto, o diagnóstico deve ser com base na avaliação clínica.[1]

A hipotermia e a hemodiluição produzirão um efeito aditivo no estado de coagulopatia.[3]

Acidose Metabólica

A acidose metabólica é definida como um pH arterial inferior a 7,35. Este fenômeno é secundário à hipoperfusão tecidual que estimula o metabolismo anaeróbico, aumentando assim a produção de ácido láctico.[1]

Acidose pode **diminuir** tanto a **contratilidade do miocárdio** quanto o **débito cardíaco**. Além disso, pode piorar o sangramento decorrente da inativação de fatores de coagulação em meio ácido.[3]

A oferta adequada de oxigênio e o controle da hemorragia são a chave para a correção da acidose. A persistência de acidose metabólica sem redução nos níveis séricos de lactato em 48 horas é um fator preditor de mortalidade.[2]

CIRURGIA DE CONTROLE DE DANOS NO TRAUMA

Fase I: Seleção do Paciente

A primeira fase da cirurgia de controle de danos consiste na seleção de pacientes, enfatizando-se a necessidade de um **reconhecimento precoce dos pacientes em risco de desenvolver a tríade letal**.[1]

As indicações para controle de danos são geralmente divididas em seis categorias:

1. Incapacidade de hemostasia eficaz decorrente da coagulopatia.
2. Lesões vasculares extensas e inacessíveis.
3. Antecipação da necessidade de procedimentos complexos e demorados em um paciente com reservas fisiológicas limitadas.
4. Necessidade de controle não cirúrgico de lesões que colocam a vida do paciente em risco.
5. Incapacidade de fechar o abdome decorrente do edema visceral.
6. Necessidade de revisar posteriormente os conteúdos abdominais, como lesões viscerais muito extensas.[1]

Fase II: Controle da Hemorragia e Contaminação

A segunda fase abrange a cirurgia inicial – **laparotomia abreviada para um rápido controle da hemorragia e contaminação**.[3]

Durante a avaliação e o controle da hemorragia é importante obtenção de acessos intravenosos adicionais e aparelhos de monitorização para correção antecipada da hipotermia.[4]

No paciente grave com trauma abdominal, a cirurgia consiste em incisão mediana ampla, acesso à cavidade abdominal, seguida de rápida identificação da hemorragia e seu controle.[3] Esta hemostasia pode ser por meio de colocação de compressas para tamponamento (primeira medida mais comum), reparação ou ligadura de vasos, pinçamento dos vasos (p. ex., manobra de Pringle) ou embolização intraoperatória.[4]

Quando realizado este tipo de laparotomia, a incisão com bisturi frio deve ser rápida, com abertura de pele e subcutâneo em única passagem. Realiza-se, então, pequena abertura na aponeurose, sendo esta estendida com tesoura robusta (Mayo), no intuito de minimizar riscos de contaminação profissional. A abertura do peritônio deve ser feita quando há número adequado de compressas e dois aspiradores prontos, estando toda equipe cirúrgica pronta para agir rapidamente. Ao encontrar grande hemoperitônio, deve-se realizar o tamponamento por quadrantes, iniciando-se nos quadrantes com maior possibilidade de serem fontes de sangramento. Durante este momento, o cirurgião palpa os órgãos abdominais rapidamente (principalmente baço e fígado) para observação de lesões.[5]

Uma vez alcançada a estabilidade hemodinâmica, as compressas podem ser retiradas dos quadrantes abdominais, iniciando-se do local com menor para o de maior possibilidade de sangramento. Caso não se alcance o controle do sangramento, a abordagem imediata do quadrante sangrante, para nova tentativa de tamponamento ou outra tática de abordagem direta do sangramento, será mandatória.[5]

Como a lesão hepática é a mais incidente entre as lesões de vísceras maciças no trauma abdominal fechado, o tamponamento hepático com compressas deve ser mencionado como importante alternativa tática em seu tratamento.[1] Este não controla hemorragia proveniente de grandes vasos arteriais, mas controla a maioria de sangramentos venosos, mesmo de grande porte. O princípio fundamental é criar vetores de força, e não apenas "empurrar" compressas desordenadamente, pois isto somente aumentaria a lesão sem hemostasia efetiva.⁶ Deve-se evitar a compressão da veia cava inferior, uma vez que reduz o retorno venoso, contribuindo para agravar hipotensão. A interação tática da equipe cirúrgica e anestésica torna-se importante neste momento, quando a detecção de hipotensão acentuada e súbita deve levar à revisão do posicionamento das compressas.

Após controle da hemorragia, o próximo passo é o controle da contaminação. Toda extensão da parede intestinal deve ser examinada, a prevenção da contaminação adicional é conseguida por fechamento rápido da víscera perfurada por sutura simples, ligadura ou grampeamento. Caso a área lesada represente menos de 50% do comprimento do intestino delgado, pode ser realizada uma única ressecção. Nenhuma cirurgia reconstrutiva é realizada nesta primeira laparotomia.³

O fechamento do abdome, que pode ser realizado de diversas maneiras, visa limitar a perda de calor e fluidos, proteger as vísceras abdominais e prevenir a síndrome do compartimento abdominal.⁷

Na opinião dos autores, a melhor opção para o fechamento temporário é associada à aplicação de vácuo na ferida abdominal. Existem dispositivos de peritoniostomia comercialmente disponíveis. Estes podem também ser feitos com material regularmente disponível nos hospitais, permitindo atingir os objetivos descritos anteriormente (Fig. 44-11). Nesta técnica, as vísceras abdominais são cobertas com um tecido de plástico transparente, colocado abaixo da aponeurose, cobrindo as vísceras e separando-as da parede abdominal até ambas goteiras parietocólicas, diafragma e pelve. A aplicação deste plástico tem papel fundamental no fechamento definitivo, em um estágio posterior do tratamento do paciente. A seguir, colocam-se dois drenos a vácuo nas laterais da ferida para auxiliar a drenagem de líquido peritoneal. Em seguida, cobre-se toda a ferida com um plástico adesivo e transparente, que permite oclusão e manutenção do vácuo.⁷

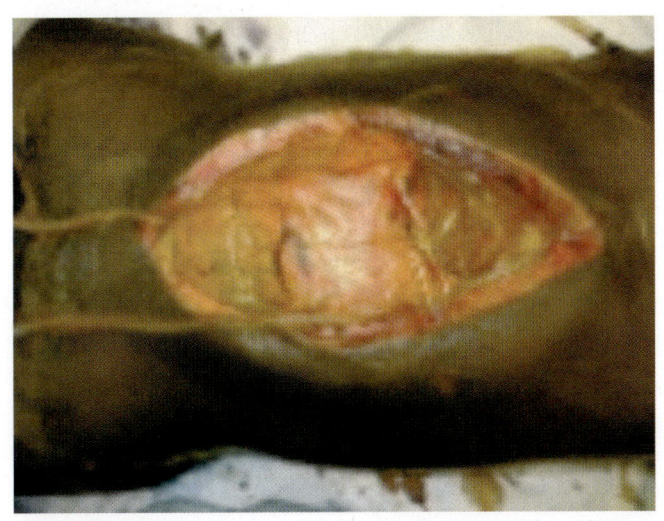

Fig. 44-11. Fechamento temporário com plástico estéril e aplicação de dreno a vácuo.

Após o término da cirurgia, o paciente é transferido para uma Unidade de Terapia Intensiva (UTI).

Fase III: Ressuscitação Fisiológica na UTI

Esta fase é dirigida para **reanimação secundária e restauração de parâmetros fisiológicos dentro de uma unidade de cuidados intensivos**. Os principais objetivos são evitar a hipotermia e corrigir a acidose e a coagulopatia. A correção da hipotermia é de extrema importância, pois, como já citado, a coagulopatia e acidose podem ser corrigidas, quando a temperatura do corpo voltar ao normal. Isto pode exigir 24 a 48 horas até que se restabeleçam os parâmetros fisiológicos normais.³

A hipotermia é agravada pela perda de calor tanto decorrente dos fatores ambientais do trauma, já descritos, como pela intervenção cirúrgica. Cirurgia com tempo abreviado é o primeiro passo para o reaquecimento do paciente. Controle de hipotermia no perioperatório inclui a remoção de toda a roupa molhada do paciente e aumento da temperatura na sala de cirurgia.³

Na unidade de terapia intensiva (UTI), a reposição da temperatura pode ser alcançada pelo reaquecimento passivo, pela utilização de cobertores de aquecimento, administração de fluidos aquecidos ou ainda do reaquecimento ativo com lavagem das cavidades torácica e peritoneal com soro fisiológico morno.⁴

O paciente deve ser aquecido a 37°C dentro de 4 horas a partir da chegada na UTI. Caso a temperatura do paciente não responda a medidas simples e continue a ser inferior a 35°C, pode-se recorrer ao reaquecimento ativo. Se a temperatura central permanecer menor que 33°C, pode-se considerar o reaquecimento arteriovenoso contínuo.³

O fornecimento de componentes sanguíneos é a forma de correção da coagulopatia. Podem ser transfundidos concentrados de hemácias, plasma fresco congelado e plaquetas, conforme a necessidade e gravidade do caso. A administração de hemoderivados deve ser continuada até apresentar o INR inferior a 1,5 e plaquetas maiores que 100.000/mm³. O crioprecipitado deve ser administrado, quando os níveis de fibrinogênio estiverem menores que 100 mg/dL.³

A acidose metabólica do paciente é corrigida pelo tratamento da hipotermia e reanimação adequada. Uma vez que a concentração de oxigênio seja restabelecida o corpo muda do metabolismo anaeróbio para o aeróbio.³

Fase IV: Tratamento Cirúrgico Definitivo

A cirurgia definitiva deve ser planejada em um período de 36-72 h a partir do momento do trauma, e após correção dos distúrbios metabólicos. A **laparotomia é realizada em busca de identificar todas as lesões existentes e corrigi-las**.³

Nesta fase que os procedimentos definitivos sejam realizados, o trânsito intestinal é restaurado, e as lesões vasculares são corrigidas. Neste momento, deve-se definir a via para alimentação enteral, em geral através de sonda nasoenteral. Após realizadas as correções necessárias, faz-se a lavagem da cavidade abdominal com soro fisiológico.[3]

A reavaliação deve ser procedida em busca de outras lesões abdominais não diagnosticadas anteriormente. Caso os parâmetros fisiológicos do paciente se deteriorarem novamente, deve-se novamente adotar a tática de controle do dano, preparando para cirurgia definitiva posterior.[4]

Fase V: Reconstrução da Parede Abdominal

Após a cirurgia definitiva e caso não sejam previstas novas intervenções, a **parede abdominal pode ser fechada.**

Os métodos envolvidos incluem: fechamento primário (aponeurose e pele); fechamento parcial (apenas pele e subcutâneo), deixando a aponeurose aberta; manutenção de peritoneostomia com fechamento gradual subsequente ou utilização de telas.[4]

COMPLICAÇÕES

Considerando a natureza das lesões e o estado fisiológico dos pacientes submetidos à cirurgia de controle do dano, o elevado índice de complicações e mortalidade é esperado.[2] Dentre as complicações mais frequentes, podemos citar: **abscesso** intra-abdominal com incidência variando de 25 a 80%; **fístula enterocutânea** de 20 a 25%, **infecção do sítio cirúrgico** de 50 a 100% e **hipertensão abdominal** em cerca de 20% dos pacientes.[2]

Embora lavagens da cavidade com mais frequência pareçam reduzir a incidência de abscessos, o risco de formação de fístulas aumenta com a manipulação do intestino.[8] A formação de fístula enterocutânea depende de vários fatores, incluindo a extensão da manipulação do intestino e a técnica de fechamento do abdome. Fístulas com abdome aberto tendem a ser mais agressivas que aquelas que se formam próximas ao tecido de granulação, apresentando menores taxas de fechamento com tratamento clínico.

O fechamento destas fístulas é rotineiramente adiado até a reconstrução da parede abdominal, e está associado a aumento da morbidade e das complicações.[8]

Síndrome do Compartimento Abdominal

Síndrome compartimental é definida como **aumento da pressão em um espaço confinado**, que leva a um subsequente enfraquecimento do tecido desse espaço. A síndrome do compartimento abdominal ocorre no trauma abdominal, acompanhado de edema visceral e hematoma. Clinicamente, a síndrome compartimental pode ser diagnosticada pela presença de **distensão abdominal, abdome tenso, pressão das vias aéreas elevadas, ventilação inadequada, hipóxia, oligúria ou anúria.**[3]

O diagnóstico clínico pode ser confirmado pela aferição da pressão intra-abdominal, que pode ser feito por método indireto, como a pressão intravesical, uma vez que a bexiga seja um órgão intra-abdominal com parede complacente. A avaliação frequente da pressão intravesical permite um diagnóstico simples e confiável, uma vez que a constatação de sinais e sintomas seja muito inespecífica.[1]

O exame padrão para esta aferição envolve a utilização de uma sonda vesical de Foley de três vias ligada a um manômetro de água, com paciente paralisado, em ventilação mecânica e em posição horizontal.[3]

Hipertensão intra-abdominal define-se como uma pressão intra-abdominal igual ou superior a 12 mmHg em três aferições separadas entre si por um período de tempo entre quatro a seis horas.[1]

Síndrome do compartimento abdominal é diagnosticada quando a **pressão intra-abdominal estiver superior a 20 mmHg** de forma sustentada, **associada à falência de** um ou de múltiplos **órgãos.**[1]

CONCLUSÃO

A sequência de controle do dano tem o foco na otimização fisiológica antes da reparação e restauração anatômica em pacientes gravemente traumatizados. A adoção dessa tática leva a **melhores taxas de sobrevivência por manejo adequado da tríade letal – hipotermia, coagulopatia e acidose metabólica.**

A aplicação dos conceitos do "controle do dano" por uma equipe de atendimento ao trauma em um paciente, frequentemente, levará ao aprimoramento do método, uma vez que trata-se de um método novo, em evolução, que necessite adaptar-se à realidade local. Esta melhoria pode ser útil na assistência ao atendimento do próximo paciente (Fig. 44-12).

O sucesso dessa abordagem cirúrgica tem motivado a adoção de seus princípios em outras áreas da cirurgia de urgência em outras formas de abdome agudo e mesmo em outras especialidades cirúrgicas, como, a craniotomia descompressiva em pacientes com traumatismo cranioencefálico.

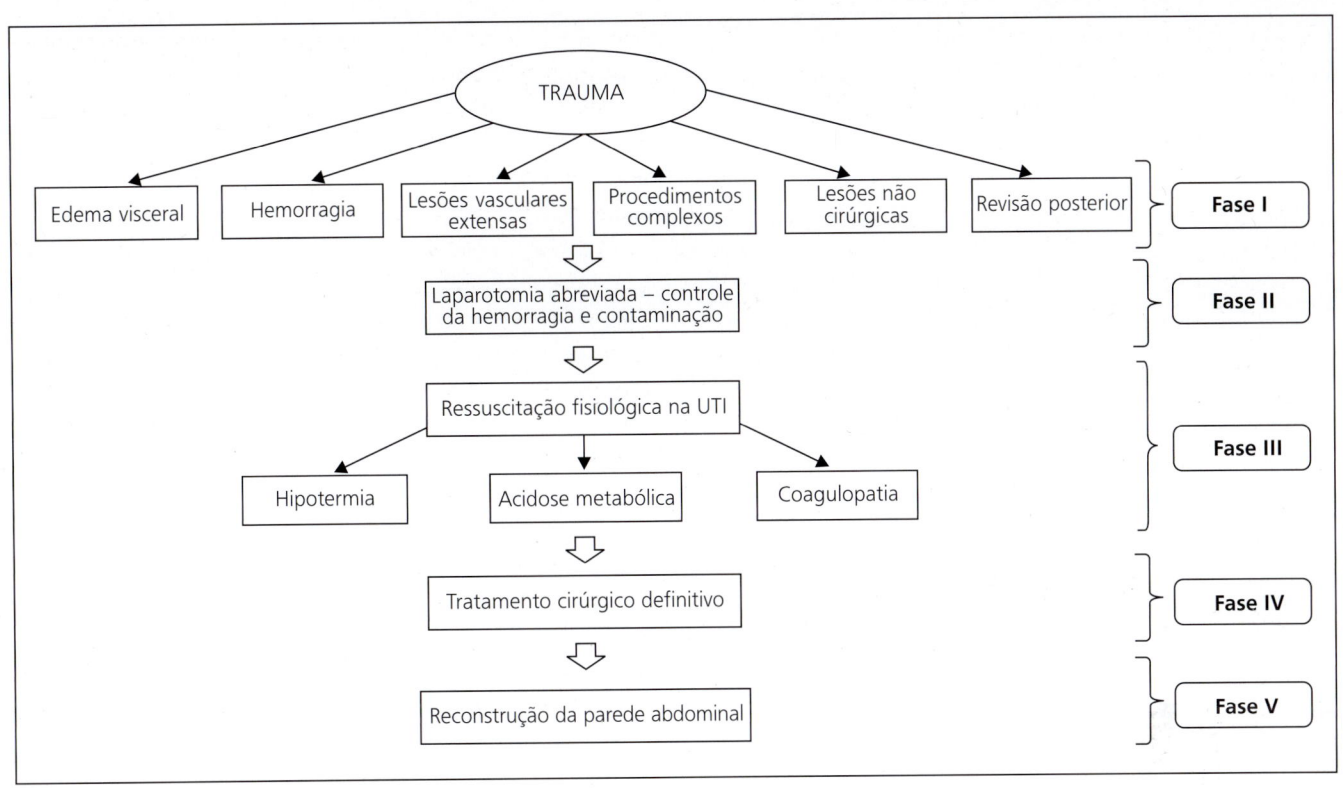

Fig. 44-12. Fluxograma do controle de dano.

REFERÊNCIAS BIBLIOGRÁFICAS

1. Coelho A, Souza JPD. A cirurgia de controlo de danos em contexto de trauma: a fisiopatologia como suporte para a sua realização. *Revista Portuguesa de Cirurgia* 2012 Jun.;21:21-32.
2. Chaudhry R, Tiwari GL, Singh Y. Damage control surgery for abdominal trauma. *Med J Armed Forces India* 2006 Mar. 28;62:259-62.
3. Jaunoo SS, Harji DP. Damage control surgery. *Int J Surg* 2009 Jan. 27;7:110-13.
4. Boffard KD. *Manual de cuidados cirúrgicos definitivos em trauma. A decisão cirúrgica*. 2. ed. Coimbra: Almedina, 2010. p. 93-125, cap. 3.
5. Hirshberg A, Mattox LK. *Top Knife: a arte e a estratégia da cirurgia do trauma. A laparotomia de emergência*. 6. ed. Rio de Janeiro: Elsevier, 2008. p. 51-68, cap. 4.
6. Parreira JG, Soldá S, Rasslan S. Controle de danos: uma opção tática no tratamento dos traumatizados com hemorragia grave. *Arq Gastroenterol* 2002 Jul./Set.;39:188-97.
7. Burlew CC. The open abdomen: practical implications for the practicing surgeon. *Am J Surg* 2012 Dec.;204:826-35.
8. Waibel BH, Rotondo MF. Damage control in trauma and abdominal sepsis. *Critical Care Medicine* 2010 Sept.;38(9):421-30.

CAPÍTULO 45

TRAUMA MUSCULOESQUELÉTICO

Victor Souza ■ Jones Lima ■ Júlio Mizuta Jr ■ Gerardo Vasconcelos Mesquita ■ Fernando Antônio Campelo Spencer Netto

INTRODUÇÃO

As lesões graves, inferindo em traumas de grande energia, indicam que o paciente foi submetido a forças significativas, podendo atingir outros órgãos e colocar a vida do paciente em risco.[1]

As fraturas são descritas e classificadas de acordo com a localização, extensão, direção, posição e número de linhas de fraturas e fragmentos ósseos resultantes, inicialmente é classificada em completa ou incompleta. A completa apresenta uma solução de continuidade em todo o diâmetro ósseo, e a incompleta apresenta um segmento da cortical intacto.[2]

A fratura completa é classificada em: simples – apresenta um traço com dois fragmentos ósseos e cominuta (ou cominutiva) – apresentando, esta última, dois ou mais traços de fratura, com pelo menos três fragmentos ósseos.

A lesão óssea com a pele adjacente intacta é denominada fechada, enquanto a aberta apresenta lesão da pele associada com, ou sem, exposição óssea (Fig. 45-1).[2,3]

Este capítulo tem o objetivo de descrever o trauma musculoesquelético e as condutas que devem ser realizadas nessa situação, diminuindo assim os riscos do manejo inadequado de pacientes, evitando que lesões mais simples se tornem graves.

AVALIAÇÃO PRIMÁRIA

Dentro do âmbito da triagem, o trauma musculoesquelético pode ser categorizado em três tipos principais de trauma:[4-7]

- Musculoesquelético que por si só não causa risco de morte, mas associado a trauma multissistêmico grave aumenta o risco de morte (lesões com risco de morte e fraturas de membros).
- Musculoesquelético isolado sem risco de morte (p. ex., fraturas isoladas de membros), sendo este o mais frequente (Fig. 45-2).
- Musculoesquelético com risco de morte (fraturas de pelve e fêmur, com risco de morte pela perda de sangue).

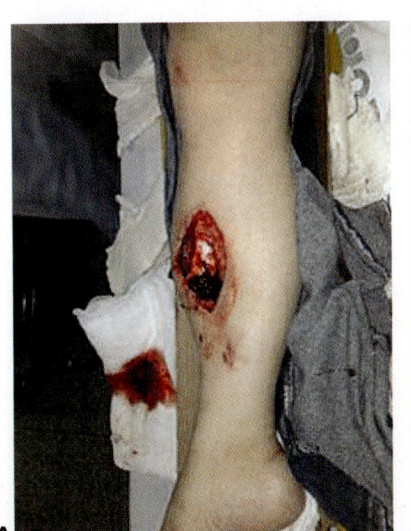

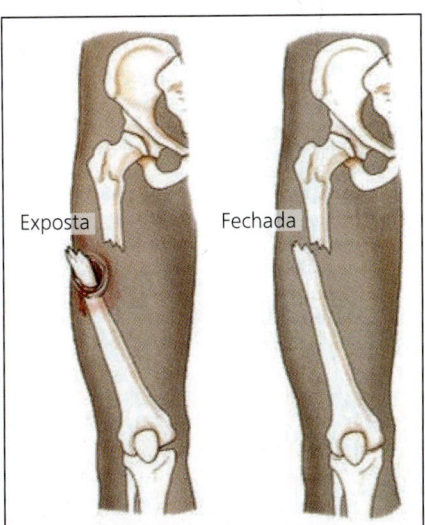

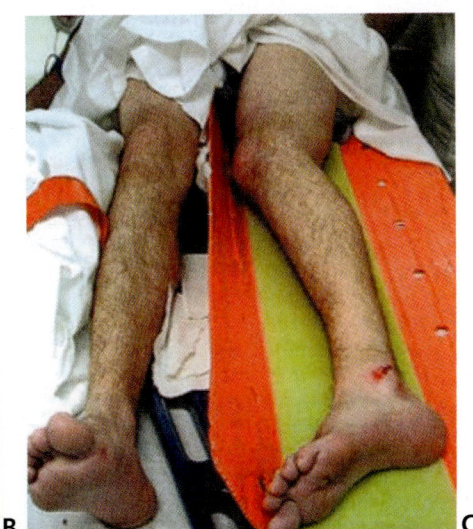

Fig. 45-1. (**A**) Imagem de uma fratura exposta da tíbia. (**B**) Imagem esquemática de fratura exposta e fechada. (**C**) Imagem de uma fratura fechada do fêmur.[3]

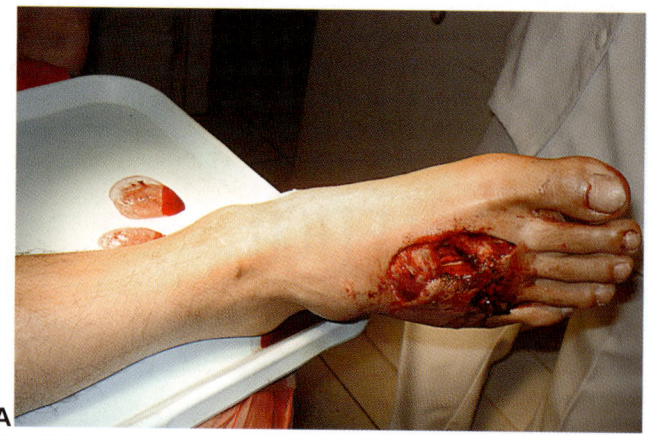

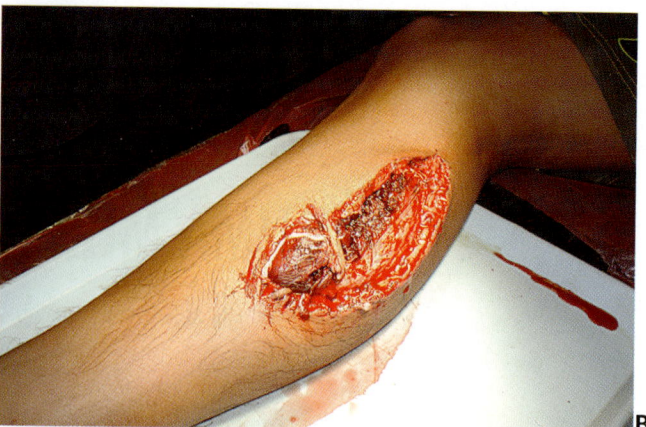

Fig. 45-2. (**A**) Imagem de ferida contusa com exposição de tendões do pé, decorrente de acidente automobilístico. (**B**) Imagem de ferida contuso-perfurante em região anteromedial da perna decorrente de acidente em motocicleta.

Esse tipo de trauma requer atenção durante a avaliação primária decorrente do grande sangramento. Frequentemente são encontradas lacerações profundas de partes moles associadas, ou não, a lesões de grandes vasos. A melhor maneira de se controlar a hemorragia é por meio da compressão direta.[7]

Fraturas de ossos longos podem estar associadas à hemorragia significativa (Fig. 45-3A). Fraturas de fêmur, mesmo não associadas à lesão de grandes vasos, podem levar a uma perda sanguínea de até 1,5 litro (choque grau III) (Fig. 45-3B).

No caso de hemorragia associada a lesões de ossos longos, além do curativo e compressão direta do sangramento, a redução da fratura associada à imobilização adequada pode diminuir hemorragia e melhorar perfusão do membro, além de diminuir dor e evitar aumento da lesão de partes moles causada pela instabilidade das extremidades ósseas.[7]

Pelo exposto, a imobilização de extremidades pode ser realizada na avaliação inicial. Tem como objetivo realinhar o membro comprometido a uma posição próxima da anatômica, sendo alcançado pelo uso de tração, associado a dispositivo de imobilização. Em caso de exposição óssea, não é mandatória a redução do osso exposto, pois será alcançado em procedimento cirúrgico.[7]

Exames Radiográficos

Frequentemente, fraturas pélvicas e de ossos longos que causam instabilidade hemodinâmica são detectadas no exame físico, com possível exceção em pacientes obesos. As demais radiografias serão realizadas na avaliação secundária, após exame completo do paciente que determinará os exames necessários (Fig. 45-4).[7]

É importante a avaliação direcionada da radiografia, correlacionando com a clínica do paciente, pois várias lesões são facilmente identificadas em uma radiografia, com diagnóstico prontamente estabelecido. Porém, existem situações em que o achado radiológico é insignificante, podendo não ser visualizado inicialmente. Nestes casos, é muito mais produtivo realizar uma avaliação radiográfica voltada a uma determinada região, levando em consideração o mecanismo de trauma e as circunstâncias em que ocorreu.[2]

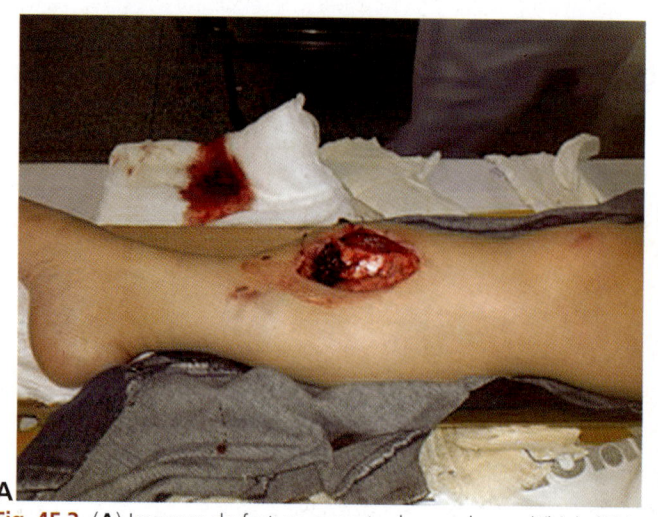

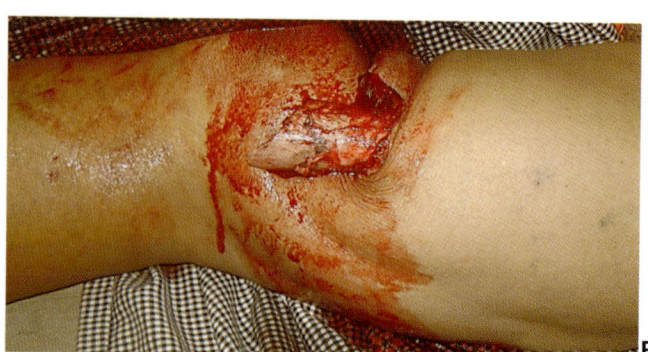

Fig. 45-3. (**A**) Imagem de fratura exposta de osso longo (tíbia). (**B**) Imagem de fratura exposta de fêmur esquerdo.

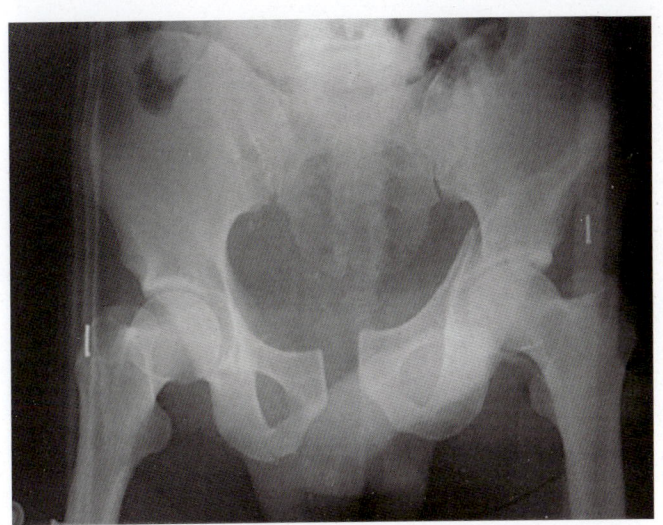

Fig. 45-4. Radiografia anteroposterior (AP) de pelve mostrando fratura de ramos isquiopubianos à esquerda e luxação sacroilíaca à direita; lesão potencialmente mortal pela alta possibilidade de hemorragia grave.

AVALIAÇÃO SECUNDÁRIA

O conjunto da avaliação secundária no paciente com lesão musculoesquelética são história e exame físico.[7]

História

De forma sucinta, são investigadas informações acerca de alguns fatos relacionados com o paciente, como os descritos adiante.

Mecanismo de Trauma

Informações obtidas com o paciente, familiares, testemunhas e com socorrista devem ser anotadas e incluídas como parte do prontuário médico do paciente. Assim, permite ao médico reconstituir a cena do trauma e identificar outras potenciais lesões.[4-7]

Ambiente

Para atendimento adequado é fundamental saber o ambiente em que ocorreu o trauma. Torna-se particularmente importante saber se houve:[4-7]

- Exposição a temperaturas extremas.
- Fumaça ou outros agentes ou fontes de contaminação bacteriana (p. ex., sujeira ou fezes de animais).
- Fragmentos de vidro.

Fatores Predisponentes

É importante ter conhecimento das condições de saúde do paciente antes do trauma, incluindo história mórbida pregressa, estado imunológico, uso de drogas, ingesta de álcool, problemas emocionais e doenças associadas.[4-7]

Observações e Cuidados Pré-Hospitalares

São os achados no local da ocorrência que podem ajudar a identificar potenciais lesões, como:[4-7]

- Posição em que o paciente foi encontrado.
- Sangramento na cena do acidente.
- Deformações ou luxações óbvias e sua possível redução durante resgate.
- Demora em procedimentos de resgate, hora do trauma e sequência cronológica de acontecimentos.
- Curativos e talas feitas e medidas terapêuticas da fase pré-hospitalar.

Exame Físico

O paciente traumatizado deve ser totalmente exposto a exame físico, observando a proteção contra hipotermia. Os traumas evidentes das extremidades devem ser imobilizados no local do acidente. Torna-se importante a avaliação de quatro componentes: pele; função neuromuscular; achados relacionados com o estado circulatório e a integridade dos ossos e ligamentos (Fig. 45-5).[7]

Inspeção

Identificar fontes de hemorragia externa, presença de ferimentos, existência de deformidades, presença de edema ou hemato-

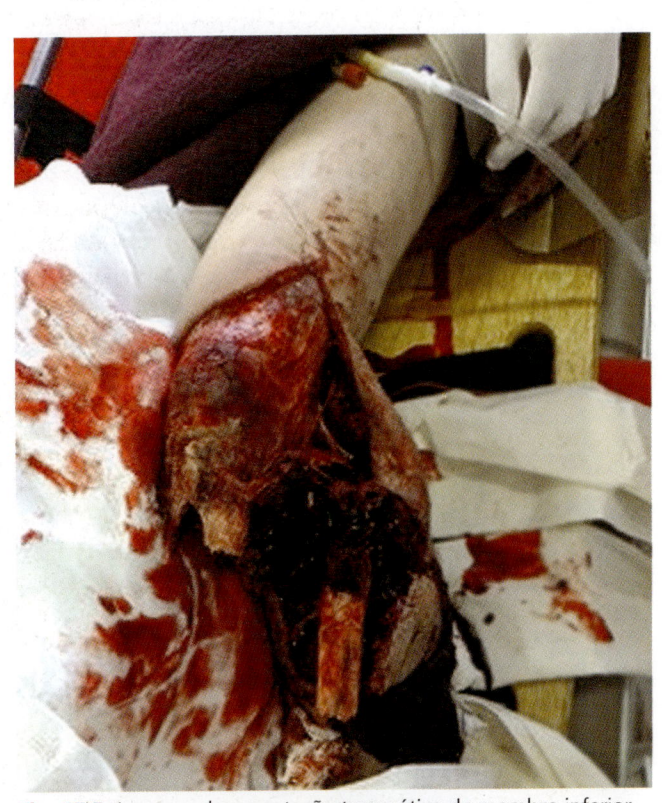

Fig. 45-5. Imagem de amputação traumática de membro inferior com secção completa de pele, pacote vasculonervoso e ligamentos.

mas; a detecção de palidez acentuada da parte distal de uma extremidade sugere a falta de fluxo arterial. O aumento de volume excessivo de um grupo muscular pode caracterizar uma lesão por esmagamento, devendo levantar suspeita de síndrome compartimental (Fig. 45-6).[7,8]

Inspecionar todo o corpo do paciente e procurar ferimentos e abrasões. Observe a função motora espontânea da extremidade do paciente, o que permite avaliar a integridade de estruturas osteoarticulares, nervosas e vasculares.[7]

Palpação

Ao palpar o paciente procuram-se identificar pontos dolorosos relacionados com a lesão. A dor à palpação de músculos ou extremidades ósseas pode indicar contusão muscular ou fratura. A perda de sensibilidade à dor e ao toque evidencia a presença de lesão de medula ou de nervos periféricos.[7]

Deve ser realizada manobra de rolamento em bloco para palpação do dorso à procura de ferimentos, lesões na coluna ou região posterior da pelve. A mobilidade articular também deve ser testada para avaliar instabilidade articular e lesões de ligamento.[7]

Avaliação da Circulação

Os sinais sugestivos de lesão arterial no paciente hemodinamicamente normal são pulsos assimétricos, resfriamento, palidez e parestesia. Deve-se observar o enchimento capilar dos dedos e palpar os pulsos distais das extremidades (Fig. 45-7).

Quando a hipotensão dificulta o exame digital dos pulsos, está indicado o uso de um Doppler. O sinal do Doppler deve ser trifásico para assegurar que não exista qualquer lesão proximal. Quando inferior a 0,9, o índice *doppler* tornozelo/braquial indica a existência de anormalidade de fluxo arterial.[7]

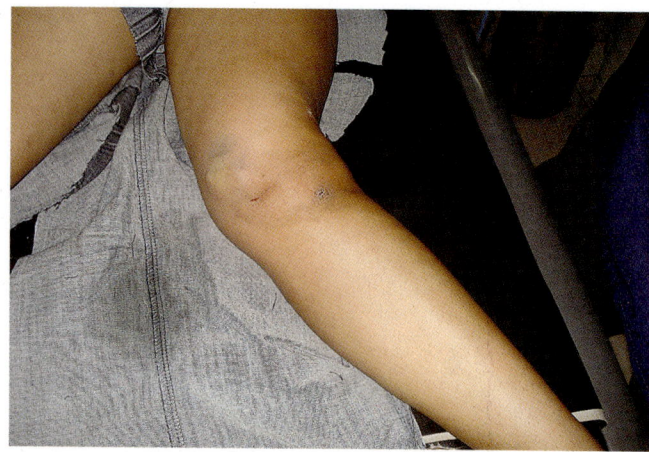

Fig. 45-7. Paciente com fratura da tíbia esquerda e comprometimento vascular (veia e artéria safenas) da perna, que apresenta palidez.

LESÕES DE EXTREMIDADES COM RISCO À VIDA

Fraturas Pélvicas com Hemorragias

Acredita-se que a fratura de pelve associada à hemorragia seja responsável por 7 a 33% da mortalidade. Na associação de fraturas complexas e lesões graves em outros segmentos corporais, a letalidade pode alcançar 50%.[9]

A hemorragia mais frequentemente resulta da ruptura do complexo osteoligamentar posterior, como decorrência de fratura ou luxação sacroilíaca ou de fratura sacral, lesando os plexos venosos pélvicos ao abrir o anel pélvico. Ocasionalmente, ocorre associação do sistema arterial ilíaco interno pelo mesmo mecanismo ou por lesão direta causada por espículas ósseas.[7]

O rápido controle da hemorragia por fixação externa precoce e angiografia com embolização, associados ao desenvolvimento de protocolos de transfusão e de controle de danos são alguns dos pontos mais importantes no atendimento às vítimas.[9]

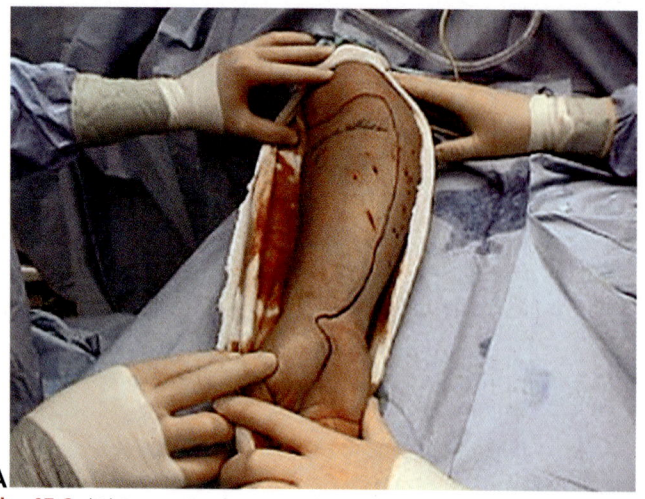

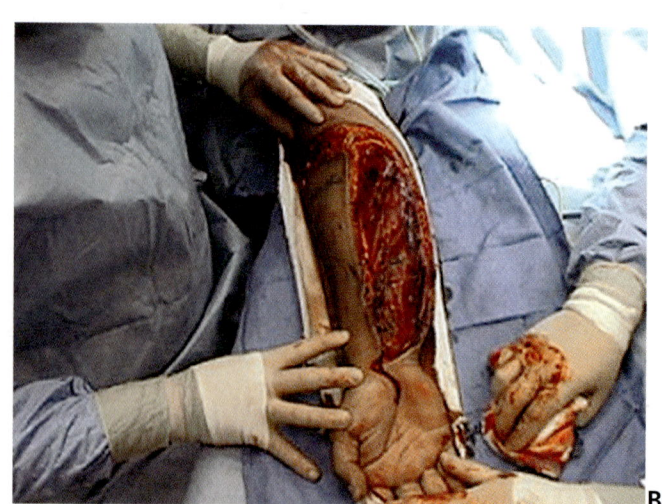

Fig. 45-6. (**A**) Remoção do gesso. (**B**) Fasciotomia para tratamento de síndrome compartimental.[8]

Avaliação

No exame físico, é importante observar hematomas em flanco, escroto, vulva ou região perianal, além de escoriações ou soluções de continuidade. A instabilidade mecânica deve ser testada apenas uma vez no exame físico, pois sua repetição pode levar à hemorragia. A presença de hipotensão pode ser a única indicação inicial de fratura pélvica grave, com instabilidade nos complexos ligamentares posteriores. A mobilidade da pelve é testada pela manobra de compressão-tração, na qual movimentamos a crista ilíaca para dentro e para fora. Outra indicação de instabilidade é a discrepância de comprimento dos membros inferiores na ausência de fratura. Uma radiografia em AP da pelve confirma o exame clínico.[7]

Na presença de fratura pélvica, deve-se fazer a busca ativa de lesões do trato urogenital e reto. A investigação inicial de lesões de reto deve ser pelo toque retal onde se procura sangue na luva. Hematúria, uretrorragia e próstata elevada ao toque são sinais de lesão urinária. Nas mulheres, o toque vaginal pode detectar sangue decorrente de lesões vaginais (Capítulo 44, Trauma Abdominal, Seção 44-1).[7]

Tratamento

O tratamento inicial da ruptura pélvica com hipotensão exige estabilização mecânica do anel pélvico, associada à reposição volêmica. A aplicação de um lençol ou cinta elástica em torno da pelve pode ser suficiente para diminuir o conteúdo pélvico, e diminuir ou conter a hemorragia. O tratamento definitivo do indivíduo com condições hemodinâmicas anormais requer toda uma equipe que inclui o cirurgião de trauma e um ortopédico ou qualquer outro cirurgião especialista em tratamento das lesões presentes no paciente.[7]

▸ Hemorragia Arterial Grave

As lesões arteriais podem causar hemorragia significativa através de ferimentos abertos ou de partes moles. O uso de torniquete para controle da hemorragia pode favorecer os pacientes escolhidos (Fig. 45-8).[7,8]

Avaliação

Iniciar, pela pesquisa de hemorragia externa, modificações no pulso periférico e na perfusão distal.[7]

Tratamento

O tratamento da hemorragia inclui compressão direta do ferimento e a reanimação agressiva com soluções salinas. O uso de torniquete pode ajudar a controlar hemorragia, quando manobras de compressão direta falham. Este instrumento pode ser particularmente importante em amputações traumáticas, onde há dificuldade de compressão direta nos vasos do coto. Ao usar o torniquete, pode-se utilizar o manguito do esfigmomanômetro acima do nível de lesão, com insuflação até atingir pressão cerca de 20-30 mmHg acima da pressão sistólica arterial.[7]

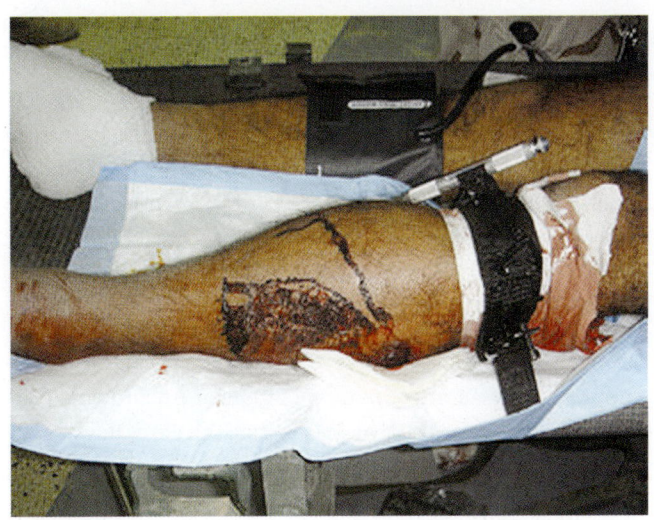

Fig. 45-8. Imagem de paciente com torniquete manual.[8]

▸ Síndrome de Esmagamento

Resulta dos efeitos clínicos causados em portadores de lesão por esmagamento de massa muscular volumosa, habitualmente nos membros inferiores. A lesão muscular leva a uma isquemia local com morte celular e liberação de mioglobina, tendo como potenciais complicações insuficiência renal aguda e coagulação intravascular disseminada.[7,10]

Avaliação

A presença de urina escura, de cor âmbar é causada pela mioglobina, com a solicitação de um teste laboratorial específico, podendo ser iniciadas medidas de tratamento.[7]

Tratamento

A fim de proteger os rins, a primeira medida é a administração generosa de solução salina intravenosa. Esta pode ser associada à administração de bicarbonato de sódio, a fim de reduzir a precipitação de mioglobina nos túbulos renais.[7]

LESÕES DE EXTREMIDADES COM RISCO AO MEMBRO

▸ Fratura Exposta

Esta fratura ocorre quando existe comunicação entre o ambiente externo e o osso fraturado. O grau de lesão, associado à contaminação bacteriana, aumenta riscos de infecções e problemas de cicatrização.

Avaliação

O diagnóstico é realizado pela história clínica e exame físico do ferimento. As decisões terapêuticas devem levar em conta a história do acidente e a avaliação cuidadosa da lesão. Se na fase pré-hospitalar foi realizada descrição adequada da lesão na cena do acidente, não é necessária nova inspeção do ferimento, devendo o curativo ser aberto apenas no centro cirúrgico. Se a descrição for incompleta, o curativo deve ser removido para nova inspeção da ferida. Sempre que no mesmo membro houver ferida aberta e fratura, esta deve ser considerada exposta até que se prove o contrário.[7]

Tratamento

Ao examinar a ferida, avaliam-se as lesões de partes moles concomitantes, e realizam-se os exames vascular e neurológico, logo em seguida a ferida deve ser coberta com gaze umidificada com soro fisiológico, e o membro fraturado deve ser imobilizado. O paciente será estabilizado do ponto de vista hemodinâmico e procede-se à profilaxia antibiótica e antitetânica, além de ser encaminhado para desbridamento cirúrgico das feridas e estabilização das fraturas.[7]

Lesões Vasculares e Amputação Traumática

Sempre que houver insuficiência vascular de um membro após trauma, devemos suspeitar de lesão vascular.[7]

Avaliação

Uma lesão vascular parcial se apresenta clinicamente com redução da temperatura do membro, alongamento do tempo de enchimento capilar, diminuição dos pulsos periféricos e alteração do índice tornozelo/braquial. Quando existe interrupção completa do fluxo sanguíneo, o segmento distal da extremidade se torna frio e pálido, e não há pulsos palpáveis.[7]

Tratamento

As medidas terapêuticas devem ser tomadas em caráter de urgência em caso de lesão vascular. Na presença de hemorragia contínua não controlada por pressão direta, o uso do torniquete pode ser útil. A amputação traumática é uma forma grave de fratura exposta que provoca perda da extremidade e pode ser beneficiada pelo uso do torniquete. A amputação da extremidade lesada pode salvar a vida do paciente em condições hemodinâmicas anormais.[7]

Síndrome Compartimental

Esta síndrome ocorre quando a pressão no compartimento do músculo aumenta o suficiente para produzir isquemia e necrose do subsequente. Este aumento da pressão intracompartimental pode ser decorrente de edema consequente do esmagamento muscular, hematomas de fraturas (particularmente de tíbia e antebraço), lesões imobilizadas com curativos ou aparelhos gessados apertados, queimaduras de terceiro grau e edema secundário à revascularização de extremidade isquêmica.[7,11]

Avaliação

A atenção maior deve ser dada a pacientes inconscientes. Os sinais e sintomas característicos são:

- Dor desproporcional ao estímulo.
- Edema tenso na região comprometida.
- Assimetria dos compartimentos musculares.
- Dor ao estiramento passivo da musculatura afetada e alteração de sensibilidade.[7]

Tratamento

O paciente com suspeita de síndrome compartimental deve ser monitorizado cuidadosamente, devendo ser removidos todos os curativos e aparelhos gessados; se os sintomas persistirem, deve-se realizar fasciotomia descompressiva. Na suspeita da síndrome, o cirurgião deverá ser consultado, o quanto antes.[7]

Lesão Neurológica

Uma fratura ou uma luxação pode causar uma lesão neurológica permanente e colocar em risco a recuperação funcional do membro.[7]

Avaliação

É necessário um exame minucioso do sistema neurológico, reconhecendo e documentando possíveis alterações. Na maioria dos casos é difícil realizar essa avaliação inicial da função nervosa. Assim deve repetir a avaliação em intervalos curtos, principalmente, após a estabilidade do paciente.[7]

Tratamento

A imobilização da lesão deve ser realizada na posição luxada, e consultar imediatamente um cirurgião. Caso o médico seja treinado, deve ser tentada a redução da luxação cuidadosamente. Devendo a função neurológia e do membro imobilizado ser reavaliado.[7]

LESÕES DE EXTREMIDADES COM MENOR RISCO AO MEMBRO

Laceração e Contusão

Qualquer ferimento deve ser avaliado quanto à possibilidade de lesão vascular nervosa e neurológica. Sempre que for profunda, extensa ou com contaminação grosseira, a ferida deve ser explorada em ambiente cirúrgico. As contusões são tratadas pela imobilização da parte lesada e pela aplicação de compressas frias, caso o paciente seja examinado precocemente.[7,12]

O risco de tétano aumenta em ferimentos com as seguintes características:

- Mais de 6 horas de ocorrência.
- Apresentam contusões ou abrasões associadas.
- Profundidade maior que 1 cm.

- Produzidos por projéteis de alta velocidade.
- Causados por queimadura de calor ou frio.
- Apresentam contaminação significativa.

Lesões Articulares

Decorrem de trauma sobre as articulações com lesões capsuloligamentares sem resultar em luxação.[7]

Avaliação

Devem ser sempre avaliadas a mobilidade e a estabilidade da articulação à procura de lesões ligamentares. O exame físico revela hiperestesia ao longo dos ligamentos comprometidos e hemartrose, avaliações vascular e neurológica também são obrigatórias.[7]

Tratamento

Devem ser imobilizadas e avaliadas pelo ortopedista, reavaliar o estado vascular e neurológico do membro, distal à lesão. Consultar o cirurgião, obrigatoriamente.[7]

Fraturas

São definidas como solução de continuidade da cortical óssea. Clinicamente, apresentam-se com dor, edema, deformação, hiperestesia, crepitação e mobilidade anormal no local da fratura.[7]

Avaliação

A história e o exame físico são confirmados por radiografias realizadas em incidências perpendiculares entre si (Fig. 45-9). A imobilização deve incluir as articulações proximais e distais ao foco da fratura. Após imobilização, os estados neurológico e vascular devem ser reavaliados.[7]

Tratamento

A imobilização de membros superiores geralmente é realizada com talas em forma de goteiras, longas, feitas de papelão ou metal e provisórias para transporte. Nos casos das fraturas de fêmur devem ser utilizadas as trações cutâneas, a força de tração é aplicada sobre o tornozelo. Outra forma simples de imobilizar o membro inferior é enfaixando-o ao membro contralateral.[7]

PRINCÍPIOS DA IMOBILIZAÇÃO

As lesões de extremidade podem ser imobilizadas durante a avaliação secundária, a não ser que estejam associadas a lesões que ponham em risco a vida do paciente. Porém, devem ser imobilizadas antes de o paciente ser transportado.[7]

Alguns dispositivos de imobilização:

- *PAGS:* não é recomendado como dispositivo de imobilização para a extremidade, porém é indicado temporariamente, quando há hemorragia, com risco de vida, secundária a lesões pélvicas ou no caso de traumatismos graves de extremidade inferior, associados a lesões de partes moles.
- *Prancha longa:* geralmente permite a imobilização total do corpo da vítima. Porém, assim que possível, o paciente precisa ser removido para um local mais confortável, evitando-se futuras complicações.

Como imobilizar alguns tipos de fraturas:

- *Fratura de fêmur:* imobilizar temporariamente com talas de tração.
- *Lesão de joelho:* usar dispositivos de imobilização de joelho vendidos no comércio ou talas ou aparelhos gessados longos. Lembrando que não pode ser imobilizada a extensão completa da perna, mas deve permanecer em flexão de 10° aproximadamente.
- *Fraturas de tíbia:* imobilizar, de forma adequada, por meio de talas em forma de goteira, longas e acolchoadas, feitas com papelão ou metal (Fig. 45-10).
- *Fraturas de tornozelo:* usar talas de papelão ou outras, desde que sejam acolchoadas.
- *Lesões de extremidade superior e da mão:* imobilizar temporariamente, em posição anatômica e funcional, com o punho em ligeira flexão dorsal, os dedos fletidos, em 45 graus, no nível das articulações metacarpofalangianas. O antebraço e o punho são imobilizados, estendidos sobre talas acolchoadas.

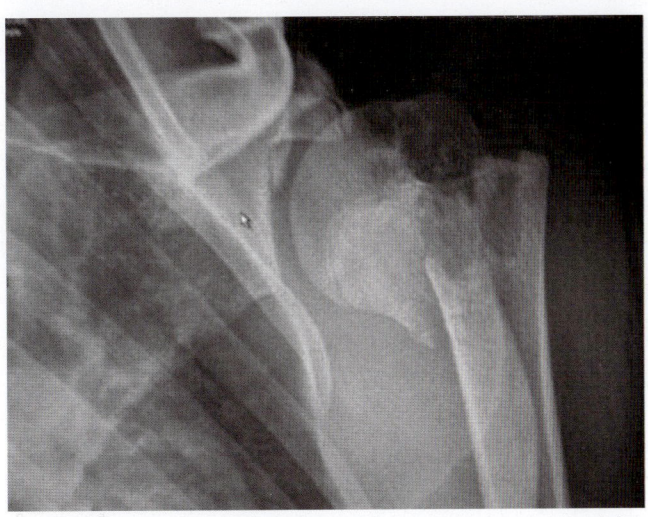

Fig. 45-9. Imagem radiográfica demonstrando fratura proximal de úmero.

CONTROLE DA DOR

O uso de dispositivos adequados de imobilização diminui o desconforto do paciente. Assim, a administração de medicamentos contra a dor é indicada e deve ser dosada de acordo com

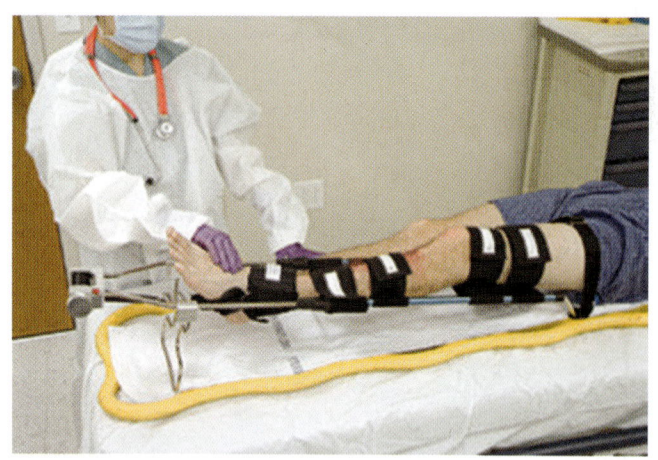

Fig. 45-10. Forma correta de imobilização de membro inferior após trauma.[8]

a situação clínica do paciente. O uso de narcóticos é necessário quando a dor não é cessada com outros medicamentos.[7,13-15]

LESÕES ASSOCIADAS

Algumas lesões musculoesqueléticas costumam estar associadas a uma segunda lesão que não é diagnosticada durante a fase inicial de avaliação.[6]

Para reconhecer e tratar estas lesões devem ser tomados os seguintes passos:

- Proceder à reavaliação rotineira do paciente com revisão do mecanismo do trauma em busca de lesões associadas.
- Repetição do exame físico de todas as extremidades com ênfase especial nas articulações acima e abaixo da fratura.
- Exame visual do dorso do paciente, incluindo coluna e pelve.
- Revisão das radiografias feitas durante a avaliação secundária.

CONSIDERAÇÕES FINAIS

- As lesões musculoesqueléticas podem ameaçar tardiamente o membro e até mesmo a vida do paciente.
- A avaliação primária é essencial para identificação e escolha da conduta do paciente traumatizado.
- A história captada na avaliação secundária é necessária para conclusão do tratamento.
- Medidas de imobilização devem ser realizadas antes do transporte do acidentado.
- Alguns analgésicos podem ser usados para controle da dor.

REFERÊNCIAS BIBLIOGRÁFICAS

1. Junior MBB, Neto FAC, Porto MA *et al.* Epidemiologia e grau de satisfação do paciente vítima de trauma músculo-esquelético atendido em hospital de emergência da rede pública brasileira. *Acta Ortop Bras* 2005;13(3):137-40.
2. Rodrigues MB. Diagnóstico por imagem no trauma músculo-esquelético – Princípios gerais. *Rev Med São Paulo* 2011 Out.-Dez.;90(4):185-94.
3. Atendimento Pré-hospitalar ao Politraumatizado PHTLS – National Association Emergency Medical Techinicians. 6ª ed. Elsevier, 2007.
4. Prehospital Trauma Life Suport PHTLS – American College of Surgeons Committee on Trauma. Chicago USA, 2009.
5. Atendimento pré-hospitalar no trauma e suporte básico de vida-SIATE. Imprensa Oficial do Estado do Paraná, 2009
6. Oliveira BFM, Parolin MKF, Teixeira EV. *Trauma – Atendimento Pré-Hospitalar.* Rio de Janeiro: Atheneu, 2004.
7. Colégio Americano de Cirurgiões – Comitê do Trauma. *Suporte avançado de vida no trauma para médicos.* 8. ed. ATLS – Manual do curso de alunos, 2008. p. 247-58.
8. Advance Trauma Life Support – ATLS. Surgeoans ACo. Advance trauma life support. 9. ed. 2012.
9. Cordts Filho RM, Parreira JG, Perlingeiro JAG *et al.* Fratura de pelve: um marcador de gravidade em trauma. *Rev Col Bras Cir* 2011;38(5):310-16.
10. Reikeras O, Borgen P. Activation of markers of inflammation, coagulation and fibrinolysis in musculoskeletal trauma. *PLoS One* 2014;9(11):1-4.
11. Prasarn ML, Ahn J, Achor TS *et al.* Acute compartment syndrome in patients with tibia fractures transferred for definitive fracture care. *Am J Orthop* (Belle Mead NJ) 2014 Apr.;43(4):173-77.
12. Young SJ, Barnett PL, Oakley EA. 10. Bruising, abrasions and lacerations: minor injuries in children I. *Med J Aust* 2005 June 6;182(11):588-92.
13. Ridderikhoff ML, Lirk P, Schep NW *et al.* The Pan AM study: a multi-center, double-blinded, randomized, non-inferiority study of paracetamol versus non-steroidal anti-inflammatory drugs in treating acute musculoskeletal trauma. *BMC Emergency Medicine* 2013 Nov.;13:19.
14. Cardozo A, Silva C, Dominguez L *et al.* A single subcutaneous dose of tramadol for mild to moderate musculoskeletal trauma in the emergency department. *World J Emerg Med* 2014;5(4):275-78.
15. Helmerhorst GT, Vranceanu AM, Vrahas M *et al.* Risk factors for continued opioid use one to two months after surgery for musculoskeletal trauma. *J Bone Joint Surg Am* 2014 Mar. 19;96(6):495-99

CAPÍTULO 46

TRAUMATISMO CRANIOENCEFÁLICO

Marcelo Moraes Valença ■ Laécio Leitão Batista ■ Matheus Augusto Pinto Kitamura ■ Joacil Carlos da Silva ■ Milton Ignacio Carvalho Tube

INTRODUÇÃO

O traumatismo cranioencefálico (TCE) é uma das causas mais importantes de morbimortalidade no mundo. A apresentação clínica pode ser variável, e o curso imprevisível, podendo passar despercebido. Este capítulo tem como objetivo orientar profissionais de saúde no diagnóstico e tratamento do paciente politraumatizado vítima de TCE.

Dados do Observatório Nacional de Segurança Viária indicam que, em 2013, registraram-se 42.266 mortes por acidentes de trânsito no Brasil, sendo 10.084 referentes aos acidentes automobilísticos, a faixa etária mais atingida foi a população de 30-39 anos com 8.357 mortes.[1] Entre os principais fatores vinculados ao acidente de trânsito, podem-se citar: uso do celular, dirigir sob efeito de álcool ou outras drogas, andar próximo à traseira do veículo que está à frente e excesso de velocidade.[2]

DEFINIÇÃO

O TCE é definido como o impacto violento recebido nas regiões cranial e facial,[3] produto do esgotamento brusco de energia cinética de um agente externo contra o crânio ou quando este bate contra uma superfície rígida.[4]

CONSIDERAÇÕES ANATÔMICAS

O crânio é uma estrutura anatômica óssea rígida e inextensível, diante da presença de TCE deve realizar-se a avaliação do couro cabeludo, crânio, meninges, encéfalo, sistema ventricular, fluido cerebrospinal e tenda do cerebelo (Fig. 46-1).[5]

O couro cabeludo decorrente da profusa irrigação, na presença de ferimentos, pode apresentar hemorragias abundantes, especialmente em crianças e idosos (Fig. 46-2).

O crânio, constituído pela calota craniana, possui áreas particularmente delgadas nas regiões temporais, com base irregular, pode contribuir ao dano produzido pelo movimento do cérebro dentro do crânio durante a aceleração e a desaceleração na cinemática do trauma.[5]

As meninges (dura-máter, aracnoides e pia-máter) são membranas duras e fibrosas que recobrem internamente o crânio, assim constituem focos de hemorragias, hematomas, edemas e outros danos, principalmente em casos de contusão cerebral ou lesão vascular (Fig. 46-3).[5]

O encéfalo, composto pelo cérebro, cerebelo e haste cerebral, além de outras estruturas vasculares nobres, contém os centros da linguagem, emoções, funções motoras, sensoriais e memória.

O sistema ventricular é composto pelos ventrículos, complexo de espaços e aquedutos cheios de líquido cefalorraquidiano que são produzidos nos plexos coroides com grande importância no mecanismo de regulação da pressão intracraniana (PIC).

A tenda do cerebelo ou tentório divide a cabeça em dois compartimentos: supratentorial e infratentorial. Esta região é passível de hérnias, tumores, hematomas, edemas e outras patologias que devem ser pesquisadas mediante a avaliação minuciosa da pupila.

ETIOLOGIA

A principal causa de TCE sem dúvida é o politraumatismo por acidente de trânsito; também pode ser causado por ferimentos contusos ou penetrantes com arma branca ou arma de fogo, quedas, ferimentos com objetos rígidos (taco de madeira, pedaço de ferro), acidentes esportivos ou qualquer mecanismo que atinja a fisiologia intracraniana, provocando alterações na PIC (Fig. 46-4).[1,6]

FISIOPATOLOGIA

O TCE pode apresentar dois tipos de lesões: primária e secundária. A lesão primária refere-se a hematomas locais e contusões provocadas por contato e aceleração-desaceleração, como principais mecanismos.[7] As lesões secundárias, frequentemente de apresentação tardia, expressam-se por uma cascata de eventos,

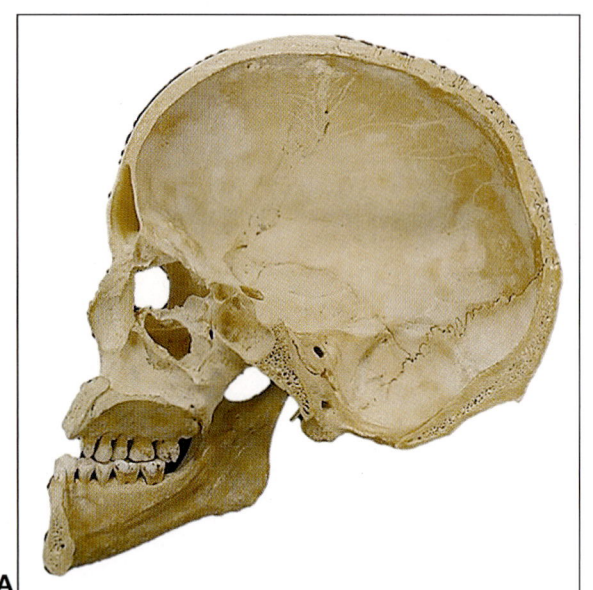

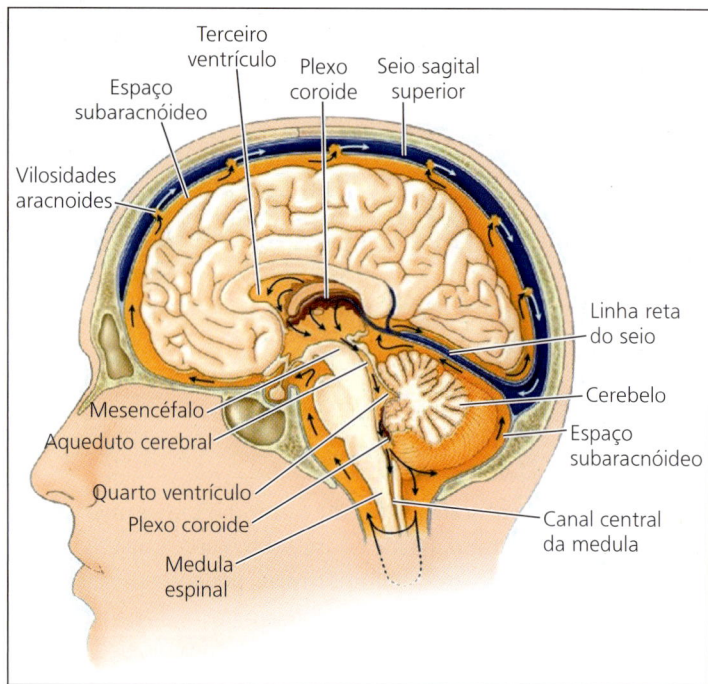

Fig. 46-1. (**A**) Crânio ósseo. (**B**) Conteúdo da abóbada craniana.[5]

levam a lesões isquêmica-hipóxicas associadas, a processos inflamatórios e neurotóxicos, que podem ser exacerbadas por alterações fisiológicas secundárias, como hipóxia, hipo ou hipercapnia, hipotensão arterial, hipertermia, hipo ou hiperglicemia.[7]

Pacientes em coma com lesão de tronco cerebral ou lesão bilateral hemisférica cerebral podem ser encontrados com postura de decorticação ou descerebração. Na decorticação (postura rígida com os braços dobrados para dentro em direção ao tórax, punhos fechados e pernas esticadas), a lesão do trato motor corticospinal encontra-se acima dos colículos superiores, o que impede uma influência cortical sobre as vias motoras, o que provoca adução e flexão do cotovelo, flexão do punho e dos dedos do membro superior e hiperextensão do membro inferior com flexão plantar e rotação interna.[8] Na rigidez de descerebração há adução, extensão, hiperpronação do membro superior, extensão e flexão plantar do membro inferior (Fig. 46-5).[8]

CLASSIFICAÇÃO DO TRAUMA CRANIOENCEFÁLICO

O TCE classifica-se de acordo com o mecanismo, a gravidade e a morfologia do trauma.[5] O mecanismo do trauma apresenta dois tipos: TCE fechado, composto por trauma de alta velocidade (colisão veicular) e baixa velocidade (quedas e agressões); e TCE penetrante, com os ferimentos por armas de fogo, armas brancas e lesões produzidas por objetos contusos (taco de madeira).[5]

A gravidade do paciente será determinada pela estimativa da Escala de Coma de Glasgow que avalia a abertura ocular, a resposta verbal e a resposta motora e que segundo a pontuação obtida classificará em TCE leve, moderado e grave (severo) (Quadro 46-1).[5]

Quanto à morfologia, o TCE pode ser classificado em fraturas das abóbadas craniana e da base. Na primeira, as fraturas podem ser lineares ou estreladas, com afundamento ou sem afundamento, aberto ou fechado. As que atingem a base podem ser sem drenagem de líquido cefalorraquidiano ou com drenagem de líquido cefalorraquidiano, com paralisia do sétimo nervo ou não.[5]

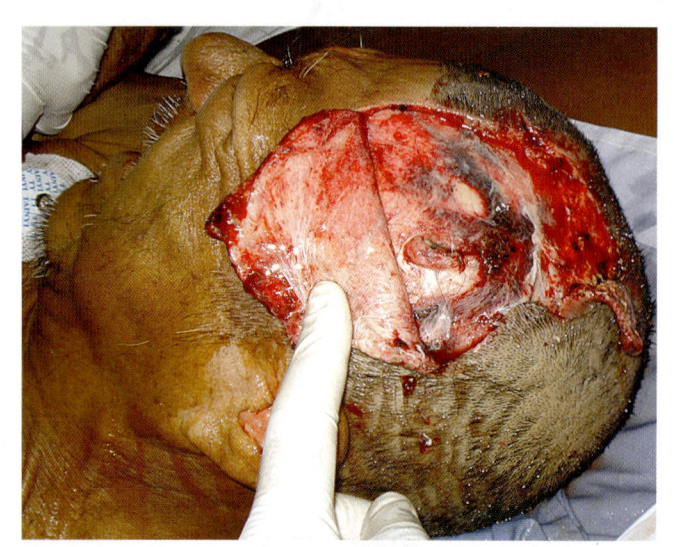

Fig. 46-2. Ferida em escalpo, com exposição da abóbada craniana.

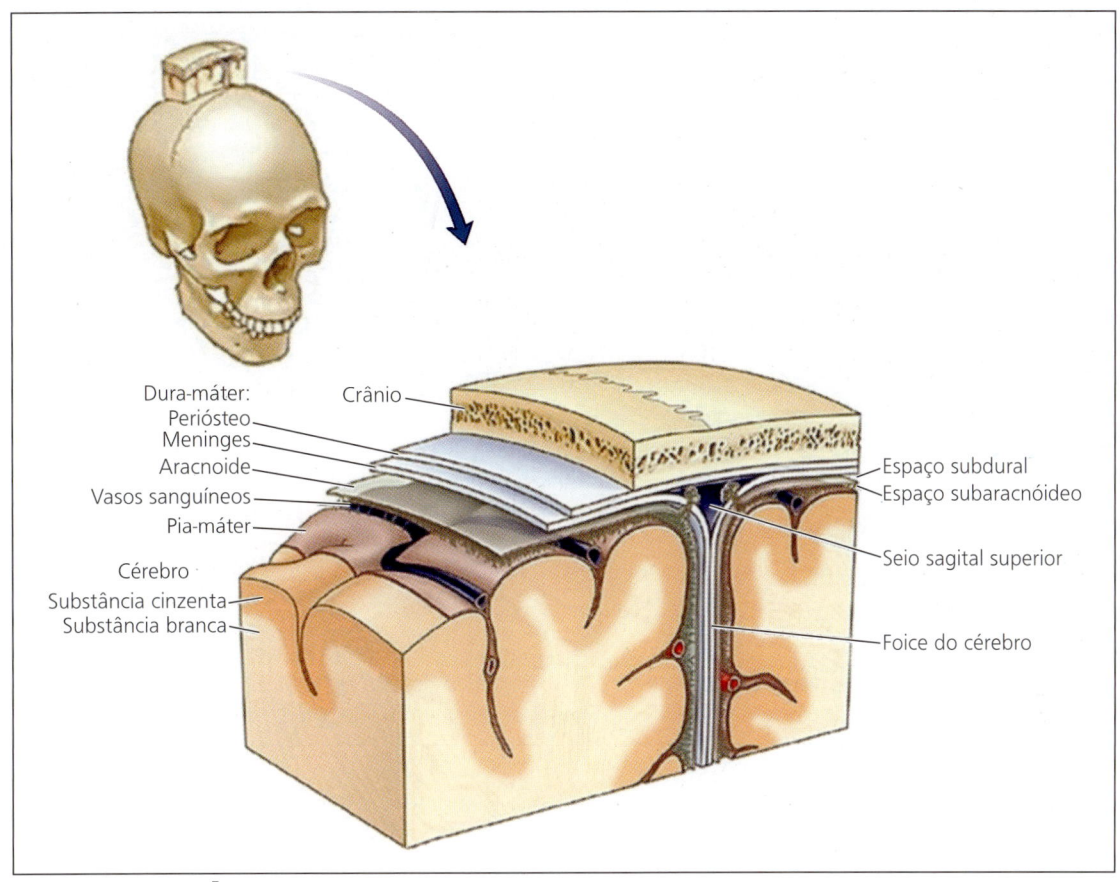

Fig. 46-3. Meninges.[5]

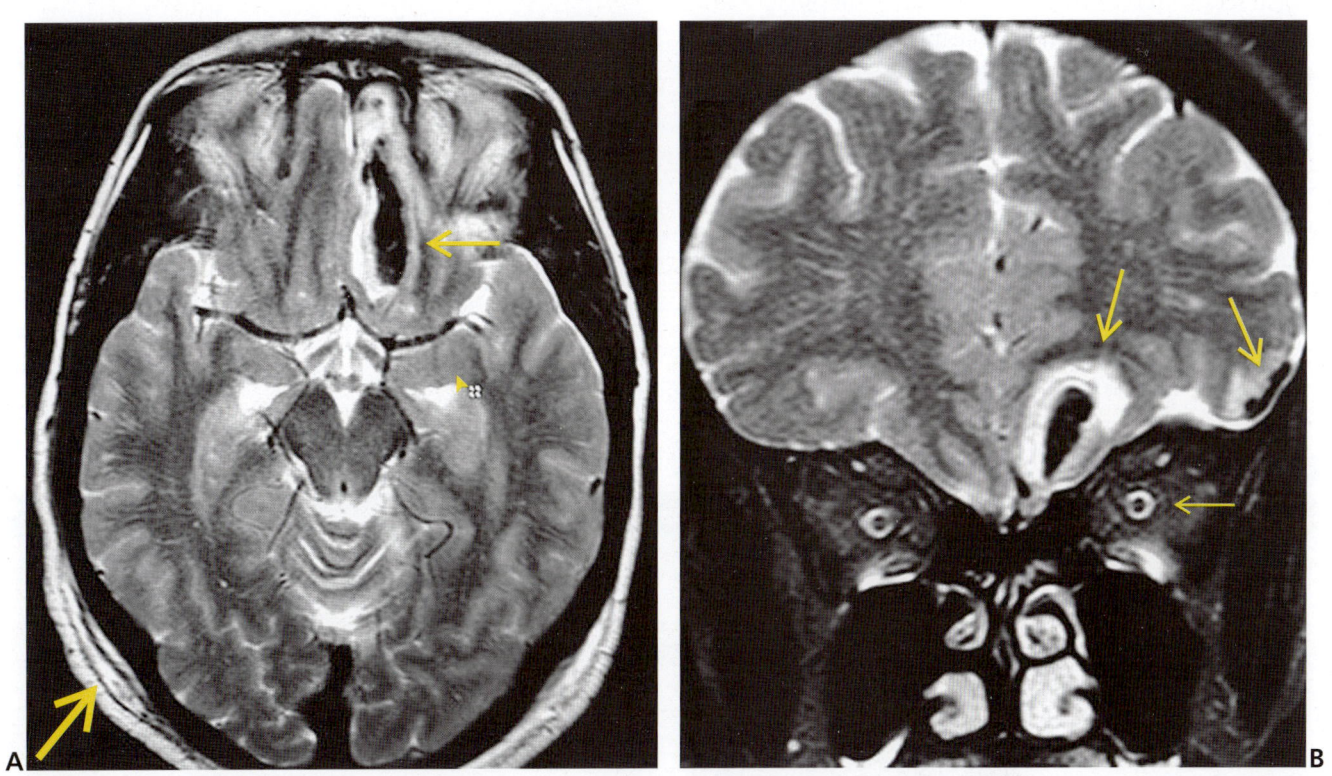

Fig. 46-4. TC de contusão frontal esquerda após queda da própria altura. (**A**) Corte Axial. (**B**) Corte coronal.

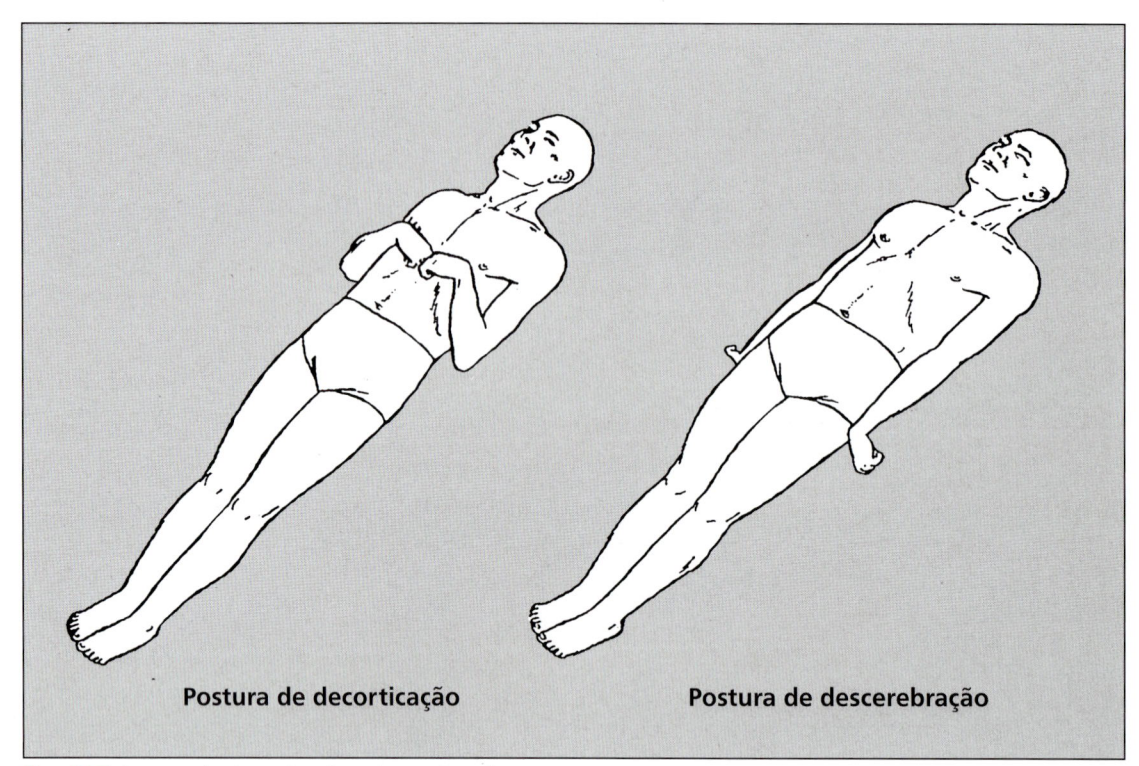

Fig. 46-5. Postura de decorticação e descerebração.

Hematomas Subdurais

É o acúmulo de sangue no espaço subdural, de acordo com a fisiopatologia e tempo de evolução. Os hematomas subdurais podem ser divididos em agudos (até 3 dias), subagudos (arbitrariamente definidos quando evoluem entre 4 e 21 dias) ou crônicos (mais de 21 dias) (Fig. 46-6).

Hematoma Subdural Agudo

Apresenta-se após trauma grave ou após traumas leves em pacientes com risco para hematomas intracranianos (idosos, coagulopatias, uso de antiplaquetários ou anticoagulantes etc.). Podem seguir outras lesões, como contusões cerebrais que geralmente se acompanham de edema cerebral, o paciente apresentará déficit neurológico de acordo com a extensão e a área cerebral comprometida. O diagnóstico geralmente é com base na história clínica do paciente, aliada às imagens de tomografia computadorizada (TC), que demonstram uma lâmina hiperdensa de formato côncavo-convexa no espaço subdural. Exames seriados com imagem do hematoma devem ser realizados.[9]

Hematoma Subdural Subagudo

Caracteriza-se pelo desenvolvimento do hematoma ao longo de dias ou semanas posteriores ao trauma, com progressão de sintomas típicos de hipertensão intracraniana.[10]

Hematoma Subdural Crônico

Frequentemente, ocorre em pacientes idosos com atrofia cerebral ou pessoas com história de uso crônico de bebidas alcoóli-

Quadro 46-1. Escala de coma de Glasgow

Pontuação	Abertura ocular	Resposta verbal	Resposta motora
1	Nenhuma	Nenhuma	Nenhuma
2	Sob estímulo doloroso	Sons incompreensíveis	Descerebração
3	Sob comando	Palavras inadequadas	Decorticação
4	Espontânea	Confuso	Flexão inespecífica
5		Orientado	Localiza estímulo doloroso
6			Obedece comandos

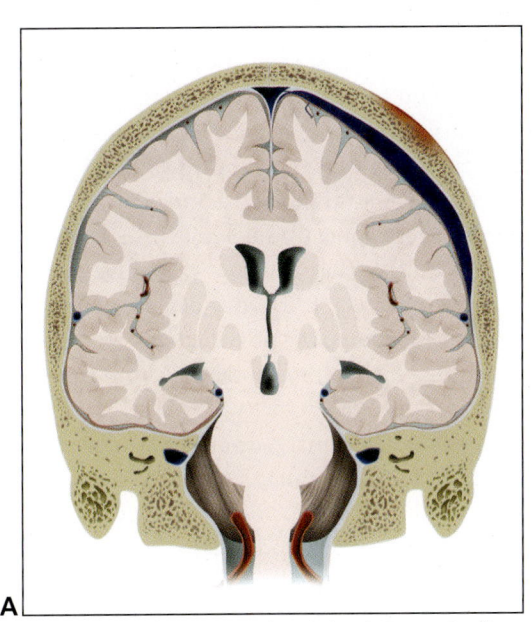

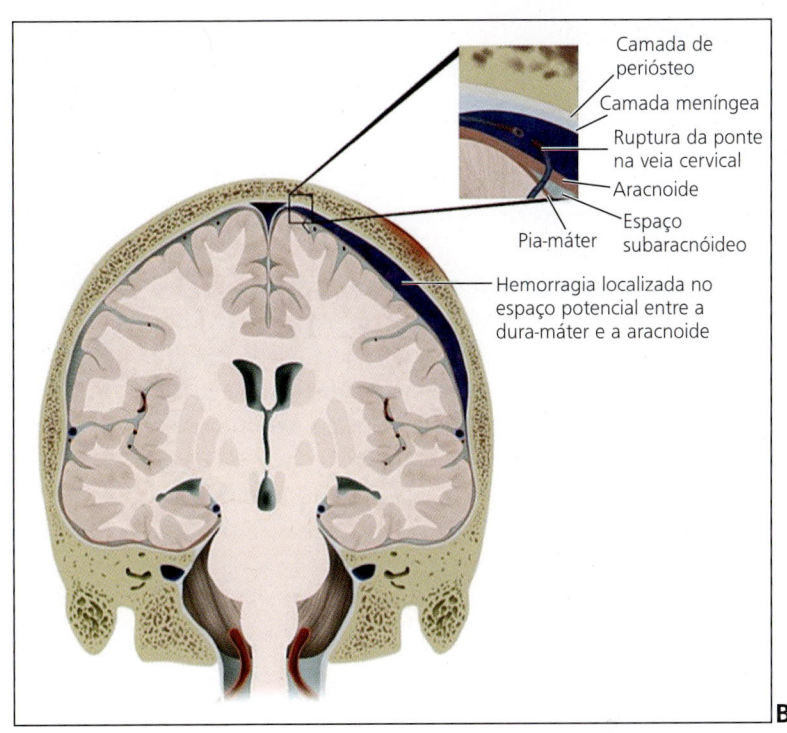

Fig. 46-6. (**A** e **B**) Hemorragia subdural. Fonte: Radiopaedia.org

cas que, além de provocar quedas, pode aumentar a atrofia cerebral e afetar a função hepática, com déficit na produção de fatores de coagulação. Pequenos acidentes domésticos, que muitas vezes passam despercebidos pelo idoso ou pela própria família, são com frequência a causa do hematoma subdural crônico (Fig. 46-7).[11]

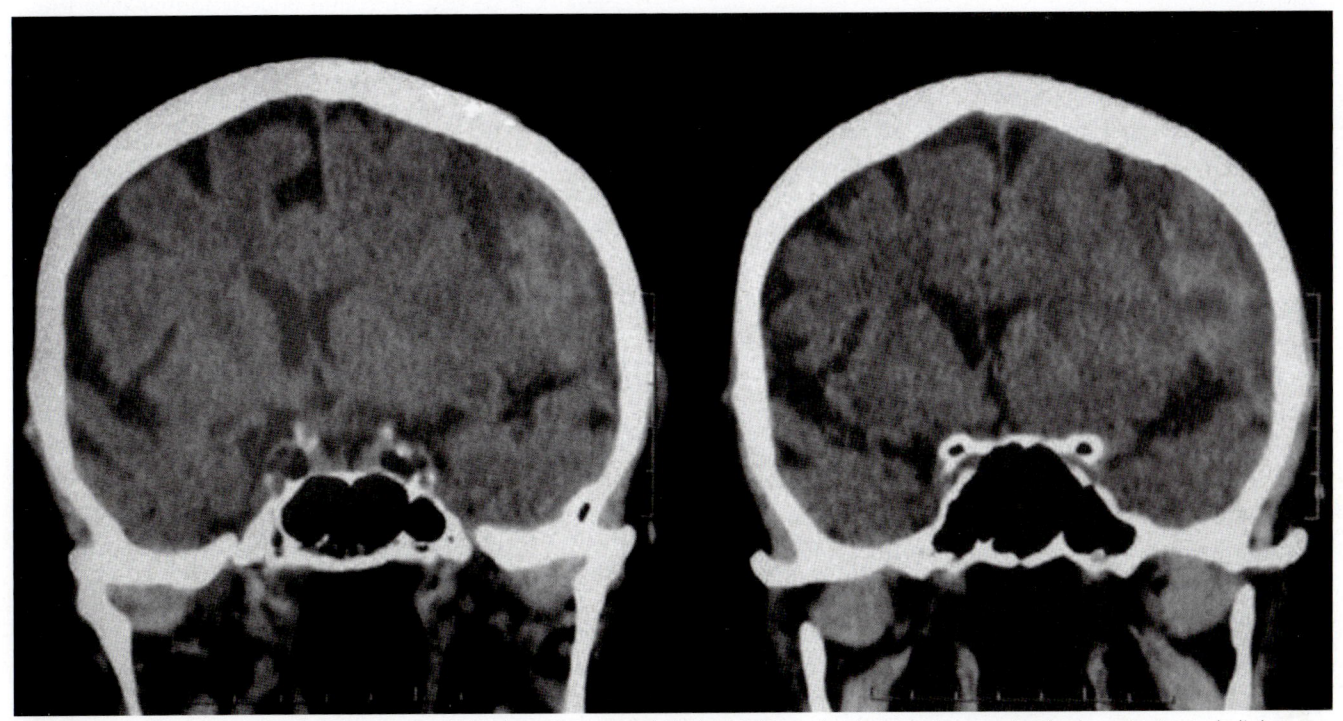

Fig. 46-7. TAC – Corte coronal. Hematoma subdural crônico comprimindo o lobo parietal esquerdo com desvio das estruturas da linha média.

Hematoma Extradural

Os hematomas extradurais (HED) apresentam-se como uma clássica história de TCE, com perda de consciência breve no local do acidente (concussão cerebral), com lucidez por algumas horas (intervalo lúcido), podendo haver certa amnésia retrógrada, seguido de rebaixamento progressivo do nível de consciência, até o coma.[12]

Podem-se apresentar déficits motores, convulsões, assimetria de reflexos, sinal de Babinski; anisocoria com reflexo fotomotor direto ausente é um sinal que pode surgir precocemente e sugere herniação uncal ipsilateral ou grande efeito de massa com compressão do terceiro nervo craniano e hemiparesia contralateral.[12]

Sinais de hipertensão intracraniana, como papiledema, vômitos, tríade de Cushing (hipertensão arterial sistêmica, bradicardia e depressão do *drive* respiratório) podem surgir na evolução do quadro ou mesmo estar presentes na admissão.

DIAGNÓSTICO

Todo paciente politraumatizado, com diagnóstico presuntivo de TCE, deve ser considerado como portador de uma fratura de coluna cervical até não demonstrar o contrário, portanto, deve ser manobrado nesse contexto com muita habilidade, rapidez e segurança.[5]

Na inspeção, devem-se observar eventuais lesões na pele, com particular atenção para o couro cabeludo que pode esconder lesões cutâneas. O sinal do guaxinim (equimose periorbitária) e o sinal de Battle (equimose retroauricular) devem ser procurados, sendo que o primeiro indica fratura do rochedo, e o segundo fratura do teto da órbita; esses sinais ficam evidentes após alguns dias do trauma, sendo lesões secundárias. Deve-se descartar a presença de fístula liquórica (rinorreia, otorreia) ou sinais indiretos da fístula, como cefaleia ao sentar ou levantar.[13]

Na palpação buscam-se hematomas, afundamentos ou feridas do couro cabeludo, sinais de rigidez de nuca ou de meningismo (que sugere hemorragia subaracnóidea traumática), necessitando de imobilização e exames radiológicos urgentes.

O nível de consciência deve ser avaliado por meio da Escala de Coma de Glasgow (Quadro 46-1).

No exame pupilar observar a presença de anisocoria e alteração no reflexo fotomotor, que no caso da midríase sinaliza uma compressão do terceiro nervo craniano por hérnia de úncus (ipsilateral à dilatação pupilar). É importante examinar a presença de lentes de contato ou discoria por trauma direto no olho ou cirurgia oftalmológica prévia.

O exame neurológico preciso pode ficar dificultoso em pacientes em coma ou afásicos, algumas técnicas utilizadas são: estímulo doloroso para observar abertura ocular ou assimetria nos movimentos (sugestão de déficit motor), avaliação dos campos visuais por aproximar rapidamente a mão ao olho do paciente, trauma iminente (detectar hemianopsias), realizar manobras de Pierre, Marie e Foix, observar desvio do olhar conjugado e da cabeça (na lesão hemisférica cerebral há desvio do olhar conjugado e da cabeça para o lado da lesão), observar assimetria de reflexos profundos e superficiais, avaliar presença de sinal de Babinski ou sucedâneos entre outras.

Nos hematomas subdurais os principais sintomas relacionam-se com o efeito de massa exercido pela presença do hematoma dentro da cavidade intracraniana, variando de acordo com o tamanho do hematoma e a sua localização. Os principais sintomas são cefaleia, náuseas/vômitos, confusão mental, crise epiléptica e hemiparesia. O quadro neurológico muitas vezes flutua com melhora ou piora do déficit motor ou cognitivo. A cefaleia é mais matinal, melhorando com o passar do dia.

TC de crânio pode confirmar o diagnóstico, mostrando a presença de uma lâmina de formato côncavo-convexa hipodensa no espaço subdural, mas que pode variar em suas áreas de densidade de acordo com o período de trauma. A ressonância magnética do crânio mostra melhor o hematoma e o sofrimento encefálico, causado pelo hematoma subdural crônico.

Neurorradiologia Terapêutica no TCE

As lesões vasculares arteriais cervicais e intracranianas albergam alta morbimortalidade.[14] Ocorrem por ferimento penetrante, ou por compressão dos vasos cervicais contra a coluna cervical (sobretudo, processo transverso) e base do crânio, associadas ou não a fraturas ósseas adjacentes.[15]

No TCE de base do crânio pode-se formar uma fístula carótido-cavernosa. Nesses casos, o exame clínico evidencia acentuada congestão ocular, proptose pulsátil e frêmito audível com o estetoscópio sobre o forame orbitário, situado medialmente na borda superior do osso orbitário.

TCE por Projétil de Arma de Fogo

Com relação ao tipo de lesão craniana, uma condição associada que pode elevar o risco de mortalidade é o sangramento de pseudoaneurismas não identificados, que são formados principalmente quando o projétil tem uma entrada na região órbito-pterional no crânio e apresenta deterioração súbita do quadro neurológico dias após o acidente com achado de um hematoma intracerebral que sugere uma ruptura de um pseudoaneurisma como causa. Nesses pacientes, uma angiografia cerebral (p. ex., angio-TCC ou angio-RM) deve ser realizada na admissão e 2 semanas após.[16]

TRATAMENTO

A conduta primária diante do paciente com TCE deve obedecer aos procedimentos padrões do ABCDE, priorizando a via aérea permeável com proteção cervical, fazendo ênfase na D para estabelecer rapidamente o déficit neurológico e determinar o grau de compromisso e a gravidade do paciente segundo a escala de coma de Glasgow.[5]

Para assumir uma conduta terapêutica adequada é importante discriminar entre uma contusão (TCE leve) e uma concussão.[17] O primeiro quadro apresenta desorientação, amnésia e perda transitória da consciência, com Glasgow de 13-15. Já a concussão trata-se de um processo fisiopatológico complexo induzido por forças biodinâmicas traumáticas que afeta o cérebro e provoca perda breve da consciência.[18]

A conduta terapêutica será expectante, mantendo o paciente em observação médica na emergência durante 6 horas, tempo suficiente para realizar os exames complementares que descartaram a presença de lesões que conduzam ao TCE moderado ou grave.

Podem-se aplicar analgésicos não esteroides via endovenosa (EV) ou intramuscular e, após o tempo de observação, o paciente será reavaliado, recebendo alta, se estiver totalmente recuperado; porém, deve-se realizar acompanhamento pelo menos durante as 24 horas seguintes, para a alta definitiva. Caso o paciente não esteja totalmente recuperado, deverá ser internado para avalição por neurologista ou neurocirurgião.

Diante da presença de Glasgow de 9-12 devem-se estabelecer suporte de oxigênio complementar e uma via EV periférica, infundindo ringer lactato 1.000 mL como via de início e analgésicos endovenosos, manter a atenção para o aparecimento de sinais de choque, e repetir exames complementares (TAC, radiografia, HMG), o paciente será internado para manejo especializado.

Em paciente com TCE grave (Glasgow de 3-8) deve-se realizar o atendimento seguindo o protocolo do ABCDE, executando procedimentos de emergências, como intubação endotraqueal, RCP básica ou RCP avançada no caso de parada cardiorrespiratória.

Deve-se estabilizar o paciente, fornecendo via aérea definitiva e suporte ventilatório imediato, determinar a causa do choque e tratar com solução fisiológica 0,9% ou solução de ringer lactato aquecidos em *bolus*, por via EV dupla ou cateter venoso central.

Utiliza-se manitol 20% em *bolus* de 0,25 a 1 g/kg/peso no início, evitando a progressão do edema cerebral, neste caso deve-se colocar sonda Foley para controle restrito da urina e fazer balanço hídrico minucioso.

O uso de esteroides não tem demonstrado utilidade no tratamento da PIC elevada. Os barbitúricos são eficazes para reduzir a PIC refratária, mas não devem ser utilizados em presença de hipotensão ou hipovolemia.[5] Fenitoína pode ser utilizada em doses de não mais de 50 mg/min, via EV como média de controle dos episódios convulsivos pós-traumáticos.

É muito importante a limpeza de feridas no couro cabeludo e o controle de hemorragias, realizando pressão direta na ferida e colocando bandagem compressiva na forma de turbante. Devem-se realizar a cauterização das feridas e o fechamento com sutura descontínua e fios inabsorvíveis, antibioticoterapia profilática deve ser instaurada.

Nas fraturas simples, casos em que a profundidade da lesão é menor que a espessura do próprio crânio e não há efeitos de massa nem deformidades cosméticas acentuadas, corticoides podem ser administrados conservadoramente. Em contrapartida, as fraturas compostas são, em sua grande maioria, tratadas com desbridamento do tecido necrosado e elevação cirúrgica com reposicionamento dos retalhos ósseos.

O tratamento do **hematoma subdural agudo** é com base na indicação clínica, no tamanho do hematoma e nos sinais de hipertensão intracraniana. Em casos de hematomas de pequenas dimensões sem grande efeito de massa e não comprometimento das estruturas cerebrais ou desvio da linha média, opta-se por um tratamento conservador que resultará na reabsorção do hematoma sem maiores complicações.

O tratamento cirúrgico deve ser realizado nas primeiras 4 horas após a lesão; esta conduta está associada a um melhor prognóstico e uma menor taxa de mortalidade, se comparada aos casos em que o procedimento cirúrgico foi realizado mais tardiamente.

O tratamento do **hematoma subdural crônico** também poderá ser conservador ou cirúrgico. Em muitos casos, pode-se realizar uma trepanação simples com lavagem da cavidade com solução salina morna e colocação de um dreno no espaço subdural. O procedimento deve ser realizado por especialista em bloco cirúrgico e não na emergência.

No **hematoma extradural**, a TC de crânio mostra lesão hiperdensa, biconvexa (em forma de lente), imediatamente sob a tábua óssea interna, com tratamento cirúrgico de emergência (craniectomia de urgência), retirado o hematoma, identificados os vasos sangrantes e hemostasia, além de ancoragem da dura (que havia sido deslocada) ao crânio para evitar sangramento.

O TCE por projétil de arma de fogo constitui um desafio para médicos de trauma-choque e neurocirurgiões, algumas características clínicas do paciente traumatizado sugerem um possível prognóstico maligno: escala de coma de Glasgow ≤ 8 no momento da admissão, idade superior a 40 anos, midríase unilateral, hematoma intracraniano, infecção respiratória. O uso de antibioticoterapia durante 7-10 dias está recomendado no pós-operatório para diminuir o risco de infecções.

Tardiamente, após um TCE, pode surgir fístula arteriovenosa (FAV) entre os seios durais que drenam o cérebro e as artérias meníngeas, as chamadas *fístulas durais*.[19] Essas são lesões graves, que se não tratadas podem determinar hipertensão intracraniana (pseudotumor), hemorragia parenquimatosa (por hipertensão venosa) ou zumbido incapacitante.[20]

REFERÊNCIAS BIBLIOGRÁFICAS

1. Estatística Tabelas e Planilhas. *Total de mortes em acidentes de trânsito nos Estados Brasileiros por ano, 2013*. Acesso em: 2 Ago. 2015. Disponível em: <http://onsv.org.br/portaldados/#/tables>
2. Malta DC, Mascarenhas MDM, Bernal RTI et al. Análise das ocorrências das lesões no trânsito e fatores relacionados segundo resultados da Pesquisa Nacional por Amostra de Domicílios (PNAD) – Brasil, 2008. *Ciência & Saúde Coletiva* 2011;16(9):3679-87.
3. Jimenez Murillo L, Montero Perez FJ. *Medicina de urgencias y emergencias – Guia diagnostica y protocolos de actuación*. 4. ed. Rio de Janeiro: Elsevier. 2009.
4. Morales FAM. Neurología neurocirugía. *Kipus* 2000.
5. Advanced Trauma Life Support-ATLS. Student course manual. Head trauma. 9th ed. *Am Coll Surg* 2012;6:148-69.
6. Mayo Clinic Staff. Diseases and Conditions Traumatic brain injury. Mayo Foundation for Medical Education and Research. 2014. Acesso em: 2 Ago. 2015. Disponível em: <http://www.mayoclinic.org/diseases-conditions/traumatic-brain-injury/basics/symptoms/con-20029302?p=1>
7. Quinones-Hinojosa A. *Schmidek and sweet: operative neurosurgical techniques: indications, methods and results*. 6. ed. Rio de Janeiro: Elsevier, 2012.
8. DeJong, Canelas. Provas neurológicas – Fasciculações x miocimias. DocStoc. 2010. Acesso em: 5 Ago. 2015. Disponível em: <http://www.docstoc.com/docs/56979252/Resumo-teorica.rtf>
9. Cantu RC, Gean AD. Second-impact syndrome and a small subdural hematoma: an uncommon catastrophic result of repetitive head injury with a characteristic imaging appearance. *J Neurotrauma* 2010;27(9):1557-64.
10. Takeuchi S, Takasato Y, Otani N et al. Subacute subdural hematoma. Brain Edema XV. *Acta Neurochirurgica Supplement* 2013;118:143-46.
11. Yasuda CL, Morita ME, Nishimori FY et al. Hematoma subdural crônico: estudo de 161 pacientes operados e a relação com alterações no coagulograma. *Arq Neuropsiquiatr* 2003;61(4):1011-14.
12. Meguins LC, Sampaio GB, Abib EC et al. Contralateral extradural hematoma following decompressive craniectomy for acute subdural hematoma (the value of intracranial pressure monitoring): a case report. *J Med Case Rep* 2014;8:153.
13. Giannetti AV, Santiago APM, Crosara PFTB et al. Fístula liquórica da base anterior do crânio: classificação, clínica e diagnóstico. Cerebrospinal fluid fistula of the anterior skull base: classification, clinical and diagnostic aspects. *J Bras Neurocir* 2011;22(1):72-81.
14. Chang CM, Cheng CS. Late intracranial haemorrhage and subsequent carotid-cavernous sinus fistula after fracture of the facial bones. *Br J Oral Maxillofac Surg* 2013;51(8):e296-98.
15. Brzezicki G, Rivet DJ, Reavey-Cantwell J. Case series: pipeline embolization device for treatment of high cervical and skull base carotid artery dissections: clinical case series. *J Neuro Intervent Surg Neurintsurg* 2015.
16. Pérez FJV, Rodríguez AA, Olivera LA et al. Penetrating injuries in the brain by intracranial foreign bodies. Presentation of three cases – Lesiones penetrantes en el cerebro por cuerpos extraños intracraneales. Presentación de tres casos. *Gac Méd Espirit* 2014;16(3).
17. Silva SRAdS, Araújo MZ, Tácio R et al. The head trauma brain moderate and severe. *Informativo Técnico do Semiárido (INTESA)* 2015.
18. Hartvigsen J, Boyle E, Cassidy JD et al. Mild traumatic brain injury after motor vehicle collisions: what are the symptoms and who treats them? A population-based 1-year inception cohort study archives of physical medicine and rehabilitation. *Arch Phys Med Rehabilitation* 2014;95(3 Suppl 2):S286-94.
19. Piske RL, Campos CM, Chaves JB et al. Dural sinus compartment in dural arteriovenous shunts: a new angioarchitectural feature allowing superselective transvenous dural sinus occlusion treatment. *AJNR Am J Neuroradiol*. 2005;26(7):1715-22.
20. Caldas S, Alcoforado A, Caldas N et al. Dural arteriovenous fistula and tinnitus: case report. *Otolaryngol Head Neck Surg* 2004;131(4):560-62.

CAPÍTULO 47

TRAUMA RAQUIMEDULAR

Bruno Braz Garcia ■ Marcelo Moraes Valença ■ Cinthia Barbosa de Andrade

INTRODUÇÃO

O trauma que envolve a coluna vertebral é uma condição clínica relevante, cujo mecanismo se relaciona com o risco e a ocorrência de lesões neurológicas, necessitando de cuidados redobrados por parte da equipe de saúde. O manejo inadequado do paciente pode resultar em graves danos com déficit neurológico permanente, comprometendo funções vitais, qualidade de vida e a interação social do paciente.[1]

É de fundamental importância o conhecimento precoce das lesões para confirmação do diagnóstico e estabelecimento do tratamento, permitindo uma conduta adequada, evitando maiores danos. Estas etapas se dão pelo levantamento da história e realização de um exame físico detalhado, devendo o socorrista atentar-se aos "sinais de alerta" fornecidos, pois estes contribuem na descoberta de doença emergencial subjacente.[2]

Objetiva-se com este capítulo proporcionar conhecimento para avaliar, diagnosticar, classificar e orientar a tomada de decisão nas manobras de condução de pacientes vítimas de trauma na coluna vertebral.

EPIDEMIOLOGIA DO TRAUMA

O trauma raquimedular (TRM) é uma condição clínica importante, com custo anual de 300 milhões de dólares nos EUA, ocorrendo cerca de 11.000 novos casos de lesão medular por ano.[2,3] Esta condição pode gerar significativos déficits neurológicos, devendo ser diagnosticada e manejada adequadamente, resultando na redução da morbimortalidade associada a essa condição, melhorando a qualidade de vida e condição clínica desses pacientes.[1]

O TRM é mais comum em pacientes jovens (idade média = 30 anos), do sexo masculino (4:1). Cerca de 50% dos casos está relacionado com acidentes automobilísticos, enquanto 25% é causado por quedas. Outras importantes etiologias são os ferimentos por arma de fogo (15%) e acidentes esportivos (15%). Nos idosos, a etiologia pode-se relacionar com queda da própria altura ou trauma de menor energia.[1]

Deve-se sempre considerar lesão na coluna, com ou sem déficits neurológicos, em pacientes vítimas de trauma com múltiplos ferimentos. Aproximadamente 5% das vítimas com lesão cerebral têm uma lesão na coluna vertebral associada. Aproximadamente 55% das lesões da coluna vertebral ocorrem na região cervical, 15% na região torácica, 15% na junção toracolombar, e 15% na região lombossacral. Lesão da coluna cervical em crianças é um evento relativamente raro, que ocorre em menos de 1% dos casos.[4]

É importante ressaltar que as áreas de transição toracolombar, cervicotorácica e a junção craniovertebral, pelo fato de serem junções de uma estrutura móvel com uma frígida, são mais suscetíveis a lesões. Isto ocorre, pois há uma maior concentração de estresse mecânico e alteração no padrão de movimento.[1]

COLUNA VERTEBRAL E LESÃO MEDULAR

A coluna vertebral é composta por sete vértebras cervicais, 12 torácicas, cinco lombares, o sacro e o cóccix. A cervical é a mais vulnerável a lesões, em razão de sua mobilidade e exposição, com 1/3 dos pacientes com lesões na coluna cervical superior apresentando óbito no local do acidente por apneia provocada por lesão da medula espinhal em C1. A torácica possui mobilidade restrita, quando comparada à cervical, pois possui apoio adicional da caixa torácica, sendo a incidência de fraturas torácicas muito menor (Fig. 47-1).[4]

A medula espinhal possui aspecto cilindroide e alongado, encontra-se dentro do canal espinhal ou vertebral, sem ocupá-lo completamente, em adultos geralmente termina perto do nível ósseo da primeira vértebra lombar (L1) como um cone medular. Logo abaixo deste nível, encontra-se a cauda equina, um pouco mais resistente a lesões.[4,5]

A falta de resposta sensorial ou motora em certo nível pode ser considerada uma lesão completa da medula espinhal, porém, durante as primeiras semanas após a lesão, este diagnóstico, não pode ser feito com precisão, pois há possibilidade de

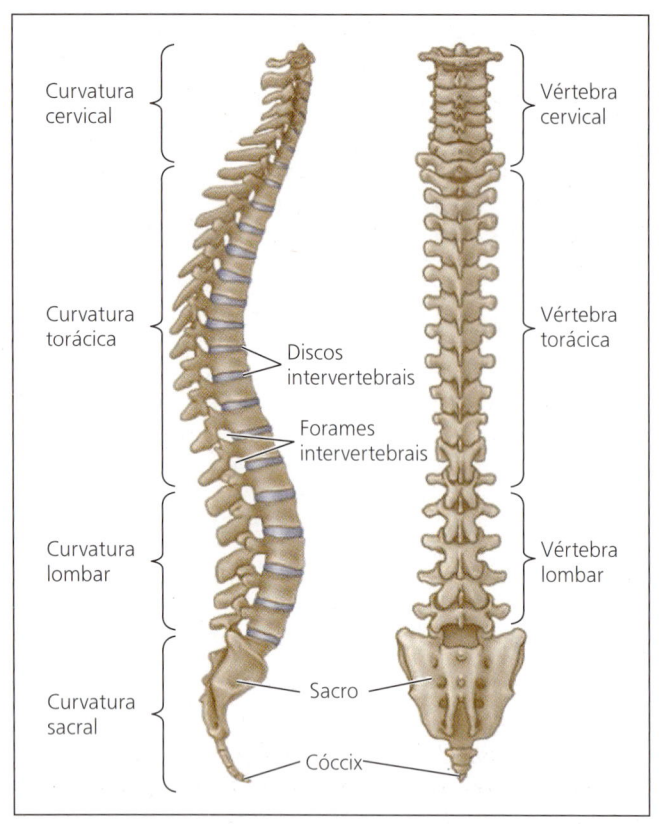

Fig. 47-1. Coluna vertebral, vistas lateral e posterior direita.[4]

choque medular. Uma lesão da medula espinhal incompleta é aquela em que qualquer grau da função motora ou sensorial permanece; o prognóstico para a recuperação é significativamente melhor do que a lesão medular completa.[4]

FISIOPATOLOGIA

O TRM induzirá modificações hemodinâmicas que tenderão a maximizar o processo fisiopatológico envolvido. O trauma, por si só, nas primeiras horas de lesão (fase aguda), causará compressão das estruturas do sistema nervoso central. Isto resultará em edema da medula espinal e, consequentemente, menor aporte de oxigenação para a região envolvida (hipóxia tecidual). A lesão da medula leva à despolarização imediata das membranas axonais, resultando em um déficit funcional, excedendo o dano tecidual real (choque medular); com a repolarização do tecido neural, o paciente recupera a função das estruturas não lesadas, sendo possível quantificar a real lesão neurológica.[1]

A cinemática do trauma é fundamental para o reconhecimento dos mecanismos ocorridos: tipo de acidente, posição que a vítima foi encontrada, vítima ejetada, uso de cinto de segurança etc. Assim, de acordo com a incidência das forças de impacto e movimentos da coluna, encontram-se sete mecanismos que podem provocar o TRM:[6]

- *Carga axial:* força de impacto no ápice do crânio. Por exemplo: mergulho em águas rasas.
- *Hiperflexão:* a coluna é exageradamente fletida. Por exemplo: colisão frontal com cinto de segurança abdominal.
- *Hiperextensão:* crânio estende a coluna para trás (efeito de chicote). Por exemplo: colisões entre a face e o parabrisa.
- *Carga lateral:* coluna é hiperfletida no sentido laterolateral. Por exemplo: capotamento.
- *Tração:* forças do traumatismo em direções opostas. Por exemplo: enforcamento.
- *Rotação:* rotação de um segmento da coluna em relação ao outro. Por exemplo: capotamento (vítima arremessada à grande distância do veículo).
- *Ferimentos penetrantes:* tecido nervoso é diretamente lesado. Por exemplo: projéteis de arma de fogo ou arma branca.

Estes mecanismos podem estar associados a um mesmo indivíduo, produzindo lesões complexas de vértebras envolvidas. Dois mecanismos de compressão medular estão envolvidos com as fraturas e as lesões:[6]

- Diminuição do canal medular (com ou sem presença de fragmentos ósseos).
- Deslocamento de uma vértebra em relação à outra por luxação ou subluxação, com descontinuidade do canal medular, e posterior estreitamento com lesões incompletas da medula:
  - Síndrome anterior da medula: lesão de pior prognóstico, onde fragmentos ósseos ou a pressão nas artérias espinais levam à perda da função motora e alterações na sensação de dor, temperatura e toque leve.[6]
  - Síndrome central da medula: resultante da hiperextensão (comprometimento vascular da artéria vertebral anterior que irriga a porção central da medula), na porção central encontram-se fibras motoras que se destinam aos segmentos cervicais. Caracterizada por diminuição da força e sensibilidade mais acentuada nos membros superiores quando comparados aos inferiores (pode ocorrer disfunção da bexiga).[6]
  - Síndrome de Brown-Séquard: derivado da hemissecção da medula (por ferimentos penetrantes), ocorrem perda da função motora, vibração, movimento e posição do lado lesionado. Já no lado oposto ocorre perda de sensações, como temperatura e dor (Fig. 47-2).[6]

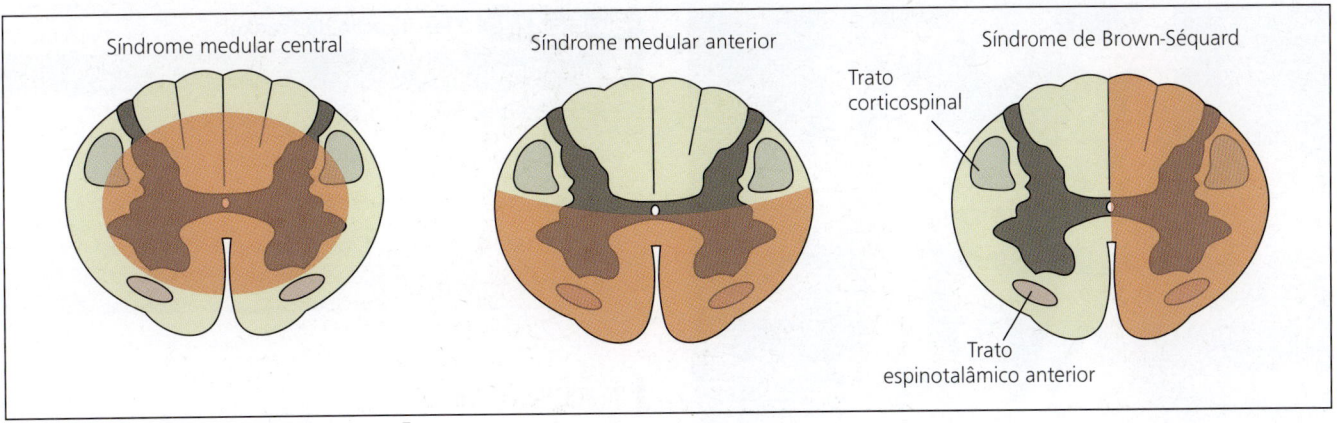

Fig. 47-2. Lesões incompletas da medula.[7]

MANIFESTAÇÕES CLÍNICAS

Vítimas de TRM devem ser sempre consideradas como pacientes politraumatizados. Estudos mostram que 10% de vítimas conscientes, com lesões acima do pescoço, apresentavam lesão de coluna confirmada radiologicamente. Dessa forma, lesão raquimedular não deve ser descartada na ausência de sinais e sintomas.[6]

Os cuidados com paciente portador de lesão raquimedular iniciam-se no atendimento pré-hospitalar, quando se suspeita de fratura na coluna; paramédicos devidamente treinados devem utilizar colar cervical, para imobilizar a lateral da cabeça. O paciente deve ser colocado sobre uma prancha rígida, com a coluna em posição neutra, e deve ser sempre movimentado em bloco. Assim, reduzem-se os casos de piora neurológica por transporte inadequado, evitando-se a mobilização da região afetada, o que pode causar lesão adicional à medula espinal. Na prevenção da aspiração brônquica, faz-se uso de sonda nasogástrica.[2,3]

Os pacientes no ambiente hospitalar podem apresentar lesões associadas, como traumatismo cranioencefálico, torácico, abdominal, fraturas de membros superiores e inferiores. Assim, são admitidos em um protocolo de politraumatizados, com prioridade no atendimento; devem-se garantir vias aéreas pérvias, oxigenação, estabilidade hemodinâmica (reposição de volume e estancamento de grandes hemorragias). Na fase da investigação, realiza-se um exame físico mais completo com as avaliações das funções cardiorrespiratória, abdominal e cerebral.[2]

A intubação pode ser feita por via nasotraqueal, mantendo o alinhamento axial da coluna, porém, o paciente permanece imobilizado, e realiza-se radiografia simples da coluna cervical e primeira torácica (da C1 a T1), que detectará 88% de todas as fraturas cervicais.[2] Lesões medulares abaixo de C3 diminuem a capacidade de expansão da caixa torácica (contração dos músculos intercostais), porém, preservam a movimentação diafragmática (núcleos na coluna cervical alta C3-C5); o paciente desenvolve, assim, a respiração diafragmática ou abdominal, que pode evoluir com fadiga muscular e consequente hipóxia, hipercapnia e parada respiratória.[6]

O choque neurogênico pode acontecer com lesões das vértebras torácicas (acima de T12), ocasionando lesão do sistema nervoso simpático, responsável pela contração da parede vascular e consequente vasodilatação, hipotensão arterial, chegando a níveis críticos de choque circulatório.[6]

Classificação das lesões raquimedulares:[6]

- *Primárias:* impactação de ossos ou outros elementos sólidos no parênquima da medula, ocasionando interrupção da transmissão neural.
- *Secundárias:* isquemia determinada por formação de hematomas ou edemas, compressão vascular e liberação de mediadores vasoativos.

Muitas vezes não é possível evitar lesões primárias, mas podem-se reduzir as secundárias, mantendo todas as precauções com as vítimas do trauma.[6]

AVALIAÇÃO E TRATAMENTO

O TRM é diagnosticado pelo exame clínico, outros exames fazem apenas a complementação (Fig. 47-3).[1,4]

A inspeção e a palpação devem ser realizadas em bloco, mantendo o alinhamento da cabeça, pescoço, tórax, bacia e membros, pesquisando proeminências ósseas, edemas, hematomas, dor e crepitações. As alterações neurológicas sensitivas e motoras em membros superiores e inferiores devem ser pesquisadas, lembrando sempre que a lesão (TRM) pode ser completa ou incompleta, dessa forma, o paciente vítima de trauma raquimedular pode apresentar movimentação de membros.[1,6]

É importante a utilização de escalas, como a ASIA (1990) e a Frankel (1970), para classificar e avaliar o déficit da vítima e a gravidade da lesão medular, logo no primeiro momento, evi-

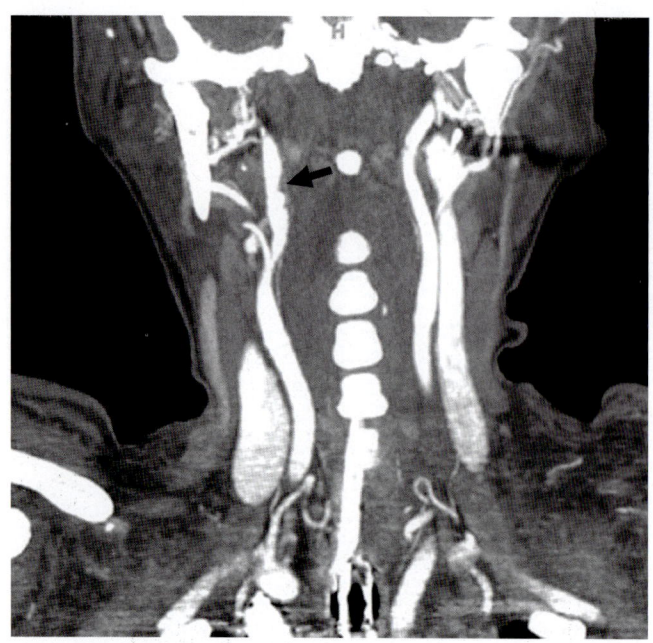

Fig. 47-3. Angiograma (exame complementar), mostrando lesão na carótida.[4]

tando que sejam adotados critérios empíricos do diagnóstico de lesão "completa" ou "incompleta", norteando o tratamento que será proposto (Quadro 47-1).[2,8]

Lembrando que a Escala de Frankel não considera a associação de lesão do primeiro e segundo neurônios que ocorrem no trauma da transição toracolombar (Quadro 47-2).[2,8]

O exame neurológico da coluna vai envolver o estudo da motricidade e da sensibilidade. O nível da lesão medular será o segmento mais distal da medula com funções sensitiva e motora preservadas bilateralmente (Fig. 47-4).[2]

Quadro 47-1   Classificação da ASIA[8]

Grau	Descrição	
A	Completo	Ausência de funções sensitiva e motora, inclusive nos segmentos sacrais S_4–S_5
B	Incompleto	Função sensitiva preservada e ausência de função motora abaixo do nível neurológico, inclusive nos segmentos sacrais S_4–S_5
C	Incompleto	Função motora preservada abaixo do nível da lesão e mais da metade dos músculos abaixo do nível neurológico têm grau de função motora inferior a 3
D	Incompleto	Função motora preservada abaixo do nível da lesão e pelo menos metade dos músculos abaixo do nível neurológico têm grau de função motora igual ou superior a 3
E	Normal	Funções motora e sensitiva normais

Quadro 47-2   Classificação da Frankel[8]

Grau	Descrição
A	Déficits sensitivo e motor completos
B	Paraplegia e sensibilidade residuais
C	Funções sensitiva e motora residuais não funcionais
D	Funções sensitiva e motora residuais funcionais
E	Ausência de déficit

TRATAMENTO CONSERVADOR

Quando indicado, devem-se realizar repouso em leito de 7-10 dias, uso de analgésicos e relaxantes musculares não opioides. Com a melhora da dor, o tratamento evolui, o paciente pode caminhar e sentar, com auxílio de colete por 3 ou 6 meses.

É necessário um acompanhamento radiológico a cada 2 meses, e após a retirada do colete, faz-se uma avaliação anual para o alinhamento da coluna. A instabilidade tardia é indicada por presença de cifose progressiva, dor intensa na região e déficit neurológico progressivo.[2]

TRATAMENTO CIRÚRGICO

Quando estabelecido o tratamento cirúrgico, quatro objetivos devem ser seguidos:[2]

- Realizar descompressão do sistema nervoso, medula e raízes.
- Alinhar a coluna vertebral para permitir estabilização.
- Estabilizar a coluna vertebral, permitindo o apoio do paciente e reduzindo a deformidade.
- Iniciar reabilitação, o mais precocemente possível.

A estabilização da vítima é a principal meta, a descompressão do sistema nervoso, por sua vez é alvo de controvérsias. Grande parte dos cirurgiões concorda que deve ser realizada em vítimas com déficit progressivo após a lesão inicial, mas ainda restam dúvidas quanto à realização em pacientes com déficit parcial ou total sem piora neurológica progressiva.[1]

PROGNÓSTICO

Vai depender do tipo e do grau de lesão neurológica, assim também como a idade da vítima. Os problemas respiratórios são as principais causas de óbito nesses pacientes.[1]

CONSIDERAÇÕES FINAIS

- Conhecer a anatomia da coluna vertebral é essencial para associar o mecanismo do trauma às lesões raquimedulares.

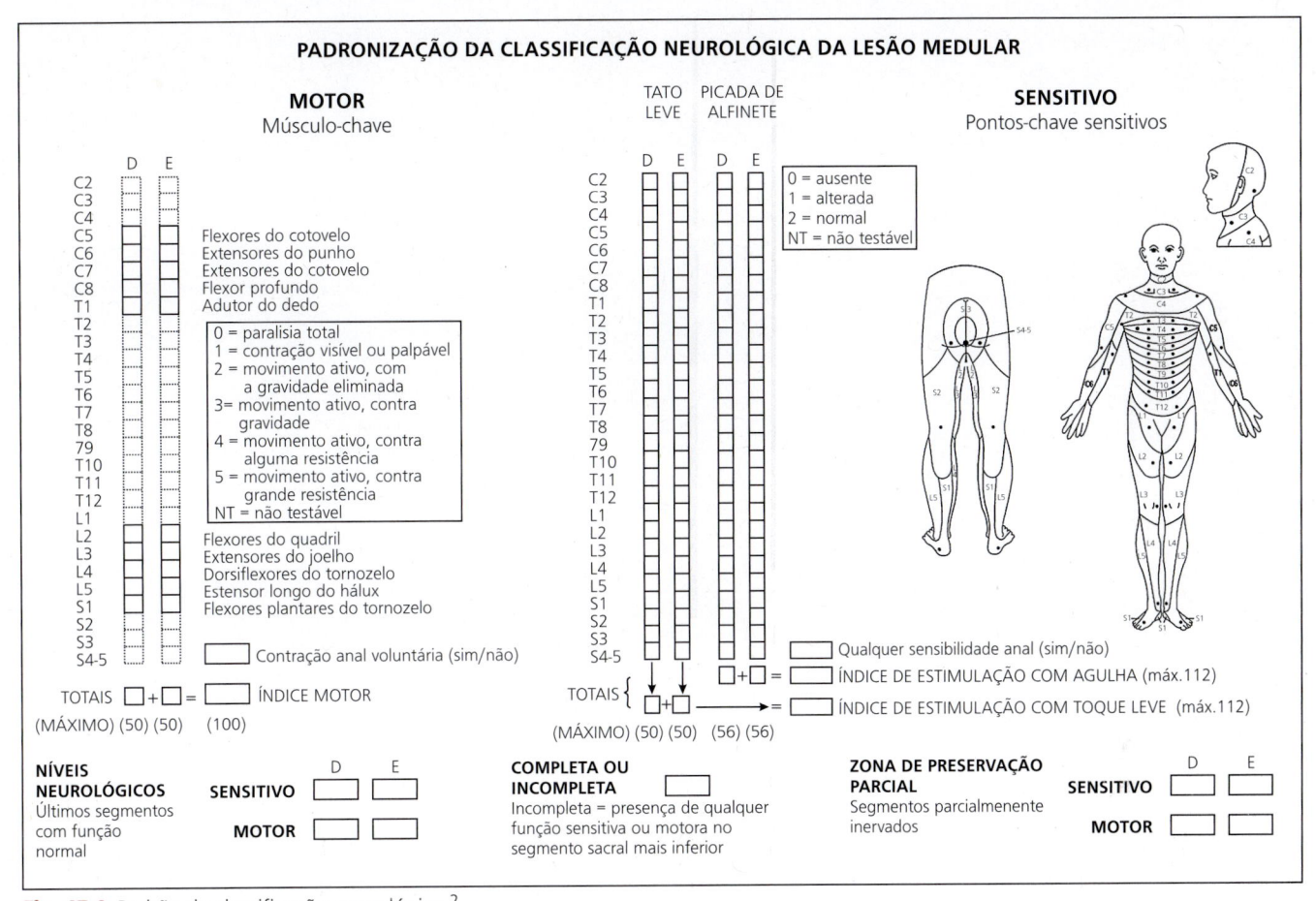

Fig. 47-4. Padrão de classificação neurológica.[2]

- Lembrar sempre que a lesão (TRM) pode ser completa ou incompleta.
- É fundamental o conhecimento e emprego adequado das condutas de mobilização, evitando que lesões simples se tornem complexas.

REFERÊNCIAS BIBLIOGRÁFICAS

1. Rocha ID. *Trauma raquimedular.* Acesso em: 6 Abr. 2015. Disponível em: <http://www.drivanrocha.com.br/website/index.php?option=com_content&view=article&id=55:trauma-raquimedular&catid=57&Itemid=97>
2. Paiva WS, Brock RS. *Traumatismo raquimedular.* 2011. Acesso em: 10 Abr. 2015. Disponível em: <http://www.medicinanet.com.br/conteudos/revisoes/2266/traumatismo_raquimedular.htm>
3. Eulalio A. *Trauma raquimedular. INTO Instituto Nacional de Traumatologia e Ortopedia.* Acesso em: 10 Abr 2015. Disponível em: <http://www.anm.org.br/img/Arquivos/Aulas%20Curso%20Capacita%C3%A7%C3%A3o%20em%20Urg%C3%AAncia%20e%20Emerg%C3%AAncias/Quarta/TRAUMA%20RAQUIMEDULAR.pdf>
4. Advanced Trauma Life Support – ATLS. Student Course Manual. *Spine and Spinal Cord Trauma.* 9th ed. 2012;174-205.
5. EduMed. *Medula espinhal.* Acesso em: 30 Abr. 2015. Disponível em: <http://www.edumed.org.br/cursos/neuroanatomia/medula.html>
6. Pavelqueires S, Marçal AA, Gomes CPML *et al. Trauma raquimedular. MAST: Manobras avançadas de suporte ao trauma e emergências cardiovasculares.* 6. ed. Marília: Manual do curso, 2006. p. 64-74.
7. Rodríguez BL. *Lesões incompletas da medulla.* Acesso em: 3 Mai 2015. Disponível em: <http://commons.wikimedia.org/wiki/File:Cord_pt.svg#/media/File:Cord_pt.svg>
8. Magalhães E, Govêia CS, Ladeira LCA *et al. Hematoma após anestesia peridural: tratamento conservador.* Relato de caso. *Rev Bras Anestesiol* 2007 Mar./Abr.;57(2):182-87.

CAPÍTULO 48

TRAUMA NA GESTANTE

Agostinho Machado Júnior ■ Maíra Danielle Gomes de Souza ■ Maysa Gabriela Simões Vasconcelos
Josemberg Marins Campos ■ Lyz Bezerra Silva

INTRODUÇÃO

As prioridades no tratamento da gestante traumatizada são semelhantes às de uma paciente não grávida. Porém, o período gestacional determina mudanças anatomofisiológicas que influenciam a avaliação da gestante vítima de trauma, alterando sinais e sintomas das lesões. O trauma durante a gestação exige condutas terapêuticas fundamentadas na estabilização das condições vitais da mãe, representando um melhor prognóstico para o feto.[1]

Um cirurgião e um obstetra experientes devem ser consultados para avaliação inicial da gestante traumatizada, com o objetivo de reconhecer particularidades inerentes da gravidez, estabelecendo prioridades de avaliação e de tratamento. Os mecanismos específicos do trauma devem ser descritos com as indicações peculiares de intervenção cirúrgica, identificando a necessidade de isoimunização e localizando componentes ou padrões de violência doméstica.

ALTERAÇÕES ANATÔMICAS E FISIOLÓGICAS

O útero encontra-se em posição intrapélvica até a 12ª semana de gestação. Por volta da 20ª semana, o volume uterino alcança a cicatriz umbilical e por volta do termo, atinge o rebordo costal (Fig. 48-1).[2] Com a evolução da gestação, o útero, que antes era protegido pela bacia pélvica, torna-se mais vulnerável ao trauma.

Com relação ao feto, como a apresentação fetal mais comum é a do tipo cefálica, nas últimas semanas gestacionais, o polo cefálico está abaixo do estreito superior da bacia, e o restante do corpo fetal fica exposto acima do anel pélvico.[3] No trauma abdominal contuso, alguns órgãos maternos (como o intestino) ficam parcialmente protegidos, enquanto útero, feto e placenta estão mais vulneráveis (Fig. 48-2).[4] Não obstante, traumas penetrantes que acometam o abdome superior em fases tardias da gestação resultam em lesões intestinais complexas.[4]

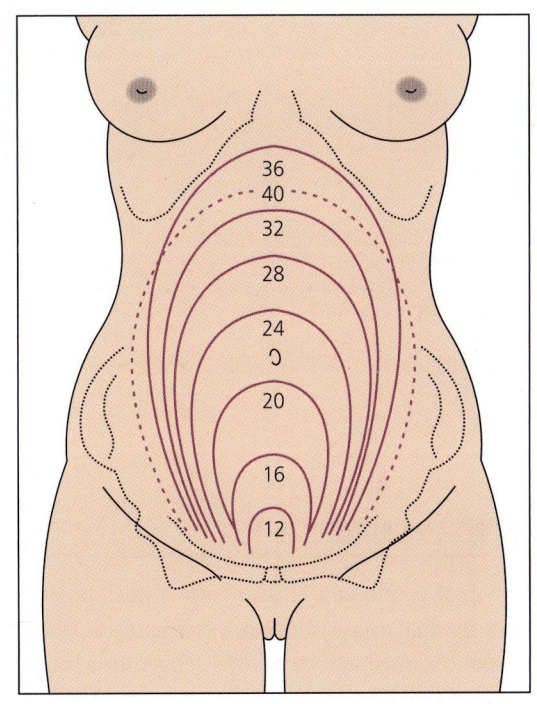

Fig. 48-1. Alterações volumétricas do útero na gravidez.[3]

O líquido amniótico protege o feto, absorvendo e dissipando a energia cinética e/ou mecânica proveniente de um trauma, mas a depender da força do impacto, este pode comprometer a rede vascular uteroplacentária e causar embolia amniótica associada à coagulação intravascular disseminada (CIVD). A placenta atinge seu tamanho máximo no final da gestação e possui pouca elasticidade, podendo sofrer descolamento após um trauma, ocasionando hemorragias graves e comprometendo o binômio mãe-feto.[1,5]

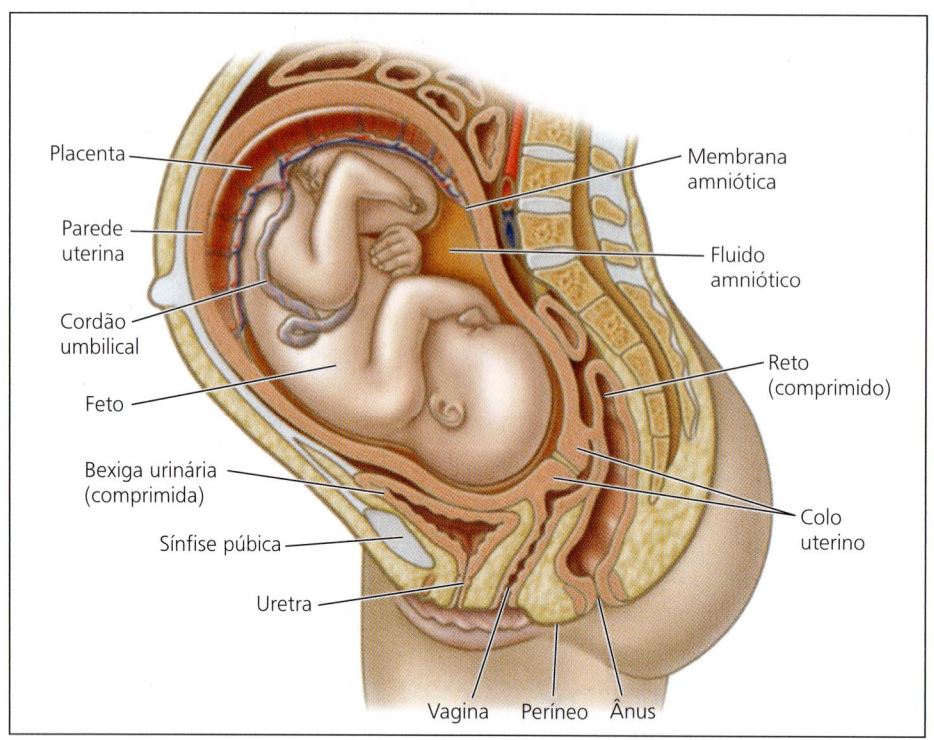

Fig. 48-2. Apresentação de vértice, deslocação e compressão das vísceras abdominais.[4]

ALTERAÇÕES CARDIOVASCULARES

É fundamental conhecer a relação entre a posição anatômica (ou decúbito) materna e o sistema circulatório. Na posição supina, o útero aumentado de volume comprime a veia cava inferior, reduzindo o retorno venoso, aumentando a pressão venosa dos membros inferiores e das veias ilíacas e, consequentemente, alterando as condições hemodinâmicas da grávida.

Após a 10ª semana, o débito cardíaco (DC) tem um acréscimo de até 1,5 L/min (podendo atingir 6 L/min), em virtude do aumento da série eritrocitária e do volume plasmático circulante.[6] Na gravidez, a pressão venosa central (PVC) de repouso é variável, mas a resposta ao volume é semelhante à resposta da paciente não grávida. A hipertensão venosa dos membros inferiores é considerada previsível no final da gravidez. Na segunda metade da gestação, na posição supina, o DC pode diminuir em 30-40% por causa da compressão da veia cava inferior. É a chamada síndrome da hipotensão supina, sendo facilmente revertida, colocando-se a paciente em decúbito lateral esquerdo (DLE).[7]

A frequência cardíaca aumenta gradualmente em torno de 15 a 20 batimentos por minuto. Desde o primeiro até meados do segundo trimestre, os níveis pressóricos caem, em média, 5 a 15 mmHg; retornando aos níveis normais no último trimestre. No eletrocardiograma, podem ser flagradas extrassístoles, assim como desvio de eixo elétrico para a esquerda em 15° e achatamento ou inversão de onda T em V3 e AVF.[1,5]

ALTERAÇÕES HEMATOLÓGICAS

A anemia fisiológica da gravidez ocorre, a despeito de uma maior produção da série eritrocitária (20%), em razão de um maior aumento do volume plasmático circulante (em torno de 40-50%). No final da gestação, o hematócrito fica entre 31-35%, e o volume circulatório total aumenta em quase 50%, por isso, a gestante pode perder de 1.200 a 1.500 mL de seu volume sanguíneo sem apresentar sintomas de hipovolemia.

Alterações hematológicas, envolvendo a série leucocitária, podem ocorrer. Uma delas é o aumento quantitativo dos glóbulos brancos, que pode atingir até 22.000/mm³, alteração esta que não deve confundir a leucocitose própria da gravidez (que não apresenta desvio à esquerda, tampouco granulações tóxicas) com a leucocitose causada por infecção ou ruptura de um órgão parenquimatoso abdominal.

O sistema de coagulação também sofre modificações, como o aumento da série plaquetária e a elevação da concentração sérica de fibrinogênio, ambos contribuindo para um estado de hipercoagulabilidade característico da gravidez.[1,5-7]

ALTERAÇÕES RESPIRATÓRIAS

A gravidez é caracterizada por alterações na caixa torácica e no diafragma, que, por sua vez, eleva-se aproximadamente 4 cm decorrente da presença do útero gravídico. A complacência da parede torácica diminui com a evolução da gestação, aumentando o trabalho respiratório.[6]

A progesterona é um estimulante respiratório, e seu aumento induz o aumento do volume-minuto respiratório e a hipocapnia com $PaCO_2$ de 30 mmHg; níveis de $PaCO_2$ de 35 a 40 mmHg podem refletir iminência de uma insuficiência respiratória. Na gestação, também se observa redução do volume residual por causa da elevação das cúpulas frênicas ao longo da gestação. Ao final deste período, a demanda por oxigênio é maior. Essas mudanças dos padrões ventilatórios tornam imperiosos a manutenção e/ou suprimento de oxigênio durante a reanimação da grávida traumatizada, minimizando o possível sofrimento fetal.[1,5]

ALTERAÇÕES GASTROINTESTINAIS

As alças intestinais ficam protegidas pelo útero gravídico com o avançar da gestação. O tempo de esvaziamento gástrico está retardado, portanto, em vigência do trauma, o estômago deve ser sempre considerado como cheio. O uso de sonda nasogástrica para facilitar a descompressão é importante no sentido de evitar aspiração para a árvore traqueobrônquica.[1,5]

ALTERAÇÕES URINÁRIAS

Há aumento da filtração glomerular com queda pela metade dos níveis de ureia e creatinina, se comparado a valores antes da gravidez. A glicosúria é comum, e exames de imagem das vias urinárias podem revelar dilatação fisiológica dos cálices e pelve renal – esta ocorre, principalmente, à direita.[1,5,6]

ALTERAÇÕES ENDÓCRINAS

A hipófise cresce de 30 a 50% durante a gravidez. No choque hipovolêmico grave, pode ocorrer necrose das suprarrenais e da glândula hipofisária (este último agravo pode levar ao pan-hipopituitarismo, conhecido como síndrome de Sheehan).[1,3,5]

ALTERAÇÕES MUSCULOESQUELÉTICAS

O espaço da articulação sacroilíaca aumenta, e a sínfise púbica alarga de 4-8 mm no sétimo mês de gestação, o que deve ser considerado como normal na radiografia da bacia.[1,5] Pronuncia-se também uma considerável lordose materna.[6]

ALTERAÇÕES NEUROLÓGICAS

As convulsões tônico-clônicas, características do quadro de eclâmpsia, podem simular episódios convulsivos decorrentes de traumatismo cranioencefálico (TCE). Assim, é indispensável distinguir uma convulsão associada, ou não, a uma síndrome hipertensiva gestacional e se ela cursa, ou não, com hiper-reflexia.[1,5]

CINEMÁTICA DO TRAUMA

Os mecanismos do trauma em gestantes são semelhantes às mulheres não gestantes, reconhecendo-se as diferenças.[8]

Trauma Penetrante

Este tipo de trauma possui maior risco para o feto do que para mãe em gestações mais avançadas, pois o útero gravídico ocupa grande parte do abdome, deslocando as vísceras. A musculatura uterina absorve e diminui a velocidade do projétil (ou arma branca), protegendo as alças intestinais e demais órgãos da gestante. O feto e o líquido amniótico também contribuem para a redução da velocidade, favorecendo um bom prognóstico de sobrevida materno.[8]

Trauma Contuso

É o tipo de trauma mais comum em acidentes automobilísticos, atropelamentos, quedas e agressões físicas. No trauma abdominal direto, o líquido amniótico atua como um protetor fetal. No trauma indireto, o feto pode sofrer compressão súbita, desaceleração, contragolpe ou cisalhamento. Todos podem levar à ruptura uterina e ao óbito fetal.[8]

O uso do cinto de segurança subabdominal (dois pontos) permite a flexão do tronco para frente, comprimindo o abdome e contribuindo para o descolamento placentário e ruptura uterina (transmissão de força direta para o útero com o impacto). Assim, é recomendável o uso do cinto de três pontos, já que, por causa de uma maior área de superfície para dissipar a energia proveniente da desaceleração, a probabilidade de lesões fetais direta e indireta é menor (Fig. 48-3).[4,9]

GRAVIDADE DAS LESÕES

O tratamento adequado frente à complexidade e gravidade das lesões é decisivo no manejo do trauma materno-fetal. O suporte hospitalar cirúrgico-obstétrico deve ser oferecido a todas as gestantes, já que o índice de mortalidade materna e fetal gira em torno de 24 e 61%. Por exemplo, das gestantes que chegam na emergência com diagnóstico de choque hemorrágico, 80% dos fetos evoluem para óbito, sendo as causas mais comuns do choque fratura de crânio e hemorragia intracraniana.[4]

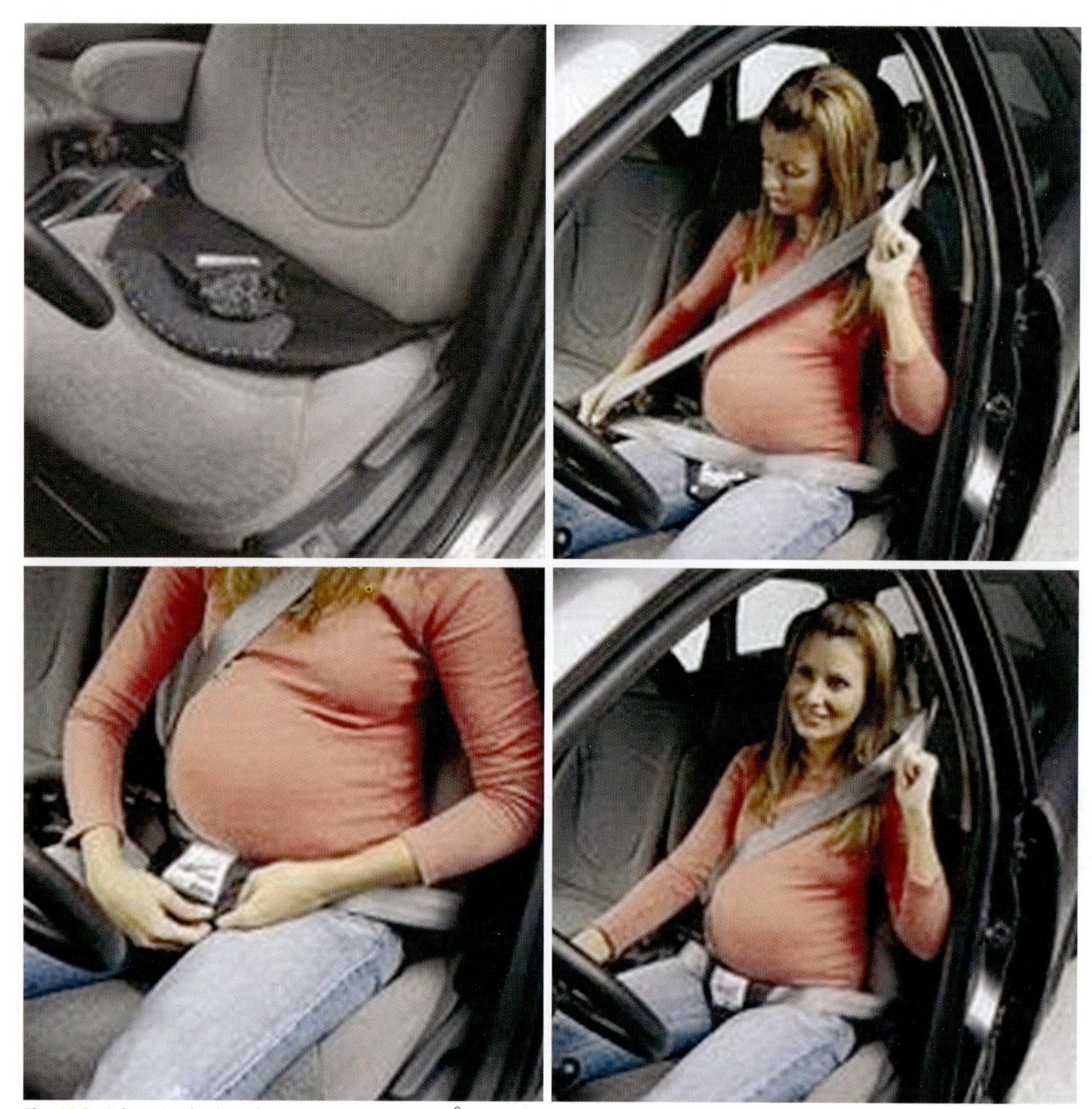

Fig. 48-3. Colocação do cinto de segurança em gestante.[9]

DIAGNÓSTICO E TRATAMENTO

Avaliação Inicial

A atenção para a gestante traumatizada deve adotar uma sequência objetiva, sistematizada e segura para a mãe e para o feto. A gestante deve ser transportada em decúbito lateral esquerdo, evitando a compressão da veia cava pelo útero. Todavia, este tipo de decúbito deve ser evitado em caso de suspeita de trauma raquimedular: nesses casos específicos, é valido tentar elevar o quadril direito com coxins e/ou deslocar manualmente o útero para a esquerda (Fig. 48-4).[4] Toda grávida vítima de trauma deve ser avaliada por equipe multidisciplinar.[1,8]

Avaliação Primária

Não há diferença na avaliação inicial das mulheres grávidas ou não grávidas: o "ABCDE" é o mesmo. No entanto, deve-se atentar para as mudanças do padrão respiratório (aumento da frequência/min, com diminuição das reservas inspiratórias e expiratórias), obtendo informações o quanto antes dos mecanismos das lesões. A intubação orotraqueal e a ventilação mecâ-

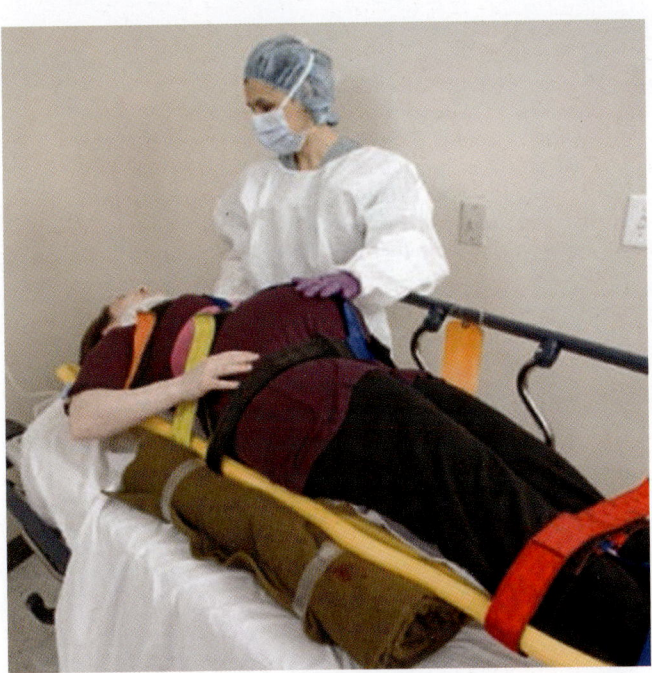

Fig. 48-4. Imobilização adequada de uma paciente grávida com suspeita de trauma na coluna (decúbito dorsal).[4]

nica devem ser realizadas dependendo do caso, a fim de evitar a hipóxia fetal.[1,8]

Em caso de hemorragia intensa, o acesso periférico deve ser realizado com dois cateteres de grosso calibre (jelco 14), além de reposição volêmica com soluções cristaloides ou sangue. O ringer lactato pode ser infundido rapidamente de 1-2 L, restaurando a volemia até que soluções terapêuticas mais definitivas sejam adotadas.[10]

Deve-se verificar o nível de consciência pelo estímulo verbal, doloroso e estado das pupilas (utilizando-se a escala de coma de Glasgow); um exame mais detalhado deve ser realizado na avaliação secundária. A vitalidade fetal deve ser avaliada por meio de cardiotocografia basal. Para fins de análise, considera-se uma avaliação contínua a partir da 22ª semana de gestação. A linha de base considerada normal situa-se entre 110 a 160 batimentos cardiofetais (BCF) por minuto.[7] A ultrassonografia obstétrica avalia o perfil biofísico fetal e também pode ser útil para identificar alguma área de descolamento placentário. Na falta desses recursos diagnósticos, a simples ausculta dos BCF identifica a ocorrência de bradicardia ou taquicardia fetal.[10]

▶ Avaliação Secundária

Só deve ser iniciada após a conclusão da avaliação primária, em que se faz um exame detalhado, incluindo exame físico completo: inspeção, palpação, percussão e ausculta. Possíveis alterações, como tônus uterino aumentado, hipersensibilidade uterina à palpação, desacelerações dos batimentos cardíacos fetais, presença de dor ou cólica abdominal, percepção de contrações uterinas, perda de líquido amniótico e sinais de hipovolemia, devem ser meticulosamente pesquisados.[10]

Na presença de um desses sintomas ou havendo indicação de lavagem peritoneal, o internamento hospitalar é obrigatório e demanda recursos de monitorização e atendimento adequados para o binômio mãe-feto.[10]

CUIDADOS DEFINITIVOS

Com o avançar da gestação, o risco de ruptura uterina aumenta em virtude de traumas, quadros de hemorragia grave e choque hipovolêmico que são temíveis e tornam o prognóstico mais sombrio. Quando há forte suspeita de ruptura uterina, deve-se fazer a exploração cirúrgica e obstétrica imediata, uma vez que o quadro leva a sofrimento fetal agudo e hemorragia interna materna. A coagulação intravascular disseminada é ocasionada por embolia do líquido amniótico, exigindo a pronta evacuação do conteúdo intrauterino.[4]

Após o trauma, a presença de hemácias fetais no sangue materno deve ser pesquisada pelo teste de Kleihaner: apenas 0,01 mL de sangue fetal Rh positivo é suficiente para sensibilizar a mãe Rh negativa. Portanto, todas as gestantes Rh negativas traumatizadas são candidatas ao tratamento com imunoglobulina anti-Rh, preconizado até 72 horas após o trauma.[4]

CONSIDERAÇÕES FINAIS

O manejo da gestante vítima de trauma é um grande desafio para toda a equipe de saúde. Assim, torna-se necessária a avaliação multidisciplinar com cirurgiões especializados em trauma, obstetras, neonatologistas, entre outros. Atualmente, o número de acidentes automobilísticos é mais frequente; desta forma, o uso do cinto de segurança deve ser recomendado e encorajado. Infelizmente, vítimas de projéteis de arma de fogo (PAF) ou outro tipo de violência urbana ainda fazem parte de nossa realidade e necessitam de uma assistência médica primorosa, já que lesões decorrentes de PAF encerram alto grau de letalidade. O atendimento deve ser rápido, organizado e fundamentado em protocolos para um eficiente atendimento e aumento da sobrevida do binômio mãe-feto.

REFERÊNCIAS BIBLIOGRÁFICAS

1. Pavelqueires S, Marçal AA, Gomes CPML et al. *Atendimento inicial à gestante vítima de trauma*. MAST: Manobras avançadas de suporte ao trauma e emergências cardiovasculares. 6. ed. Marília: manual do curso, 2006. p. 175-82.
2. Seidel HM et al. *Mosby's guide to physical examination*. St Louis: Mosby, na affiliate of Elsevier, 2003.
3. Cunningham FG. *Williams de obstetrícia*. 23th ed. New York: Mc Graw Hill Medical, 2010.

4. Trauma in pregnancy and intimate partner violence. Advanced Trauma Life Support – ATLS. *Student Course Manual*. 9th ed. Chicago: ACS, 2012. p. 286-96.
5. EstudMed. Trauma em gestante [Internet]. Atualizado em: 5 Maio 2000. Acesso em: 24 Jul. 2014. Disponível em: <http://estudmed.sapo.pt/traumatologia/trauma_gestantes_1.htm>
6. Montenegro CAB, Rezende Filho J. Rezende. Obstetrícia Fundamental. 13. ed. Rio de Janeiro: Guanabara Koogan, 2014.
7. Freitas F, Martins – Costa SH, Ramos JGL *et al*. Rotina em obstetrícia. 6. ed. Porto Alegre: Artmed, 2011.
8. Pacheco AM, Espinoza R, Hirano ES. Trauma e gestação. In: Ferrada R, Rodriguez A. *Trauma: Sociedade Panamericana de Trauma*. São Paulo: Atheneu, 2010. p. 655-63.
9. Postado por *Trauma de direção nunca mais - Cinto de segurança em veículos*. Disponível em: <traumadedirecao.blogspot.com.br/2009_03_29_archive.html>
10. Chieppe AO. Abordagem geral da gestante politraumatizada [Internet]. Atualizado em: 5 Abr. 2004. Acesso em: 26 Jul. 2014. Disponível em: <http://www.drashirleydecampos.com.br/noticias/10554>

CAPÍTULO 49

TRAUMA PEDIÁTRICO

Josemberg Marins Campos ■ Marília Agostinho de Lima Gomes ■ Cinthia Barbosa de Andrade ■ Miguel Arcanjo dos Santos Júnior

INTRODUÇÃO

Os acidentes na infância representam uma importante causa de morbimortalidade, estando à frente de todas as principais doenças da infância e de adultos jovens, dado que torna o trauma pediátrico um grande problema de saúde pública.[1,2]

O trauma contuso nas crianças mais novas, na maioria das vezes, é consequência de maus-tratos e espancamento; os mais sérios são causados por acidentes no trânsito e quedas de altura. As fraturas são frequentes no politraumatizado, devendo ser consideradas lesões de partes moles que circundam o osso, sangramento, estresse, dor, contaminação e outros elementos.[3]

Para que o atendimento pré-hospitalar ou hospitalar seja realizado de forma ágil e adequada, algumas informações referentes à cinemática são importantes: "O solo era de terra, grama ou concreto?", "Caiu de que altura?", "Há quanto tempo?". Assim, na admissão na urgência e emergência, a equipe de saúde deve buscar o maior número de informações sobre o mecanismo do trauma.[4]

Sendo assim, este capítulo visa descrever os tipos de lesões, as particularidades anatômicas e fisiológicas, além das condutas adequadas para estabilização e tratamento do paciente pediátrico.

CONSIDERAÇÕES ANATÔMICAS E FISIOLÓGICAS

As diferenças anatômicas, fisiológicas e psicológicas entre crianças e adultos possuem implicações importantes para a avaliação e conduta inicial de vítimas de trauma pediátrico:[4,5]

- A cavidade oral é pequena, e a língua é grande em relação à orofaringe.
- O ângulo da mandíbula é maior (140 graus no lactente e 120 graus no adulto).
- A epiglote tem mais forma de "U" que o adulto.
- A laringe está em posição mais cefálica (glote em C3 em lactentes e C5 e C6 em adultos).
- O anel cricoide é a parte mais estreita das vias aéreas em crianças abaixo de 10 anos.
- A traqueia é mais curta (em recém-nascidos, 4 a 5 cm e aos 18 meses, 7 a 8 cm).[1,6]

Embora a recuperação do trauma de crânio em crianças tenha melhor prognóstico que no adulto, os menores de 3 anos podem ter uma evolução ruim em traumas graves, quando comparados a crianças maiores. As crianças são mais vulneráveis aos efeitos cerebrais secundários, produzidos por hipóxia, hipotensão com perfusão cerebral reduzida e convulsões por hipotermia.[1,7]

Os tecidos moles (língua, tonsilas palatinas) são relativamente maiores, quando comparados à cavidade oral, o que dificulta a visualização da laringe, predispondo à obstrução completa da via aérea pela queda posterior da língua. A laringe da criança tem maior angulação anterocaudal, dificultando sua visualização para canulação direta.[1]

As vias aéreas pediátricas são mais estreitas em todos os níveis, onde a laringe é em forma de funil e mais anterior, enquanto a traqueia, por ser mais curta, aumenta o risco de uma intubação seletiva.[1,7]

As prioridades na avaliação e no tratamento da criança traumatizada são iguais às realizadas no adulto. Porém, em consequência da particularidade da estrutura anatômica e da resposta fisiológica, o politraumatizado pediátrico requer atenção especial na avaliação inicial (Fig. 49-1).[1,7]

SUPERFÍCIE CORPORAL

A população pediátrica apresenta menor quantidade de massa corpórea, tecido conectivo elástico, tecido adiposo e maior proximidade dos órgãos, quando comparada ao adulto, essas características podem levar, rapidamente, à hipotermia e complicação desse atendimento.[1]

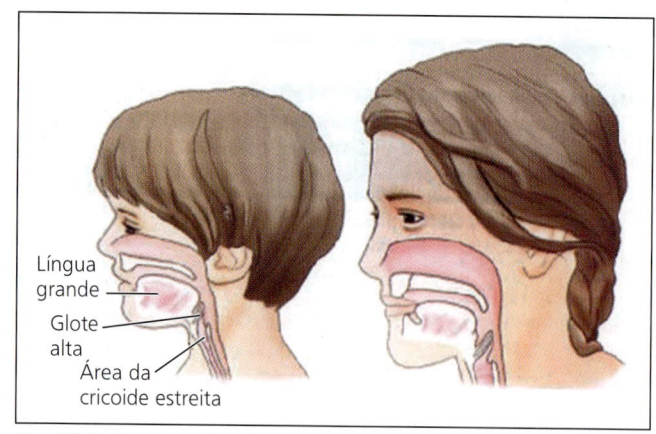

Fig. 49-1. Comparação da anatomia da criança à do adulto.[7]

ESQUELETO

Nos pacientes pediátricos, o esqueleto tem calcificação incompleta, com vários pontos de crescimento ativo e apresenta maior flexibilidade. Por esse motivo, é comum ocorrer lesões de órgãos internos sem fraturas concomitantes dos ossos que os protegem.[1]

ESTADO PSICOLÓGICO

Quando o estresse, a dor ou outras ameaças fazem parte do ambiente, a criança apresenta instabilidade emocional e regressões de seu comportamento psicológico, dificultando a interação com a equipe. Assim, o médico que está ciente dessas características e estiver preparado para acalmar esse paciente, terá melhores condições de investigar a história, avaliar possíveis lesões e fazer com que o mesmo colabore com o exame físico. A presença do responsável durante a intervenção pode ser útil, pois diminiu o medo e a ansiedade naturais da criança.[1]

EFEITOS A LONGO PRAZO

Os efeitos que as lesões podem causar no crescimento e desenvolvimento da criança constituem uma das maiores preocupações, pois ao contrário do adulto, a criança não deve apenas recuperar-se do evento traumático, mas deve continuar crescendo e se desenvolvendo.[1]

As lesões traumáticas alteram a efetividade, o convívio social e o aprendizado, além de ter um impacto significativo na estrutura familiar, podendo repercutir de forma negativa em termos econômicos e de trabalho.

TIPOS DE LESÕES

No atropelamento em baixa velocidade, as fraturas mais frequentes são em extremidades, diferente de casos de alta velocidade, em que ocorrem politrauma, fraturas externas e até óbito (Fig. 49-2). Os traumas causados por quedas da própria altura e ao cair da bicicleta, sem uso de capacete, levam a casos de maior gravidade, porém raramente resultam em morte. As lesões penetrantes têm aumentado entre adolescentes e crianças nos últimos tempos em centros urbanos.[1,7]

Grande parte das crianças seriamente feridas tem múltiplas lesões, incluindo lesões no sistema nervoso central, que serão a origem de mortalidade e morbidez a longo prazo, enquanto as lesões na coluna vertebral são raras, mas podem ocorrer sem trauma ósseo visível na radiografia.[1]

Traumatismos torácicos são incomuns, mas são causa importante de mortalidade. Em razão de as costelas serem mais maleáveis, pode haver lesões de órgãos sólidos, como fígado e baço; a pelve não protege a bexiga adequadamente, podendo haver lesões geniturinárias. A cabeça é maior, quando comparada ao adulto, resultando em uma elevada frequência de lesões cerebrais contusas.[1]

Na fase pré-hospitalar ou no atendimento em hospital de pequeno porte, as crianças com trauma ou com risco de morte devem, sempre que possível, ser encaminhadas para hospitais com recursos materiais e humanos habituados ao tratamento do trauma pediátrico grave (Quadros 49-1 e 49-2).[8]

ATENDIMENTO INICIAL

Deve ser dirigido para a manutenção da perviedade das vias aéreas, ventilação e circulação, incluindo o controle do sangramento, tratamento do choque circulatório e das lesões torácicas com risco iminente de morte. A padronização proposta pelo *Advanced Trauma Life Support* (ATLS) consiste na sistematização do atendimento em fases sucessivas, que é usado tanto para crianças quanto para adultos:[1,8]

1. Avaliação primária e restabelecimento das funções vitais.
2. Medidas adicionais.
3. Avaliação secundária.
4. Reavaliação.
5. Tratamento definitivo.

Na avaliação primária, o ATLS utiliza o seguinte método mnemônico:[1,8]

A – Vias Aéreas

O exame primário da avaliação das vias aéreas constitui a prioridade no atendimento ao traumatizado. Diante de obstrução parcial ou total das vias aéreas ou parada respiratória, é fundamental garantir a permeabilidade imediata para fluxo aéreo ventilatório, mantendo controle da coluna cervical, que deve permanecer em posição neutra e alinhada (Fig. 49-3).[1]

Esta obstrução pode-se desenvolver na criança com traumatismo cranioencefálico grave, por causa de três mecanismos:[6,8,9]

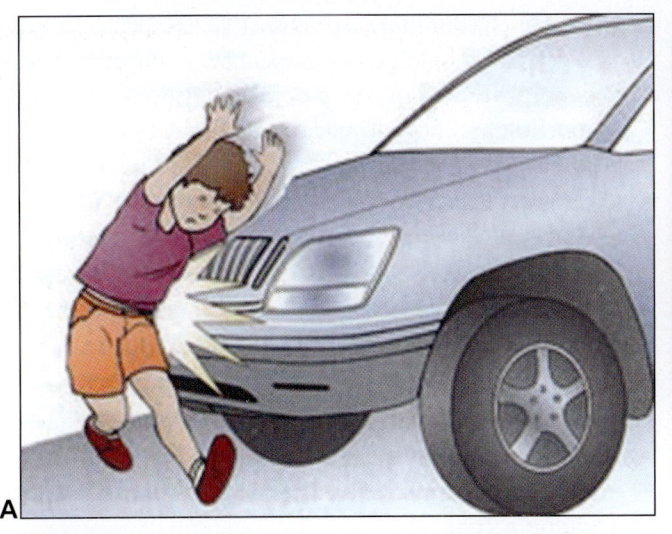

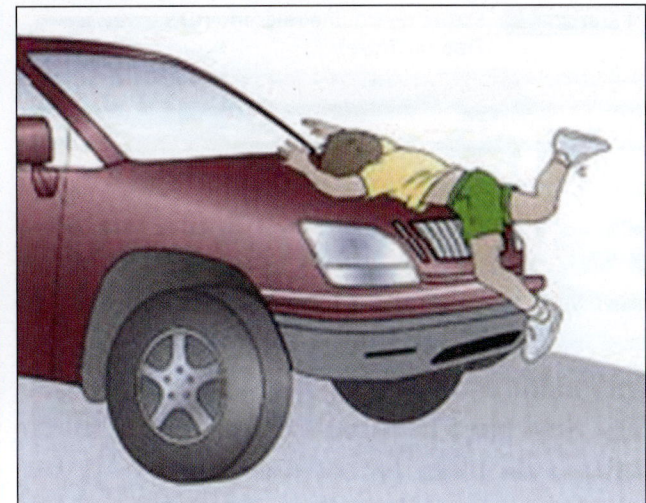

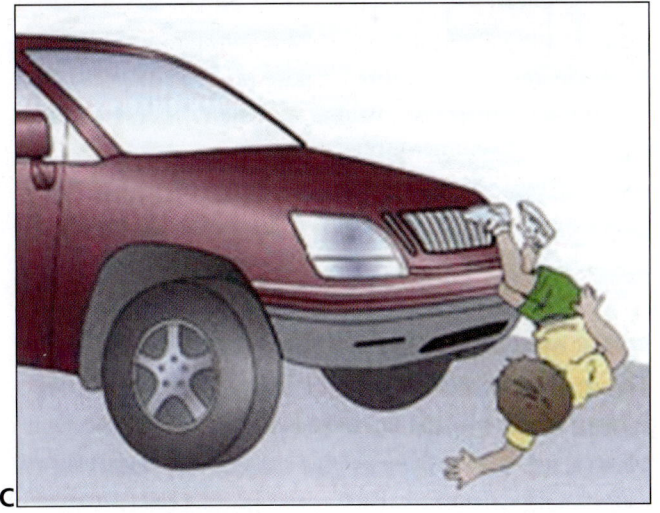

Fig. 49-2. (**A**-**C**) Atropelamento com criança.[7]

Quadro 49-1   Escore de trauma pediátrico (PTS – *Pediatric Trauma Score*)

Componente avaliado	Escores		
	+2	+1	-1
Peso (kg)	> 20	10-20	< 10
Vias aéreas	Normal	Técnica de manutenção, O_2	Via aérea definitiva
Pressão arterial sistólica (mmHg)	> 90	50-90, pulsos carotídeos e femorais palpáveis	< 50, pulsos filiformes ou ausentes
Nível de consciência	Alerta	Obnubilado ou qualquer alteração	Coma
Fratura	Nenhum	Simples, fechada	Múltipla, exposta
Pele	Nenhum	Contusão ou lacerada < 7 cm	Perda de tecido

Quadro 49-2 — Escore de trauma revisado (RTS – *Revised Trauma Score*)

Parâmetros	Variáveis	Escores
A) Frequência respiratória (ipm)	10-29	4
	> 29	3
	6-9	2
	1-5	1
	0	0
B) Pressão arterial sistólica (mmHg)	> 89	4
	76-89	3
	50-75	2
	1-49	1
	0	0
C) Escala de coma de Glasgow	13-15	4
	9-12	3
	6-8	2
	4-5	1
	< 4	0
TOTAL = Escores de (A + B + C)		

1. Oclusão das vias aéreas superiores decorrente da queda da língua com fechamento da epiglote, corpo estranho, como sangue, muco e fragmentos de dente.
2. Transecção da coluna cervical com parada respiratória subsequente.
3. Contusão cerebral.

Inicialmente, o manuseio das vias aéreas é feito pelo posicionamento da cabeça, devendo a criança ser colocada na "posição do cheirador", em superfície rígida, rodando a cabeça para trás, de modo que a face da criança esteja dirigida para cima. Assim, há diminuição da obstrução das vias aéreas superiores pelas partes moles. Outra manobra é limpeza e aspiração de corpos estranhos com o devido cuidado e, quando necessário, utilizar pinça adequada para remoção. Caso a criança esteja consciente, deve ser colocada em posição de conforto de sua preferência, não devendo ser forçada a ficar em uma posição desconfortável.[6,8]

As indicações para intubação endotraqueal são as descritas abaixo:[6]

- Parada respiratória.
- Falência respiratória (hipoventilação, hipoxemia arterial apesar da suplementação de oxigênio e acidose respiratória).
- Escala de coma de Glasgow (ECG) menor ou igual a 8, com necessidade de suporte ventilatório prolongado (lesões torácicas ou necessidade de exames diagnósticos).

O tubo orofaríngeo deve ser utilizado em crianças inconscientes. Deve ser introduzido de forma delicada, diretamente na orofaringe. Assim, evita traumas de partes moles que resultam em hemorragia.[1]

A intubação orotraqueal é indicada em várias situações, é o modo mais seguro de estabelecer a ventilação no indivíduo com a via aérea prejudicada, devendo ser realizada de forma adequada com fixação e imobilização da coluna cervical (Fig. 49-4).[1,8]

Quando o acesso e controle das vias aéreas não podem ser efetuados de forma convencional, a cricotireoidostomia por punção com agulha é indicada. Este procedimento cirúrgico raramente é indicado para bebê e crianças pequenas, podendo ser realizado em crianças maiores, nas quais a membrana cricotireoidiana é facimente palpável. Deve ser realizada preferencialmente por cirurgião habilitado a lidar com a traqueia infantil.[9]

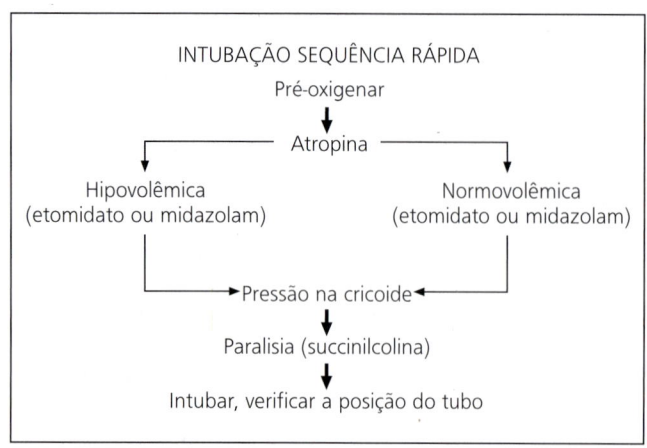

Fig. 49-3. Sequência de intubação.[1]

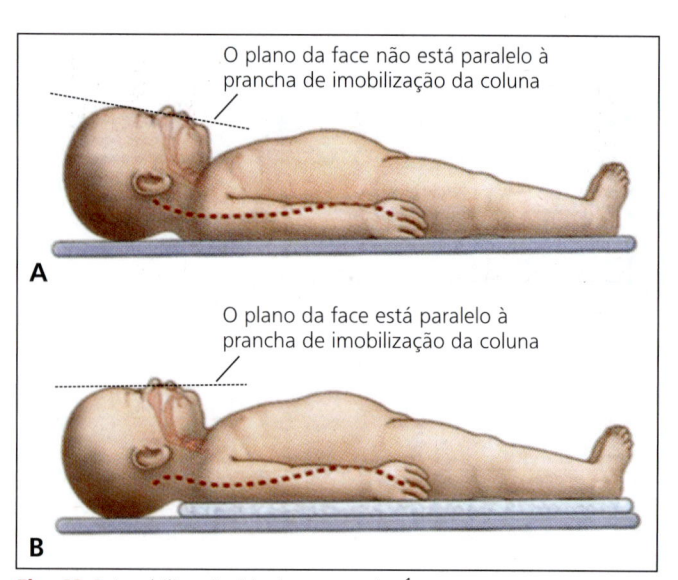

INTUBAÇÃO SEQUÊNCIA RÁPIDA
Pré-oxigenar → Atropina → Hipovolêmica (etomidato ou midazolam) / Normovolêmica (etomidato ou midazolam) → Pressão na cricoide → Paralisia (succinilcolina) → Intubar, verificar a posição do tubo

Fig. 49-4. Imobilização ideal na prancha.[1]

A. O plano da face não está paralelo à prancha de imobilização da coluna
B. O plano da face está paralelo à prancha de imobilização da coluna

B – Respiração e Ventilação

Uma vez comprovada a permeabilidade das vias aéreas, inicia-se a avaliação da ventilação, observando a expansibilidade simétrica e ausência de cianose. O lesionado deve receber oxigenação suplementar na maior concentração possível por meio de máscara.[9] Em caso de respiração ineficaz, instituir ventilação assistida com bolsa-máscara com reservatório para oferecer oxigênio a 100%. Este tipo de assistência deve, eventualmente, ser seguido por intubação endotraqueal. A hiperventilação é necessária durante a estabilização do indivíduo, para reduzir a pressão intracraniana associada ao fluxo sanguíneo central.[6]

Em caso de ventilação comprometida por distensão gástrica, que causa diminuição da mobilidade do diafragma e aumenta o risco de vômitos e aspiração, uma sonda nasogástrica deve ser introduzida tão logo seja controlada a ventilação.[6]

O hemotórax maciço e pneumotórax hipertensivo e aberto são tratados depois de identificados. A drenagem pleural deve ser realizada no 4º ou 5º espaço intercostal do lado comprometido, anterior à linha axilar média, utilizando dreno de proporções adequadas.[9]

C – Circulação

O próximo passo é o controle de sangramento aparente; lesões tegumentares e fraturas desalinhadas de ossos longos são as principais causas desse tipo de sangramento, que pode ser cessado pelo alinhamento da fratura ou curativo compressível estéril.[9]

A falta de diagnóstico e tratamento de sangramentos internos é a principal causa da morte passível de ser evitada, podendo ser necessário intervenção cirúrgica para controle e resolução do quadro; transfusão sanguínea tem fundamental importância na estabilização inicial do paciente traumatizado que apresentou perda significativa de sangue, a fim de restaurar o transporte de oxigênio e o volume intravascular.[6] Sendo assim, as seguintes medidas devem ser instauradas:

- Providenciar, de imediato, acesso venoso periférico com dois cateteres de grosso calibre, que devem ser colocados de preferência em membros superiores.
- Controlar hemorragia externa por compressão direta dos ferimentos com aplicação de compressas.
- Escolher a via intraóssea, uma alternativa de acesso vascular em menores de 6 anos, quando não houver sucesso na conduta convencional.
- Passagem percutânea de cateter através de veia femural, subclávia ou jugular, ou a dissecção venosa, deve ser realizada de acordo com a experiência da equipe no atendimento, se as tentativas não forem alcançadas com sucesso.

Se a perfusão sistêmica for inadequada, mas a pressão sanguínea for normal (choque compensado), está ocorrendo hipovolemia leve a moderada. É necessário repor o volume com *bolus* de 20 mL/kg de solução cristaloide (soro fisiológico ou ringer lactato). Não havendo melhora da perfusão, é fundamental repetir a reposição.[8]

A transfusão urgente é necessária, se a criança não responder à administração de 50 mL/kg de solução cristaloide isotônica, podendo ser necessária intervenção cirúrgica. A hemotransfusão deve ser administrada em *bolus* de 10 mL/kg de concentrado de hemácias, alternados com solução fisiológica à temperatura do corpo. Da mesma forma, pode ser administrado *bolus* de 20 mL/kg de sangue total, até melhora da perfusão sistêmica. Na persistência do choque, apesar do controle de hemorragias externas e da reposição de volume, é provável a existência de hemorragias internas.[8]

D – Disfunção Neurológica

É necessário realizar um exame das pupilas, avaliando tamanho, simetria e resposta à luz. A escala de coma pediátrico de Adelaide é a mais utilizada, pois a presença de índice menor ou igual a 8 está relacionada com a mortalidade de 40% e sequelas neurológicas graves, sendo indicada intubação traqueal e hiperventilação.[6,8]

A escala de Glasgow também pode ser utilizada, porém em crianças menores de 4 anos é necessário modificar o escore verbal. Nunca esquecer que no paciente inconsciente e intubado, deve-se dar importância à escala de resposta motora.[8]

E – Exposição e Ambiente

O fato de a criança apresentar uma maior superfície corpórea em relação ao peso, ter uma pele mais fina e pouco tecido subcutâneo contribui para incapacidade de controlar a temperatura central. A hipotermia pode tornar a criança traumatizada resistente ao tratamento, prolongando o tempo de coagulação e comprometendo a função do sistema nervoso central.[1,7]

A retirada da roupa é essencial para facilitar a realização dos procedimentos e permitir um exame completo de todos os segmentos corpóreos. A criança, principalmente o lactente, sofre rápida perda de calor por ter uma maior superfície corpórea em relação ao peso, exigindo a monitorização da temperatura.[6,8]

Para manter a temperatura corporal, é necessário:[1]

- Aquecedor elétrico, cobertor e colchão térmico ou lâmpada de aquecimento.
- Evitar perdas de calor e aquecer a sala de admissão.
- Manutenção intravenosa.

EQUIPAMENTOS

O sucesso do atendimento inicial à criança traumatizada depende da disponibilidade de materiais e equipamentos de tamanho apropriado (Quadro 49-3 e Fig. 49-5). A fita métrica de reanimação pediátrica de Broselow é usada para determinação do peso com base na altura da criança, facilita o cálculo das doses adequadas de medicamentos e a escolha dos equipamentos de tamanho adequado.[1]

ALTERAÇÕES HEMODINÂMICAS

A criança é capaz de compensar os transtornos hemodinâmicos induzidos pelo choque hemorrágico, mantendo a pós-carga em consequência à vasoconstrição periférica. O volume sanguíneo e o débito cardíaco são maiores por quilograma de peso, quando comparados aos adultos, mas os valores absolutos são menores por causa do menor tamanho do corpo (Quadro 49-4).[8]

O débito cardíaco depende da alta frequência cardíaca, uma vez que o volume sistólico seja baixo decorrente do pequeno tamanho do coração, a bradicardia limita a perfusão sistêmica e constitui um sinal de hipóxia grave ou acidose. Quanto menor a idade e maior a alteração, mais elevada será a frequência cardíaca.[8]

Oxigenação e Ventilação

Criança menor de 2 anos com frequência cardíaca menor que 80 bpm ou uma criança acima de 2 anos com uma frequência cardíaca menor que 60 bpm, devem-se iniciar as manobras de compressões torácicas da ressuscitação cardiopulmonar.[8]

TRAUMA MUSCULOESQUELÉTICO

As prioridades no atendimento ao trauma ósseo em criança são semelhantes às dos adultos. A hemorragia associada à fratura da pelve e dos ossos longos é menor na criança, quando comparada ao adulto. A presença de instabilidade hemodinâmica com fratura de fêmur isolada requer investigação de outros locais à procura de hemorragia, especialmente no abdome.[1]

Condutas

- Uma tala no membro fraturado até a avaliação do ortopedista costuma ser suficiente.
- Avaliação urgente das lesões de extremidade para prevenir isquemia.
- Tentar reduzir a fratura para restaurar o fluxo sanguíneo, seguida de imobilização ou tração simples com dispositivo adequado.[1]

TRAUMA TORÁCICO

Na suspeita de lesão torácica, os pacientes devem ser divididos em dois grupos: os com lesões que envolvem risco iminente de morte (deterioração rápida dos sinais clínicos) e, portanto, necessitam tratamento emergencial (se necessário até interrompendo as manobras de reanimação); e os com lesões potencialmente letais, que devem ser observados com avaliações clínicas repetidas e monitorização (Quadro 49-5).[6]

No exame clínico, devem-se observar sinais de desconforto respiratório (frequência respiratória, frequência cardíaca, padrão respiratório), simetria da parede torácica, retrações de fúrcula, intercostal ou subcostal, ausculta pulmonar e percussão torácica e níveis de oxigenação através da oximetria de pulso (hipoxemia com saturação parcial de O_2 menor de 90%). É imprescindível nestes pacientes a suplementação de oxigênio com frações inspiradas de 100%.[6]

TRAUMA ABDOMINAL

Esse tipo de trauma geralmente é decorrente de acidente com veículo automotivo, quedas ou lesões penetrantes; Estas últimas exigem presença imediata de um cirurgião. Lesões nessa topografia costumam ser mais profundas e extensas, pois os órgãos possuem cápsulas mais espessas e elásticas. Por essa mesma razão, a hemorragia cessa espontaneamente com maior frequência, facilitando o tratamento conservador não operatório das lesões.[1,7]

Avaliação

- Em lactente e criança pequena deve-se conversar, calmamente, em voz baixa, perguntando sobre a presença de dor e avaliando a musculatura abdominal.
- Evitar palpação profunda, capaz de despertar dor no início do exame.
- Descompressão do estômago, através da passagem de sonda gástrica, é necessária durante a fase de reanimação.
- Dar preferência à sondagem orogástrica no lactente.
- Observar a presença de marca do cinto de segurança, pois aumenta a possibilidade de presença de lesão abdominal.

Alguns exames auxiliam no diagnóstico do trauma abdominal, como tomografia computadorizada, lavagem peritoneal diagnóstica e a ultrassonografia direcionada para o trauma.[1]

Em caso de trauma penetrante é indicada a cirurgia quando (Fig. 49-6):[10]

- Suspeita de violação do peritônio causada por arma de fogo.
- Ferimentos por arma branca, associados à evisceração e na vigência de sangue no estômago, urina ou reto.
- Sinais físicos de choque ou peritonite.
- Evidência radiológica de ar intra ou retroperitoneal.
- Fluido da lavagem peritoneal contendo bactéria, bile, fezes.

Quadro 49-3 Equipamento pediátrico

Idade e Peso	Via aérea e ventilação		Circulação				Equipamentos Complementares						
	Máscara de O$_2$	Tubo de Guedel	Balão c/ válvula	Lâm. la-ringoscó-pica	Tubo endotraqueal	Mandril	Tubo de aspiração	Manguito de PA	Cateter EV^2	Tubo gástrico	Dreno de tórax	Sonda vesical	Colar cervical
Pré-termo RN-3 kg	Pré-termo, RN	Lactente	Lactente	0 reta	2,5-3,0 sem balão	6 Fr	6-8 Fr	Pré-termo, RN	22-24 G	8 Fr	10-14 Fr	5 Fr	–
0-6 meses 3,5 kg	RN	Lactente, pequeno	Lactente	1 reta	3,0-3,5 sem balão	6 Fr	8 Fr	RN, lactente	22 G	10 Fr	12-18 Fr	6 Fr ou 5-8 Fr	–
6-12 meses 7 kg	Pediátrico	Pequeno	Pediátrico	1 reta	3,5-4,0 sem balão	6 Fr	8-10 Fr	Lactente, criança	22 G	12 Fr	14-20 Fr	8 Fr	Pequeno
1-3 anos 10-12 kg	Pediátrico	Pequeno	Pediátrico	1 reta	4,0-4,5 sem balão	6 Fr	10 Fr	Criança	20-22 G	12 Fr	14-24 Fr	10 Fr	Pequeno
4-7 anos 16-18 kg	Pediátrico	Médio	Pediátrico	2 reta ou curva	5,0-5,5 sem balão	14 Fr	14 Fr	Criança	20 G	12 Fr	20-28 Fr	10-12 Fr	Pequeno
8-10 anos 24-30 kg	Adulto	Médio, grande	Pediátrico, adulto	2-3 reta ou curva	5,5-6,5 sem balão	14 Fr	14 Fr	Criança, adulto	18-20 G	14 Fr	28-38 Fr	12 Fr	Médio

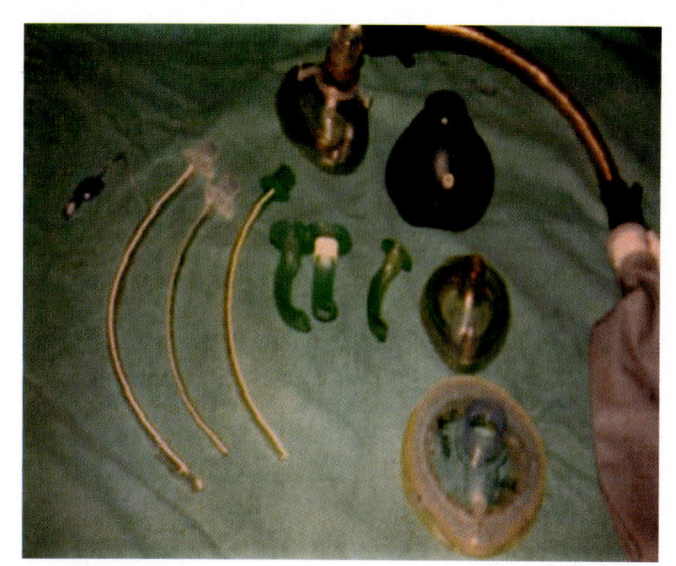

Fig. 49-5. Equipamentos adequados para uso pediátrico.[1]

LESÃO MEDULAR

Felizmente, são raras as lesões na coluna e medula espinhal, apenas 5% destas lesões ocorrem na faixa pediátrica. Nas crianças menores de 10 anos, a principal causa é a colisão de veículos automotores; para crianças entre 10 e 14 anos, as colisões e os acidentes em atividades esportivas têm a mesma frequência.[1,7]

A maioria dos pacientes morre antes de chegar ao hospital ou durante a hospitalização, enquanto os demais permanecem incapacitados e com pouca esperança de recuperação. É importante observar que cerca de dois terços dos casos de crianças com lesão medular têm radiografias normais.[8]

O tratamento deve enfocar o choque neurogênico, que tipicamente está presente no choque medular (reversível) e na secção medular completa (irreversível); as fraturas vertebrais frequentemente são estáveis e tratadas por imobilização contínua até a cicatrização completa.

Na suspeita de lesão medular com base no mecanismo de trauma e no exame neurológico, a radiografia normal não exclui o diagnóstico e, na dúvida quanto à integridade da coluna cervical, devemos manter a imobilização da cabeça e do pescoço e prosseguir na investigação com tomografia computadorizada e/ou ressonância magnética.[8]

TRAUMA CRANIOENCEFÁLICO (TCE)

A maioria dos TCEs em crianças é resultado de colisões automobilísticas, acidentes com bicicleta e queda de altura. A avaliação e a abordagem inicial da criança na sala de emergência são constituídas por procedimentos simples, feitos de forma rápida e ordenada, resultando em grandes benefícios à criança (Quadro 49-6).[11]

Tratamento

- Atendimento e avaliação rápida de distúrbios que afetam os ABCDEs.
- Acompanhamento neurológico adequado, desde o início do tratamento.
- Reavaliação contínua de todos os parâmetros.
- Tratar na sequência apropriada as lesões, com atenção voltada para prevenção de lesões secundárias, decorrentes da hipóxia e hipoperfusão.
- Intubação endotraqueal para evitar agravamento progressivo da lesão cerebral.

CRIANÇA VÍTIMA DE ABUSO

Maus-tratos representam uma exorbitância dos direitos da sociedade no sentido de disciplinar, controlar e punir as crianças; enquanto a negligência representa o fracasso no desempenho das funções sociais, incluindo as de supervisão, alimentação e proteção.[6]

Quadro 49-4 Funções vitais

Grupo etário	Intervalo de peso (kg)	Frequência cardíaca (bat/min)	Pressão arterial (mmHg)	Frequência respiratória (resp/min)	Débito urinário (mL/kg/h)
Bebê 0-12 meses	0-10	< 160	> 60	< 60	2
Lactente 1-2 anos	10-14	< 150	> 70	< 40	1,5
Pré-escolar 3-5 anos	14-18	< 140	> 75	< 35	1
Escolar 6-12 anos	18-36	< 120	> 80	< 30	1
Adolescente 13 anos	36-70	< 100	> 90	< 30	0,5

Quadro 49-5 — Trauma torácico

Lesão	Manifestações/Diagnóstico	Tratamento
Obstrução das vias aéreas	Insuficiência respiratória Retração/estridor	Aspiração, manobras para anteriorização da mandíbula e queixo, intubação
Hemotórax	Diminuição dos murmúrios vesiculares, Macicez à percussão, Rx de tórax	Drenagem torácica, reanimação fluídica, cirurgia. Caso não haja comprometimento grave da oxigenação/ventilação proceder antes a reanimação fluídica
Tórax flutuante	Assincronismo no movimento da parede respiratória, Rx de tórax	Decúbito do paciente para o lado da lesão (fraturas) para estabilizar o tórax. VPM com PEEP, caso persista a insuficiência respiratória
Tamponamento cardíaco	Abafamento das bulhas, distensão venosa cervical, hipotensão (tríade de Beck) e pulso paradoxal. Choque do tipo obstrutivo; Rx de tórax e ECG	Tem que ser drenado. Ver algoritmo de tamponamento cardíaco
Pneumotórax aberto	Ferimento aberto em tórax, sinais de pneumotórax descritos abaixo	Oclusão do ferimento com gaze vaselinada em três lados e curativos estéreis, além da drenagem do hemitórax atingido, sendo o local de inserção do dreno diferente do da lesão
Pneumotórax hipertensivo ou bilateral	Diminuição dos MVs unilateral ou bilateral, desconforto respiratório, distensão venosa cervical, timpanismo à percussão do hemitórax envolvido, desvio do *ictus cordis*, desvio traqueal; Rx de tórax	Aliviar inicialmente com drenagem com agulha ou, em crianças menores, com "*scalp*" em selo d'água, seguido de drenagem definitiva do hemitórax afetado

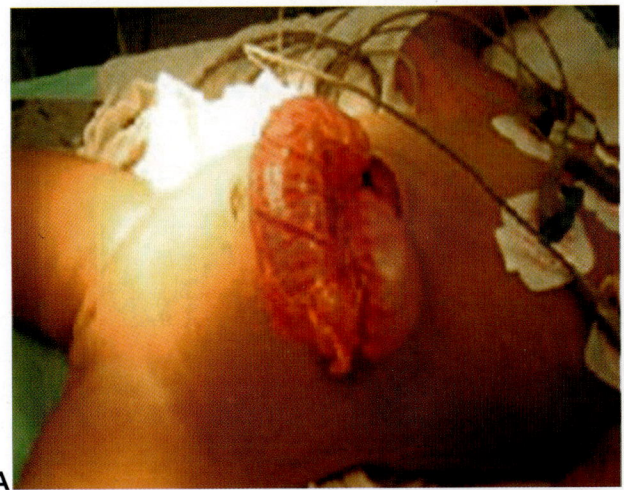

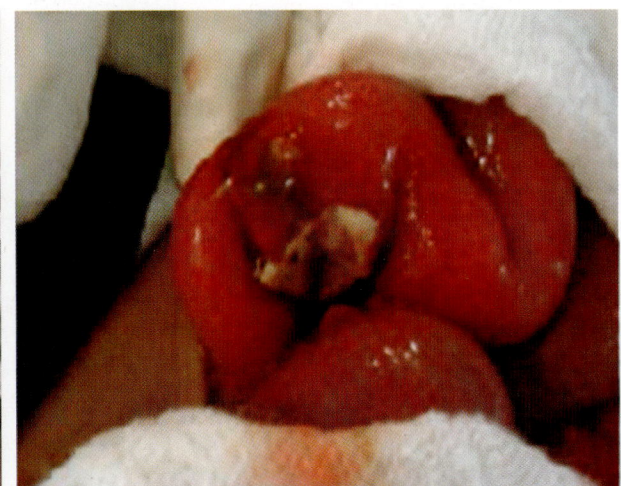

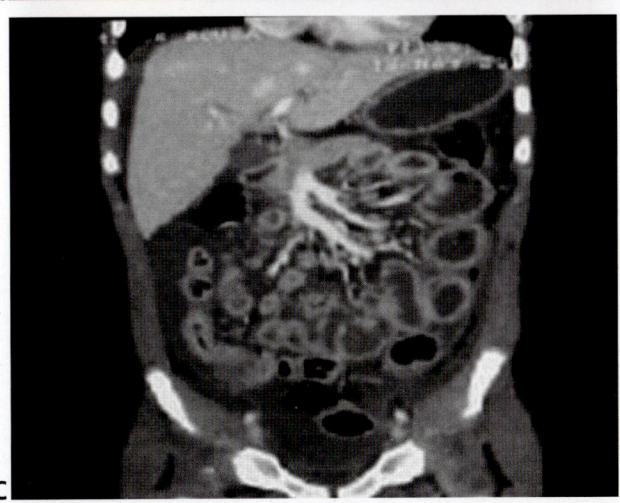

Fig. 49-6. Lesões causadas por trauma abdominal. (**A** e **B**) Exposição de vísceras. (**C**) TAC de abdome.

Quadro 49-6 Escore para avaliação do TCE

Resposta verbal da criança	Escore
Palavras apropriadas	5
Chora, consolável	4
Irritação persistente	3
Agitação	2
Nenhuma	1

O abuso físico para influenciar o comportamento dessas crianças seria desnecessário, caso a sociedade fosse ideal, onde os pais tivessem o preparo e os recursos necessários para uma criação eficiente de seus filhos.[6]

Suspeitar de abuso físico quando:

- A história referida pelos parentes não é compatível com a gravidade das lesões encontradas e quando é conflitante entre diferentes parentes.
- Observam-se demora entre o referido acidente e a procura do serviço médico e lesões físicas em diferentes fases de cicatrização.
- Há lesões múltiplas, assimétricas e que não são justificadas por um único trauma.

CONSIDERAÇÕES FINAIS

- O trauma é a principal causa de invalidez e morte na infância.
- Acidentes automobilísticos são as causas mais comuns de morte.
- A criança apresenta diferenças anatômicas, quando comparada ao adulto.
- O atendimento à criança vítima de trauma necessita de equipamentos apropriados e obedece à sequência "ABCDE".
- Prevenir a hipotermia garante uma evolução positiva na recuperação da criança.
- Os diversos tipos de trauma necessitam de uma abordagem rápida.
- O profissional precisa estar alerta aos possíveis casos de abuso.

REFERÊNCIAS BIBLIOGRÁFICAS

1. Colégio Americano de Cirurgiões – Comitê do trauma. Suporte avançado de vida no trauma para médicos. ATLS – Manual do curso de alunos. 8. ed. 2008. p. 247-58.
2. Filócomo FRF, Harada MJCS, Silva CV et al. Estudo dos acidentes na infância em um pronto-socorro pediátrico. *Rev Latino-Am Enfermagem* 2002 Jan.-Fev.;10(1):41-47.
3. Franciozi CES, Tamaoki MJS, Araújo EFA et al. Trauma na infância e adolescência: epidemiologia, tratamento e aspectos econômicos em um hospital público. *Acta Ortop Bras* 2008;16(5):261-65.
4. Fortes JI et al. Curso de especialização profissional de nível técnico em enfermagem. *Livro do aluno: urgência e emergência/coordenação técnica pedagógica.* São Paulo: FUNDAP, 2010.
5. McFadyen JG, Ramaiah R, Bhananker SM. Initial assessment and management of pediatric trauma patients. *Int J Crit Illn Inj Sci* 2012 Sept.-Dec.;2(3):121-27.
6. Abramovici S, Souza RL de. Abordagem em criança politraumatizada. *J Pediatria*, Rio de Janeiro 1999;75(Supl 2).
7. NAEMT, American College of Surgeons. Pre-hospital trauma life support manual. 6th ed. 2007.
8. Pereira Jr GA, Andreghetto AC, Basile-Filho A et al. Trauma no paciente pediátrico. *Medicina*, Ribeirão Preto 1999 Jul.-Set.;32:262-81.
9. Schvartsman C, Carrera R, Abramovici S. Avaliação e transporte da criança traumatizada. *Jornal de Pediatria* 2005;81(5 Supl).
10. Knudson P. Pediatric trauma. Trauma manual. San Francisco General Hospital. University of California, 1995.
11. Carvalho LFA, Affonseca CA, Guerra SD et al. Traumatismo cranioencefálico grave em criança e adolescente. *Revista Brasileira de Terapia Intensiva* 2007 Jan.-Mar.;19(1).

CAPÍTULO 50

TRAUMA NO IDOSO

Lyz Bezerra Silva ■ Eduardo Sávio Nascimento Godoy ■ Francisco Felippe de Araújo Rolim ■ Helga Cristina Almeida Wahnon Athinho Cahetê

INTRODUÇÃO

Nos últimos anos, a parcela ocupada pela população geriátrica mundial vem crescendo continuamente. Tal fato deve-se, resumidamente, a melhores condições de vida e avanços nos diversos campos de atendimento à saúde.[1,2] Ocorreu uma grande mudança no perfil da população, que pode ser observada em gráficos populacionais. Houve um deslocamento em direção superior na pirâmide, ocasionado por proporção maior de idosos na população (Fig. 50-1).

Atualmente, o trauma é a sétima causa de morte mais frequente nos idosos. Em recente revisão de literatura, uma taxa de mortalidade total de 14,8% foi verificada em traumas geriátricos, principalmente em pacientes com mais de 74 anos.[1,3] Assim, os principais objetivos deste capítulo são identificar peculiaridades, lesões mais comuns, padrões no trauma do idoso; descrever o atendimento inicial ao idoso com atenção às suas diferenças anatomofisiológicas; orientar o leitor sobre ações preventivas como melhor alternativa para este agravo, além de alertar sobre a possibilidade do paciente vítima de abuso.

FISIOLOGIA DO IDOSO

Com o envelhecimento ocorrem diversas modificações corporais, sendo as principais:

- Após os 40 anos de idade, perde-se 1 cm de estatura a cada década; ocorre diminuição proporcional de massa magra e tecido adiposo subcutâneo. Os ossos tornam-se menos flexíveis e mais quebradiços. Quando comparados aos mais jovens, os idosos possuem tônus muscular mais rígido, e a atividade osteocitária também sofre decréscimo.[2]
- Perda progressiva da função cardíaca, simbolizada pela diminuição da resposta cardíaca máxima. O volume total de sangue diminui, e o tempo de circulação aumenta. O miocárdio torna-se menos complacente, e a condução elétrica através das fibras cardíacas diminui. Dessa forma, a bomba cardíaca perde parte de sua eficiência com maior predisposição a arritmias.[2]
- O rim sofre diminuição de funcionamento com perda de néfrons e decréscimo da taxa de filtração glomerular, torna-se menos perfundido, e a capacidade de concentração da urina

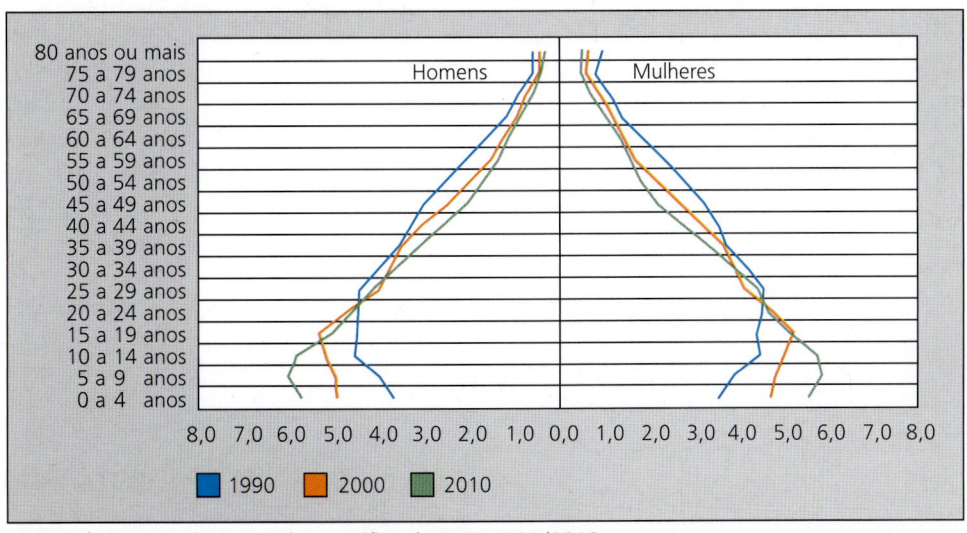

Fig. 50-1. Sinopse do Censo demográfico do IBGE 1991/2010.

diminui. Tais fatos explicam a suscetibilidade às lesões por hipovolemia. Muitos idosos apresentam dificuldade de esvaziamento vesical e bacteriúria assintomática, que podem causar infecções e, em casos mais graves, desencadear sepse.[2]

- A expansibilidade torácica e a superfície de troca alveolar diminuem, assim como a reserva funcional. Deve-se estar atento a pacientes com histórico importante de tabagismo ou exposição a asbestos, para presumir doença pulmonar obstrutiva crônica (DPOC).[2]
- Os idosos possuem menos flexibilidade e coordenação, assim como são mais comuns alterações de marcha. É comum o comprometimento de funções corticais superiores (visão, audição, memória) e de outras vias de senso-percepção. Possuem um limiar superior à dor, de tal forma que toleram grandes danos sem manifestar queixas significativas.[2]
- Quadros clínicos degenerativos, como demência e parkinsonismo, são mais frequentes nesta faixa etária. Parcela significativa dos idosos precisa lidar com abandono dos familiares e depressão.[2]

Utiliza-se a regra mnemônica dos 6 Is para facilitar a memorização das peculiaridades que mais trazem os idosos ao atendimento de saúde: Iatrogenia, Instabilidade postural, Imobilidade, Insuficiências respiratória e cerebrovascular, Incontinência urinária e Infecção. A sepse permanece como principal causa de óbito tardio ao trauma (Quadros 50-1 e 50-2).[2]

Quadro 50-1 Variáveis orgânicas relacionadas com o trauma que se encontram diminuídas em idosos[1]

Massa cerebral	Discriminação de cores
Percepção de profundidade	Resposta pupilar
Fluxo sanguíneo para membros inferiores	Capacidade respiratória vital
Função renal	Água corporal total
Audição	Paladar e olfato
Saliva	Atividade esofágica
Secreções gástricas	15 a 30% da gordura corporal
Célula corpórea	Elasticidade da epiderme

Quadro 50-2 Possíveis causas de vulnerabilidade orgânica em idosos[1]

- Doenças oftalmológicas
- Perda de altura em 5 a 7,5 cm
- Degeneração articular
- Neuropatia periférica
- Acidente vascular encefálico
- Doença cardíaca e hipertensão arterial sistêmica
- Doença renal

TIPOS E PADRÕES DE LESÃO

Conforme já demonstrado, os idosos não estão dentro do grupo mais frequentemente atingido pelo trauma (adolescentes e jovens adultos). Contudo, o paciente geriátrico apresenta maior taxa de morbimortalidade, não tolerando traumas de maior porte. Isto pode ser explicado pelas mudanças fisiológicas do envelhecimento (senescência), maior frequência de comorbidades e não compreensão das diferenças no atendimento a este grupo.[1,3]

As três principais causas de morte relacionadas com o trauma do paciente geriátrico são: quedas, colisões automobilísticas e queimaduras.[1]

1. **Quedas:** principal causa de morte não intencional em idosos, mas apenas uma minoria (5-15%) resulta em trauma grave. Devem-se a mudanças fisiológicas do envelhecimento, referentes principalmente às deficiências de visão e audição. Outras causas, como tonturas, vertigens e intoxicação por drogas/álcool, são responsáveis por uma parcela importante de quedas. Foi relatado maior risco de lesões cerebral e truncal em pacientes com idade superior a 66 anos.[1,4]

2. **Colisões automobilísticas:** sua frequência deve-se ao comprometimento dos sentidos. As diversas categorias de demência podem afetar em larga escala a capacidade de julgamento, colocando o paciente em situações de risco de óbito. Estes idosos frequentemente apresentam comorbidades que justificam menor mobilidade, impedindo marcha estável ou reflexos efetivos, como artrite, osteoporose e doenças pulmonares crônicas.[1]

3. **Queimaduras:** 1/3 das mortes por queimaduras ocorre quando o idoso está sob influência de álcool, fumando na cama ou apanhados durante um incêndio no prédio. O restante deve-se à ignição das roupas ou contato prolongado com substâncias quentes. Este tipo de lesão chama atenção pelo risco de óbito: quando há 15% da superfície corporal atingida ocorre mortalidade maior que 80%. Em estudo retrospectivo, as queimaduras deveram-se a fogo em 77,1% dos casos.[1,5]

Outras causas de trauma geriátrico são asfixia, envenenamento, agressões, acidentes e lesões autoinfligidas entre outras.[1]

ATENDIMENTO INICIAL AO PACIENTE GERIÁTRICO VÍTIMA DE TRAUMA

O atendimento inicial obedece ao ABCDE, como de rotina, ressaltando algumas particularidades.

A – Vias Aéreas

Objetivo primário: Oxigênio suplementar deve ser administrado, assim que as vias aéreas estiverem pérvias. Em caso de choque, lesões de parede torácica e alteração do nível de consciência, intubação precoce deve ser considerada.[1]

Fatores Dificultantes

- *Dentição:* dentaduras quebradas devem ser removidas, pois dificultam a oxigenação, as intactas não.
- *Fragilidade nasofaríngea:* possibilidade de hemorragia com uso de tubos nasogástrico e nasotraqueal.
- *Macroglossia:* característico de amiloidose ou acromegalia, dificulta intubação endotraqueal.
- *Microstomia:* característico de esclerose sistêmica, dificulta intubação endotraqueal.
- *Artrite cervical:* dificulta intubação endotraqueal e apresenta maior risco de lesão associada.[1]

A intubação endotraqueal é o método de escolha para controle definitivo de vias aéreas. Na impossibilidade desta, cricotireoidostomia deve ser considerada.[1]

B – Respiração e Ventilação

Demanda monitorização minuciosa, em razão da menor reserva respiratória e frequência de doenças pulmonares crônicas.[1] O uso de oxigênio suplementar deve ser estimulado, no entanto, pacientes com DPOC mantêm um nível de hipóxia e acidose respiratória compensada basal e podem ter suas funções ventilatórias deprimidas pelo uso do oxigênio suplementar.[1]

Na iminência de falência respiratória, não deve-se hesitar em lançar mão da intubação endotraqueal e ventilação mecânica assistida. Lesões de parede torácica com fratura de costelas, contusões pulmonares, pneumotórax simples e hemotórax não são bem toleradas, justificando terapias de ventilação mais agressivas.[1]

Complicações respiratórias, como atelectasia e pneumonia, também são mais frequentes em idosos. O *Streptococcus pneumoniae* é o principal agente etiológico desta última. Deve-se evitar a infusão excessiva de cristaloides, por causa do risco de edema pulmonar.[1]

C – Circulação

Pressão sanguínea e frequência cardíaca normais não dispensam a monitorização. Grande parcela dos idosos apresenta pressão sistólica isolada aumentada, e níveis como 120 mmHg podem apresentar-se durante quadro de hipovolemia. Decorrente da diminuição da resposta cardíaca máxima, mesmo na vigência de má perfusão tecidual, a frequência cardíaca pode não atingir valores muito superiores aos 100 bpm. A baixa reserva funcional dos idosos pode mascarar quadros hipotensivos como uma falsa variação fisiológica.[1,6]

Os valores de fluidos administrados são semelhantes aos de indivíduos mais jovens, quando corrigida a massa magra. Cuidado deve ser tomado com hipertensos em uso crônico de diurético, pela depleção volêmica e de potássio. Usam-se soluções isotônicas para reanimação inicial. Volume de 1 a 2 litros infundidos rapidamente, enquanto se observa a resposta sistêmica.[1]

A hemoglobina em geral deve estar em patamar superior a 10 g/dL, contudo, deve-se evitar uso maciço de hemotransfusões, ficando reservadas para pacientes com grandes perdas sanguíneas, na vigência de choque franco.[1]

O FAST (*Focused Assessment Sonography on Trauma*) é meio rápido e eficiente para procura de fontes hemorrágicas abdominais, tão comuns no paciente geriátrico. Na impossibilidade de uso deste, o lavado peritoneal diagnóstico é outra ferramenta disponível. O retroperitônio é sede frequente de perdas sanguíneas não reconhecidas. Os casos de fraturas pélvicas, de bacia ou coluna vertebral com perda de sangue de origem inespecífica (principalmente após FAST ou lavado peritoneal negativos) devem ser conduzidos para angiografia e posterior embolização, se necessário.[1]

Por fim, deve ser lembrado que cerca da metade dos pacientes idosos possui estenose coronariana; em caso de ressuscitação ineficaz uma possível causa de óbito será a falha da bomba cardíaca decorrente da isquemia. Neste caso, coexistem dois tipos de choque: hipovolêmico e cardiogênico. Uso de monitorização cardíaca agressiva e inotrópicos, além da infusão de cristaloides, são medidas essenciais. O uso de sonda vesical e cateter venoso central ajuda a monitorizar perfusão tecidual e resposta ao tratamento com volume. Quadros de pressão arterial média < 80 mmHg por mais de 15 minutos associam-se a mau prognóstico.[1]

D – Disfunção Neurológica

Ocorre diminuição da massa cerebral e substituição por liquor, tornando o cérebro mais móvel dentro do crânio. Este espaço aumentado faz com que grandes coleções sanguíneas se formem sem demonstrar sinais neurológicos intracranianos hipertensivos. As veias parassagitais sofrem estiramento que as tornam mais vulneráveis à ruptura. O fluxo sanguíneo diminui em cerca de 20% após os 70 anos.[1]

A medula encontra-se em canal vertebral mais estreito, e a coluna vertebral frequentemente apresenta degeneração articular, principalmente em conjunto com osteoporose e osteoartrite. Em casos de trauma raquimedular, deve haver atenção à maior frequência de lesão da coluna cervical e estenose de canal vertebral, que pode ocasionar síndrome medular central ou anterior. Tais lesões estão mais associadas a colisões automobilísticas. A ressonância magnética é exame muito útil para o diagnóstico.[1]

Como explicado anteriormente, os idosos apresentam menos contusões cerebrais graves, contudo, maior número de hematomas subdurais e intraparenquimatosos. Um fator adicional seria o uso frequente de medicações anticoagulantes. Nestes pacientes, a tomografia computadorizada é imprescindível.[1]

E – Exposição e Ambiente

O paciente geriátrico possui menor capacidade de regular a temperatura corporal, diminuição da função de barreira cutânea contra infecções e dificuldade para cicatrização; dessa forma, proteção à hipotermia e antibiótico como profilaxia específica são atitudes indispensáveis.[1]

SISTEMA MUSCULOESQUELÉTICO

É a causa mais frequente de restrições na geriatria. O idoso apresenta endurecimento de cartilagens, discos intervertebrais e cápsulas articulares, e também diminuição da responsividade a diversos hormônios anabólicos, com menor índice de massa muscular.[1]

A osteoporose é frequente e responsável por fraturas espontâneas de vértebras e de bacia, assim como fraturas de ossos longos, que podem ser estabilizadas precocemente, desde que o paciente esteja hemodinamicamente estável.[1] Os sítios mais comuns de fraturas são o fêmur proximal, bacia, úmero e punho. Outra importante causa é a fratura de Colles, resultante de queda sobre a mão em dorsiflexão, causando fratura metafisária da região proximal do rádio.[1,7]

O objetivo do tratamento no sistema musculoesquelético é utilização do procedimento menos invasivo, mais definitivo e que permita mobilização precoce. Recordar que a reabilitação deve ser estimulada assim que possível, pois idosos não respondem bem à inatividade prolongada. A mobilização melhora a função respiratória, previne a formação de escaras de decúbito, trombose venosa profunda e tromboembolismo pulmonar.[1]

NUTRIÇÃO E METABOLISMO

Distúrbios nutricionais são comuns nesta faixa etária. O idoso apresenta menor demanda metabólica, sendo fundamental corrigir os déficits na condução do tratamento.[1]

SISTEMA IMUNOLÓGICO E INFECÇÕES

Idosos têm diminuição da resposta a infecções, resposta mais fraca a imunizações e maior quantidade de falsos-negativos em teste cutâneos para antígenos. Constantemente, o paciente geriátrico desenvolve infecções sem febre, leucocitose ou outras respostas inflamatórias.[1]

CIRCUNSTÂNCIAS ESPECIAIS

Medicamentos

Grande parte dos idosos encontra-se em terapia medicamentosa no momento do seu atendimento. Conhecer as particularidades dos principais medicamentos é fundamental para o tratamento do trauma:[1]

- *Betabloqueadores:* podem limitar o aumento da frequência cardíaca.
- *Bloqueadores de canais de cálcio:* impedem vasoconstrição e evitam complicações em quadros hipotensivos.
- *Anti-inflamatórios não esteroides:* em especial o AAS, aumentam a perda sanguínea por seu efeito antiplaquetário.
- *Corticoesteroides:* deprimem a resposta imunológica.
- *Diuréticos:* podem contribuir para depleção de potássio e hipovolemia.
- *Agentes hipoglicemiantes:* principalmente quando não se reconhece seu uso, impedem a estabilização da concentração glicêmica.
- *Psicotrópicos:* não devem ser abandonados abruptamente. Atenção especial aos benzodiazepínicos, que, em doses tóxicas, podem causar depressão respiratória.

Buscar histórico de imunização antitetânica, sendo esta frequentemente negligenciada nesta faixa etária.[1] O alívio da dor pode ser obtido com morfina endovenosa. Cuidado com manejo de antieméticos, por seus efeitos extrapiramidais, e drogas nefrotóxicas.[1]

Abuso no Idoso

Sempre considerar a possibilidade de lesão intencional no idoso vítima de trauma. O abuso é comumente não reconhecido pelos profissionais, e, portanto, subnotificado.

Alguns achados físicos sugerem abuso:[1]

- Contusões na parte interna de braços e coxas, palmas, solas, crânio, orelha, mastoide, nádegas, contusões múltiplas e agrupadas.
- Abrasões da área axilar ou de punho e tornozelo.
- Lesão de asa de nariz e têmpora.
- Equimoses periorbitais.
- Lesão oral.
- Padrão incomum de alopecia.
- Úlceras de decúbito não tratadas.
- Fraturas não tratadas.
- Fraturas que não envolvem quadril, úmero ou vértebra.
- Lesões em diferentes estágios de evolução.
- Lesão no olho ou nariz.
- Queimaduras/escaldadas.
- Hemorragia ou hematoma de crânio.

Se alguns desses achados estiverem presentes durante o atendimento, a história deve ser aprofundada e discutida com a equipe; a abordagem nestes casos é multidisciplinar.[1]

Ética no Tratamento do Idoso

Alguns princípios jamais devem ser negligenciados:[1]

- Autodeterminação do paciente deve ser respeitada.
- A intervenção médica somente é adequada quando for no melhor interesse do paciente.
- A terapia médica é adequada apenas quando seus prováveis benefícios superam seus prováveis efeitos adversos.

RESUMO

O paciente geriátrico apresenta maior morbimortalidade decorrente das mudanças anatomofisiológicas naturais do envelhecimento. O atendimento inicial é o mesmo de outras faixas etárias, mas a suspeição de lesões características deve ser encorajada. É importante manter o cuidado com a infusão excessiva de cristaloides e hemotransfusões e observar a possibilidade de o paciente estar em vigência de terapia farmacológica, que pode afetar a condução do atendimento. Além disso, é fundamental observar a possibilidade de abuso, com achados clínicos suspeitos e alertar os familiares do paciente idoso sobre a prevenção do trauma como principal meio de evitar esse agravo.

REFERÊNCIAS BIBLIOGRÁFICAS

1. Colégio Americano de Cirurgiões – Comitê do Trauma. *Suporte avançado de vida no trauma para médicos*. ATLS – Manual do curso de alunos. 8. ed. 2008. p. 247-58.
2. Costa EFA, Galera SC, Cipullo JP *et al.* Semiologia do idoso. Semiologia médica – Celmo Celeno Porto. 7. ed. Rio de Janeiro: Guanabara Koogan 2014. p. 151-86.
3. Robinson TN, Finlayson E. How to best forecast adverse outcomes following geriatric trauma: an ageless question? *JAMA Surg* 2014 June 11. doi: 10.1001/jamasurg.2014.304.
4. Con J, Friese RS, Long DM *et al.* Falls from ladders: age matters more than height. *J Surg Res* 2014 June 2. pii: S0022-4804(14)00538-1. doi: 10.1016/j.jss.2014.05.072.
5. Simsek ME, Ozgenel GY, Kahveci R *et al.* Outcomes of elderly burn patients requiring hospitalization. *Aging Male* 2014 May;20:1-3.
6. Pandit V, Rhee P, Hashmi A *et al.* Shock index predicts mortality in geriatric trauma patients: an analysis of the National Trauma Data Bank. *J Trauma Acute Care Surg* 2014 Apr.;76(4):1111-15.
7. Valcu CA, Kurth W, Remy B *et al.* The specificities of orthopedic trauma in the geriartic patient. *Rev Med Liege* 2014 May-June;69(5-6):372-76. French.

CAPÍTULO 51

TRAUMA DE FACE

Josimário João da Silva ■ Cinthia Barbosa de Andrade ■ Eduardo Pachu

INTRODUÇÃO

A face é uma região anatômica que apresenta uma relativa resistência dos tecidos moles. A prevalência de lesões traumáticas é alta por causa da exposição e pouca proteção da região. Representam 7,4-8,7% dos atendimentos emergenciais.[1] Porém, as lesões que atingem este segmento são as que levam primeiro ao óbito por causa da obstrução de vias aéreas.[2,3]

Este capítulo tem o propósito de identificar os principais problemas diante de um paciente politraumatizado com trauma de face, bem como orientar as condutas de emergência mais adequadas.

ETIOPATOGENIA E CLASSIFICAÇÃO

A etiopatogenia é heterogênea e considerada uma das lesões de maior complexidade de abordagem em razão da possibilidade de sequelas de difíceis reparos, que podem desencadear além de limitações funcionais, alterações emocionais nos pacientes acometidos.

Segundo a intensidade do agente etiológico, o trauma pode ou não romper a integridade do tecido (pele), expondo áreas internas, tecido celular subcutâneo, músculo e tecido ósseo.

Dependendo do padrão da lesão, são encontradas as seguintes alterações: contusão, escoriação, hematoma, equimose, cortante, corto-contusa, pulso cortante (Fig. 51-1).[4]

Segundo a região anatômica afetada, existem lesões dos terços superior, médio e inferior, como:[4]

- **Terço superior:** fraturas de parede anterior de seio frontal e supraorbitária.
- **Terço médio:** fraturas do complexo naso-orbitoetmoidal, Fraturas Le Fort I (horizontal ou Guerin), Le Fort II (piramidal) e a fratura Le Fort III (disjunção craniofacial). Ainda na maxila existem as fraturas de Lennelongue (vertical) e Walther (cruciforme), fraturas de rebordo alveolar, fraturas de zigoma (malar) e do complexo zigomático.

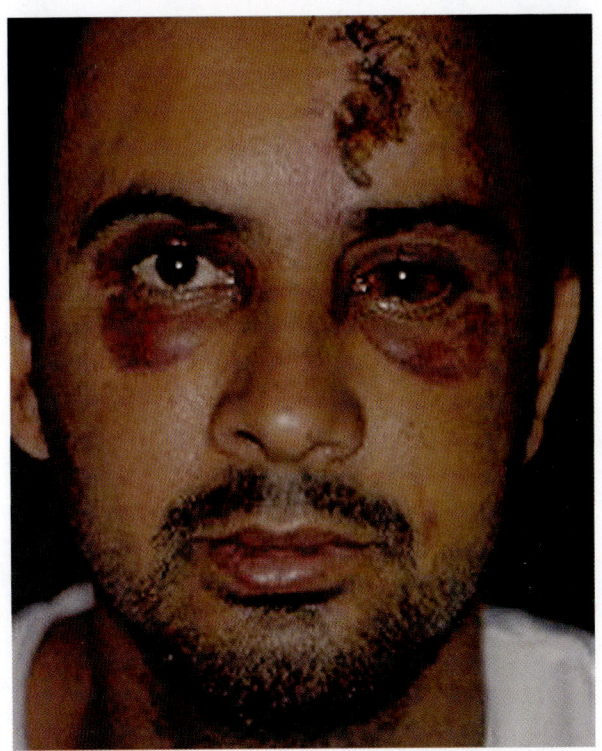

Fig. 51-1. Paciente com trauma de face apresentando escoriação frontal, hematoma e edema periorbitário bilateral e equimose subconjuntival no olho esquerdo.

- **Terço inferior:** fraturas de mandíbula (corpo, ângulo, coronoide, côndilo, ramo e rebordo alveolar) (Fig. 51-2).

Considerando a integridade a partir da capacidade de resistência dos tecidos que revestem a pele, principalmente no paciente jovem, há lesões fechadas ou abertas (expostas).

Segundo a complexidade da lesão, há fraturas simples (galho verde), complexas, cominutivas e panfaciais. Geralmente, acometem a maxila, a mandíbula, os complexos zigomático e naso-orbitoetmoidal, além do osso frontal. São fraturas de difícil tratamento e deixam sequelas, associadas a graves lesões de partes moles, que causam deformidades estético-funcional (Fig. 51-3).[4]

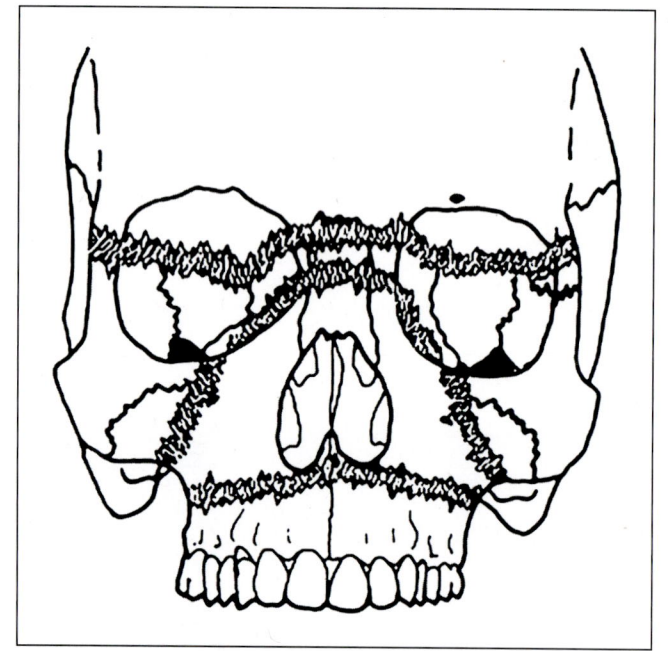

Fig. 51-2. Fratura de maxila (Le Fort I – horizontal; Le Fort II – piramidal; Le Fort III – disjunção craniofacial).

SINTOMATOLOGIA

Os pacientes podem apresentar os seguintes sinais e sintomas: edema, hematomas, equimoses, trismo (bloqueio funcional regional), distopia (má oclusão), anisocoria, telecanto traumático, epistaxe, sialorreia, enoftalmia, exoftalmia, desvio de linha média, enfisema, hálito fétido decorrente de acúmulo de saliva e sangue, parestesia quando há fratura ou compressão em região de nervos periféricos e dor na manipulação da área traumatizada.

O paciente com hemorragia de face pode ter alteração de consciência, pele cianosada com rosto descorado e extremidades exsanguinadas, pulsos periféricos rápidos e filiformes, pulsos irregulares que sugerem deterioração cardíaca ou ausência de pulso que sugere falência cardíaca (Fig. 51-4).

DIAGNÓSTICO

Exame Clínico

A clínica ainda é a melhor metodologia para fazer o diagnóstico, associado ao exame físico com adequada história do trauma; isto irá subsidiar o cirurgião para a hipótese diagnóstica correta.

Identificar uma fratura de face não é fácil por causa do edema, que é o principal fator que contribui para dificultar o diagnóstico, produzindo um maior afastamento dos tecidos moles do arcabouço ósseo. Isto limita a palpação nos rebordos ósseos que é uma das técnicas para identificar clinicamente algum degrau ósseo.

A presença de secreção na via aérea superior (tipo epistaxe) indica a necessidade de se realizar tamponamento nasal anterior. Se a secreção nasal tiver aspecto serossanguíneo, não se deve tamponar, pois pode haver comunicação via lâmina crivosa do

FISIOPATOLOGIA

Uma das alterações clínicas que dificultam o manejo do trauma de face é o edema, principalmente em trauma fechado. A relativa elasticidade dos tecidos faciais e as linhas de resistências da face absorvem e distribuem a energia liberada pelos traumas, e quando a energia causada pelo objeto supera essa resistência, a lesão se estabelece.[5] Como são ossos irregulares, requer cuidado no seu manuseio para que uma vez fraturado, possam ser reposicionados, respeitando a sua conformação anatômica para minimizar as alterações na estética e na função.[6]

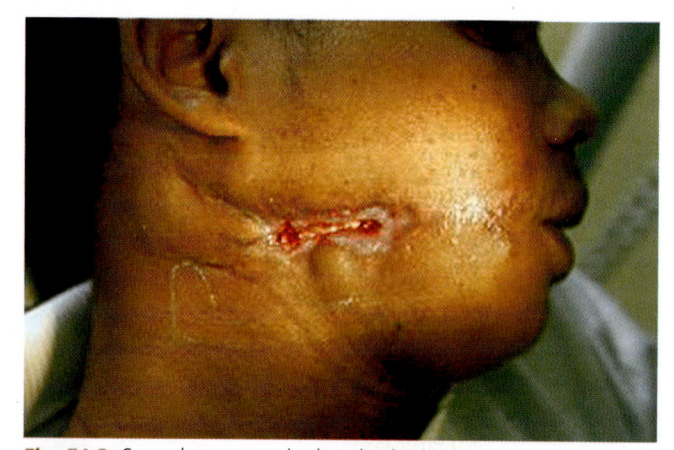

Fig. 51-3. Sequelas por perda de substância – retração cicatricial.

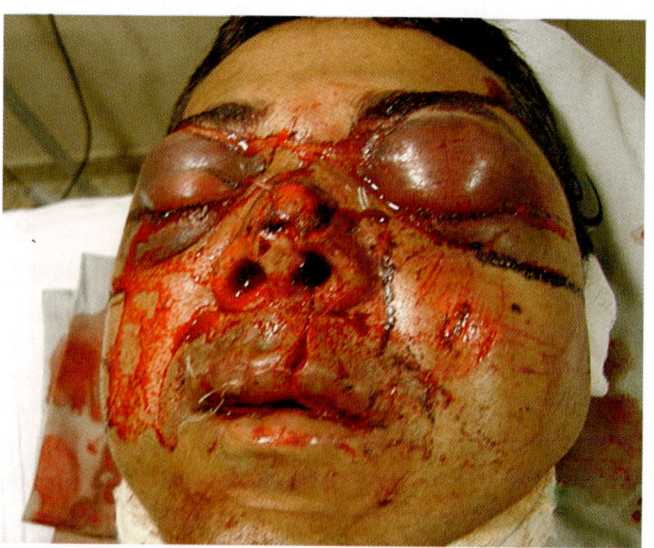

Fig. 51-4. Paciente com edema de face.

etmoide com a região craniana, e isto pode desencadear infecção de meníngea. No caso de lesões abertas com hemorragia, promover hemostasia (sutura ou compressão).

Exame Radiológico

Proporciona uma visão detalhada quanto à posição e relação das fraturas com as demais estruturas maxilofaciais.

Na interpretação do exame de imagem é importante utilizar uma boa luminosidade e correlacionar os lados da face (hemiface direita em relação à esquerda). Devem-se procurar imagens radiopacas que podem significar sangue em área de cavidades, observar o arcabouço ósseo maxilofacial na busca de afastamento entre cotos ósseos, o que sugere fratura.

As principais projeções radiográficas a serem solicitadas na emergência são: incidência de Waters, incidência axial de Hirtz, perfil de OPN (ossos próprios do nariz), laterais oblíquas de mandíbula, radiografias panorâmicas dos maxilares, o que permite uma visão panorâmica da mandíbula e maxila.

Tomografia Axial Computadorizada da Face

Os cortes axial, sagital e coronal permitem uma visão completa das estruturas anatômicas sem a imagem de superposição das radiografias convencionais.

A tomografia com reconstrução em 3-D permite a criação de imagem de alta qualidade, que visualiza a face de forma tridimensional, o que melhora a visão do trauma (Fig. 51-5).

Completando o atendimento inicial do politraumatizado, devem-se solicitar exames de sangue de rotina, como hemograma, classificação sanguínea com fator Rh, glicemia, VSG, coagulograma, além de outros que podem ser de urgência, conforme a necessidade de cada paciente.

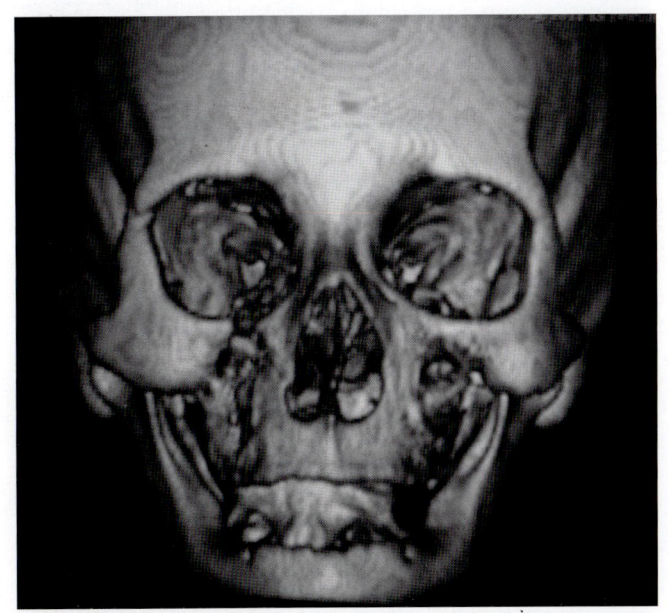

Fig. 51-5. Tomografia de face com reconstrução em 3D.

TRATAMENTO

No exame inicial do paciente, devem-se priorizar as vias aéreas. Inspecionar se há obstruções nasal e oral. Ficar atentos ante sinais objetivos de obstrução de vias aéreas, como taquipneia, agitação, torpor, cianose.

A tiragem da musculatura respiratória acessória pode indicar compromisso adicional das vias aéreas. A respiração ruidosa, roncos, gorgolejos e respiração estridulosa sugerem obstrução parcial da faringe ou da laringe.

A traqueia desviada da linha média sugere fratura traqueolaríngea.

A decisão de quando estabelecer uma via aérea definitiva é com base nos achados clínicos, como a apneia, impossibilidade de manter via aérea permeável por outros métodos e proteção de vias aéreas inferiores contra aspiração de sangue ou vômito, o comprometimento iminente das vias aéreas por lesão por inalação, fraturas faciais de terço médio e convulsões persistentes, TCE precisando de hiperventilação e incapacidade de manter oxigenação adequada com o uso de máscara de oxigênio ou cateter nasal.

A hemorragia é a principal causa de óbito pós-trauma, portanto, a hipotensão no paciente politraumatizado deve ser relacionada com a hipovolemia.

Deve-se evitar a hiperextensão do pescoço em razão da potencialização de trauma cervical. Aspirar conteúdo ou secreção da boca e nariz do paciente melhora a respiração e minimiza o risco de broncoaspiração.

Estabilizar fraturas alvéolo-dentárias é importante para minimizar sangramento na cavidade bucal e deglutição e/ou aspiração desse conteúdo.

Uma boa parte das hemorragias derivadas de trauma maxilofacial é contida por compressão da área, mas existem situações em que a abordagem invasiva se faz necessária.

ABORDAGEM DAS FRATURAS DE FACE

O princípio básico das fraturas é a redução, fixação e imobilização.

Deve-se tomar atenção especial às fraturas de assoalho de órbita, pois uma fissura pode comprometer os movimentos oculares tardiamente em função do aprisionamento da musculatura infraorbitária.

As fraturas de mandíbula ocorrem nas áreas de menor resistência: ângulo, côndilo e corpo. Podemos realizar o bloqueio maxilomandibular para promover estabilidade entre o esqueleto fixo da face e o móvel (mandíbula).

Manter a oclusão dentária é fundamental. Em pacientes desdentados, a própria prótese pode servir como método de estabilizar o osso fraturado ou na ausência de prótese, utilizam-se

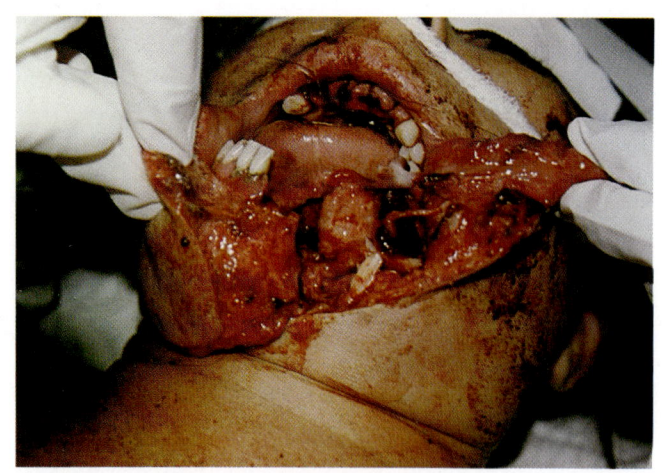

Fig. 51-6. Fratura complexa de mandíbula.

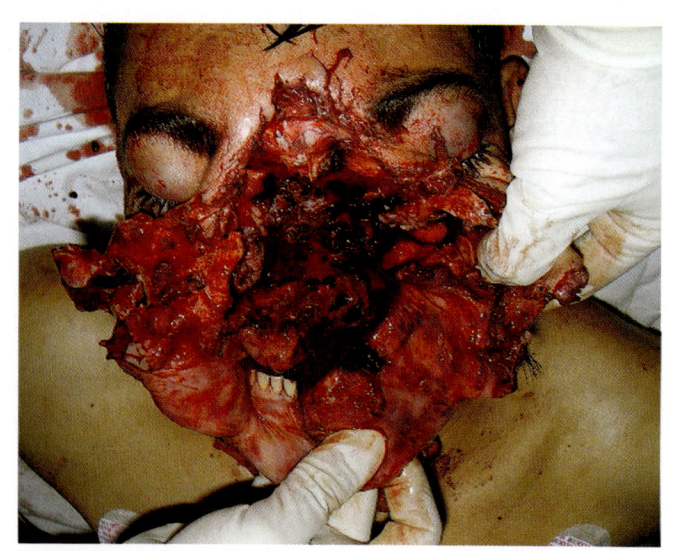

Fig. 51-7. Fratura panfacial.

goteiras de acrílicos com cerclagem (fios de aço-aciflex) para fixar no rebordo ósseo alveolar.

O osso mandibular, quando fraturado, sofre deslocamentos em função da tensão exercida pelos músculos da mastigação, principalmente masseter e pterigóideo (Fig. 51-6).

As fraturas de maxila significam que houve um grande impacto. A presença dos pilares verticais e horizontais da maxila confere a esse osso grande proteção.

As fraturas maxilares são classificadas em:

- Fraturas de rebordo alveolar, transversais baixas da maxila (Guerín, Duchange, Le Fort I).
- Piramidais da maxila (Le Fort II).
- Disjunção craniofacial (Le Fort III).
- Fratura mediana da maxila (Lannelongue).
- Walther (fratura em quatro fragmentos).
- Richet (fratura unilateral).
- Fraturas complexas.

As fraturas do tipo Le Fort III, panfacial, orbitoetmoidal e de seio frontal têm o risco de 50% ou mais de estarem associadas à lesão craniana, provavelmente por envolverem uma parede da fossa craniana (Fig. 51-7).

O tratamento das fraturas maxilares tem como objetivo a fixação e a estabilização dos segmentos instáveis, restaurando as relações anatômicas, dimensão vertical e projeção facial, bem como a oclusão dentária e a função mastigatória.

O osso zigomático é altamente suscetível às lesões, em razão de sua posição e contornos. O complexo zigomático maxilar é a segunda área da face mais atingida por lesões, superada, apenas, pelos ossos nasais (soco, cabeçada). Pela sua estrutura frágil, perde a curvatura convexa normal na área temporal e resulta em deformidade angular típica com três linhas de fraturas e dois fragmentos. A maioria dos pacientes desencadeia trismo, sendo que a sintomatologia dolorosa geralmente não é uma característica de traumas do arco zigomático, a menos que haja mobilidade expressiva da fratura.[7]

Na fratura naso-orbitoetmoidal (NOE), o objetivo do tratamento é restabelecer a função e da estética, bem como a distância intercantal e a manutenção do sistema de drenagem lacrimal.

Fraturas de parede anterior de seio frontal e região supraorbitária podem ocorrer isoladamente ou associadas. Quando as fraturas são complexas, está indicado o acesso cirúrgico para a redução e fixação.[8]

Devem-se avaliar todas as lesões radiograficamente, principalmente com a tomografia, verificando se há comunicação com o cérebro, e nesse caso pedir avaliação e parecer da neurocirurgia.

As fraturas nas regiões dos alvéolos dentários podem envolver os ossos maxilares (maxila e mandíbula), isoladamente, ou dentes. Nestas fraturas, está indicada a redução e imobilização que podem ser com fios de aço ou barra de Erich, cujo principal objetivo é estabilizar o segmento fraturado, minimizando o sangramento e diminuindo o desconforto álgico.

Em pacientes com baixo nível de consciência, pode haver aspiração e provocar sérios problemas ao paciente, como síndrome de Mendelsen, ou ainda a deglutição contínua que irrita o tubo gastrointestinal e pode fazer o paciente vomitar, que é um problema sério em pacientes com trauma de face.

REFERÊNCIAS BIBLIOGRÁFICAS

1. Krug EG, Sharma GK, Lozano R. The global burden of injuries. *Am J Public Health* 2000;90(4):523-26.
2. Mackenzie EJ. Epidemiology of injuries: current trends and future challenges. *Epidemiol Rev* 2000;22(1):112-19.
3. Wulkan M, Parreira Jr JG, Botter DA. Epidemiologia do trauma facial. *Rev Assoc Med Bras* 2005;51(5):290-95.
4. Fonseca RJ *et al. Oral and maxillofacial trauma.* 2nd ed. Philadelphia: WB Saunders, 1997;1:749.
5. Silva J, Stevão E, Valcanaia T. *Residência hospitalar em cirurgia e traumatologia bucomaxilofacial.* Curitiba, PR: Odontex, 1998, 140p.
6. Oji C. Jaw fractures in Enugu, Nigeria, 1985-95. *Brit J Oral Maxillofacial Surg* 1999;37:106-9.
7. Peterson L, Iloro M, Ghali GE *et al. Princípios de cirurgia buco-maxilo-facial.* 2. ed. São Paulo: Santos, 2008, vol. 2.
8. Bourguignon Filho *et al.* Fraturas orbitárias blowout: tratamento com telas de titânio. *Rev Cir Traumatol Buco-Maxilo-Fac,* Camaragibe 2005 Jul./Set.;5(3):35-42.

CAPÍTULO 52

INTUBAÇÃO ENDOTRAQUEAL E CRICOTIREOIDOSTOMIA – ABORDAGEM PRÁTICA

Josemberg Marins Campos ■ Fernando Antônio Campelo Spencer Netto ■ Milton Ignacio Carvalho Tube ■ Daniell de Siqueira Araújo Lafayette

INTRODUÇÃO

O atendimento inicial ao paciente politraumatizado prioriza uma série de manobras e procedimentos de emergência que precisam de um alto nível de destreza e habilidade, sobretudo, quando se trata de abordagens cirúrgicas. Estes procedimentos são importantes e urgentes, porém, a abordagem do estabelecimento de uma via aérea permeável, que garanta uma adequada ventilação com oxigenação e proteção cervical são, até agora, os primeiros passos a serem tomados na sequência do atendimento inicial ao politraumatizado do ATLS.

Em casos de via aérea com difícil acesso, traumas de face ou orofaringe, e outros fatores que impossibilitem a intubação endotraqueal, deve-se realizar de imediato uma abordagem cirúrgica (cricotireoidostomia ou traqueostomia).

O presente capítulo aborda ambos os procedimentos por meio de um modelo montado em peça de via aérea de suíno, buscando, assim, o desenvolvimento de habilidade, acurácia e destreza para sua execução da técnica cirúrgica.

INTUBAÇÃO ENDOTRAQUEAL

Na revisão primária, é imprescindível a realização e a aplicação de duas manobras para o alinhamento do eixo da via aérea superior e da proteção cervical:

- *Elevação do mento:* tracionando a mandíbula para cima cuidadosamente sem provocar a hiperextensão do pescoço.
- *Tração da mandíbula:* elevar a mandíbula através dos ângulos do maxilar.

Um segundo socorrista que assiste o atendimento inicial é quem deverá realizar as manobras de elevação do mento e tração da mandíbula (Fig. 52-1).

No manejo da via aérea do paciente politraumatizado, devem-se seguir os passos:

- Pegar o laringoscópio com a mão esquerda, com a concavidade da lâmina para cima, e o cabo na direção da axila direita do paciente.

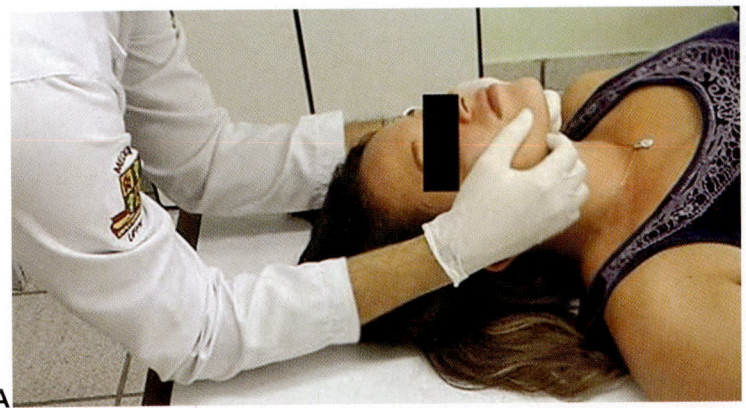

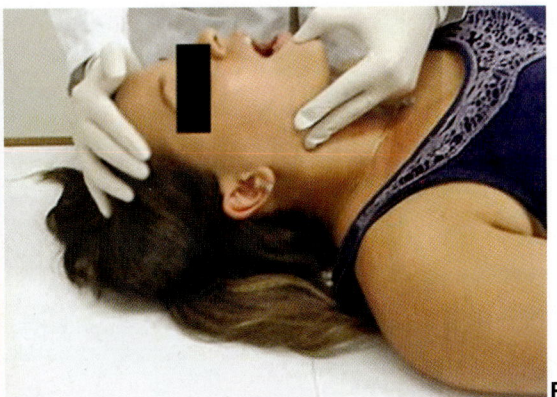

Fig. 52-1. (**A** e **B**) Manobras de elevação do mento e tração da mandíbula.

- Inserir a lâmina do laringoscópio pela comissura labial direita do paciente, deslocando a língua para esquerda, posicionando a lâmina no meio da boca.
- Introduzir a lâmina cuidadosamente até posicioná-la na valécula, tracionando o laringoscópio para acima e adiante, expondo as pregas vocais.
- Visualizar a epiglote e as cordas vocais, *não realizar o procedimento até o contato visual com estes elementos anatômicos* (Fig. 52-2).
- Manter constantemente a visão nas cordas vocais, inserir suavemente o tubo endotraqueal, sem aplicar pressão sobre os dentes e tecidos da boca até o balonete do tubo ultrapassar as pregas vocais ou, até que a marca nº 21 do tubo fique alinhada ao nível da arcada dentária inferior.
- Retirar a guia do tubo endotraqueal e preencher o balão com a quantidade de ar suficiente para conseguir fechar a via aérea e assim protegê-la de broncoaspiração. Não preencher o balão mais do que necessário.
- Verificar a posição do tubo endotraqueal ventilando com o dispositivo de bolsa (ambu).
- Conferir o posicionamento do tubo endotraqueal, observando a expansão do tórax diante da ventilação, colocando as mãos sobre o tórax do paciente, sentindo o preenchimento de ar em ambos os pulmões, simetricamente, ou auscultando o tórax e abdome, avaliando se o tubo está na posição correta e não no esôfago.
- Conferir a posição do tubo endotraqueal, fixá-lo lateralmente em uma das comissuras labiais com esparadrapo ao redor dos lábios e da bochecha.
- Iniciar a ventilação ao ritmo da frequência respiratória normal (20 rpm).

CRICOTIREOIDOSTOMIA

Procedimento emergencial invasivo, necessitando de um maior grau de habilidade para a sua execução. Para aumentar a possibilidade de sucesso nas manobras, devem-se seguir os passos:

- Colocar o paciente em posição supina com o colo em posição NEUTRA.
- Localizar os pontos de orientação anatômica, palpar o colo e tocar as bordas da cartilagem tireoide, o espaço cricotireóideo e o espaço supraesternal (Fig. 52-3).
- Preparar o equipamento cirúrgico, os insumos e os aparelhos necessários para o procedimento.
- Realizar assepsia e antissepsia do segmento anatômico escolhido e delimitado.
- Estabilizar a cartilagem tireoide com os dedos da mão esquerda mantendo a estabilidade até que a traqueia seja intubada.
- Realizar incisão transversal na pele e desbridar o tecido até expor a membrana cricotireóidea e proceder com um corte transversal na membrana e introduzir uma pinça hemostática, fazendo movimentos de rotação de 90º até abrir a via aérea (Fig. 52-4).
- Inserir a cânula de traqueostomia nº 5 ou 6, ou um tubo endotraqueal 7.5, dirigindo-o distalmente na traqueia (Fig. 52-5).
- Preencher o balonete do tubo e iniciar a ventilação com ambu ao ritmo da frequência respiratória normal (20 rpm).
- Fixar o tubo ou cânula de traqueostomia ao colo com esparadrapo ou cinta.

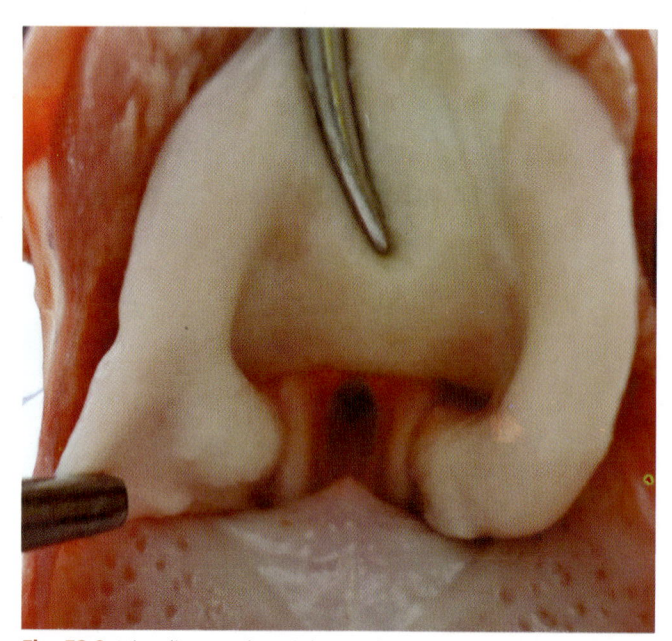

Fig. 52-2. Visualização da epiglote e das cordas vocais. Via aérea de suíno.

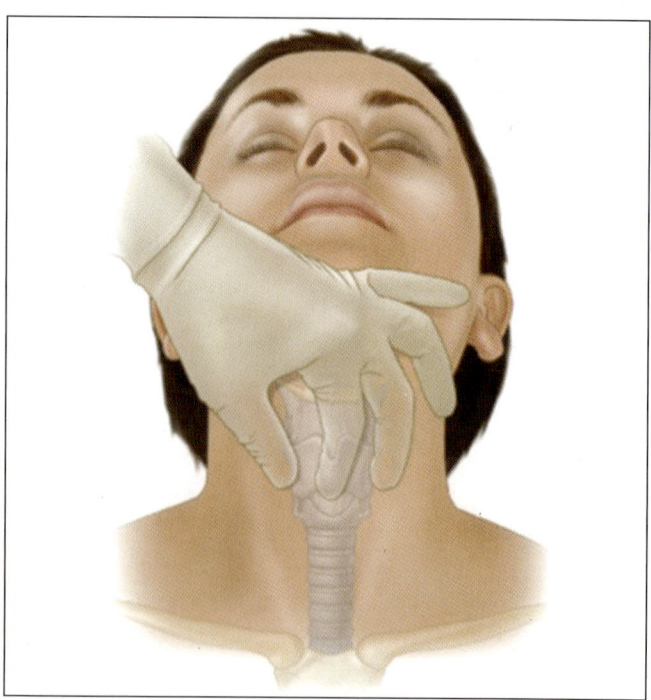

Fig. 52-3. Palpação do colo e das bordas da cartilagem tireoide, espaços cricotireóideo e supraesternal.

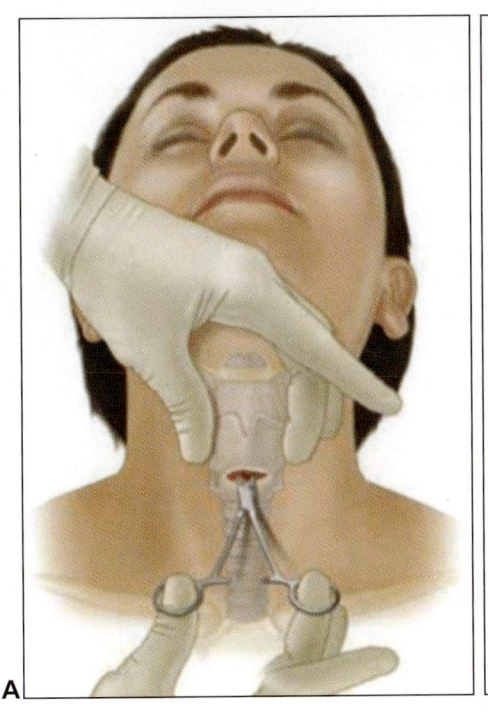

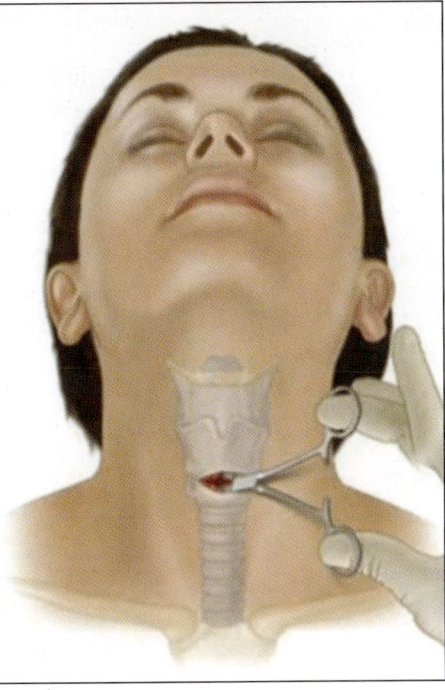

Fig. 52-4. (**A**) Incisão transversal na pele. (**B**) Introdução de pinça hemostática na via aérea.

MODELO PARA TREINAMENTO DE CRICOTIREOIDOSTOMIA

O desenvolvimento de habilidades e destrezas cirúrgicas básicas para a realização da cricotireoidostomia é imprescindível, por causa do alto grau de risco das manobras e da abundante vascularização da região anatômica a ser abordada.

Com o intuito do desenvolvimento destas habilidades, será apresentado um modelo para treinamento de cricotireoidostomia elaborado com materiais de baixo custo e de fácil montagem. Utilizou-se a via aérea suína coberta com pele do próprio animal, modelo adequado para o treinamento, pois apresenta anatomia semelhante ao humano, permitindo a repetição das manobras e cortes, quando necessário, até o desenvolvimento das destrezas mínimas para a realização do procedimento (Fig. 52-6).

Materiais Utilizados

Para a montagem do modelo são necessários os seguintes materiais:

- Via aérea superior de suíno: a peça deve ser seccionada desde a base da língua (valécula), conservando o osso hioide e o esôfago, até 15 cm embaixo da cartilagem tireoide. Deve-se preparar a peça cirúrgica, retirando o tecido gorduroso e as envolturas aponeuróticas até ficar limpa, expondo as estru-

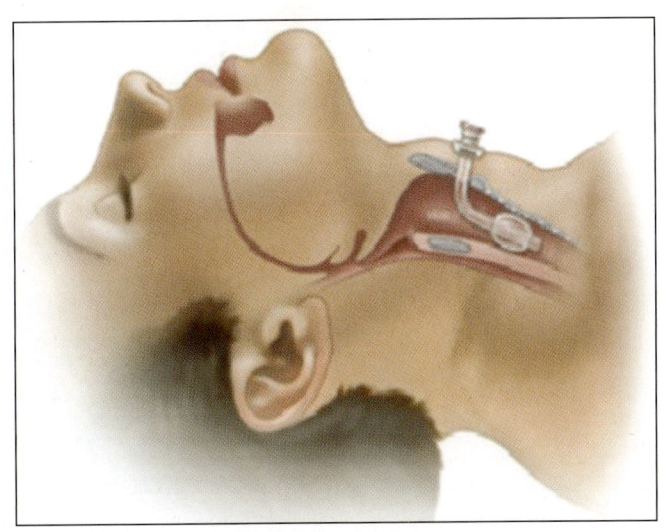

Fig. 52-5. Fixação de cânula de traqueostomia.

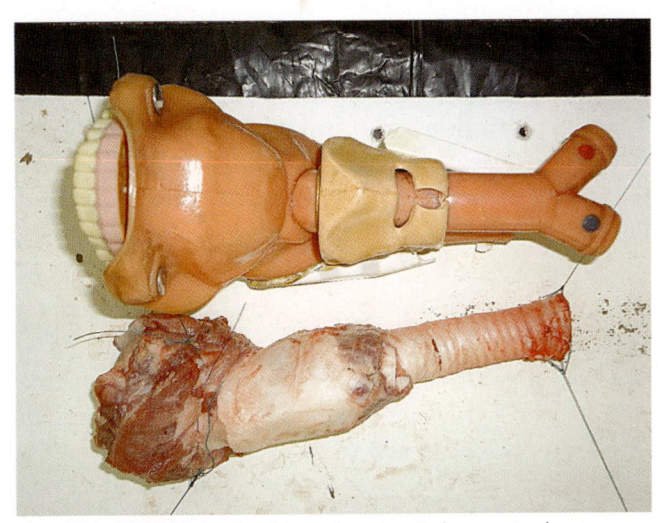

Fig. 52-6. Modelo de via aérea suína para treinamento de cricotireoidostomia.

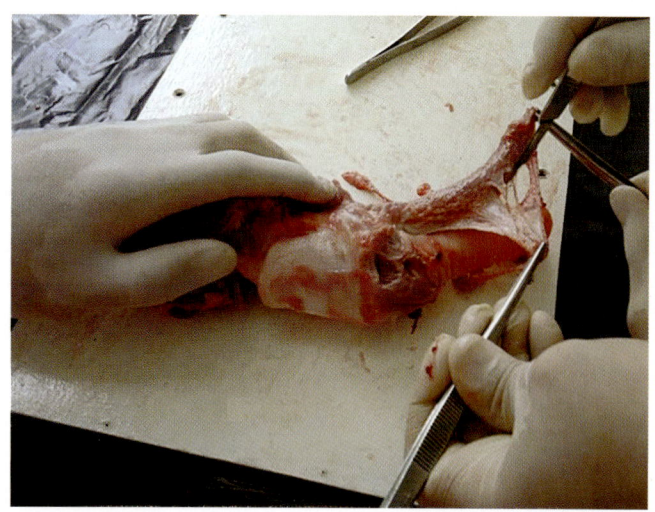

Fig. 52-7. Preparo de modelo de via aérea superior de suíno com retirada do tecido gorduroso e das envolturas aponeuróticas até sua completa limpeza para treinamento.

turas anatômicas do segmento, mantendo o cuidado para não lesionar a membrana cricotireóidea (Fig. 52-7).

- Uma peça de pele *in natura* de suíno de 15 × 20 cm.
- Uma tábua de 20 × 30 cm. Pintada com tinta acrílica branca, fazer furos ao redor das bordas laterais com 5 cm de distância entre cada furo, para auxiliar na ancoragem dos fios na peça.
- Quatro fios de *nylon* 3/0 com agulha cortante traumática.
- Um *Kit* básico de dissecção (porta-agulha de Hegar, tesoura de Mayo, pinças hemostáticas Pean, pinça Halsted, pinça anatômica dentada, pinça anatômica sem dentes).
- Uma cânula de traqueostomia n° 5 ou 6, ou tubo endotraqueal n° 7.5.
- Um balão de festa n° 7.
- Um ambu.

Montagem do Modelo

- Colocar a traqueia do suíno, preparada no meio da tábua.
- Fixar a peça com *nylon* 3/0, passando o fio em pontos laterais ao longo do esôfago segurando os furos, fazendo ligeira tração e mantendo o alinhamento central da peça na tábua. Segurar os pontos separados e os nós fixos e firmes (Fig. 52-8).
- Conectar o balão de festa ao extremo distal da traqueia e amarrar com o fio, evitando a fuga de ar (Fig. 52-9).
- Cobrir a peça com uma capa da pele do suíno preparada, fixando-a lateralmente aos furos da madeira, assemelhando-se à pele que cobre a região cricotireóidea do colo (Fig. 52-10).
- Fixar o modelo pronto na mesa cirúrgica, mantendo-o completamente imóvel.

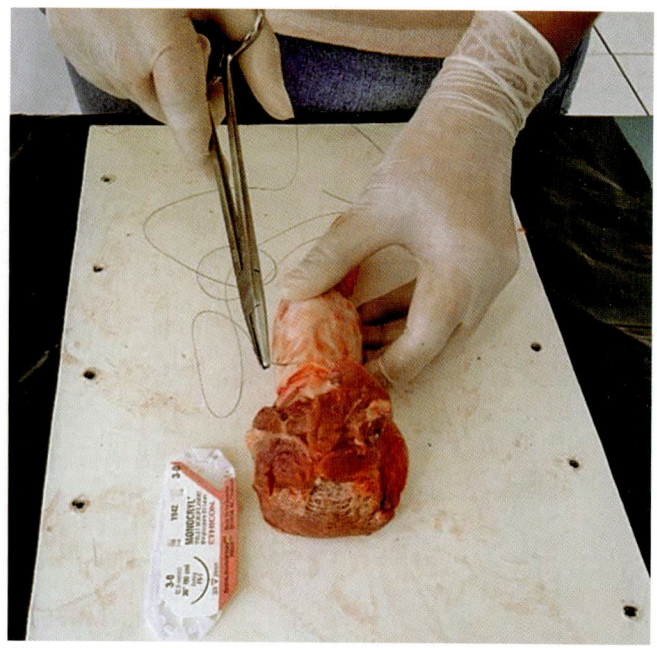

Fig. 52-8. Fixação da peça suína em tábua branca.

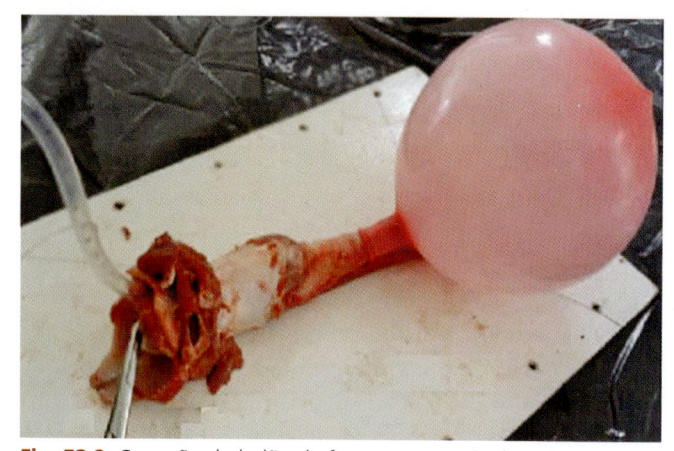

Fig. 52-9. Conexão do balão de festa na traqueia do suíno.

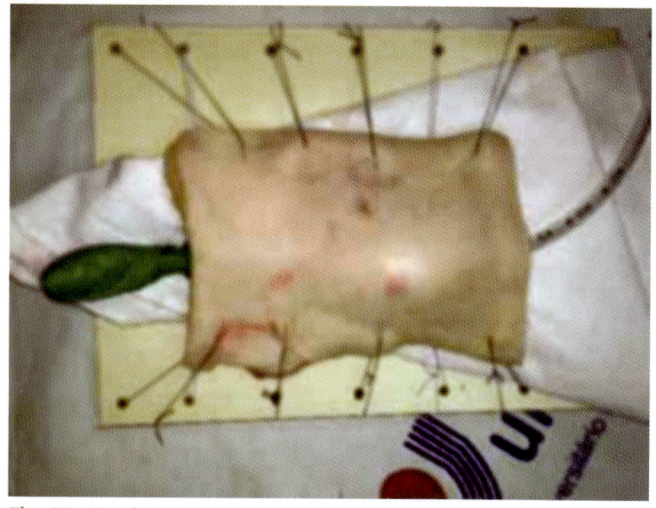

Fig. 52-10. Via aérea do suíno, coberta com peça de pele e fixação lateral aos furos da tábua.

- Iniciar o procedimento de cricotireoidostomia, repetindo a sequência dos passos, quando necessário, até o desenvolvimento da destreza e habilidade na sua execução.

CONSIDERAÇÕES FINAIS

- Os primeiros passos a serem tomados na sequência do atendimento inicial ao politraumatizado do ATLS é o estabelecimento da via aérea permeável, que garanta uma adequada ventilação com oxigenação e proteção cervical.

- O modelo montado em peça de via aérea de suíno é um método prático que busca o desenvolvimento de habilidade, acurácia e destreza para sua execução da técnica cirúrgica, por parte dos profissionais médicos.

BIBLIOGRAFIA

Advance Trauma Life Support – ATLS. Surgeoans ACo. *Advance Trauma Life Support*. 9th ed. Chicago: ACS, 2012.

CAPÍTULO 53

DRENAGEM TORÁCICA – ABORDAGEM PRÁTICA

Josemberg Marins Campos ■ Fernando Antônio Campelo Spencer Netto ■ Milton Ignacio Carvalho Tube ■ Vinicius Gueiros Buenos Aires
Anderson Igor Pereira de Oliveira

INTRODUÇÃO

O traumatismo torácico (TT) é responsável por 20 a 25% das causas de morte por trauma, e sua incidência chega a 40%.[1]

No paciente politraumatizado com diagnóstico de trauma torácico, é imprescindível a abordagem cirúrgica emergencial diante da identificação de lesões com risco de morte, como pneumotórax hipertensivo, pneumotórax aberto, tórax instável (retalho costal móvel), contusão pulmonar e hemotórax maciço.[2]

Algumas mortes podem ser evitadas diante de procedimentos simples, como inserção de uma agulha no espaço pleural, ou complexos, como a drenagem torácica sob selo d'água. Menos de 10% desse tipo de trauma é contuso, e apenas 15 a 30% dos traumas penetrantes precisarão de toracotomia.[2]

DESCRIÇÃO DO PROCEDIMENTO

A drenagem torácica é um procedimento de execução relativamente fácil, devem-se seguir os passos estabelecidos no manual do ATLS:[2]

- Determinar o sítio de inserção do tubo de drenagem torácica, localizando os pontos anatômicos de referência: linha média axilar e 5° espaço intercostal, ao nível do mamilo (Fig. 53-1).
- Determinado o ponto anatômico da abordagem, deve-se anestesiar o local com lidocaína 2%, infiltrando a pele e o periósteo da costela, seguindo o sentido dos ponteiros do relógio.
- Fazer uma incisão transversal (horizontal) de, aproximadamente, 2 a 3 cm no sítio escolhido (Fig. 53-2).[3]
- Realizar o desbridamento dos tecidos por planos com pinça hemostática, abrindo-os em sentido Norte-Sul, até chegar à costela, identificando sua borda superior (Fig. 53-3).
- Perfurar cuidadosamente a pleura parietal com pinça hemostática (Fig. 53-4).[3]

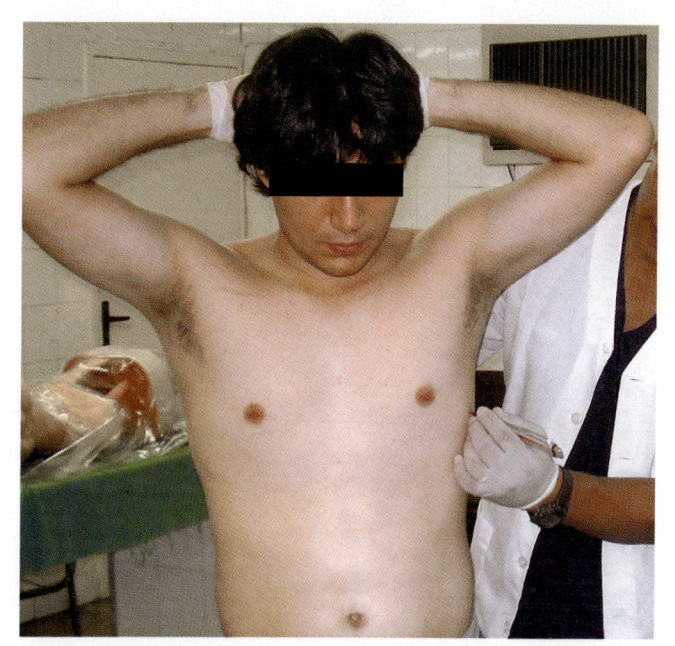

Fig. 53-1. Determinação dos pontos anatômicos de referência: linha média axilar, 5° espaço intercostal, nível do mamilo.

- Fazer a exploração digital da incisão, evitando lesão de outros órgãos ou tecidos, retirando coágulos e liberando aderências (Fig. 53-5).
- Deve-se colocar uma pinça no extremo proximal do tubo de toracostomia e introduzi-la na distância necessária dentro do espaço pleural nas direções posterior e interna da parede torácica (Fig. 53-6).[3]
- Observar o embaçamento do dreno torácico com a expiração, verificando o fluxo de ar.
- Conectar o extremo distal do tubo ao selo d'água e retirar a pinça que ocluía o tubo, permitindo a aspiração da cavidade torácica por gradiente de pressão negativa (Fig. 53-7).[4]
- Prender o tubo do dreno à pele através de sutura com náilon 3-0, colocar gaze na ferida, como curativo, e fixar o tubo ao tórax com esparadrapo (Fig. 53-8).[5]

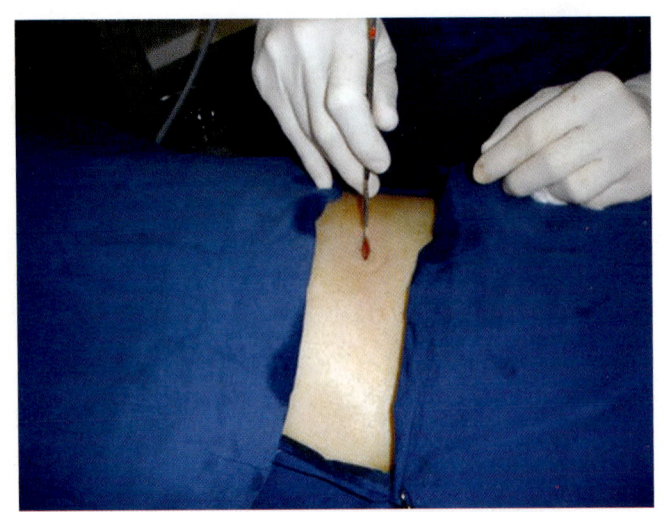

Fig. 53-2. Incisão transversal de, aproximadamente, 2-3 cm.³

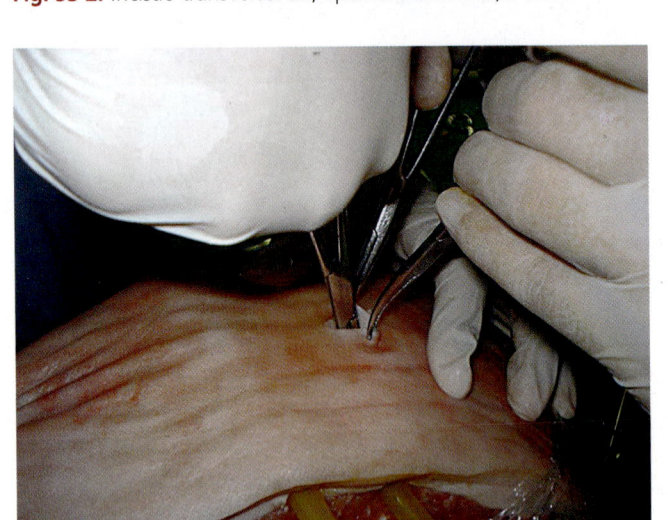

Fig. 53-3. Desbridamento dos tecidos por planos em peça suína.

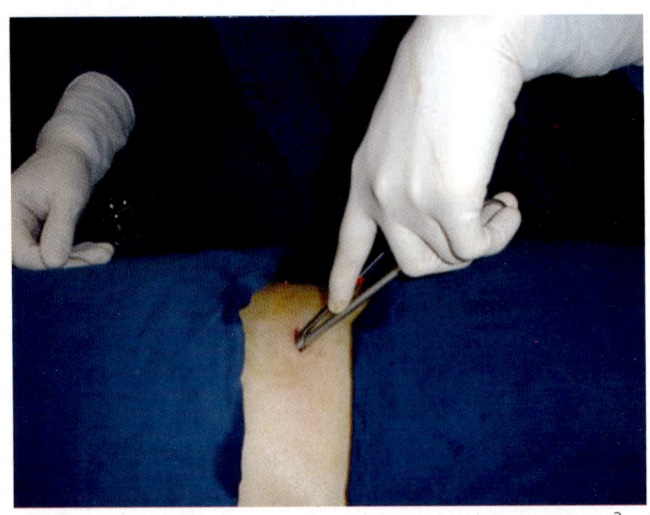

Fig. 53-4. Perfuração da pleura parietal com pinça hemostática.³

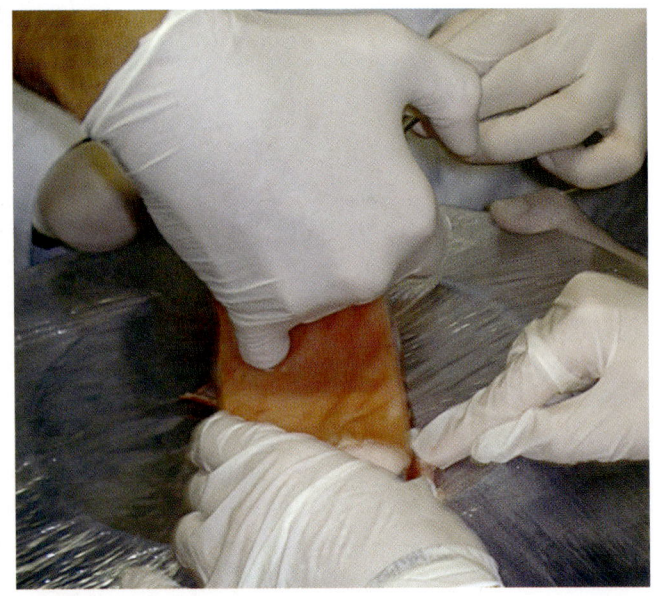

Fig. 53-5. Exploração digital da incisão em peça suína.

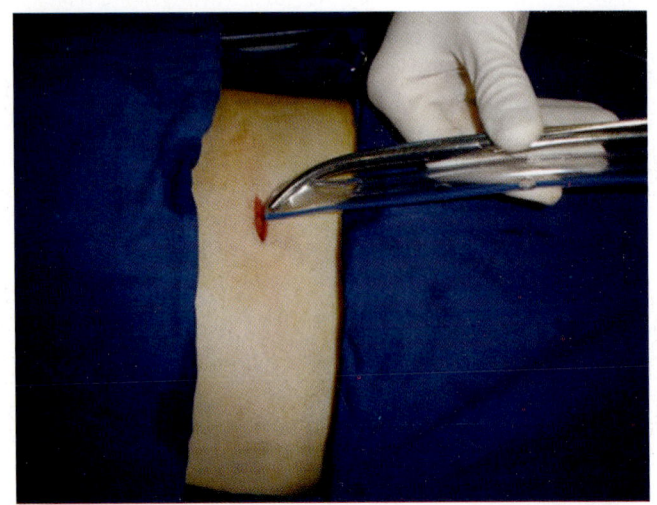

Fig. 53-6. Introdução de pinça no extremo proximal do tubo de toracostomia.³

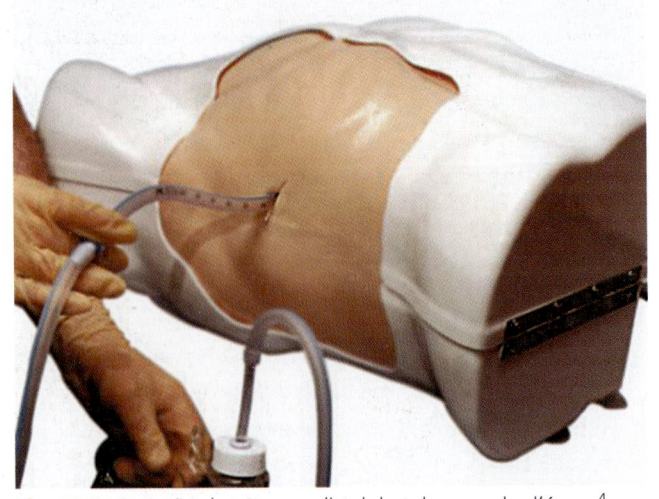

Fig. 53-7. Conexão do extremo distal do tubo ao selo d'água.⁴

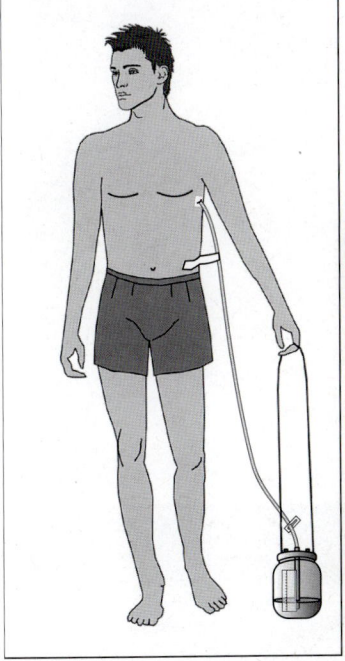

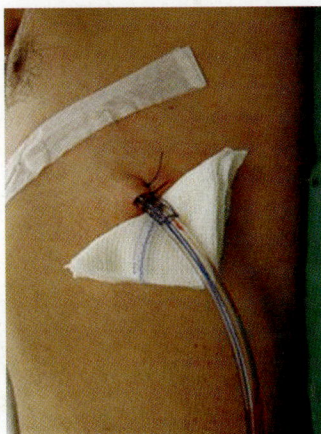

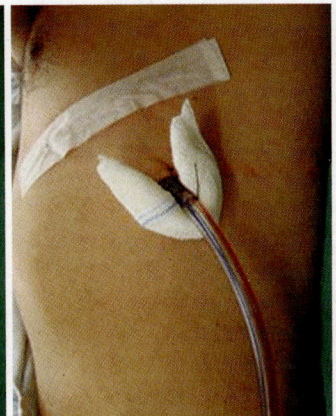

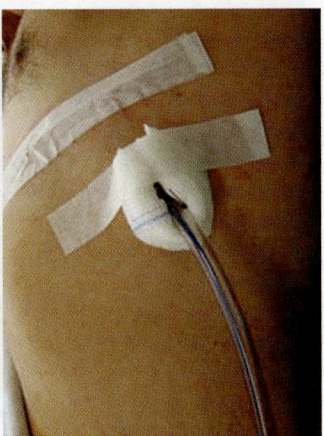

Fig. 53-8. Homem com fixação do tubo de dreno à pele.[5]

MODELO PARA TREINAMENTO DE DRENAGEM TORÁCICA

Para efetuar o procedimento com sucesso é necessário habilidade cirúrgica prévia, assim a montagem de um modelo para treinamento em peça de suíno permite ao estudante o aprimoramento da técnica quantas vezes forem necessárias.

Materiais Utilizados

- Duas bacias plásticas circulares, uma maior e outra menor, permitindo o encaixe entre elas. O tamanho é proporcional ao gradil costal, com o qual simulamos a profundidade da caixa torácica humana. As bacias foram acondicionadas para facilitar a colocação das costelas. Dessa forma, a bacia menor foi cortada lateralmente, permitindo o pouso do extremo vertebral das costelas, retirando-se o fundo da bacia para permitir a emergência total da arcada costal do suíno acima, quando recobrir toda a costela (Fig. 53-9).
- Dois pacotes de papel filme de PVC.
- Um rolo de fita *durex*.
- Um suporte de madeira de 30 cm.
- Uma sonda nasogástrica.
- Uma pinça hemostática.
- Três fios de Náilon 3-0 com agulha traumática.
- Um pacote de balões de festa.
- Um campo cirúrgico fenestrado.

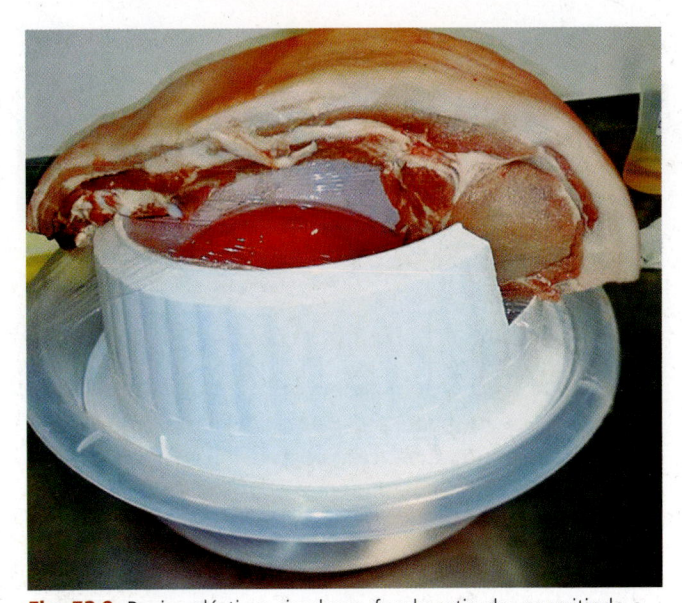

Fig. 53-9. Bacias plásticas circulares, fundo retirado, permitindo a emergência total da arcada costal de suíno acima.

Montagem do Modelo

- Colocar a bacia circular mediana (40 cm de comprimento × 20 cm de profundidade) sobre superfície plana, de modo que permaneça fixa, segurando a montagem do modelo.
- Encher um balão de festa com ar e fixá-lo com fita *durex* ao fundo da bacia em quantidade suficiente que toque a parte interna da arcada costal suína.

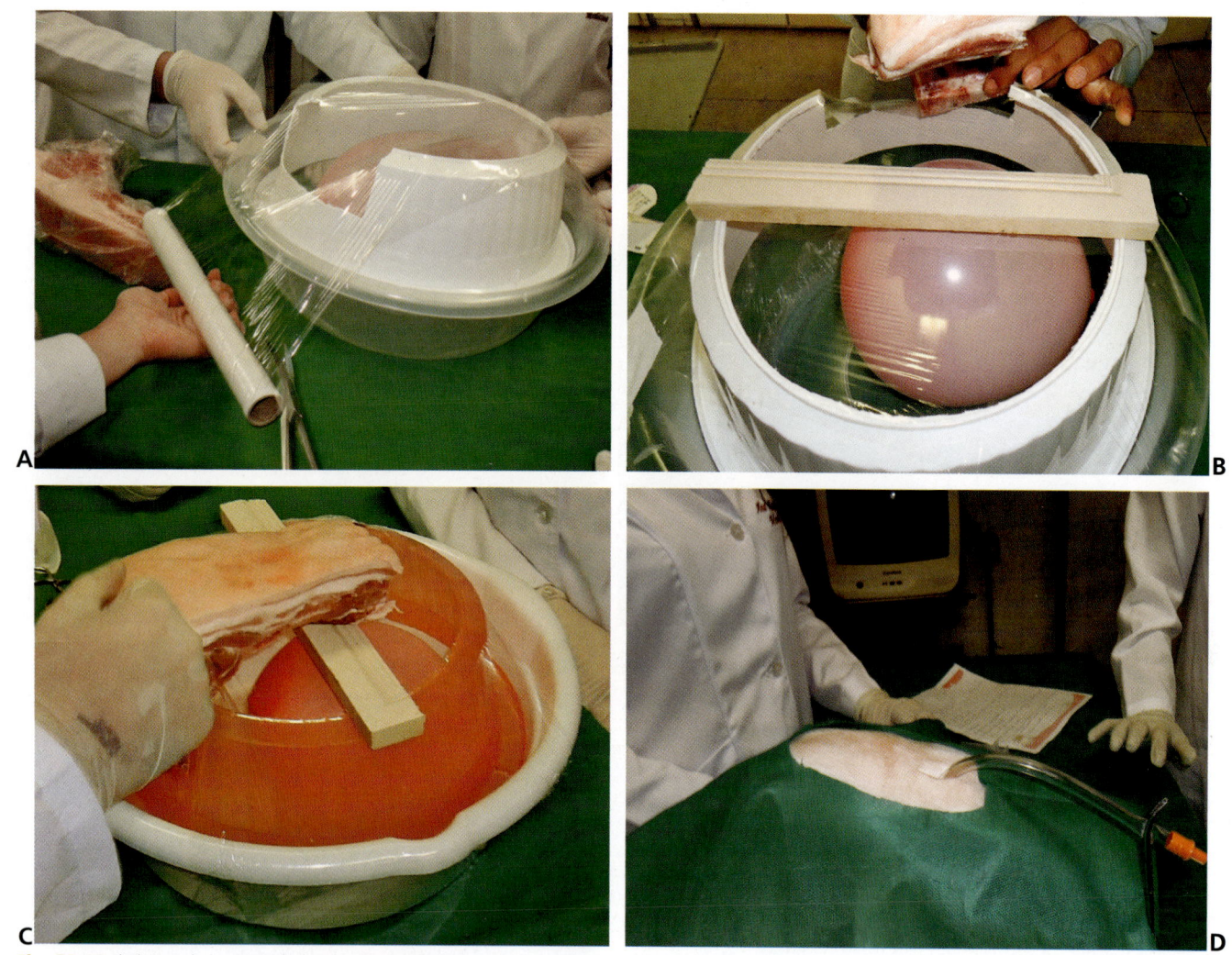

Fig. 53-10. (**A**) Recobrimento da bacia assemelhando-se às pleuras parietal e visceral. (**B**) Colocação do suporte de madeira. (**C**) Colocação do extremo esternal da peça suína em um lado da bacia e o extremo vertebral no suporte de madeira. (**D**) Recobrir todo o modelo com campo fenestrado, visualizando a área do procedimento.

- Recobrir a bacia, segurando o balão, com duas camadas de filme PVC, semelhante às pleuras parietal e visceral.
- Colocar o suporte transversal de madeira, apoiando o lado vertebral da arcada costal.
- Colocar o gradil costal suíno, apoiando o extremo esternal em um lado da bacia e o extremo vertebral no suporte de madeira, assim o balão preenchido com ar deve ocupar o maior espaço da arcada costal, semelhante ao pulmão.
- Recobrir todo o modelo com três camadas de filme PVC, de modo que o segmento costal permaneça fixo à bacia, uniformizando o modelo.
- Recobrir todo o modelo com campo fenestrado, fazendo uma abertura no meio do sítio da arcada costal suína, permitindo a visualização da área onde será realizado o procedimento.
- Realizar a técnica, seguindo os passos descritos anteriormente, até desenvolver destrezas na sua execução (Fig. 53-10).

CONSIDERAÇÕES FINAIS

As lesões com risco iminente de morte que atingem o tórax podem ser solucionadas de maneira rápida, caso seja realizado o procedimento de drenagem torácica, seguindo o passo a passo estabelecido no protocolo do ATLS.

O treinamento adequado permite ao profissional médico o desenvolvimento de habilidades cirúrgicas para a execução desse procedimento; a utilização do modelo em peça suína permite a acurácia e segurança nas manobras.

REFERÊNCIAS BIBLIOGRÁFICAS

1. Fenili R, Alcacer JAM, Cardona MC. Traumatismo Torácico – Uma breve revisão. *Arquivos Catarinenses de Medicina*, 2004.
2. Thoracic Trauma. Advance Trauma Life Support – ATLS. Student Course Manual. 9th ed. Chicago: ACS, 2012. p. 94-112.
3. MedicinaNet.com. Acesso em: 8 Abr. 2015. Disponível em: <http://www.medicinanet.com.br/imagens/20081025212817.jpg>
4. Instituto São Paulo. *Simulador de drenagem torácica*. Acesso em: 10 Abr. 2015. Disponível em: <http://www.institutosaopaulo.com.br/isp/produto/simulador-de-drenagem-torácica-w19356-3b-scientifi/ab0639>
5. Wikipedia.org. Acesso em: 10 Abr. 2015. Disponível em: <http://pt.wikipedia.org/wiki/Sistema_coletor_de_drenagem_pleural_ou_mediastinal>

CAPÍTULO 54

DISSECÇÃO VENOSA – ABORDAGEM PRÁTICA

Josemberg Marins Campos ■ Fernando Antônio Campelo Spencer Netto ■ Milton Ignacio Carvalho Tube ■ João Pedro Guerra Cavalcanti ■ Elaine Costa

INTRODUÇÃO

Uma das complicações mais temidas para o médico de emergência durante o atendimento inicial ao politraumatizado é o choque, sendo o hipovolêmico a principal causa de óbito com 47%.[1] Considerando essa alta taxa de mortalidade, sem dúvida a reposição de líquidos de maneira imediata é uma das condutas prioritárias do atendimento inicial, sendo a venodissecção uma conduta cirúrgica de extrema urgência que pode solucionar o colapso vascular iminente.

A venodissecção, procedimento cirúrgico de emergência, tem como objetivo isolar e canalizar uma via endovenosa periférica visando à infusão, aporte, restituição ou transfusão rápida e de grandes volumes de líquidos cristaloides, coloides, medicamentos ou sangue para restituição da homeostase na hemodinâmica.

Objetiva-se apresentar uma breve descrição sobre a venodissecção, além de um guia para a realização do procedimento em um modelo montado em peça de suíno para treinamento da técnica cirúrgica, contribuindo para o desenvolvimento das destrezas e habilidades do cirurgião.

DETERMINAÇÃO DO LOCAL DE DISSECÇÃO VENOSA

O melhor local para a realização do procedimento é determinado após o exame inicial completo, levando em consideração as seguintes contraindicações absolutas:

- Lesão vascular significativa da região escolhida.
- Fraturas expostas no local de acesso às veias periféricas.
- Queimaduras que comprometem pele, planos profundos e plexos vasculares importantes.
- Presença de síndromes hemorrágicas ou alterações do coagulograma (antecedentes de dengue hemorrágica no último ano, por exemplo).
- Malformações anatômicas no local escolhido.

Os locais mais propícios para o acesso intravenoso periférico em adultos são os antebraços e as veias antecubitais. O acesso à veia safena na região entre o maléolo medial e o tendão do músculo tibial anterior no tornozelo também pode ser considerado.

Se as circunstâncias impedirem a utilização de veias periféricas, pode-se tentar o acesso venoso central em vasos de grande calibre (femoral, jugular ou veia subclávia), utilizando a técnica de Seldinger, ou tentar a venodissecção da veia safena, dependendo da habilidade e experiência do médico.[2]

DESCRIÇÃO DO PROCEDIMENTO DE DISSECÇÃO VENOSA

- Determinação do sítio para o procedimento.
- Assepsia e antissepsia da área da veia escolhida (frequentemente tornozelo).
- Infiltração com lidocaína da pele acima da veia escolhida.
- Incisão transversal da pele de 2,5 cm (Fig. 54-1).[3]
- Desbridamento dos tecidos por planos com pinça hemostática curva até identificação e isolamento da veia (Fig. 54-2).[3]
- Elevação e dissecção da veia por uma distância de 2 cm. Até acessar o seu leito (Fig. 54-3).[4]

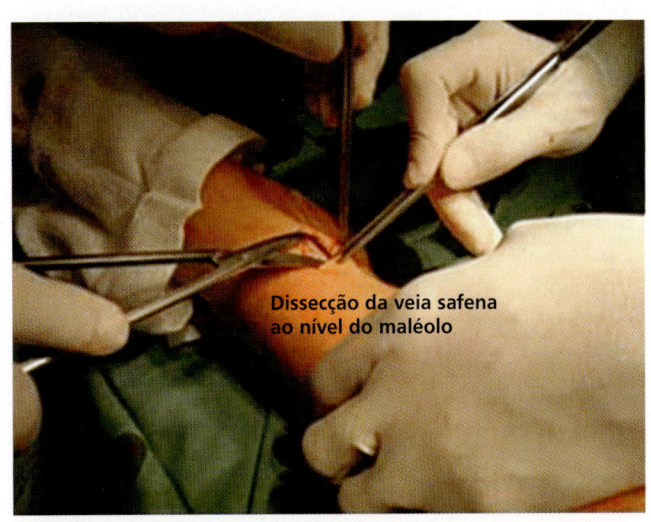

Fig. 54-1. Incisão transversal na pele na região entre o maléolo medial e o tendão do músculo tibial anterior no tornozelo.[3]

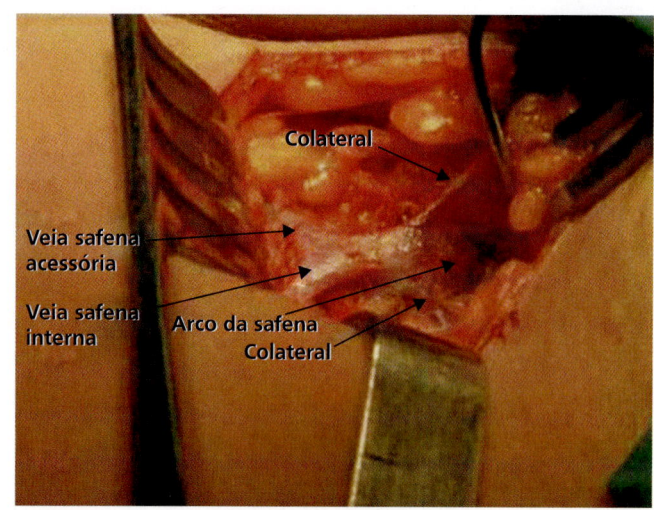

Fig. 54-2. Isolamento da veia por desbridamento.³

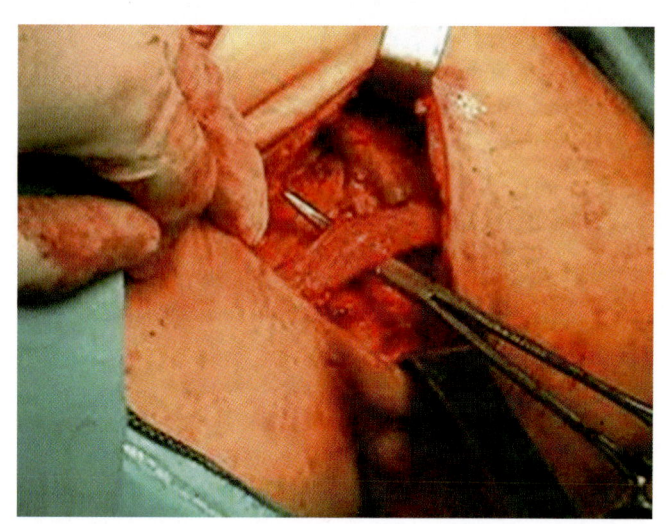

Fig. 54-3. Acesso ao leito da veia através da elevação e dissecção.⁴

- Realização de nó distal na veia sem cortar o fio, de modo que possa ser utilizado para tracioná-la. Passar outro fio em torno da veia em direção proximal (Fig. 54-4).⁵
- Realização de uma venostomia (incisão na veia) transversal pequena, deve-se dilatá-la suavemente com a ponta da pinça hemostática fechada.
- Introdução de jelco nº 12 ou 14, ou uma cânula endovenosa através da venostomia, fixando-a amarrando o fio proximal ao redor da veia e do cateter. O cateter deve ser introduzido o suficiente para evitar que escape da veia.
- Conexão do equipo de infusão intravenosa ao cateter, e fechamento da pele com pontos separados.
- Aplicação de curativo estéril e pomada antibiótica tópica.

MONTAGEM DO MODELO SUÍNO

Utilizando o modelo em peça suína, descrito no capítulo de drenagem torácica, acondiciona-se a arcada costal suína da seguinte maneira:

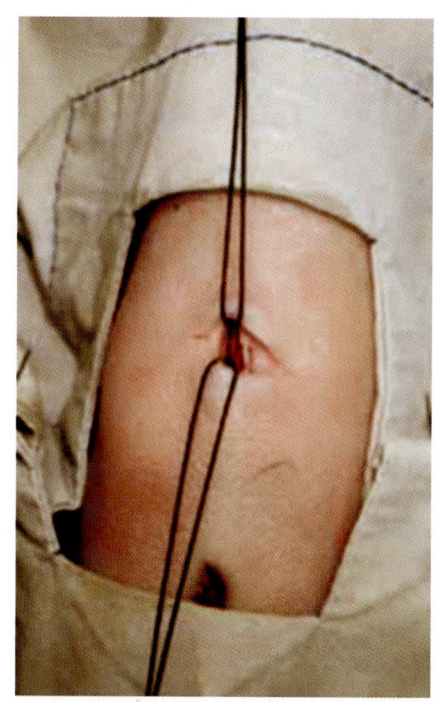

Fig. 54-4. Tração na veia através de fios de sutura.⁵

- Colocação de um GUIA ao longo da espessura do gradil costal a 5 cm por baixo da pele do suíno, para passagem de duas linhas de garrote.
- Passagem das linhas de garrote, nº 21, paralelas, atravessando longitudinalmente a arcada costal (Fig. 54-5).
- Deixar uma sobra de 5 cm, em cada lado, para conexão de 1 balão de festa que será preenchido mediante administração de soro durante a execução do procedimento de venodissecção (Fig. 54-6).
- Realizar o procedimento de venodissecção conforme os passos descritos anteriormente, repetindo as manobras até o desenvolvimento de habilidade e segurança (Fig. 54-7).

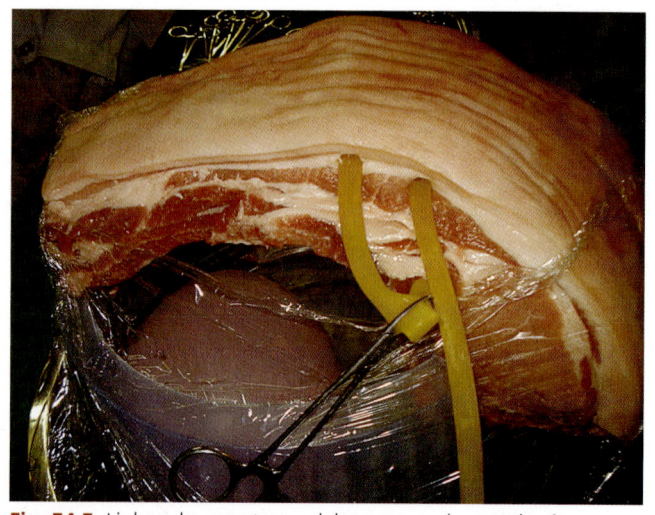

Fig. 54-5. Linhas de garrote paralelas em arcada costal suína.

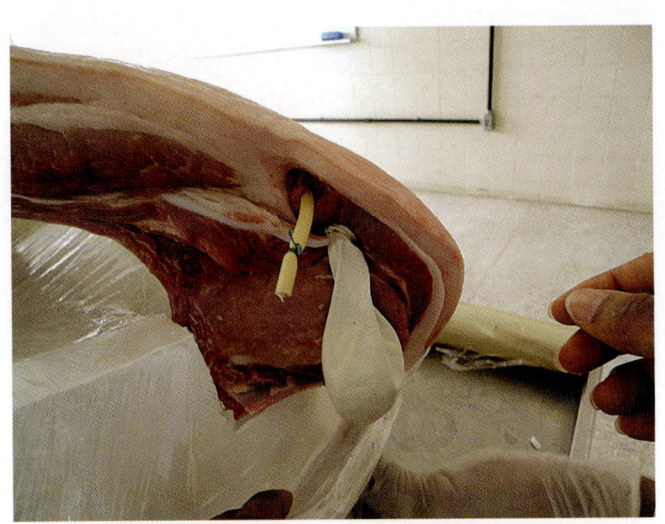

Fig. 54-6. Conexão de balão de festa em gradil costal suíno.

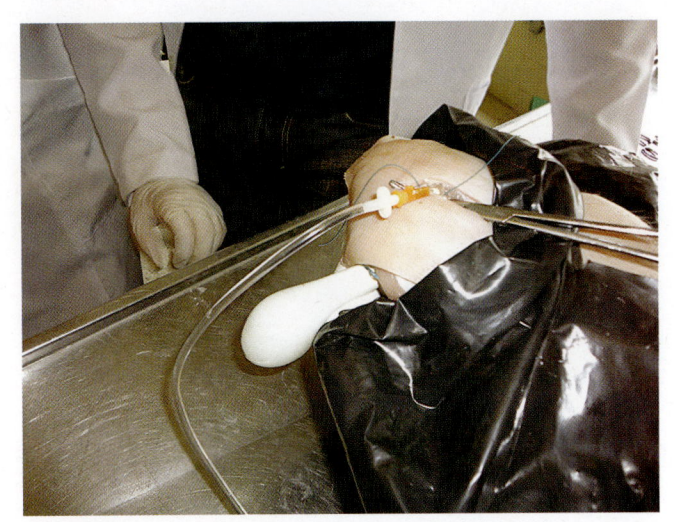

Fig. 54-8. Conexão de cateter ao equipo para infusão de soro em peça suína.

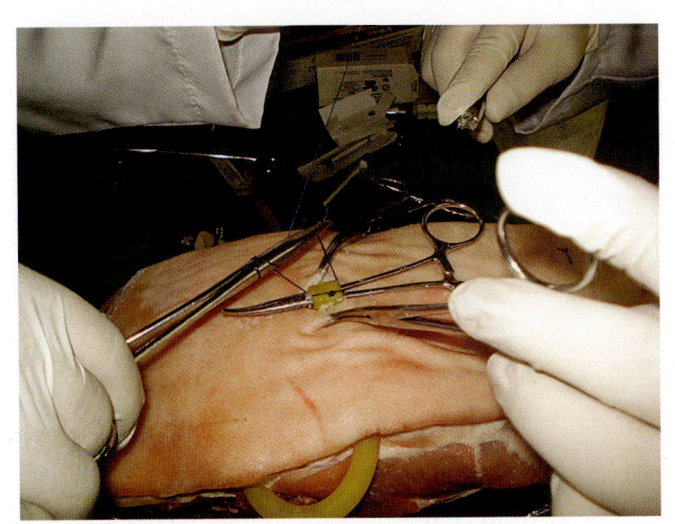

Fig. 54-7. Acesso ao leito da veia em peça suína.

- Conectar o cateter fixo ao equipo de venóclise para infusão de soro (Fig. 54-8).

CONSIDERAÇÕES FINAIS

- A venodissecção é um procedimento cirúrgico de emergência para aporte, restituição ou transfusão rápida e de grandes volumes de líquidos cristaloides, coloides, medicamentos ou sangue para restituição da homeostase na hemodinâmica.

- Os locais mais propícios para o acesso intravenoso periférico em adultos são os antebraços e as veias antecubitais.
- A utilização do modelo em peça suína permite a acurácia e segurança nas manobras, além de treinar profissionais médicos para desenvolverem habilidades cirúrgicas para a execução desse procedimento.

REFERÊNCIAS BIBLIOGRÁFICAS

1. Kruel NF, Oliveira VL, Honorato RD *et al*. Perfil Epidemiológico de Trauma Abdominal Submetido à Laparotomia Exploradora. *ABCD Arq Bras Cir Dig Artigo original* 2007;20(2).
2. Venus Cutdown (optional station). Advanced Trauma Life Support_ATLS Student Course Manual. 9th ed. Chicago: ACS, 2012. p. 92-3.
3. Carbonell-Tatay A, Casp V, Landete FJ *et al*. *Varices en miembros inferiores, como contingencia común, referidas a una población determinada. Técnica quirúrgica de elección*. Artículos de medicina. 2007. Acesso em: 2 Abr. 2015. Disponível em: <http://www.portalesmedicos.com/publicaciones/articles/850/2/Varices-en-miembros-inferiores%2C-como-contingencia-comun%2C-referidas-a-una-poblacion-determinada.-Tecnica-quirurgica-de-eleccion>
4. Ortiz JI, Ramirez VF, Petrosino P *et al*. Arco axilar de langer (músculo axilopectoral): variante supernumeraria inusual del músculo latísimo del dorso. Reporte de Tres Casos. *Int J Morphol* 2009;27(4):1209-12.
5. Flores SAV, Cólon JAB, Jurado JP *et al*. Modelo biológico no vivo para la enseñanza de la técnica de venodisección en alumnos de pregrado de la carrera de medicina. *Cir Gen* 2012;34(4):271-75.

ÍNDICE REMISSIVO

Números em **negrito** acompanhados da letra **q** referem-se a quadros.

A

Abdome agudo, 171
 avaliação diagnóstica de, 171
  introdução, 171
 obstrutivo, 183
  causas, 183
  etiologia, 183
  introdução, 183
  quadro clínico-laboratorial, 184
  tratamento, 184
Abscesso abdominal, 84
Abscessos esplênicos, 392
Abscessos hepáticos, 313
 causas, 313
 definição, 313
 formação, 313
 sintomas, 313
Acalasia
 e megaesôfago chagásico, 208
  diagnóstico, 208
  manifestações clínicas, 208
Acetona, 9
Acidobásico
 equilíbrio
  distúrbios do, 21
Acidose metabólica, 41
 causas da, **43q**
 pacientes com
  avaliação inicial aos, 42
 tratamento, 43
Acidose respiratória, 45
 causas, 45, **45q**
 definição, 45
 manifestações clínicas, 45
 tratamento, 45
Adenocarcinoma, 211
 acompanhamento, 245
 fatores de risco, 211
 tratamento cirúrgico, 244

Adenoma, 309
 apresentação clínica, 310
 complicações, 311
 definição, 309
 exames laboratoriais, 310
 ocorrência, 309
Adenomiomatose, 294
Alcalose metabólica, 44
 causas, 44
 definição, 44
 tratamento, 44
Alcalose respiratória, 44
 causas, 44
 definição, 44
 manifestações clínicas, 44
 tratamento, 45
Álcoois, 8
Alvarado
 escore de, **179q**
Amônios quaternários, 9
Anemia falciforme, 393
Antibióticos
 princípios gerais do uso de, 71
  antibioticoprofilaxia, 75
   indicações, 75
   princípios da, 76
  antibioticoterapia, 77, 190
  introdução, 71
   duração, 73
   espectro, 71
   farmacocinética, 73
    características, **74q**
   risco de alterar a flora bacteriana, 72
   toxicidade, 72
  resistência bacteriana, 77
   mecanismos, 78
   prevenção da, 79
   tipos de, 78

Apendicite aguda, 176
 diagnóstico, 177
  diferencial, 178
 exames complementares, 178
 história e exame físico, 177
 introdução, 176
 métodos de imagem, 179
 tratamento, 180
Árvore biliar
 doença cística da, 281
  apresentação clínica, 282
  classificação, 281
   de Todani, 281
  complicações, 283
  diagnóstico, 282
  epidemiologia, 281
  fisiopatologia, 281
  tratamento, 283
   cistos, 283-284
Aspectos nutricionais
 no paciente cirúrgico, 131
  avaliação nutricional, 131
  circulação esplâncnica, 134
  imunonutrição, 137
  introdução, 131
  nutrição enteral, 134
  nutrição parenteral, 136
  terapia nutricional, 133
Assepsia e antissepsia, 7
 agentes, 8
 ambiente, 9
 conceitos básicos, 7
  descontaminação, 8
  desinfecção, 7
  esterilização, 8
  germicidas, 8
  limpeza, 8
 histórico, 7
 preparação do sítio cirúrgico, 9

B

Baço
  neoplasias benignas do, 392
  neoplasias malignas do, 392
  patologias cirúrgicas do, 389
    anatomia, 389
    aneurisma de artéria esplênica, 390
    cistos esplênicos, 391
    esplenomegalia, 389
    esplenose, 389
    fisiologia, 389
    histologia, 389
    malformações, 390
    trauma esplênico, 390
Balão de Sengstaken-Blakemore, 197
Barret
  esôfago de, 207
    diagnóstico, 207
    quadro clínico, 207
    tratamento, 207
Bioimpedância, 132
Biópsia
  excisional, 142
  incisional, 142
  por agulha, 143
  por aspiração, 143

C

Cálcio
  distúrbios do, 32
Canal anal
  patologias malignas de, 375
    anatomia e histologia, 375
    diagnóstico e estadiamento, 375
    fatores de risco, 375
    quadro clínico, 375
Câncer
  colorretal, 339
    avaliação de risco, **346q**
    biologia do, 341
    classificação, 345
    complicações, 351
    doença intestinal inflamatória e, 346
    epidemiologia, 339
    estadiamento, 348
    etiologia, 340
    fatores de risco, 340
    hereditário, 343
    introdução, 339
    patologia do, 346
    predisposição para, 342
    rastreamento, 346
    sintomas, 350
    tipos histológicos, 347
    tratamento
      estratégias para, **352q, 353q, 357q, 359q**
      terapia adjuvante, **354q**
  da vesícula biliar, 291
  de esôfago, 216
    tratamento, 216
  gástrico, 222
    apresentação clínica, 222
    exames complementares e estadiamento, 223
    tratamento, 225
Carcinoma do cólon e reto, 324
  Tratamento, 325
Carcinoma epidermoide
  fatores de risco, 211
Carcinoma espinocelular
  tratamento do, 376
Carcinoma incidental, 298
Choque, 433
  avaliação inicial do paciente, 435
  classificação e etiopatogenia, 435
    do choque hemorrágico, 435
  diagnóstico do, 437
  epidemiologia, 433
  exame físico, 437
  fisiopatologia, 433
  introdução, 433
Choque hipovolêmico
  classificação do, **152q**
Cirrose
  alcoólica, 398
  recidiva hemorrágica na prevenção da, 200
Cirurgia
  abdominal, 169
  princípios oncológicos em, 139
    avaliação do paciente, 139-141
    introdução, 139
    procedimento cirúrgico diagnóstico, 142
      biópsia excisional, 142
      biópsia incisional, 142
      biópsia por agulha, 143
    procedimento cirúrgico terapêutico, 143
  proteção profissional em, 3
    introdução, 3
    medidas específicas, 4
    prevenção primária, 3
    prevenção secundária, 4
      medidas gerais, 4
  segura e seus desafios, 147
    desenvolvimento, 147
    efeito adverso, 148
    introdução, 147
    objetivos essenciais, 149-155
    salva vida, 148

Cirurgião e paciente séptico
  atualizações e tratamento com base em evidências, 95
  diagnóstico, 97
  disfunção orgânica, 97
  efeitos sobre o sistema de coagulação, 96
  fisiopatologia e apresentação clínica, 96
  hidratação venosa adequada, 98
  interação patógeno/hospedeiro
  introdução e epidemiologia, 95
  mecanismos anti-inflamatórios e imunossupressão, 96
  tratamento, 97
Cistoadenomas, 314
Clorofórmio, 9
Cloroxilenol, 8
Colangiografia transoperatória, 190
Colangite esclerosante
  primária, 294
Colecistite aguda, 187
  critérios de avaliação de gravidade, **189q**
  diagnóstico laboratorial e de imagens, 188
  fisiopatologia, 187
  introdução, 187
  quadro clínico, 188
  tratamento, 190
Cólon
  doenças benignas do, 329
Colonoscopia, 243
Comunicação de Acidente de Trabalho, 4
Congelamento
  lesões por, 118
Cricotireoidostomia, 512
  modelo de treinamento de, 513
Cuidados pós-operatórios, 63
  alta hospitalar, 68
  critérios, 68
  complicações pós-operatórias, 66
    da ferida, 67
    febre, 67
    renais, 68
    respiratórias, 67
  habitual, 63
    analgesia, 64
    antibióticos, 64
    antieméticos, 64
    curativos, 66
    dieta, 63
    drenos, 65
      sondas, 65
    fisioterapia, 66
    manejo de fluidos, 63
    medicações específicas, 64
  introdução, 63
Cuidados pré-operatórios, 49
  avaliação do risco cardiovascular, 49
  classificação de riscos dos procedimentos, **50q**

conduta perioperatória cardiovascular, **51q**
estratificação de risco, 49
estratégias para redução do risco, **51q**
indicações de exames complementares, **50q**
introdução, 49
perioperatório pulmonar, 51
    estratificação de risco pulmonar, **52q**
redução do risco cardiovascular, 51
risco de trombose venosa profunda, 56
risco hepático, 53
risco intrínseco da cirurgia, 49
risco metabólico, 54
risco renal, 55
status fisiológico, 58

D

Dakin
    solução de, 9
Descontaminação, 8
Desinfecção, 8
Diabetes melito, 54
Dinamometria, 132
Dissecção venosa
    abordagem prática, 523
        descrição do procedimento, 523
        determinação do local, 523
        introdução, 523
        montagem do modelo suíno, 524
Diverticulite, 329
    critérios de Hinchey, 331
    definição, 329
    diagnóstico, 330
    epidemiologia, 329
    fisiopatologia, 329
    sintomas, 330
    tratamento, 331
Divertículos
    do esôfago, 209
        diagnóstico, 209
        quadro clínico, 209
        tratamento, 209
Doença do refluxo gastroesofágico, 205
    diagnóstico, 205
    quadro clínico, 205
    tratamento clínico, 206
Doença inflamatória intestinal, 332
    características clínicas, 334
    definição, 332
    diagnóstico clínico, 333
    epidemiologia, 332
    etiologia, 333
    fisiopatologia, 333
    tratamento, 334
        clínico, **335q**
        opções cirúrgicas, 336
Doenças
    anorretais benignas, 361
        doença hemorroidária, 364

        espaços perianais, 364
        introdução, 361
        noções de anatomia e fisiologia, 361
        papel do assoalho pélvico, 363
    benignas das vias biliares, 277
    benignas do cólon, 329
Drenagem torácica, 517
    abordagem prática, 517
        descrição do procedimento, 517
        introdução, 517
        modelo para treinamento, 519
Ductos biliares
    tumores dos, 287
        diagnóstico, 287
        etiologia, 287
        introdução, 287
        prognóstico, 289
        quadro clínico, 287
        tratamento, 288

E

Endoscopia digestiva alta, 243
Equação de Harris-Benedict, 133
Equilíbrio acidobásico
    distúrbios do, 40
Equipamentos de proteção individual, 4
Escleroterapia, 195
Escore de Alvarado, **179q**
Esferocitose, 392
    definição, 392
Esôfago
    patologias benignas do, 205
        introdução, 205
    patologias malignas do, 211
        anatomia, 212
        classificação clínica, **216q**
        diagnóstico e estadiamento, 214
        epidemiologia, 211
        fatores de risco, 211
        fisiopatologia, 212
        manifestações clínicas, 213
        tratamento, 216
Esplenectomia
    complicações de, 393
Esquistossomose
    prevenção da recidiva hemorrágica na, 199
Estenoses biliares
    benignas, 277
        apresentação clínica, 279
        classificação, 277
            de Csendes, 278
            de Strasberg, **278q**
        diagnóstico, 277, 279
        patogênese, 277
        tratamento, 277
Esterilização, 10
    artigos críticos, 10
    artigos não críticos, 10

    artigos semicríticos, 10
    a gás, 11
    a vapor, 11
    com calor seco, 11
Estômago
    patologias malignas do, 221
        diagnóstico, 222
        introdução, 221
        patologia, 221
        situações especiais, 232
        tratamento, 225
Éter, 9

F

Feridas e curativos, 103
    agudas, 103
    crônicas, 104
    introdução, 103
    pé diabético, 106
    úlceras arteriais, 106
    úlceras de pressão, 106
    úlceras venosas, 105
Fígado
    patologias malignas do, 317
        diagnóstico, 319
        etiopatogenia, 317
        introdução, 317
        quadro clínico, 319
        tratamento, 321
    transplante de, 395
        alocação dos enxertos, 400
        complicações pós-operatórias, 402
        contraindicações ao, 399
        etapas, 400
        imunossupressão, 403
        indicações específicas, 397
        indicações gerais, 396
        introdução, 395
        legislação do Brasil, 396
        perspectivas, 403
        resultados, 403
        seleção dos doadores, 400
    tumores metastáticos do, 324
        diagnóstico, 324
        introdução, 324
Fissura anal, 367
    classificação, 367
    definição, 367
    diagnóstico diferencial, 367
    fisiopatologia, 367
    tratamento, 368
Fístula e abscesso anal, 369
    definição, 369
    diagnóstico, 371
    etiopatogenia, 371
    sintomas, 371
    tratamento, 369
Fístulas enteropancreáticas, 268

Fístulas pancreáticas, 267
Fistulotomia, 372
Fósforo
    distúrbios do, 36

G

Gasometria, **43q**
Germicidas, 8
Gestante
    trauma na, 483
        alterações anatômicas e fisiológicas, 483
        alterações cardiovasculares, 484
        alterações endócrinas, 485
        alterações gastrointestinais, 485
        alterações hematológicas, 484
        alterações musculoesqueléticas, 485
        alterações neurológicas, 485
        alterações respiratórias, 485
        alterações urinárias, 485
        cinemática do, 485
        cuidados definitivos, 487
        diagnóstico e tratamento, 486
        gravidade das lesões, 485
        introdução, 483
Glicocorticoides, 14
Gluconato de clorexidina, 8

H

Hamartomas
    mesenquimais, 314
Harris-Benedict
    equação de, 133
Hemangioma, 307
    causas, 307
    definição, 307
    diagnóstico, 308
    ressecção, 309
    ruptura do, 308
    sintomas, 307
Hepatite B, 397
    profilaxia secundária da, **5q**
    proteção contra, 4
Hepatite C, 398
    prevenção contra, 6
Hérnias
    de parede abdominal, 381
        ciática, 387
        epigástrica, 386
            definição, 386
            incidência, 386
            tratamento, 386
        Garengeot, 387
            definição, 387
            tratamento, 387
        incisionais, 386
            localização, 386
            reparo, 386
        inguinais, 381
            anatomia, 381
            classificação, 384
            complicações, 384
            definição, 381
            diagnóstico diferencial, 384
            etiologia, 382
            quadro clínico, 383
            reparos cirúrgicos, 384
        lombar, 387
            reparo, 387
            tipos, 387
        obturadora, 387
            ocorrência, 387
        perineal, 387
            causas, 387
            tratamento, 387
        spiegel, 386
            ocorrência, 387
            tratamento, 387
        umbilical, 386
            cirurgia, 386
            definição, 386
            diagnóstico, 386
            patogênese, 386
            sintomas, 386
Hexaclorofeno, 8
Hidreletrolítico
    equilíbrio
        distúrbios do, 21
Hipercalcemia, 34
    abordagem prática, 35
    causas, 34, **34q**
    definição, 34
    manifestações clínicas, 34, **35q**
    tratamento, 35, **36q**
Hipercalemia, 30
    abordagem prática, 31
    causas, 30, **30q**
    definição, 30
    manifestações clínicas, 30
    tratamento, 31, **32q**
Hiperesplenismo, 393
Hiperfosfatemia, 38
    causas, 38, **38q**
    definição, 38
    manifestações clínicas, 38
    tratamento, 38
Hipermagnesemia, 39
    causas, 39, **39q**
    definição, 39
    manifestações clínicas, 39
    tratamento, 40
Hipernatremia, 25
    abordagem prática, 26
    causas, 25, **26q**
    manifestações clínicas, 26
    tratamento, 26
Hiperplasia nodular focal, 312
    características, 312
    definição, 312
    ocorrência, 312
Hipertensão portal, 193
    causas, **194q**
    definições e fisiopatologia, 193
    etiologia, 194
    introdução, 193
    medição da pressão venosa portal, 194
    observação, 199
    prevenção da recidiva, 199, 200
    tratamento cirúrgico emergencial, 199
    varizes gastroesofágicas, 194
Hipocalcemia, 32
    abordagem prática, 33
    assintomática, 34
    causa, 32, **33q**
    definição, 32
    manifestações clínicas, **33q**
    tratamento, **32q**, 33
Hipocalemia, 28
    abordagem prática, 28
    causas, 28, **28q**
    fórmulas para correção, 28
    manifestações clínicas, 28, **29q**
    tratamento, 30
Hipofosfatemia, 36
    abordagem prática, 37
    causas, 36, **36q**
    definição, 36
    manifestações clínicas, 36, **37q**
    tratamento, 37
Hipomagnesemia, 38
    abordagem prática, 39
    causas, 39, **39q**
    definição, 38
    manifestações clínicas, 39
    tratamento, 39
Hiponatremia
    abordagem prática, 23
    causas de, 21, **22q**
    correção da, 24
    definição, 21
    incidência, 21
    manifestações clínicas, 22
    ocorrência, 21
    pseudo, 23
    secundária, 25
    sintomática, 24
    tratamento, 24
Hipotermia
    sinais de, 119
HIV
    esquemas profiláticos alternativos, 5
    proteção contra, 5
Homeostase acidobásica
    regulação da, 40

I

Imunonutrição, 137
Inalação
    queimaduras por, 112
Índice de massa corporal, 236
Infecções
    em cirurgia, 81
        diagnóstico, 88
        etiologia, 84
        fatores de risco, 86
        fatores predisponentes, 87
        introdução, 81
        prevenção, 88
        resposta orgânica, 85
        tipos de, 81
            abscesso abdominal, 84
            do sítio cirúrgico, 82
            por cateteres venosos, 84
            septicemia, 84
            urinária, 83
                associada à sonda vesical, **83q**
        usos de novas tecnologias no tratamento da, 91
Intestino delgado
    neoplasias do, 243
Intubação endotraqueal
    abordagem prática, 511
Iodofórmios, 8

K

Karnosfsky
    escala de, **140q**

L

Ligadura elástica, 196
Limpeza, 10
Linfomas
    do intestino delgado, 247
    gástrico, 247
Lund-Browder
    Regra de, **113q**

M

Magnésio
    distúrbios do, 38
Margem anal
    patologias malignas de, 375
        comportamento e potencial de disseminação, 377
        estadiamento, 377
        tipos histológicos, 377
        tratamento, 377
Medidas antropométricas, 133

N

Neoplasias
    de intestino delgado, 243
        adenocarcinoma, 244
        diagnóstico, 243
        introdução, 243
        quadro clínico, 243
        tumores neuroendócrinos, 245
    de pâncreas, 268
    periampulares, 271
        acompanhamento, 275
        complicações, 274
        condições clínicas, 272
        diagnóstico, 271
        introdução, 271
        ressecção, 272
            laparoscópica, 274
        tratamento neoadjuvante, 273
        tratamento paliativo, 273
Nutrição, 18
    enteral, 134
    parenteral, 136

O

Obesidade
    tratamento cirúrgico para, 235
        acompanhamento pré-operatório, 238
        complicações, 241
        conceito, classificação, epidemiologia e comorbidades, 235
        contraindicações, 238
        cirurgia metabólica, 242
        cuidados, 239
        estratégias para medir e estratificar a gordura corporal, 236
        indicações, 237
            cirúrgicas, 238
        introdução, 235
        mecanismo da perda de peso, 238
        tratamento, 240

P

Pancreatite aguda, 249
    antibiótico em, 256
    classificação, 250
        de gravidade, 251, **252q**
    coleções pancreáticas e peripancreáticas, 252
    CPER, 256
    critérios preditores de gravidade, 253
    diagnóstico e quadro clínico, 249
    etiologia, 250
    introdução, 249
    manejo inicial, 253
    necrosectomia, 259
        microbiologia isolada, 257
    nutrição em, 258
        leve, 258
    papel da cirurgia na, 259
    prevenção da infecção, 256
    punção aspirativa, 258
Pancreatite crônica, 263
    complicações, 265
        tratamento das, 265
    diagnóstico, 263
    estratégias para alívio da dor, 264
    introdução, 263
    patologia, 263
    quadro clínico, 263
    tratamento, 263
Pé diabético, 106
    cuidados com, 106
Peritonite, 84
Permanganato de potássio, 9
Peróxido de hidrogênio, 9
Politraumatizado
    atendimento inicial ao, 421
        avaliação primária, 421
        avaliação secundária, 424
        introdução, 421
        preparação, 421
        reavaliação, 424
        transferência do paciente, 424
        triagem, 421
Potássio
    distúrbios do, 28
Pregas cutâneas, 237
Pressão venosa portal
    medição da, 194
Prolactina, 15
Proteção profissional
    em cirurgia, 3

Q

Queimaduras, 109
    cuidados ao paciente com, 121
        abordagem cirúrgica de urgência, 125
        atendimento inicial, 121
        avaliação da porcentagem corpórea queimada, 123
        critérios de internação, 125
        fisiologia da, 121
        hidratação, 124
        histologia, 121
        identificação da profundidade, 121
        incidência, 121
        infecção, 128
        introdução, 121
        sequelas, 128
        situações especiais, 124
        tratamento ambulatorial, 125
        tratamento cirúrgico definitivo, 125

prevenção e tratamento
  causadas pelo frio, 118, 119
  classificação, 109
    extensão, 110
    gravidade, 110, **114q**
    profundidade, 109, **111q**
  critérios de transferência
    para unidade de tratamento, 116
  elétricas, 117
  introdução, 109
  químicas, 118
    tratamento básico, 118
  regra de Lund-Browder, **113q**
  tipos, **110q**
  tratamento, 110
    em áreas especiais, 115
    local, 116

R

Radiologia intervencionista
  aplicação da, 159
    biópsias, punções e drenagens, 164
    hemorragia digestiva, 159
    icterícia obstrutiva, 159
    introdução, 159
    tumor hepático, 163
Regra dos nove, 110

S

Sais metálicos, 9
Sarcoma, 247
  acompanhamento, 247
  tratamento cirúrgico, 247
Sengstaken-Blakemore
  balão de, 197
Shunts
  peritônio-venosos, 201
  portossistêmicos, 201
Síndrome compartimental
  síndrome, 115
Sistema TMN, **142q**
Sítio cirúrgico
  preparação do, 9
Sódio
  distúrbios do, 21
Somastotatina, 198
Solução de Dakin, 9

T

Tabela de Lund-Browder, 110
Terlipressina, 198
Trauma
  abdominal, 447
    avaliação clínica, 447
    controle do dano
      cirurgia de, 456
      complicações, 458
      princípios do, 455
        introdução, 455
        tríade letal, 455
    estabilidade hemodinâmica, 448
    introdução, 447
    investigação diagnóstica, 448
    sugestão de investigação do tipo de trauma, 449
    tratamento, 450
  de face, 505
    abordagem de fraturas, 507
    diagnóstico, 506
    etiopatogenia e classificação, 505
    fisiopatologia, 506
    introdução, 505
    sintomatologia, 506
    tratamento, 507
  epidemiologia e prevenção, 415
    das causas externas, 416
    introdução, 415
    no trauma, 416
    prevenção do, 418
      programas de, 418
    SAMU no Brasil, 416
  musculoesquelético, 461
    avaliação primária, 461
    avaliação secundária, 463
    controle da dor, 467
    introdução, 461
    lesões associadas, 468
    lesões de extremidades, 464
      com risco ao membro, 465
      menor, 466
    princípios da imobilização, 467
  na gestante, 433
  no idoso, 499
    atendimento inicial, 500
    circunstâncias especiais, 502
    fisiologia, 499
    introdução, 499
    nutrição e metabolismo, 502
    sistema imunológico, 502
    sistema musculoesquelético, 502
    tipos e padrões de lesão, 500
  pediátrico, 489
    alterações hemodinâmicas, 494
    atendimento inicial, 490
    considerações anatômicas e fisiológicas, 489
    criança vítima de abuso, 496
    efeitos a longo prazo, 490
    equipamentos, 494
    esqueleto, 490
    estado psicológico, 490
    introdução, 489
    lesão medular, 496
    superfície corporal, 489
    tipos de lesões, 490
    trauma abdominal, 494
    trauma cranioencefálico, 496
    trauma musculoesquelético, 494
    trauma torácico, 494
  pélvico e lesões associadas, 453
  raquimedular, 477
    avaliação e tratamento, 479
    coluna vertebral, 477
    epidemiologia do, 477
    fisiopatologia, 478
    introdução, 477
    manifestações clínicas, 479
    prognóstico, 480
    tratamento
      cirúrgico, 480
      conservador, 480
  torácico, 441
    avaliação do paciente, 441
    introdução, 441
    papel do EFAST, 446
Trauma cirúrgico
  anestesia, 17
  cirurgia minimamente invasiva, 17
  estratégias de modulação, 17
  nutrição e imobilização prolongada, 18
  resposta imunológica, 16
  resposta metabólica ao, 13
    introdução, 13
    mecanismos de ativação, 13
    resposta endócrina e sequelas metabólicas, 14
      hormônios envolvidos, 14
      principais, 14
    sequelas da, 16
Traumatismo cranioencefálico, 469
  classificação do, 470
    hematomas, 472
  considerações anatômicas, 469
  definição, 469
  diagnóstico, 474
  etiologia, 469
  fisiopatologia, 469
  introdução, 469
  tratamento, 474
Tumor
  do estroma gastrointestinal, 232
Tumores benignos, 247
Tumores estromais
  do trato gastrointestinal, 407
    apresentação clínica, 407
    diagnóstico, 408
    epidemiologia, 407
    estadiamento, 409
    follow-up, 410
    introdução, 407
    patologias e diagnósticos diferenciais, 408
    síndromes associadas, 408

tratamento, 410
    avaliação da resposta ao, 410
Tumores hepáticos benignos, 307
  introdução, 307
Tumores neuroendócrinos, 245, 327
  acompanhamento, 246
  tratamento cirúrgico, 246

U

Úlceras
  arteriais, 106
  de pressão, 106
  venosas, 105

V

Valsalva
  manobra de, 308

Varizes gastroesofágicas
  na hipertensão portal, 194
    fisiopatologia e história natural, 194
    medidas profiláticas, 195
Vasopressina, 198
Veia esplênica
  trombose da, 268
Vesícula biliar
  câncer da, 291
    diagnóstico, 295
      por imagem, 297
    em porcelana, 294
    epidemiologia, 291
    estadiamento, 295, **296q**
      por videolaparoscopia, 299
    etiologia, 292
    fatores de risco, **292q**
    introdução, 291
    objetivo, 291
    patologia, 295

    tratamento, 299
Vias aéreas
  manejo de emergência, 427
    avaliação do paciente com lesões, 427
    complicações, 431
      intubação endotraqueal, 431
    fisiopatologia, 427
    introdução, 427
    intubação orotraqueal, 430
    medicações de urgência, 431
    permeabilização, 428
Vias biliares
  doenças benignas das, 277
  obstrução das, 265
Violeta de genciana, 9

Z

Zenker
  divertículo de, 209